TRAITÉ PRATIQUE
DE MÉDECINE
CLINIQUE ET THÉRAPEUTIQUE

PUBLIÉ SOUS LA DIRECTION

DE MM.

Samuel BERNHEIM ET Émile LAURENT

COLLABORATEURS :

MM. Archambaud (de Paris), Assinis (d'Athènes), Bacchi (de Paris), Paul Barlerin (de Paris),
Baumel (de Montpellier), Bianchi (de Naples), Bilhaut (de Paris), Bloch (de Paris),
Boeteau (de Villejuif), Bonnet (de Paris), Bonvalot (de Paris), Bosc (de Montpellier), Boncour (de Paris),
Bouton (de Besançon), Bovet (de Pougues), Brousse (de Montpellier),
Brunet (de Paris), Cazenave de la Roche (de Menton), Chapplain (de Marseille),
Chatelain (de Paris), Chrétien (de Poitiers), de Christmas (de Paris), Cornet (de Paris),
Coudray (de Paris), Coutagne (de Lyon), Coutenot (de Besançon), Cristiani (de Genève),
Crocq (de Bruxelles), Cuilleret (de Lyon), Dechamp (d'Arcachon), Delyanis (d'Athènes),
Dervillez (de Paris), Destarac (de Toulouse), Diamantberger (de Paris), Dubreuilh (de Bordeaux),
Duhourcau (de Cauterets), Ferran (de Barcelone), Fienga (de Naples),
Fouchard (du Mans), Garnault (de Paris), L. Garnier (de Paris), Gibert (du Havre),
Girod (de Clermont-Ferrand), Gottstein (de Breslau), Goureau (de Paris), Guelpa (de Paris),
Hagen (de Leipzig), Hajeck (de Vienne, Autriche), Jocqs (de Paris), Jouin (de Paris), Kohos (de Paris),
Leriche (d'Eaux-Bonnes), E. Levy (de Strasbourg), Levrat (de Lyon), Liandier (de Paris),
Lichtwitz (de Bordeaux), Lorain (de Nancy), Mascarel (de Châtellerault),
Masoin (de Louvain), Mejia (de Mexico), Minovici (de Bucharest), Moldenhauer (de Leipzig),
Albert Moll (de Berlin), Mook (de Paris), Moreau (d'Alger), Morin (de Paris),
Perrenot (de Hyères), Henri Picard (de Paris), Piole (de Paris), Polguère (de Paris),
Puech (de Bordeaux), Van Renterghem (d'Amsterdam), Rémond (de Toulouse),
Sanchez Herrero (de Madrid), Sauvez (de Paris), Semmola (de Naples), Sérieux (de Villejuif),
Sormani (de Pavie), Stieffel (de Joinville), Suss (de Paris), Tison (de Paris), Tobeitz (de Graz),
Trénel (de Paris), de Tymovski (de Schintznach), Vautrin (de Nancy), Vermel (de Moscou),
Voronoff (de Paris), de Yong (de La Haye), Ziem (de Dantzig), Zilgien (de Nancy).

TOME II
MALADIES DU SYSTÈME NERVEUX

PARIS
A. MALOINE, ÉDITEUR
91, BOULEVARD SAINT-GERMAIN, 91

1893

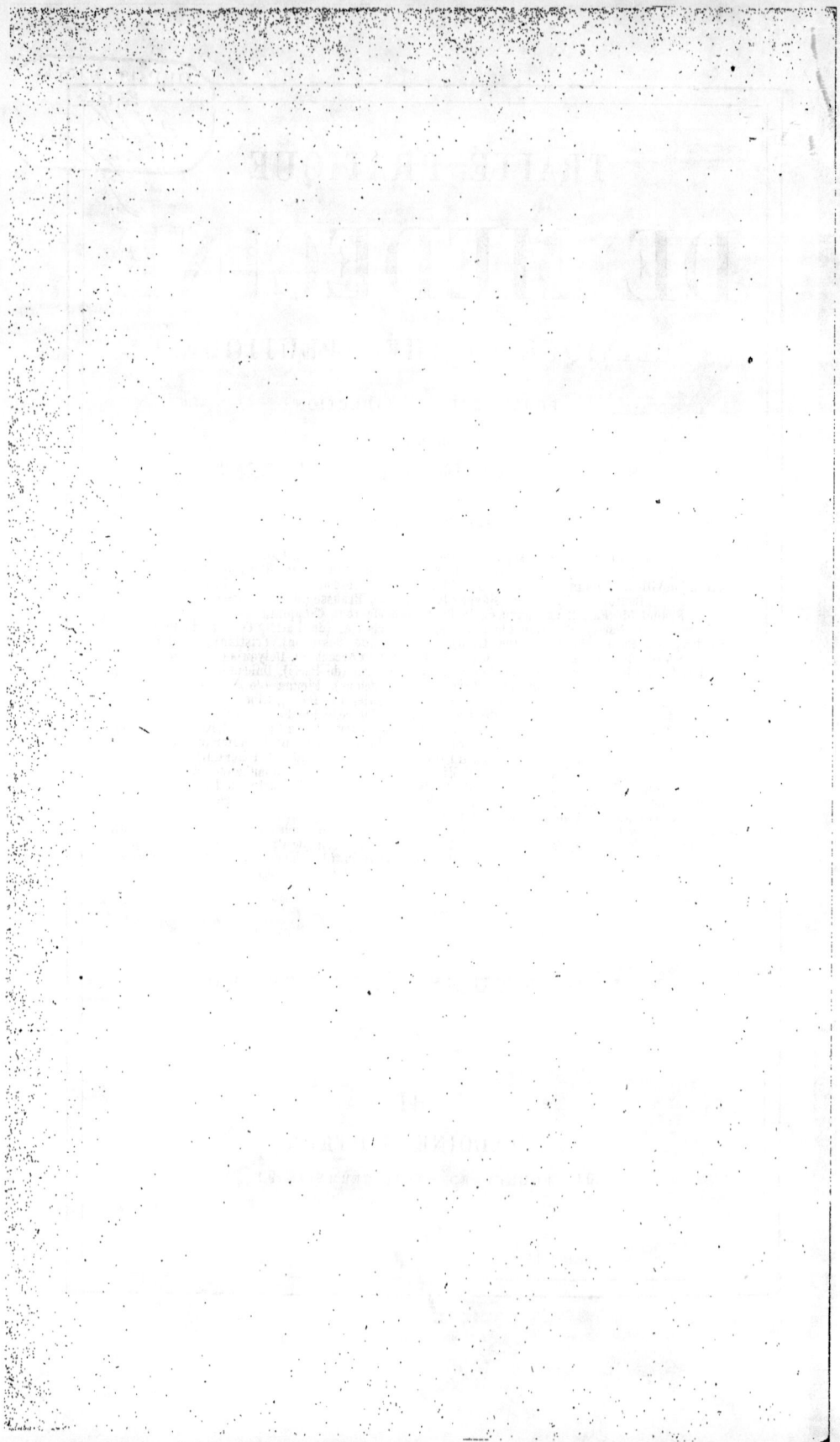

TRAITÉ PRATIQUE
DE MÉDECINE

CLINIQUE ET THÉRAPEUTIQUE

DIVISION DE L'OUVRAGE

Tome I. — Maladies infectieuses.

Tome II. — Affections nerveuses, maladies mentales et médecine légale des aliénés.

Tome III. — Maladies des voies respiratoires.

Tome IV. — Maladies de l'appareil circulatoire, du sang et de la nutrition; Intoxications; Maladies des reins et de la vessie.

Tome V. — Maladies du tube digestif et de ses annexes.

Tome VI. — Maladies du nez, des oreilles, des yeux, de la peau et des organes génitaux; Syphilis.

ÉVREUX, IMPRIMERIE DE CHARLES HÉRISSEY

TRAITÉ PRATIQUE
DE MÉDECINE
CLINIQUE ET THÉRAPEUTIQUE

PUBLIÉ SOUS LA DIRECTION

DE MM.

Samuel BERNHEIM et Émile LAURENT

COLLABORATEURS :

MM. Archambaud (de Paris), Assimis (d'Athènes), Bacchi (de Paris), Paul Barlerin (de Paris), Baumel (de Montpellier), Bianchi (de Naples), Billhaut (de Paris), Bloch (de Paris), Boeteau (de Villejuif), Bonnet (de Paris), Bonvalot (de Paris), Bosc (de Montpellier), Boncour (de Paris), Bouton (de Besançon), Bovet (de Pougues), Brousse (de Montpellier), Brunet (de Paris), Cazenave de la Roche (de Menton), Chapplain (de Marseille), Chatelain (de Paris), Chrétien (de Poitiers), de Christmas (de Paris), Cornet (de Paris), Coudray (de Paris), Coutagne (de Lyon), Coutenot (de Besançon), Cristiani (de Genève), Crocq (de Bruxelles), Cuilleret (de Lyon), Dechamp (d'Arcachon), Delyanis (d'Athènes), Dervillez (de Paris), Destarac (de Toulouse), Diamantberger (de Paris), Dubreuilh (de Bordeaux), Duhourcau (de Cauterets), Ferran (de Barcelone), Fienga (de Naples), Fouchard (du Mans), Garnault (de Paris), L. Garnier (de Paris), Gibert (du Havre), Girod (de Clermont-Ferrand), Gottstein (de Breslau), Goureau (de Paris), Guelpa (de Paris), Hagen (de Leipzig), Hajeck (de Vienne, Autriche), Jocqs (de Paris), Jouin (de Paris), Kohos (de Paris), Leriche (d'Eaux-Bonnes), E. Levy (de Strasbourg), Levrat (de Lyon), Liandier (de Paris), Lichtwitz (de Bordeaux), Lorain (de Nancy), Mascarel (de Châtellerault), Masoin (de Louvain), Mejia (de Mexico), Minovici (de Bucharest), Moldenhauer (de Leipzig), Albert Moll (de Berlin), Mook (de Paris), Moreau (d'Alger), Morin (de Paris), Perrenot (de Hyères), Henri Picard (de Paris), Piole (de Paris), Polguère (de Paris), Puech (de Bordeaux), Van Renterghem (d'Amsterdam), Rémond (de Toulouse), Sanchez Herrero (de Madrid), Sauvez (de Paris), Semmola (de Naples), Sérieux (de Villejuif), Sormani (de Pavie), Stieffel (de Joinville), Suss (de Paris), Tison (de Paris), Tobeitz (de Graz), Trénel (de Paris), de Tymovski (de Schintznach), Vautrin (de Nancy), Vermel (de Moscou), Voronoff (de Paris), de Yong (de La Haye), Ziem (de Dantzig), Zilgien (de Nancy).

TOME II
MALADIES DU SYSTÈME NERVEUX

PARIS
A. MALOINE, ÉDITEUR
91, BOULEVARD SAINT-GERMAIN, 91

—

1895

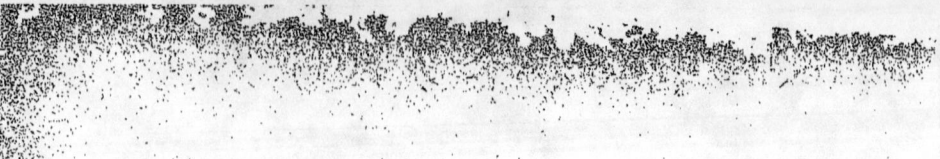

TRAITÉ PRATIQUE
DE MÉDECINE

CLINIQUE ET THÉRAPEUTIQUE

TOME DEUXIÈME
MALADIES DU SYSTÈME NERVEUX

PREMIÈRE PARTIE
MALADIES DE L'ENCÉPHALE

CHAPITRE PREMIER
APOPLEXIE

L'apoplexie est un syndrome caractérisé par la perte brusque du mouvement volontaire et du sentiment avec maintien relatif des fonctions de la respiration et de la circulation.

Etiologie. — L'hémorragie cérébrale est la cause la plus fréquente et la plus connue de l'apoplexie. Ce n'est pas cependant la cause unique. Tout néoplasme du cerveau, des méninges ou du crâne, tout épanchement séreux, toute altération du tissu cérébral, toute modification dans la pression du liquide céphalo-rachidien (Duret), une embolie ou une thrombose, une plaque scléreuse, un traumatisme ou une compression quelconque peuvent causer directement ou indirectement des accidents apoplectiformes.

C'est la sclérose qui survient par vieillesse, par surmenage cérébral, par intoxication alcoolique ou saturnine, qui est la cause vraie des nombreux troubles causant d'une façon directe les accidents d'où dépend l'apoplexie. Qu'il y ait endartérite ou péri-artérite, qu'il existe de petits anévrysmes miliaires, des plaques scléreuses à la surface des méninges ou du cerveau, c'est presque toujours par cette altération que débute la maladie. Il n'est cependant pas indifférent de savoir que ces lésions ne sont pas capables de produire fatalement l'apoplexie, quel que soit le siège de cette altération. Il existe des régions de prédilection où le moindre trouble entraîne l'apoplexie, et cette région sensible c'est la partie irriguée par les artères striées externes, c'est-à-dire le noyau extra-ventriculaire. A ce niveau les accidents se produisent si fréquemment qu'on a appelé ce vaisseau l'artère de l'hémorragie cérébrale et de l'apoplexie.

Description. — Dans la plupart des cas l'apoplexie survient d'une façon subite, sans prodromes. Il existe cependant des cas où l'individu ressent certains malaises préliminaires tels que maux de tête, insomnie, fatigue, tristesse, perte de la mémoire, troubles de la vue, vertiges, tous phénomènes qui sans être précis avertissent cependant de la menace.

Qu'il existe ou qu'il n'y ait pas de prodromes, l'apoplexie commence par un ictus, c'est-à-dire un anéantissement foudroyant qui terrasse l'individu. Ce dernier est surpris pendant le jour ou pendant le sommeil, il est foudroyé comme par un coup de massue. Il perd connaissance, il tombe par terre, n'a plus aucune notion de son être, a ses deux bras ballants et inertes le long du corps, les extrémités inférieures et tout le reste du corps dans la résolution la plus complète. La figure est immobile ou bien boursouflée par l'expiration, la malade fume la pipe, comme on dit vulgairement, la salive découle le long des lèvres, les yeux sont fixes et à moitié recouverts par les paupières, ou bien encore les yeux et la tête sont dirigés vers un côté (déviation conjugée de la tête et des yeux). Il existe en outre une suppression complète de la sensibilité et des réflexes de tout le corps, l'abdomen excepté. Le malade est pris quelquefois de vomissements alimentaires, il perd ses urines et même ses matières fécales.

Dès cette période initiale peuvent survenir des convulsions précoces. Ces contractures spasmodiques ont cependant ceci de particulier, c'est qu'elles sont localisées surtout du côté hémiplégié et elles indiquent que la lésion intéresse les ventricules, les méninges ou le mésocéphale.

La respiration, régulière d'abord, s'accélère bientôt et elle est bruyante. La température s'abaisse, descend à 35 ou 36°, le pouls reste normal. Si au contraire la fièvre s'installe immédiatement ou quelques heures après cette période syncopale, c'est l'un des signes les plus graves : il indique une issue fatale et prompte.

L'apoplexie peut donc se terminer ainsi par la mort en quelques heures ou en peu de jours sans que le malade reprenne aucunement notion de son être. D'autres fois la température reste peu élevée (37°,5 ou 38°); cet anéantissement disparaît peu à peu, le malade se ressouvient graduellement, et tout se termine par une hémiplégie ou même par la guérison. Nous décrirons dans un autre chapitre la marche de cette hémiplégie, ses accidents, ses complications et sa durée. Ajoutons seulement ici que l'apoplexie se termine rarement sans laisser derrière elle des troubles ineffaçables et qu'un individu atteint d'une première attaque est menacé ultérieurement d'accidents semblables.

Diagnostic. — Le début de l'apoplexie est si brusque, sa marche est si typique qu'il nous semble difficile de la confondre avec une autre maladie.

Dans l'ivresse la résolution n'est jamais aussi complète et l'haleine fétide de l'alcoolique est une indication précieuse.

Il existe un certain nombre d'états comateux : chez l'épileptique, chez l'éclamptique ou chez l'urémique, où le tableau ressemble à celui de l'apoplexie. Mais, ou bien il s'agit là d'une apoplexie vraie, et alors il y a pas d'erreur diagnostique, ou bien cette apoplexie est passagère et la distinction est faite rapidement. Quoi qu'il en soit, on éclaire presque toujours la situation, grâce aux renseignements fournis ou aux commémoratifs.

Traitement. — Il est toujours indispensable, lorsqu'on se trouve en face d'un ictus, d'établir immédiatement un diagnostic précis, car l'on a plus de chances d'être utile. Mais on a rarement la certitude d'agir avec cette précision et dans la plupart des cas le médecin est appelé pour combattre un accident subit et foudroyant, et, pressé par l'entourage anxieux du malade, on n'a guère le temps de réfléchir et de baser son traitement sur un diagnostic certain.

Que faut-il donc faire lorsqu'on est appelé auprès d'un individu atteint d'apoplexie?

Sans distinction du sujet ou de la cause, le médecin commençait autrefois par enlever du sang au malade. Cette saignée était locale et on prélevait du sang par des scarifications temporales ou post-auriculaires, ou bien elle était générale et on pratiquait la saignée vulgaire du bras. Ces dernières années une réaction très vive s'est faite contre cette méthode et on ne pratique plus de saignée qu'exceptionnellement. J'estime cependant qu'elle peut encore rendre des services dans certains cas rares, il est vrai, chez les sujets pléthoriques, à face rouge, au corps cyanosé. Par le fait même de la saignée on diminue, du moins pour un instant, la pression ou plutôt la tension artérielle.

Il est utile de vider immédiatement le gros intestin au moyen d'un lavement purgatif :

a.	Eau tiède	250	grammes
	Miel de mercuriale.	50	—
b.	Follicules de Séné.	15	grammes
	Eau (en infusion)	250	—

On appliquera des sinapismes répétés sur les extrémités inférieures.

S'il y a agitation, on donnera et on fera garder le lavement suivant :

Lait.	200 grammes	
Jaune d'œuf.	Nᵒ 1	
Hydrate de chloral.	}	
Bromure de potassium.	}	ââ 4 grammes

On placera le malade dans les meilleures conditions d'hygiène possible. La chambre où il couchera sera grande, spacieuse, le lit sera doux et propre, le tronc sera bien soutenu et la tête sera élevée. De temps à autre on changera aussi la situation du patient afin d'éviter la congestion passive des poumons et pour faciliter la respiration. On alimentera le malade par des cuillerées à soupe de lait, et s'il y a régurgitation par suite de paralysie du pharynx, on administrera des lavements alimentaires.

Si l'ictus se termine par l'hémiplégie, on la traitera par des moyens que nous indiquons ailleurs.

S. BERNHEIM, *de Paris*.

CHAPITRE II

MÉNINGITES

Les méningites, par elles-mêmes, ne peuvent donner lieu à aucune histoire clinique isolée. Toute cette histoire est enfermée dans le degré de souffrance et de réaction de la périphérie du cerveau. Ce grand fait est tout d'abord corroboré par la connaissance expérimentale et clinique de la dynamique corticale et par l'existence de ces pseudo-méningites hystériques qui peuvent revêtir tous les signes de l'inflammation des méninges, alors qu'elles ne correspondent à aucune lésion de ces dernières. Ce fait est encore vérifié par la présence d'une congestion intense de l'écorce, sans atteinte prononcée des méninges, chez ces malades qui succombent aux formes cérébrales de la dothiénentérie et par la prédominance encore possible des lésions du cortex sur celles des enveloppes, lorsque la fluxion simple de tout à l'heure est passée à l'état de méningite typhique vraie. Mais même avec un point de départ cortical, l'inflammation agira en général plus vivement sur les méninges, comme au niveau de toutes les séreuses, et l'on verra survenir, soit de la purulence, soit des fausses membranes, soit des adhérences profondes, suivant le degré de résistance des tissus, l'intensité et la durée d'action des agents pathogènes. Le point de départ de l'irritation n'est cependant pas fatalement cortical. Les traumatismes et surtout les affections des cavités de la face (par propagation à travers les points faibles de la paroi osseuse) pourront provoquer l'inflammation directe des méninges molles, avec retentissement consécutif sur le cerveau.

Ces considérations s'appliquent aux *méningites aiguës* et à toutes les *inflammations chroniques* d'emblée, et dans lesquelles le processus cortico-méningé est indéniable. Nous pourrons donc, comme nous n'avons en vue dans ce chapitre que l'inflammation des

méninges cérébrales, définir les méningites : des *maladies caractérisées par une inflammation aiguë ou chronique des enveloppes et
de la périphérie du cerveau, et présentant une symptomatologie
purement fonctionnelle et cérébrale.*

Disons encore que par le terme général de méningite nous ne
désignons que l'inflammation des méninges molles; l'inflammation
de la dure-mère sera étudiée à part sous le nom de pachyméningite.

I

MÉNINGITES AIGUËS

On peut les diviser en deux groupes : les méningites aiguës ordinaires et les méningites tuberculeuses. Cette classification est
peut-être irrationnelle au point de vue purement scientifique,
puisque, ainsi que nous le verrons plus loin, presque toutes les
méningites aiguës ordinaires sont d'origine microbienne au même
titre que la méningite tuberculeuse. Mais l'étude isolée de cette
dernière est justifiée par la connaissance plus approfondie que nous
avons de sa nature et de ses symptômes.

A. Méningites aiguës ordinaires (non tuberculeuses). — **Classification. Étiologie. Pathogénie.** — Les méningites aiguës ordinaires
sont consécutives à une infection microbienne, soit par action
directe des agents infectieux apportés par la voie sanguine ou lymphatique, soit par leur action indirecte, par propagation aux méninges
d'un foyer purulent voisin.

Bien rarement les méningites pourront être appelées *simples;*
celles-ci ne comptent guère que les méningites traumatiques
aseptiques.

On a recherché pour chaque cas en particulier la nature du
microbe pathogène. Les travaux d'un nombre considérable d'auteurs
nous permettent de conclure que les méningites peuvent être causées par de nombreux microorganismes : coccus et bacilles isolés ou
associés. De là la division en méningites *cocciennes, bacillaires* et
mixtes [1].

Les méningites cocciennes sont le plus souvent dues au pneumocoque, soit qu'elles accompagnent la pneumonie (origine nasale,

---

[1] Adenot *Revue générale. Gazette des hôpitaux,* juin 1890.

oculaire, etc.), soit qu'elles revêtent une allure épidémique (Netter). Le streptocoque, le staphylocoque agissent plus rarement seuls; ils sont ordinairement associés à d'autres microorganismes. Les méningites bacillaires sont surtout dues, en dehors du bacille de Koch, au bacille d'Eberth. Dans ce cas elles surviennent dans le cours d'une fièvre typhoïde ou en dehors de toute manifestation intestinale. On a cité des cas de méningite dus au bacillus coli [1], au bacille de l'anthrax [2]. Les méningites mixtes résultent le plus souvent de l'association d'un microbe pathogène et d'un microbe de la suppuration lequel détermine ainsi une infection secondaire [3] (pneumocoque et staphylocoque; pneumocoque, staphylocoque et streptocoque — Renvers; — bacille d'Eberth et bacillus coli; bacille d'Eberth et staphylocoque, — Roux — ou streptocoque, Vaillard et Vincent). La méningite cérébrospinale est surtout due au pneumocoque, mais elle peut aussi être causée par le bacille d'Eberth (Steener, Roux, Wolf), ou le streptocoque (Urich, Trevelyan). Toutes ces données limitent singulièrement le domaine des méningites simples qui est réduit aux méningites traumatiques; et encore doit-on se demander si le trauma n'a pas produit vers l'appareil cortico-méningé un véritable appel des microbes répandus dans la circulation, s'il n'y a pas eu *infection d'origine interne*.

La recherche des conditions dans lesquelles s'exerce l'action des microbes sur les enveloppes nous permet de diviser les méningites en *méningites primitives* et *secondaires*. Dans le premier cas, le microbe est localisé directement sur les membranes; les méningites secondaires sont consécutives à une infection générale ou locale.

Les infections générales qui produisent le plus souvent la méningite aiguë sont : la pneumonie, la grippe, la pyémie, la fièvre puerpérale, les fièvres éruptives, la fièvre typhoïde, les infections à bacillus coli, le choléra, la dysenterie, le typhus, les oreillons [4]. Les infections locales suivent pour atteindre les méninges, les voies nasale, pharyngienne, oculaire, auditive.

A côté de l'agent virulent il faut accorder une grande place au *terrain*, modifié par les tares héréditaires ou acquises : hérédité nerveuse, intoxication, traumatisme, surmenage, etc. C'est de quinze

---

[1] Howard. *John Hopkins hosp. report*, Chantemesse et Widal, *Soc. méd. hôp.* 1891.

[2] Biggs. *New York Academy of medecine.*

[3] Roger (*Rev. de méd.*, nov. 1893) a cité un bel exemple de méningite par infection secondaire dans le choléra.

[4] Doudney. *Lancet*, novembre 1890.

à trente ans que les méningites aiguës ordinaires sont les plus fréquentes; chez les *vieillards* elles sont rares et revêtent un aspect
particulier.

Anatomie pathologique. — L'inflammation ordinairement diffuse
peut être partielle ou localisée; elle est plus fréquente à la convexité
qu'à la base.

Les méninges présentent une congestion active et passive avec
opalescence et infiltration de leur tissu par un liquide séro-fibrineux
ou purulent; ou bien on trouve des fausses membranes en larges
plaques ou disposées le long des vaisseaux. L'exsudat est jaune ver-
dâtre et disposé en plaques molles peu adhérentes à la convexité
dans les méningites pneumococciques. Il existe un pus crémeux
lorsqu'il s'agit de la propagation d'un foyer purulent. L'atteinte de
la pie-mère interne peut amener un épanchement de liquide dans
les ventricules.

La périphérie du cerveau présente tous les degrés de l'inflammation depuis la simple hypérémie jusqu'aux adhérences les plus
nettes par prolifération de la névroglie. L'examen histologique décèle
une dilatation des capillaires, l'existence de vaisseaux de nouvelle
formation et une infiltration leucocytique abondante.

Symptomatologie. — On a bien essayé, dans ces dernières années,
d'édifier un tableau clinique en rapport avec chaque espèce microbienne, mais cette tentative est prématurée. Nous étudierons la
symptomatologie générale des méningites aiguës non tuberculeuses.

Dès le début, nous devons mettre en relief la prédominance de
trois grands symptômes dont l'association devra toujours éveiller
l'attention du médecin : *céphalalgie*, *vomissements*, *constipation*,
le trépied méningitique des auteurs.

La maladie se divise en trois périodes : 1° période prodromique ;
2° période d'excitation; 3° période de dépression ou de collapsus.

1° *Période prodromique (d'invasion)*. — Elle manque souvent et,
quand elle existe, sa durée ne dépasse pas quelques heures à deux
à trois jours. Elle se manifeste par une céphalalgie diffuse ou localisée, surtout frontale, par un peu de rougeur de la face, par des
vomissements bilieux ou alimentaires, de l'insomnie et une fièvre
légère.

2° *Période d'excitation*. — Consécutive ou non à la période prodromique, elle a un *début* toujours très brusque, marqué par un ou

plusieurs frissons intenses, une fièvre qui monte rapidement à 40 degrés et au delà, un pouls fréquent, dur, régulier, une rougeur vive de la face. Dès le début, encore, se montrent des vomissements incoercibles, persistants, une constipation opiniâtre, une céphalalgie violente, surtout marquée au front, à la convexité et réveillée par la moindre pression du cuir chevelu. Les phénomènes d'excitation corticale surviennent presque aussitôt. Le *délire* est bruyant : le malade rit niaisement, cherche constamment à courir hors de son lit, la face vultueuse, l'œil égaré et brillant, la menace à la bouche, luttant sans trêve contre les mains qui veulent le maintenir. L'agitation devient violente, le délire furieux lorsqu'il se produit des hallucinations terrifiantes de l'ouïe et de la vue ; l'on peut même voir éclater un véritable accès d'aliénation mentale. Les *troubles moteurs* sont portés au maximum chez les enfants, et des *convulsions* énergiques et précoces remplacent, chez eux, les troubles délirants. Ces convulsions sont généralisées ou, plus fréquemment, limitées aux membres, à la face (tressaillements des muscles de la face, *mouvements irréguliers des paupières*). Les *contractures*, très fréquentes, fléchissent les membres, entraînent de la *raideur de la nuque* avec action sur le pharynx, l'œsophage, du *trismus*, du *strabisme*, *le rire sardonique*,... etc.

Les convulsions sont mobiles et passent d'un membre à l'autre ; les contractures peuvent être suivies de relâchement ; les pupilles sont rétrécies, et on peut voir survenir des phénomènes bulbaires.

La constipation et la rétention d'urine sont de règle.

Les troubles de la *sensibilité générale* se manifestent par de l'hyperesthésie cutanée, les troubles de la *sensibilité particulière* par de la *photophobie* et de l'hyperesthésie auditive.

Les troubles *vaso-moteurs* sont caractérisés par l'apparition de *taches ombrées* sur le ventre et les cuisses (Jaccoud), et la *tache cérébrale* de Trousseau.

3° *Période de dépression ou de collapsus.* — Les forces emmagasinées dans les cellules cérébrales se sont rapidement épuisées, et la dépression survient au bout de quelques heures à un ou deux jours. La céphalalgie se calme, le délire cesse, les convulsions s'arrêtent, les muscles contracturés entrent en résolution et le malade tombe dans une somnolence profonde.

Dans quelques cas on peut observer le retour d'un peu de conscience, et cette rémission peut inspirer un espoir trompeur à l'entourage et au médecin.

En dehors des cas où existe cette courte et légère rémission, le passage de l'excitation à la dépression est très rapide ou bien progressif, avec des alternatives d'agitation et de somnolence.

Mais bientôt la somnolence devient persistante, le malade demeure immobile et ne se plaint plus; si on l'éveille il pousse des grognements et se rendort. L'obnubilation intellectuelle ne tarde pas à être complète. Les *paralysies* succèdent aux contractures et débutent souvent par les muscles de l'œil, de la face ou des membres. Dans quelques cas il existe un état parétique généralisé à tout le corps.

A ce moment il peut se produire de brusques mouvements congestifs vers la tête, avec rougeurs exagérées de la face, cris aigus appelés « hydrencéphaliques »; ou bien il peut survenir tout à coup un délire violent avec agitation furieuse, suivi rapidement de coma et de mort.

Le pouls, très fréquent au début, se ralentit, devient inégal et irrégulier, toutefois à un degré bien moindre que dans la méningite tuberculeuse. La température continue à osciller entre 39°,5 et 41 degrés, et s'élève quelquefois à un degré extrême d'hyperthermie, au moment de la mort; la respiration est irrégulière et suspirieuse; le ventre est rétracté, indolore, les urines contiennent souvent de l'albumine (Jaccoud); les pupilles sont dilatées et insensibles, les sphincters se relâchent, la résolution s'accroît et le malade meurt dans le coma ou dans une crise convulsive.

Marche. Durée. Terminaisons. Variétés cliniques. — Le début peut être précédé de prodromes ou se faire brusquement par un accès de délire furieux avec hyperthermie. Dans d'autres cas la période d'excitation peut passer inaperçue, et le malade entre d'emblée dans la période de collapsus (Jaccoud). Brouardel a signalé ces alcooliques qui succombent brusquement sur la voie publique, et à l'autopsie desquels on trouve une méningite suppurée.

La *durée* de la maladie est en général très courte et ne dépasse pas quelques heures à quelques jours, sauf quand la rémission qui suit la deuxième période se prolonge plus que d'habitude.

La *terminaison* ordinaire est la mort, dans les convulsions ou le coma. La *guérison* est rare; quand elle doit se produire, elle se marque par une amélioration *persistante*. Mais cette guérison est souvent incomplète et le malade garde des douleurs de tête, une atteinte de la mémoire; il se produit un arrêt du développement intellectuel pouvant aller jusqu'à l'idiotie, des modifications profondes du caractère qui créent une véritable prédisposition à l'aliénation mentale, de l'hydrocéphalie et, dans quelques cas, une véritable paralysie générale.

Variétés cliniques. — Ce tableau général des méningites aiguës ordinaires peut varier suivant de nombreuses conditions, surtout étiologiques et anatomo-pathologiques, car la pathogénie ne nous permet pas encore de décrire des types cliniques distincts en rapport avec chaque espèce microbienne.

a. Au point de vue de l'*étiologie*, on peut distinguer les méningites en primitives et secondaires.

La méningite *primitive* (consécutive à un traumatisme, une insolation..., etc.) aura un début brusque, une évolution rapide et des symptômes purement céphaliques.

La méningite *secondaire* (à une infection générale ou locale) éclatera au milieu des symptômes propres à la maladie primitive ; son début se marquera par une élévation de la température, de la céphalalgie, de la roideur de la nuque..., etc., et quelquefois par un délire furieux presque subit.

L'étiologie nous permet encore de décrire des variétés de méningite suivant l'*âge* des malades. La méningite aiguë des *nouveau-nés* est caractérisée par la précocité des convulsions et des contractures, et la rapidité du coma ; on devra rechercher l'existence d'une otite suppurée.

Dans la méningite des *enfants*, l'évolution est aussi très rapide et les convulsions très fréquentes, mais il y a de la céphalalgie, des vomissements, de l'hyperesthésie et une agitation très prononcée.

Chez les *adultes*, les contractures l'emportent sur les convulsions et le côté psychique réagit aussi vivement que le côté moteur. Tandis que chez les enfants les méningites sont diffuses, elles se localisent plus volontiers chez l'adulte. La méningite du *vieillard* est rare, et ses symptômes sont peu accusés et semblables à ceux d'un ramollissement cérébral : d'abord un peu de lenteur de l'intelligence, une légère céphalalgie sans fièvre ; puis, vers le soir, la face se congestionne, un peu de fièvre apparaît avec un délire tranquille ayant les caractères du coma vigil. Il y a tendance au coma dès le début et la mort survient le plus souvent par les poumons.

b. L'*anatomie pathologique*, par l'étendue et la disposition des lésions, nous permet d'établir certaines variétés cliniques. Une des plus intéressantes est la *méningite cérébro-spinale*, qui est caractérisée par la présence des phénomènes cérébro-médullaires : rigidité

faciale, trismus, raideur de la nuque, endolorissement de toute la
partie postérieure du cou, douleurs et enraidissement en arrière
dans l'épine dorsale et dans les membres ralentissement du pouls.
Ces phénomènes sont accompagnés d'une hyperesthésie généralisée, suivis rapidement de paralysie des jambes, des muscles de
l'œil (diplopie, inégalité pupillaire, strabisme divergent), de nystagmus, du relâchement des sphincters et de coma.

La méningite aiguë peut encore être plus marquée à la *convexité*
ou à la *base*. Dans les *méningites de la convexité*, de la céphalalgie,
le délire, les phénomènes d'excitation sont bien plus prononcés. Le
caractère essentiel des méningites de la *base* c'est l'atteinte portée
aux *nerfs craniens*.

Dans le cas de méningites *unilatérales* (par propagation aux
méninges d'un foyer purulent voisin), le diagnostic se basera sur
la connaissance du siège de la lésion primitive, coïncidant avec des
douleurs hémicraniennes et des mouvements convulsifs souvent
limités à un côté du corps.

Landouzy, dans sa thèse de 1876, a étudié les méningites *circons-*
crites, il a montré qu'elles étaient principalement localisées dans la
zone motrice du cerveau. Leurs symptômes sont en rapport avec le
point de l'écorce lésé [1].

Diagnostic différentiel. — Les méningites aiguës ordinaires seront
difficilement confondues avec d'autres états morbides.

Le diagnostic pourra cependant devenir hésitant entre la méningite
et l'*encéphalite primitive aiguë hémorragique*. Mais si, dans cette
dernière maladie, il existe de la céphalalgie et des vomissements, la
prostration et le coma apparaissent immédiatement, sans attaques
ni paralysies.

Il pourra être très difficile de distinguer une méningite aiguë ordinaire d'une *fièvre typhoïde à forme cérébrale*, surtout chez les enfants.
On se basera sur la présence de phénomènes typhiques caractéristiques, sur la constatation de phénomènes thoraciques et sur ce que,
dans la dothiénentérie, les vomissements ne se prolongent pas au
delà de deux à trois jours.

En dehors de ces formes cérébrales, les maladies infectieuses
générales peuvent donner lieu, à leur période d'invasion, à des
pseudo-méningites (Bavier, Bouchut, West). L'on songe à l'existence
d'une méningite, mais le diagnostic est redressé par l'apparition

---

[1] Landouzy. *Th. Paris*, 1876. — Permawan. *The Lancet*, nov. 1890.

d'une rougeole, d'une scarlatine, d'une pneumonie aiguë (pneumonie éclamptique ou méningée)[1]. Chez le *vieillard*, on pourra confondre la méningite avec un ramollissement cérébral ; cependant, la méningite a une marche plus rapide.

Le *delirium tremens* est caractérisé par l'absence de fièvre, l'absence de céphalalgie est un délire particulier avec insomnie et hallucinations.

Les *névropathies à manifestations méningées* peuvent encore entraîner des erreurs de diagnostic, et l'on a appris, dans ces derniers temps, à voir l'hystérie revêtir, chez les enfants comme chez les adultes, le masque de la méningite. Il faudra se baser sur la disposition qu'il y a entre un état général bon avec absence de fièvre et les phénomènes graves d'excitation corticale. Mais quand ces derniers apparaitront dans le cours d'une fièvre catarrhale légère, ou pendant une fièvre typhoïde, le diagnostic ne s'éclairera que vers la fin de la maladie fébrile, par la constatation des symptômes caractéristiques de l'hystérie.

Traitement. — Il faut agir ici d'autant plus vite et d'autant plus énergiquement que les méningites ne peuvent être que difficilement atteintes par nos moyens thérapeutiques.

Chez des malades vigoureux, on pourra mettre des sangsues à l'anus ou sur le haut des cuisses, ou bien même faire une saignée générale lorsque le pouls sera dur, vibrant, la face vultueuse et chaude, les phénomènes d'excitation intenses. Il faut savoir que l'application d'un nombre insuffisant de sangsues au niveau de l'apophyse mastoïde, peut être dangereuse pour les malades, en produisant une fluxion consécutive énergique vers le cerveau. Pour éviter ces inconvénients, on devra se conformer à la loi de Virchow et faire suivre toute application de sangsues d'une dérivation sur l'intestin à l'aide d'un lavement purgatif ou d'un drastique.

Un moyen qui a donné de bons résultats, est l'application sur la tête, préalablement rasée, d'un bonnet de caoutchouc contenant de la glace, ou l'emploi d'irrigations continues.

La constipation doit être énergiquement combattue à l'aide de purgatifs : calomel donné à la dose de 5 centigrammes toutes les deux heures, jusqu'à production de selles abondantes, huile de ricin, podophyllin, huile de croton. Le bromure de potassium, à la

[1] Hutinel. *Sem. méd.*, 1802, p. 240. — Paul Claisse. *Presse méd.*, 1894. — Grasset. *Sem. méd.*, 1894.

dose de 3 à 4 grammes dans les vingt-quatre heures, agira sur les phénomènes d'excitation.

Contre le *délire* on emploiera le musc, l'asa fœtida, la valériane ; contre une fièvre trop élevée on donnera de l'antipyrine ou du sulfate de quinine ; dans les formes ataxiques avec hyperthermic, on pourra ordonner l'usage de bains froids.

On a tenté divers traitements *curatifs* par les mercuriaux et par l'iodure de potassium. Les mercuriaux (calomel, frictions à l'onguent napolitain) ont donné des succès, et nous avons pu en observer nettement les bons effets. Nous ne pouvons en dire autant de l'*iodure de potassium*, qui n'a jamais donné de résultats très précis.

Quand la période d'excitation est passée et que le malade entre dans la période de dépression, on devra relever les forces épuisées par les toniques, et en particulier, l'alcool ; on appliquera de grands vésicatoires entre les épaules, on fera des frictions du cuir chevelu avec la pommade d'Autenrieth.

Chez les *vieillards*, la médication révulsive et déplétive est, la plupart du temps, contre-indiquée, sauf quand l'état du pouls et la congestion de la faee la réclament péremptoirement ; d'ordinaire, l'on retirera plus d'avantage de la *médication stimulante*.

L'*état général* ne devra jamais être négligé ; on entretiendra le malade par une alimentation liquide la plus substantielle possible : lait, bouillon à la reine, jus de viande, vin sucré ; on fera des frictions aromatiques sur les membres inférieurs, ou sur tout le corps et « l'on se souviendra, — comme le dit Bristowe, — qu'une alimentation judicieuse et des soins de tout instant, feront autant, pour la guérison, que tous les médicaments réunis. »

B. Méningite tuberculeuse. — La méningite tuberculeuse entre dans le cadre des méningites aiguës microbiennes, mais sa symptomatologie est assez particulière pour qu'on puisse la décrire à part, comme une espèce morbide bien définie.

Appelée de divers noms : hydrocéphalie interne, hydrocéphalie aiguë, fièvre cérébrale, méningite granuleuse, sa connaissance ne date réellement que du mémoire de Whigtt, en 1768. Depuis lors, les travaux de nombreux auteurs ont édifié son histoire, chez l'enfant ; dans ces dernières années, on s'est occupé de l'étude, bien plus difficile, de la méningite tuberculeuse chez l'adulte. Nous ne nous occuperons que de la méningite tuberculeuse vraie, — les tubercules isolés entrent dans la classe des tumeurs cérébrales.

Étiologie. — Le nom de méningite tuberculeuse ne s'applique qu'aux cas dans lesquels les phénomènes méningitiques sont assez prononcés pour former pour ainsi dire toute la maladie. Cela nous permet de laisser de côté l'étude de ces méningites qui coïncident avec une tuberculisation générale aiguë et qui disparaissent dans l'ensemble symptomatique de la maladie générale, de même que l'étude de ces cas, où les phénomènes méningitiques ne se produisent qu'à la phase terminale d'une phtisie vulgaire.

Ce n'est pas à dire, cependant, que la méningite tuberculeuse soit une sorte de tuberculose localisée à la pie-mère, car on trouve en même temps, en d'autres points de l'économie, des lésions tuberculeuses, souvent très réduites, il est vrai, dans les poumons, les ganglions médiastinaux ou bronchiques, l'abdomen. Il semble, cependant, que les méninges puissent être primitivement atteintes par l'infection tuberculeuse en pénétrant par les fosses nasales et la muqueuse pituitaire (Demme, Weigert). La démonstration récente, faite par I. Straus de l'existence du bacille de Koch dans les fosses nasales de l'homme sain, plaide en faveur de cette idée.

On trouve chez ces malades une double hérédité tuberculeuse et névropathique qui, aidée par les mauvaises conditions hygiéniques, le surmenage intellectuel, et surtout l'alcoolisme, permet au bacille, — parti d'un petit foyer viscéral, — de se localiser vers les organes encéphaliques.

Symptomatologie. — La méningite tuberculeuse a une symptomatologie des plus variables, non seulement quand on la considère séparément chez l'adulte et chez l'enfant, mais encore pour chaque cas en particulier. Cependant, chez l'enfant, malgré les différences de détail, il est possible de donner de la maladie une description générale.

On peut diviser la méningite tuberculeuse, *chez l'enfant*, en plusieurs périodes : 1° période prodromique ; 2° période d'excitation : 3° période d'oscillations et de dépression ; aboutissant à une quatrième période, dite paralytique.

1° *Période prodromique.* — Les prodromes peuvent manquer ou être fort courts. Le plus souvent ils sont de longue durée, insidieux et progressifs. L'enfant éprouve d'abord quelques troubles généraux, fugaces qui s'accentuent rapidement : amaigrissement, diminution de l'appétit, fatigue générale avec, de temps à autre, de la moiteur à la peau et une soif exagérée. L'enfant continue d'aller et de venir, mais il a des moments de tristesse et d'humeur ; il est chagrin ou d'une émotivité excessive. La tête est un peu endolorie, le sommeil est agité, peuplé de cauchemars ; l'affaiblissement physique augmente et on note des alternatives de diarrhée et de constipation, avec quelques petits accès fébriles irréguliers. Parfois, l'enfant demeure au lit, sans mot dire, se plaignant du froid et vomissant tout ce qu'il ingère.

2° *Période d'excitation.* — Au bout d'un temps, qui varie de deux semaines à deux à trois mois, on entre brusquement dans la deuxième période caractérisée par une *céphalalgie* continue, violente, surtout limitée au sommet de la tête, ou aux tempes, par des *vomissements* précoces, répétés, alimentaires ou bilieux, une *constipation* constante. L'appétit est nul, le langue chargée, le ventre déprimé. La fièvre, rémittente ou par poussées irrégulières, ne dépasse guère 38 à 39°. Le pouls bat 120 à 150 fois par minute ; il est inégal et irrégulier. Couchés en « chien de fusil », la tête sous les couvertures, montrant une physionomie hostile, les malades présentent des troubles profonds du caractère, repoussant hargneusement ceux qui veulent les approcher ; ils poussent de temps à autre un cri aigu et plaintif appelé « cri hydrencéphalique » qui correspond à un paroxysme de céphalée. Parfois, il se manifeste du délire et de l'agitation.

Les *convulsions* peuvent être très précoces, intenses et accompagnées d'une douleur de tête excessive ; dans ce cas, elles correspondraient, d'après Rilliet et Barthez, à des tubercules du cerveau, mais la méningite tuberculeuse peut en entraîner de semblables (Cadet de Gassicourt, Revilliod). Ordinairement elles n'apparaissent que vers la fin de la deuxième période, elles sont généralisées ou, plus fréquemment, *circonscrites*. Elles se limitent aux membres (soubresauts, céphalalgie, convulsions), à la face (nystagmus, strabisme, mâchonnement, grimaces), etc. Parfois on observe des *tremblements* des membres supérieurs, de la face ou des globes oculaires.

Les *contractures*, encore plus prononcées, prennent les muscles de la nuque et du dos (opisthotonos), fléchissent les deux mains sur les avant-bras, ou se limitent à un bras, à la face, aux muscles de l'œil (strabisme, diplopie, myosis).

Au bout de quelques jours ces phénomènes d'excitation sont interrompus par de petits accès de somnolence, à la suite desquels l'agitation, le délire, les mouvements convulsifs éclatent sous forme de violents paroxysmes. La malade peut avoir successivement dix, quinze attaques épileptiques suivies d'un abattement extrême ; bientôt il est impuissant à se tenir sur ses jambes, il laisse tomber sa tête sur les épaules, l'intelligence s'obscurcit, il ne répond plus aux fortes excitations, le regard prend une *fixité* étrange et l'on constate la *tache cérébrale* de Trousseau, ainsi que *les alternatives de rougeur et de pâleur de la face.*

3° *Périodes d'oscillation. Dépression.* — La période précédente dure de deux jours à plusieurs semaines. C'est surtout à ce moment que l'on voit une *rémission* étonnante se produire : plus de convulsions, plus d'agitation ; la céphalalgie diminue, le sommeil reparaît et l'enfant, retrouvant conscience et gaieté, mange et joue comme autrefois. Le médecin ne doit pas se laisser tromper par cette rémission. L'observation attentive du malade lui fournit d'ailleurs des symptômes qui doivent, malgré l'amélioration la plus nette, l'engager à porter un pronostic très défavorable.

Il est vrai, la circulation est calmée, le pouls est tombé de 140 ou 160 à 100, 80 et à 70 pulsations, mais celles-ci sont plus inégales et plus irrégulières et, malgré le ralentissement du pouls, la température, quoique légèrement abaissée, demeure au-dessus de la normale[1]. La respiration est fréquente, embarrassée et à quelques inspirations incomplètes et précipitées succèdent des inspirations longues et pénibles. Il existe parfois des *sueurs* très abondantes.

Mais tout à coup, au milieu de cet état de calme trompeur, la fièvre s'élève de nouveau, accompagnée de céphalalgie, de cris perçants, d'une grande agitation, de délire, de convulsions, etc., et ces phénomènes d'excitation alternent avec des périodes de somnolence, jusqu'au moment où celles-ci aboutissent au coma.

Le malade est couché sur le dos, affaissé, somnolent, dans un état de subdélire sans agitation. Tandis que la température se maintient au-dessus de la normale, le pouls, inégal et *très irrégulier*, tombe au chiffre de 60, 50, 40 pulsations par minute (*fièvre dissociée* de Jaccoud). La respiration est saccadée, superficielle, entrecoupée de soupirs et de longues pauses.

Les convulsions généralisées ou localisées reparaissent de temps à autre ; les contractures s'exagèrent à la nuque, au dos, à la face, aux membres et peuvent donner au malade l'aspect complet d'un tétanique.

---

[1] Dans certains cas, il peut même se produire une véritable hypothermie (Roger).

La dépression va en progressant, l'intelligence achève de som-
brer, la sensibilité s'éteint, les convulsions et les contractures sont
remplacées par des *paralysies* fugaces. Les réflexes rotuliens s'abo-
lissent, les *pupilles se dilatent*, la *rétention d'urine* apparaît ; la
constipation est opiniâtre, le ventre dur et creusé *en bateau*, et on
entend fréquemment ces lamentables *cris hydrencéphaliques*.

4° *Période paralytique*. — Les *paralysies* sont devenues persistantes ; elles prennent la face, un membre, un côté du corps, ou bien
envahissent les deux membres supérieurs, l'oculo-moteur commun.
A cette période se montrent des *tremblements* fins des extrémités
supérieures s'accompagnant parfois d'une sorte de *catalepsie* des
membres et de *nystagmus*. Le pouls est redevenu fréquent, mais il
est excessivement faible et irrégulier.

La température se maintient au niveau où elle était dans la
période précédente (Wunderlich, Jaccoud), ou bien s'élève à un
chiffre considérable. La respiration qui paraît fréquente parce qu'elle
est très précipitée par moments, est en réalité ralentie par de nombreuses pauses. Elle peut présenter le type complet du Cheyne-
Stokes. La face présente des alternatives de rougeur et de pâleur
intense, la soif est grande, et si les vomissements ont disparu, la
constipation demeure toujours opiniâtre.

Au milieu de l'immobilité, de la résolution absolue du malade,
surviennent des convulsions sous forme de paroxysme, ou de petites
secousses qui fléchissent les doigts et la main.

Le *coma* est, en définitive, absolu, la peau se cyanose et se couvre
de sueurs visqueuses, les sphincters se relâchent, le ventre se
ballonne, le pouls devient imperceptible et le malade meurt soit
dans le coma, soit à la suite de convulsions, dans un état d'hyperthermie qui peut atteindre 43° ou bien, au contraire, d'hypothermie
(35°,8).

Marche. Durée. Terminaisons. — La méningite tuberculeuse se termine presque toujours par la mort. Les quatre périodes sont coupées
par une ou plusieurs périodes de rémission. Cette rémission est
surtout marquée après la deuxième période et peut se prolonger un
et même deux mois, jusqu'au moment où survient une nouvelle
poussée.

La *durée* est très variable et l'on peut accorder à l'ensemble de la
maladie (sans compter la période prodromique trop irrégulière) une
durée qui varie entre quinze et vingt jours ; la deuxième et la qua-

trième période auraient une durée plus courte que la troisième ;
celle-ci durerait de huit à dix jours. Plus les rémissions seront
longues et nombreuses, plus la durée de la maladie sera considérable.
Certains auteurs pensent que la méningite tuberculeuse aiguë peut
passer à la chronicité, mais alors il reste des troubles profonds qui
peuvent aboutir à l'idiotie et à la vésanie (Rilliet, Guersant, Kalin-
déro). Quand la méningite se développe dans le cours d'une phtisie
avancée, l'évolution est très rapide et se fait en six ou huit jours.

Formes cliniques. — Après la méningite de l'enfant, la *méningite
tuberculeuse de l'adulte* est la plus importante, mais son étude
est encore bien incomplète. Elle est d'ailleurs un véritable type de
maladie irrégulière.

Au point de vue *étiologique*, l'homme serait bien plus souvent
atteint que la femme; la maladie se développerait surtout chez des
individus déjà porteurs de lésions pulmonaires, quoiqu'il puisse
exister des méningites tuberculeuses primitives. Le bacille est attiré
du côté du cerveau et de ses enveloppes par les conditions particulières du milieu ainsi que le démontre le relevé fait par Boix (*Revue
de Médecine*, 1893). Cet auteur a relevé chez ces malades des tares
cérébrales héréditaires : la syphilis et surtout l'*alcoolisme* dont on
connaît les relations étroites avec la tuberculose (Lancereaux).

La *symptomatologie* de la méningite tuberculeuse de l'adulte est
encore très incomplète, malgré les efforts des auteurs et en particulier de Chantemesse, Jaccoud, Rendu, Landouzy, etc. Cependant on
peut grouper les observations et diviser les méningites en trois
grandes formes : 1° *normales;* 2° *latentes;* 3° *anormales.* Cette division est un peu factice mais elle s'impose actuellement.

1° Les *formes normales* revêtent chez l'adulte l'aspect général de
la méningite chez l'enfant.

2° Les *formes latentes* sont d'un diagnostic pour ainsi dire impossible et nous ne pouvons y insister ici.

3° Les *formes anormales* ont une symptomatologie tellement
variée que leur classification demeure encore ouverte. On basera
d'abord son diagnostic sur l'évolution des symptômes de début
et sur la coexistence d'une lésion tuberculeuse des poumons, en
second lieu sur l'apparition des symptômes révélateurs de la méningite.

Les *prodromes* sont parfois complètement absents et le début est brusque, ou bien ils remontent tellement haut qu'on ne songe nullement à les rapporter à la maladie actuelle. Les prodromes peuvent être plus rapprochés et se manifester sous formes de troubles de l'intelligence : ainsi dans un cas, ils se marquèrent par un accès de manie d'une durée de trois mois qui entraîna l'internement du malade (Darembert), fait très important à connaître au point de vue médico-légal.

La plus grande partie de l'intérêt se concentre sur le *mode de début ;* c'est lui qui fait toute la singularité des méningites tuberculeuses de l'adulte.

Jaccoud, d'après sa conception la plus récente (*Gazette des hôpitaux,* 1893), admet cinq types de début. Il nous semble qu'en tenant compte de quelques faits nouveaux et de quelques-uns qui dépendent de notre observation personnelle, on peut établir les cinq formes de début suivantes :

1° *Début brusque délirant,* soit que l'on ait affaire à un délire calme (Chantemesse) ou à un délire intense à forme de *delirium tremens* avec apyrexie complète (Jaccoud), chez des malades non entachés d'alcoolisme (Sornas). Le diagnostic se pose par l'existence de la céphalalgie, de la raideur de la nuque et des troubles pupillaires. La mort survient en quelques jours, dans le coma.

2° *Début à allure de fièvre rémittente* (Jaccoud), chez des malades porteurs déjà de lésions tuberculeuses dont la connaissance permet le diagnostic dès l'apparition de la céphalalgie et de la tendance au coma. Cette forme présente des alternatives d'amélioration et d'aggravation.

3° *Début à forme diarrhéique ou typhoïde* (Jaccoud, Sarda, Morel). — Ce mode de début est relativement fréquent, mais il faut éliminer les cas dans lesquels on a simplement affaire à des lésions tuberculeuses de l'intestin, ou encore à une fièvre typhoïde évoluant parallèlement avec une méningite tuberculeuse (Kiener, Sarda et Villard).

Dans les cas où l'on est bien en présence d'une méningite tuberculeuse à forme typhoïde, le diagnostic d'avec la dothiénentérie peut demeurer longtemps impossible. Nous possédons deux cas de cet ordre recueillis dans le service de notre maître M. le professeur Carrieu, où le diagnostic ne se fit, pour l'un, que dans les derniers jours de la maladie, et plus rapidement, dans le second, grâce à la connaissance d'anciennes lésions pleurétiques. L'état typhoïde, avec douleurs abdominales, diarrhée, taches rosées, épistaxis, hypertrophie de la rate persista jusqu'au septième jour, moment où les phénomènes de méningite devinrent précis. L'autopsie démontra l'absence de toute lésion intestinale et la présence d'une méningite tuberculeuse typique.

L'existence dès le début d'une *céphalée intense* plaidera en faveur de la méningite tuberculeuse, mais ce signe peut manquer, de même que le ralentissement du pouls. L'existence d'autres signes anormaux pour une dothiénentérie de l'adulte : constipation opiniâtre, vomissements persistants, de même que les antécédents tuberculeux, et l'évolution de la maladie permettront le diagnostic.

Dans ces formes, l'évolution est rapide mais peut être coupée de phases de rémission. La mort a lieu dans le coma ou les convulsions. Le pronostic en est très grave.

4° *Début à forme spinale.* — Il reproduit le tableau d'une myélite ascendante (Hutinel et Chantemesse).

5° *Début par troubles moteurs.* — C'est certainement le mode de début le plus fréquent, celui dont les symptômes sont les plus variables puisqu'ils correspondent à des troubles localisés, à des *méningites en plaques*. Jaccoud subdivise ce mode de début suivant que les troubles moteurs sont caractérisés par des attaques épileptiformes, apoplectiformes, ou par de l'aphasie sans prodromes. On peut encore observer un début *à forme hémiplégique avec ou sans paralysie faciale ou aphasie*. Boix (*Revue de médec.*, 1893), a étudié des cas intéressants de méningite tuberculeuse à *forme tétanique* du début.

Nous avons observé, dans le service de notre maître M. le professeur Mairet, un début à *type Jacksonnien* avec aura sensitive partant de la main droite, entraînant une paralysie passagère du bras droit et une aphasie motrice avec cécité verbale et agraphie. A la suite de plusieurs poussées il se produisit une hémiplégie droite, puis la maladie évolua en quinze jours avec tous les signes connus de la méningite tuberculeuse de l'enfant.

Dans toutes ces formes motrices l'*évolution* est rapide et l'apparition de troubles méningitiques vrais impose bientôt le diagnostic. Jaccoud cite cependant (*Semaine médicale*, 1891) un cas intéressant dans lequel une hémiplégie graduelle, sans perte de connaissance, persista seule pendant un mois, sans qu'aucun autre signe pût faire penser à la méningite tuberculeuse que l'on trouva à l'autopsie.

Les *autres formes cliniques* de la méningite tuberculeuse, en dehors de celles des adultes et des enfants, sont de peu d'importance. Très rare dans la première enfance, rare chez les *vieillards*, elle est chez ces derniers très affaiblie dans ses traits généraux; le plus souvent elle passe inaperçue et est consécutive à une tuberculose viscérale. Il faut remarquer que dans les cas où la méningite est *secondaire* à une phtisie confirmée, chez des adultes ou des vieillards, *les signes de la tuberculose pulmonaire s'atténuent dès qu'éclate la complication méningée*. Lorsque donc, on verra apparaître pareille atténuation des symptômes thoraciques chez un tuberculeux qui se plaint de céphalalgie, on devra songer à une méningite et prévoir une mort rapide (Rendu).

La *localisation anatomique* de l'inflammation permet à la rigueur de diviser les méningites tuberculeuses en méningites de la *base* et de la *convexité*, dont nous avons rapidement indiqué les principaux signes différentiels dans le chapitre des méningites aiguës ordinaires. Il existerait aussi anatomiquement tout un groupe important des *méningites partielles* qui présentent des signes particuliers dus à la localisation de la lésion (centres moteurs, lobule paracentral, etc., Landouzy, Rendu, Boix, etc.). Nous ne pouvons y insister ici.

Anatomie pathologique. — C'est une méningo-encéphalite avec adhérences parfois profondes, plus marquées à la base, chez les enfants et à la convexité chez les adultes.

L'*élément spécifique* est représenté par les granulations tuberculeuses, grises, transparentes, disséminées le long des gaines lymphatiques des vaisseaux ou de l'endartère. Les granulations plus âgées sont jaunâtres et peuvent former des plaques d'étendue variable.

Les *lésions inflammatoires banales* développées tout autour des granulations se marquent par un état poisseux et un épaississement de l'arachnoïde, une augmentation du liquide encéphalo-rachidien, une pie-mère tantôt épaisse, opaque, adhérente au cerveau, tantôt recouverte d'un exsudat fibrineux ou purulent.

C'est souvent à la base que prédomine l'inflammation ; la pie-mère est le siège d'une prolifération abondante ; elle forme un véritable réticulum à mailles très serrées, qui accole les bords de la scissure de Sylvius et entoure d'un réseau inextricable les diverses parties de la base. Les vaisseaux présentent de la périartérite et de l'endartérite avec thrombus.

Le cerveau présente une *encéphalite diffuse subaiguë*, avec adhérences dues à la prolifération de la névroglie (Hayem).

Glé a trouvé tous les vaisseaux capillaires d'un hémisphère criblés de tubercules miliaires adhérents au tissu cérébral ramolli et Rendu a montré l'existence de foyers de ramollissement superficiels ou profonds, par thrombose.

Physiologie pathologique. — La constitution du cerveau de l'enfant et la diffusion des lésions expliquent la symptomatologie de la méningite tuberculeuse, de même que la localisation des lésions et leur plus grande fréquence à la convexité expliquent les symptômes particuliers que l'on constate chez l'adulte. Les alternatives de dépression et d'agitation doivent être attribuées peut-être à la gêne apportée au cours du sang par les granulations tuberculeuses ou bien aux lésions graves de la substance nerveuse et de ses vaisseaux (Hayem, Goodall, Glc, Bastian). La pression exercée par l'exsudat peut aussi expliquer ces faits; dans ces cas, en effet, la *ponction* des méninges peut entraîner une amélioration notable des symptômes.

Il faut tenir compte également de l'excitation des centres par les poisons sécrétés par le bacille.

Diagnostic différentiel. — A. *Chez l'enfant.* — Le diagnostic doit d'abord être fait entre la méningite tuberculeuse et la *méningite aiguë ordinaire*. Dans le cas de méningite ordinaire, la maladie débute brusquement, sans prodromes pour ainsi dire, chez un individu sain, par une fièvre élevée avec frissons, une céphalalgie intense, des vomissements, de l'agitation, un délire furieux et quelquefois par des convulsions; les rémissions sont très peu marquées, la marche est continue, avec fièvre toujours élevée, sans la dissociation si prononcée de la température et du pouls qui existe dans la méningite tuberculeuse.

La *fièvre typhoïde*, chez les enfants, peut s'accompagner de constipation, de céphalalgie, de cris, de convulsions et de vomissements sans efforts. On posera le diagnostic d'après la durée plus courte des prodromes, le peu de persistance des vomissements, l'existence de phénomènes thoraciques, d'épistaxis, de taches rosées, de ballonnement abdominal... Dans la méningite on constatera ce ralentissement solennel du pouls, cette fièvre irrégulière, cette marche oscillante de la maladie et toute la série des phénomènes méningés : strabisme, inégalité pupillaire, alternatives de rougeur et de pâleur, etc.

Les *fièvres éruptives* ne permettront guère l'erreur de diagnostic au delà de la période d'invasion. L'*helminthiase* se jugera par un vermifuge, et la *constipation prolongée* par un bon purgatif.

La *sclérose cérébrale* présente des douleurs de tête, de l'insomnie, des vomissements, des cris, de l'agitation nocturne, mais ces phénomènes viennent par poussées éphémères qui permettent le diagnostic si une crise plus forte survient.

Il faut se méfier encore des *céphalées de croissance*, mais principalement des *pseudo-méningites hystériques*. Nombre de cas de guérison doivent être rattachés à pareille erreur de diagnostic. Dans le cas de ces névropathies à forme méningée, la céphalée apparaît par crises, le pouls n'est pas irrégulier, la fièvre est exceptionnelle (Pitres) et l'on trouve des antécédents nerveux et des troubles révélateurs de l'hystérie (Bardol. Th. Paris, 1891).

B. *Chez l'adulte*, la méningite tuberculeuse peut revêtir toutes les formes : délirium tremens, fièvre typhoïde, attaques épileptiformes, ictus apoplectique vulgaire, etc. Le diagnostic précoce sera basé surtout sur l'existence d'une *céphalalgie intense* coexistant avec des lésions pulmonaires ou des antécédents tuberculeux. Dans les cas à *forme typhoïde*, les taches rosées, les épistaxis, les ballonnements du ventre ne pourront pas faire à eux seuls le diagnostic : l'existence d'une céphalalgie précoce et intense, l'irrégularité du pouls, la marche de la température, l'existence d'une fièvre dissociée, d'une constipation opiniâtre, la présence d'antécédents tuberculeux ou d'une lésion des sommets, enfin l'apparition des signes révélateurs de la méningite, etc., permettent le plus souvent le diagnostic.

Dans les formes *à début moteur*, le diagnostic sera basé sur l'absence de prodrome des lésions cérébrales ordinaires, et sur ce fait que les troubles moteurs de la méningite ne demeurent pas longtemps isolés (Jaccoud).

Dans tous les cas, que ce soit chez l'enfant ou chez l'adulte, il existe une série de signes importants dont l'ensemble est caractéristique de la méningite tuberculeuse : alternatives de rougeur et de pâleur de la face, nœud musculaire du biceps, phénomènes oculaires et surtout pupillaires, raideur de la nuque et du dos, céphalalgie violente, alternatives de dépression et d'excitation, longues rémissions ; mais plus particulièrement *marche de la fièvre (fièvre dissociée de Jaccoud)* avec irrégularité et ralentissement solennel du pouls surtout pendant la troisième période. Les caractères de la respiration seront encore d'un grand secours.

Malheureusement il est des cas où l'*hystérie* peut revêtir le masque complet de la méningite tuberculeuse de même que celle-ci peut prendre l'aspect de l'hystérie la plus typique.

Pour arriver au diagnostic on devra fouiller soigneusement les antécédents du malade, savoir que ces pseudo-méningites se produisent surtout chez les jeunes filles et les femmes. On recherchera les phénomènes caractéristiques de l'hystérie, quoique la méningite puisse entraîner de l'anesthésie par segments de membre, du spasme glosso-labié de l'aphasie (obs. pers. in *Th. de Monestier. Montpellier*, 1863). Mais alors on se souviendra que si dans l'hystérie, le pouls peut être ralenti, il n'est jamais irrégulier (Pitres), que la température demeure ordinairement normale; qu'elle ne dépasse pas le plus souvent 38°,5 et que même dans ces cas elle peut dépendre d'une vaginite; que dans l'hystérie les phénomènes moteurs hystériques procèdent par paroxysmes et que l'aphasie ne serait jamais accompagnée de cécité verbale et d'agraphie.

On aura encore deux éléments de diagnostic d'une grande valeur dans l'*examen du fond de l'œil* et dans l'*analyse des urines*.

L'examen ophtalmoscopique dans le cas de méningite tuberculeuse (Bouchut) peut donner la certitude. Notre ami, M. le professeur agrégé Ducamp[1], a repris l'étude des manifestations ophtalmoscopiques de la méningite tuberculeuse et conclut à leur fréquence; elles consistent en troubles inflammatoires (depuis le simple œdème péripapillaire et papillaire jusqu'à l'atrophie du nerf optique) et en tubercules de la choroïde. Le pronostic de ces derniers serait beaucoup plus grave.

Quant à ce qui est de l'analyse des urines, Gilles de la Tourette et Cathelineau ont établi une formule urinaire caractéristique des urines consécutives à une attaque d'hystérie. Chantemesse, dans un cas particulièrement difficile, a pu repousser, grâce à l'analyse des urines, le diagnostic de méningite tuberculeuse pour s'arrêter à celui d'hystérie, et nous-mêmes dans un cas intéressant d'hystérie à forme d'épilepsie partielle, semblable à celui qu'a publié Rendu, nous avons aidé notre diagnostic de la constatation nette de la formule. C'est même à cette occasion que nous avons fait des recherches sur la formule urinaire consécutive aux attaques d'hystérie[2]. Nous avons complété la formule due à MM. Gilles de la Tourette et Cathelineau non seulement au point de vue de l'analyse chi-

---

[1] Ducamp. *Des manifestations ophtal. de la méningite tub.*, thèse Montpellier, 1889.

[2] Bosc. *Formule urinaire de l'attaque d'hystérie. (Comptes rendus de la Société de Biologie*, 7 mars 1892.)

mique (acide urique, azote total) mais encore en y ajoutant un élément biologique nouveau, tiré de la *toxicité urinaire* :

L'attaque d'hystérie, disons-nous, entraîne une diminution très marquée des oxydations (diminution de la densité, de l'urée, de l'acide phosphorique total (avec inversion des phosphates), de l'azote total) ; mais en même temps les oxydations diminuées sont incomplètes (diminution du coefficient d'oxydation, augmentation de l'acide urique) ; elle entraîne enfin une hypotoxicité très marquée des urines qui suivent le paroxysme.

Synthétisant cette longue formule en quelques mots, on peut dire que l'attaque d'hystérie se caractérise de la façon suivante :

Oxydations diminuées, incomplètes ; hypotoxicité [1].

Pronostic. — Il est excessivement grave ; la mort est de règle. Dans quelques rares cas on constate un passage à la chronicité, mais la guérison laisse toujours après elle des troubles sérieux.

Traitement. — Tandis que dans la méningite aiguë ordinaire les phénomènes de fluxion brusque et violente vers le cerveau indiquaient l'emploi des antiphlogistiques les plus puissants, ici il n'en est plus de même. La longueur des prodromes, l'atténuation des symptômes, les rémissions montrent que l'inflammation est plus torpide et qu'elle est déjà établie depuis longtemps quand les symptômes révélateurs se produisent.

On devra tirer des indications de deux éléments :

1° L'élément spécifique (bacille de Koch et granulations); 2° l'élément inflammatoire banal.

1° Contre les *troubles inflammatoires* on devra agir, s'il se peut, dès la période prodromique. On n'emploiera pas les sangsues à moins que l'excitation ne soit intense et le malade assez résistant. On devra s'attacher surtout à combattre la constipation par l'emploi de purgatifs doux : calomel, huile de ricin, magnésie, manne, etc. On maintiendra de la glace sur la tête du patient et on fera de la révulsion sur les membres inférieurs à l'aide de sinapismes ou de ventouses.

---

[1] Bosc. Formule urinaire complète de l'attaque d'hystérie. (Formule chimique.) Toxicité et formule urinaire de l'attaque d'hystérie, d'épilepsie et de quelques attaques épileptiformes. (*Comptes rendus de la Soc. de Biologie*, 25 juillet 1892.)

Contre l'agitation trop prononcée, West donne une à plusieurs gouttes de teinture d'aconit toutes les trois heures ; le chloral, le bromure de sodium rendront des services.

Au moment de la *période de dépression*, les vésicatoires à la nuque, entre les épaules, les frictions du crâne avec la pommade stibiée peuvent être appliqués, mais le plus souvent sans résultat aucun. Cependant nous avons vu une amélioration notable suivre l'application d'un large vésicatoire entre les épaules.

Dans la *période paralytique*, on a recommandé le phosphore à l'intérieur, les diurétiques, les drastiques énergiques. A ce moment les phénomènes de compression cérébrale par l'excès de liquide pourront être assez marqués pour nécessiter une *ponction* du crâne (Morton, *British Med. Journ.*, 1891).

J'ai réservé, pour en discuter à part, le *traitement curatif* de la méningite tuberculeuse par les mercuriaux et l'iodure de potassium.

Le traitement mercuriel est jugé ; il ne produit aucune amélioration. L'*iodure de potassium*, tour à tour prôné et décrié, semble devoir rester définitivement dans la pratique. Chez l'adulte, un certain nombre de faits indiqueraient de sa part une efficacité réelle. Cependant ce n'est qu'avec une véritable méfiance que plusieurs auteurs parlent de ses propriétés curatives. Notre observation personnelle ne nous permet pas de trancher le différend, mais, dans un cas, chez un enfant, nous avons vu les phénomènes convulsifs augmenter sous l'influence de l'iodure de potassium. Le praticien cependant ne devra jamais négliger d'avoir recours à ce médicament ; il donnera dès le début, l'iodure à la dose de 3 à 4 grammes en ne craignant pas d'aller au delà, surtout chez les adultes.

2° *Lutter contre le bacille*. — Le programme est encore à remplir. On a essayé vainement les injections de gaïacol, l'usage interne de la créosote et de l'iodoforme. Nous devons mentionner les essais récents de sérothérapie ; nous n'avons pas besoin d'insister sur les vertus thérapeutiques de la tuberculine de Koch. Nous avons obtenu dernièrement la guérison d'une granulie généralisée à l'aide de *badigeonnages de gaïacol ;* ce fait joint à ceux de Bard et de Courmont devront engager les médecins à essayer ce traitement dans la méningite tuberculeuse.

Ce qu'on ne devra jamais oublier, c'est de *soutenir l'état général* par tous les moyens, aliments, toniques, huile de foie de morue.

3° Le *traitement prophylactique* est d'une importance extrême si l'on considère le peu d'efficacité du traitement curatif. Le rôle du médecin qui se trouve en présence d'un enfant à hérédité tuberculeuse et névropathique est de recommander le choix d'une bonne nourrice, le séjour à la campagne, une bonne hygiène générale. Il soutiendra la nutrition générale par l'huile de foie de morue, les bains sulfureux, les bains de Salies, les bains de mer, etc.

II

MÉNINGITES CHRONIQUES

Considérations générales. Étiologie. — Dans la méningite chronique de même que dans les méningites aiguës, l'inflammation n'est pas limitée uniquement aux enveloppes, il se produit en réalité une méningo-encéphalite dont le point de départ peut être cortical ou méningé.

Dans le cas où cette inflammation chronique est *diffuse*, elle constitue une maladie qui mérite une description à part, la paralysie générale des aliénés. Dans ce cas on se trouve en présence de méningites limitées ou localisées avec tendance à la généralisation. La syphilis et l'alcoolisme réalisent surtout ces formes envahissantes qui aboutissent aux pseudo-paralysies générales ou paralysies généralisées.

Nous n'avons pas plus l'intention d'étudier ces méningites à leur terme ultime que de décrire celles qui sont consécutives à une aliénation mentale névrosique ancienne. Nous n'avons en vue que les méningites chroniques d'emblée qui sont sous la dépendance d'une intoxication elle-même chronique, par l'alcool, le poison syphilitique ou tuberculeux.

Les troubles de la nutrition générale par chlorose, troubles menstruels, excès, allaitement, etc., peuvent encore produire, par leur retentissement sur le cerveau, une inflammation *chronique simple* des méninges dont l'histoire demeure encore pleine d'obscurités.

Anatomie pathologique. — Les lésions varient suivant la cause (syphilis, tuberculose, alcoolisme, etc.) et suivant le siège de l'inflammation. Le plus souvent on est en présence de lésions scléreuses prédominant à la base ou à la convexité.

Les *méningites alcooliques* sont souvent des méningites de la

---

[1] Fournier. — Mairet. *Les aliénations mentales syphilitiques.* Masson, 1893.

convexité avec maximum le long du sillon interhémisphérique. Les membranes sont épaisses, opalines, surtout à leur point de contact avec les circonvolutions (Leudet); elles adhèrent par place à la dure-mère et, au-dessous, à la substance cérébrale ramollie et injectée. Ce travail inflammatoire de très longue durée réunit souvent toutes les enveloppes et dans l'épaisseur des fausses membranes se produisent des hémorragies fréquentes par rupture des capillaires néoformés. Cette méningite est très diffuse et procède par poussées aiguës.

Les *méningites syphilitiques* sont caractérisées par ce fait que le plus souvent toutes les méninges et le cerveau participent à l'inflammation de sorte que l'on a affaire à une véritable symphyse cortico-méningée.

Mais il est des cas où l'on a bien affaire réellement à une lepto-méningite syphilitique; elle est plus fréquente à la base et prédomine autour du chiasma (Virchow). Elle est caractérisée par un œdème des méninges avec néoformation syphilitique diffuse, qui empri-sonne les nerfs craniens, les modifie et entraîne des nécrobioses et des hémorragies dans la substance cérébrale par propagation des lésions aux vaisseaux.

Les *méningites tuberculeuses* existent sous forme de plaques loca-lisées.

La *méningite chronique ordinaire* laisserait le cerveau intact et présenterait un siège surtout basal. Elle serait caractérisée histolo-giquement par une hyperplasie du tissu conjonctif avec vaisseaux de nouvelle formation et hémorragies punctiformes. Il y a des cas cependant où l'existence d'adhérences avec la substance grise indique que le cerveau a pris réellement part à l'inflammation.

Symptomatologie. — Cette symptomatologie est souvent très vague; cependant le siège et l'évolution de la maladie permettent de porter un diagnostic anatomique et pathogénique.

1o *Méningite syphilitique.* — Il est presque impossible de distin-guer les méningites par artérite, des méningites scléreuse et scléro-gommeuse. Le siège seul a de l'importance.

Les méningites de la *convexité* produisent des phénomènes d'exci-tation, du délire, une déchéance intellectuelle rapide.

Les méningites de la *base*, les plus fréquentes, présentent des phénomènes absolument caractéristiques. Tout d'abord on voit appa-raître (de même que dans la localisation précédente) les phénomènes caractéristiques de la syphilis cérébrale au début : céphalée tenace, nocturne ou matutinale, vomissements, nausées, crampes d'estomac, diminution de la mémoire, accès de torpeur, polydipsie, polyurie, etc. Puis apparaissent des signes qui indiquent l'atteinte des nerfs craniens, en particulier le *nerf* optique et l'oculo-moteur commun, cécité, mydriase, ptosis, strabisme, œdème papillaire des deux côtés. L'olfactif, le trijumeau (névralgie, anesthésie faciale, kératite), le facial, l'acoustique peuvent être atteints lorsque l'inflammation siège à la partie antérieure du cerveau ; l'hypoglosse, le pneumogastrique, les nerfs bulbaires en général, quand elle siège à la partie postérieure. Dans ce cas, les troubles du pouls, de la respiration, de la calorification, l'apparition de sucre et d'albumine dans les urines seront caractéristiques.

Il faut savoir enfin que la méningite syphilitique a une marche très irrégulière, rémittente, que ses lésions ne progressent pas de proche en proche mais par foyers localisés. Aussi ne sera-t-on pas étonné de voir un nerf cranien intact au milieu d'autres nerfs profondément atteints, ou même de voir, ce qui arrive fréquemment pour l'oculo-moteur commun, une partie seulement du nerf être lésée.

2° *Méningite alcoolique*. — Son siège le plus fréquent est la convexité, et la dure-mère participe d'ordinaire à l'inflammation. Son début très lent, insidieux, est marqué par une céphalalgie frontale, accompagné le plus souvent par une surexcitation avec incohérence très marquée, et de la démence. Les paralysies localisées font défaut ; il existe des troubles parétiques généralisés, avec tremblement caractéristique des extrémités étendues. Chez les malades on recherchera soigneusement les effets ordinaires de l'intoxication alcoolique sur le système nerveux : fourmillements, sensation de gantelet, de brodequin, de botte, névralgie, anesthésie, abolition du réflexe rotulien, amaurose, etc. Quand la méningite atteint la base, on aura des paralysies en rapport avec les nerfs craniens lésés.

L'évolution de ces méningites se fait sans fièvre et par poussées aiguës qui correspondent d'ordinaire à la production d'hémorragies sous-dure-mériennes.

3° *Méningites chroniques simples*. — Leur existence est douteuse pour nombre d'auteurs. Cependant elles existent bien réellement et sans atteinte marquée du cerveau, ainsi que le prouvent les observations de Lombroso [1] ; ou bien sous forme de méningo-encéphalites

---

[1] Lombroso. *Sperimentale*, 1891.

localisées et dépendant, dans ce dernier cas, semble-t-il, du fonctionnement exagéré de certains centres psychiques[1], ainsi que l'a démontré M. le professeur Mairet.

La méningite chronique simple est fréquemment localisée à la base.

Quand elle siège à la *convexité*, son début est très lent, insidieux, avec un peu de céphalalgie, des douleurs dans les épaules et les bras, un état parétique généralisé. La céphalée devient plus forte, s'irradie à la face, est surtout matutinale. Plus tard on note des parésies transitoires, de l'aphasie, des troubles ataxiformes dans la marche, des crampes, des convulsions. On note, dans ces cas, une neuro-rétinite avec rétrécissement du champ visuel. Tous ces phénomènes évoluent sans fièvre; ils peuvent disparaître (guérison), demeurer stationnaires, ou bien la mort survient dans des convulsions.

Lorsque la *base* est le siège de la méningite, on note de la céphalée, des vomissements, des symptômes du côté des nerfs optiques, des oculo-moteurs, du trijumeau, de l'olfactif. Les lésions peuvent atteindre les nerfs bulbaires, et le malade meurt avec des troubles de la respiration, du pouls et de la fièvre.

Diagnostic différentiel. — Pour la *méningite syphilitique* les symptômes de début mettront sur la voie. De plus la syphilis atteint surtout la base et agit surtout au niveau du chiasma; lorsque l'on verra apparaître chez un malade des troubles limités au domaine de l'oculo-moteur, l'on devra s'arrêter immédiatement à l'hypothèse de syphilis. L'évolution n'est pas progressive mais se fait par intermittence et par foyers localisés, ce qui la distingue de la méningite chronique ordinaire; elle n'a pas enfin la fièvre qui existe dans la méningite tuberculeuse. L'efficacité du traitement spécifique lèvera tous les doutes.

La *méningite alcoolique* se distingue par la lenteur de son début, le vague et le caractère diffus de ses symptômes, la prédominance des troubles intellectuels. L'existence d'antécédents alcooliques, des tremblements caractéristiques, les troubles de la sensibilité, enfin l'évolution continue avec poussées aiguës permettront de poser le diagnostic.

Dans la *méningite chronique simple* on ne trouvera pas d'antécédents syphilitiques, alcooliques ou tuberculeux; elle se distinguera par sa céphalée matutinale limitée à un côté, la parésie généralisée, l'apparition de troubles localisés, comme l'aphasie, etc.

Ces diverses formes de méningite chronique prises en bloc se

[1] Mairet. *Démence mélancolique*. Paris, Masson, 1888.

distinguent de la *paralysie générale* par l'absence de diffusion primitive des symptômes, leur localisation avec prédominance générale à la base, l'absence des troubles intellectuels profonds, la marche de la maladie. Dans la méningite chronique simple, l'intelligence peut demeurer intacte et les troubles pupillaires, les troubles du côté des réflexes et des sphincters, les tremblements peuvent manquer complètement.

Les *pachyméningites hémorragiques* ne surviennent qu'à un âge avancé, se marquent par un début brusque apoplectiforme ou convulsif suivi de somnolence et de phénomènes de compression.

Les *tumeurs cérébrales* ont des symptômes moins diffus. Elles entraînent des vomissements, des vertiges, des convulsions, l'étranglement de la papille (staaungs papille) et une cachexie rapide.

Pronostic. — Relativement bénin pour les méningites chroniques simples, il est plus grave pour les méningites syphilitiques et alcooliques et plus encore peut-être pour ces dernières quand elles sont à une période avancée à cause de la fréquence des hémorragies dans les néo-membranes et du peu d'efficacité du traitement.

Traitement. — Dans les *méningites vulgaires* on emploiera toute la série des révulsifs et des dérivatifs : vésicatoires sur la nuque, sur le crâne, frictions de la tête avec la pommade stibiée.

Dans le cas de poussées aiguës : application de 10 à 15 sangsues aux apophyses mastoïdes suivie de l'administration d'un purgatif drastique. Au moment de la ménopause, les sangsues placées en grand nombre sur le crâne ou en haut des cuisses pourront rendre de signalés services. On pourra encore employer l'iodure de potassium et l'électricité.

Dans les cas de *méningite alcoolique* on agira contre l'intoxication par le régime lacté. Les révulsifs et les dérivatifs et en particulier les purgatifs drastiques ou les sangsues à l'anus combattront les fluxions vers la tête. On emploiera des moyens chroniques de dérivation ; cautères, sétons et on donnera 1 à 3 grammes d'iodure.

Un traitement antisyphilitique énergique sera fait dès qu'on aura posé le diagnostic de *méningite syphilitique*.

F.-J. BOSC, *de Montpellier*.
Chef de clinique à la Faculté.

CHAPITRE III

PACHYMÉNINGITE — HÉMATOME DE LA DURE-MÈRE
HÉMORRAGIES MÉNINGÉES

Généralités. — Jusqu'en ces derniers temps la pachyméningite hémorragique était considérée comme un processus morbide complètement distinct des hémorragies méningées. Elle était constituée anatomiquement par la formation, à la face interne de la dure-mère, d'une néo-membrane dans les mailles de laquelle se produisaient des ruptures vasculaires. Les hémorragies méningées au contraire étaient formées par un simple épanchement de sang dans l'espace sus ou sous-arachnoïdien.

C'était là une conception que l'on devait aux travaux de Virchow, de Charcot et Vulpian, de Lancereaux, Kremiansky, etc. Mais Huguenin et plus récemment Wiglesworth ont remis en question le fait de savoir qui, de l'épanchement de sang ou de la fausse membrane, était primitif; pour eux, la pachyméningite hémorragique n'existe pas; la fausse membrane est consécutive à l'hémorragie et toute irritation inflammatoire de la dure-mère est consécutive à l'épanchement.

Nous n'en étudierons pas moins séparément la pachyméningite hémorragique et les hémorragies méningées; nous verrons plus loin si nous n'avons pas quelques raisons pour nous en tenir à l'ancienne division.

I

PACHYMÉNINGITE HÉMORRAGIQUE
(HÉMATOME DE LA DURE-MÈRE)

La pachyméningite hémorragique comprend deux termes successifs : le premier correspond à la formation de la fausse membrane, le second à la production de l'hémorragie. C'est à cette dernière période que correspond l'hématome de la dure-mère, tumeur formée par un épanchement de sang plus ou moins abondant dans les feuillets des fausses membranes.

Etiologie. Pathogénie. — Elle peut se produire dans l'enfance, est surtout fréquente chez les vieillards, rare chez les adultes. Elle reconnaît pour cause, chez l'enfant, un état cachectique, une pyrexie infectieuse; chez le vieillard elle doit être rapportée à l'irritation produite par la dégénérescence athéromateuse des artères, les altérations cortico-méningées; chez l'adulte, les troubles graves de la nutrition, les cachexies, le traumatisme sont ses facteurs ordinaires. Mais évidemment la cause essentielle qui agit chez l'adulte et le vieillard pour produire l'inflammation de la dure-mère, c'est l'intoxication alcoolique.

La pachyméningite est fréquente chez les aliénés; rare dans les cas aigus d'aliénation mentale (Savage), elle se rencontre souvent dans le stade démentiel des psychoses et accompagne fréquemment la paralysie générale.

Les travaux de Virchow, Charcot et Vulpian plaident en faveur de l'existence de la pachyméningite hémorragique, de même que les observations de fausses membranes sans hémorragie (Bayle, Calmeil, Brunet). Nous nous rattachons absolument à cette manière de voir, d'après l'examen d'une pièce provenant du service de notre maître, M. le professeur Mairet. Dans ce cas, la fausse membrane recouvrait la surface interne de la dure-mère sur la plus grande étendue de la convexité; elle était plus épaisse au niveau des parties latérales et allait en s'amincissant vers les régions occipitales et frontales; de couleur jaune citrin, elle était parcourue de capillaires nombreux, moins abondants sur les parties les plus minces, présentait quelques ecchymoses ici et là et des foyers d'hémorragie sur les parties latérales les plus épaisses. Le sang était disposé en lames minces, d'un rouge vif que l'on ne pouvait enlever sans détruire la fausse membrane elle-même. Partout la fausse membrane adhérait fortement à la face interne de la dure-mère. Cette observation confirme en outre l'explication fournie par Lancereaux et Kremiansky au sujet du siège ordinaire de la fausse membrane au niveau de la zone de l'artère méningée moyenne, par irritation de cette région plus fortement vascularisée.

Anatomie pathologique. — La fausse membrane est très mince au début, à peine perceptible, ou bien plus épaisse, d'un jaune ambré et parcourue par de fins capillaires d'une extrême fragilité (Charcot et Vulpian), quoique ces vaisseaux aient paru absents dans quelques cas (Laborde).

Elles peuvent s'épaissir et se scléroser sans qu'il se produise d'hémorragie (Bayle, Brunet), mais de petites ecchymoses ou de véritables hémorragies en lames peuvent exister dès le début.

La rupture vasculaire ne se fait le plus souvent que dans la fausse membrane déjà organisée, et, si les hémorragies se répètent, on a une tumeur formée de couches concentriques et d'aspects divers suivant l'âge du dépôt sanguin. Cette ou ces tumeurs (hématomes) sont disposées dans le sens antéro-postérieur, le long de la faux du cerveau. Quand l'hémorragie est très abondante, elle peut envahir l'espace sous-arachnoïdien. La pie-mère est un peu opaque et épaissie. Le *cerveau* est plus ou moins déprimé, quelquefois complètement aplati et superficiellement dilacéré.

Symptomatologie. — La maladie est divisée en deux périodes : la première correspond à la fausse membrane, la seconde débute avec l'hémorragie.

Première période. — Elle peut passer complètement inaperçue ou ne se manifester que par des phénomènes très vagues, ou bien encore revêtir les signes d'une méningite chronique alcoolique.

Cependant il est possible, dans certains cas, de poser le diagnostic en se basant sur l'apparition de *phénomènes d'excitation* (agitation avec incohérence, légers mouvements convulsifs, spasmes de la face ou des doigts), d'un *état parétique généralisé*, sans troubles paralytiques localisés, d'un *rétrécissement pupillaire* prononcé.

Il pourra s'ajouter à ces symptômes cardinaux une céphalalgie violente, des douleurs dans la nuque, des vertiges. Ou bien après l'apparition d'une émotivité anormale avec insomnie, il pourra survenir une agitation violente avec un état de faiblesse générale très prononcé.

Deuxième période (hématome). — Elle se marquera par des phénomènes de compression variables suivant l'abondance de l'hémorragie. Ce seront ordinairement des *symptômes diffus* avec marche progressive vers le coma, quand l'épanchement se sera fait en lames minces.

Une *attaque apoplectiforme* ou *épileptiforme* se produit lorsque l'hémorragie est abondante, suivie de *dépression*, sans paralysies localisées, d'un *rétrécissement pupillaire bien plus prononcé d'un côté* [côté de la lésion (Griesinger), du côté opposé (Bouchaud)], d'un véritable *abrutissement* avec moments de vague agitation et la mort peut survenir dans le coma, avec des troubles respiratoires, de l'irrégularité du pouls et une élévation de la température. Mais dans les cas les plus typiques le malade revient peu à peu à son état normal, jusqu'au moment où de nouvelles *attaques avec spasme et raideur* des membres, des troubles intellectuels viennent indiquer une nouvelle hémorragie. Ces alternatives d'intermissions et d'aggravations peuvent se répéter plusieurs fois, de sorte que l'évolution de la maladie peut être de longue durée.

Chez les alcooliques invétérés, l'hématome de la dure-mère peut survenir dans le cours d'une méningite chronique alcoolique; il se manifeste par un état de grande agitation avec incohérence, une perte de la mémoire, une saleté repoussante, des cris aigus qui ressemblent absolument aux cris hydrencéphaliques de l'enfant (Enseignement du professeur Mairet). La marche de la maladie est dans ces cas très rapide.

La *terminaison* peut se faire au milieu de phénomènes graves : température élevée (40°,5), langue rôtie, rétention d'urine, constipation, abolition de la sensibilité, tremblements généralisés et coma.

Diagnostic différentiel. — Le diagnostic est difficile dans le cours de la première période, et on confondra presque fatalement la pachyméningite avec une méningite chronique. Mais au moment où commence la deuxième période, on pourra confondre l'hématome de la dure-mère avec une *hémorragie cérébrale* ou un *ramollissement*. La soudaineté de l'attaque, l'existence de troubles paralytiques localisés, sans contractures ni convulsions, plaideront en faveur des lésions intra-cérébrales. L'âge avancé du malade, l'existence d'un traumatisme ou de l'alcoolisme, un état apoplectique progressif avec raideurs et spasmes musculaires, un état de dépression générale, sans troubles paralytiques localisés, un rétrécissement pupillaire plus prononcé d'un côté, de l'agitation incohérente, l'absence de fièvre et de vomissements caractériseront la pachyméningite hémorragique. D'ailleurs la constatation de la première période et l'évolution par alternatives d'amélioration et d'aggravation ne permettront pas de se tromper.

Les *hémorragies ventriculaires* présentent des contractures et une mort rapide.

Les *hémorragies méningées* ont un début brusque, sans période correspondant à la formation de la fausse membrane, une marche plus rapide, de la fièvre.

Chez l'*enfant*, le diagnostic devra être fait d'avec la *méningite tuberculeuse*, car chez lui la pachyméningite peut s'accompagner de *fièvre* et de phénomènes d'excitation. Mais on ne trouvera pas cette fièvre à type dissocié, le ralentissement si prononcé du pouls, la constipation, les vomissements, les convulsions, les contractures intenses, l'évolution avec rémission, l'atteinte des nerfs craniens, et enfin les antécédents tuberculeux que l'on trouve dans la méningite spécifique.

Traitement. — Nous n'avons guère de prise sur cette maladie. Si on peut la diagnostiquer dès la première période, on prescrira des dérivatifs énergiques : sangsues, frictions irritantes, drastiques. Comme l'alcoolisme est souvent en cause, on mettra le malade au régime lacté auquel on ajoutera les moyens précédents.

Quand l'hémorragie s'est produite, on insistera encore davantage sur le lait, on mettra des sangsues aux apophyses mastoïdes, on appliquera toute la médication révulsive ordinaire et on fera des affusions froides.

L'on évitera toute congestion vers la tête, toute constipation de façon à empêcher le retour de nouvelles poussées hémorragiques.

On ne peut guère songer à faire régresser l'hématome pas plus qu'à l'enlever par un coup de trépan, à cause de la vascularisation des fausses membranes. Il faudra laisser agir le temps et prévenir tout nouvel épanchement.

II

HÉMORRAGIES MÉNINGÉES

Elles peuvent être sus ou sous-arachnoïdiennes. Les hémorragies *sus-arachnoïdiennes* correspondent, comme siège, aux pachyméningites hémorragiques ; elles forment des caillots ou un épanchement liquide au niveau de la convexité ou sur la tente du cervelet. Ce sang est liquide ou enkysté et il forme dans ce dernier cas des tumeurs non adhérentes à la dure-mère ou la pie-mère, de volume variable.

Dans les cas d'hémorragie *sous-arachnoïdienne*, le sang épanché à la surface de la pie-mère, occupe le plus souvent la base de l'encéphale et ne s'enkyste jamais.

Étiologie. — L'hémorragie sus-arachnoïdienne est due, chez le *nouveau-né* à un accouchement laborieux ou à une forte compression par le forceps; chez l'*enfant*, à des affections cachectisantes, comme le rachitisme, mais surtout accompagnées de toux comme la tuberculose; chez l'*adulte* et le *vieillard*, à la rupture des sinus ou d'une veine (traumatisme, toux, efforts), à l'existence d'une lésion valvulaire avec troubles circulatoires du côté du cerveau, à une maladie infectieuse (fièvre typhoïde, scarlatine, rhumatisme), aux cachexies, au scorbut, à l'hémophilie, etc.

La cause la plus fréquente de la rupture des capillaires est bien certainement l'alcoolisme avec lésions cérébrales chroniques entraînant l'atrophie du cerveau.

L'hémorragie *sous-arachnoïdienne* est rare chez l'enfant, fréquente chez l'adulte. Chez ce dernier elle est consécutive à la rupture d'un vaisseau (traumatisme, anévrysmes microscopiques de la pie-mère (Virchow, Lépine), hypertrophie du cœur dans l'artério-sclérose généralisée, thrombose des sinus (aliénés, alcooliques). Elle peut être abondante et envahir l'espace subdural.

Symptomatologie. — *a*). L'hémorragie *sus-arachnoïdienne* est fréquente chez les *nouveau-nés* qui naissent mort-nés ou dans un état de torpeur complet. Cet état est suivi de vomissements et de convulsions, et se termine rapidement par la mort.

Chez l'*adulte* et le *vieillard* lorsque l'hémorragie se fait en nappe mince, elle peut se traduire par tous les signes de la deuxième période de la pachyméningite hémorragique. Quand l'épanchement est abondant, on observe un *ictus apoplectique* précédé de céphalalgie, accompagné de rougeur de la face et suivi de pâleur, de *rétrécissement* et d'immobilité pupillaire, de contractures, de secousses musculaires, de convulsions, de paralysies. Un phénomène typique est la *progression de la paralysie* et son passage d'un hémisphère à l'autre. Prus a observé des paralysies limitées. La mort survient en quelques jours.

Ces hémorragies peuvent demeurer complètement *latentes*.

b). L'*hémorragie sous-arachnoïdienne* offre un tableau tout différent. Le début peut être progressif, mais est ordinairement brusque, par rupture d'un gros vaisseau.

Quand le début est progressif, on note de la céphalalgie, des vomissements, des vertiges, des congestions vers la tête; lorsqu'il est soudain il se manifeste par une *attaque apoplectiforme* suivie de *troubles parétiques généralisés*, d'une diminution de la sensibilité, de somnolence, de coma et de mort. Si l'épanchement s'accumule vers le bulbe, on aura des attaques *épileptiformes* et des troubles respiratoires et circulatoires graves.

Le malade peut avoir ainsi à intervalles variables, plusieurs attaques à la suite desquelles il est rapidement emporté.

Diagnostic différentiel. — Le diagnostic entre ces deux formes d'hémorragies méningées est facile d'après le tableau que nous venons d'en faire.

Elles se distingueront de l'*hématome de la dure-mère* par l'absence ordinaire de prodromes, leur début brutal, la production d'attaques apoplectiformes, leur marche rapide.

Dans l'*hémorragie cérébrale* l'attaque est suivie de paralysies limitées d'évolution différente. Cependant dans certains cas le diagnostic pourra offrir de grandes difficultés.

Traitement. — Nous ne pouvons que répéter ce que nous avons dit à propos de l'hématome de la dure-mère.

Mais en dehors des révulsifs et des dérivatifs, on pourra employer ici un moyen qui ne convenait pas à la pachyméningite, c'est la trépanation. Plusieurs médecins sont allés enlever par ce moyen le caillot de sang qui comprimait le cerveau et ont obtenu la guérison.

F.-J. Bosc, *de Montpellier*,
Chef de clinique à la Faculté.

CHAPITRE IV

HYDROCÉPHALIE

Division. Définition. — Le liquide encéphalo-rachidien qui circule dans les cavités ventriculaires et dans les mailles de l'arachnoïde, peut, dans certains cas, augmenter d'une façon notable, et c'est cette accumulation de sérosité qui constitue l'hydrocéphalie. Cette accumulation pourra se faire soit dans les ventricules, soit dans l'espace sub-arachnoïdien, de telle sorte que l'on aura deux espèces d'hydrocéphalie, l'une externe ou méningée, l'autre interne ou ventriculaire.

Mais la *marche* de la maladie nous fournit un élément plus important de direction que la notion de siège, suivant que l'hydrocéphalie est *aiguë* ou *chronique*.

I

HYDROCÉPHALIE AIGUË

L'hydrocéphalie aiguë peut être : 1° *symptomatique* d'une lésion de l'encéphale, et nous n'avons pas à nous en occuper ici ; 2° idiopathique, *essentielle*.

L'*hydrocéphalie aiguë essentielle* a été complètement rejetée du cadre nosologique par certains auteurs ; il semble cependant que les observations de Bouchut, de Rilliet et Barthez, celles de Marfan et les observations récentes de Quincke doivent nous faire admettre la réalité de son existence clinique.

D'après ces auteurs, l'hydrocéphalie aiguë est bien réellement une maladie essentielle, ne relevant d'aucune origine microbienne. Surtout fréquente chez l'enfant, rare chez l'adulte, elle reconnaîtrait dans son *étiologie* les traumatismes du crâne, l'atrophie cérébrale et surtout l'influence de l'intoxication alcoolique, de la syphilis ou de la tuberculose des ascendants.

Sa *symptomatologie* est basée sur l'apparition de phénomènes de compression cérébrale, variables dans leur production et leur intensité comme la compression elle-même. Le *début* est brusque, dramatique, accompagné ou non d'une fièvre modérée, irrégulière, et, dans certains cas, l'enfant a, tout à coup, une attaque avec perte de connaissance, suivie de paralysie et de contracture. Dans d'autres cas, c'est le tableau d'une méningite qui se déroule : le malade pousse un cri brusque, s'agite, présente un peu de raideur de la nuque, une céphalalgie localisée ou diffuse, accompagnée souvent de vomissements, avec obnubilation rapide, entrecoupée de périodes délirantes. Fréquemment apparaissent des phénomènes de parésie, limités à un côté du corps ou de la face, avec hypéresthésie de la racine des membres. Les pupilles, inégales, sont contractées ou au contraire dilatées, et il existe presque toujours une névrite optique qui est quelquefois l'unique symptôme de la maladie et qui, d'ordinaire, est un phénomène précoce et persistant.

Ces deux formes, épileptique et méningitique de l'hydrocéphalie aiguë essentielle, se terminent le plus souvent par la mort soit à la suite de convulsions, soit à la suite des progrès de la compression, après une *durée* qui varie de quelques jours à un mois.

La *guérison* peut survenir par passage de l'hydrocéphalie à l'état chronique.

Le *diagnostic*, toujours difficile, est surtout important à faire entre cette forme d'hydrocéphalie et la méningite tuberculeuse. Il sera basé sur la présence, dans l'hydrocéphalie aiguë, de phénomènes brusques et variables de compression cérébrale; sur le peu d'intensité et l'irrégularité de la fièvre; la précocité de la névrite optique, et surtout sur l'absence de l'hypertrophie de la rate et de la micropolyadénite des enfants tuberculeux. La céphalalgie est d'ailleurs moindre, et l'on pourra parfois constater directement l'existence d'une hydrocéphalie aiguë, par la tension exagérée de la fontanelle antérieure.

II

HYDROCÉPHALIE CHRONIQUE

Définition. — L'hydrocéphalie chronique ou ventriculaire est une maladie caractérisée par l'accumulation d'un liquide dans les cavités cérébrales, amenant la distension de ces cavités, sans solution de continuité de la substance nerveuse.

Cette définition nous permet d'écarter immédiatement l'étude de la porencéphalie dans laquelle, en dehors de l'existence d'une collection liquide ventriculaire, il y a destruction de la totalité ou d'une partie de la substance corticale.

Anatomie pathologique. — Les modifications de la boîte cranienne étant gouvernées par les modifications de son contenu, les lésions devront porter à la fois sur l'enveloppe osseuse, le sac cérébral et le liquide qui le distend.

a. La *substance nerveuse* est le siège d'une distension généralisée mais le plus souvent inégale et portant plus particulièrement sur un hémisphère ou sur un prolongement ventriculaire. Dans certains cas où il s'accumule dans la cavité cérébrale jusqu'à 13 et 14 litres de liquide, le tissu cérébral s'amincit et se distend, les orifices se dilatent et le cerveau est bientôt réduit à une coque membraneuse dans laquelle on ne distingue plus ni substance grise ni substance blanche.

La membrane épendymaire qui tapisse les ventricules est épaissie et granuleuse; les plexus choroïdes sont hypertrophiés et leurs vaisseaux lésés.

Dans quelques cas, on a trouvé un peu d'épaississement des méninges avec quelques légères adhérences de celles-ci à la substance corticale.

b. La *boîte osseuse* présente une augmentation générale de capacité avec asymétrie plus ou moins prononcée. L'agrandissement du crâne peut porter principalement sur le frontal et donner lieu à un frontal en *falaise* ou frontal en *bonnet à poil*, de Giraldès; il peut porter encore sur l'occipital, mais la distension bilatérale est la plus fréquente, de sorte que la plupart des hydrocéphales sont des brachi ou subbrachicéphales.

Les os de la voûte s'ouvrent en faisant charnière sur les os de la base ordinairement normaux; repoussés, dissociés, réunis par d'énormes fontanelles, ils forment parfois des cavités d'une capacité énorme, témoin le crâne observé par Merkel, qui mesurait 43 centimètres de diamètre bipariétal.

Les os amincis présentent des points où l'ossification fait défaut et par où pourront se faire des hernies du cerveau.

Dans le tissu fibreux des sutures, souvent linéaires, on note la présence d'*os wormiens*, principalement à la partie postérieure du crâne.

La face, triangulaire, écrasée par le crâne, paraît très petite, quoiqu'elle soit en réalité aussi grande que dans la normale.

Le diamètre vertical de l'orbite est raccourci, la voûte palatine est ogivale, les dents mal implantées, absentes ou cariées.

c. Le *liquide* est séreux et alcalin. Il contient de l'albumine, du sucre, de l'urée, de l'acide phosphorique, du chlorure de sodium, etc. Il peut contenir des leucocytes et prendre l'aspect d'un liquide d'origine inflammatoire (Ruffer).

Symptômes. — Lorsque l'hydrocéphale est étendu sur son lit, la tète repose lourdement sur l'oreiller et l'on éprouve une sorte de vague inquiétude à considérer cet énorme crâne, ce vaste front qu'écrasent une face vieillotte où font saillie des yeux fixes, sérieux, agités de nystagmus. Le corps lui est pour ainsi dire rivé, et lorsque le malade parvient à marcher, la tète, qui retombe sur sa poitrine, l'entraîne en avant de tout son poids.

A côté de ces énormes têtes d'hydrocéphales, qui vont jusqu'à mesurer 1m,40 de circonférence, il en est qui dépassent à peine les limites normales, et entre ces deux extrêmes, on trouve tous les intermédiaires. Nous avons déjà montré que l'accroissement, tout en portant sur l'ensemble du crâne, peut se localiser plus particulièrement en certains points (tête en bonnet à poils, brachicéphales, etc.); que les fontanelles sont élargies, que les sutures contiennent dans leur épaisseur des os wormiens, et que l'on peut constater la formation de hernies du cerveau à travers des parties de l'os non ossifiées. Les lames osseuses sont parfois tellement amincies qu'elles présentent une véritable translucidité. On peut percevoir une *fluctuation* manifeste et Fisher aurait trouvé à l'auscultation du crâne un souffle sans importance réelle. Ruffer a signalé, à la percussion, la production possible du *bruit de pot fêlé*.

Les *troubles fonctionnels* déterminés par l'hydrocéphalie peuvent être *moteurs* et *intellectuels*.

Les *troubles moteurs* sont surtout caractérisés par la production d'attaques avec convulsions unilatérales, mais le plus souvent bilatérales, suivies de parésie généralisée ou de paralysie partielle avec contracture. Dans les cas de paralysies localisées, on note surtout des hémiplégies, des monoplégies, ou des paralysies oculaires. Les membres atteints ont leurs segments fléchis dans un état de contrac-

ture très prononcée, avec exagération des réflexes tendineux. On
note parfois le relâchement des sphincters.

Les réactions pupillaires sont lentes et le fond de l'œil présente
souvent une congestion passive de la papille avec infiltration séreuse
de la rétine et atrophie presque complète du nerf optique (Bouchut,
Ruffer, Quincke).

En dehors de la cécité qui est fréquente, on a noté l'existence de
l'*anosmie*.

La sensibilité est ordinairement obtuse.

Le pouls, la respiration, les fonctions digestives ne sont pas généralement troublés.

Le plus souvent l'hydrocéphale est un véritable idiot. Les *fonctions
intellectuelles* sont complètement abolies et il vit d'une vie végéta-
tive. Dans quelques cas, au contraire, malgré l'hydrocéphalie, le
développement intellectuel peut atteindre un degré remarquable et
c'est une sorte de croyance répandue dans le peuple qu'un léger degré
d'hydrocéphalie est, pour un enfant, presque garant d'une précoce
intelligence.

Début. Évolution. — Tel est l'aspect général de l'hydrocéphale type.
Chez lui l'agrandissement de la tête a frappé dès la naissance et a pu
être même une cause de dystocie, ou bien ce n'est que dans les premiers mois de la vie extra-utérine que les parents se sont inquiétés
de voir grossir la tête de leur enfant.

Le début est graduel : le malade se plaint d'une céphalalgie gravative, de vertiges, il a du nystagmus, devient somnolent, affaissé, obtus.
On a ainsi toute une série de symptômes vagues qui rappellent la
symptomatologie des tumeurs cérébrales et qui rendent cette confusion presque inévitable, lorsque l'agrandissement du crâne est léger.

L'accroissement de la tête est ordinairement très lent et peut même
s'arrêter pendant cinq, six ans et davantage jusqu'à ce que se produise une poussée aiguë avec attaque, agitation, paralysies et accroissement rapide du crâne.

Dans d'autres cas, on peut observer des poussées moins aiguës
revenant assez fréquemment, caractérisées surtout par des crises
convulsives, sans paralysie ni contracture, et correspondant à une
augmentation légère et momentanée des diamètres craniens.

Enfin Quincke signale des cas très légers d'hydrocéphalie chronique essentielle caractérisée par des symptômes légers et chan-
geants, céphalalgie, vertiges, irritabilité nerveuse qui pourraient
faire penser simplement à des troubles neurasthéniques.

Durée. — L'hydrocéphalie ne permet pas en général une vie bien longue, la plupart des malades mourant avant l'âge de dix ans (Ruffer). Cependant certains malades ont pu atteindre trente-neuf, cinquante et même soixante et onze ans (Cardinal, Gölis, Bouchut).

La mort survient dans les convulsions d'une poussée aiguë ou dans le marasme. Les malades sont surtout fauchés par les maladies intercurrentes et la rougeole leur paraît particulièrement fatale (Blacke).

Pronostic. — Le pronostic est essentiellement mauvais.

Étiologie. Pathogénie. — L'hydrocéphalie chronique essentielle est *congénitale*.

D'après Morgagni elle serait plus fréquente chez les enfants mâles. L'*hérédité directe* paraît jouer un certain rôle (Simpson, Franck).

Il semble qu'il faille invoquer surtout comme *pathogénie* les maladies à tendances inflammatoires des ascendants, maladies générales comme la syphilis et la tuberculose, intoxications, comme l'alcoolisme. Ces maladies entraînent chez les enfants ainsi tarés héréditairement une inflammation épendymaire et de graves lésions des vaisseaux, causes essentielles de l'exsudation.

Physiologie pathologique. — Les symptômes de l'hydrocéphalie sont dus à la distension et à la compression de la substance nerveuse par l'accumulation de liquide dans les cavités cérébrales.

La cause de l'accumulation du liquide doit être recherchée non pas dans l'obstruction d'un point quelconque du canal (car cette obstruction peut faire défaut) mais dans l'inflammation des membranes ventriculaires. D'ailleurs les facteurs étiologiques, syphilis, tuberculose, alcoolisme, invoqués plus haut, ne sont-ils pas des agents énergiques d'inflammation qui procèdent par poussées et expliquent ces rémissions et ces exacerbations fréquentes dans l'hydrocéphalie.

Diagnostic. — Quant l'hydrocéphalie est prononcée, l'erreur n'est pas possible. Dans les cas légers où la boîte cranienne est à peu près normale, on pourrait la confondre avec l'*hypertrophie du cerveau;* mais cette dernière maladie très rare se développe sans troubles fonctionnels.

Grisolle pense que le diagnostic peut être parfois difficile entre l'hydrocéphalie et le *rachitisme* qui atteint les os du crâne. Mais chez le rachitique le développement de la tête est moins uniforme, on trouve des parties plus saillantes, les fontanelles sont moins agrandies, il n'y a pas d'os wormiens et on trouve ailleurs les lésions du rachitisme.

La *porencéphalie* se distingue par le volume plutôt diminué du crâne, son asymétrie, et par des paralysies très localisées avec contractures.

La *sclérose atrophique* qui pourrait encore prêter au doute est consécutive à des maladies infectieuses (Richardière), tandis que l'hydrocéphalie est congénitale.

Dans les cas très légers, le diagnostic sera parfois impossible, jusqu'au moment d'une poussée aiguë. C'est sur l'augmentation de la tête qu'il faudra se baser pour porter le diagnostic d'hydrocéphalie lorsque celle-ci se manifeste uniquement par des convulsions épileptiformes.

Traitement. — Le traitement est médical et chirurgical, ou bien consiste en une combinaison des deux :

1° *Traitement médical.* — Dans les cas d'*hydrocéphalie acquise*, le traitement s'adresse à la maladie qui est cause de l'hydrocéphalie : méningite tuberculeuse, tumeur cérébrale, etc.

Dans l'*hydrocéphalie aiguë essentielle*, on devra combattre l'inflammation et les poussées congestives par tous les moyens antiphlogistiques : sangsues derrière les oreilles, sangsues à l'anus ou encore à la nuque ; sac de glace sur le crâne ; révulsion énergique sur le tube digestif à l'aide de purgatifs drastiques sur les extrémités à l'aide de sinapismes.

Le *bromure* de potassium agit sur les mouvements convulsifs.

La connaissance récente du rôle pathogénique de la syphilis héréditaire dans l'hydrocéphalie a fait tenter un traitement mercuriel énergique soit par le calomel, soit par le mercure en frictions ou en injections hypodermiques.

Gœlis, Gowers, Quincke auraient eu des succès à la suite de ce traitement, et nous-même en avons récemment obtenu d'excellents résultats.

Il faudrait le continuer pendant une durée de cinq à six semaines.

Dans l'*hydrocéphalie chronique*, on a essayé encore toute la série de révulsifs sur le cuir chevelu : vésicatoires, badigeonnages à la pommade d'Autenrieth, à la teinture d'iode, moxas, etc. ; des révulsifs sur le tube digestif. Mais ces moyens sont ordinairement inefficaces.

L'iodure de potassium s'est montré complètement inactif. Le traitement mercuriel aurait cependant donné de réels succès et Ruffer cite le cas d'Umpleby (*British Med. J.*, 1871), qui a trait à un enfant de vingt-deux mois, aveugle depuis six mois, qui, au bout de trois mois, recouvra la vue et qui trois ans après était en bonne santé. Ce traitement est d'ailleurs rationnel d'après ce que nous avons dit de la pathogénie.

2° *Traitement chirurgical.* — On trouve d'excellentes indications à ce sujet et une critique judicieuse des procédés employés dans le livre de MM. Forgue et Reclus (*Thérapeutique chirurgicale*). Il varie suivant que l'on a affaire à une hydrocéphalie acquise ou congénitale.

Dans le premier cas, les parois craniennes épaisses et dures ne permettent pas la simple ponction, on a eu recours à la *trépanoponction* suivie de drainage. A la suite de nombreux accidents on a proposé pour y parer, le drainage capillaire lent sur 12 crins de Florence pliés en double. Malheureusement ici le traitement chirurgical demeure de nul effet.

Dans l'*hydrocéphalie congénitale*, le traitement chirurgical a des indications variables suivant que l'on aura affaire à une hydrocéphalie aiguë ou chronique.

Dans l'*hydrocéphalie aiguë*, on emploiera d'abord le traitement médical indiqué plus haut et on n'interviendra chirurgicalement que lorsque la compression cérébrale deviendra intense.

Dans les cas d'*hydrocéphalie chronique* qui évolue sans poussées, sans augmentation prononcée du liquide, le traitement chirurgical n'est pas indiqué ; il devient utile quand le liquide augmente rapidement et entraîne des phénomènes sérieux de compression cérébrale.

La *compression* simple est un moyen employé depuis très longtemps (Riverius, 1865) mais qui a été abandonné à la suite d'accidents.

Les *injections d'iode lentes* ont donné un seul succès à Tournesko (Ruffer).

Le *séton* doit être complètement abandonné.

La *ponction suivie de compression* est le moyen de choix. Elle a le mérite d'être d'une innocuité absolue. Malheureusement ses effets sont très médiocres et la statistique de Wert n'indique que 21,7 p. 100 de succès. Mais quel que soit le petit nombre des résultats favorables on ne devra pas négliger ce moyen si simple et si peu dangereux.

La ponction sera faite avec un trocart fin de Potain en un point rendu saillant par la compression de la tête, et en dehors de la ligne médiane de façon à éviter le sinus longitudinal. On retirera lentement une partie seulement du liquide, et on fera ensuite de la compression de toute la tête avec des bandes de gaze ou de tarlatane mouillées après avoir préservé antiseptiquement le point où a été fait la ponction.

F.-J. Bosc, *de Montpellier*,
Chef de clinique à la Faculté.

CHAPITRE V

ANÉMIE CÉRÉBRALE

Définition. — Lorsque le cerveau reçoit une quantité insuffisante de sang ou lorsque la masse totale du sang est diminuée, on dit qu'il y a anémie cérébrale. C'est une variation en moins que nous opposons à la variation en plus constatée dans l'hypérémie cérébrale.

Toutefois l'anémie peut encore exister alors que le nombre des globules rouges est diminué et qu'il n'y a qu'une simple hypoglobulie.

Étiologie. — D'après cette définition, on voit que parmi les causes de l'anémie cérébrale, les hémorragies occupent le premier rang et parmi elles les métrorrhagies puerpérales sont les plus graves et les plus fréquentes. La dysenterie, la phtisie, les suppurations osseuses, en un mot les maladies de longue durée, les couches fréquentes et, après elles, l'allaitement dépriment tellement les malades que la moindre affection aiguë intercurrente peut déterminer l'apparition des symptômes de l'anémie cérébrale. Dans cette première classification des causes, il s'agit d'une perte excessive de matériaux organiques.

Dans une seconde catégorie rentrent les causes qui agissent par défaut d'assimilation, qu'il y ait manque d'alimentation ou seulement défaut d'élaboration. Elles existent dans l'anémie cérébrale tardive des fièvres graves. Marshall Hall et Bednar les ont signalées chez les enfants trouvés. Une forte émotion morale provoquant un trouble de l'innervation vasculaire (apoplexie nerveuse des anciens caractérisée par la pâleur du visage et la perte de connaissance) peut déterminer aussi l'anémie cérébrale et cette contraction réflexe des vaisseaux encéphaliques explique l'anémie particulière qui constitue certaines formes d'éclampsie et d'urémie.

Les causes mécaniques sont la surcharge et la rétention sanguines dans d'autres organes. Par exemple la ventouse de Junod, l'évacuation rapide d'un gros kyste ovarique ou d'une ascite. Dans ces cas, l'abaissement de la pression abdominale détermine dans les vaisseaux de cette région un afflux sanguin : les veines, moins résistantes par suite de la longue compression qu'elles ont subie, se laissent distendre d'une façon excessive et le sang s'y accumule tellement qu'il n'arrive plus en quantité suffisante dans le système aortique supérieur. Les vertiges et les syncopes des convalescents, qui passent du décubitus dorsal à la position debout, s'expliquent de même par une accumulation subite de sang dans les membres inférieurs et la faiblesse de l'impulsion cardiaque. L'anémie cérébrale est aussi très fréquente dans l'insuffisance aortique, dans l'athérome des artères encéphaliques alors que le cours du sang est ralenti par la suppression de l'élasticité et de la contractilité de ces vaisseaux. A ce mécanisme vient se joindre la réduction de calibre de l'artère et par suite la modification de l'exosmose. Chez les vieillards, l'affaiblissement de l'impulsion cardiaque ajoutant encore ses effets à ces différentes perturbations, il se produit une anémie cérébrale d'autant plus grave que la cause génératrice est plus persistante.

Anatomie pathologique. — D'ordinaire, les méninges et le cerveau participent à l'anémie. La substance grise est pâle, décolorée ; la substance blanche, d'une couleur blanc mat chez l'adulte, blanc bleuâtre chez l'enfant, n'offre à la coupe qu'un très petit nombre de ces points rouges qui représentent l'orifice des vaisseaux. Dans les mailles de la pie-mère et dans les ventricules, il existe une quantité anormale de sérosité limpide ; mais cette altération paraît n'exister que lorsque l'anémie résulte d'une alimentation insuffisante ou d'une déperdition organique.

Symptômes. — Les différents symptômes observés dans l'anémie peuvent être rattachés à deux formes principales de la maladie : une forme rapide et subite, une forme lente et habituelle.

Dans la forme rapide, généralement consécutive aux grandes hémorragies, il y a des tintements d'oreilles, des vertiges. La pupille est d'abord rétrécie, puis elle se dilate, mais sans présenter de réaction aux conditions extérieures. Cette première phase aboutit à la perte de connaissance et à l'abolition du mouvement volontaire. La peau devient froide et pâle et le malade tombe dans le coma. Les mouvements respiratoires, qui étaient d'abord accélérés, se ralentissent peu à peu et il n'est pas rare de voir apparaître des convulsions généralisées qui semblent être la conséquence soit de cette suractivité fonctionnelle précédant l'inertie, soit de la suspension de l'innervation cérébrale. L'activité inconsciente de l'appareil spinal, privée de son régulateur, est livrée à elle-même et produit des désordres de la motilité qui persistent jusqu'à épuisement de l'excitabilité du bulbe et de la protubérance.

Dans la forme lente, les cas légers ne présentent comme caractères que quelques symptômes d'excitation provenant de cet état spécial des centres nerveux appelé *faiblesse irritable* par les Anglais. Dans les cas graves, les phénomènes de dépression dominent la scène ou succèdent aux précédents. Les malades accusent une céphalalgie pénible et constante, une impressionnabilité excessive des organes des sens leur fait craindre le bruit et la lumière : ils ont des nausées, des vertiges, des syncopes. Le pouls petit et dépressible dénote une grande faiblesse de l'impulsion cardiaque. Le tremblement musculaire apparaît pour faire place bientôt à une apathie intellectuelle et physique presque complète.

Brown a décrit d'abord, Hammond et Krishaber ont étudié ensuite un état morbide particulier connu sous le nom d'irritation spinale, et caractérisé par des troubles nerveux de l'idéation, de la sensibilité, du mouvement et du cœur. Cet état, que l'on rencontre dans les névroses d'origine centrale, semble n'être dû qu'à l'existence simultanée de l'anémie cérébrale et de l'anémie spinale.

Les différents phénomènes que nous venons de signaler coïncident souvent avec les indices extérieurs et les souffles vasculaires de l'anémie générale. L'insomnie est habituelle et le délire se montre fréquemment, surtout lorsque l'anémie cérébrale est le résultat de l'inanition. On observe aussi cette forme délirante dans l'anémie des maladies aiguës où toutes les causes sont combinées pour produire la faiblesse irritable.

Chez les enfants, les symptômes d'excitation et de dépression se succèdent et, si le médecin n'avait pour se guider les influences débilitantes antérieures, l'absence de fièvre et la rapidité étonnante de la guérison par le traitement, il pourrait croire à l'existence d'une méningite.

Lorsque l'anémie cérébrale dépend de l'athérome artériel, il y a des étourdissements, de véritables accès de vertige qui disparaissent rapidement dans les cas légers, mais qui, dans les cas plus graves, peuvent durer longtemps et se compliquer de somnolence, d'hébétude, de troubles de la parole, d'engourdissement des membres, aboutissant à une déchéance intellectuelle plus ou moins complète.

Diagnostic. — Le diagnostic est souvent difficile entre la congestion et l'anémie cérébrales. C'est principalement dans la forme délirante des maladies aiguës que l'on rencontre le plus de difficultés. On se basera sur l'état de la constitution, sur les circonstances pathologiques ou thérapeutiques qui ont précédé les accidents. On surveillera les effets de la station debout ou de la station horizontale. On examinera le cœur. Si l'organe est sain, la faiblesse de l'impulsion cardiaque, la diminution du premier bruit normal feront pencher en faveur de l'anémie. Il est facile de distinguer le vertige ischémique du vertige épileptique lorsque des attaques antérieures et complètes d'épilepsie ont déjà eu lieu. Dans le cas contraire, la perte totale de connaissance, rare dans l'anémie, ordinaire dans l'épilepsie, servira d'indice. D'ailleurs le premier se montre dans l'âge avancé à moins que sous l'influence du saturnisme, de l'alcoolisme, les artères ne soient déjà athéromateuses, tandis que le second est plus fréquent dans l'enfance et dans la jeunesse.

Pronostic. — Le pronostic de l'anémie cérébrale est subordonné au traitement. Chez les enfants eux-mêmes, où le tableau symptomatique présente une gravité effrayante, l'amélioration se produit rapidement. La dilatation persistante de la pupille succédant à son rétrécissement serait, d'après Kussmaul et Tenner, un signe défavorable. L'anémie par athérome artériel est plus grave tant à cause de sa persistance et de son aggravation constante, que par la prédisposition fâcheuse qu'elle crée au ramollissement.

Traitement. — L'anémie consécutive aux grandes hémorragies doit être traitée avec une activité extrême. Augmenter l'afflux du sang au cerveau et rendre au système nerveux son excitabilité, telles sont les deux indications urgentes à remplir. Pour arriver à ce double but, on commencera par comprimer l'aorte abdominale et les artères des membres, soit avec la main, soit plus facilement au moyen de ligatures faites avec des serviettes, des bandes et appliquées à la racine des membres. La répartition du sang étant ainsi rendue moins grande, le cerveau en bénéficiera. Pour agir sur le système nerveux, on administrera du vin, de l'eau-de-vie, du champagne, des stimulants en un mot, et fréquemment une cuillerée d'une potion contenant 6 à 10 grammes d'acétate d'ammoniaque et 30 grammes de sirop d'éther. On enveloppera le malade de linges chauds, on appliquera des sinapismes et dans le cas où l'hémorragie n'a pas été très abondante, ces moyens suffiront généralement. Si la perte a été trop forte, on n'aura plus qu'une ressource, malheureusement souvent impossible à utiliser, st la transfusion, et de préférence la transfusion sanguine de la chèvre à l'homme tant prônée par Samuel Bernheim, opération qui a donné déjà des preuves réelles d'efficacité.

Chez les enfants, on s'attaquera aux causes des accidents. Alimentation et toniques sous forme de vin ou d'extrait de quinquina, musc en lavements ou en potion à la dose de 10 à 40 centigrammes, répondront aux nécessités du traitement.

Dans les maladies aiguës, on aura recours à une alimentation sagement réglée, à l'usage des préparations de quinquina et surtout, alors même que la convalescence est établie, on empêchera le malade de se lever tant qu'il éprouve du vertige et des éblouissements.

Nous n'insistons pas sur le traitement de l'anémie habituelle qui se confond avec celui de l'anémie en général, préparations ferrugineuses, hydrothérapie et médication reconstituante. Chapman préconise et dit avoir retiré d'excellents résultats des applications permanentes de glace sur la région cervico-dorsale. Ce moyen peut être efficace, pourtant il ne convient pas à tous les cas et nous devons être assez réservés sur son emploi.

BOUTON, *de Besançon,*
Chef des travaux anatomiques de l'École de Médecine.

CHAPITRE VI

CONGESTION CÉRÉBRALE

Historique. — En 1783, Monro ne connaissant que d'une façon très inexacte la manière dont la pression sanguine intra-cranienne était contre-balancée par les variations de pression du liquide céphalo-rachidien, niait la possibilité d'une accumulation anormale de sang dans l'encéphale. Depuis lors, les recherches de Robin et de Virchow, celles de His, celles d'Axel-Rey et de Retzius ont démontré que si la quantité de liquide renfermé dans la cavité cranienne n'est susceptible d'aucune variation, il n'en est pas moins vrai que la quantité de sang contenue dans le crâne n'est pas constamment la même et qu'elle peut varier en plus ou en moins dans de notables proportions. C'est cette variation en plus, cet afflux anormal de sang à l'encéphale qui constitue la congestion cérébrale.

Étiologie. — Nous distinguerons deux grandes classes de congestions : les congestions actives et les congestions passives. A chacune d'elles se rapportent des causes particulières.

Lorsque la pression augmente dans le système artériel et plus particulièrement dans le système vertébro-carotidien, on dit qu'il y a congestion active. Ce mécanisme est réalisé dans le rétrécissement de l'aorte à son origine, dans la compression de l'aorte abdominale, la circulation devenant plus abondante et plus énergique dans les vaisseaux de l'encéphale. La brusque cessation d'un flux sanguin habituel (hémorroïdes, menstruation) agit de même ; et indirectement le froid trop vif, par une excitation des nerfs sensibles provoquant une diminution de la circulation cutanée et une perturbation vaso-motrice réflexe, peut produire la congestion cérébrale.

Comme causes les plus ordinaires de cette congestion active nous signalerons : les veilles prolongées, les fatigues intellectuelles, l'insolation, la diathèse urique, les fièvres graves entraînant une modification du sang, l'abus de l'alcool et de l'opium semblant agir par dilatation vasculaire ou irritative, et enfin la manie aiguë (Griesinger). Un autre ordre de causes est constitué par les émotions morales, le travail digestif, l'érysipèle, les brûlures, les irritations cutanées provoquant un trouble de l'innervation vaso-motrice.

Lorsque la circulation en retour est gênée ou arrêtée dans le système veineux, on dit qu'il y a congestion passive. La compression des jugulaires et de la veine cave inférieure, dans la strangulation par exemple, représente le type de ce mécanisme que nous retrouvons dans les tumeurs cervicales et thoraciques. Les expirations violentes et prolongées, les quintes de toux, les efforts de toute sorte, les convulsions générales peuvent déterminer cette congestion. Cependant les causes les plus habituelles en sont : les lésions mitrales, l'insuffisance tricuspide, les dégénérescences athéromateuse et calcaire des artères vertébrales et l'affaiblissement de l'impulsion cardiaque, quelle qu'en soit l'origine. On a encore observé la congestion cérébrale dans le choléra, alors que la parésie du cœur coexiste avec des altérations physiologiques et chimiques du sang.

S'il paraît bien démontré, dans les congestions actives, que l'hérédité exerce une certaine influence, qu'elles sont plus fréquentes chez l'homme que chez la femme, plus fréquentes aussi chez l'adulte et le vieillard que chez l'enfant, il n'en est pas de même dans les congestions passives, où le sexe, l'âge et l'hérédité ne jouent aucun rôle. Les changements brusques de température ont une influence réelle sur leur développement, aussi sont-elles plus communes en hiver. La pléthore n'est point une cause déterminante, mais seulement une cause prédisposante très sérieuse, aussi est-ce chez les individus sanguins qu'on voit survenir l'hyperémie à la suite d'un repas copieux ou d'un séjour dans un lieu à température trop élevée.

Anatomie pathologique. — Ce qui frappe tout d'abord à l'autopsie d'un individu mort de congestion cérébrale, c'est la plénitude excessive des vaisseaux du diploé. Les méninges sont gorgées de sang et leur turgescence peut aller jusqu'à provoquer un aplatissement des circonvolutions. Sur la pie-mère, aussi bien que sur la substance cérébrale, les plus petits ramuscules vasculaires sont dessinés tant ils sont injectés, et cette substance, plus consistante qu'à l'état normal, présente à la coupe une quantité de petits points rouges, qui ne sont autre chose que la surface de section des vaisseaux engorgés.

Lorsque l'hypérémie a été forte, il se fait une sorte de transsudation séreuse dans la pie-mère, souvent même dans le tissu cérébral.

L'augmentation de liquide, soit dans les cavités ventriculaires,
soit dans l'espace sous-arachnoïdien, paraît plutôt le résultat de la
congestion chronique ou fréquemment répétée. Dans ces cas les
vaisseaux sont plus volumineux et présentent à la coupe un véritable orifice béant. C'est l'*état criblé* de Durand-Fardel en opposition à l'*état sablé* de la congestion aiguë. Il n'est pas rare à la suite
de congestions répétées de trouver des granulations pigmentaires
autour des vaisseaux. Ces granulations sont le résultat soit d'une
transsudation de sérum coloré, renfermant de l'hémoglobine en dissolution, soit de l'issue des globules rouges, selon le mécanisme
décrit par Cohnheim.

Les états congestifs répétés peuvent déterminer autour des vaisseaux intéressés une sorte d'irritation nutritive du tissu nerveux. Il
en résulte une prolifération des noyaux péri-vasculaires. Cette lésion
est plus facilement observée chez les enfants morts de convulsions
(Lépine).

L'hypérémie varie quant à son siège et quant à son étendue. Elle
occupe ordinairement les deux substances et peut prédominer dans
l'une ou dans l'autre. De même les enveloppes, soit osseuses, soit
membraneuses, sont plus ou moins injectées, mais, dans tous les
cas, l'adhérence des méninges est complètement étrangère à la
congestion simple.

Symptômes. — Les phénomènes produits par la congestion cérébrale sont : les uns des symptômes d'excitation, les autres des
symptômes de dépression. Tous peuvent être ramenés à trois formes
cliniques de la maladie : une forme légère, caractérisée par des
troubles de la sensibilité ; une forme grave, à laquelle se rapportent
des troubles de l'idéation, et une forme apoplectique, dans laquelle
il y a un complet anéantissement de l'excitabilité cérébrale.

La forme légère débute le plus souvent par une céphalalgie
pénible, augmentée par le bruit, le mouvement, la lumière et la
chaleur. Le malade présente des troubles de l'ouïe, de la vue. Dans
son agitation, le malade ne peut trouver qu'un sommeil entrecoupé
de cauchemars. Si la congestion est plus intense, les vertiges, les
vomissements surviennent ; le cœur se ralentit ainsi que le pouls, qui
devient plein et dur. La tête est le siège d'un sentiment de chaleur
et de pulsations, les carotides et les temporales provoquent un battement pénible, les pupilles se rétrécissent et on voit apparaître

l'injection de la face et celle des conjonctives. Dans cette première forme le malade est affaissé et cette inertie n'est que volontaire, attendu que tout mouvement augmente les souffrances, mais il a parfaitement conscience. Un léger engourdissement des membres traduit seul les troubles de la motilité. La constipation est ordinaire et quelquefois ne cède que très difficilement. .

C'est cette variété de congestion qui se reproduit si facilement chez les pléthoriques pour la moindre cause. Chez eux, un repas copieux, une veille prolongée, une fatigue intellectuelle peuvent occasionner des troubles de durée très variable qui, disparaissant quelquefois spontanément après quelques heures de repos, peuvent aussi persister pendant plusieurs jours et ne céder qu'à un traitement approprié.

La forme grave peut débuter brusquement ou succéder à la précédente. La plupart du temps les troubles sensoriels ouvrent la scène. Le malade éprouve une céphalalgie gravative, en même temps qu'il a des hallucinations, du délire ou tranquille ou violent. Si les organes de l'idéation sont troublés au point de provoquer une perversion des idées, il s'agite sur son lit en poussant des cris et en émettant des paroles sans suite. Après quelques heures de cet état, le pouls s'accélère, le corps se couvre de sueurs profuses, mais, point important au point de vue du diagnostic différentiel avec la méningo-encéphalite, le thermomètre n'accuse aucune élévation de température. Tous ces phénomènes peuvent s'amender ; mais, s'ils persistent, la scène change bientôt : la torpeur survient, accompagnée d'inertie et de résolution musculaire, des évacuations involontaires se produisent, la respiration devient stertoreuse, la dépression s'accentue et le malade meurt dans le coma.

Dans d'autres cas le délire, plus isolé, constitue le seul symptôme avec un engourdissement général des membres et quelquefois une paralysie partielle. Cette forme de congestion peut débuter chez le vieillard d'une façon brusque pendant la nuit. Il s'agite dans son lit, crie et se livre à des actes aussi désordonnés qu'inconscients. Avec le jour le calme revient, mais un abattement profond succède à cette excitation et ces phénomènes peuvent se reproduire plusieurs nuits consécutives pour aboutir presque toujours à la forme délirante précédemment décrite. Chez l'adulte, la forme grave de la congestion s'accompagne rarement de convulsions générales. Chez l'enfant, au contraire, ces convulsions sont le symptôme prédominant et la similitude avec la méningite est encore accentuée par les accès que séparent les uns des autres des intervalles d'abattement et

d'anxiété, par la céphalalgie, par le rétrécissement des pupilles, les
vomissements et la constipation. Pourtant l'absence de température,
le peu de durée des accidents qui ne persistent que deux ou trois jours,
le bon état de la santé avant leur début peuvent éclairer le diagnostic.

La forme apoplectique, désignée habituellement sous le nom de
coup de sang, est caractérisée par la perte subite et totale de connaissance, la résolution des membres et les évacuations involontaires. Les réflexes sont conservés. Cet état persiste quelques heures,
puis l'excitabilité cérébrale reparaît, le malade reprend ses sens et
tout disparaît sans laisser de traces en deux ou trois jours. Assez
souvent une paralysie locale persiste pendant vingt-quatre ou quarante-huit heures et Dechambre a signalé des cas où il avait observé
une véritable hémiplégie.

Il n'est pas rare qu'à cette forme de congestion succède la forme
délirante.

Les congestions passives, et surtout celles qui sont dues à une
maladie du cœur ou à une compression cervico-thoracique, présentent
dans leurs accidents une marche un peu particulière. Après une nuit
d'insomnie ou d'agitation avec céphalalgie continue, on voit survenir
de la dépression. Le mal de tête disparaît, mais la mémoire reste
incertaine; il se produit du subdelirium, de la torpeur et du coma.
Ces deux derniers phénomènes toutefois ne semblent pas dus à la
congestion elle-même, mais à l'extravasation séreuse qui se produit
sous l'influence de l'accroissement de pression dans les canaux
veineux.

Diagnostic. — Le diagnostic différentiel de la congestion avec les
autres affections cérébrales est relativement facile.

Les maladies cérébrales fébriles s'en distinguent en effet par
l'existence de chaleur anormale; les maladies à lésions et à symptômes circonscrits par la diffusion des symptômes; l'hémorragie
apoplectique par la disparition rapide des accidents. Pourtant dans
les cas où la mort est brusque, ce diagnostic devient pour ainsi dire
impossible.

Les différents délires présentent certains points de similitude. Le
delirium tremens sera diagnostiqué d'après les habitudes du malade
et les circonstances qui ont précédé les accidents. L'incertitude de
la parole, le tremblement des lèvres et des mains pourront aussi
mettre sur la voie. Dans le *délire saturnin*, on recherchera la cause
qui a déterminé les troubles; l'état des gencives sera un précieux
renseignement.

La *syncope* pourrait être confondue avec la forme apoplectique, mais l'absence de mouvements respiratoires et de pulsations artérielles éclairera immédiatement le diagnostic. Les *accidents épileptiques* sont ceux qui se confondent le plus facilement avec les symptômes de la congestion cérébrale, si bien que certains auteurs, Trousseau entre autres, s'ils n'ont pas nié l'existence de la congestion, ont au moins déclaré qu'elle était très rare et que, la plupart du temps, les accidents qu'on lui attribuait n'étaient que des accidents épileptiques. Appelé auprès d'un malade, le médecin devra donc s'attacher à déterminer d'une façon précise la part qui peut revenir à chacune de ces affections.

Tout d'abord l'âge du malade servira de point de repère. Chez les individus de vingt-cinq à quarante ans les différentes sortes d'apoplexies (congestion cérébrale apoplectiforme, hémorragie cérébrale) sont relativement rares et ne se produisent que dans des cas bien déterminés. La répétition des accidents mettra aussi en garde. Toutefois, chez les femmes et les enfants, la confusion est encore plus facile, et si chez les individus dont nous venons de signaler l'âge on peut se baser sur la nature et la durée des convulsions, ici la période tonique d'une attaque d'épilepsie persiste pendant deux ou trois minutes au lieu de quelques secondes et les malades peuvent mourir asphyxiés. Il n'y a pas eu de convulsions cloniques; le visage est resté turgescent, les vaisseaux du cou distendus et comme noueux, il y a eu une énorme congestion (passive), comme celle que produirait l'effort, et on croit alors à une congestion active.

D'une façon générale on peut dire que, si la congestion ressemble à l'épilepsie par le coma final, elle s'en distingue nettement par les accès antérieurs. On devra s'enquérir de l'état de la langue et voir si elle ne présente pas de morsures significatives.

Le *vertige stomacal* se rapproche de la forme légère de la congestion. Toutefois il n'y a dans ce cas qu'une sensation de nausée, les vomissements sont rares et il n'existe pas de perte complète de connaissance. D'ailleurs il disparaît ou diminue après l'ingestion des aliments, et on retrouve l'existence d'une dyspepsie ou d'une gastralgie antérieures. Le traitement lui-même peut établir le diagnostic, les toniques et les amers font cesser le vertige stomacal tandis qu'ils augmentent les accidents congestifs.

Dans le vertige de Ménière, le malade est pris de vertiges subits, de nausées, de vomissements. Il tombe à terre, son visage pâlit et se couvre de sueur froide. Bientôt il se produit des bruits anormaux dans les oreilles et l'affaissement progressif de l'ouïe fait songer à la véritable origine des accidents. Il faut donc avoir soin d'examiner les oreilles du malade.

Une fois le diagnostic de congestion cérébrale établi, il faut en rechercher la forme (fluxion ou stase) et déterminer si elle est symptomatique ou différentielle, si l'examen de l'appareil cardio-vasculaire et des poumons ne donne aucun renseignement il s'agit d'une congestion active spontanée dont le caractère sera révélé par la cause et les accidents pathologiques. Dans la forme essentielle la congestion sera due à une insolation, à des fatigues intellectuelles, à des veillées, à des excès de table : dans la forme symptomatique ce seront des lésions cérébrales, du rhumatisme, des hémorroïdes, des désordres de la menstruation, etc.

Pronostic. — La congestion cérébrale est une affection toujours sérieuse et si les cas de mort rapide qu'on a cités sont des faits exceptionnels, il n'en est pas moins vrai que les rechutes et les suites constituent pour le malade un danger permanent.

Les récidives provoquent dans l'encéphale des désordres graves, qui se traduisent par des exsudations, des foyers de ramollissement, des foyers hémorragiques dont la résorption ou la guérison est sinon impossible, du moins très rare et très difficile.

La forme délirante est la plus grave de toutes, c'est à elle qu'on doit attribuer les cas de mort rapide que nous avons signalés. Elle se termine souvent par hémorragie ou congestion pulmonaire, et ceci principalement dans les fluxions cérébrales par insolation.

L'âge est pour quelque chose dans la gravité de l'affection. Plus grave chez le vieillard dont le système vasculaire déjà altéré est plus prédisposé aux ruptures, et par suite à l'hémorragie, elle est dangereuse aussi lorsqu'elle constitue le symptôme initial des fièvres typhoïdes ou éruptives. De même chez les aliénés et les gens atteints de tumeur cérébrale, elle précipite les accidents et aggrave les altérations préexistantes.

Les congestions secondaires sont le plus souvent partielles. Ce sont elles qui, dans les maladies cérébrales chroniques, changent subitement le tableau symptomatique et suscitent autour d'une tumeur, latente jusqu'alors, des phénomènes d'une gravité extrême.

Traitement. — De tout temps, dans le traitement des congestions cérébrales, on a eu recours aux émissions sanguines, soit générales, soit locales, aux révulsifs et aux applications froides.

Ces différents moyens doivent être employés avec mesure et toujours suivant les formes pathologiques de l'affection.

La congestion active, qui est due à une exagération de l'action du cœur, sans qu'il y ait de lésions de cet organe, n'étant qu'une sorte de dilatation mécanique des vaisseaux encéphaliques, est justifiable de la saignée générale. On la répétera au besoin et on la fera suivre pendant plusieurs jours consécutifs de purgatifs salins. Cette médication est encore mieux indiquée dans la fluxion active collatérale résultant d'un rétrécissement de l'aorte thoracique ou abdominale, puisque le seul moyen à employer c'est de diminuer la quantité de liquide contenu, trop considérable pour les vaisseaux contenants.

Dans la fluxion compensatrice des règles, des hémorroïdes, l'indication causale est de ramener l'écoulement. On aura recours aux sangsues et aux purgatifs répétés. Les drastiques, et principalement l'aloès, donneront de bons résultats si toutefois l'état de l'intestin permet leur administration. Au cas où ces moyens échoueraient et où on verrait s'aggraver les accidents cérébraux, la saignée générale serait indiquée puisqu'elle attaque directement les phénomènes fluxionnaires, telle est l'indication symptomatique.

Elle peut alors conjurer le danger immédiat et laisser le temps d'agir contre la cause de la congestion.

La fluxion irritative due à l'insolation, aux fatigues, sera traitée par les applications froides, par les vésicatoires et les révulsifs aux membres inférieurs, par les dérivatifs sur l'intestin. Si la saignée est jugée nécessaire, il faut enlever rapidement une grande quantité de sang et pour cela appliquer quinze à vingt sangsues aux cuisses, à l'anus, derrière les oreilles. On arrive à un résultat identique soit en les appliquant toutes en même temps, soit en les mettant au nombre de quatre ou cinq seulement et en les remplaçant lorsqu'elles tombent de façon à obtenir un écoulement continu pendant dix ou douze heures. Dans les fièvres, la congestion sera traitée par les affusions froides.

Dans les fluxions d'origine nerveuse, on ne doit pas employer les saignées générales et dans quelques cas seulement les émissions locales. On se servira avec avantages des pédiluves sinapisés, d'un vésicatoire à la nuque ou aux membres inférieurs, de purgatifs drastiques de telle sorte que l'irritation de la peau ou de la muqueuse digestive modifie par action réflexe l'innervation des vaisseaux encéphaliques.

Si la congestion est due à une indigestion, on a le droit de recourir à un vomitif et encore c'est un moyen que l'on doit repousser absolument chez les vieillards, ou chez les individus dont le système artériel présente une rigidité anormale.

Dans les congestions passives, les émissions sanguines générales ou locales sont ordinairement indiquées. Il s'agit en effet de désemplir le système veineux puisque sa réplétion rend la circulation moins active, et le sang rouge ne pouvant ni arriver ni se renouveler en quantité suffisante, il en résulte une bien moindre excitabilité des cellules nerveuses. Certains auteurs, Niemeyer entre autres, proscrivent d'une façon absolue les applications froides, les purgatifs et les vésicatoires. Nous serons moins exclusif et nous pensons qu'un purgatif énergique, produisant sur l'intestin une véritable spoliation aqueuse, peut provoquer un abaissement de la tension veineuse. Dans ce cas nous donnerions volontiers l'eau-de-vie allemande associée au sirop de nerprun (25 à 40 grammes de chaque).

Dans la stase des maladies du cœur, notamment à la suite d'une lésion mitrale, la digitale est bien indiquée pour combattre et la cause et l'effet. Toutefois son action n'étant pas instantanée, on peut pratiquer une saignée, qui, facilitant momentanément le cours du sang, permettra d'attendre l'action du remède.

Au cas où la congestion cérébrale est due à une simple faiblesse de circulation (parésie du cœur et des vaisseaux, ou débilité générale), les toniques, les stimulants et une alimentation réparatrice devront être employés.

Le régime et les précautions hygiéniques offrent une grande importance chez les gens prédisposés. Un régime sobre et composé surtout de végétaux et de fruits, constituera la base de leur alimentation. Ils préviendront la constipation par les pilules aloétiques prises en se couchant tous les deux ou trois soirs, par les eaux de Pullna, de Birmenstorff, d'Hunyadi, de Carabana. On proscrira chez eux le vin pur, le café noir, le thé et les liqueurs. Ils ne séjourneront pas dans les salles de théâtre ou de concert et s'abstiendront de veilles tardives, de fatigues intellectuelles, d'excès vénériens. Ils mèneront une vie active, coucheront dans une chambre fraîche et remplaceront avantageusement le lit de plumes par des matelas et des oreillers garnis de crin.

BOUTON, *de Besançon*,
Chef des travaux anatomiques de l'École de Médecine.

CHAPITRE VII

ŒDÈME CÉRÉBRAL

L'œdème cérébral est constitué par une infiltration de sérosité dans le tissu du cerveau ou des méninges.

Étiologie. — Les causes sont de deux ordres : circulatoires (affections chroniques du cœur et du poumon, tumeurs du cerveau, du cou ou du médiastin); dyscrasiques (mal de Bright et cachexies).

Anatomie pathologique. — Le cerveau est ordinairement pâle et un peu augmenté de volume; la surface des circonvolutions est aplatie, leur consistance est diminuée. Quand on pratique des coupes, il s'écoule un peu de sérosité. A l'examen microscopique, on constate la dilatation et la réplétion des gaines périvasculaires par une abondante sérosité.

L'œdème est ordinairement généralisé; mais on peut, dans des cas exceptionnels, constater des œdèmes particls.

Symptômes. — Ils varient selon les cas et sont peu caractéristiques. On note ordinairement de la parésie, de l'hyperesthésie, de l'obnubilation intellectuelle, de la somnolence, du délire et de l'agitation.

Traitement. — Outre le traitement de la maladie primitive, on conseille : les émissions sanguines locales, les purgatifs et les diurétiques.

Émile LAURENT, de Paris.

CHAPITRE VIII

HÉMORRAGIE CÉRÉBRALE

L'hémorragie cérébrale est constituée par l'épanchement de sang dans l'épaisseur ou dans les cavités de la masse encéphalique.

Historique. — Bien que ses symptômes fussent connus de toute antiquité, cette affection n'a guère été étudiée que depuis Morgagni, qui le premier signala les rapports existant entre la lésion et les paralysies qu'elle détermine. Bien étudiée plus tard par Rochoux, elle fut enfin l'objet des recherches de l'école de la Salpêtrière, notamment de Bouchard qui le premier décrivit sa principale lésion pathogénique, l'anévrysme miliaire, et l'une de ses conséquences les plus importantes, les dégénérescences de la moelle épinière.

Étiologie. — On peut diviser les causes de l'hémorragie cérébrale, en trois ordres : causes prédisposantes, causes pathogéniques, causes déterminantes.

Causes prédisposantes. — Ce sont surtout l'hérédité, très puissante dans la production de cette affection, le sexe masculin, l'âge assez avancé, au delà de la cinquantaine, bien qu'on ait observé l'hémorragie cérébrale à tout âge, et même chez les enfants. La fréquence varie aussi suivant les saisons : offrant un maximum en hiver, elle présente son minimum en été et se montre plus volontiers chez les gens habitant des altitudes élevées. Elle se trouve aussi favorisée par l'état antérieur du malade, soit que chez celui-ci la résistance du tissu encéphalique ait été affaiblie par une maladie antécédente (ramollissement, encéphalite, tumeur cérébrale, aliénation mentale), soit que la pression sanguine ait été modifiée (lésions valvulaires du cœur, néphrite chronique, lésions étendues des poumons, compression des sinus, des jugulaires internes, de la veine cave supérieure), soit enfin que la production de l'hémorragie soit facilitée par une affection capable de déterminer des embolies capillaires (telle que la pyémie, la leucémie, la mélanémie), ou de déterminer des hémorragies dyscrasiques, telle que le typhus, le purpura, l'hémophilie, le scorbut, la chlorose, l'ictère.

Causes pathogéniques. — Ce sont les altérations des vaisseaux du cerveau; si l'athérome, les anévrysmes des grosses artères déterminent plutôt des hémorragies méningées, les artérites syphilitiques peuvent entraîner des hémorragies cérébrales. Mais la véritable lésion mère de celle-ci, Bouchard l'a démontré, c'est la périartérite chronique des petites artères, entraînant la formation d'anévrysmes miliaires, dont la rupture produit le plus grand nombre des hémorragies cérébrales.

Causes déterminantes. — Elles peuvent toutes se ramener à une brusque augmentation de la pression sanguine dans les vaisseaux cérébraux. Ce sont les efforts de tout genre, bien que la compression des carotides internes par le corps thyroïde devenu turgide sous l'influence de l'effort, atténue leur action. Sous ce rapport, le coït chez les vieillards a une influence manifeste. Ce sont les abaissements brusques de la pression atmosphérique, comme ceux qu'on observe à l'équinoxe, et ceux bien plus considérables auxquels sont soumis les sujets exerçant certaines professions, les plongeurs par exemple. C'est l'influence d'un froid intense, chassant le sang de la périphérie du corps. Remarquons pourtant, que l'on n'a pas observé d'hémorragie cérébrale dans le frisson palustre. Enfin certaines conditions physiologiques peuvent être encore la cause déterminante de l'attaque. Celle-ci s'observe assez fréquemment, soit pendant la digestion, soit pendant le sommeil. N'oublions pas non plus l'action de la suppression brusque d'une hémorragie habituelle, notamment le flux hémorroïdaire.

Anatomie pathologique. — A l'autopsie d'un malade qui a succombé à une hémorragie cérébrale, on rencontre les lésions pathogéniques et celles qui proviennent de l'épanchement sanguin. A l'ouverture du crâne, l'hémisphère atteint peut, si le foyer est petit, ne présenter d'autre altération qu'une congestion de la pie-mère; si le foyer est grand, la pie-mère et les circonvolutions sont anémiées : l'hémisphère mou, fluctuant, s'affaisse sur la table. A la coupe, le foyer, s'il est petit, est lisse, arrondi, formé par écartement, plus que par rupture. Sinon, il est irrégulier, tomenteux à sa face interne, plus ou moins étendu. Son siège est variable, mais le plus souvent il a pris naissance dans la substance grise, surtout au voisinage de l'avant-mur, région irriguée par cette artère que Charcot appelle artère de l'hémorragie cérébrale Souvent unique, parfois multiple, il renferme un sang qui, liquide d'abord, se coagule au bout de deux ou trois jours, non comme dans une palette à saignée, mais comme dans un ventricule cardiaque; non contracté, le caillot se décompose peu à peu, subit la dégénérescence granulo-graisseuse, perd sa matière colorante, qui infiltre la paroi, et s'y transforme en petits cristaux d'hématoïdine, dont la persistance indéfinie, donne à cette paroi, une teinte ocreuse. En même temps, les tissus déchirés par l'hémorragie, s'altèrent, subissent eux aussi la fonte granulo-graisseuse; puis une sclérose se produit, réduisant le foyer à une cicatrice plus ou moins épaisse, s'il est petit, et s'il est grand à un kyste dans lequel on peut trouver une sérosité rougeâtre. Ces lésions s'étendent plus ou moins loin, suivant l'importance de la déchirure, qui peut atteindre le corps calleux, le trigone, le septum lucidum et entraîner l'épanchement du sang dans les ventricules ou à la surface de la pie-mère. A la suite de ces lésions en surviennent d'autres dans des organes plus ou moins éloignés. Ce sont des eschares cutanées, dont nous parlerons à propos des symptômes, des bronchopneumonies, des apoplexies pulmonaires, des congestions rénales, des ecchymoses de la plèvre, de la muqueuse intestinale, du péricrâne du côté opposé à la lésion et atteignant jusqu'à la ligne médiane, et surtout ces dégénérescences secondaires, consistant dans la dégénérescence Wallérienne des faisceaux pyramidaux dans la protubérance, le bulbe, et qui à la décussation des pyramides se divisent en deux faisceaux, l'un direct, peu volumineux, occupant la partie interne du cordon antérieur de la moelle, et ne dépassant pas en bas la région dorsale, l'autre croisé, plus volumineux, occupant une grande partie du cordon latéral du côté opposé à la lésion, et se prolongeant jusqu'à la région lombaire. Ces dégénérescences ne s'observent, du reste, que quand l'hémorragie a sectionné le faisceau pyramidal, soit à ses origines dans les circonvolutions, soit à son passage dans la capsule interne.

Symptômes. — Quelques prodromes peuvent précéder l'hémorragie cérébrale. Ce sont des vertiges, des étourdissements, une céphalée persistante, quelques troubles sensoriels : bourdonnemen

d'oreille ou bluettes devant les yeux, mais ces prodromes, dont la
valeur est à peu près nulle, sauf le cas où une hémorragie cérébrale
antérieure a établi, chez le sujet, l'existence d'anévrysmes miliaires,
ces prodromes, disons-nous, sont absolument inconstants. Le plus
souvent l'attaque survient dans un état de parfaite santé. Dans quelques
cas, elle se produit sans grand fracas. Le malade s'est endormi, comme
à son ordinaire ; à son réveil, il est hémiplégique. On a même vu
l'hémiplégie se produire, chez des gens bien éveillés, sans qu'ils en
eussent conscience. Tel est le cas de ce voyageur, tranquillement
assis dans une voiture, qui, lorsqu'il voulut descendre, roula à terre.
Il était devenu hémiplégique sans s'en apercevoir. Plus souvent, la
paralysie survient d'une façon moins insidieuse. La langue s'engour-
dit, la jambe s'affaiblit rapidement, puis le membre antérieur s'alour-
dit, et enfin retombe inerte. Le malade assiste avec toute sa conscience
à l'évolution qui va le laisser hémiplégique. Moins souvent peut-être,
le début est nettement apoplectique. Tantôt l'apoplexie ne s'établit
que graduellement : une douleur plus ou moins vive survient dans la
tête, puis des vomissements se produisent et enfin plus ou moins
rapidement, survient un coma plus ou moins complet, qui peut mettre
à se développer dix minutes, une demi-heure et même plus, tantôt au
contraire, le début est absolument brusque, le malade tombe comme
assommé, et peut succomber en quelques secondes ; c'est l'apoplexie
foudroyante, très rare et liée à une hémorragie bulbaire, ou ventriculaire. Si la mort ne survient pas aussi vite, on peut étudier l'état apoplectique. Le malade est étendu sans connaissance, ou avec une
connaissance incomplète qui lui permet de répondre encore par
quelques grognements aux interpellations qu'on lui adresse, et
d'exécuter quelques mouvements simples qu'on lui prescrit. Plus souvent il est complètement immobile, les fonctions sont suspendues,
sauf la respiration et la circulation. Encore celles-ci sont-elles altérées. La première surtout, stertoreuse par suite du relâchement du
voile du palais, entremêlée de ronchus, en raison de l'encombre-
ment des bronches par les mucosités, s'entend à distance et a quelque
chose de caractéristique. Le pouls est accéléré, souvent tumultueux.

Les sphincters relâchés ont déterminé parfois un écoulement involontaire des urines et des matières fécales. La température est abaissée
d'un à 2 degrés au-dessous de la moyenne. Plus tard, elle remontera,
oscillera autour de la normale, pour la dépasser ensuite de 2 à 3
degrés si le malade doit mourir sans avoir repris connaissance. Dans
ce cas, on la voit monter encore une heure ou deux après la mort
pour ne s'abaisser ensuite que lentement. La sensibilité est abolie ;

la motilité n'existe plus. Les membres sont dans la résolution, et cependant un œil exercé peut déjà saisir une différence entre les deux côtés du corps. Les membres sont immobiles, mais ceux du côté qui ne restera pas paralysé, ont une attitude légèrement fléchie moins abandonnée que celle du côté opposé. Soulevés et lâchés ensuite, ils retombent d'une manière moins brusque et moins passive. Les muscles des joues sont relâchés, et chaque expiration soulève ces voiles membraneux qui retombent à l'inspiration. Ces mouvements, plus accentués du côté qui restera paralysé, donnent au malade un aspect particulier. Il semble fumer la pipe.

Les réflexes ont disparu : toutefois, en déprimant du doigt la paroi abdominale, on voit celle-ci se déprimer du côté non paralysé, tandis que cette contraction a disparu dans celui qui doit rester atteint d'hémiplégie. Souvent à l'incontinence initiale de l'urine et des matières fécales, a succédé la rétention. La tête reste tournée du côté non paralysé, les yeux sont déviés du même côté. Le malade semble regarder du côté de sa lésion cérébrale, toutefois cette *déviation conjuguée de la tête et des yeux* peut aussi se faire du côté opposé, indiquant ainsi que la lésion siège dans la protubérance. Enfin à ces symptômes, viennent parfois se joindre des convulsions épileptiformes, ou des contractures, annonçant que l'hémorragie a gagné soit les méninges, soit la cavité des ventricules ; dans ce cas la mort est proche. Le coma ainsi constitué persiste plus ou moins longtemps ; mais s'il dure trois ou quatre jours, on ne doit pas conserver l'espoir de le voir cesser ; il persiste alors jusqu'à la mort qui ne tarde pas à survenir. D'autres fois, il cesse peu à peu, et si une nouvelle hémorragie ne se produit pas, le malade revient à lui, et l'on se trouve en présence de la période hémiplégique. Toutefois, avant que cette période ne débute, on observe assez souvent des troubles vasomoteurs d'une haute importance. C'est à ce moment que surviennent des apoplexies pulmonaires, des bronchopneumonies bâtardes, ne donnant pas lieu à des troubles fonctionnels, en sorte que l'auscultation seule permet de les reconnaître, une élévation de 1 à 2 degrés dans la température des membres paralysés, qui prennent parfois en même temps une teinte rosée, l'ecchymose du péricrâne que nous avons déjà signalée, et enfin l'eschare précoce connue sous le nom de *décubitus acutus*. Sur la fesse, paralysée, à 4 ou 5 centimètres de la rainure interfessière, apparaît du deuxième au quatrième jour une rougeur érythémateuse, qui ne tarde pas à devenir ecchymotique à son centre. Puis au point central de l'ecchymose, apparaît une phlyctène sanguinolente, qui se rompt et fait place à une eschare. L'apparition de ce trouble trophique est du plus mauvais augure.

Lorsque le malade a repris sa connaissance, il peut, dans quelques cas rares, ne persister aucun symptôme. Le plus souvent, il reste une hémiplégie dont l'intensité varie de la simple parésie à une paralysie complète. Il s'agit d'une hémiplégie croisée (c'est-à-dire siégeant du côté opposé à la lésion) et généralement plus forte au membre supérieur. La face peut être indemne, mais d'autres fois, elle présente une paralysie très accentuée, se distinguant des paralysies d'origine périphérique par la non-participation de l'orbiculaire des paupières. Cette paralysie, siégeant, en général, du même côté que l'hémiplégie, peut parfois siéger du côté opposé. C'est alors l'*hémiplégie alterne* de Gubler, trahissant le siège de la lésion dans la protubérance.

La langue est déviée, sa pointe se dirigeant vers le côté non paralysé ; certains muscles échappent à la paralysie : ce sont les muscles moteurs du globe oculaire, les muscles de la respiration, ceux de l'abdomen, qui ne se contractent que synergiquement avec les muscles du côté opposé chez l'hémiplégique comme chez le sujet sain, et dont les noyaux d'origine seraient d'après Broadbent, réunis par des commissures à ceux du côté opposé. Quelques mouvements des membres qui, à l'état normal, sont associés à des mouvements de ces muscles, peuvent aussi être conservés, par exemple la projection du bras paralysé, en haut et en avant dans le bâillement.

La sensibilité est généralement peu atteinte dans l'hémorragie cérébrale. Toutefois, lorsque le foyer a atteint la partie postérieure de la capsule interne, on observe une hémianesthésie croisée, très intense, quelquefois frappant la sensibilité cutanée dans tous ses modes, d'autres fois ne constituant qu'une analgésie accompagnée de thermoanesthésie. Si la lésion atteint une partie plus élevée du faisceau sensitif, on pourra observer de la surdité, et une cécité accompagnée de dilatation de la pupille ou, si le grand sympathique est intéressé, de myosis, avec rétraction du globe oculaire, exagération des sécrétions du côté paralysé, et élévation de température. Cette cécité peut s'accompagner de lésions rétiniennes, dilatations vasculaires, et hémorragies constatables à l'ophtalmoscope.

Déjà à cette période, on peut voir survenir des arthropathies plus fréquentes cependant à la période secondaire. Elles occupent surtout le membre supérieur, et s'annoncent par des signes analogues à ceux du rhumatisme, douleur, gonflement et rougeur des articulations. Constituées par une synovite végétante, elles peuvent atteindre les gaines tendineuses, et produiront, par exemple, cette lésion décrite dans la paralysie radiale, sous le nom de tumeur dorsale du poignet.

Lorsque l'hémorragie n'a pas gravement lésé le faisceau pyramidal, on voit l'hémiplégie diminuer peu à peu et disparaître assez vite, d'autres fois, mais rarement, elle persiste définitivement à l'état de flaccidité ; quoique ce faisceau soit lésé. Mais plus souvent, au bout de quinze jours, trois semaines, certains phénomènes se manifestent. Les réflexes tendineux sont très exagérés.

La percussion du tendon rotulien détermine du côté malade un mouvement d'extension du genou bien plus marqué que du côté opposé. Une extension violente du pied ou des orteils détermine dans tout le membre inférieur une série de secousses rapides et assez étendues (*trémulation spinale*). Ces symptômes traduisent l'apparition des dégénérescences descendantes de la moelle qui vont produire la contracture tardive. Celle-ci se montre un à deux mois après l'attaque, et occupe surtout le membre supérieur.

Elle y présente deux types : dans le type de flexion, le plus commun, le bras est rapproché du corps, le coude fléchi à angle droit, la main fléchie sur l'avant-bras. La flexion des doigts est telle que souvent les ongles pénètrent dans la paume de la main. Le type d'extension est généralement limité au coude, les doigts et le poignet restant fléchis. En revanche c'est lui qui domine dans le membre inférieur, qui garde une attitude rectiligne, le pied immobilisé en équin. Ces contractures sont permanentes, diminuant, sans disparaître, par le sommeil, résistant même au chloroforme ; elles s'exagèrent par les mouvements du membre opposé : souvent aucune force ne peut les vaincre ; d'autres fois, on peut étendre les doigts, par exemple, et alors on voit la flexion du poignet s'exagérer ; de même pour les doigts ; si l'on cherche à redresser le poignet. A partir de leur apparition, le malade est incurable ; la paralysie est définitive la contracture va persister aussi, à moins que la lésion de la moelle, atteignant les cellules motrices des cornes antérieures, n'entraîne à la fois et la disparition des contractures, et des atrophies musculaires prononcées. Même alors, les membres ne recouvrent pas toujours leur souplesse. Des rétractions ligamenteuses peuvent en effet avoir déterminé une véritable ankylose fibreuse des articulations.

Aux contractures s'ajoutent souvent quelques symptômes moins constants. La *syncinésie* consiste dans une association d'influx moteurs, telle que les mouvements, exécutés par le membre sain, sont souvent en même temps ébauchés par le membre malade. De plus tout essai de mouvement dans ce dernier est souvent accompagné d'un tremblement à oscillations verticales, de rapidité moyenne, et d'une assez grande étendue, qui cesse quand le membre revient au repos. L'*hémichorée* qui, souvent associée à l'hémianesthésie, paraît reconnaître pour cause une lésion de la partie postérieure de la capsule interne, consiste en mouvements d'aspect absolument choréique occupant le côté paralysé ; d'autres fois, il s'agit d'une véritable instabilité des mains, des doigts et des pieds, qu'agitent des mouvements lents, très étendus, en un mot d'une véritable hémiathétose. Signalons enfin, une certaine élévation de température des parties atteintes, qui, peu à peu, fait place à l'abaissement de la chaleur locale, lorsque l'évolution atrophique a diminué le calibre des vaisseaux.

Diagnostic. — Souvent facile, parfois très difficile, le diagnostic doit être fait à la période d'apoplexie et à celle d'hémiplégie. A la première, on doit distinguer l'hémorragie cérébrale de toutes les affections qui peuvent entraîner l'état comateux. Lorsque celui-ci n'est pas lié à une lésion locale du cerveau, on n'observe pas un signe que nous avons signalé en étudiant la période apoplectique de l'hémorragie. Nous voulons parler de cette différence entre les membres des deux côtés, ceux opposés à la lésion retombant lourdement quand on les soulève, ceux du côté opposé ne retombant qu'avec plus de lenteur. De plus, au coma se trouvent surajoutés des symptômes qui varient avec sa cause. C'est ainsi que dans l'ivresse poussée à l'extrême, l'odeur alcoolique de l'haleine, souvent les vomissements attireront l'attention du médecin. Les différents modes d'empoisonnement se distinguent surtout par les commémoratifs, le début moins brusque, l'examen des matières vomies et quelques symptômes surajoutés, mydriase dans l'empoisonnement belladoné, myosis dans l'intoxication par l'opium, etc... Une autre intoxication est parfois bien plus difficile à distinguer, c'est l'urémie. Toutefois, dans celle-ci, indépendamment des commémoratifs, on observe dans le plus grand nombre des cas un abaissement considérable de la température, et si l'on peut se procurer de l'urine, on constate souvent de l'albuminurie. Rappelons cependant, à propos de ce dernier signe, que sa valeur est grandement atténuée par ce fait que l'hémorragie cérébrale est une des terminaisons fréquentes de certaines néphrites chroniques. N'oublions pas non plus qu'on a signalé des hémiplégies d'origine exclusivement urémique.

Le coma de l'épilepsie et de l'éclampsie peut aussi simuler l'état apoplectique. Les commémoratifs, l'élévation de la température, la présence de petites ecchymoses cutanées, de morsures de la langue permettront le diagnostic. Les commémoratifs auront aussi un grand rôle dans le diagnostic du coma de la fièvre pernicieuse que caractérisent encore la température assez élevée, présentant des rémissions, le facies terreux du malade et la splénomégalie. Ni la syncope, ni l'asphyxie ne peuvent être confondues avec l'hémorragie cérébrale, caractérisées qu'elles sont, la première par la disparition du pouls et de la respiration, la seconde par la dyspnée et l'aspect cyanosé du sujet.

Le diagnostic de l'hémorragie méningée est à peu près impossible, il ne peut s'établir que par l'étude des prodromes.

Le ramollissement cérébral par embolie détermine un état apoplectique se rapprochant beaucoup de celui de l'hémorragie cérébrale, mais moins complet en général. Il peut même manquer. La coexistence de lésions cardiaques, d'infarctus d'autres organes feront pencher vers le diagnostic de ramollissement, ainsi que l'absence d'abaissement initial de la température. Quant au ramollissement par thrombose, c'est surtout par les commémoratifs, le début plus graduel et l'existence d'une cachexie avancée, qu'on le reconnaîtra. L'élévation de la température, dès le début de la crise apoplectique, caractérise les attaques apoplectiformes de la sclérose en plaques. Les commémoratifs, qui n'ont à la période apoplectique de valeur que si le médecin ne ne se trouve pas en présence d'un malade inconnu de lui et de son entourage, reprennent une grande importance à la période d'hémiplégie. Le ramollissement est encore une des affections qui peuvent le plus facilement simuler celle qui nous occupe actuellement. Toutefois, on retrouve encore quelques signes différentiels. Le ramollissement paralyse presque toujours le côté droit du corps, l'hémorragie n'a point cette prédilection. Il s'accompagne souvent d'aphasie, tout à fait exceptionnelle dans l'hémorragie, de troubles plus marqués de l'intelligence, de douleurs plus vives; en revanche, les contractures sont plus rares; l'hémiplégie, souvent très intense, présente, au moins à son début, un caractère spécial : elle est variable ; un membre très paralysé le matin, par exemple, peut avoir retrouvé le soir une grande partie de sa motilité, pour la reperdre un peu plus tard.

Certaines lésions de la moelle peuvent s'accompagner d'hémiplégie. Cette hémiplégie, d'origine spinale, s'accompagne du syndrôme de Brown-Séquard : paralysie motrice des membres répondant au côté de la moelle lésée, hémianesthésie du côté opposé.

L'hémiplégie hystérique s'accompagne constamment d'hémianesthésie complète, phénomène assez rare dans l'hémorragie. En plus, la pâleur des membres paralysés, la difficulté d'obtenir du sang par une piqûre, la coexistence d'autres phénomènes hystériques, tels que zones hystérogènes, anesthésie du pharynx, rétrécissement du champ visuel, achromatopsie, hyperesthésie ovarienne, écartent les chances d'erreurs. Quant aux paralysies des maladies aiguës, leur début, leur marche, les commémoratifs permettent le diagnostic. Reste à diagnostiquer le siège exact de l'hémorragie. Bien que l'étude des localisations cérébrales puisse permettre, dans une certaine mesure, de le reconnaître, ces données ont trop peu d'importance pratique pour que nous y insistions ici.

Pronostic. — L'hémorragie cérébrale, si légère qu'elle soit, doit inspirer les craintes les plus sérieuses pour l'avenir du malade. Bien que quelques sujets n'aient eu, dans le cours de leur vie, qu'une seule attaque dont ils ont parfaitement guéri, ou bien aient laissé s'écouler un assez grand nombre d'années entre leur première attaque et la seconde, la présence d'anévrysmes miliaires, établie par une première hémorragie, comporte un pronostic sombre. Pour le pronostic d'une attaque envisagée en elle-même, il faut tenir compte des atteintes antérieures. La première attaque, disait Hardy, est une sommation sans frais, la deuxième une sommation avec frais, la troisième la contrainte par corps. Au point de vue de la vie du malade, l'apparition de contractures pendant la durée du coma apoplectique, l'élévation rapide de la température après son abaissement initial, la longue durée (plus de deux ou trois jours) du coma, ou sa réapparition après qu'il s'était dissipé, ne permettent de conserver aucun espoir de voir la première période faire place à la seconde. L'apparition de l'eschare fessière précoce, du décubitus acutus, en un mot, comporte également un pronostic presque absolument fatal.

Mais, quand au coma a succédé l'hémiplégie, la vie n'est pas encore sauvée. La constatation d'une hématurie, d'une bronchopneumonie, doit inspirer les craintes les plus sérieuses.

Enfin, quand on constate l'exagération des réflexes tendineux, on doit craindre l'apparition des contractures tardives qui ne laissent aucun espoir pour ainsi dire, de voir les mouvements s'améliorer. Au contraire, la non-apparition de ces phénomènes, indiquant que les noyaux gris et la capsule externe sont seuls intéressés, permet d'attendre un retour complet de la motilité. Mentionnons pour mémoire l'opinion de Trousseau, qui regardait comme d'un pronostic très fâcheux, un rétablissement de la motilité plus rapide dans le membre supérieur que dans le membre inférieur.

Traitement. — Lorsque, chez un sujet, on a pu reconnaître la prédisposition à l'hémorragie cérébrale, soit par ses antécédents héréditaires, soit par les prodromes que l'on a quelquefois constatés assez longtemps avant l'attaque, soit enfin par une hémorragie cérébrale antérieure, on peut dans une certaine mesure en prévenir ou en retarder l'apparition par un traitement bien dirigé. On évitera chez le sujet tout ce qui peut congestionner l'encéphale, les cris, les efforts, les émotions, un travail intellectuel trop assidu. Les liqueurs alcooliques, les vins généreux, le café, le thé fort lui seront interdits ainsi que les aliments de haut goût. On favorisera la digestion en diminuant l'abondance des aliments, en choisissant ceux qui sont le mieux absorbés, en exigeant qu'un temps assez long soit consacré aux repas. La constipation sera combattue, principalement au moyen de l'aloès qui, à sa propriété purgative, joint celle de congestionner la partie inférieure du rectum. Le malade couchera sur un lit assez dur, la tête découverte et un peu élevée; on évitera les oreillers, qui entretiennent autour de la tête une température trop chaude. Enfin, on administrera le bromure de potassium à la dose de 1 gr. 50 à 2 grammes par jour pour régulariser la circulation de l'encéphale. On lui adjoindra avec avantage l'iodure de potassium (30 à 60 centigrammes par jour), donné soit aux repas dans du vin et surtout de la bière qui en dissimule très bien le goût, soit à jeun dans du lait.

La saignée, longtemps regardée comme le traitement fondamental de l'apoplexie, est bien abandonnée aujourd'hui. Impuissante à arrêter l'épanchement sanguin, qui d'ailleurs s'est presque toujours produit complètement avant l'arrivée du médecin, elle ne peut que diminuer la congestion périphérique qui entoure le foyer, et cela parfois aux dépens des forces du malade. Les révulsifs, tels que ventouses sèches, sinapismes, sans avoir de très grands avantages, n'ont pas les mêmes inconvénients. Toutefois, il faut surveiller avec soin l'application de ces derniers qui, chez un malade comateux, insensible à la douleur et dont les téguments ne rougissent que difficilement, pourrait, sans ces précautions, déterminer des désordres plus profonds qu'on ne s'y attendait. Les purgatifs, surtout en lavement, joignent à leur action révulsive l'avantage de vider le tube digestif.

En somme, le repos, dans le décubitus dorsal (bien que récemment quelques médecins aient préconisé la position assise qui, suivant eux, aurait l'avantage de moins congestionner le cerveau), la tête élevée soutenue par un coussin dur, recouverte de compresses trempées dans l'eau froide, pas de bruit, peu de mouvements autour du malade, voilà la partie principale du traitement dans la première période.

Lorsque la température s'élève, annonçant l'encéphalite, qui suit toujours à un certain degré l'hémorragie, l'indication des émissions sanguines peut se présenter. Chez un homme robuste, à la face vultueuse, au pouls plein, une saignée générale de 300 à 400 grammes donne souvent de bons résultats. Chez un malade moins fort, des sangsues appliquées à l'anus, ou mieux encore une par une aux apophyses mastoïdes, seront parfaitement indiquées et décongestionneront l'encéphale. Mieux vaut s'en abstenir chez les malades anémiés ou cachectiques, chez lesquels trois ou quatre ventouses scarifiées à la nuque et un purgatif donneront de meilleurs résultats. Enfin, le coma dissipé, reste à traiter la paralysie. Toutefois, ce traitement devra être à peu près nul tant que subsisteront quelques signes de travail fluxionnaire vers l'encéphale. A peine pourra-t-on à ce moment reprendre l'emploi de doses faibles ou moyennes d'iodure, qu'on pourra associer au bromure, de manière à faciliter la résorption du caillot. Le malade gardera le lit et on veillera avec soin à maintenir les évacuations alvines et vésicales. Des soins de minutieuse propreté, l'emploi du matelas d'eau, à son défaut d'une alèse en caoutchouc ou en peau de chamois, préviendront ou atténueront la production des eschares. En changeant assez souvent la position du sujet, on empêchera, dans une certaine mesure, la production d'une pneumonie hypostatique qui, si elle apparaît, devra être combattue par les ventouses sèches en grand nombre, et en cas d'adynamie marquée, par les injections sous-cutanées de caféine employées avec prudence pour ne pas réveiller la phlegmasie encéphalique. On aura soin, pour changer de place l'hémiplégique, de ne pas le saisir par les membres paralysés; leurs muscles, en effet, ne peuvent plus, en se contractant, défendre les articulations contre des tiraillements auxquels on a pu attribuer une grande part dans la production des arthropathies.

Enfin, le processus phlegmasique est complètement éteint. Si à ce moment il n'existe pas de contractures annonçant l'incurabilité de l'hémiplégie, on pourra employer les préparations strychnées, avec prudence, car elles irritent l'encéphale. Mieux vaut employer la faradisation, à intermittences espacées, des muscles paralysés, en s'arrêtant dès que surviennent des signes de congestion cérébrale, tels que la céphalalgie. L'emploi, pendant deux ou trois minutes chaque fois, de courants constants faibles, traversant la tête de la tempe du côté où siège l'hémorragie à la tempe opposée, ou à la nuque, donne aussi d'assez bons résultats dans quelques cas. On les associera à la galvanisation du grand sympathique. On pourra encore, au lieu de faradisation, soumettre les muscles paralysés à un courant descendant.

Contre les contractures, peu modifiables cependant, Remak a conseillé le relâchement des muscles par de forts courants stables, ou des courants faradiques intenses, ou bien une forte faradisation des muscles contracturés, suivie d'une extension, aussi forte que possible, du membre, et d'une légère faradisation des antagonistes. Enfin, à cette même période, les cures thermales ont donné des résultats très appréciables. On enverra surtout les malades aux stations chlorurées sodiques, telles que Bourbonne, Bourbon-l'Archambault, Lamotte et surtout Balaruc.

LIANDIER, *de Paris.*

CHAPITRE IX

EMBOLIES CÉRÉBRALES

Étiologie. — On nomme embolie cérébrale le transport dans une artère du cerveau d'un corps migrateur appelé embolus, qui remplit cette artère et la rend imperméable. Le mécanisme de cette oblitération est relativement simple, qu'il s'agisse d'un caillot formé dans le cœur gauche, d'un fragment de valvule ou d'un exsudat quelconque, le corps étranger est emporté par le courant sanguin et s'arrête dans l'artère dont le calibre ne lui laisse plus libre passage. En règle générale, tout caillot pariétal provenant d'une artère athéromateuse peut devenir embolus pour une artère de plus petit calibre et ce n'est pas seulement du cœur gauche, mais de la crosse de l'aorte, de la vertébrale et de la carotide primitive que l'on a vu provenir des caillots migrateurs.

L'embolie s'observe souvent chez les jeunes sujets et chez les adultes. Elle est surtout la conséquence des maladies chroniques du cœur, de l'endocardite ulcéreuse, de l'athérome aortique et des anévrysmes de l'aorte ascendante.

Anatomie pathologique. — L'embolie, à proprement parler, ne comporte pas d'étude anatomo-pathologique. Ce sont ses causes, le thrombus et ses conséquences, anémie et ramollissement, qui constituent des altérations particulières.

Le caillot embolique est dur, résistant, formé de couches superposées, riche en globules blancs. Il se prolonge plus ou moins dans le vaisseau qu'il oblitère, arrivant jusqu'au niveau de la première collatérale du côté du cœur par accumulation progressive de couches cruoriques de formation nouvelle. Quant aux altérations de l'anémie et du ramollissement, elles ont été étudiées ailleurs.

Symptômes. — Il n'est pas possible de présenter une vue d'ensemble complète des symptômes de l'embolie cérébrale, attendu que chaque territoire artériel altéré par l'embolus donne lieu à des signes particuliers. Autant d'artérioles cérébrales, autant de régions distinctes et par suite autant de caractères spéciaux. Aussi nous bornerons-nous à donner un aperçu général des phénomènes, renvoyant pour plus de détails à l'histoire des localisations ou plutôt de la distribution des artères cérébrales et aux conséquences qui en découlent.

Tout d'abord, il n'existe pas de période prodromique et c'est sous la forme apoplectique que se présente d'emblée l'affection. La circulation de l'encéphale tout entier, modifiée par une obstruction même partielle, donne lieu à des symptômes généralisés jusqu'au moment où elle s'équilibre. Ces effets généralisés (apoplexie) se dissipent et il ne reste qu'une paralysie hémiplégique occupant le côté opposé à l'embolie et paraissant être le résultat direct de l'anémie partielle. Souvent les membres seuls sont atteints, mais dans de nombreuses observations, la langue était paralysée et les organes des sens n'avaient pas échappé à l'action de l'embolie. Les réflexes sont augmentés et, à moins que la lésion ne siège dans le mésocéphale, la face et la langue participent à cette excitation.

La plupart du temps, l'occlusion artérielle est subite, suivie d'une violente attaque d'apoplexie et la mort survient rapidement. Si les accidents évoluent plus lentement, si la circulation parvient à se rétablir en partie, on constate les troubles consécutifs à l'anémie cérébrale ou au ramollissement, conséquences presque fatales de l'embolie. C'est alors qu'existe une période stationnaire caractérisée par des contractures tardives, des troubles respiratoires, des troubles de sensibilité, symptômes déjà observés et décrits dans les affections dont ils dépendent. La guérison complète n'est possible que dans les premiers jours, alors que le travail nécrobiotique n'est pas encore commencé.

Diagnostic. — L'embolie et l'hémorragie cérébrales offrent des analogies qui en rendent souvent le diagnostic difficile. Toutefois l'embolie s'observe surtout chez des sujets jeunes dont le cœur gauche présente des altérations et dont les artères paraissent saines au palper. Elle est subite et la paralysie qui en résulte est hémiplégique et, si elle n'a pas disparu au bout de deux jours, les symptômes ne font que s'aggraver. Il n'en est pas de même pour la paralysie d'origine hémorragique qui s'améliore progressivement.

Pronostic. — L'embolie cérébrale est une affection d'une gravité extrême, non seulement par elle-même, car elle peut tuer subitement, mais encore par ses conséquences, alors même qu'une amélioration semble se produire. Le ramollissement cérébral est presque fatal et seul suffit à assombrir le pronostic.

Traitement. — Doit-on avoir recours aux émissions sanguines ou doit-on employer un traitement stimulant? Tel est le dilemme qui se pose lorsqu'on se trouve en présence d'une embolie. Nous dirons d'abord qu'il n'y a pas d'indication absolue. Il est évident que si un vaisseau artériel est oblitéré, une circulation collatérale tend à s'établir et l'anatomie pathologique nous enseigne que l'afflux compensateur est quelquefois tel qu'il en résulte des hémorragies autour du foyer. Dans ce cas, employer un traitement stimulant serait une faute lourde, car on favoriserait encore l'apparition de cette complication.

On doit donc simplement se borner à mettre le malade en état d'attendre l'établissement d'une circulation collatérale. S'il est faible, si la circulation est languissante, on administrera le vin, l'alcool, le quinquina; on l'enveloppera de linges chauds et on excitera la peau par des sinapismes tout en maintenant la tête basse. Si le patient est dans des conditions opposées, on administrera de suite un ou deux lavements purgatifs, des boissons rafraîchissantes et on surveillera attentivement les symptômes qui peuvent se produire. L'exagération de la circulation et de l'hypérémie collatérales déterminent en effet des phénomènes d'excitation qu'il sera bon de traiter par quelques purgatifs ou même par l'application de sangsues à l'anus ou derrière les oreilles.

Lorsque la période stationnaire est atteinte, il faut placer le malade dans de bonnes conditions de régime et d'hygiène et combattre par un traitement symptomatique les différentes complications. Nous sommes en effet désarmés contre la présence du coagulum, les alcalins et l'iodure de potassium ne sont guère efficaces pour en produire la résorption et d'ailleurs, lors même que l'artère deviendrait perméable, nous ne pouvons rien contre le ramollissement qui suit de près l'obstruction artérielle. C'est seulement d'une façon indirecte que l'on peut favoriser cette résorption en surveillant l'état des forces et en maintenant l'intégrité des fonctions nutritives.

BOUTON, *de Besançon,*
Chef des travaux anatomiques à l'École de médecine.

CHAPITRE X

RAMOLLISSEMENT CÉRÉBRAL

Le ramollissement cérébral est la nécrobiose du tissu cérébral consécutive à un arrêt localisé de la circulation.

Bien qu'entrevu par Morgagni, le ramollissement n'a bien été étudié pour la première fois que par Rostan, qui tout en admettant surtout comme cause l'encéphalite, reconnut les lésions vasculaires et leur action pathogénique. Néanmoins la théorie de l'encéphalite domina jusqu'au travail de Wirchow sur les thromboses et les embolies, dont les conclusions furent confirmées par les expériences de Prévost et Cotard (injections de graines de tabac dans les carotides).

Étiologie. — Deux grands mécanismes réalisent l'oblitération vasculaire de laquelle résulte le ramollissement : la thrombose et l'embolie. La première, due quelquefois aux altérations syphilitiques des vaisseaux cérébraux, reconnaît pour sa cause la plus fréquente l'athérome des artères cérébrales qui la produit d'une part en ralentissant la circulation, d'autre part en couvrant la surface interne de l'artère de rugosités qui servent de point d'appel à une coagulation. Favorisée par la cachexie qui ralentit par elle-même la circulation et augmente la coagulabilité du sang, elle présente par conséquent la même étiologie que l'athérome : âge avancé et alcoolisme en sont les deux principaux facteurs. L'embolie, due parfois à une altération du sang : pigmentation palustre, leucémie, est plus souvent en rapport avec une lésion des organes : endocardite surtout ulcéreuse, aortite, artérite des vertébrales ou des carotides, thrombose des veines pulmonaires, parfois des veines périphériques ; il faut alors admettre que le caillot, assez peu volumineux au début pour traverser les capillaires du poumon, a grossi dans la dernière partie de son trajet. Arrivé dans la crosse de l'aorte, l'embolus s'engagera plus facilement dans la carotide primitive gauche dont la direction semble prolonger celle de la crosse. Pour la même raison, au niveau du cercle de Willis, il s'engagera facilement dans la sylvienne, d'où la plus grande fréquence du ramollissement dans la région de l'insula gauche. Tout ce qui peut d'ailleurs faciliter le départ d'un embolus, accélération rapide de la circulation, mouvement brusque, etc., pourra être la cause déterminante d'un ramollissement, que favorise l'absence d'anastomoses entre les ramifications artérielles du cerveau.

Anatomie pathologique. — Indépendamment des lésions pathogéniques, thrombose toujours facile à constater, embolus qu'on a parfois de grandes difficultés à retrouver, il faut étudier les foyers de ramollissement.

Ce foyer est unique ou multiple, les dimensions en varient depuis celles d'une tête d'épingle jusqu'à celles qui lui permettent d'occuper une grande partie d'un lobe. L'aspect varie avec l'âge de la lésion. Le ramollissement ne succède pas toujours à l'arrêt localisé de la circulation. Si celle-ci se rétablit par les voies collatérales, dans les trente-six premières heures, la nécrose cérébrale va faire défaut et les symptômes vont se dissiper vite. Au bout de trente-six à quarante-huit heures, le foyer est constitué. Généralement le tissu est tuméfié; sa consistance diminuée lui donne l'aspect d'une gelée tremblotante et permet aux parties périphériques lui correspondant de se déprimer par leur poids. Sa coloration blanche chez les individus très cachectiques est d'ordinaire d'un rouge plus ou moins vif, plus foncé à la périphérie, parfois piqueté de points d'une teinte plus vive; cette coloration est due aux reflux du sang des capillaires sous l'influence de l'augmentation de pression dans les artères non oblitérées; parfois à de véritables hémorragies dans le foyer. Les tissus ramollis subissant la fonte granulo-graisseuse, le foyer devient jaune, puis blanc. La substance qui le compose, de plus en plus diffluente, finit par se laisser entraîner par un filet d'eau qu'on fait couler à sa surface. Enfin, selon que le foyer siège dans la substance grise ou la blanche, il finit par prendre un des aspects suivants: dans la substance blanche, c'est une sorte de kyste formé par la prolifération de la névroglie. Sa face externe se continue sans démarcation bien nette avec le tissu ambiant; sa face interne, tomenteuse, donne naissance à des prolongements qui cloisonnent en tous sens sa cavité dans laquelle on trouve un liquide blanc composé en grande partie de corps granuleux et qui a l'aspect d'un lait de chaux. Ce liquide disparaît peu à peu, laissant soit une cavité vide, soit une cicatrice qui n'a pas ou qui n'a qu'à un faible degré la teinte ocreuse de celle qui succède à l'hémorragie cérébrale.

Dans la substance grise, c'est une plaque jaune, résistante, ayant l'aspect d'une peau de chamois mouillée, plus ou moins adhérente à la première, plus résistante que les tissus qui l'entourent, et recouvrant une substance blanche saine ou ramollie. Parfois cette plaque n'existe plus, et la substance grise offre une véritable perte de substance. Enfin la dégénérescence graisseuse des vaisseaux s'observe encore. Les lésions secondaires sont les mêmes que dans l'hémorragie cérébrale, congestion des nerfs, atrophie des muscles paralysés, dégénérescences wallériennes du faisceau pyramidal, dans les pédoncules cérébraux, la protubérance, le bulbe, et la moelle épinière, lorsque ce faisceau a été profondément intéressé à ses origines, ou dans la capsule interne.

Symptômes. — Si les deux types de ramollissement, ramollissement par embolie, et ramollissement par thrombose, sont bien individualisés au point de vue anatomo-pathologique, et surtout au point de vue étiologique, au point de vue clinique il n'en est pas de même. Ce serait une grave erreur, que de croire que l'embolie va toujours se caractériser par un début brusque, et la thrombose par un envahissement graduel.

Aussi étudierons-nous les formes cliniques de la névrose cérébrale, sans nous occuper de leur substance anatomique, et, avec Grasset, nous distinguerons trois grands types de début : 1° début brusque ; 2° début graduel ; 3° début latent.

Le type à début brusque appartient surtout à l'embolie ; on peut cependant l'observer dans la thrombose, c'est lorsque celle-ci, silencieuse au début de son évolution, n'amène d'accidents notables qu'au moment où l'oblitération devient complète. Symptomatiquement cette forme se rapproche beaucoup de l'hémorragie cérébrale ; le malade tombe brusquement frappé d'apoplexie, présentant tous les caractères de cet état que nous avons décrit à propos de l'hémorragie cérébrale, seulement, dans ce cas, on n'observe pas l'abaissement initial de la température. Toutefois, d'après Broca et Maragliano, dont l'opinion n'a pas été confirmée par les recherches de Blaise, il existerait, à défaut d'hypothermie générale, un certain degré d'abaissement dans la température du crâne au niveau du lobe lésé. D'après Broca (et Maragliano est d'un avis contraire), la température des parties avoisinantes s'élèverait au contraire. Cette apoplexie peut se terminer en deux ou trois jours par la mort, survenant à la suite d'une pneumonie, d'eschares, de symptômes asphyxiques (par congestion du bulbe). Elle s'accompagne parfois de convulsions et de vomissements. D'ailleurs l'apoplexie elle-même peut manquer : le malade conserve sa connaissance, et il survient simplement un engourdissement des membres, qui aboutit rapidement à une paralysie complète, s'accompagnant généralement de troubles marqués de l'intelligence, de délire vrai même, comme dans la forme que Durand-Fardel a individualisée sous le nom de ramollissement ataxique, et de troubles de la parole sur lesquels nous allons revenir.

Cette forme, où le début est moins tumultueux, aboutit, comme les cas à forme apoplectique, où le malade ne succombe pas rapidement, à la période hémiplégique.

Toutefois, cette paralysie initiale peut offrir un caractère particulier. Elle est souvent variable. Un membre, par exemple, complètement paralysé le matin, peut avoir le soir recouvré toute sa motilité, pour la perdre le lendemain, et la retrouver encore, présentant pendant deux ou trois jours des alternatives de paralysie et d'intégrité, dont l'importance est grande pour le diagnostic. Mais l'hémiplégie bien établie, présente les mêmes caractères que celle de l'hémorragie, avec cependant quelques différences dans les symptômes surajoutés.

C'est ainsi que l'hémianesthésie est plus rare dans le ramollissement, lequel en revanche détermine plus souvent des douleurs dans les membres atteints, et des troubles de l'intelligence et surtout de la mémoire. Mais le symptôme saillant du ramollissement, c'est l'aphasie, dont nous ne pouvons nous dispenser de dire quelques mots. Ce n'est pas seulement une altération de la parole, c'est un trouble profond de la faculté que nous avons de nous entrecommuniquer nos pensées avec nos semblables, et ce trouble peut se manifester de plusieurs manières, qui, du reste, se combinent d'ordinaire entre elles. Il y a l'aphasie de réception (trouble de la faculté de percevoir les communications des autres) et aphasie de transmission (trouble de la faculté de communiquer nos idées).

A la première appartiennent la *surdité* et la *cécité verbales*. Dans la surdité verbale, le malade entend la parole, mais ne peut la comprendre; il semble qu'on lui parle une langue inconnue. Dans la cécité verbale, l'écriture est pour lui un dessin sans autre signification, que celle qu'il présenterait pour un individu ne sachant pas lire. Toutefois, dans quelques cas, ceux où il n'est pas atteint d'agraphie, le malade peut encore déchiffrer, en suivant avec le doigt le contour des lettres. Le mouvement du doigt rappelle au cerveau le souvenir de l'image que ne peut plus réveiller l'excitation des nerfs optiques. A l'aphasie de transmission, appartiennent l'*amimie*, l'*agraphie* et l'*aphémie* ou aphasie proprement dite. L'amimie est l'abolition de la mimique. Le malade, dont la figure s'altérera d'une manière réflexe sous l'impression de la douleur, ou de la colère, dont le visage a gardé sa mobilité, ne pourra donner à ses traits l'expression de la passion qu'on lui indiquera.

Dans l'agraphie, qui paraît en rapport avec la lésion de la deuxième circonvolution frontale, il ne pourra écrire ni spontanément, ni sous la dictée. Mais donnez-lui une page d'écriture et il pourra la copier comme il ferait d'un dessin quelconque. Enfin dans l'aphasie proprement dite (lésion du pied de la troisième circonvolution frontale gauche) la forme la plus fréquente et la mieux étudiée, c'est la parole qui est lésée. Tous les mouvements de la langue et des lèvres sont faciles, mais la parole est très altérée. Parfois elle est complètement abolie ; plus souvent le malade ne peut prononcer que quelques mots, des monosyllabes surtout. Les mots oui et non paraissent ceux qui sont le plus souvent conservés. Quelquefois, il s'agit de mots forgés avec des débris de mots appartenant soit à la langue habituelle, soit à une langue étrangère, ou même avec des syllabes n'appartenant à aucune langue. Quelquefois enfin, ce ne sont que quelques mots qui manquent au vocabulaire du malade, les pronoms, les substantifs, ou même il n'a perdu que deux ou trois mots qu'il s'efforce de remplacer par des synonymes ou des périphrases. En effet, dans ces formes atténuées, et même souvent dans des formes plus intenses, le malade s'aperçoit que ses paroles ne correspondent pas à la pensée qu'il veut énoncer, d'où une certaine tristesse et une assez grande irritabilité. D'autres aphasiques enfin ne peuvent que répéter les mots qu'ils entendent prononcer (*écholalie*). Terminons par deux remarques : la première c'est que si l'on admet dans la définition de l'aphasie la conservation de l'intelligence, il ne s'agit que d'une conservation relative, assez grande pour qu'on ne puisse expliquer les troubles de la parole et de l'écriture, par ceux des facultés intellectuelles, mais nullement complète. La seconde c'est que l'aphasie, *sauf chez quelques gauchers*, relève presque toujours d'une lésion de l'hémisphère gauche qui d'ailleurs est presque exclusivement frappé dans le ramollissement embolique. A part ces différences, l'hémiplégie évolue comme dans l'hémorragie cérébrale, s'accompagnant d'altérations de l'intelligence, de modifications du caractère, de larmes faciles, comme dans l'hémorragie, elle peut guérir ou aboutir à la contracture tardive et incurable. Plus souvent que dans l'hémorragie, sa marche est coupée par un nouvel épisode aigu, qui peut tuer le malade, aggraver sa paralysie, ou laisser en se terminant les choses dans le *statu quo ante.*

Le type à début graduel peut présenter quelques prodromes portant surtout sur l'intelligence et la sensibilité tels que céphalalgie, vomissements, agitation, délire accentué, puis au bout de quelques jours, les doigts commencent à s'engourdir, les membres s'affaiblissent, la paralysie survient peu à peu, mettant douze, quinze jours à se compléter : puis la maladie prend la marche que nous avons décrite plus haut.

C'est là une forme à début graduel, mais à marche aiguë. Au contraire, la marche entière du ramollissement peut affecter la forme chronique, et c'est surtout dans le ramollissement par thrombose.

Dans cette forme, on observe pendant un temps assez long des prodromes.

C'est une céphalalgie intense parfois, occipitale ou frontale, persistant longtemps. Ce sont des vertiges, des étourdissements, survenant sans cause apparente, ou à l'occasion d'un mouvement, et pouvant aller jusqu'à entraîner une chute avec ou sans perte de connaissance très passagère. Parfois une véritable attaque apoplectique vient interrompre cet état. Plus souvent les phénomènes s'aggravent peu à peu. Parfois on voit apparaître des vomissements incoercibles, survenant après un repos, pouvant simuler une indigestion, mais s'accompagnant en général d'une constipation rebelle, et constituant parfois le seul symptôme du ramollissement. Le plus souvent cependant apparaissent des troubles de la motilité et de l'intelligence. Les doigts et les mains s'engourdissent, sont le siège de fourmillements, les jambes alourdies supportent difficilement le poids du corps. Puis peu à peu survient soit une hémiplégie, soit une monoplégie occupant surtout le membre supérieur. Cette paralysie persiste quelques heures, puis peu à peu elle se dissipe pour revenir au bout de quelque temps. Parfois elle apparaît non plus graduellement, mais à la suite d'un ictus apoplectique, quelquefois léger, quelquefois entraînant une perte de connaissance de quelques heures, qui ne laissera de traces que dans l'intelligence. Les contractures sont assez fréquentes.

Les troubles intellectuels sont constants. Ils consistent d'abord en un affaiblissement considérable de la mémoire, surtout pour les faits récents, dans des modifications du caractère. Le malade s'emporte ou pleure sans motif, ou pour des motifs tout à fait insuffisants. D'autres fois, il présente un aspect béat analogue à celui de la paralysie générale. Ses traits peuvent être immobiles, sans expression. Si on le regarde fixement pendant quelques instants, peu à peu son visage s'altère, prend l'aspect de la douleur, et des larmes. Il pleure, mais sans bruit, sans sanglots; parfois même, il ne verse pas de larmes, quoique ses traits soient absolument ceux d'un enfant qui pleure de frayeur. Le travail, l'application, déjà très difficiles à une période moins avancée, sont alors impossibles. Il existe une véritable démence. Il y a de l'aphasie. D'autres fois le délire éclate; le malade marmotte des phrases inintelligibles ; il pousse parfois des cris. Vient-on à l'interpeller, le délire paraît cesser; il répond assez juste aux questions, déclare ne pas savoir pourquoi il crie. D'autres fois, il s'agite, se lève, puis se recouche dans son lit, ou dans celui d'un voisin, ou tombe sans se relever. Il y a souvent à cette période incontinence des urines et des matières fécales. La sensibilité persiste ; souvent il y a dans les membres de vives douleurs persistant longtemps, exaspérées par les mouvements, mais non par la pression. L'appétit et les fonctions végétatives persistent et cet état peut durer longtemps pour aboutir soit à une apoplexie mortelle, soit à un état de marasme, qui entraîne des cystites, des pneumonies, annoncées par l'anorexie, la fièvre, l'adynamie, des eschares, accidents auxquels le malade finit par succomber.

Si le début est latent, l'affection peut conserver ce caractère jusqu'à la mort, provoquée par une complication, ou bien éclatent tout à coup les accidents de ramollissement aigu, qui entraînent promptement la mort, et l'autopsie seule dénonce l'ancienneté de la maladie.

Diagnostic. — Les différences que nous avons indiquées entre l'hémorragie cérébrale et les différentes maladies pouvant simuler l'apoplexie existent aussi entre ces affections et le ramollissement à début brusque. Nous avons en même temps indiqué les bases du diagnostic différentiel entre l'hémorragie et l'embolie cérébrale. La thrombose à début apoplectique est d'un diagnostic bien plus difficile, presque impossible à la période apoplectique. La diagnose n'est pas ici éclairée par l'existence d'une source d'embolie, et les lésions chroniques des artères cérébrales, si elles sont une cause de thrombose, peuvent aussi être le point de départ d'une rupture vasculaire.

L'encéphalite se distinguera surtout par la précocité et l'intensité de la fièvre. Dans la paralysie générale on observe ce délire ambitieux et incohérent qui caractérise cette maladie, l'hésitation particulière de la parole, un tremblement des lèvres et de la langue qu'on peut aussi observer dans le ramollissement, mais à une période beaucoup plus avancée. En revanche, on n'y trouve pas cette ébauche d'hémiplégie (légère déviation de la face, abaissement d'une des commissures labiales), ni cet air hébété des ramollis chroniques. Nous ferons la même remarque au sujet de la sclérose en plaques parvenue à sa dernière période. Quoique certaines formes frustes de cette affection soient impossibles à distinguer du ramollissement chronique, dans les formes classiques, la connaissance de la marche des accidents suffit à écarter toute chance d'erreur. C'est encore sur cette marche qu'on s'appuiera pour éliminer l'hypothèse de tumeur cérébrale.

Pronostic. — Le ramollissement par embolie, quand il ne tue pas à la période apoplectique (et à ce moment les éléments du pronostic sont les mêmes que pour l'hémorragie), laisse une hémiplégie qui disparaît en peu de jours, ou, si elle dure plus longtemps, ne bénéficie pas de l'amélioration graduelle qu'on voit survenir dans la rupture vasculaire. Les douleurs y sont plus vives ; peut-être est-il moins sujet à la récidive. C'est donc une affection de haute gravité, mais non désespérée.

Il crée un infirme d'autant plus gêné qu'à l'hémiplégie vient se joindre l'aphasie. A la vérité, celle-ci peut s'améliorer énormément. Quant au ramollissement par thrombose, la marche des accidents, souvent interrompue, ne s'arrête jamais complètement. Le malade, dès ses premiers accidents, est fatalement condamné à mort, dans un délai parfois très court, parfois assez long, mais dépassant rarement deux ans.

Traitement. — Ce que nous avons dit du pronostic doit faire préjuger ce que nous avons à dire du traitement. Rien à faire pour la prophylaxie de l'embolie. Tout au plus peut-on, chez un cardiaque, ayant présenté déjà une embolie, n'employer qu'avec précaution les médicaments capables d'augmenter rapidement l'énergie des contractions cardiaques, et, par conséquent, de favoriser le détachement d'un caillot ou d'une portion de valvules. Dans les cas où l'on soupçonne une thrombose des vaisseaux cérébraux, l'iodure de potassium à titre d'agent eutrophique, le bromure de potassium comme régularisateur de la circulation cérébrale peuvent être employés, sans qu'on puisse en espérer de bien grands résultats. On maintiendra la liberté du ventre, on proscrira tout travail intellectuel, toute émotion. On évitera les excitants, thé, café, alcool. Dans l'apoplexie, si le malade est faible, languissant, on le réchauffera par l'eau chaude, les sachets de sable chaud. En cas de réaction exagérée, quelques révulsifs aux membres inférieurs, quelques sangsues aux apophyses mastoïdes, quelques purgatifs seront indiqués.

L'hémiplégie fournit les mêmes indications que celles de l'hémorragie cérébrale. L'aphasie qui persiste en même temps nécessite un traitement, non thérapeutique, mais en quelque sorte pédagogique. Il faut que le malade réapprenne peu à peu à parler. Les circonvolutions voisines ou celles du côté droit viendront peu à peu suppléer les circonvolutions frontales détruites.

L'antipyrine, le massage pourront améliorer les douleurs des membres. Enfin, l'agitation, le délire nécessitent l'usage des calmants : bromure de potassiun, valériane. Dans ces cas, Lasègue employait, avec un réel avantage, l'opium associé à la belladone.

Une pilule, contenant 3 centigrammes d'extrait thébaïque et 2 centigrammes d'extrait de belladone donnée le soir, procure assez souvent une nuit calme et tranquille.

ALB. LIANDIER, *de Paris.*

CHAPITRE XI

LOCALISATIONS CÉRÉBRALES

Le principe des localisations cérébrales est chose jugée aujourd'hui ; aussi nous abstiendrons-nous de discuter les théories contraires (Flourens, Brown-Séquard, Goltz). Avant d'aborder l'étude de notre sujet, rappelons les noms principaux de l'histoire des localisations : Bravais, Jackson, Dax, Broca, Fritsch, Hitzig, Ferrier, Nothnagel, F. Franck, Munk, et les travaux de l'Ecole de la Salpêtrière et de l'Ecole italienne. Nous examinerons d'abord les localisations faites dans l'écorce cérébrale (*centres corticaux*) ; ce sont les mieux étudiées ; puis celles que l'on a déterminées dans les noyaux gris centraux de l'encéphale (*centres infra-corticaux*) ; enfin, nous énumérerons les divers *faisceaux de substance blanche* qui unissent ces centres entre eux et avec les centres bulbo-médullaires. Les travaux contemporains ont démontré — contrairement à la doctrine de l'homogénéité fonctionnelle du cerveau, qu'il existait dans l'écorce cérébrale des territoires sensitivo-moteurs distincts, c'est-à-dire des agglomérations de cellules affectant avec les appareils sensoriels, sensitifs et moteurs de la périphérie des rapports toujours identiques. Ces « centres » corticaux sont le siège des sensations conscientes et des mouvements dits « volontaires » ; ils constituent comme un réservoir des images mentales, et, par là, ils sont le siège des processus psychiques. La physiologie expérimentale, la clinique, l'anatomie pathologique ont été simultanément mises à contribution pour délimiter sur l'écorce ces territoires fonctionnellement distincts ; disons de suite que cette délimitation n'a rien d'absolu ; « les centres n'étant que des régions de rapport maximum avec la fonction correspondante » (Obersteiner). Ces centres sont inexcitables mécaniquement, mais leur excitation électrique détermine, pour les centres sensitivo-moteurs, des réactions motrices et sensitives dans un groupe de muscles déterminés ; les mêmes phénomènes se produisent sous l'influence de lésions irritatives localisées de l'écorce (épilepsie corticale). La destruction expérimentale de ces centres, ou leurs lésions destructives entraînent l'abolition des mouvements correspondants ou l'effacement d'un groupe d'images sensorielles ou sensitives. Leur inertie fonctionnelle amène leur atrophie ; enfin, fait qui démontre bien le rôle physiologique qui leur est dévolu, les accès uni ou bilatéraux d'origine corticale épargnent, dans les parties du corps qu'ils envahissent, les groupes musculaires dont les centres moteurs ont été détruits. Les rapports de chaque centre fonctionnel de l'écorce avec les organes périphériques correspondants sont *bilatéraux* pour l'ouïe, la vue et l'olfaction ; pour la sphère sensitivo-motrice ils sont *unilatéraux* (l'hémisphère gauche commandant les mouvements du côté droit, et réciproquement), ou mieux, à *prédominance croisée*, car il n'y a pas d'entre-croisement *total* des faisceaux sensitif et moteur.

Centres sensitivo-moteurs. — Ces centres constituent pour chaque hémisphère la sphère à la fois sensitive et motrice de la moitié opposée du corps ; c'est en eux que s'emmagasinent les sensations cutanées (tact, douleur, température), articulaires, musculaires de cette région périphérique ; c'est là que s'organise la coordination complexe qui fait attribuer au mouvement l'épithète de « volontaire » ; « plus un groupe de muscles a coutume d'être soumis à l'influence de la volonté, plus il est puissamment représenté dans ces centres de l'écorce » (Obersteiner). La destruction de ces derniers produit des troubles de la motilité volontaire sans léser les mouvements automatiques et réflexes solidement organisés dans des centres infra-corticaux. Ferrier et Nothnagel avaient cru devoir admettre que la zone motrice avait un siège distinct de celui des centres des sensibilités cutanée et musculaire. Actuellement il existe un nombre croissant de faits en faveur de la nature mixte des fonctions de la zone excitable du cerveau, zone psycho-motrice ou *sensitivo-motrice*. Ces centres corticaux sont, en réalité, des points où l'excitation sensitive, devenue perception consciente, se transforme en impulsion motrice (Tamburini). Les expériences prouvent qu'après l'ablation des centres sensitivo-moteurs, il y a de l'incoordination et de l'anesthésie ; la clinique confirme ces résultats expérimentaux en montrant que la zone sensitive coïncide de tous points avec la zone dite motrice, sauf qu'elle paraît être plus étendue. L'étude de l'épilepsie corticale démontre encore que la zone excitable du cerveau est l'organe central des convulsions épileptiques et des troubles de la sensibilité qui les accompagnent. D'autre part, les lésions cérébrales déterminent des symptômes non seulement du côté opposé, mais aussi du même côté, par suite de l'absence d'entre-croisement total des faisceaux sensitif et moteur. Les centres sensitivo-moteurs se groupent presque tous sur la face externe des hémisphères, autour de la scissure de Rolando, qui sépare le lobe frontal du lobe pariétal.

Examinons méthodiquement la topographie de ces centres : Le *centre sensitivo-moteur du membre inférieur* (gauche s'il s'agit de l'hémisphère droit et réciproquement) est situé au niveau de la partie supérieure des deux circonvolutions frontale et pariétale ascendantes et du lobule paracentral qui constitue le prolongement de ces deux circonvolutions à la face interne de l'hémisphère. Dans cette zone, l'excitation électrique, partie d'arrière en avant, produit des mouvements des *petits orteils*, du *gros orteil*, du *genou*, du *pied*, et, tout à fait en avant, de la *hanche;* le centre des mouvements du gros orteil occupe exactement l'extrémité supérieure du sillon de Rolando. Les lésions localisées ont donné chez l'homme des résultats concordants (monoplégie crurale par lésion du lobule paracentral). Le *centre du sphincter anal* serait situé également dans le lobule paracentral à sa partie postérieure. Le *centre du membre supérieur* est situé immédiatement au-dessous du précédent ; le point dont les lésions donnent lieu, suivant leur nature, à une paralysie ou à des convulsions localisées au bras, est situé au tiers moyen de la frontale ascendante et empiète, en arrière du sillon de Rolando, sur la pariétale ascendante. L'examen électrique montre que les centres secondaires s'étagent de haut en bas dans l'ordre des segments du membre auxquels ils correspondent : *centres de l'épaule, du poignet, des doigts, de l'index, du coude, du pouce* (ce dernier, situé sur la pariétale ascendante, à l'extrémité du sillon inter-pariétal). (Becoor.)

Le *centre sensitivo-moteur de la face* est situé à la partie inférieure de la circonvolution frontale ascendante, avec empiétement sur la pariétale ascendante ; le *centre du facial supérieur* (occlusion des paupières) est complètement distinct de celui que nous étudions, qui porte le nom de *centre du facial inférieur*, on constate, en effet, dans l'hémiplégie par lésion des circonvolutions rolandiques que les muscles innervés par le facial supérieur sont indemnes. Le territoire de l'écorce destiné aux muscles innervés par la portion motrice du trijumeau, *centre masticateur*, est situé à l'extrémité inférieure de la frontale ascendante ; le *centre de l'hypoglosse* en est très voisin (Raymond et Artaud) ; pour Obersteiner, il siège à la partie postérieure de la troisième frontale. En avant de ces centres, au niveau de la racine de la troisième frontale, se trouvent les *centres du pharynx, du larynx*. Chaque centre laryngé a une action bilatérale incontestable sur l'occlusion de la fente vocale ; son extirpation bilatérale empêche l'adduction des cordes vocales (Krauss, Semon). C'est au niveau du pied de la troisième frontale de l'hémisphère gauche que se trouve situé le *centre du langage* (Broca) ; c'est là qu'aboutissent les sensations cutanées et musculaires provoquées par le fonctionnement des organes de la phonation, c'est là que siège la mémoire motrice d'articulation verbale. Des faits innombrables ont établi d'une façon définitive cette localisation du langage articulé en montrant la destruction du pied de la troisième frontale chez les aphasiques moteurs. (Voir *Aphasie*.) Au niveau du pied de la deuxième frontale, Exner, Charcot ont localisé le *centre des mouvements coordonnés de l'écriture ;* la lésion de ce centre déterminerait l'agraphie. De nouvelles recherches sont encore nécessaires pour démontrer cette dernière localisation. Schœfer et Horsley, Ferrier, placent *le centre des muscles du tronc* dans la première frontale, et notamment dans la partie située en avant du lobule paracentral. D'autres auteurs considèrent également les lobes frontaux et préfrontaux comme faisant partie de la sphère sensitivo-motrice et renfermant les *centres d'innervation des muscles du tronc ;* le développement de ces lobes chez l'homme serait en rapport avec la station verticale. Le *centre des mouvements de la tête* serait situé au niveau du pied des première et deuxième frontales.

Centres sensoriels. — Le *centre cortical de la vision* est situé dans le lobe occipital où viennent aboutir les radiations optiques. Les divergences ne portent que sur la délimitation très précise de l'étendue de ce centre : pour Henschen le centre visuel est au niveau de la scissure calcarine, pour Monakow il occupe les faces interne et externe du lobe occipital ; pour Vialet la scissure calcarine est le centre de la sphère visuelle, mais celle-ci s'étend encore sur toute l'étendue de la face interne du lobe occipital (cunéus, lobules lingual et fusiforme) ; elle est limitée en avant par la scissure perpendiculaire interne, en haut par le bord supérieur de l'hémisphère, en bas par le bord inférieur de la troisième occipitale, en arrière par le pôle occipital. La lésion de ce centre qui est le siège des sensations optiques et de la vision mentale, détermine une cécité partielle des deux rétines, pour la moitié correspondant au côté lésé ; cette hémianopsie bilatérale complète homonyme montre que chaque centre est en rapport avec la moitié de chacune des rétines et non uniquement avec la rétine de l'œil du côté opposé. Cependant, dans ces cas, la vision centrale est conservée : il faut donc admettre que chaque région maculaire rétinienne est en rapport avec les deux hémisphères à la fois, les fibres maculaires se divisant elles aussi en un faisceau direct et un faisceau croisé. Le *centre des images verbales graphiques* est complètement distinct du précédent : il est situé au niveau du lobule pariétal inférieur de l'hémisphère gauche (pli courbe et lobule du pli courbe; Magnan, Déjerine, Sérieux). La destruction de ce centre entraîne l'impossibilité de la lecture malgré que la vision persiste (cécité verbale). L'hémianopsie, qui complique parfois la cécité verbale, ne se produit qu'à la faveur d'une destruction dans la profondeur des fibres visuelles intra-cérébrales (Vialet).

Le *centre cortical de l'audition commune* serait situé dans les deux tiers antérieurs des deux premières circonvolutions temporales; le *centre de l'audition verbale* occupe le tiers postérieur de la première circonvolution temporale (Nothnagel, Seppili). La lésion de ce dernier centre donne lieu à une surdité portant uniquement sur les mots (surdité verbale) tandis que la perception des sons reste intacte. — Le *centre de l'olfaction* siégerait dans la circonvolution de l'hippocampe, dans l'écorce du tractus olfactif et dans le subiculum de la corne d'Ammon : la destruction bilatérale de ces points amènerait la perte absolue de l'odorat. Le *centre de la gustation*, très voisin du précédent, siégerait à la base et à la face interne des hémisphères. Aux organes périphériques des sens (œil, oreille, narines, etc.) sont annexés des groupes de muscles destinés à mouvoir ces appareils périphériques. Tamburini admet pour les territoires sensoriels ce qui a été dit plus haut des centres corticaux de la sensibilité cutanée et musculaire qui se confondent avec les centres des mouvements volontaires : il pense que dans les aires sensorielles de l'écorce existent les éléments moteurs des muscles annexés aux organes des sens. Tous les centres corticaux seraient donc mixtes, à la fois sensoriels (ou sensitifs) et moteurs. L'électrisation des centres sensoriels auditif, olfactif, détermine des mouvements des narines, des oreilles; les *centres moteurs des muscles de l'œil*, et du *facial supérieur* paraissent situés au niveau du lobule pariétal inférieur. Quoi qu'il en soit de ces dernières localisations motrices, le siège des centres sensoriels et surtout de ceux de la vision et de l'audition, semble actuellement fixé d'une façon définitive. Les lésions destructives de ces centres déterminent la surdité et la cécité corticales; leur excitation pathologique provoque le réveil des images qui y sont déposées, d'où les hallucinations visuelles, auditives, de même que l'excitation des centres sensitivo-moteurs produit des hallucinations kinesthétiques et des convulsions localisées. Les hallucinations sont aux centres sensoriels et à leurs lésions ce que l'épilepsie est aux centres moteurs : elles constituent une sorte d'épilepsie des centres sensoriels (Tamburini).

En outre des centres moteurs, sensitifs et sensoriels, on a voulu distinguer des **centres psychiques** : pour Hitzig le cerveau renferme les organes particuliers de la pensée abstraite, et on peut, à l'appui de sa conception, rappeler que les lésions des lobes frontaux altèrent beaucoup plus l'intelligence que celle de n'importe quelle zone sensorielle.

Soury, avec Goltz et Munk, nie formellement l'existence de *centres intellectuels* : « l'intelligence n'étant qu'une complexité croissante de sensations réflexes, corticales, aurait son siège partout dans l'écorce et nulle part en particulier » ; elle serait une fonction des faisceaux d'association (Meynert), une fonction d'ensemble du cerveau. Le lobe frontal renfermerait « seulement des centres sensitivo-moteurs en rapport avec l'ensemble des processus de l'écorce, des centres d'arrêt, de tension cérébrale, d'innervation des muscles qui se contractent dans le phénomène de l'attention » (Soury). Les lésions pathologiques et expérimentales des lobes frontaux donnent lieu à des phénomènes d'hyperexcitabilité réflexe et d'irrésistibilité motrice dus à la perte des actions d'arrêt.

Faisceaux de conductibilité. — Les différents centres corticaux sont mis en rapport les uns avec les autres par de nombreuses fibres commissurales qui constituent un vaste système dit des *faisceaux d'association*. Le corps calleux est formé par des fibres qui réunissent les portions symétriques des deux hémisphères entrant en jeu dans les mouvements bilatéraux associés et dans les perceptions simultanées; les fibres transversales du trigone (lyre) formeraient la commissure des deux cornes d'Ammon (Huguenin). La commissure blanche antérieure unit les circonvolutions temporales des deux côtés. En outre, dans chaque hémisphère, existent des systèmes de fibres unissant les divers territoires entre eux : les *fibres arciformes* réunissent les circonvolutions entre elles; les faisceaux d'association sont plus longs. Deux faisceaux longitudinaux s'étendent, l'un (*f. longitudinal supérieur*) du lobe frontal au lobe occipital (vision), l'autre (*f. longitudinal inférieur*) du lobe temporal (audition) au lobe occipital; d'autres, recourbés, vont du lobe frontal au

lobe temporal (*f. arqué*) ; de la troisième frontale aux circonvolutions temporales (*f. unciforme*) : de la circonvolution du corps
calleux à celle de l'hippocampe, unissant le lobe frontal et la partie
antérieure du lobe temporal (*f. de la circonvolution limbique*).
L'étude de ces faisceaux fait partie intégrante de notre sujet en
raison des symptômes localisés auxquels leur altération donne lieu.
L'importance de ces faisceaux au point de vue physiologique et
pathologique est considérable : ils servent à coordonner les incita-
tions parties des divers territoires de l'écorce et jouent ainsi un rôle
capital dans la production des réflexes psychiques. Leur lésion
entraîne l'impossibilité du *fonctionnement harmonique des divers
centres*, et donne lieu à des symptômes présentant des analogies
avec ceux produits par la destruction de ces derniers, malgré quelques différences sur lesquelles nous ne pouvons insister (aphasies de
conductibilité).

Il nous faut examiner maintenant brièvement les **centres cérébraux
infra-corticaux** situés dans les noyaux gris centraux (corps opto-
striés) et qui, pour certains auteurs, suppléeraient les centres de
l'écorce ; ils ne paraissent cependant pas servir aux mouvements
volontaires ni à la perception, mais aux *sensations simples* et *aux
impulsions motrices organisées*.

On sait peu de chose sur la physiologie du *corps strié*. Les résultats de l'expérimentation étant contradictoires, nous n'y insisterons
pas. Ferrier, Nothnagel voient dans le corps strié un centre où les
mouvements primitivement volontaires et appris tendent à s'organiser, à devenir *automatiques*. Luciani et Tamburini lui ont même
attribué des fonctions psycho-motrices ; enfin, pour Marchi, il aurait
des fonctions mixtes avec prédominance des fonctions sensitives. Un
fait confirmé, c'est que les lésions du noyau caudé produisent une
élévation de température.

La *couche optique* est considérée par certains auteurs comme
étant le centre réflexe des mouvements automatiques inconscients et
d'expression passionnelle, par d'autres comme ayant des fonctions
sensitives. La couche optique aurait, surtout par son tiers postérieur
(pulvinar), des relations étroites avec les radiations optiques. De même
les *tubercules quadrijumeaux antérieurs* font partie du système
nerveux optique dont ils constituent, avec la couche optique, les
centres infracorticaux (ganglions optiques réflexes) ; leurs lésions
déterminent des troubles visuels, variables depuis la diminution de
l'acuité visuelle jusqu'à l'amaurose. Il est vraisemblable qu'ils jouent
un rôle dans les réflexes pupillaires et même dans la sensation

visuelle, du moins chez certains animaux. Les lésions des *tubercules quadrijumeaux postérieurs* s'accompagnent de troubles analogues à ceux qu'on observe dans les lésions du cervelet; des recherches anatomiques récentes tendent à prouver que les tubercules quadrijumeaux postérieurs et les corps genouillés internes occupent, dans l'appareil central de l'ouïe, la place qui revient dans le domaine optique aux tubercules quadrijumeaux antérieurs et aux corps genouillés externes (centres infracorticaux de l'audition).

Les centres corticaux sont unis aux centres infracorticaux (de la base du cerveau, du bulbe et de la moelle) par des trousseaux de fibres blanches que l'on désigne sous le nom de *faisceaux du centre ovale (couronne rayonnante)*. On sait que la lésion de tel faisceau en rapport avec un centre déterminé donne lieu à des symptômes tout à fait spéciaux qui ont permis d'étendre à la substance blanche l'étude des localisations. Suivant leur distribution, Pitres a distingué des *faisceaux préfrontaux, pédiculo-frontaux* (fibres en rapport avec le pied des première, deuxième et troisième frontales), *frontaux, pariétaux* (fibres en rapport avec les centres des membres), *pédiculo-pariétaux* et *occipitaux*. La plus grande partie de ces faisceaux se rend de l'écorce aux centres du bulbe et de la moelle (faisceau pyramidal et faisceau sensitif). Ils convergent vers la base du cerveau et passent entre la couche optique et le noyau caudé en dedans, le noyau extra-ventriculaire en dehors. Ils constituent à ce niveau la *capsule interne* qui, sur une coupe horizontale, présente deux segments d'inégale longueur formant un angle que l'on désigne sous le nom de *genou*. Dans le segment antérieur se trouve le *faisceau* dit de l'*aphasie*, provenant de la troisième frontale; au niveau du genou, le *faisceau géniculé* comprend les fibres du facial inférieur, de l'hypoglosse et de la branche masticatrice du trijumeau; le *segment postérieur* renferme dans sa *partie antérieure* les fibres motrices des centres des membres supérieur et inférieur (faisceau pyramidal), et dans sa partie postérieure les fibres sensitives des mêmes régions (faisceau sensitif). Suivant que les lésions de la capsule interne portent sur cette partie antérieure ou postérieure, on observe, soit une hémiplégie, soit une hémianesthésie accompagnée parfois d'hémichorée, d'hémiathétose. Dans le faisceau pyramidal on a même distingué un faisceau *cortico-brachial* (antérieur) et un faisceau *cortico-crural* (postérieur). En arrière, et en dehors du faisceau sensitif, se trouve un faisceau important : les *radiations optiques*. Elles émergent de la partie postéro-externe du pulvinar et du corps genouillé externe, qui représentent, avec le tubercule quadrijumeau antérieur, les *centres ganglionnaires de la vision* et rayonnent d'avant en arrière vers le lobe occipital (cunéus, lobules lingual et fusiforme). Les unes se dirigent en bas vers la paroi inférieure du ventricule, les autres en dehors et en arrière en décrivant une large courbe à concavité interne, qui embrasse la corne occipitale pour se terminer dans les circonvolutions de la face interne et inférieure du lobe occipital (Vialet). En avant et en dehors du faisceau optique passeraient les autres fibres sensorielles.

L'extirpation ou les lésions destructives du *cervelet* produisent une *incoordination motrice* absolue avec conservation de la force musculaire; cette incoordination rappelle plutôt la marche de l'ivrogne que celle de l'ataxique (titubation cérébelleuse), et s'accompagne parfois d'embarras de la parole, de vertiges, de tendance à la pro- ou rétropulsion, de troubles trophiques et vaso-moteurs. On admet, en général, que le cervelet recevrait les impressions de la sensibilité musculaire, celles fournies par le nerf vestibulaire (*sens de l'équilibre*) et les sensations viscérales; il interviendrait pour modifier les mouvements du corps, et cela par l'intermédiaire des régions sous-corticales.

L'irritation des *pédoncules moyens* du cervelet produit des mouvements irrésistibles de rotation autour de l'axe avec menaces de chute d'un côté, accompagnés soit de nystagmus, soit d'une déviation permanente de l'œil. Quant aux *pédoncules cérébraux* leur lésion peut donner lieu, soit à une hémiplégie alterne (hémiplégie croisée avec paralysie faciale) (Gübler), ou strabisme externe et ptosis du côté de la lésion (Weber), soit à une hémichorée associée à une paralysie du moteur oculaire commun du côté opposé (syndrome de Benedikt). Ces faits s'expliquent par les rapports des pédoncules avec les nerfs facial et moteur oculaire commun.

Les notions fournies par l'étude des localisations cérébrales sont importantes au point de vue de la pathogénie des symptômes, du diagnostic des affections cérébrales et de leur siège, et enfin du traitement. On peut dire sans exagération que la théorie des localisations a porté la lumière dans la pathologie du cerveau : nous ne pouvons insister ici sur ce sujet; qu'il nous suffise de rappeler la signification précise qu'ont prise certains symptômes quand on a su les rattacher à une lésion anatomique déterminée. Citons par exemple l'hémiplégie, l'hémianesthésie, dues tantôt à une lésion corticale (circonvolutions rolandiques), tantôt à une lésion de la capsule interne; l'aphasie motrice (lésion de la troisième frontale), la cécité verbale (lésion du lobule pariétal inférieur), la surdité ver-

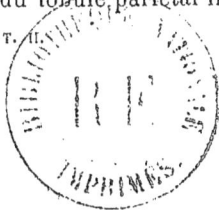

bale (lésion des premières temporales), l'hémianopsie (lésion du lobe occipital ou des radiations optiques), l'épilepsie jacksonienne (irritation de la zone excitable de l'écorce), les symptômes pseudo-bulbaires (lésions bilatérales des centres de l'hypoglosse, du facial inférieur, du larynx), le trismus (irritation du centre masticateur), l'ataxie cérébelleuse (lésion du cervelet), etc. On sait que la nature des lésions n'a que peu d'importance (ramollissement, hémorragie, tumeurs, méningites, etc.); ce qui est capital c'est leur mode d'action : lésion irritative (épilepsie, hallucinations) ou lésion destructive (paralysie, cécité corticale, etc.). Au point de vue thérapeutique, il est important de pouvoir délimiter avec précision le siège exact de l'altération anatomique. Dans certains cas (épilepsie jacksonienne, traumatismes du crâne), le chirurgien peut, grâce à la connaissance des rapports existant entre les circonvolutions et les parois du crâne (topographie cranio-cérébrale), arriver sûrement sur le foyer du mal. En résumé, la découverte des localisations cérébrales a été des plus fécondes au point de vue aussi bien de la physiologie du cerveau que de la clinique et de la thérapeutique.

Paul SÉRIEUX et TRÉNEL, *de Villejuif*,

Médecins de l'asile d'aliénés.

CHAPITRE XII

AMNÉSIES

L'amnésie est la perte de la mémoire, c'est-à-dire de « la faculté de rappeler les idées et la notion des objets qui ont produit les sensations » (Littré).

L'affaiblissement ou la disparition de cette propriété qu'ont les états de conscience de se *conserver*, de se *reproduire* et d'*être localisés dans le passé*, constituent un symptôme psychique d'une importance capitale au double point de vue clinique et médico-légal.

L'amnésie peut être *partielle* en ce sens que l'effacement des images mentales porte sur tel ou tel groupe isolé de sensations, par exemple sur l'ensemble, soit des images optiques, soit des images auditives, soit des images motrices, en laissant indemnes les autres. (Voir *Aphasies* : cécité et surdité verbales, etc.) L'amnésie peut, au contraire, être *générale* et intéresser tous les centres corticaux, quels qu'ils soient. L'amnésie peut encore se borner à l'effacement de certains épisodes de la vie psychique, sans en interrompre brusquement la trame continue ; elle peut au contraire être *totale* et supprimer pour la conscience une période plus ou moins longue de l'existence qui reste non avenue (amnésie épileptique). Enfin tantôt l'amnésie est *passagère* et *curable* (amnésies toxiques) ; tantôt elle est *progressive* (amnésies organiques). Rappelons encore que dans certaines formes, c'est la *localisation* des souvenirs dans le passé qui est atteinte ; dans d'autres c'est l'*acquisition* de nouvelles images mentales qui est compromise ; ou encore, c'est la *reproduction* des souvenirs anciens qui est défectueuse.

Nous distinguerons quatre groupes d'amnésies d'après leurs causes ; chacune nécessite d'ailleurs aussi une description particulière au point de vue de l'aspect symptomatique et du pronostic : 1° amnésies toxiques ; 2° amnésies traumatiques ; 3° amnésies des névroses ; 4° amnésies organiques.

1° Amnésies toxiques. — Dans ce groupe nous rangeons non seulement les amnésies causées par les intoxications aiguës ou chroniques, mais aussi les amnésies consécutives aux auto-intoxications (surmenage, neurasthénie, etc.), et aux infections (empoisonnement par les toxines microbiennes de la fièvre typhoïde, des fièvres éruptives, du choléra, etc.)

L'amnésie des *intoxications aiguës* (alcool, absinthe) se caractérise par un ensemble de symptômes qui peuvent présenter quelques particularités selon la nature du poison, mais dont les caractères généraux sont les suivants : l'amnésie débute brusquement, elle coexiste souvent avec des hallucinations surtout visuelles, ou des idées délirantes ; son intensité et sa durée sont proportionnelles au degré et à la durée de l'intoxication : elle va rétrocédant dès que le sujet, soustrait à l'action du poison, peut l'éliminer. Cette amnésie est due à l'action directe du toxique sur l'élément nerveux : à la période aiguë de l'intoxication, l'enregistrement des sensations est plus ou moins complètement suspendu par suite de l'état de confusion mentale, du manque d'attention. L'amnésie des *intoxications chroniques* est due aux modifications nutritives déterminées dans le protoplasma de la cellule nerveuse par la présence plus ou moins prolongée d'agents tels que les bromures, la nicotine, le mercure, le sulfure de carbone, l'oxyde de carbone, le plomb. Si l'intoxication chronique se continue suffisamment, elle finit par produire, non plus seulement des altérations fonctionnelles, mais des lésions organiques des divers éléments de l'écorce : à l'affaiblissement primitif de la mémoire qui aurait pu être enrayé par la suppression du poison, on voit succéder une amnésie progressive, incurable, qui rentre dans le groupe des amnésies organiques.

Les amnésies consécutives aux *intoxications d'origine infectieuse* ne présentent pas de cachet spécial : elles affectent, comme les amnésies dues aux intoxications aiguës dont nous les rapprochons, une bénignité le plus souvent remarquable, s'amendant en même temps que la maladie qui les a provoquées. Elles ne persistent que dans les cas assez rares où l'infection microbienne a déterminé des lésions organiques des éléments histologiques. Les amnésies liées au surmenage, à la neurasthénie, sont en général d'allures très atténuées et ne présentent pas de gravité.

2° Amnésies traumatiques. — Le début brusque, soudain, immédiatement consécutif au choc, est ici la règle. La perte du souvenir porte, tantôt sur l'accident même qui a provoqué l'amnésie, tantôt sur une période de temps variable antérieure au traumatisme (*amnésie rétrograde* ou *rétroactive*) ; tantôt enfin sur une certaine période consécutive au choc (*amnésie antérograde*). La durée de la période dont la conscience n'a pas gardé le souvenir varie de quelques minutes à quelques mois. Un bel exemple d'amnésie traumatique antérograde est celui de cette sage-femme qui, appelée pour faire un accouchement, fait une chute dans son escalier, se relève, parcourt un trajet de plus d'un kilomètre, reste plusieurs heures auprès de sa cliente, l'accouche, lui donne les soins nécessaires, et ne reprend conscience d'elle-même que six heures après sa chute, ayant complètement perdu le souvenir de tout ce qui s'était passé et ne sachant pas qu'elle venait de pratiquer à l'instant même un accouchement (Rouillard). Les amnésies traumatiques tendent habituellement vers la guérison : à moins de complications dépendant d'un traumatisme cranien, le pronostic est en général sans gravité.

3° **Amnésies des névroses.** — Ces amnésies forment une variété très distincte. Elles sont étroitement liées aux paroxysmes, convulsifs ou non, de l'hystérie ou de l'épilepsie. Dans l'épilepsie il s'agit d'une amnésie à début brusque, comme celui de l'amnésie traumamatique. La perte du souvenir des actes commis pendant le paroxysme épileptique ou dans la période de durée variable qui le suit, est complète, sauf dans des cas exceptionnels où il subsiste quelques souvenirs très confus. La perte des souvenirs est exclusivement limitée à la durée du paroxysme ou de l'état d'automatisme consécutif : la mémoire des faits antérieurs et postérieurs persiste intacte. Il y a donc une *lacune*, généralement très circonscrite, portant sur quelques minutes, quelques heures, quelques jours, plus rarement quelques semaines : cette lacune est totale. Cette amnésie épileptique d'un caractère si spécial, presque pathognomonique, est très importante à bien connaître au point de vue médico-légal ; elle est tellement caractéristique que sa présence doit toujours faire penser à l'épilepsie.

La même forme d'amnésie se retrouve dans l'hystérie (*automatisme somnambulique*) ; cependant dans cette névrose on rencontre surtout l'*amnésie périodique* comme dans les observations de *dédoublement de la personnalité* avec mémoire alternante. La vie du sujet se partage alors en deux séries d'états (*état prime* et *état second*) ; au cours de chacun d'eux le malade ne garde aucun souvenir de l'état opposé. Ajoutons que lorsqu'on peut hypnotiser ces sujets, le sommeil hypnotique les fait entrer dans leur état de condition seconde,

avec reproduction du souvenir de tous les actes accomplis pendant
les diverses périodes d'état second (Boeteau). Rappelons enfin qu'il
n'est pas exceptionnel d'observer à la suite de certaines psychoses
aiguës, à forme hallucinatoire, avec confusion mentale, une
amnésie plus ou moins accentuée portant sur l'accès délirant.

Amnésies organiques. — Ces amnésies sont les plus graves.
Dans les formes étudiées plus haut, les troubles de la mémoire
étaient transitoires et affectaient une bénignité relative. Au contraire les amnésies organiques comportent habituellement un pronostic fâcheux, en raison de leur marche progressive. Ce ne sont
plus de simples troubles fonctionnels, c'est une destruction plus ou
moins complète des images mentales et de leur substratum anatomique, la cellule nerveuse. Les amnésies de la paralysie générale,
de la syphilis cérébrale, de la démence sénile, de la démence épileptique, sont déterminées par les altérations organiques des divers
éléments de l'écorce du cerveau (vaisseaux, névroglie, cellules et
fibres nerveuses).

Au point de vue symptomatique, ces amnésies se caractérisent au
début par un simple affaiblissement ou de légères défaillances de la
mémoire, qui reçoit plus difficilement les impressions et les conserve moins aisément et moins longtemps ; puis les malades oublient
leur âge, leur adresse, s'égarent dans la rue, etc... On remarque,
conformément à la *loi de régression* de la mémoire, que le souvenir
des faits récents disparaît avant les souvenirs anciens ; lorsque
la mémoire des faits anciens est à son tour entamée, il y a
successivement perte des connaissances les plus complexes avant
celle des faits plus simples, etc. Plus tard ce sont les sentiments
affectifs qui s'émoussent et finissent ensuite par s'effacer complètement, laissant le malade dans une apathie complète. Les actes automatiques sont les derniers à disparaître. Il est rare d'observer l'évolution rapide de cette succession de troubles : la marche est habituellement lente, mais continue et progressivement fatale.

L'étude des amnésies est d'une importance capitale au point de
vue du diagnostic et du traitement des affections mentales. Nous
examinerons brièvement les *indications séméiologiques* fournies
par ces troubles.

Chez l'*enfant*, lorsque l'amnésie se développe d'une façon progressive et qu'elle n'est pas consécutive à une maladie infectieuse, on
s'assurera qu'il ne s'agit pas d'habitudes invétérées d'onanisme,
qu'il n'y a pas lieu d'incriminer le surmenage ; on pensera à la pos-

sibilité de l'intoxication oxycarbonée (poêles mobiles). Lorsque l'amnésie débute brusquement, deux seules conditions étiologiques peuvent être invoquées : l'influence d'une névrose (et surtout l'épilepsie), ou celle d'un traumatisme.

Chez l'*adulte* les amnésies à début brusque sont également susceptibles des mêmes interprétations. Les amnésies à marche lente devront d'abord faire penser à la paralysie générale, puis à la syphilis cérébrale, aux intoxications chroniques, volontaires (alcoolisme chronique), ou professionnelles (sulfure de carbone, mercure, etc.), à la neurasthénie.

Chez le *vieillard*, l'amnésie relève habituellement de l'athérome cérébral ; elle est liée tantôt à l'existence de foyers de ramollissement, tantôt à la démence sénile.

Terminons en insistant encore une fois sur la valeur symptomatique de l'amnésie : grâce à ses caractères parfois pathogomoniques, elle peut suffire pour mettre le médecin sur la voie du diagnostic (épilepsie); par la précocité de son apparition dans les lésions organiques du cerveau, elle en constitue souvent un signe révélateur, et fait prévoir la possibilité de troubles psychiques plus graves (paralysie générale, démence syphilitique, etc.).

Boeteau et Paul Sérieux, *de Villejuif*,
Médecins de l'asile d'aliénés.

CHAPITRE XIII

APHASIES

L'aphasie est caractérisée par l'altération ou l'abolition de la mémoire des signes conventionnels (langage articulé, écriture), servant à exprimer les idées. On sait que le *mot*, loin d'être une unité, constitue un *complexus* formé de quatre images mentales bien distinctes : l'*image auditive*, sensation (ou souvenir) du mot entendu; l'*image visuelle*, sensation du mot écrit ; l'*image motrice d'articulation*, sensations des mouvements nécessaires à l'articulation des mots; l'*image motrice graphique*, sensations des mouvements nécessaires pour écrire le mot (Charcot). Suivant que les troubles portent sur les diverses mémoires de l'audition verbale, de la lecture des mots écrits, de l'écriture ou de l'articulation des mots, on a les différentes formes d'aphasies qui suivent et que nous allons étudier isolément : 1° aphasie motrice ; 2° agraphie ; 3° cécité verbale ; 4° surdité verbale.

1° **Aphasie motrice.** — Elle est caractérisée par la perte plus ou moins complète de la faculté d'articuler les mots. L'aphasie motrice ne dépend nullement de la paralysie des muscles qui entrent en jeu dans le langage articulé (muscles de la langue, des lèvres, du larynx). Les organes périphériques de la phonation sont complètement indemnes : la preuve en est d'ailleurs fournie par ce fait que le sujet peut souvent prononcer certains mots isolés. Il ne s'agit pas non plus dans l'aphasie motrice pure de troubles de l'intelligence : le malade a conservé la mémoire de la chose qu'il veut exprimer, mais ce sont les moyens d'expression qui lui font défaut : il comprend ce qu'on lui dit et ce qu'il lit, il a conscience de son état. La cause de ce trouble réside dans une lésion de l'écorce cérébrale intéressant le centre de coordination des mouvements du langage articulé; l'aphasique a perdu les souvenirs de l'articulation des mots; il s'agit donc d'un symptôme d'ordre psycho-moteur. Les variétés d'aphasie motrice sont nombreuses; disons de suite qu'il est assez fréquent de les voir accompagnées d'une hémiplégie droite (fait qu'explique la situation respective des centres corticaux intéressés. Voir *Localisations cérébrales*). Certains aphasiques, malgré l'intégrité de leur intelligence et de leur appareil phonateur, sont dans l'impossibilité absolue d'articuler aucune syllabe : ils ne peuvent que répéter sans cesse la même lettre : *a... a... a...*; cependant leur regard, leurs gestes, leur physionomie, leurs actes indiquent clairement qu'ils comprennent tout ce qu'on leur dit. Quelquesuns ont à leur disposition un certain nombre de syllabes, toujours les mêmes : *ta... ta... tan... tan...*; d'autres peuvent prononcer quelques mots très usuels : *oui..., non..., bonjour...* Ces mots stéréotypés sont répétés invariablement à propos de tout. Quelquesuns de ces aphasiques moteurs, moins touchés, ont seulement des lacunes dans leur vocabulaire : ils se servent alors de périphrases pour suppléer au mot qui leur manque : « ce qu'on met sur la tête » pour : « *chapeau,* » etc. Certains ne savent plus former les phrases d'une façon grammaticale (agrammatisme); ils disent par exemple : « souhaiter le bonjour » pour : « je vous souhaite le bonjour ». On a observé des cas où l'aphasie, chez des sujets polyglottes, ne portait que sur une seule langue, respectant les autres. Ajoutons que l'aphasie motrice s'accompagne habituellement de troubles de l'écriture dont l'intensité est proportionnelle à celle des troubles d'articulation. La perte de la mémoire d'articulation qui cause l'aphasie motrice est due à une *lésion du pied de la troisième circonvolution frontale gauche* (Broca).

Il ne faut pas confondre avec l'aphasie motrice pure, la *paraphasie* caractérisée, non point par la perte des images motrices d'articulation, mais par l'emploi de mots incorrects, défigurés, ou ne répondant pas aux idées du sujet. Certains paraphasiques parlent avec abondance, mais leur langage, bien que convenablement articulé, n'est qu'un jargon bizarre, sans aucun sens, formé de mots complètement étrangers et incompréhensibles. La paraphasie paraît due à une lésion du centre auditif verbal ou des fibres qui en émanent.

A côté de l'aphasie motrice corticale que nous avons esquissée plus haut, nous devons citer brièvement l'*aphasie motrice souscorticale*, dans laquelle le sujet a conservé (le centre cortical, la troisième frontale, étant indemne), la notion du nombre des syllabes composant le mot; il ne peut parler, mais il peut écrire : ce sont les conducteurs qui partent du centre qui sont lésés. Dans *l'aphasie transcorticale*, le sujet, incapable de parler spontanément, peut chanter, réciter ou répéter, comme un écho, les mots prononcés devant lui (*écholalie*) ; la lésion siégerait également en dehors du centre moteur verbal.

2° **Agraphie.** — L'agraphie est caractérisée par l'*impossibilité d'écrire* malgré l'absence de paralysie de la main droite. Le sujet qui sait encore accomplir avec précision des travaux délicats, ne peut tracer que des caractères informes, rappelant rarement la forme des lettres qu'il voudrait écrire ; il y a d'ailleurs, comme pour l'aphasie, différents degrés d'agraphie, depuis la difficulté à écrire une phrase, jusqu'à l'incapacité absolue d'esquisser une seule lettre. Parfois le sujet, qui ne peut écrire, peut signer cependant assez correctement.

Les cas d'agraphie pure par lésion du centre cortical de la mémoire des mouvements nécessaires à l'écriture sont très rares, et la localisation de cette forme au niveau du pied de la deuxième frontale est encore à démontrer. Habituellement l'agraphie coexiste soit avec l'aphasie motrice (Trousseau), soit avec la cécité verbale (Déjerine, P. Sérieux). Dans le premier cas, si le sujet ne sait plus écrire, c'est que le langage écrit est étroitement lié au langage parlé, c'est que les troubles de la mémoire d'articulation retentissent sur le langage écrit : l'aphasique écrit comme il parle. Dans le second cas, le sujet ayant perdu la mémoire des images graphiques, puisqu'il ne sait plus lire (cécité verbale), devient par là même incapable d'écrire, en raison des connexions étroites qui existent entre le centre de la mémoire visuelle des mots et le centre des mouvements nécessaires à l'écriture : celle-ci n'est souvent qu'une copie des images optiques des lettres.

3° **Cécité verbale.** — La cécité verbale (Küssmaul) est caractérisée par la *perte de la compréhension des signes figurés par l'écriture* : le malade ne sait plus lire (*alexie*). Il voit très clairement les objets qui l'entourent et les reconnaît, il voit de même très distinctement les signes écrits ou imprimés, mais ne reconnaît plus ces derniers, bien qu'il n'existe ni lésions périphériques de l'œil, ni troubles intellectuels. Lettres et mots ne sont plus pour le sujet qu'une suite de traits singuliers dont la signification spéciale lui échappe. Il est dans une situation identique à celle où nous sommes quand nous avons sous les yeux une page de caractères chinois ou arabes : nous percevons nettement les traits de ces derniers, mais leur interprétation, leur lecture nous est impossible. La vision mentale des mots est abolie : le sujet ne peut se représenter des mots écrits. Il comprend d'ailleurs bien une question posée oralement; seules les images visuelles graphiques sont effacées par suite de l'altération ou de la destruction du centre où s'enregistrent les impressions des signes écrits avec leur signification. On distingue deux formes de cécité verbale : l'une dans laquelle aux symptômes précédents s'ajoute l'agraphie et qui est due à une lésion du centre des images visuelles verbales (*pli courbe de l'hémisphère gauche* (Déjerine, P. Sérieux : voir *Localisations cérébrales*), c'est la *cécité verbale corticale ;* l'autre forme, *cécité verbale pure*, est caractérisée par la persistance de l'écriture spontanée et de l'écriture sous dictée; la lésion n'intéresse pas alors le centre optique verbal, mais les faisceaux qui l'unissent au centre de la vision commune (Déjerine). On distingue encore la *cécité littérale* dans laquelle le malade ne peut lire les mots ni dénommer les lettres, et la *cécité verbale* proprement dite, l'asyllabie : les lettres étant reconnues ne peuvent être assemblées en mots. Citons encore la cécité pour l'écriture avec persistance de la lecture de l'imprimé. Ajoutons qu'habituellement la lecture des chiffres est indemne, et que la cécité verbale peut s'accompagner d'hémianopsie latérale droite homonyme.

4° **Surdité verbale** (Wernicke). — Il s'agit d'un trouble de tous points comparables à la cécité verbale : le sujet ne comprend plus ce qu'on lui dit; il paraît au premier abord atteint de surdité. L'ouïe a cependant conservé sa finesse puisque le moindre bruit est perçu nettement avec ses diverses qualités. Mais quand on lui parle, le sujet n'entend qu'une succession de bruits indistincts qui n'éveillent plus les souvenirs auditifs des mots et les images mentales qui leur correspondent : il est dans la même situation qu'un individu qui entend résonner à ses oreilles une langue inconnue. La surdité verbale tient à la destruction du centre des images auditives des mots qui siège dans les deux premières circonvolutions temporales gauches. Déjerine admet deux formes de surdité verbale : dans la première (*surdité verbale corticale*), le centre auditif verbal est détruit; le sujet privé des images acoustiques des mots est gravement atteint dans son langage intérieur; il y a des troubles de la lecture, de l'écriture et de la paraphasie, trouble bien différent de l'aphasie motrice comme nous l'avons vu plus haut (mots défigurés, jargon incompréhensible). Dans la seconde forme, *surdité verbale pure*, le centre

auditif verbal est intact (la lésion porte sur les faisceaux avoisi-
nants); bien que ne comprenant pas les paroles, le sujet a conservé
le langage intérieur, il saisit le sens de ce qu'il lit et parle correctement : il n'y a pas de paraphasie.

Toutes ces formes diverses d'aphasies motrices ou sensorielles
peuvent se grouper, se combiner en donnant naissance à des types
cliniques très variés : la surdité verbale s'accompagne assez souvent
de cécité verbale (aphasie sensorielle). L'agraphie est associée fréquemment soit à l'aphasie motrice d'articulation, soit à la cécité
verbable; parfois les cas sont encore plus complexes.

On peut ranger dans deux grandes classes les maladies qui
simulent les aphasies. Dans la première rentrent les altérations de
langage liées à des troubles fonctionnels des organes périphériques,
soit de la phonation, soit de l'écriture, soit de la vision ou de l'audition. Dans la seconde sont groupés les troubles du langage d'origine psychique, relevant des diverses maladies mentales.

1° *Troubles d'origine périphérique.*— Parmi les symptômes pouvant simuler plus ou moins l'aphasie motrice et l'agraphie, nous
citerons brièvement les troubles du langage relevant de la glosso-
plégie que l'on constate dans l'hémiplégie de la sclérose en plaques,
de la paralysie agitante, de la paralysie ou de la contracture de certains nerfs craniens, de la paralysie labio-glosso-laryngée, et les
troubles moteurs dus à l'hémiplégie droite, etc. Dans ces différents
cas, on constatera facilement que les troubles du langage parlé ou
écrit sont nettement d'origine périphérique, qu'ils sont liés à la
paralysie de certains muscles intervenant dans la phonation ou dans
l'écriture. La cécité verbale, la surdité verbale sont plus aisément
méconnues; il n'est pas rare de voir des sujets atteints de surdité
verbale considérés comme sourds. Les erreurs pour ce qui est de ces
troubles d'origine périphérique sont évitées par l'examen attentif
des organes qui servent aux fonctions de réception (œil, oreille), ou
de transmission (langue, main) du langage.

2° *Troubles d'origine centrale.*— Les diverses affections mentales,
organiques ou non, donnent lieu à des troubles du langage qui doivent être distingués des aphasies motrices ou sensorielles. On a vu
parfois des aphasiques pris à tort pour des aliénés, par exemple des
aphasiques moteurs incapables de prononcer autre chose que des
syllabes ou des mots toujours identiques, des paraphasiques qui se
servent d'un jargon incompréhensible, des sujets atteints de surdité

verbale qui ne comprennent aucune question. Nous avons vu que, chez ces différents malades, l'intelligence est assez souvent presque complètement intacte; on aurait donc tort de juger de l'état psychique des patients d'après les troubles du langage qu'ils présentent. Pour éviter les erreurs on examinera avec soin l'état mental du sujet à l'aide des centres que la lésion a respectés (on interrogera par exemple un sujet atteint de surdité verbale à l'aide de questions écrites, etc.); les symptômes concomitants (délires), la marche générale de la maladie fourniront d'utiles indications.

Parmi les affections qui peuvent donner lieu à des confusions, citons la paralysie générale, les diverses démences, les délires de persécution (avec leurs néologismes), la mélancolie, l'hystérie, la surdimutité. Pour ce qui est du *mutisme mélancolique*, l'aspect extérieur du malade et les autres symptômes rendent une erreur difficile. Dans le *mutisme hystérique* le sujet est incapable d'articuler un seul mot, une seule syllabe, tandis que l'aphasique a généralement quelques monosyllabes à son service. D'autre part, l'aphasique a des troubles de l'écriture : celle-ci est indemne dans le mutisme hystérique.

Une fois établi, le diagnostic des troubles aphasiques et de leur forme simple ou complexe, il faut en déterminer la *cause;* la chose importe, au point de vue du pronostic et du traitement. Deux hypothèses peuvent se présenter : l'aphasie dépend ou de troubles purement dynamiques ou de lésions organiques du cerveau. Dans le premier cas, il faut penser aux névroses (épilepsie, hystérie) dont on recherchera les stigmates, aux intoxications, au surmenage, à la migraine ophtalmique. Dans le second cas, qui se présente le plus fréquemment, on pensera à un foyer de ramollissement, à la syphilis, à une tumeur cérébrale. Les anamnestiques, la coexistence d'une hémiplégie, d'un état d'affaiblissement intellectuel, l'âge du malade entrent en ligne de compte. Le pronostic des aphasies est habituellement grave, car dans la majorité des cas on a affaire à une lésion cérébrale; parfois cependant, même dans ces cas, les troubles peuvent s'amender.

BOETEAU et Paul SÉRIEUX, *de Villejuif,*
Médecins de l'asile d'aliénés.

CHAPITRE XIV

HÉMIANESTHÉSIE

Etiologie. — L'hémianesthésie est généralement provoquée par une lésion cérébrale en foyer.

Elle peut toutefois encore être produite par l'hystéro-épilepsie, le saturnisme, l'alcoolisme et, dans des cas rares, par la fièvre typhoïde, les vastes brûlures, etc.

Symptomatologie. — La peau a perdu la sensibilité au contact, à la douleur, à la température. Les parties profondes peuvent également être anesthésiées.

Le sens musculaire est affaibli et peut même être aboli. En général, le malade a grand'peine à diriger ses mouvements, quand on lui fait fermer les yeux.

Les muqueuses de la langue, de la bouche, du voile du palais, la cornée même peuvent être plus ou moins insensibles.

Les grands réflexes ont disparu.

Du côté des sens, on constate une diminution du goût, de l'ouïe, de l'odorat, une diminution de l'acuité visuelle et un rétrécissement concentrique du champ visuel.

Anatomie pathologique. — Autrefois, en France, on plaçait le siège des lésions qui provoquaient l'anesthésie dans la protubérance annulaire, dont on faisait le siège du *sensorium commune*. En Angleterre on plaçait le siège de la même lésion dans les couches optiques.

Il est regrettable qu'on ne se soit pas occupé de la question dans d'autres pays, car il est fort probable qu'on aurait placé les lésions de l'hémianesthésie dans pas mal d'autres endroits encore.

Aujourd'hui on a changé tout cela, jusqu'à nouvel ordre,

Il *semble* aujourd'hui démontré que la lésion de l'hémianesthésie d'origine cérébrale, avec participation de tous les sens, siège dans le tiers postérieur de la capsule interne, qui est le prolongement des fibres blanches du pédoncule, lesquelles vont s'épanouir en éventail dans l'hémisphère et forment ainsi la couronne de Reil.

Quand la lésion porte sur la région lenticulo-optique de la capsule interne, il y a hémianesthésie et hémiplégie à des degrés variables ; quand la lésion porte au contraire sur la région antérieure ou lenticulo-striée de la capsule interne, il y a hémiplégie seule sans hémianesthésie.

Jusqu'ici l'expérimentation *semble* confirmer les résultats obtenus par la clinique.

Physiologie pathologique. — Pourquoi une lésion de la capsule interne produit-elle l'hémianesthésie?

« Les centres de sensibilité, les points où les impressions extérieures viennent aboutir et produisent les sensations, sont probablement dans l'écorce grise. La capsule interne est tout simplement une région dans laquelle passent les conducteurs qui font parvenir les impressions périphériques aux centres véritables.

« Le grand intérêt de cette région vient de ce que c'est un carrefour, que tous les conducteurs centripètes d'une moitié du corps s'y trouvent réunis sous un petit volume, et qu'alors une seule lésion peut les altérer tous. Au delà de ce point, ces fibres s'éparpillent en éventail dans l'hémisphère, et une lésion en foyer, circonscrite, ne peut plus les atteindre toutes en masse, et développer l'hémianesthésie de tout un côté du corps.

« Voilà comment les lésions de cette région, et probablement de cette région seule, peuvent produire l'hémianesthésie et une hémianesthésie complète. » (Grasset.)

Traitement. — Le traitement de l'hémianesthésie d'origine cérébrale doit être basé sur les effets de l'électrisation et de la métallothérapie.

On a remarqué en effet que, quand on électrisait la peau du côté hémianesthésié, la sensibilité revenait. Vulpian explique ce fait en admettant qu'il y a dans la capsule interne des fibres conservées, non détruites, mais seulement engourdies, et que, quand on les excite, même à distance, elles rétablissent les communications de tout le côté avec l'encéphale.

Burq a d'autre part démontré que, chez les malades atteints

d'anesthésie, quand on applique sur la peau divers métaux, comme l'or, le cuivre, le fer, on peut par un de ces métaux faire disparaître l'anesthésie. Le métal qui réussit n'est pas le même pour chaque malade. L'un est impressionné par le fer, l'autre par l'or ou l'argent.

Émile LAURENT, *de Paris.*

CHAPITRE XV

HÉMICHORÉE

Symptômes. — L'hémichorée constitue un symptôme qui succède généralement à l'hémiplégie. Quand la paralysie est devenue flasque, il se produit des mouvements anormaux dans le côté paralysé.

Ces mouvements se produisent au repos; ils sont irréguliers et s'exagèrent quand le malade veut faire des mouvements volontaires.

Plus le malade concentre son attention sur ses membres, pour empêcher ces mouvements, même au repos, plus ils s'exagèrent.

La face peut aussi être prise, et il se produit alors une sorte de tic facial.

Cette hémichorée s'accompagne presque toujours d'hémianesthésie. Mais, au lieu d'être post-paralytique, elle peut dans quelques cas rares, être pré-paralytique et devancer les symptômes paralytiques.

Anatomie pathologique. — Charcot place le siège de la lésion dans la partie postérieure de la capsule interne, dans la région lenticulo-optique. Seulement la lésion porterait plus spécialement sur les faisceaux situés en avant et en dehors de ceux de l'hémianesthésie, et recouvrant l'extrémité postérieure de la couche optique.

« En somme, dit Grasset, la lésion de la capsule interne ne doit plus être considérée comme le point de départ exclusif de l'hémichorée; celle-ci peut résulter d'une altération d'un point quelconque du faisceau pyramidal; si le segment postérieur de la capsule interne est le plus habituellement en cause, c'est en raison de la concentration, à ce niveau, des fibres motrices cortico-pédonculaires. »

Variétés. — 1° *Hémiathétose.* — Cette forme post-hémiplégique d'hémichorée est toute différente, au point de vue séméiologique, de l'athétose qui n'est qu'une forme de la chorée. C'est une variété de l'hémichorée, correspondant probablement à la même lésion.

Selon Hammond, elle est caractérisée par un mouvement incessant des doigts et des orteils et par l'impossibilité de maintenir ces
parties dans la position, quelle qu'elle soit, où on cherche à les
fixer.

2° *Hémiataxie*. — Cette forme, plus rare, diffère des précédentes
en ce que les mouvements anormaux ne se produisent plus au repos,
mais seulement quand le malade veut exécuter des mouvements. Ces
mouvements anormaux ont alors un caractère ataxique.

3° Enfin on a cité quelques faits où les mouvements anormaux présentaient les caractères de ceux qu'on observe dans la sclérose en
plaques.

Émile LAURENT, de Paris.

CHAPITRE XVI

ENCÉPHALITES

Historique. — L'encéphalite est l'inflammation du tissu de l'encéphale. Considérée comme très fréquente autrefois, alors que sous cette dénomination on comprenait la plupart des lésions aiguës ou chroniques du cerveau (ramollissement, suppuration, etc...), c'est principalement depuis les recherches de Hayem en 1868, qu'elle a été nettement circonscrite et que l'on n'étudie plus sous ce nom que deux formes : l'une aiguë, partielle et circonscrite, encéphalite suppurative, et l'autre chronique, encéphalite néoplasique aboutissant à la sclérose cérébrale.

Au point de vue anatomique on pourrait décrire une troisième forme subaiguë désignée par Hayem sous le nom d'encéphalite hyperplastique, mais son histoire pathologique et clinique n'est pas encore faite. L'encéphalite chronique, coïncidant presque toujours avec une méningite aiguë ou chronique, rentre dans l'étude de la méningo-encéphalite : nous n'envisagerons donc que l'encéphalite aiguë dans cet article.

Étiologie. — L'encéphalite aiguë, considérée dans ses caractères cliniques, est primitive ou secondaire.

Les causes directes de l'encéphalite sont assez mal connues et l'action pathogénique du froid, de la chaleur, des fatigues sensorielles déterminant non seulement une irritation fonctionnelle, mais encore une irritation nutritive, n'est qu'une simple hypothèse. Elle est quelquefois favorisée par une influence héréditaire et ses causes occasionnelles les plus fréquentes sont : les excès vénériens ou alcooliques, les fatigues cérébrales et l'insolation. On la rencontre plus souvent chez l'homme que chez la femme et surtout entre l'âge de la puberté et quarante-cinq ans.

L'encéphalite secondaire n'est qu'une lésion de voisinage produite soit par un traumatisme céphalique, soit par des tumeurs des méninges ou du cerveau, soit encore et plus fréquemment par les inflammations de l'oreille. On la rencontre aussi après le typhus (Bamberger), dans le rhumatisme aigu, dans la diphtérie et dans le cours de la syphilis. Dans ce dernier cas, c'est une tumeur gommeuse provoquant par irritation directe une encéphalite périphérique, ou bien sans qu'il y ait tumeur gommeuse, elle est directement produite par l'action de la syphilis sur le cerveau (Jaksch).

Anatomie pathologique. — Le foyer inflammatoire varie du volume d'un pois à celui du poing. Il occupe soit les corps striés, soit les couches optiques, soit la couche grise corticale, soit le cervelet. Plus rarement il siège dans les parties blanches centrales d'un hémisphère. Généralement il n'existe qu'un seul foyer dans les inflammations primitives, mais il peut en exister plusieurs dans les inflammations secondaires. La fragilité des éléments nerveux explique leur rapide dissociation et leur destruction par le travail pathologique, de sorte que le ramollissement est fréquent.

L'évolution complète du foyer d'encéphalite comprend quatre phases successives dont les trois premières ne sont que la préparation pour ainsi dire à la suppuration.

Dans la première il y a une congestion plus ou moins intense aboutissant quelquefois à des hémorragies capillaires. Cette hypérémie peut aboutir à une congestion généralisée et produit une coloration rouge vif des tissus. L'exosmose vasculaire suit de près cette fluxion. Les tissus sont imbibés d'un exsudat séreux ou fibrineux qui dissocie les éléments et entraîne le ramollissement caractéristique de l'encéphalite. Dans une troisième phase le foyer d'encéphalite passe du rouge au rouge jaunâtre ou même au jaune par suite de la transformation de l'hématine et de la formation cellulaire qui caractérise la suppuration. Voici donc la quatrième phase constituée et trois cas peuvent se présenter : 1° il y a infiltration purulente dans les éléments du foyer et dans la zone périphérique, l'abcès présente alors une forme irrégulière, il creuse le tissu voisin et peut gagner la surface du cerveau ou celle des ventricules; 2° il y a collection centrale avec infiltration périphérique; 3° il y a collection nettement circonscrite avec enkystement par une membrane de nouvelle formation. Ces deux derniers modes constituent l'abcès du cerveau. Il occupe surtout la substance blanche, la plupart du temps unique, il varie du volume d'un pois à celui d'une pomme.

Régulièrement arrondi ou ovalaire, il est rempli d'un pus bien lié analogue au pus phlegmoneux ordinaire.

La membrane limitante n'apparaît que vers la quatrième semaine formée de fibres conjonctives et de cellules à granulations graisseuses. Quelquefois le pus subit la métamorphose caséeuse et peut même se calcifier. Dans d'autres cas l'abcès s'accroît par augmentation du contenu et la membrane se perfore, il fuse au loin faisant subitement irruption dans les cavités ventriculaires ou au dehors par l'oreille, l'orbite ou le nez, lorsqu'une cause quelconque a affaibli la résistance des os. Dans l'encéphalite secondaire, le pus devient sanieux et fétide si la cause permet l'arrivée de l'air dans le foyer.

Symptômes. — L'irrégularité d'allures et la variété des symptômes de l'encéphalite en rendent la description clinique très difficile. L'étude anatomo-pathologique que nous avons faite des différentes phases de la maladie fait déjà pressentir qu'à la phase d'hypérémie correspondra une période de symptômes d'excitation et qu'à la phase de ramollissement ou de suppuration pourra correspondre une période de dépression, double cause de complexité dans les symptômes. D'un autre côté ceux-ci peuvent être circonscrits, c'est-à-dire dépendants de la lésion locale, ou diffus, résultant des effets produits par la lésion soit dans son voisinage, soit dans la totalité de l'encéphale : congestion, œdème ou troubles fonctionnels variables dans leur durée, leur sphère d'action, leur répétition, leur brusquerie ou leur lenteur de développement; autant de causes pathogéniques qui rendent impossible la description de l'universalité des cas. Mais d'une façon générale on peut décrire à l'encéphalite deux périodes : une période prodromique et une période d'état.

Les symptômes de la période prodromique ne sont que des symptômes de congestion cérébrale : pesanteur de tête, céphalalgie, vertiges, troubles de la vue, contractures, fourmillements, secousses involontaires dans les membres. On observe quelquefois un embarras temporaire de la parole, des désordres de la miction, des mouvements incertains, hésitants. La maladie se confirme soit par l'exagération graduelle de ces prodromes, soit par l'apparition d'une attaque d'apoplexie, de convulsions ou de délire. L'apoplexie est rare comme phénomène initial et elle est de peu de durée, mais elle s'accompagne toujours du symptôme le plus constant et le plus caractéristique de l'encéphalite, la contracture. Qu'elle soit unilatérale ou qu'elle occupe les deux côtés du corps, qu'elle existe seule ou accompagnée de strabisme ou d'embarras de la parole, cette contracture se retrouve toujours. A la contracture viennent s'ajouter des mouvements convulsifs rythmiques ou choréiformes très rarement généralisés et offrant alors les caractères de la convulsion épileptiforme. Ce mode de début semble plutôt appartenir à l'encéphalite développée autour de productions pathologiques intra-craniennes. Les troubles de l'idéation n'existent pas toujours dès le commencement, mais, dans certains cas, le délire est tellement précoce qu'il semble un des modes d'invasion de la maladie. Certains sujets présentent de l'amnésie partielle, d'autres de l'aphasie, et d'autres enfin une paralysie ordinairement de forme hémiplégique alternant avec des contractures. L'état de la sensibilité est très variable et souvent on voit l'anesthésie succéder à une hyperesthésie plus ou moins vive.

Quels que soient les phénomènes de début, l'encéphalite est toujours accompagnée pendant les premiers jours d'une augmentation de la température qui dépasse rarement 39°,5, et d'une accélération du pouls. La constipation est opiniâtre, les urines rares et chargées. Les nausées et les vomissements sont fréquents, de même que la céphalalgie qui pourtant peut manquer complètement.

C'est au moment où la maladie est bien établie que viennent agir sur les symptômes les influences pathogéniques variables que nous avons signalées. Deux cas principaux peuvent se présenter : ou bien la maladie suit une marche régulière, ou bien elle est traversée par des périodes d'amélioration qui, toujours trompeuses, sembleraient l'indice d'une guérison possible. Dans le premier cas, les symptômes d'excitation persistent pendant plusieurs jours, de trois à huit ordinairement ; puis survient la phase de dépression caractérisée par la paralysie, la torpeur, l'incontinence des matières, le coma et terminée enfin par la mort. Celle-ci peut être très rapide et survenir brusquement soit par syncope, soit par asphyxie dans un des accès convulsifs de la période d'irritation. Dans le deuxième cas, après les phénomènes d'excitation, survient une phase d'apaisement où il ne reste qu'un peu de céphalalgie ou quelque désordre soit intellectuel, soit physique qui démontre bien qu'il ne s'agit que d'une rémission de durée très variable, et coïncidant avec la terminaison du travail de suppuration et la formation d'un abcès limité. De temps à autre, se montrent dans cet état morbide lent et continu, des phénomènes aigus de convulsions, de contractures, de délire, indiquant l'extension de l'altération locale. Cette aggravation progressive, ou une hémorragie, ou une méningite secondaire emportent le malade ; mais il peut arriver aussi que la mort soit foudroyante lorsque l'abcès s'ouvre brusquement soit dans les ventricules, soit à la surface du cerveau.

Dans l'encéphalite secondaire, et particulièrement dans celle qui est consécutive au traumatisme et à l'otite, il semblerait que la formation de l'abcès soit latente et non accompagnée des symptômes d'excitation caractéristiques du début. Nous croyons que dans bien des cas présentés sous cette forme, les phénomènes fébriles et céphaliques ont été rapportés exclusivement au traumatisme et à l'otite qui les expliquaient suffisamment, alors qu'ils pouvaient fort bien être l'effet aussi de l'inflammation cérébrale secondaire. Il se passe ici ce que nous avons déjà signalé sous le nom de phase d'apaisement. Après une rémission, un semblant de guérison qui a duré une semaine ou même plusieurs, à l'occasion d'un effort, d'une fatigue ou sans cause appréciable, surviennent des convulsions, un coma rapidement mortel, si déjà la mort n'a pas été soudaine par irruption du pus dans le tissu cérébral ou dans les ventricules. Aussi croyons-nous qu'on doit être extrêmement réservé sur le pronostic d'un traumatisme du crâne ou d'une lésion pathologique des os qui composent la boîte cranienne. La mort est la terminaison fatale de l'encéphalite suppurative et aucun fait probant n'est venu démontrer jusqu'ici soit la résorption de l'abcès, soit la guérison avant la phase de suppuration.

Diagnostic. — Pour diagnostiquer l'encéphalite et ne pas la confondre avec l'hémorragie et la nécrobiose cérébrales, on s'appuiera sur la fréquence et la longueur des prodromes, sur l'acuité et la fièvre de la période initiale, sur l'apparition précoce de la contracture et des convulsions et enfin sur l'aggravation constante des accidents.

Dans la méningite simple, la fièvre est plus accentuée : le thermomètre monte à 40° et au-dessus, la céphalalgie et les vomissements sont persistants, le délire très vif et les phénomènes spasmodiques très diffus.

L'hémorragie ventriculaire, qui produit aussi subitement du coma et de la contracture, est apyrétique et sans prodromes. Relativement à son origine, l'existence d'un traumatisme, d'une carie du rocher, de lésions orbitaires ou nasales, de la syphilis, de la diphtérie, quelle que soit la distance entre l'accident primitif et l'apparition des phénomènes cérébraux, mettra sur la voie du diagnostic.

C'est la marche typique de l'abcès cérébral qui permettra de le distinguer, soit de la nécrobiose chronique, soit des tumeurs du cerveau. Les différentes phases qui répondent à la formation, à l'enkystement et à l'agrandissement de l'abcès, phases dont nous avons décrit les symptômes, révèlent nettement par leur régularité qu'il s'agit d'un abcès du cerveau. A elle seule la troisième période ou période paroxystique peut, lorsque les deux autres ont manqué, établir le diagnostic exact grâce à ses poussées subites, à la rareté relative des troubles psychiques et à l'absence presque constante de lésions cardio-vasculaires ; car différents symptômes la distinguent de la nécrobiose qui d'ailleurs appartient généralement à un âge plus avancé. Les tumeurs de l'encéphale s'en différencient d'abord par la notion des antécédents, puis par les symptômes qu'elles produisent du côté des nerfs craniens, enfin par le caractère épileptiforme des convulsions.

Traitement. — Le traitement de l'encéphalite à son début est celui de la congestion cérébrale : émissions sanguines générales ou locales, applications froides, irrigation continue sur la tête, tels sont les moyens d'urgence à employer. Ensuite on administrera un purgatif énergique suivi de l'emploi du calomel à doses fractionnées, toutes les heures un paquet de 0,005. La plupart du temps, quels que soient les moyens employés, tartre stibié, vésicatoires, et enfin moxas et sétons de l'ancienne médecine, ils échouent contre la gravité de la maladie. Si l'on a lieu de croire à une origine syphilitique, on devra instituer la médication spécifique mixte, iodure de potassium et mercure simultanément. Le diagnostic de l'abcès, une fois établi, un certain nombre d'observations récentes sembleraient démontrer l'utilité de la trépanation et du nettoyage antiseptique du foyer ; mais nous n'osons nous prononcer encore sur les indications formelles de cette grave opération. Elle nous paraîtrait plus particulièrement utile lorsqu'à la suite d'un traumatisme, on aurait à craindre la rétention de produits organiques, cause très fréquente d'une propagation intra-cranienne de l'inflammation. D'un autre côté, il est certain que dans le but de prévenir une encéphalite secondaire d'origine traumatique ou auriculaire, les émissions sanguines et les mercuriaux employés de bonne heure, jouissent d'une réelle efficacité.

Bouton, *de Besançon,*
Chef des travaux anatomiques à l'École de médecine

CHAPITRE XVII

PORENCÉPHALIE

Anatomie pathologique. — La porencéphalie consiste dans des pertes de substance du cerveau qui intéressent les circonvolutions et pénètrent plus ou moins profondément dans les hémisphères.

Les pertes de substance peuvent se rencontrer dans les deux hémisphères.

Les méninges sont habituellement intactes.

Étiologie et pathogénie. — L'affection a toujours une origine fœtale. Les uns l'attribuent à un arrêt de développement, les autres à une hydrocéphalie primitive.

Grasset et la plupart des auteurs se rallient à l'idée d'une encéphalite primitive, d'une inflammation chronique et congénitale du cerveau, dans laquelle la sclérose aurait dépassé le stade d'atrophie pour aboutir à la perte de substance.

Symptomatologie. — On peut noter dans la porencéphalie des attaques convulsives, des paralysies, des contractures, de l'aphasie, des troubles de l'intelligence, de la sensibilité générale, de la vue et de l'ouïe.

Le crâne est habituellement déformé et présente les lésions de la microcéphalie ou de l'hydrocéphalie. Plus souvent il existe un aplatissement frontal très manifeste.

Au point de vue clinique, Grasset distingue deux formes de l'affection : dans l'une, les troubles intellectuels l'emportent sur les manifestations somatiques : c'est l'idiotie d'origine porencéphalique ; dans l'autre, on retrouve le type classique de la paralysie spasmodique infantile.

Émile Laurent, de Paris.

CHAPITRE XVIII

HÉMIPLÉGIE SPASMODIQUE INFANTILE

Synonymie et définition. — L'hémiplégie spasmodique infantile n'est qu'une expression clinique, la plus fréquente, de la sclérose cérébrale. C'est en somme un syndrome caractérisé par une hémiplégie congénitale ou survenant dans la première enfance, et s'accompagnant de troubles trophiques, de troubles du mouvement, de troubles de l'intelligence.

Cazauvielh l'étudia un des premiers sous le nom d'*agénésie cérébrale;* J. von Hein l'appela *hémiplégie spasmodique cérébrale;* on l'a encore appelée : *paralysie cérébrale infantile, polyencéphalite aiguë, polyencéphalite supérieure,* etc.

Étiologie. — On ne peut invoquer avec quelque autorité que trois causes : l'hérédité névropathique, les traumatismes et les maladies infectieuses.

Anatomie pathologique. — Au point de vue anatomique, l'hémiplégie spasmodique infantile n'est pas une entité univoque. « C'est l'aboutissante clinique de toutes les lésions qui détruisent une partie soit de circonvolutions cérébrales, soit de la substance blanche, soit des noyaux centraux. » (E. Auscher.)

Par conséquent les scléroses cérébrales, les hémorragies, les ramollissements, les plaques jaunes, les kystes constituent les lésions primitives de cette affection.

Quant aux lésions secondaires qui sont, d'ailleurs, encore fort peu connues, elles doivent forcément consister dans l'atrophie de certaines parties de l'encéphale et de la moelle. On a même noté, dans certains cas, l'atrophie du nerf olfactif et du nerf optique.

Symptomatologie. — Au milieu de la santé ou quelquefois au cours d'une maladie, généralement une maladie infectieuse, l'enfant est pris d'une crise convulsive limitée à un seul côté. Ces convulsions sont plus ou moins prononcées et peuvent prendre le caractère épileptiforme. Elles peuvent durer quelques minutes comme quelques heures.

Si l'enfant ne succombe pas, elles sont généralement suivies d'une période de collapsus et de sommeil. Puis, quand l'enfant se réveille, il est paralysé du côté où se sont produites les convulsions; il est hémiplégique.

La paralysie est flasque et reste flasque pendant des semaines, des mois. Dans quelques cas exceptionnels, elle disparaît. Dans la majorité des cas, au contraire, elle est remplacée par une contracture qui intéresse plus particulièrement le membre supérieur.

Cette contracture peut n'être que légère et se manifeste surtout quand l'enfant veut faire un mouvement. D'autres fois et plus fréquemment, elle immobilise les membres dans une position fixe. Pourtant cette contracture peut être souple. « Elle cède sans peine, sans autre sensation que celle qu'on éprouverait en manipulant une cire malléable, et passe du groupe des fléchisseurs au groupe des extenseurs, quand on vient à défléchir le membre fléchi; au bout de quelques instants, les doigts étendus reviennent dans la flexion; de même pour l'avant-bras, s'il est fléchi, la moindre impulsion le ramène dans l'extension forcée. » (Raynaud.)

Cette contracture détermine des mouvements involontaires, tantôt lents et exagérés (hémiathétose); tantôt brusques, incoordonnés, étendus à tout un membre (hémichorée).

Une atrophie du côté hémiplégié ne tarde pas à se produire, avec diminution de la force musculaire, troubles vaso-moteurs, et troubles trophiques peu marqués du côté de la peau.

Si l'enfant commençait à parler, il se produit de l'aphasie, en même temps que l'intelligence est atteinte. Bourneville distingue trois degrés : l'enfant est ou arriéré, ou imbécile, ou idiot. Les cas où l'intelligence se conserve intacte sont rares.

En résumé, on peut dire que l'hémiplégie spasmodique infantile est composée de trois périodes : 1° période éclamptique ou convulsive; 2° période de paralysie flasque; 3° période de contracture avec troubles moteurs, trophiques et intellectuels.

Complications. — Je n'en citerai qu'une seule qui est très fréquente : c'est l'épilepsie. L'hémiplégie spasmodique ne va guère sans quelques crises épileptiques.

Diagnostic. — Chez l'adulte, il est facile ; chez l'enfant, c'est beaucoup plus délicat. On pourrait confondre cette affection avec la chorée chronique, l'athétose double, et surtout avec la paralysie spinale infantile qui pourtant ne présente que très exceptionnellement la forme hémiplégique.

Pronostic. — Il est toujours grave. L'enfant peut périr pendant la période convulsive. S'il résiste, la guérison complète est extrêmement rare, et quelques auteurs doutent même qu'elle puisse se produire.

L'enfant reste généralement un arriéré au point de vue intellectuel et un misérable infirme au point de vue physique.

Traitement. — Pendant la crise convulsive on aura recours aux divers moyens employés contre les convulsions infantiles, aux calmants et aux hypnotiques accoutumés (chloral, sulfonal, bromures, codéine, etc., etc.).

Contre la paralysie et les contractures je ne signalerai que trois moyens, les seuls qu'il me paraît rationnel d'appliquer, mais au début seulement, pendant les premiers mois : le massage et les frictions, l'hydrothérapie sous forme de bains chauds, l'électricité faradique et statique.

L'hypnotisme et la suggestion pourraient peut-être rendre des services pour relever et développer l'intelligence. Dans tous les cas, c'est un moyen à essayer.

Émile LAURENT, *de Paris*.

CHAPITRE XIX

SYPHILIS CÉRÉBRALE

Étiologie. — L'artérite est une affection très fréquente ainsi que le prouvent les autopsies de syphilitiques, chez lesquels elle fut recherchée avec soin. Elle appartient plus spécialement à l'âge adulte, apparaissant avant quarante ans, et, quoiqu'elle caractérise la phase tertiaire de l'infection, il n'est pas rare de la rencontrer peu après les premiers mois.

Les lésions syphilitiques des artères sont primitives ou consécutives, celles-ci se montrant comme épiphénomène dans le cours des tumeurs gommeuses du voisinage, des exostoses, des ulcères. Elles ne sont que le résultat de la compression ou de la destruction ulcérative. On les rencontre plus rarement que les lésions primitives qui, déjà entrevues par beaucoup d'auteurs anciens, n'ont été vraiment mises en lumière que par Virchow, Lancereaux, Pellizzari, etc. Les grands progrès de l'anatomie pathologique ont, en effet, permis de prouver qu'il existe une variété de dégénérescence particulière à la syphilis, les tuniques artérielles n'étant pas plus que les autres tissus, réfractaires au développement du syphilome.

Anatomie pathologique. — C'est principalement sur les petites artères du cerveau que ces lésions ont été reconnues et cette localisation s'explique par la présence d'une gaine lymphatique autour de ces vaisseaux, la syphilis ayant une tendance particulière à envahir les tissus lymphatiques.

La faible étendue des lésions, leur limitation précise et leur fréquente symétrie bilatérale accusent le caractère tertiaire du mal.

Dans les points malades, le vaisseau offre une coloration blanche opaque, alors que les parties saines ont une teinte bleuâtre. Quelquefois de petites nodosités font saillie à l'extérieur et il n'est pas rare de trouver des minimes poches anévrysmales accolées au vaisseau. Dans d'autres cas, on trouve un rétrécissement avec atrophie cicatricielle et interruption de la voie sanguine. Ces rétrécissements sont dus à un épaississement et à un soulèvement de la tunique interne qui va jusqu'à obturer le vaisseau et déterminer la coagulation du sang.

Au microscope on reconnaît facilement que la tunique moyenne reste étrangère au processus et se trouve comprimée entre les tuniques externe et interne infiltrées.

Au début, une prolifération intense double le volume de la tunique externe ; les éléments cellulaires sont distinctement fusiformes, parallèles entre eux et dirigés suivant le contour extérieur du vaisseau. Tel est du moins leur aspect au commencement de l'infiltration, car à mesure qu'elle se développe on la voit provoquer des foyers multiples, autour desquels on trouve assez souvent des cellules géantes, tandis que le centre subit la transformation granulo-graisseuse.

Mais c'est surtout la tunique interne qui est modifiée. Agglomération des éléments cellulaires nouveaux, qui deviennent granuleux ; aplatissement et accumulation des cellules dans les couches internes de la tunique ; formation d'une sorte d'endothélium, qui, peu à peu soulevé par la prolifération, proémine sous forme de végétation dans le canal vasculaire et le rétrécit de plus en plus : telles sont les modifications que l'on observe. Dans certains cas, les éléments embryonnaires de cette tunique ainsi modifiée sont entraînés par le courant sanguin, ils se rencontrent, se fusionnent et oblitèrent le vaisseau par la formation d'un tissu scléreux, bien caractéristique de la syphilis.

La tunique musculaire est peu atteinte par le processus. Elle s'infiltre quelquefois, prend un aspect noueux dû au dépôt d'éléments embryonnaires, et la compression exercée sur elle par les tuniques voisines amène soit une infiltration granulo-graisseuse des fibres cellules, soit leur disparition dans la fusion cicatricielle générale. Dans quelques cas, on a vu la tunique moyenne disparaître complètement, alors que se produit une résorption des épaississements dans les autres tuniques et c'est dans ces conditions que la pression sanguine suffit, sinon à rompre la paroi artérielle, du moins à la distendre, provoquant ainsi la formation de poches anévrysmales.

Symptômes. — Ce sont les troubles trophiques viscéraux qui décèlent les lésions spécifiques vasculaires. Des douleurs de tête, des accès épileptiformes, des vertiges, un affaiblissement progressif de toutes les fonctions cérébrales, quelquefois des fourmillements dans les membres caractérisent l'oblitération carotidienne ou basilaire. La mort survient soit subitement, soit après une période plus ou moins longue de coma pendant lequel le malade, privé de connaissance, semble avoir perdu tout besoin de respirer. Les mouvements du thorax deviennent, en effet, irréguliers par suite d'un défaut de coordination dans les contractions alternatives des muscles inspirateurs et expirateurs.

Lorsqu'il s'agit d'une lésion des artères cérébrales proprement dites, on voit apparaître une céphalalgie frontale intense surtout pendant la nuit, puis différents changements dans les fonctions psychiques et les organes des sens. Ces phénomènes qui semblent annoncer l'ischémie cérébrale ne sont que la période prodromique de la seconde phase de la maladie. Celle-ci se caractérise par le coma, avec ou sans perte de connaissance, avec abolition variable du mouvement, quelquefois avec hémiplégie complète, ou bien avec aphasie, paralysie limitée, tantôt brusque, tantôt graduelle, mais généralement transitoire. Le plus souvent ces symptômes s'amendent et disparaissent, mais au bout de quelques mois la récidive se produit, compliquée d'un délire mélancolique ou érotique, de paralysie des sphincters, de contractures, de crises épileptiformes, de fièvre continue et le tout se termine par la mort.

Les troncs artériels des membres n'étant qu'exceptionnellement atteints, les symptômes de l'artérite syphilitique se confondent dans ce cas avec ceux d'une obstruction artérielle quelconque.

Diagnostic. — La connaissance des antécédents, l'apparition du mal chez un jeune sujet peuvent en faire soupçonner la nature syphilitique. Mais il faut encore distinguer l'artérite de la tumeur gommeuse. Dans le cas de gomme spécifique, les phénomènes de chorée, d'épilepsie partielle unilatérale, les vomissements, les troubles de la sensibilité ouvrent la scène. Les désordres psychiques et l'aphasie sont subits et poussés de suite à l'extrême; la céphalalgie excessivement violente indique l'endroit lésé par le point qu'elle occupe. On voit se produire des convulsions au lieu de contractions et la plupart du temps les organes des sens participent aux troubles généraux.

Pronostic. — Autant par la cause qui lui a donné naissance que par ses effets, l'artérite syphilitique est une affection grave. Il est à peu près hors de doute maintenant qu'elle peut produire et produit souvent des dilatations anévrysmales. Que ces anévrysmes se développent sur les artères du cerveau ou sur les autres troncs artériels, les conséquences en sont les mêmes et on doit toujours considérer le pronostic comme fâcheux. S'il est vrai, en effet, qu'un traitement approprié et énergique a pu amener la diminution et quelquefois la disparition de ces poches artérielles, il est vrai aussi que dans bien des circonstances tout traitement a été inutile et rien n'a pu entraver la marche des accidents hémiplégiques ou autres.

Traitement. — Le seul traitement à employer, c'est le traitement spécifique qui, malgré la gravité de l'affection, a pourtant donné des résultats inespérés. Iodure de potassium et toniques, tels sont les seuls remèdes. Si le médecin est consulté au début des accidents, il devra agir énergiquement pour parer au développement de troubles plus sérieux et administrer l'iodure à forte dose, 4 et 5 grammes par jour. Toutefois, comme l'estomac ne supporterait pas toujours une semblable médication irritante, il sera bon de diluer le sel dans une assez grande quantité de liquide à ingérer en plusieurs fois. On pourra combiner l'ingestion de l'iodure par la voie stomacale et par la voie rectale, au moyen de lavements et réussir ainsi à faire absorber de fortes doses rapidement, surtout chez les sujets affaiblis et dont les fonctions digestives sont languissantes.

Quant aux toniques, on les emploiera sous toutes leurs formes de façon à rendre l'organisme plus résistant et à lui permettre de supporter les frais de la diathèse, contre laquelle on lutte par les spécifiques.

BOUTON, *de Besançon,*

Chef des travaux anatomiques à l'École de médecine.

CHAPITRE XX

ATHÉROME CÉRÉBRAL

Étiologie et pathogénie. — L'athérome cérébral n'est, la plupart du temps, qu'une manifestation locale de l'artério-sclérose généralisée et si, par ses symptômes ou plutôt ses complications, cette affection semble constituer une entité morbide distincte, son étude étiologique et anatomo-pathologique rentre dans celle qui a été faite de l'athéromasie.

Ses causes ne sont donc que celles qui ont été signalées pour l'artério-sclérose : arthritisme, herpétisme, intoxications, surmenage physique et intellectuel, auquel se joignent des excès alimentaires, maladies aiguës lorsqu'elles ont porté sur le système artériel, et probablement modifications du sang. Nous ne savons pas encore d'une façon très exacte comment ces diverses causes peuvent agir pour créer l'altération des artères, mais il est probable que plusieurs facteurs étiologiques se trouvent réunis; sous l'influence de l'état général, goutte, arthritisme, surmenage, etc., le sang est vicié dans ses qualités chimiques et devient une cause d'irritation pour les artérioles (Stoll), en même temps qu'il peut en déterminer le spasme soit en agissant directemement sur elles, soit en agissant par l'intermédiaire du système nerveux central. La lésion des petites artères ainsi créée va produire secondairement le processus scléreux.

Symptômes. — Au point de vue clinique, les symptômes de l'athérome cérébral sont de deux ordres : les uns sont des troubles circulatoires ou fonctionnels dus au spasme des vaisseaux; les autres sont des troubles organiques consécutifs, soit à l'altération elle-même des tuniques artérielles (anévrysmes miliaires et hémorragies), soit à l'absence de nutrition des territoires irrigués par ces artères.

Des céphalalgies violentes caractérisent la première phase. D'abord intermittentes et légères, elles s'accentuent à l'occasion du mouvement, d'une fatigue intellectuelle pour prendre ensuite une forme continue et extrêmement pénible. A cette céphalalgie viennent se joindre des étourdissements de peu de durée, de véritables accès de vertiges qui s'accompagnent de nausées et de vomissements; en un mot les signes d'une anémie cérébrale à forme lente. Après quelques jours, quelquefois après quelques heures, tous ces symptômes s'amendent et tout semblait rentré dans l'ordre lorsque soudain apparaissent les signes d'une hémorragie ou d'un ramollissement, lésions qui caractérisent la phase des troubles organiques. Ces deux complications se présentent ici avec tous les caractères qu'elles offrent habituellement et leurs symptômes ayant été étudiés ailleurs, nous n'y reviendrons pas.

Il est de règle que l'athérome cérébral soit, comme nous l'avons dit en commençant, la localisation de l'artério-sclérose, par conséquent la consistance des artères périphériques sera souvent un indice précieux pour le diagnostic. Certaines autopsies ont démontré l'existence de plaques athéromateuses dans les artères du cerveau, alors qu'il n'en existait pas ailleurs; on comprend dans ce cas l'impossibilité d'établir un diagnostic exact. La gravité de l'affection ressort de l'étude de ces deux complications presque inévitables : le ramollissement ou l'hémorragie cérébrale.

Traitement. — Le traitement sera celui de l'artério-sclérose en tant que traitement prophylactique. On luttera contre les différents symptômes qui pourront se présenter au moyen des prescriptions formulées pour l'hémorragie et le ramollissement.

BOUTON, *de Besançon,*

Chef des travaux anatomiques à l'École de médecine.

CHAPITRE XXI

TUMEURS CÉRÉBRALES

Étiologie. — Nous désignerons sous ce nom les productions pathologiques persistantes et limitées qui ne dépendent ni de l'encéphalite suppurée, ni de l'hémorragie cérébrale. Quelle que soit la différence de structure ou la signification nosologique de ces nombreuses lésions, leur étude clinique peut se faire d'une façon assez rationnelle, si on n'envisage que leur action sur les organes encéphaliques. Nous verrons, en effet, que dans leur expression clinique, des produits fort différents présentent une analogie remarquable.

Tout d'abord, malgré le peu de notions précises que nous fournit la science sur leur étiologie, nous pouvons diviser ces tumeurs en quatre grandes classes.

Les unes, diathésiques ou constitutionnelles, comprennent le cancer, le tubercule, le syphilome. Ce sont les plus communes. Le cancer, plus fréquent chez l'homme, et de trente à soixante ans, est ordinairement primitif et isolé. Le tubercule, rarement primitif, appartient plus spécialement à l'enfance jusqu'à la puberté. Le syphilome se montre à tous les âges, aussi bien chez le nouveau-né issu d'origine syphilitique (Howitz) que dans les autres périodes de la vie. Il appartient à la syphilis constitutionnelle et, de même que le cancer et le tubercule, n'est, somme toute, qu'une manifestation locale de la maladie générale.

Les tumeurs accidentelles, sarcomes, gliomes, etc., sont plus fréquentes après quarante ans, mais nous ne savons absolument rien sur leur étiologie.

Les tumeurs vasculaires sont les anévrysmes des branches artérielles volumineuses. On les observe à tout âge, principalement entre quarante et soixante ans et ils semblent provoqués souvent dans l'endartérite, la dégénérescence athéromateuse ou graisseuse, en un mot dans un système artériel déjà altéré, par la moindre cause occasionnelle, effort, chute ou traumatisme.

Les tumeurs parasitaires, dues au développement d'un embryon de cysticerque ou d'échinocoque, sont plus fréquentes chez l'homme que chez la femme. Les cysticerques s'observent plutôt chez les adultes et chez les vieillards et les échinocoques chez les enfants et les jeunes gens.

Anatomie pathologique. — Nous serons bref sur l'anatomie pathologique des tumeurs cérébrales, renvoyant à l'étude particulière de chacune de ces productions pathologiques.

Ces tumeurs se développent aux dépens des méninges, de la substance cérébrale ou des vaisseaux. Les unes, d'origine orbitaire, pénètrent dans le cerveau après avoir débuté au dehors : les autres se développent dans la boîte cranienne et la perforent ensuite pour apparaître à l'extérieur.

Le cancer prend indifféremment son point de départ dans le cerveau lui-même ou dans les parties voisines.

L'encéphaloïde, qui est le plus fréquent, peut acquérir le volume d'une orange et perforer le crâne pour faire saillie au dehors. Le sarcome mou est plus lent et moins envahissant dans son évolution. Le gliome s'accompagne quelquefois d'hémorragies.

Le tubercule siège plus souvent dans le cervelet, le mésocéphale ou les hémisphères cérébraux. Il se présente tantôt sous forme de granulations isolées, tantôt sous forme de tumeurs volumineuses dues à l'agglomération de ces granulations et, dans ce dernier cas, il n'est pas rare de voir son centre passer soit à l'état caséeux, soit à l'état crétifié.

La syphilis peut donner naissance à des tumeurs osseuses et périostiques, au syphilome infiltré ou aux gommes. Celles-ci sont les plus fréquentes de ces altérations : très variables dans leur volume, elles envahissent de préférence les parties moyennes de la base du cerveau (Fournier). Dans sa marche, la gomme subit la dégénérescence caséeuse, se ramollit, se liquéfie et peut déterminer la formation de kystes.

Les anévrysmes n'atteignent jamais un volume considérable, ils occupent plutôt les artères de la base et le tronc basilaire.

Symptômes. — Le siège des tumeurs modifie tellement leurs symptômes qu'une étude méthodique en est presque impossible.

Tout d'abord il est certaines de ces lésions qui se développent lentement dans la masse blanche hémisphérique, les lobes postérieurs et les corps opto-striés (lésions tolérantes de Jaccoud) et qui peuvent rester longtemps silencieuses, la tolérance cessant brusquement lorsque survient l'hémorragie ou le ramollissement consécutifs à l'irritation que provoque la tumeur.

Au point de vue pathogénique on peut grouper les symptômes en phénomènes d'excitation et d'irradiation, phénomènes de compression et phénomènes des lésions secondaires. A chaque groupe se rattachent deux ordres de caractères cliniques, les uns : phénomènes circonscrits et localisés ; les autres : phénomènes diffus, dénotant un trouble général de l'innervation encéphalique.

C'est à la description de ces deux ordres de symptômes que nous nous attacherons.

Les phénomènes diffus apparaissent en général les premiers et n'ont aucun rapport constant avec le siège de la tumeur. Le plus précoce d'entre eux est la céphalalgie soit générale, soit partielle, quelquefois intermittente et paroxystique. Elle peut durer plusieurs semaines avec une intensité variable et la violence de ses exacerbations nocturnes plaide souvent en faveur de l'origine syphilitique. Presque en même temps apparaissent des tintements d'oreilles, des troubles de la vue, des fourmillements dans les membres et quelquefois un véritable délire consécutif à une sorte d'agitation intellectuelle. Ces différents phénomènes sont le résultat de l'excitation encéphalique générale provoquée par le travail morbide local.

D'autres malades accusent du vertige comme symptôme initial, vertige produisant de l'incertitude dans la démarche et déterminant des chutes avec perte momentanée de connaissance. Ils éprouvent dans le cerveau des sensations étranges, ballottement d'un corps mobile, déplacement d'un liquide, pression excentrique d'un corps qui grossit sans cesse. Ces phénomènes paraissent plutôt dus à la compression générale.

Dès cette première phase de la maladie ou peu de temps après, apparaissent des symptômes d'excitation mésocéphalique. Des vomissements ont lieu sans nausées, sans troubles gastriques, sans efforts ; que l'estomac soit vide ou qu'il renferme des aliments, ces vomissements se répètent tant que le malade ne prend pas la position couchée.

Ils coïncident souvent avec une constipation opiniâtre.

Les convulsions épileptiformes constituent un des symptômes les plus constants. Elles sont absolument identiques, au point de vue de leurs caractères cliniques, à celles de l'épilepsie essentielle et le diagnostic deviendrait fort difficile si l'absence d'antécédents n'était là pour faire songer de suite à une tumeur cérébrale. Il existe pourtant une sorte d'épilepsie partielle qui serait presque toujours l'indice d'une tumeur voisine des circonvolutions fronto-pariétales. Ici le malade ne perd pas connaissance. Les convulsions localisées (épilepsie hémiplégique de Bravais et de Jakson) commencent par le bras pour s'étendre ensuite à la tête, ou bien par la face pour envahir ensuite les membres.

Les phénomènes de foyer sont des symptômes circonscrits produits par les lésions secondaires ou par la compression locale. Ils sont caractérisés par des paralysies à apparition tantôt lente et graduelle, tantôt rapide, et très variable, suivant le siège et l'étendue de la tumeur. Les aspects multiples de ces paralysies peuvent cependant se grouper en trois classes : hémiplégies, paralysies des nerfs craniens, troubles de la vue.

Rarement on observe une hémiplégie complète et totale des membres et de la face, analogue à celle que produit l'hémorragie cérébrale.

Il s'agit plus souvent d'une hémiplégie partielle, localisée à un bras ou à un bras et à la face, indice d'une tumeur qui siège au niveau des circonvolutions motrices fronto-pariétales. Une tumeur du mésocéphale, ou plusieurs tumeurs, ou encore une tumeur volumineuse comprimant l'hémisphère cérébral et l'un des nerfs craniens, produisent l'hémiplégie alterne ou croisée qui porte d'un côté sur les membres et de l'autre côté sur un ou plusieurs nerfs craniens.

Lorsque la tumeur atteint la partie postérieure de la capsule interne, l'hémiplégie s'accompagne d'hémianesthésie et d'hémichorée.

La plupart du temps, ces différentes variétés d'hémiplégies sont précédées de fourmillements du pied ou de la main, d'engourdissement, de faiblesse, en un mot d'ébauches de paralysies.

Il est rare de les voir débuter brusquement comme celles de l'hémorragie et de l'embolie cérébrales. Les tumeurs qui leur donnent naissance sont le plus souvent des gommes syphilitiques méningées ou cérébrales.

Les paralysies des nerfs craniens sont aussi très variables suivant leur étendue et leur origine. Plusieurs nerfs peuvent être atteints à la fois, ou bien un seul, ou encore l'une des branches d'un de ces nerfs. Dans ce dernier cas on observe soit une paralysie périphérique, la lésion atteignant l'une des branches née d'un tronc commun, soit une paralysie centrale, la lésion atteignant la branche nerveuse à son origine alors qu'elle n'est pas encore réunie au tronc commun. Ainsi une tumeur corticale des circonvolutions motrices peut produire une hémiplégie incomplète (Landouzy) une tumeur siégeant à la partie postérieure du lobe pariétal du côté opposé peut provoquer dans la sphère du moteur oculaire commun la chute de la paupière supérieure comme unique symptôme de paralysie.

Les plus fréquentes de ces paralysies des nerfs craniens sont d'origine syphilitique. Elles se développent rapidement et se confirment dans l'espace de quelques heures (Fournier), atteignant par ordre de fréquence le moteur oculaire commun, le moteur oculaire externe, le pathétique, le facial...

Parmi les troubles de la vue on a noté l'hémiopie, l'amblyopie, l'amaurose que caractérisent à l'examen ophtalmoscopique les lésions d'une névro-rétinite (Abadie).

Si tels sont parmi les symptômes diffus et les phénomènes de foyer les signes les plus communs des tumeurs cérébrales, il en est pourtant d'autres qui, quoique plus rares, n'en ont pas moins une grande importance. Ce sont l'aphasie, le ralentissement exagéré du pouls, la syncope, les attaques apoplectiformes, le coma, la manie.

L'aphasie peut se montrer comme phénomène isolé dès le début de la syphilis cérébrale. Elle est transitoire ou permanente, seule ou associée à des troubles hémiplégiques et semble due à la compression de l'artère nourricière de la troisième circonvolution frontale. Lorsque la tumeur intéresse le bulbe, la protubérance ou les nerfs vagues, les fonctions de respiration et de circulation sont troublées de bonne heure. Dans les autres circonstances ces fonctions ne sont atteintes que dans les derniers jours de la vie par suite des progrès de la tumeur, du rétrécissement cranien ou de l'entrave qu'apportent les lésions secondaires aux mouvements automatiques bulbaires. C'est alors que le pouls devient petit, filiforme et se ralentit considérablement.

On observe dans les tumeurs cérébrales un coma particulier, précoce, survenant parfois brusquement surtout dans les lésions syphilitiques et tout à fait distinct de celui qui suit les attaques épileptiformes et apoplectiformes, ou de celui qui est associé aux troubles de l'œdème cérébral.

Diagnostic. — Les rémissions trompeuses qu'on observe dans la marche de l'affection, les épisodes de méningite intercurrente et enfin les attaques apoplectiformes consécutives aux lésions secondaires sont bien faites pour égarer le diagnostic ou le rendre incomplet et par suite conduire à un pronostic fautif.

Pour que le diagnostic soit complet il faut déterminer l'existence, le siège et la nature de la tumeur. Les symptômes que nous avons étudiés indiqueront l'existence et, la plupart du temps, le siège de l'affection. Quant à la nature, elle est plus difficile et quelquefois même impossible à distinguer quand il s'agit des tumeurs dites accidentelles.

Les malades affectés de tumeurs diathésiques présentent des conditions générales particulières : syphilis antérieure ou actuelle, manifestations tuberculeuses, teinte jaune paille et cachexie du cancéreux. La syphilis se montre à tout âge, les tubercules sont propres aux sujets jeunes et varient comme durée entre quelques semaines et cinq ou six années. Le volume variable du cancer en détermine la durée, mais comme souvent la mort arrive avant la cachexie, pour en préciser la nature, on se basera sur l'âge et les antécédents héréditaires.

Les malades porteurs de tumeurs anévrysmales sont des adultes ou des vieillards sans diathèse, sans antécédents suspects et atteints en pleine santé. La fréquence des attaques apoplectiques, la précocité des paralysies unilatérales des nerfs craniens, le peu d'altération des fonctions psychiques, font songer à cette catégorie de tumeurs.

Quant aux tumeurs parasitaires, elles apparaissent vers l'âge de quarante ans chez des sujets en bonne santé, débutent par des attaques épileptiformes dont l'intensité et le nombre s'accroissent rapidement en produisant dans leur intervalle un état permanent d'apathie et de torpeur intellectuelles. S'il existe des cysticerques sur d'autres points du corps, le diagnostic se fera d'une façon certaine.

Pronostic. — La mort est la terminaison fatale de la maladie, sauf lorsqu'il s'agit de tumeurs syphilitiques relativement récentes. Dans ce cas même la gravité de l'affection est très grande, car le malade succombe souvent malgré un traitement très rationnel.

Traitement. — En présence d'une tumeur cérébrale doit-on s'attaquer à la tumeur elle-même directement ou se contenter d'un traitement en quelque sorte palliatif? Les hardiesses de la chirurgie moderne, les succès obtenus dans certains cas semblent plaider en faveur de l'intervention; le siège et la nature de la tumeur étant bien déterminés, certains chirurgiens ont appliqué une ou deux couronnes de trépan et, après avoir incisé couche par couche le tissu cérébral, sont arrivés sur la tumeur qu'ils ont extirpée. Un lavage antiseptique, un drainage convenable de la plaie, ont suffi pour amener la cicatrisation des lésions produites et on a constaté des guérisons. Mais il est bien évident que le chirurgien ne se trouvera pas toujours dans des circonstances aussi favorables et trop souvent le siège presque inaccessible et la nature elle-même de la tumeur seront une contre-indication formelle à l'intervention. Que faire alors? On devra se contenter de combattre les fluxions sanguines qui aggravent les accidents et qui impriment à la maladie une marche rapide. Purgatifs drastiques, émissions sanguines générales ou locales, révulsions cutanées passagères mais répétées : tels seront les moyens à employer.

La céphalalgie sera attaquée par des applications de glace sur la tête, par la belladone à doses croissantes en commençant par 1 centigramme par jour. De très faibles injections sous-cutanées de morphine (5 à 10 milligrammes) agiront dans le même sens et auront en outre cet avantage d'éloigner les vomissements ; si les phénomènes convulsifs prédominent, on s'adressera au bromure de potassium à la dose de 3 à 5 grammes par jour. Mais dans tous les cas on peut à ce traitement symptomatique associer l'administration de l'iodure de potassium à doses progressives jusqu'à 6 grammes par jour, et si cette dose ne procure aucune amélioration on la réduira peu à peu jusqu'à cesser l'usage de ce sel.

S'il s'agit d'une tumeur syphilitique, on agira énergiquement en administrant et l'iodure de potassium à fortes doses (voir *Artérite syphilitique*), et le mercure sous toutes ses formes, sublimé à l'intérieur, frictions mercurielles à l'extérieur.

Ce traitement mixte sera toutefois toujours accompagné, suivant les indications de fluxion et d'inflammation de voisinage, de la médication déplétive suivant les moyens précédemment indiqués.

BOUTON, *de Besançon,*
Chef des travaux anatomiques à l'École de médecine.

CHAPITRE XXII

PARALYSIE GÉNÉRALE

Historique. — La paralysie générale n'a certainement pas fait son apparition seulement au siècle dernier. Il est toutefois un fait bien établi, c'est que nous manquons presque complètement d'observations précises, authentiques, antérieures à cette époque. C'est en 1798 que John Haslam donna la description de cette affection dont le tableau clinique fut ensuite complété par d'autres auteurs, principalement par des auteurs français. Parmi ces auteurs, il faut citer en premier lieu Bayle, Delay et Calmeil, qui ont non seulement montré l'existence concomitante des troubles psychiques et moteurs, mais encore attribué les phénomènes cliniques aux modifications anatomiques de la surface du cerveau et des méninges.

Falret, contrairement à ses devanciers, qui envisageaient principalement les troubles moteurs de cette affection, mit en évidence le rôle considérable que jouent dans la paralysie générale les troubles psychiques. Plus tard, la paralysie générale fut étudiée dans les autres pays, à Berlin par Westphal qui attira l'attention sur la fréquence des affections médullaires dans la paralysie générale. Il faut encore citer Krafft-Ebing, qui publia sur cette affection des recherches historiques très intéressantes. Les recherches récentes, principalement celles des auteurs allemands, comme Mendel, Tuczek, Obersteiner, et celles du psychiatre russe Mierzejewski, se rapportent principalement à l'examen microscopique des lésions du cerveau et des autres organes qu'on rencontre dans la paralysie générale.

Étiologie. — Parmi toutes les affections mentales, la paralysie générale est la plus fréquente. Au point de vue étiologique il est à relever que l'hérédité joue chez elle un rôle moins important que dans les autres psychoses. Plus importantes sont, sous ce rapport, certaines influences nocives qui agissent pendant la vie, comme par exemple le surmenage intellectuel, les chagrins. Un rôle important revient encore à la syphilis. Un grand nombre d'auteurs admettent même que la plupart des paralytiques ont été syphilitiques, et il semble que dans certains cas, très rares à la vérité, la syphilis congénitale puisse conduire à la paralysie générale, à un âge relativement jeune. Quant à la question de savoir si d'autres poisons, comme l'alcool par exemple, peuvent étiologiquement jouer le même rôle que le virus syphilitique, elle est, d'après les auteurs, fort douteuse. Douteux également est le rôle étiologique des traumatismes et des excès vénériens. Ce qui est certain, c'est que dans ces cas on confond facilement la cause avec ses effets. Il arrive qu'au début de la paralysie générale le malade est pris d'excitation génitale et que les excès vénériens sont ensuite considérés comme la cause de la paralysie, tandis qu'en réalité ils constituaient déjà un des symptômes de l'affection. Il en est de même des accidents consécutifs aux vertiges qui, eux, font partie du tableau clinique. Les hommes sont plus souvent atteints que les femmes; la proportion des paralytiques hommes et des paralytiques femmes est de 6 pour 1. La paralysie générale est rare avant trente ou après soixante ans. Aucune classe de la société n'en est exempte : officiers, religieux, savants et commerçants, sont aussi souvent atteints que de simples ouvriers. Chez les femmes des classes aisées, la paralysie est relativement très rare.

Anatomie pathologique. — Parmi les maladies mentales, la paralysie générale est celle dont l'anatomie pathologique a été le mieux étudiée. Déjà, à l'œil nu, on trouve des modifications anatomiques particulièrement accusées au niveau des parties antérieures du cerveau. Ces modifications consistent en adhérences entre la pie-mère et la substance cérébrale ; les sillons paraissent plus larges et les circonvolutions plus étroites qu'à l'état normal. La masse cérébrale paraît moins volumineuse que chez l'individu sain. Souvent la dure-mère présente des lésions appréciables déjà à l'œil nu : citons sous ce rapport, en première ligne, l'hématome, qui tantôt se présente comme une sorte de membrane, tantôt comme une tumeur.

Au microscope on trouve des lésions en rapport avec les modifications macroscopiques. L'écorce cérébrale présente les lésions d'une inflammation chronique dont le point de départ est dans les vaisseaux et la névroglie, et qui provoque secondairement une atrophie des éléments nerveux. Les méninges participent aussi à l'inflammation, toutefois l'ancienne opinion, d'après laquelle le processus principal évoluerait dans les méninges, est erroné. D'un autre côté, certains auteurs admettent que les éléments nerveux sont frappés non pas secondairement, comme nous venons de le dire, mais primitivement. Les lésions sont principalement nettes au niveau de la partie antérieure du cerveau, plus encore dans la région orbitaire que dans les parties convexes de l'encéphale; il faut pourtant savoir que, dans certains cas, les modifications peuvent s'étendre très loin en arrière sur la surface du cerveau. Les parois des petits vaisseaux et des capillaires sont épaissies et présentent une multiplication des noyaux et de la dégénérescence hyaline. Dans la névroglie on trouve une prolifération notable des noyaux et une multiplication des cellules; on ne sait exactement si ce sont des leucocytes émigrés ou des cellules de névroglie augmentées en nombre. Toujours est-il que ces jeunes cellules peuvent se transformer en cellules fusiformes, qui sont bien plus nombreuses dans l'écorce cérébrale des paralytiques que dans celle des individus normaux. Quant aux éléments nerveux, ils présentent des modifications des cellules ganglionnaires et des fibres nerveuses. Dans les premières, on trouve de la vacuolisation, de la dégénérescence pigmentaire, la rétractation des noyaux, et de l'atrophie quand la paralysie a évolué lentement. Les fibres à myéline disparaissent également, aussi bien au niveau des cordons médullaires que plus loin dans la profondeur, mais toujours de telle façon que le processus va en diminuant d'intensité de la surface du cerveau vers ses parties profondes. Parmi les autres modifications, on peut encore signaler l'hypertrophie des cylindres-axes et la formation de kystes dans l'écorce cérébrale.

Les autres parties du cerveau sont plus rarement atteintes que l'écorce cérébrale. Les ventricules sont quelquefois notablement dilatés, les noyaux du bulbe quelquefois atrophiés. Ces modifications seraient particulièrement nettes dans les cas où pendant la vie il a existé des troubles de la déglutition.

La moelle épinière participe ordinairement au processus. La lésion qu'on rencontre le plus souvent est une dégénérescence des cordons supérieurs; dans d'autres cas ce sont les cordons latéraux qui sont frappés. La lésion des divers cordons peut, du reste, présenter des variétés nombreuses. On a encore trouvé une dégénérescence des racines antérieures et postérieures en l'absence de toute lésion appréciable de la moelle épinière. Ces temps derniers on a décrit des névrites périphériques, seulement il est difficile de dire si ces névrites dépendent de la paralysie ou si elles ne sont pas plutôt le résultat de quelque maladie accidentelle.

Symptomatologie. — La paralysie générale ne débute presque jamais brusquement. Presque toujours, pour ne pas dire toujours, il est possible de trouver un *stade prodromique* qui toutefois n'est reconnu comme tel qu'après l'éclosion de la paralysie proprement dite et n'est pas toujours facile à séparer nettement de celle-ci. Ce stade est souvent caractérisé par un changement de caractère, une légère irritabilité, des changements rapides d'humeur, tantôt gaie, tantôt triste, par un affaiblissement de la mémoire. Quelquefois il existe des phénomènes hypocondriaques, et le malade se plaint tantôt d'un organe, tantôt d'un autre. L'individu, jusqu'alors très actif dans son commerce, devient négligent; un autre, épris des œuvres d'art, perd ses goûts artistiques. Les modifications du sens moral ne sont pas rares. Des individus qui, jusqu'alors, menaient une vie des plus morales, deviennent tout d'un coup obscènes dans leurs paroles et même leurs actes, se livrent à des actes répréhensibles, cherchent à avoir des rapports avec des enfants et commettent d'autres excès analogues. Les troubles somatiques existent quelquefois déjà à la période prodromique, et il n'est pas rare de trouver à cette époque de légers troubles de la parole, du tremblement des membres, de la céphalalgie, une sensation de compression dans la tête, des insomnies, des vertiges.

Le stade prodromique, qui peut durer des années, fait progressivement place à la paralysie générale. Les symptômes de celle-ci, très variés et très variables, sont pour plus de clarté divisés en psychiques et somatiques, qui souvent se confondent. Ainsi les troubles de la parole, un des symptômes importants de la maladie, sont d'ordre somatique, et pourtant ils sont notablement influencés par l'état psychique du malade. Tantôt ce sont les phénomènes passionnels, affectifs, qui prédominent, tantôt c'est la démence. Dans le premier cas, on trouve très nettement de l'exaltation ou de la dépression. Il est donc possible de reconnaître à la paralysie générale plusieurs formes qui peuvent exister chez le même malade à diverses phases de la maladie. Le malade, par exemple, peut tout d'abord présenter un état de dépression faisant, au bout de quelques mois, place à un état d'exaltation, remplacé finalement par la démence. Sous ce rapport on peut rencontrer des variations nombreuses. Quelquefois tous les phénomènes passionnels manquent, et la paralysie revêt dès le début les caractères de la démence; dans d'autres cas, l'exaltation fait défaut, et la dépression se transforme directement en démence. Disons encore que la démence survient dans tous les cas, soit au début, soit à la fin de la paralysie, mais que dans certains cas elle est masquée par les phénomènes passionnels et s'impose alors moins à l'observation.

Considérons maintenant isolément les phénomènes psychiques, et étudions-les dans les états d'*exaltation* où le délire des grandeurs et l'irritabilité excessive tiennent la première place. Le malade s'emporte violemment à la moindre occasion et devient littéralement fou; il brise tout ce qui lui tombe sous la main et constitue, par sa violence, un danger pour les personnes de son entourage. En même temps, ou un peu plus tard, apparaît le délire des grandeurs qui frappe par l'absence des idées logiques et auquel contribue pour beaucoup l'affaiblissement des facultés intellectuelles, que présente déjà le malade. Le malade s'exagère extraordinairement son pouvoir. Quand l'occasion se présente, il dépense des sommes considérables, que sa situation pécuniaire ne lui permet guère. Un pauvre diable invite tous ses amis à un dîner au champagne. Il commande des équipages dans lesquels il veut se promener et parle constamment des millions qu'il possède. Toutefois, les actes ne sont pas toujours en rapport avec les idées, et le malade produit plutôt l'impression de quelqu'un qui se vante, qui se contente de parader. Le malade exagère sa position sociale : il est ministre, roi, Jésus-Christ, Dieu. Il n'y a pas de position sociale qui puisse satisfaire ses idées de grandeur : non content d'être Dieu, le malade déclare être quelque chose comme Dieu en chef. La moindre question lui fait exagérer davantage ses idées ou en changer le cours, phénomène qui s'explique par l'absence de tout raisonnement chez ces malades. A un commerçant qui vient de parler de ses millions, on dit qu'il aurait dû se faire officier, et, aussitôt, il se met à parler de ses actions d'éclat, de ses talents de capitaine, etc.; puis il vous dit être un grand savant dont les travaux ont ouvert des nouvelles voies à la science. Il parle encore de son talent de peintre et de ses œuvres destinées à éclipser celles de Raphaël. Il n'est pas rare de voir des malades exagérer leurs forces physiques et affirmer qu'ils peuvent soulever un poids de plusieurs milliers de kilogrammes. Leur vantardise porte aussi sur leur santé. Un médecin, paralytique au dernier degré, et qui ne pouvait guère faire deux pas, affirmait qu'il n'y avait personne au monde pour marcher aussi longtemps et aussi bien que lui. Chez les femmes, les idées de grandeur portent sur leurs charmes, qui auraient fasciné tous les hommes et leur auraient attiré des milliers d'adorateurs.

Tandis que, à certaines phases de la maladie, chez certains malades chez qui cet état d'exaltation occupe la première place, on trouve

des cas, surtout au début de la paralysie, où l'état psychique porte
plutôt un caractère de dépression. Le malade produit l'impression
d'un mélancolique ou d'un hypocondriaque, et quelquefois on trouve
même des idées de suicide que, dans certains cas, le malade met
à exécution. Le malade se sent malheureux, se plaint non pas de
faiblesse ou de céphalalgie, mais de nombreux maux physiques et
quelquefois de choses impossibles. En même temps, il se fait de
véritables illusions. Un malade qui transpire à peine, se plaint d'a-
voir tout son corps inondé de sueur; un autre se plaindra de constipation bien qu'il ait des selles abondantes; un troisième viendra
consulter pour une déviation des nerfs. L'un se lamente de voir son
corps se rapetisser tous les jours; un autre est malheureux parce
que son corps ressemble non pas à celui d'un homme, mais à celui
d'une bête; un troisième se plaint d'avoir des pieds en verre. Les
idées de grandeur peuvent quelquefois se manifester dans ces états
hypocondriaques. L'un vous soutiendra que sa sueur est le meilleur
des parfums, que son corps est fait avec de l'or et des pierres précieuses. On peut encore trouver des idées de grandeur analogues à
celles qui ont déjà été décrites et qui portent le malade à exagérer,
par exemple, son pouvoir.

Mais ce qui caractérise en premier lieu la paralysie générale, c'est,
au point de vue psychique, un affaiblissement portant principalement sur la sphère intellectuelle. Au début de la maladie, la démence
est peu accusée, bien qu'il existe des cas caractérisés dès le début
par une diminution de l'intelligence et l'absence de toutes les anomalies des sentiments affectifs. Ces formes de paralysie désignées
sous le nom de démentes, seraient relativement plus fréquentes chez
les femmes que chez les hommes. C'est surtout la mémoire qui est
frappée dans la démence, et tandis que le malade a de la peine à se
rappeler les faits récents, il conserve encore relativement assez bien
les souvenirs de son enfance ou de sa jeunesse. Un paralytique qui
est tous les jours examiné par son médecin, croit, chaque fois, ne
l'avoir pas vu depuis des semaines. Un autre, qui vient de déjeuner,
affirme n'avoir rien mangé depuis plusieurs jours. Quand un malade
est interné, il lui est impossible de dire depuis combien de temps il
se trouve dans l'asile. Une fois qu'il vient de débiter ses idées de
grandeur, il ne sait plus, un moment après, ce qu'il vient de dire.
Comme la mémoire est la condition essentielle des rapports normaux entre les forces psychiques, il n'est pas étonnant de voir le
paralytique manquer de sens pour certaines choses de la vie journalière. Il ne peut plus faire la moindre addition; il perd toute notion

de géographie et ne sait plus que la Seine coule à Paris. Il ne se rappelle plus les plus importants faits de l'histoire et est incapable de toute appréciation. Il ne sait plus si Paris a 1000 ou 2 millions d'habitants. L'appréciation des choses qui l'entourent lui devient de plus en plus difficile. S'agit-il d'un commerçant, ses livres montrent l'absence de toute compréhension ; s'agit-il d'un employé, ses actes font voir des infractions grossières à son devoir. Cette faiblesse intellectuelle conduit quelquefois à des actes insensés, et on voit, par exemple, le malade faire collection d'objets ne pouvant servir à rien.

Les autres fonctions psychiques sont également atteintes. Le sentiment de compassion pour les autres est aboli, non seulement dans les états affectifs, mais encore dans la démence simple. Disons encore qu'au début de la paralysie, le sens génital est extrêmement exagéré.

Les symptômes *somatiques* se montrent d'une façon uniforme dans les diverses formes de la paralysie générale. Comme l'indique le nom de la maladie, ce sont les phénomènes moteurs qui prédominent. Les troubles de la sensibilité peuvent aussi survenir de bonne heure ; seulement, on ne sait s'ils relèvent de l'affection médullaire concomitante ou de la paralysie générale. Pour ce qui est des troubles subjectifs, il faut mentionner en premier lieu les douleurs qui affectent les formes les plus variées. La céphalalgie est très commune ; quant aux douleurs qui se manifestent quelquefois dans les membres, on ne sait si elles sont dues à la participation de la moelle ou si elles relèvent directement de l'affection cérébrale. Souvent il est facile de constater, objectivement, une diminution de la sensibilité, l'apparition de zones d'anesthésie, et ceci dans les cas où la paralysie n'est pas compliquée d'une affection médullaire. Cette anesthésie explique aussi les traumatismes accidentels ou intentionnels si fréquents chez les paralytiques généraux.

Les *hallucinations* sont rares ; celles de la vue sont encore les plus fréquentes. Disons, à cette occasion, que chez les paralytiques on peut observer, du côté de l'œil, des troubles dus à une affection du nerf optique qu'on trouve atteint tantôt de lésions inflammatoires, tantôt d'atrophie. En l'absence même des lésions perceptibles des nerfs optiques, on peut observer des troubles visuels, des troubles dans la perception des couleurs, par exemple. Pour ce qui est de l'odorat, on a noté de l'anomanie et de la dégénérescence des nerfs olfactifs.

Les anomalies du *consensus général* existent chez un grand

nombre de paralytiques, chez lesquels l'inappétence et les troubles multiples du côté du tube digestif ne sont pas rares.

Les troubles de la *motilité* présentent une importance toute particulière. Déjà au stade initial de la paralysie, il est fréquent de trouver des tremblements et des contractions fibrillaires. Ces dernières sont surtout accusées dans les muscles de la face, quand le malade parle, ou quand on lui fait tirer la langue. Le tremblement est souvent marqué d'une façon particulièrement nette dans les mains. Les contractions et le tremblement existent quelquefois au repos, mais s'exagèrent encore à l'occasion des mouvements intentionnels et de l'excitation psychique.

Les troubles *ataxiques* peuvent exister dans toutes les parties du corps, mais ils sont particulièrement fréquents dans les jambes. On ne sait pas encore au juste si l'ataxie dépend d'une affection concomitante de la moelle ou de la lésion cérébrale. Quand l'ataxie est très accusée, la marche du malade rappelle celle d'un tabétique. Dans les cas où l'ataxie envahit les autres parties du corps, surtout quand elle atteint les bras et les mains, le malade est incapable d'exécuter des travaux manuels un peu fins, bien qu'il ait conservé sa force musculaire intacte.

Il nous reste encore à signaler les phénomènes d'irritation qui peuvent survenir du côté de la motilité. C'est à cet ordre de faits qu'appartiennent la rigidité musculaire particulièrement fréquente dans les stades ultimes de la paralysie et le grincement de dents qui, lui aussi, est un symptôme tardif de cette affection.

Parmi les troubles moteurs, le rôle principal appartient aux *paralysies* qui se manifestent dans les diverses parties du corps et existent quelquefois déjà à la période prodromique. C'est encore à cette période qu'on observe des paralysies oculaires qui produisent du ptosis ou du strabisme avec diplopie et peuvent devancer de quelques années les autres symptômes. Tantôt on note la paralysie de l'abducteur, tantôt celle du moteur oculaire commun ou de l'une de ses branches. L'apparition brusque d'une telle paralysie doit toujours être tenue pour suspecte et faire penser à une affection nerveuse grave. Ordinairement ces paralysies oculaires disparaissent spontanément.

Les paralysies des autres parties du corps sont très communes. Elles affectent de préférence la forme d'hémiplégies qui, dès le début, se distinguent des hémiplégies consécutives aux apoplexies, par leur intensité moindre et leur disparition rapide. Les muscles de la face, du tronc, des membres, paraissent alors moins bien innervés d'un côté que de l'autre. Les hémiplégies surviennent fréquemment d'une façon brusque, sous forme d'attaques apoplectiformes sur la nature desquelles nous reviendrons plus loin. L'asymétrie consécutive à la paralysie est surtout marquée à la face, où l'inégalité des plis des deux côtés est particulièrement facile à apprécier. Quand la paralysie frappe les jambes, la marche prend les caractères de celle des paralytiques. Vers la fin de la maladie, les phénomènes paralytiques s'accusent davantage : le malade éprouve des difficultés pour marcher, pour se lever, pour mouvoir ses bras, et finit, complètement impuissant, par ne plus quitter le lit.

Bien plus fréquents que tous les autres troubles moteurs, sont ceux de la *parole* qui est déjà modifiée de très bonne heure. Les troubles de la parole manquent rarement dans la paralysie générale, bien que dans certains cas ils ne se manifestent que tardivement. Le trouble le plus fréquent est l'interversion des syllabes. Cette interversion consiste en ce que le malade peut bien prononcer séparément chaque lettre ou chaque syllabe, mais intervertit leur ordre quand le mot contient plusieurs lettres ou syllabes. L'inversion est particulièrement nette quand le mot renferme plusieurs fois la lettre R. Ainsi, quand par exemple on dit au paralytique de répéter le mot « artillerie », il prononce « atrillerie ». Dans les cas très prononcés, l'inversion des syllabes est facile à établir à l'occasion d'un seul mot, dans d'autres il faut pour cela faire répéter au malade plusieurs mots. Ensuite ce symptôme peut faire défaut quand le malade répète après vous les mots, mais il apparaît aussitôt qu'on lui dit de lire à haute voix. Dans tous ces cas il n'existe pas de paralysie typique de tel ou tel muscle : chaque mouvement de la langue, de la bouche, des lèvres, est exécuté d'une façon normale, seulement ce qui est difficile, ce qui souffre, c'est la combinaison de tous ces mouvements. La parole présente encore d'autres troubles dans la paralysie : elle est lente, bégayante. Pendant que le malade parle, on peut souvent trouver une contraction simultanée d'autres muscles : la peau du front se fronce, les muscles de la face grimacent, et ce grimacement combiné aux contractions fibrillaires est un phénomène des plus caractéristiques. Dans certains cas on observe moins l'inversion que l'omission des syllabes et même des mots entiers. Quelquefois on trouve encore des modifications de la voix qui devient plus profonde.

Il va de soi que la parole présente encore des anomalies dépendant directement du trouble psychique. Il arrive souvent qu'un homme normal, distrait par quelque chose, perd le fil de la conversation; le même fait s'observe à un plus haut degré dans la paralysie générale. On a vu des prêtres distraits, pendant le prêche, par un bruit quelconque, perdre le fil de leurs idées, ne pouvoir plus parler, et présenter à la suite des symptômes très nets de paralysie. On sait du reste que les fous parlent généralement moins et d'une façon plus négligée que les individus normaux. Il n'est donc pas surprenant que les paralytiques déments avancés soient difficiles à faire parler.

J'ai déjà dit plus haut que, dans le cas de troubles de la parole, on ne trouve pas souvent de paralysie des muscles intervenant dans la phonation. Il faut pourtant savoir que ces modifications surviennent quelquefois à la période ultime de la paralysie. Les mouvements de la langue deviennent difficiles d'un côté ou de l'autre ou des deux à la fois; souvent on trouve encore une hémiparésie faciale, de sorte qu'une commissure labiale ou toute une moitié de la face se contracte moins bien que l'autre. Quand la paralysie s'accuse, on observe non seulement des modifications de la parole, mais encore des troubles de la déglutition suivis fréquemment de pneumonies dites par aspiration.

Les troubles de l'*écriture* présentent les mêmes caractères que ceux de la parole. Les mouvements nécessaires sont bien exécutés, mais le malade oublie de mettre certains traits. Au lieu d'écrire : « emmener », il mettra par exemple : « emener ». Dans d'autres cas, on constate comme pour la parole, une inversion des syllabes. Le tremblement dont est atteint le paralytique se manifeste aussi dans l'écriture et souvent d'une façon tellement typique, que le diagnostic de paralysie générale peut être fait par la seule écriture.

Si nous envisageons maintenant les *réflexes*, nous avons à considérer en premier lieu les réflexes pupillaires et en second lieu le réflexe rotulien. Les modifications du côté de la pupille sont nombreuses. Très souvent il existe de l'inégalité pupillaire qui, à elle seule, n'indique pas encore forcément l'existence de la paralysie. Bien plus importante est la mydriase intermittente qui court d'une pupille à l'autre en portant tantôt sur la droite, tantôt sur la gauche. Ensuite, chez la plupart des paralytiques, les pupilles sont plus rétrécies que chez les individus normaux et souvent elles ne sont plus rondes, mais anguleuses ou ovales. D'un autre côté, on peut, vers la fin de la maladie, observer de la dilatation pupillaire. Chez presque la moitié des paralytiques, on peut constater l'existence d'une raideur réflexe des pupilles qui ne réagissent plus à la lumière, mais continuent à fonctionner normalement dans l'accommodation et la convergence.

Les réflexes patellaires sont souvent exagérés, surtout au début de la maladie; chez certains malades ils disparaissent plus tard. On ne sait pas encore si cette disparition est due à une dégénérescence des cordons postérieurs.

Le fonctionnement de la *vessie* et du *rectum* reste normal. Ce n'est qu'aux périodes ultérieures de la maladie que, par le fait de la déchéance psychique et de la négligence consécutive du malade, on observe des troubles de l'évacuation de la vessie et du rectum. La puissance génitale et les autres processus périphériques du côté de ces organes restent longtemps normaux.

Les troubles *vaso-moteurs* et *trophiques* ne sont pas rares. Les anomalies du pouls sous forme d'accélération, de ralentissement, ou de faiblesse, les hyperhémies unilatérales de la face, s'observent assez souvent. Il en est de même de diverses affections de la peau, telles que le zona et les névrites analogues; il en est de même encore des modifications de la température, tantôt anormalement basse, tantôt anormalement élevée. Plus tard il peut survenir des troubles variés de la circulation sous forme de cyanose, d'œdème. D'autres troubles doivent être considérés comme de nature trophique bien qu'à l'origine ils soient produits par un traumatisme accidentel. Tel est l'hématome de l'oreille, c'est-à-dire un épanche-chement de sang dans les cartilages de la conque, rarement à la suite d'un traumatisme léger de l'oreille. Il semble que l'hématome soit dû à une dégénérescence avec ramollissement partiel des cartilages de l'oreille. Le décubitus n'est pas rare à la fin de la maladie. Les troubles trophiques du côté du système osseux expliquent la fréquence des fractures qui, chez les paralytiques, se produisent à la suite des traumatismes légers. Notons encore l'amaigrissement qui se manifeste ordinairement vers la fin de la paralysie. Les attaques que nous avons maintenant à étudier sont très probablement provoquées en grande partie également par des troubles vaso-moteurs du côté du cerveau.

Dans le cours de la paralysie, quelquefois déjà à son début, on observe notamment des *attaques* d'un caractère variable. Quand l'attaque est légère, le malade n'éprouve que du vertige. Les attaques graves se divisent en deux groupes, suivant qu'elles sont *apoplecti-formes* ou *épileptiformes*. Dans les premières, qui présentent de grandes analogies avec l'apoplexie, il reste après une hémiplégie dont l'intensité est très variable. Elle peut porter sur la face, le tronc, le membre supérieur et le membre inférieur, mais frappe d'une façon toute particulière la parole. La connaissance peut pendant l'attaque être abolie ou conservée. Il existe des attaques d'aphasie complète, pendant lesquelles la connaissance est entièrement conservée, tandis que l'impossibilité de parler persiste. Ce qui caractérise ces attaques apoplectiformes, c'est que les phénomènes paralytiques disparaissent très rapidement, en quelques jours, voire même en quelques heures. Mais il reste après des hémiparésies, surtout dans le domaine du facial, souvent encore des troubles de la parole qui, s'ils existaient auparavant, s'aggravent encore davantage. Dans quelques cas isolés, la paralysie générale n'est reconnue qu'après une attaque apoplectiforme. On ne sait pas encore au juste à quoi sont dus les attaques et les phénomènes paralytiques consécutifs. La disparition rapide des troubles doit faire penser à l'existence d'un œdème local ou d'autres troubles vaso-moteurs du cerveau.

Les attaques épileptiformes, celles du second groupe, sont caractérisées par des contractions plus ou moins étendues, et s'accompagnent d'une perte de connaissance. Dans certains cas, ces contractions se localisent dans quelques muscles isolés; dans d'autres, elles envahissent tout le corps.

Diagnostic. — Il est très important de pouvoir diagnostiquer la paralysie générale de bonne heure, car en admettant que la guérison soit possible, on ne peut l'obtenir que tout à fait au début de la maladie. Il existe encore d'autres raisons, des raisons d'ordre social, qui rendent le diagnostic précoce si important en l'espèce. Voit-on, par exemple, un juge ou un médecin devenus paralytiques, continuer à vaquer à leurs occupations! Combien est-il facile à un commerçant de se lancer, malgré sa paralysie au début, dans des affaires nombreuses qui engagent sa responsabilité et celle des autres! Les mauvais traitements et les vexations qu'un militaire subit de son supérieur doivent souvent être mis sur le compte d'une paralysie méconnue de ce dernier. Les paralytiques, qui au début de leur maladie ou plus tard se livrent à des excès vénériens ou alcooliques, peuvent pâtir, quand la maladie n'est pas reconnue, des jugements de la société et même des autorités.

Ce qui doit faire penser à la paralysie, c'est un changement non motivé de caractère, une irritabilité excessive portant le malade à la violence, les paralysies oculaires, l'inégalité pupillaire et les troubles de la parole. Quand on constate l'apparition de ces symptômes ou d'autres décrits dans la symptomatologie, l'examen détaillé et attentif du malade s'impose et est toujours justifié. Mais, d'un autre côté, il ne faudrait pas voir dans chacun de ces symptômes un signe de la paralysie au début. Les neurasthéniques peuvent quelquefois être pris d'une irritabilité qu'ils n'avaient pas auparavant. Il en est de même d'autres symptômes, de l'inégalité pupillaire par exemple, considérée comme typique pour la paralysie, mais qu'il ne faut accepter qu'avec beaucoup de réserve. J'ai même pu observer l'inversion des syllabes chez des personnes qui ne présentaient pas trace de paralysie, et qui plus tard n'ont jamais présenté les autres symptômes de cette affection. Il n'existe pas un seul symptôme qui, surtout au début de la maladie, permette à lui seul d'affirmer l'existence de la paralysie.

Il va de soi qu'on est obligé de différencier la paralysie générale d'autres maladies. Nous avons déjà noté à plusieurs reprises que la *neurasthénie*, et surtout la neurasthénie dite cérébrale, pouvait s'accompagner de symptômes analogues à ceux de la paralysie; toutefois, dans la première, ce sont les troubles subjectifs qui prédominent. Le malade se plaint, par exemple, d'un affaiblissement de la mémoire, qu'il est pourtant impossible de confirmer objectivement. Dans tous les cas, l'examen somatique du malade tiendra la première place. On confondra difficilement avec la paralysie générale les hallucinations et les idées de grandeur de la *paranoïa*. Dans la paranoïa, la situation est dominée par les hallucinations auxquelles le malade, surtout au début, rattache d'une façon méthodique et conséquente une autre série d'idées. Tel n'est pas le caractère des hallucinations et du délire des grandeurs chez le paralytique général qu'avec un seul mot on lance très facilement dans un tout autre ordre d'idées. Le diagnostic différentiel avec la *manie* et la *mélancolie* sera fait par l'appréciation judicieuse de tous les symptômes physiques, l'anamnèse et l'affaiblissement si considérable de la mémoire dans la paralysie générale. Dans la *démence sénile*, les troubles moteurs sont moins nombreux, ensuite l'affection se manifeste à un âge où on ne rencontre plus la paralysie générale, c'est-à-dire après l'âge de soixante ans.

L'*épilepsie* peut être confondue avec la paralysie générale, surtout quand celle-ci est caractérisée par la prédominance des attaques épileptiformes. L'anamnèse fournira des points nombreux pour le diagnostic différentiel. On se rappellera ensuite que chez les épileptiques la démence se manifeste surtout après les accès et disparait avec eux. L'anamnèse permettra encore souvent de se rendre compte des affections cérébrales dues à la *syphilis* ou à l'*alcoolisme*. Quand on voudra exclure la syphilis, il faudra se reporter aux paralysies qui, dans la paralysie générale, augmentent quelquefois sous l'influence des attaques et s'améliorent ensuite rapidement. Dans le diagnostic différentiel de la paralysie générale avec la syphilis et l'alcoolisme, les symptômes physiques et l'état des réflexes jouent un rôle considérable ; il en est de même de l'alcoolisme aigu qui, à un certain stade, présente quelques analogies avec la paralysie générale.

Il restera enfin à voir si la paralysie générale est compliquée d'une autre affection, d'ataxie locomotrice, par exemple, ou si elle constitue un complexus symptomatique de l'affection cérébrale seule. Comme nous l'avons déjà dit, cette question n'est pas encore complètement résolue. Ce qui doit faire penser à une participation de la moelle épinière, ce sont les troubles de la vessie, la diminution précoce de la puissance génitale, les douleurs névralgiques dans les membres, l'absence des réflexes, l'anesthésie des membres inférieurs.

Pronostic. — Il est douteux que la paralysie générale puisse guérir, et, par contre, il est certain que la guérison est extrêmement rare, même dans les cas légers, et qu'elle est possible seulement tout au début de la maladie. Un grand nombre de médecins pensent que les prétendues guérisons ne sont en réalité que des rémissions, à moins qu'il ne s'agisse d'erreurs de diagnostic, de confusion avec la manie ou les troubles psychiques d'origine syphilitique ou alcoolique, etc. La marche de la paralysie est progressive, et l'affection ne dure pas en moyenne plus de trois ans. On a désigné sous le nom de paralysie galopante les cas qui évoluent en quelques semaines ou quelques mois. D'un autre côté, on trouve des cas dans lesquels la paralysie dure six ans et même davantage. Des rémissions notables, pouvant durer un temps assez long, quelquefois plusieurs années, ne sont pas rares. Chez les malades qui ont présenté des accès de mélancolie ou de manie, l'amélioration de tous les symptômes n'est pas rare. Quelquefois on est même étonné de voir des malades qui présentaient au plus haut degré le délire des grandeurs et des accès de manie, s'améliorer à tel point que leur état ressemble à peine à celui des mois précédents. A première vue, on est tenté de les considérer comme guéris, mais un examen attentif ne tarde pas à montrer la persistance des symptômes caractéristiques de la paralysie générale, et prouve que la maladie poursuit sûrement sa marche progressive. On peut, dans ces cas, trouver de l'inégalité pupillaire, des troubles de la parole, un affaiblissement de l'intelligence, bien que pour ce qui est de l'intelligence, l'amélioration soit quelquefois frappante. Plus tard, c'est géné-

ralement la démence qui occupe la scène, quand même elle aurait été
peu accusée au début, tandis que les troubles affectifs passent au
second plan. Les troubles physiques augmentent aussi vers la fin de
la paralysie générale, la faiblesse et les paralysies s'accusent de plus
en plus et le malade finit par ne plus quitter le lit. La terminaison
fatale peut arriver à une époque variable de la maladie. La mort
survient quelquefois au début, à la suite d'une tentative de suicide
ou consécutivement à une attaque épileptiforme. Dans d'autres cas,
la mort est amenée, plus tard, par une pneumonie septique dite
d'aspiration, par le décubitus ou une affection de la vessie. Quand
tel n'est pas le cas, le malade succombe aux progrès de l'amaigrissement, avec les signes d'un épuisement général.

Traitement. — Bien que la paralysie générale soit probablement
incurable et que nous ayons même peu de prise sur elle à une époque
avancée de son évolution, il ne faudrait pourtant pas que le médecin
se croise les bras en face d'une paralysie générale. Tout d'abord,
l'incurabilité de la paralysie au début n'est pas encore définitivement
établie; en second lieu, le médecin a le devoir de combattre à tous
les stades de la maladie les symptômes simplement pénibles ou
même directement dangereux pour la vie; en troisième lieu, il faut
protéger la famille contre le malade et le malade contre lui-même.
Le médecin doit d'autant moins ignorer toutes ces indications, qu'un
grand nombre de paralytiques reçoivent volontiers les conseils du
médecin; ils sont souvent les premiers à attirer son attention sur
les phénomènes morbides pénibles, dont ils se rendent compte malgré leur délire des grandeurs.

Aussitôt qu'apparaissent les premiers symptômes pouvant faire
soupçonner une paralysie générale, que ce soient une irritabilité
excessive ou de légers troubles de la parole ou un changement de
caractère, la première indication thérapeutique de rigueur, c'est de
mettre le malade dans des conditions de repos psychique aussi complet que possible. Quand un organe est frappé d'un processus inflammatoire on le met au repos et à l'abri du surmenage; il doit en être
de même pour le cerveau quand il est menacé d'une affection aussi
grave que la paralysie générale.

Si on appliquait ce traitement à tous les individus présentant des
symptômes de paralysie générale, il se trouverait parmi eux un
grand nombre de cas de neurasthénie cérébrale. Mais personne
ne peut affirmer que dans certaines conditions la neurasthénie ne
puisse se transformer en paralysie générale, de sorte que dans ces

conditions les neurasthéniques ne peuvent que bénéficier du traitement en question. Quand même cette transformation serait impossible, il faudrait, en cas de diagnostic incertain, se conduire comme
s'il s'agissait de l'affection la plus grave. Enfin un grand nombre de
neurasthéniques cérébraux sont améliorés par le repos psychique.
Par conséquent, au point de vue médical, il ne faut dans aucun cas
soulever des objections contre l'application générale de cette mesure
prophylactique : le repos psychique. Aussi, quand le malade présente
les moindres signes de paralysie générale, est-il indiqué de lui
défendre tout travail intellectuel et de lui éviter toute excitation,
tout ce qui peut lui donner des idées tristes. Toutefois il n'est pas
toujours facile de remplir ces indications. On a souvent à lutter
contre des difficultés sociales qui contrecarrent le conseil du médecin, et c'est d'autant plus le cas que le repos auquel doit se condamner le malade peut durer, non pas des semaines et des mois, mais
des années entières. Le nombre de ceux auxquels leurs conditions
matérielles ou autres permettent de vivre de cette façon n'est pas
grand. Là où c'est possible, le séjour prolongé à la campagne, loin
du milieu et des occupations habituelles, sera on ne peut plus avantageux au début ou pendant le stade prodromique de la paralysie.

A toutes les périodes de la paralysie générale, peut surgir la question de l'internement du malade dans un *asile*. Au début, tant qu'on
se trouve au stade prodromique, cette indication se présente à peine,
à moins que le malade ne devienne un danger pour les personnes de
son entourage, qu'il offense la morale publique par ses excès vénériens ou attente à ses jours.

Plus tard la question de l'internement se présente plus souvent,
et on peut y être amené pour plusieurs raisons. Les accès de manie
constituant un danger pour l'entourage, peuvent survenir à divers
stades de la paralysie et nécessiter l'internement du malade dans un
asile fermé. Ce qui nécessite encore souvent l'internement, c'est le
développement excessif du délire des grandeurs. Le malade fait des
dépenses que ses moyens ne lui permettent pas, il n'est pas responsables de ses actes civils, agit sous l'influence de ses idées et doit
être considéré comme dangereux pour la société.

Dans la forme dépressive, existe toujours le danger du suicide.
D'un autre côté, même quand l'état mental du paralytique ne constitue pas un danger pour les personnes de son entourage, l'internement peut être avantageux, puisque le malade, surtout quand il est
pauvre, trouvera à l'asile les soins qu'il ne peut avoir chez lui.
Le malade peut même ne pas être mis dans un asile fermé, mais

dans un hôpital possédant un personnel approprié. Mais, comme dans les hôpitaux on n'aime pas recevoir les aliénés, même quand ils ne sont pas dangereux, il ne reste encore pour ces malades que les asiles proprement dits.

Pour ce qui est du traitement proprement dit, il peut souvent être question d'un traitement antisyphilitique et cela aussi bien dans les cas d'antécédents syphilitiques manifestes que dans ceux où la syphilis ne paraît pouvoir être mise en jeu. Sous ce rapport les frictions mercurielles et l'iodure de potassium jouissent d'une faveur toute spéciale, sans qu'on en ait pourtant tiré jusqu'à présent un avantage appréciable. L'utilité de l'hydrothérapie n'a pas encore été démontrée non plus; certains auteurs affirment pourtant en avoir obtenu de bons effets.

Si nous ne pouvons pas guérir les malades, nous devons combattre certains symptômes morbides. L'agitation peut être calmée par les bromures, la morphine et les autres narcotiques; les mêmes effets sont produits par les bains tièdes. Contre l'insomnie on emploie la morphine encore, le chloral ou le sulfonal. Pour ce qui est du sulfonal, il faut savoir que sous son influence il survient quelquefois une aggravation des troubles de la parole.

Il faut ensuite essayer de retarder autant que possible la terminaison fatale. On surveillera les fonctions de la vessie pour ne pas laisser s'installer insidieusement une cystite. Lorsque le malade ne quitte plus le lit, celui-ci sera l'objet de soins tout particuliers afin d'éviter autant que possible la formation d'une eschare. Quand l'eschare sera déclarée, on la traitera de façon à en amener la cicatrisation. L'alimentation demande aussi à être surveillée de près. Dans certains cas le malade doit être nourri avec la sonde, ou à l'aide de lavements nutritifs quand les troubles de la déglutition sont très accusés et comportent les dangers d'une pneumonie par aspiration. L'alimentation artificielle est encore indiquée dans les cas de démence avancée, quand le malade refuse toute nourriture. Par tous ces moyens on arrive quelquefois à prolonger la vie du malade, mais jamais on ne parvient à le guérir.

ALBERT MOLL, de Berlin.

Traduit de l'allemand par Emile LAURENT
et Sigismond CSAPÓ.

CHAPITRE XXIII

MALADIES DU BULBE, DE LA PROTUBÉRANCE ET DU CERVELET

Les maladies du cervelet, de la protubérance et du bulbe constituent, au point de vue de la séméiologie et du diagnostic, un des chapitres les plus complexes de la pathologie nerveuse.

La physiologie pathologique du cervelet est encore très obscure; d'ailleurs, lorsqu'il est le siège d'un processus pathologique grave, il est très fréquent de voir se surajouter aux phénomènes de nature strictement cérébelleuse, des signes cliniques dus au retentissement de ce processus sur la protubérance et le bulbe. D'autre part la découverte à l'autopsie de lésions du cervelet qui étaient restées silencieuses, ou à peu près, ont jusqu'ici rendu très difficile la mise en œuvre, dans le cas particulier, de la méthode anatomo-clinique, si riche en résultats dans l'étude des affections cérébrales.

La protubérance peut être lésée au niveau de ses fibres transversales; les symptômes que l'on observe seront alors très analogues à ceux qui relèvent d'une maladie du cervelet. Si ce sont les fibres verticales qui sont atteintes, les relations entre les étages supérieurs du système nerveux et la moelle ou les nerfs se trouveront interrompues. L'association de plusieurs symptômes permettra seule de préciser le point où siège l'altération anatomique. Enfin il existe dans cet organe un amas volumineux de substance grise qui prolonge vers le bulbe le locus niger. Cet amas prend part à la constitution des noyaux du plancher du quatrième ventricule. Les maladies de la protubérance devront donc leur physionomie propre à l'association, à des degrés divers, de symptômes cérébraux, bulbaires et cérébelleux.

Les premiers ont été étudiés avec les maladies de l'encéphale; les seconds sont peu ou mal connus, comme nous venons de le dire et comme nous aurons tout à l'heure à le montrer. Nous devons donc commencer cette étude par les maladies du bulbe. Elles nous permettront, avec ce qui a été dit jusqu'ici, de comprendre sans trop de peine ce que sont les affections des deux autres organes dont nous avons à nous occuper, le cervelet et la protubérance.

Le bulbe est à la fois un lieu de passage pour les fibres nerveuses qui relient la moelle au cerveau, et un centre d'où émanent, pour la plupart, les nerfs craniens.

La substance blanche est formée, dans chaque moitié symétrique de l'organe, par cinq cordons.

Les cordons antérieurs, qui cessent de s'entre-croiser au niveau du collet du bulbe, se portent en arrière en faisant une boutonnière à travers laquelle passent les cordons latéraux et postérieurs, et vont ramper à la face profonde du plancher du quatrième ventricule.

Les cordons latéraux, après s'être engagés dans la boutonnière que nous venons de signaler, s'entre-croisent (décussation des pyramides), puis vont, après avoir traversé la protubérance, former la partie interne et inférieure du pédoncule cérébral.

Ils portent au niveau du bulbe le nom de pyramides. Cependant ils ne s'entre-croisent pas en totalité, et une partie de leurs fibres, après avoir constitué le faisceau pyramidal direct ou cordon de Türck, va rejoindre le pédoncule cérébral du même côté. Il y a d'ailleurs à ce point de vue des différences individuelles très marquées d'un sujet à l'autre.

Les cordons postérieurs qui accompagnent les cordons latéraux dans leurs trajets, se placent derrière eux et forment la partie postérieure ou sensitive des pyramides. Puis ils s'entre-croisent au-dessus de la décussation de ces pyramides.

Les cordons de Goll ne s'entre-croisent pas; ils vont se perdre au niveau du bord interne du noyau restiforme.

Enfin des fibres venues du cervelet et désignées sous le nom de pédoncules cérébelleux inférieurs, vont décrire soit à la surface soit dans la profondeur du bulbe, un trajet arciforme qui se termine par un entre-croisement sur la ligne médiane, où ces fibres forment une sorte de cloison antéro-postérieure, le repli du bulbe.

La plupart des fibres blanches continuent donc celles des pédoncules. De même les centres gris du bulbe ne sont pour une grande partie que la suite des colonnes grises de la moelle; celles-ci ont subi, du fait du croisement et des changements de rapport des fibres blanches, ainsi que du fait de l'ouverture du canal central au niveau du quatrième ventricule, des modifications considérables dans leurs rapports.

C'est ainsi que de chaque côté du calamus, sur le plancher du quatrième ventricule, existe une colonne grise qui n'est autre chose que le prolongement de la base de la corne antérieure. De cette colonne naissent les nerfs moteurs.

En dehors existe une seconde traînée, également superficielle, d'où émanent les nerfs sensitifs; c'est la base de la corne postérieure.

La tête de la corne antérieure ferme au milieu du bulbe une colonne de substance grise qui monte jusqu'à l'aqueduc de Sylvius. Elle donne naissance à des fibres motrices.

Enfin la tête de la corne postérieure se prolonge, en dehors et en arrière du bulbe, dans la profondeur de la substance blanche par une série de noyaux sensitifs.

Ces différents amas ne constituent pas d'ailleurs toute la substance grise de l'organe qui nous occupe. Le noyau des cordons grêles, le corps olivaire, le noyau juxta-olivaire externe, le noyau juxta-olivaire interne, le noyau restiforme, constituent autant de centres gris, propres au bulbe, mais dont la physiologie est encore peu et mal connue.

Il nous suffira, croyons-nous, de cette rapide revue des parties constituantes de la moelle allongée pour permettre au lecteur de comprendre ce qui va suivre. De plus grands détails seraient inutiles, et nous aurons suffisamment l'occasion d'insister sur l'origine des filets nerveux émanés du bulbe, quand nous parlerons des lésions en foyers, pour qu'il ne soit pas nécessaire de nous y arrêter davantage.

On comprendra aussi, qu'en dehors des maladies qui intéressent localement l'une ou l'autre des parties constituantes que nous venons d'examiner, le bulbe pourra être atteint soit primitivement, soit secondairement, par des processus qui ne sont autre chose que la propagation de certaines affections médullaires. La substance grise est ainsi sujette à des altérations qui correspondent directement, au point de vue anatomo-pathologique et clinique, aux altérations de la substance grise médullaire. Il en est de même pour la substance blanche qui pourra, au niveau du bulbe, être atteinte d'une sclérose, dont le point de départ aura été soit central, soit périphérique.

Ces maladies, qui constituent le chapitre le plus important de la pathologie de la moelle allongée, nous arrêteront les premières, et nous allons commencer cette étude par celle des polyencéphalites bulbaires.

I

MALADIES DU BULBE

A. — PARALYSIE LABIO-GLOSSO-LARYNGÉE

Historique. — La première description complète de la paralysie labio-glosso-laryngée est due à Duchenne (de Boulogne) qui la fit connaître en 1860; c'est Trousseau qui lui donna le nom sous lequel elle est actuellement connue. L'anatomie pathologique n'en fut établie que plus tard, et grâce aux travaux de MM. Charcot et Jeoffroy (1869) en France, et Leyden en Allemagne. Depuis, de nombreux travaux furent publiés sur cette question. Les plus importants ont moins trait à la maladie elle-même qu'à son diagnostic avec les affections cérébrales qui peuvent, par leur association, provoquer des symptômes tout à fait analogues.

Tantôt on a affaire a une maladie primitive, tantôt au contraire la paralysie labio-glosso-laryngée n'est qu'un mode de terminaison de l'atrophie musculaire progressive ou de la sclérose latérale amyotrophique; plus rarement elle se rattache à l'ataxie locomotrice.

Étiologie. — Quant à son étiologie, elle est parfaitement inconnue.

Tout ce que l'on peut dire d'une façon précise, c'est qu'elle est plus fréquente chez l'homme, dans les classes aisées, et qu'elle est rare au-dessous de trente ans. Les autres causes que l'on a invoquées, influence du froid, surmenage des muscles des lèvres et de la bouche, actions psychiques déprimantes, ne semblent avoir d'autre valeur que celle de simple coïncidence. Peut-être, ici comme dans la polyomyélite antérieure chronique, les maladies infectieuses, la syphilis, le mal de Bright, joueraient-ils un certain rôle? On a également invoqué l'hérédité.

Quoi qu'il en soit, ce sont les noyaux gris du plancher du quatrième ventricule et du bulbe, d'où émanent le facial, le glosso-pharyngien, le pneumogastrique, le spinal et l'hypoglosse, qui sont envahis; c'est leur destruction qui semble être la première lésion en date. Nous verrons tout à l'heure qu'il n'est pas rare de constater également des altérations des filets nerveux eux-mêmes, et que les muscles sont atrophiés.

Symptômes. — A la période d'état les troubles portent sur les

mouvements de la langue, des lèvres, de la face, du voile du palais,
du pharynx et du larynx.

Les mouvements de la langue sont à peu près complètement supprimés. Sa projection hors de la bouche est impossible, elle ne peut plus se relever vers le voile du palais, se recourber en gouttière, ni se déplacer pour aller recueillir les aliments entre les gencives et les joues. Les malades sont alors obligés de réunir le bol alimentaire avec leurs doigts, et de le pousser en arrière jusqu'au niveau des piliers. A l'examen direct on constate que la langue repose, flasque et inerte, sur le plancher buccal; sa surface est en outre ridée, à cause de l'atrophie des muscles qui la composent; il s'y produit, quand le malade fait des efforts de projection au dehors, des secousses fibrillaires.

La parole devient naturellement indistincte, mais l'ordre dans lequel la prononciation des différentes voyelles et consonnes devient impossible est très naturellement réglé par la marche même de l'impotence musculaire. En général l'I manque le premier, puis l'E, l'O et l'U.

Dans les consonnes, B devient impossible à dire, puis CH, S, L, K, G, T, D, N, P, F, K, M, et enfin V.

Pour que l'impuissance d'articuler arrive à ce degré, il faut que les lèvres soient également atteintes. A la période qui nous occupe, leur motilité est en effet tout à fait compromise; elles restent béantes; les malades ne peuvent retenir la salive qui s'écoule constamment, sauf pendant le décubitus dorsal ; ils ne peuvent non plus ni siffler, ni cracher, ni faire le geste d'embrasser ; enfin la mastication est très difficile (paralysie des masséters et des ptérygoïdiens).

Cette ouverture persistante de l'orifice buccal et la salivation qui l'accompagne contribuent déjà à donner au malade une physionomie spéciale; celle-ci est encore accentuée par la disparition des rides, à l'exception de celles du front, et par la paralysie de différents muscles (buccinateur).

En faisant boire le malade on s'aperçoit que les liquides refluent par le nez; le voile du palais pend inerte au fond de la bouche et ne se relève plus quand on vient à chatouiller la luette.

Enfin quand le malade, malgré la difficulté d'articulation que nous venons de signaler, veut parler, on constate que les efforts nécessaires à l'émission d'un son dépassent de beaucoup ceux qu'il est nécessaire de faire à l'état normal. Au laryngoscope en effet on voit que les cordes vocales tendues d'une façon anormale, ont une grande difficulté à se mouvoir; la glotte reste entr'ouverte.

Si on vient à explorer la sensibilité, on la trouve en général intacte; cependant dans quelques observations, celle des muqueuses avait disparu. A l'exploration des muscles des différents organes que nous venons d'énumérer, on constate la réaction de dégénérescence.

Dans quelques cas l'excitabilité faradique persiste pendant longtemps.

Nous avons déjà dit que la contractilité réflexe du voile du palais était abolie, il en est de même pour les autres muscles; les contractions fibrillaires que nous avons signalées au niveau de la langue se produisent aussi au niveau des lèvres et des muscles de la face atteints par l'atrophie; enfin si celle-ci est bien réelle et toujours facile à constater à un certain moment, elle est souvent masquée au premier abord par un développement anomal du tissu graisseux.

Ces différents phénomènes s'accompagnent rarement de douleurs. Il en existe quelquefois dans le cou et dans la nuque. Mais les troubles subjectifs sont dus surtout à la difficulté extrême de la parole et de l'alimentation; les malades sont obligés de manger avec une lenteur excessive, et n'évitent qu'au prix de précautions inouïes la chute de parcelles alimentaires et de liquides dans le larynx, chute qui provoque une toux d'autant plus pénible qu'ils ne peuvent que difficilement arriver à faire un effort suffisant pour expulser le corps étranger de leurs voies aériennes.

Marche. Durée. Terminaison. — C'est lentement, insidieusement, soit au cours d'une santé parfaite si la maladie est primitive, soit après une période plus ou moins longue pendant laquelle les phénomènes pathologiques s'étaient limités aux muscles des membres, que l'on voit apparaître les premiers troubles de la parole. Les auteurs ne citent guère qu'un seul cas où le début ait été brusque.

Après avoir ressenti pendant quelque temps des difficultés croissantes à articuler, les malades commencent à présenter les premiers effets de l'atrophie labiale. C'est l'orbiculaire qui est pris le premier; la salivation est, par suite, un phénomène du début. La bouche reste ouverte d'une façon constante; les élévateurs de la lèvre supérieure et les muscles qui viennent s'insérer aux commissures ayant conservé leur tonicité, les sillons naso-labiaux deviennent plus nets. Le faciès prend alors un aspect hébété, triste, à la partie inférieure du visage, tandis que les muscles du front et des yeux conservent toute leur mimique.

Il en résulte un aspect tout à fait caractéristique de la physionomie.

Mais la maladie progresse sans cesse. Les liquides commencent à refluer par le nez; la dysphagie apparaît, puis s'aggrave; l'articulation est à peu près impossible, les cordes vocales se paralysent et les malades en arrivent à une situation d'autant plus misérable que l'intelligence reste tout à fait intacte.

C'est alors que se produisent fréquemment les crises de suffocation dues à la pénétration des aliments dans les voies aériennes. Le plus souvent le malade au prix d'efforts inouïs, arrive à se débarrasser du corps étranger; quelquefois il ne peut y parvenir et une broncho-pneumonie, une gangrène pulmonaire, une pneumonie viennent terminer la scène.

Chez d'autres, au milieu des difficultés fonctionnelles de toute sorte que nous avons déjà énumérées, apparaissent des phénomènes respiratoires et cardiaques graves. La participation des noyaux du pneumogastrique au processus de dégénérescence, qui a atteint les autres nerfs, est la cause réelle de ces accès, qui présentent une physionomie clinique toute spéciale. On note au point de vue pulmonaire de l'anhélation, de l'accumulation des mucosités dans les bronches par paralysie des muscles de Reissessen. Au point de vue cardiaque, on observe des crises d'angoisse avec tachycardie et irrégularité du pouls. Ces crises peuvent s'accompagner de syncope et, quelquefois, le malade meurt au cours de l'une d'elles.

La mort a donc lieu soit par le cœur, soit par le poumon. Elle survient au bout d'un temps assez variable, puisque les limites extrêmes sont six mois et sept ans. En moyenne l'affection dure deux ou trois ans.

Mais tout ne se borne pas nécessairement aux symptômes que nous venons d'énumérer. Nous avons dit en effet que les noyaux gris, siège primitif de la dégénérescence dans la paralysie labio-glosso-laryngée représentaient la continuation, à travers le bulbe, de la substance grise médullaire. Ces noyaux se prolongent assez haut vers les centres cérébraux, et au-dessus des centres, d'où émanent les nerfs qui sont le plus souvent atteints dans la paralysie labio-glosso-laryngée, on rencontre des amas de substance grise, origine des autres nerfs craniens.

Le processus pathologique peut les atteindre en premier lieu et la paralysie labio-glosso viendra compliquer une maladie sur laquelle nous aurons tout à l'heure à nous étendre, l'ophtalmoplégie nucléaire. Dans d'autres cas l'ophtalmoplégie sera secondaire et témoignera la marche ascendante des lésions.

De même la propagation pourra se faire vers les noyaux inférieurs et les phénomènes d'atrophie musculaire type Duchenne-Aran viendront se surajouter aux manifestations de la paralysie labio-glosso. M. Parmentier dans son remarquable article du manuel de médecine de Debove-Achard, donne à la première association le nom de *forme bulbaire totale*, à la seconde celui de *forme bulbo-spinale*.

Diagnostic. — Lorsque la paralysie labio-glosso-laryngée apparaît au cours d'une atrophie musculaire type Duchenne-Aran, ou à la fin d'une sclérose latérale amyotrophique, la connaissance que l'on a de ces affections permettra de porter un diagnostic précis et cela dès le début. L'attention sera même suffisamment éveillée dans les rares cas, où l'ataxie locomotrice fruste vient à se compliquer de la maladie qui nous occupe, pour que le diagnostic ne présente aucune difficulté. La marche lentement progressive du mal, l'absence de phénomènes congestifs du côté des centres, permettront d'éliminer les paralysies d'origine cérébrale, et l'atrophie ne laissera aucun doute sur la nature de l'affection.

Il n'en est plus de même lorsque la paralysie labio-glosso évolue pour son propre compte. Le diagnostic doit se faire alors non seulement avec les autres maladies du bulbe, mais avec une foule d'autres affections qui peuvent à un moment donné en revêtir l'allure.

Éliminons de suite les cas dans lesquels la paralysie est le premier stade d'une sclérose latérale amyotrophique. De même que celle-ci peut débuter par les membres inférieurs, elle peut également présenter en première ligne des phénomènes bulbaires; on constate alors une exagération considérable des réflexes, qui contraste avec ce qui se passe dans la paralysie labio-glosso-laryngée.

Il serait de même facile, en se basant sur les troubles de la sensibilité, de distinguer la syringomyélie bulbaire de la maladie que nous décrivons, et dans laquelle on ne trouve pas de dissociation de la sensibilité. D'ailleurs ce sont là des faits absolument exceptionnels.

Enfin une sclérose en plaques pourrait s'accompagner de phénomènes tout à fait analogues à ceux que nous avons décrits. Les symptômes surajoutés et caractéristiques de la sclérose feraient du diagnostic un problème relativement simple.

Oppenheim et Siemerling (*Charité Annalen*, p. 331, 1887) ont distingué sous le nom de paralysie pseudo-bulbaire une série d'accidents qui relèvent pour la plupart de lésions cérébrales, mais qui n'en simulent pas moins d'une façon frappante le syndrome de Duchenne. Cette paralysie pseudo-bulbaire (paralysie labio-glosso-pharyngée d'origine cérébrale), quand elle est pure, s'accompagne de parésie des muscles des lèvres, de la langue et du voile du palais. Le réflexe pharyngien est, en général, au moins partiellement conservé.

Les muscles du larynx échappent à la paralysie; les troubles circulatoires et respiratoires font défaut. Le plus souvent, d'ailleurs, on note une hémiplégie une ou bilatérale, et le début des accidents a été marqué par une ou plusieurs attaques apoplectiformes. En même temps il existe des symptômes très nets de démence paralytique ou au moins d'affaiblissement intellectuel. Enfin les auteurs que nous avons cités pensent que la paralysie pseudo-bulbaire est extrêmement rare, car dans cinq cas où ils en avaient admis l'existence, ils ont, à l'autopsie, trouvé à côté des lésions cérébrales, des altérations microscopiques des noyaux gris du bulbe.

C'est également la brusquerie du début, ajoutée aux douleurs céphalalgiques intenses, qui permettra de faire le diagnostic de la paralysie labio-glosso-laryngée avec les hémorragies du bulbe, les thromboses et les embolies des artères qui l'irriguent, ou avec les tumeurs qui peuvent venir exercer une compression à son niveau. D'ailleurs il n'existe dans ces cas pas de réaction de dégénérescence.

Les nerfs périphériques pourraient être seuls lésés, mais dans la diplégie faciale périphérique, on observe une paralysie du facial supérieur qui n'est pas touché dans la paralysie labio-glosso. Les antécédents permettront aussi de faire la différence entre la paralysie atrophique du voile du palais et les accidents qui pourraient succéder à une angine diphtéritique.

Enfin Hoppe (H. H.) a récemment (*Berlin. Klin. Wochenschrift*, nº 14, p. 332, 4 avril 1892) signalé un cas dans lequel les symptômes de la paralysie labio-glosso ne s'étaient accompagnés d'aucune des lésions caractéristiques de cette maladie. Il a rapproché ce fait de trois autres antérieurement publiés par Wilks, Oppenheim et Eisenlohr, et en a conclu qu'il pourrait exister, indépendamment de la paralysie progressive du bulbe, de la paralysie bulbaire aiguë, de la paralysie pseudo-bulbaire et des névrites périphériques, une affection spéciale que Oppenheim considère comme une névrose du bulbe, tandis que lui-même tend à y voir une intoxication chronique par un agent inconnu.

Anatomie pathologique. — Les cellules ganglionnaires des noyaux gris sont le siège primitivement d'une atrophie spéciale. C'est en général par le noyau de l'hypoglosse que débute le processus. Les cellules perdent leurs prolongements et ne sont plus représentées que par de véritables « moignons », comme le dit si exactement M. Marie.

Le tissu interstitiel est envahi par une prolifération névroglique abondante et les fibrilles nerveuses qui, à l'état normal, y constituent un lacis abondant, disparaissent en plus ou moins grande partie.

Les nerfs craniens s'amincissent ; ils deviennent grisâtres et translucides. Les tubes nerveux y subissent d'abord une dégénérescence complète, puis disparaissent en même temps que le tissu conjonctif se développe. Enfin les muscles eux-mêmes sont malades. Non seulement les faisceaux musculaires tendent à disparaître et à être remplacés par du tissu graisseux, mais on note çà et là de la dégénérescence cireuse. A l'œil nu, on constate déjà que la couleur des faisceaux a changé et qu'ils sont notablement plus pâles qu'à l'état normal.

Pronostic. — Sauf quelques cas où le diagnostic était d'ailleurs douteux et où la syphilis paraît aussi être la cause des accidents observés, la paralysie labio-glosso-laryngée est une affection fatalement mortelle. Le pronostic est plus grave quand, à l'atrophie musculaire, s'ajoutent des phénomènes spasmodiques ; dans ces cas la mort survient en général un peu plus tôt, mais la différence est légère et ne mérite pas au point de vue pratique que l'on s'y arrête davantage.

Traitement. — On ne peut espérer guérir les malades. Tout au plus peut-on retarder légèrement la marche des accidents par l'emploi des courants galvaniques. Ceux-ci ne dépasseront pas 5 à 10 milliampères et seront appliqués soit au niveau des apophyses mastoïdes, soit à la nuque, soit au niveau du larynx. On pourra par exemple placer le pôle positif sur le thorax et promener le pôle négatif sur les côtés du cou en interrompant de temps à autre et à intervalles réguliers le courant. On provoquera ainsi des mouvements de déglutition.

Mais le traitement devra surtout tendre à pallier les nombreuses misères des malades ainsi atteints. Le sulfate d'atropine à la dose de un demi à un milligramme empêchera la salivation d'être par trop abondante. L'emploi de la sonde œsophagienne, à laquelle les malades s'habituent très facilement, permettra de prévenir les accès de suffocation et les accidents qui résultent de la pénétration de parcelles d'aliments dans les bronches.

On recommandera aux malades le séjour à la campagne et l'emploi des eaux minérales. Les douches, les toniques de tout genre maintiendront l'état général. Mais on devra éviter avec soin les révulsifs barbares, tels que séton à la nuque, vésicatoires répétés, etc. Leur parfaite inutilité doit en faire absolument proscrire l'emploi. Enfin, quand les accidents laryngés seront devenus trop graves, on pourra par la trachéotomie essayer de prolonger des jours qui ne réservent au malade que des souffrances nouvelles. Bref la paralysie labio-glosso-laryngée est une des rares maladies où la morphine puisse être employée sans arrière-pensée. Elle soulage le patient sans que l'on ait à redouter pour lui les conséquences d'une habitude poussée jusqu'au besoin.

B. — OPHTALMOPLÉGIE NUCLÉAIRE PROGRESSIVE

Si la maladie que nous venons de décrire est l'équivalent au niveau des noyaux inférieurs du bulbe, de la polymyélite antérieure, l'ophtalmoplégie représente la même maladie localisée au niveau des noyaux supérieurs de la moelle allongée. En fait, il n'y a pas de différence absolue entre cette affection et la paralysie labio-glosso-laryngée. Les noyaux envahis ne sont pas les mêmes, les symptômes sont différents, mais au fond l'équivalence est complète. Dans l'ophtalmoplégie les lésions siègent le long de l'aqueduc de Sylvius et du troisième ventricule, dans une série d'amas de substance grise d'où émanent inférieurement les différents filets compris dans le moteur oculaire commun et destinés aux muscles externes de l'œil. Plus haut se trouve l'origine des nerfs qui commandent la musculature interne, c'est-à-dire le sphincter de l'iris et le muscle de l'accommodation. Enfin il existe une certaine indépendance entre le noyau du releveur de la paupière et ceux des autres muscles auxquels commande l'oculo-moteur commun.

On pourra, pour l'historique de cette question, se reporter au travail de M. Sauvineau (*Thèse* Paris, 1892).

Étiologie et pathogénie. — Par son étiologie et sa nature, l'ophtalmoplégie d'origine nucléaire mérite bien le nom de paralysie bulbaire supérieure qui lui a été donné par Charcot. D'ailleurs la polyencéphalite totale, produite par une altération de toute la colonne motrice bulbo-protubérantielle, débute ordinairement par la paralysie bulbaire supérieure. Cependant elle peut, en dehors du cas où elle évolue seule, compliquer une amyotrophie plus ou moins généralisée, à marche subaiguë dans certains cas, lente dans d'autres. On assiste alors à ce que l'on a appelé la polyencéphalo-myélite.

Mais si la nature et l'anatomie pathologique de la maladie que nous étudions sont connues, il n'en est plus de même de ses causes. La même incertitude que nous relevions à propos de la paralysie labio-glosso-laryngée se retrouve ici, et la distinction en primitifs et secondaires que l'on a voulu établir entre les différents faits de ce genre n'a pas une valeur bien considérable. Elle indique simplement l'étendue plus ou moins considérable qui est envahie dans le domaine de la substance grise. Les maladies infectieuses jouent un rôle considérable, semble-t-il, mais mal défini, dans la genèse de toutes les affections de ce groupe. En tête se place naturellement la syphilis; mais dans l'ophtalmoplégie, comme dans le tabes, son action est encore extrêmement contestée.

Symptômes. — On a donné le nom de *facies d'Hutchinson* à la physionomie des malades atteints d'ophtalmoplégie à la période d'état. Ce facies est caractérisé par une chute incomplète des paupières supérieures, ce qui donne une expression somnolente, et par une immobilité complète des globes oculaires. Au lieu de pouvoir déplacer le regard, la tête restant immobile, les sujets atteints sont obligés de déplacer leur tête dans tous les sens où ils veulent diriger leurs yeux; ils la relèvent, l'abaissent ou la tournent selon qu'ils veulent regarder en bas, en haut ou de côté. Ceci suffirait déjà pour constituer un type de physionomie très particulier, mais il convient encore d'y ajouter les rides qui sillonnent le front et le plissement des sourcils; ceux-ci sont dus à une contraction du frontal destinée à compenser la chute de la paupière et l'impuissance du releveur.

Lorsque l'ophtalmoplégie externe existe seule, le muscle irien se contracte librement et l'accommodation se fait facilement. La maladie prend le nom d'ophtalmoplégie interne lorsque les muscles de l'accommodation et de l'iris sont paralysés. On voit alors la pupille rester constamment à un degré de dilatation moyenne. Elle ne se contracte plus, ni à la lumière, ni par la vision des objets rapprochés. Le malade ne voit plus nettement qu'à une seule distance toujours la même, et les deux points extrêmes qui limitent à l'état normal le champ de la vision distincte, le punctum proximum et le punctum remotum, arrivent à se confondre.

Marche. Durée. Terminaison. — Tantôt la forme *interne* est la première en date, tantôt au contraire c'est la musculature externe de l'œil au niveau de laquelle on observe les premiers symptômes. La diplopie est assez fréquente au début, plus tard elle tend à disparaître. Chez d'autres malades, on observe quelquefois, pendant plusieurs années, du ptosis, avant que les autres muscles ne soient envahis. Ce ptosis est d'ailleurs rarement complet et il ne progresse pas parallèlement aux autres paralysies, si bien qu'à la période d'état la paupière supérieure ne tombe que rarement d'une façon absolue.

De tous les muscles de l'œil, ce sont ceux qu'innerve le moteur oculaire commun qui sont le plus souvent et le plus complètement paralysés. Puis le pathétique se prend à son tour.

D'ailleurs, quelle que soit la marche de l'envahissement, il n'est pas rare, au bout d'un certain nombre d'années, de voir l'ophtalmoplégie atteindre tous les muscles, sans exception. On a alors affaire à ce que l'on appelle la forme totale.

Une fois arrivée à son maximum, la maladie peut rester stationnaire et est alors indéfinie. Ou bien les autres noyaux du bulbe sont envahis progressivement ; on voit alors se surajouter au tableau de l'ophtalmoplégie celui de la paralysie labio-glosso-laryngée, et il n'est pas rare dans ce cas de voir le malade enlevé en moins d'un an par les progrès de la polyencéphalite bulbaire inférieure, alors que la polyencéphalite supérieure n'avait accompli son évolution totale que grâce à un nombre d'années considérable.

Chez d'autres malades, le processus franchit pour ainsi dire le groupe des noyaux moteurs et sensitifs du bulbe et ce sont les cellules de la substance grise antérieure de la moelle qui sont envahies. On assiste alors secondairement au développement d'atrophies musculaires absolument analogues à l'amyotrophie myélopathique de Duchenne-Aran, mais qui n'ont cependant pas absolument la marche régulière de cette dernière maladie. Dans ce cas encore la terminaison rapidement fatale que comporte l'envahissement du bulbe est toujours à craindre. Quand cette région est malade, il n'est pas rare de voir la paralysie (Steinheim, *Die Med. Wochenschrift*, n° 30, 1883) s'associer aux autres symptômes.

Anatomie pathologique. — Les lésions consistent, comme dans la paralysie labio-glosso-laryngée, en une atrophie des grandes cellules motrices des différents noyaux gris que nous avons signalée plus haut. Elles sont remplacées par des amas de cellules embryonnaires qui peu à peu constituent des foyers de sclérose ; on rencontre aussi par place des hémorragies capillaires. D'ailleurs la disposition des lésions n'est en rien symétrique ni régulière. Certains groupes cellulaires disparaissent à peu près complètement tandis que l'on constate la quasi-intégrité des groupes voisins.

A l'atrophie cellulaire des noyaux de l'oculo-moteur commun ou du pathétique et du moteur oculaire externe se joignent, selon les cas, les lésions qui dépendent de la maladie au cours de laquelle est apparue l'ophtalmoplégie ; atrophie musculaire, sclérose latérale amyotrophique, ataxie locomotrice, sclérose en plaques, etc. Nous n'avons pas à les décrire ici.

Diagnostic. — Les symptômes que nous venons de décrire sont suffisamment caractéristiques à eux seuls pour qu'il n'y ait pas possibilité d'une confusion entre l'ophtalmoplégie et une autre affection. La difficulté réside dans la localisation précise de la lésion, et sur l'origine vraie de la paralysie que l'on observe. Est-ce à une ophtalmoplégie nucléaire ou à une ophtalmoplégie d'une autre origine que l'on a affaire ? Tel est le diagnostic différentiel qu'il faut se poser.

En effet, une lésion située au niveau des tubercules quadrijumeaux ou sur les fibres qui réunissent ces centres aux noyaux produirait également une paralysie des mouvements associés et conjugués des yeux ; mais la rapidité d'évolution permet de faire le diagnostic.

Lorsque le moteur oculaire commun est lésé au niveau de son émergence pédonculaire, un peu haut, on peut avoir sous les yeux un ensemble symptomatique qui rappelle l'ophtalmoplégie. La coexistence d'une hémiplégie alterne permettra de faire le diagnostic même dans le cas très rare où la paralysie pédonculaire serait double et l'hémiplégie bilatérale.

Si la cause de l'ophtalmoplégie réside au niveau de la base du crâne et tient à une tumeur spécifique ou tuberculeuse, à une hémorragie, etc., on notera des phénomènes réactionnels non seulement du côté de la musculature de l'œil, mais aussi du côté du nerf optique et d'autres nerfs craniens (trijumeau). Le diagnostic serait encore plus net dans le cas où il s'agirait d'une tumeur de l'orbite.

N'oublions pas que le tabes peut donner lieu à des paralysies dissociées des muscles de l'œil ; celles-ci seront non seulement à début brusque mais passagères. Enfin le goitre exophtalmique, l'hystérie pourront donner lieu à des associations symptomatiques de même aspect, mais ce ne seront alors guère que les mouvements volontaires qui auront disparu.

Traitement. — Il ne faudra pas négliger d'employer surtout au début et avec vigueur le traitement spécifique. En dehors des cas où la syphilis est en cause, la guérison est plus que douteuse. Un régime tonique et l'absence d'efforts des muscles atteints permettront d'es-

pérer que la marche de l'affection sera lente, et d'éviter l'envahissement ultérieur du bulbe, dont nous avons signalé les dangers.

C. — MYÉLITES BULBAIRES AIGUË ET SUBAIGUË

Étiologie. — On ne sait rien touchant l'étiologie de l'inflammation
aiguë du bulbe et les cas où cette affection a été observée sont
encore peu nombreux. Leyden a créé son histoire de toutes pièces au
moyen de cinq observations ; depuis son mémoire le nombre des
cas connus n'a pas doublé.

Anatomie pathologique. — Il s'agit d'un processus inflammatoire
représenté par des foyers multiples, disséminés çà et là dans la
substance bulbaire. Au microscope, on constate tous les signes du
ramollissement rouge. Les parois des vaisseaux sont épaissies ; il
existe de la périartérite et les espaces lymphatiques qui entourent les
vaisseaux sont remplis de cellules. Il est difficile d'avoir sur l'évolution complète de ces lésions des données bien précises.

Symptômes. — Les symptômes et la marche de la maladie varient
naturellement avec l'étendue et le point de départ du processus anatomique. Le plus souvent on constate une paralysie du voile du palais
comme premier phénomène. Puis les lèvres, la langue se prennent.
Il n'est pas rare de voir également la paralysie envahir les muscles
de la face, des yeux et des membres.

Dès le début, il y a de la somnolence, parfois aussi une légère élévation de température ; peu à peu les troubles cardiaques et respiratoires se manifestent et s'accentuent, et les malades succombent avec
une dyspnée croissante et dans le coma. La tachycardie a été plusieurs fois observée.

Au bout de quatre à vingt jours, les malades succombent. Il ne
semble pas possible qu'il y ait de guérison.

Le **traitement** est encore à créer et jusqu'à nouvel ordre il faut
considérer le pronostic comme absolument et rapidement fatal.

D. — POLYENCÉPHALITE SUPÉRIEURE AIGUË DE WERNICKE

Symptômes. — La maladie de Wernicke est à la myélite bulbaire
aiguë ce que l'ophtalmoplégie nucléaire est à la paralysie labio-
glosso-laryngée. Ici encore, il s'agit d'une maladie exceptionnellement
grave. On ne connaît que deux cas de guérison, dont un rapporté par

Salomonsehn (*D. Med. Woch.*, n° 27, p. 849, 1891). Il s'agissait dans cette observation d'un homme de vingt-cinq ans, non syphilitique, qui, après quatre jours de malaise et de céphalalgie frontale, eut des frissons et des vomissements et tomba dans un état de stupeur. Apporté à l'hôpital, il ne présenta aucun symptôme paralytique; les pupilles réagissaient, le pouls était lent, les réflexes rotuliens étaient exagérés. Pas de roideur de la nuque. Le lendemain on vit se produire successivement dans la journée la paralysie du petit oblique, du droit externe, du droit interne, du releveur, du droit supérieur. La réaction pupillaire resta normale. Vingt-quatre heures après, il y avait ophtalmoplégie interne; la stupeur persista.

Les jours suivants, disparition progressive des paralysies et diminution de la stupeur; le pouls remonta de 48 à 72; les pupilles réagirent, les réflexes reparurent, l'appétit se releva, le poids augmenta.

Le malade fut guéri au bout d'un mois. On avait employé les frictions mercurielles et l'iodure de potassium.

Syphilis ou alcoolisme grave, telles sont en effet les causes le plus souvent observées de la maladie dont nous venons de rapporter un exemple. Les malades commencent par accuser une céphalalgie violente, des vomissements surviennent, les membres sont le siège de douleurs lancinantes, puis l'intelligence s'obnubile de plus en plus, en même temps que l'ophtalmoplégie et l'ataxie des membres s'installent.

Au bout de six à vingt ou vingt-cinq jours, la mort survient sans que le malade ait présenté de fièvre à aucun moment. On observe tantôt un délire avec hallucinations plus ou moins vives, tantôt une stupeur complète.

Anatomie pathologique. — On a trouvé, à l'autopsie des individus qui avaient succombé à cette affection, une série d'hémorragies microscopiques ayant détruit les noyaux de substance grise des parois du troisième et du quatrième ventricule. Autour des foyers hémorragiques existent des amas de cellules remplies de fines granulations. Ces lésions présentent d'ailleurs une intensité variable avec chaque noyau gris, et une abondance différente d'un sujet à l'autre.

Traitement. — En dehors des cas où la syphilis est en jeu il est à peu près inutile de faire aucun effort thérapeutique. Mais dans tous les cas on peut essayer de guérir les sujets en employant avec vigueur le traitement spécifique.

E. — HÉMORRAGIE ET RAMOLLISSEMENT BULBAIRES

Les hémorragies bulbaires tantôt sont foudroyantes, tantôt au contraire s'accompagnent d'apoplexie.

La mort survient dans ces derniers cas avec des phénomènes graves du côté du cœur et de la respiration ; quelquefois la survie est plus ou moins longue, et on constate en tout ou en partie l'évolution des paralysies que nous avons étudiées dans les paragraphes précédents.

Le mécanisme de ces hémorragies est d'ailleurs analogue à celui des hémorragies cérébrales, seulement comme ici la masse de substance cérébrale est relativement faible, il est fréquent d'assister en outre à une inondation ventriculaire plus ou moins profuse.

Le diagnostic dans la plupart des cas est impossible, le traitement nul.

Dans le ramollissement, les symptômes sont moins bruyants, les accidents moins brusques. On constate, quand les artères bulbaires (vertébrale, spinale antérieure) ont été oblitérées par une thrombose ou une embolie, tous les signes de la paralysie bulbaire aiguë. D'abord le malade vomit, il a des vertiges, de la céphalalgie, une sensation syncopale, puis les signes de la paralysie labio-glosso-laryngée apparaissent.

Les membres participent plus ou moins à cette paralysie ; les jambes sont en général prises plus complètement que les membres supérieurs. On observe d'ailleurs tous les degrés depuis une simple parésie jusqu'à la paralysie ; celle-ci peut affecter la forme hémiplégique. En même temps qu'elle, existe de l'engourdissement. La titubation n'est pas rare.

Le malade succombe assez vite, dans un délai maximum d'une dizaine de jours, avec de la dyspnée, de la cyanose, de l'irrégularité du pouls, et parfois même de la fièvre.

Si la survie se prolongeait on pourrait voir apparaître des contractures par lésion du faisceau pyramidal.

Le pronostic est absolument fatal, sauf dans les cas d'artérite syphilitique. Il est donc toujours indiqué d'avoir recours à un traitement spécifique énergique, quand bien même le malade ne serait que difficilement suspect de syphilis.

F. — TUMEURS DU BULBE. COMPRESSION DU BULBE

Le bulbe peut être le siège de tumeurs de toute nature. Les abcès sont extrêmement rares ; plus fréquemment on rencontre à l'autopsie des tubercules, des gommes, des gliomes, des sarcomes, etc. Leur volume est variable.

Chaque fois qu'un processus de ce genre évolue, il se manifeste des troubles d'ordre banal et que l'on retrouve dans l'histoire de toutes les tumeurs intra-craniennes. Les malades accusent de la céphalalgie, et l'on constate des vertiges, de la somnolence, des crises convulsives. Mais à côté de ces symptômes on observe des phénomènes qui tiennent d'une façon beaucoup plus immédiate à la lésion anatomique. Ceux-ci sont, en effet, en rapport avec le siège exact de la tumeur, et il se produit lentement des paralysies, d'abord cantonnées dans le domaine de tel ou tel nerf cranien ; plus tard le territoire envahi augmente, au fur et à mesure que la lésion progresse. Ce seront alors tantôt des phénomènes de la paralysie labio-glosso-laryngée qui ouvriront la scène ; tantôt au contraire les premières manifestations pathologiques auront lieu du côté des muscles des yeux, et on observera des paralysies beaucoup plus dissociées, au moins au début, que dans l'ophtalmoplégie. Les tumeurs produiront d'ailleurs, à côté des paralysies parcellaires, de l'irritation et de la compression totale de l'organe. Ceci se traduira au dehors par des parésies, des engourdissements, des convulsions au niveau des membres ; ces symptômes varieront encore comme siège et comme intensité avec le siège plus ou moins latéral de la tumeur.

La marche des maladies qui nous occupent en ce moment est lente, mais les sujets atteints sont constamment menacés par la mort subite. En dehors des cas où la syphilis est en cause, il est difficile, pour ne pas dire impossible, d'espérer une rémission dans la marche fatale de la maladie.

Les compressions du bulbe par une tumeur située à son voisinage ont d'ailleurs une marche tout aussi fatale, et on ne peut guère espérer voir les symptômes s'amender que lorsqu'il s'agit d'une méningite syphilitique.

En dehors de ce cas particulier, la maladie est fatalement mortelle. Elle l'est immédiatement quand la compression est brusque, comme dans les cas de déplacement brusque ou de fracture des pièces constitutives du squelette, ou dans les hémorragies graves, par rupture des artères vertébrales. Lorsque la compression est lente, on peut n'observer pendant les premiers temps que des symptômes de paralysie avec contractures du côté des membres, si la cause mécanique agit surtout au niveau des pyramides. Ou bien les premiers signes cliniques seront des phénomènes d'irritation, douleurs et convulsions, dans les muscles innervés par un ou plusieurs nerfs bulbaires.

En tous cas, si on ignore la cause, il sera fort difficile de poser un diagnostic. Tout ce que l'on peut dire c'est qu'ici les symptômes sont plus souvent marqués d'un seul côté et qu'ils ne se limitent pas au seul domaine des nerfs craniens. La participation des membres est la règle, et la sensibilité générale reste rarement intacte.

Ce que nous avons dit jusqu'ici suffit d'ailleurs amplement aux besoins de la pratique courante et ce n'est qu'exceptionnellement qu'on aurait à préciser davantage. Il faudrait alors avoir recours à des traités spéciaux; les développements que comporte un pareil sujet ne rentrent pas dans le cadre qui nous est imposé.

II

MALADIES DE LA PROTUBÉRANCE

De la protubérance appelée aussi pont de Varole, mésocéphale, partent en rayonnant les pédoncules cérébraux, le bulbe et les pédoncules cérébelleux moyens.

Elle constitue une sorte de nœud, dont les fibres transversales représentent les pédoncules cérébelleux, tandis que les fibres longitudinales unissent les pédoncules cérébraux au bulbe.

Au milieu de ces fibres existe un amas de substance grise qui n'est autre chose que la continuation de la tête de la corne antérieure de la moelle.

Sur une coupe antéro-postérieure on constate que la protubérance est divisée en sept couches successives qui sont : 1° en avant des fibres transversales superficielles ; 2° les fibres verticales motrices de la pyramide antérieure ; 3° des fibres transversales ; 4° les fibres verticales sensitives de la pyramide antérieure ; 5° des fibres transversales ; 6° des fibres verticales prolongeant le cordon antérieur de la moelle ; 7° des fibres transversales un peu obliques situées entre le sixième plan et le plancher du quatrième ventricule.

Les lésions de la protubérance détermineront des symptômes variables, selon que tel ou tel des faisceaux que nous venons de signaler sera intéressé. Si les fibres cérébelleuses moyennes ont été seules atteintes, on ne constatera pas de paralysies, mais des troubles dans la coordination des mouvements.

Il y a aura, au contraire, paralysie, si les fibres qui relient les pédoncules cérébraux au bulbe sont interrompues.

Cette paralysie sera *directe* si les fibres sectionnées ne s'entre-croisent plus au-dessous de la lésion, elle sera croisée au contraire, et cela dans la majorité des cas, quand les faisceaux détruits subissent un entre-croisement dans le bulbe.

On donne le nom de syndrome de Millard et Gubler à une paralysie intéressant le facial d'un côté et les membres de l'autre. Cette paralysie est aussi dite « alterne ». Elle présente ceci de particulier que le facial supérieur et le facial inférieur sont pris simultanément.

En dehors du facial, le moteur oculaire externe, le moteur oculaire commun, l'hypoglosse, le trijumeau, sont les nerfs qui sont le plus souvent atteints dans les cas de lésion de la protubérance. La paralysie alterne peut frapper ces nerfs, soit isolément, soit réunis. Il faut retenir que le noyau du moteur oculaire externe envoie des filets à celui du moteur oculaire interne du côté opposé, et qu'il se produit, par suite, du strabisme interne du côté où siège la lésion, du strabisme externe du côté opposé.

Quand le trijumeau est pris, il y a anesthésie plus ou moins profonde de la face.

S'il y a paralysie, d'après ce que nous venons de dire, on comprend facilement que le malade regarde ses membres paralysés. A cette déviation de l'axe visuel correspond en général une déviation dite « conjuguée » de la tête. La déviation se produit du côté opposé (côté de la lésion), si au lieu de paralysie, il existe de l'excitation (Landouzy).

A. — Hémorragies de la protubérance

Les hémorragies de la protubérance sont assez rares. Elles reconnaissent d'ailleurs les mêmes causes que les hémorragies cérébrales et bulbaires, et les altérations des vaisseaux, l'anévrysme miliaire en particulier, sont le plus souvent la cause des accidents que l'on observe.

Ceux-ci peuvent se diviser en deux groupes, selon qu'ils sont légers, ou au contraire s'accompagnent rapidement d'un coma aboutissant à la mort.

Dans la première catégorie de faits, se rangent ceux où, après un ou deux jours d'obnubilation totale due à l'ictus, le malade se réveille avec une paralysie alterne, conforme au type que nous avons esquissé plus haut. D'un côté le facial, l'hypoglosse, sont pris, de l'autre les membres. Ces paralysies s'accompagnent, dans quelques cas, d'anesthésie. Celle-ci est précieuse pour le diagnostic de siège, puisque c'est le seul point où une lésion puisse déterminer une anesthésie et une paralysie exactement superposées.

Chez les malades de ce groupe les accidents peuvent rester limités aux symptômes que nous venons de décrire.

Mais il est rare que le processus anatomique reste stationnaire ; on voit alors tôt ou tard apparaître des complications graves. La déglutition devient difficile ; la dyspnée apparaît ; on constate des foyers de congestion pulmonaire. Entre temps l'hémiplégie peut devenir bilatérale et le malade succomber.

Le cas rentre ainsi dans le deuxième groupe de faits dont nous parlions tout à l'heure. Au lieu de survivre pendant quelques mois à l'ictus apoplectique et aux premiers signes de l'hémorragie protubérantielle, les malades peuvent en effet succomber par une extension rapide du processus hémorragique. Les phénomènes parétiques vont alors rapidement en s'accentuant et la mort arrive en cinq ou six jours.

Enfin la mort peut être le résultat de l'ictus et le diagnostic est alors impossible.

Ce que nous venons de dire suffit amplement à permettre de faire le diagnostic de l'hémorragie protubérantielle, si on y ajoute qu'en l'absence de lésion cardiaque et d'une progression constante des symptômes on est en droit d'éliminer le diagnostic d'embolie ou de thrombose.

Il n'existe pas de moyen thérapeutique susceptible de parer aux accidents que nous venons de décrire : le traitement se confond avec celui de l'hémorragie cérébrale.

B. — Ramollissement de la protubérance

Le tronc basilaire est trop volumineux pour qu'un embolus ayant traversé les vertébrales vienne l'oblitérer.

Mais il n'est pas absolument rare qu'une embolie ayant déterminé l'oblitération du calibre d'une des sylviennes, le caillot se prolonge et vienne former obstacle au cours du sang dans le tronc basilaire.

On sait d'autre part combien il est fréquent, à l'autopsie des vieillards, de trouver de l'athérome de l'artère basilaire. Cet athérome ne

s'accompagne que rarement de thrombose du vaisseau, mais l'artérite syphilitique détermine en revanche assez facilement de l'oblitération de ce vaisseau.

Ce sont surtout les artérioles qui sont atteintes par le processus
oblitérant, si bien que les foyers de ramollissement ne sont ordinairement pas très étendus.

Le ramollissement dû à l'oblitération totale du tronc basilaire est
mortel; les malades succombent en quelques heures.

Lorsque l'oblitération est incomplète, ou quand un petit nombre
d'artérioles sont seules atteintes d'artérite, on peut constater comme
dans l'hémorragie une paralysie alterne; nous avons suffisamment
insisté sur ce que l'on doit entendre par ce terme pour n'avoir pas
à le répéter. Mais au bout d'un temps plus ou moins long se surajoutent aux phénomènes primitifs des symptômes bulbaires de plus en
plus accusés. Soit au bout de quelques jours, soit, plus rarement, au
bout de quelques semaines, les malades succombent avec les symptômes que comporte le ramollissemunt du bulbe et l'incoordination motrice qui résulte de la lésion des pédoncules cérébelleux. La
progression même des accidents permet de faire la différence entre
l'hémorragie et le ramollissement.

Ici d'ailleurs, on peut espérer guérir le malade par un traitement spécifique énergique, ou tout au moins enrayer la marche des accidents.

Malgré l'atténuation dans la gravité du pronostic qui résulte de
cette circonstance, il n'en faut pas moins retenir que le plus souvent
la mort vient, à plus ou moins bref délai, terminer la scène.

C. — TUMEURS DE LA PROTUBÉRANCE

Étiologie. — De toutes les tumeurs qui peuvent siéger au niveau de
la protubérance, une de celles que l'on observe le plus souvent est le
tubercule. Tantôt à l'état de foyer purulent entouré d'une zone d'induration, tantôt à l'état de tubercule cru, ces tumeurs peuvent occuper
une étendue extrêmement variable, et dans ces conditions il est facile
de comprendre comment chaque cas particulier présentera une physionomie, un ensemble symptomatique absolument propre. En dehors du
tubercule, le cancer occupe fréquemment la protubérance. La gomme
syphilitique n'est pas rare non plus. Tantôt elle se développe au sein
même de la substance nerveuse, tantôt au contraire elle exerce une
simple compression. Les symptômes qu'elle provoque ressemblent
alors à ceux qui relèvent de la présence d'une exostose ou d'un anévrysme par exemple, et, d'une façon générale, de toute tumeur exogène.

Symptômes. — Les différences dans la localisation du processus anatomique expliquent les variations cliniques présentées par les différents faits. Toutefois, s'il est impossible de donner une description d'ensemble du syndrome, on retrouve dans chaque cas particulier, un nombre de signes suffisants pour asseoir le diagnostic.

Tout d'abord la paralysie alterne ne fait qu'exceptionnellement défaut. Au début il peut n'y avoir de phénomènes paralytiques que du côté des membres ou du côté de la face, mais le tableau ne tarde pas à devenir complet. Les paralysies des membres sont souvent précédées de phénomènes d'excitation, et de sensations douloureuses. On note des fourmillements, des contractions musculaires involontaires. Puis l'affaiblissement progresse et la paralysie s'installe.

Du côté de la face, le facial est paralysé comme nous l'avons dit; le moteur oculaire externe est pris; ces paralysies se produisent du côté opposé à la paralysie des membres.

Aux phénomènes paralytiques peuvent s'associer des troubles de la sensibilité; ceux-ci restent limités au domaine du trijumeau et alors la sensibilité des membres reste intacte, ou bien l'anesthésie se propage à toutes les parties atteintes par la paralysie.

Rarement les tumeurs limitent leur action au niveau de la protubérance et il est très fréquent de voir se surajouter des phénomènes bulbaires à ceux que nous venons de décrire. Les malades succombent alors avec tous les signes de la paralysie labio-glosso.

Dans d'autres cas les phénomènes que nous aurons tout à l'heure à décrire à propos des maladies du cervelet, viennent se surajouter à la paralysie et à l'anesthésie alternes. On constate alors des vertiges, des propulsions involontaires d'un côté ou de l'autre, des vomissements. Ces troubles ressortissent à l'altération des fibres transversales de la protubérance, fournies par les pédoncules cérébelleux moyens.

Il se produira également des associations symptomatiques complexes, si la tumeur exerce son action au niveau des tubercules quadrijumeaux ou au niveau des pédoncules. Dans le premier cas on constatera des troubles de la vision; dans le second il existera, par exemple, ce que l'on a appelé le syndrome de Weber, c'est-à-dire la paralysie de l'oculo-moteur commun du côté de la lésion, des membres, du facial et de l'hypoglosse de l'autre côté.

Diagnostic. — Dans tous les cas le diagnostic de siège reposera surtout sur la disposition alterne des phénomènes d'irritation (spasmodiques) d'abord; puis des phénomènes paralytiques. La lenteur dans la marche des accidents, l'extension graduelle de la paralysie aux quatre membres, la superposition des troubles de la sensibilité dont nous avons parlé permettront à la fin de préciser la localisation et la nature de l'agent pathogène.

Il est plus difficile de savoir quelle est la nature de la tumeur. Mais l'intérêt de ce diagnostic est relativement léger. La seule chance qu'ait le malade de ne pas succomber aux progrès de la maladie est qu'il soit porteur d'une tumeur syphilitique. On emploiera donc énergiquement le traitement spécifique, même si le malade ne présente pas de signes bien nets de syphilis antérieure, et cela sous forme de frictions associées à l'iodure de potassium à doses élevées.

III

MALADIES DU CERVELET

Le cervelet se compose schématiquement d'une couche de substance grise périphérique, à éléments cellulaires spéciaux (cellules de Purkinje), séparée par de la substance blanche d'un amas central, appelé corps rhomboïdal. Il se divise d'ailleurs en deux lobes, séparés par le vermis.

La substance blanche est formée par les fibres des pédoncules cérébelleux dont nous avons déjà vu le faisceau moyen s'entre-croiser au niveau de la protubérance avec les fibres qui unissent le cerveau au bulbe. Ces fibres cérébelleuses moyennes jouent en partie le rôle de commissure entre les deux hémisphères cérébelleux, et se rendent, pour le reste, à la substance grise de la protubérance. Les pédoncules cérébelleux supérieurs s'entre-croisent et se rendent dans les cellules du noyau rouge de Stilling, dans la couche optique. Enfin les pédoncules cérébelleux inférieurs vont se rendre dans les noyaux de substance grise situés sous le plancher du quatrième ventricule.

Les fonctions du cervelet sont, actuellement encore, assez mal définies. Nothnagel aurait démontré que la destruction des hémisphères ne s'accompagnait pas nécessairement de symptômes. Lorsque le vermis est atteint, il se produit des troubles de coordination dans la marche ou dans la station debout. A ce symptôme s'ajoutent souvent des vomissements, et si les pédoncules cérébelleux moyens sont pris, une tendance invincible pour le malade à tourner d'un côté déterminé.

Comme maladies spéciales nous n'avons guère à étudier que les hémorragies, le ramollissement et les tumeurs du cervelet.

A. — HÉMORRAGIES — RAMOLLISSEMENT

Historique. — La thèse de Carion (1875) résume toutes les connaissances que nous possédons actuellement sur l'hémorragie cérébelleuse. Les faits épars recueillis depuis la publication de ce travail
n'ont pas ajouté grand'chose à la précision du syndrome.

Symptômes. — L'hémorragie cérébelleuse peut être foudroyante ;
quelquefois, dans les formes graves, le malade revient à lui pendant
quelques heures, vomit, puis retombe dans le coma, et meurt après
avoir présenté des convulsions plus ou moins généralisées.

Dans d'autres cas les accidents sont moins rapides. Après quelques
prodromes représentés par de la céphalalgie occipitale, des vertiges,
des fourmillements dans les membres, les malades sont pris d'un
étourdissement extrêmement violent. Ils chancellent et vomissent
abondamment. La face est congestionnée, l'aspect de la physionomie
indique un certain degré d'hébétude, mais il est rare qu'il y ait perte
de connaissance. La paralysie n'est pas immédiate, et il s'agit plutôt
de parésie.

L'état reste ensuite stationnaire pendant plus ou moins longtemps
jusqu'à ce qu'une nouvelle hémorragie, provoquant une aggravation
des symptômes, entraîne la terminaison fatale.

Dans tous les cas, il est nécessaire d'insister sur un certain nombre
de symptômes qui sont presque constants, et qui présentent une
grande valeur au point de vue diagnostique.

Les troubles de la motilité sont éminemment variables ; tantôt on
observe une parésie plus ou moins accusée qui, tout en permettant
le déplacement lent des divers segments de membre, s'oppose cependant à ce que le malade conserve toute autre position que le décubitus dorsal. Tantôt il existe des paralysies. Celles-ci sont dues à la
compression du bulbe, comme d'ailleurs la majeure partie des phénomènes qui accompagnent l'hémorragie cérébelleuse. Ces paralysies
ne s'établissent pas immédiatement après l'attaque comme dans
l'hémorragie cérébrale, mais au contraire s'installent lentement.
D'ailleurs leur forme dépend du niveau auquel s'est exercée la compression maxima. Tantôt on aura affaire à une hémiplégie directe,
tantôt à une hémiplégie croisée ; il est rare, dans l'un et l'autre cas,
que le facial supérieur soit paralysé. Quel que soit le côté affecté,
l'autre est souvent atteint d'une parésie plus ou moins profonde.

Non seulement l'hémorragie peut comprimer le bulbe, mais aussi le sang s'épancher dans les méninges et dans les ventricules. On verra alors des convulsions et des contractures apparaître, prodromes d'un coma rapidement mortel.

. Les troubles dans le domaine du pneumogastrique ne sont pas moins intéressants à connaître. Ce sont également, et presque exclusivement, des phénomènes bulbaires ou protubérantiels.

Ainsi, pendant les premières heures après l'ictus, la respiration des malades est calme; puis, elle devient plus rapide, s'embarrasse et finit par présenter les mêmes caractères que nous avons décrits à propos de la respiration des malades atteints de paralysie labio-glosso-laryngée.

Il en est de même du pouls, d'abord normal; il s'accélère graduellement, puis devient irrégulier. Chez d'autres, il devient de plus en plus lent en même temps que la température baisse. .

Il faut encore retenir l'existence des vomissements; ceux-ci sont fréquents dans l'hémorragie cérébelleuse et semblent tenir surtout à la lésion des pédoncules cérébelleux moyens. Tantôt limités à des efforts, à des nausées, ils peuvent présenter le caractère des vomissements incoercibles. Fréquents, après l'ictus, ils disparaissent ensuite complètement, ou bien reprennent une nouvelle fréquence dans les dernières heures de l'existence.

La déviation conjuguée des yeux et de la tête peut se produire dans les symptômes de la maladie qui nous occupe; seulement ici elle n'a plus la régularité qu'elle présentait dans les affections cérébrales ou bulbaires. Tantôt elle se fait du même côté, tantôt du côté opposé à la lésion. L'intelligence est en général épargnée. Toutefois les malades restent lucides et répondent convenablement aux questions qu'on leur adresse; il est certain qu'ils n'ont plus aucune spontanéité intellectuelle; il est nécessaire de les interpeller pour provoquer de leur part une manifestation quelconque. Pendant les dernières heures de la vie le coma est la règle.

Enfin, soit du côté de la sensibilité générale, soit du côté des sens spéciaux, les troubles sont rares. Les paralysies des muscles de l'œil sont tout à fait exceptionnelles; l'amaurose, l'amblyopie, la surdité, les bourdonnements d'oreilles, n'ont été notés que dans un très petit nombre d'observations, au moins au début. Si la survie se prolonge on voit apparaître la céphalalgie, des vertiges et des troubles visuels.

. Il va sans dire que tout ce que l'on vient de lire s'applique aussi bien au ramollissement du cervelet qu'à l'hémorragie. Le diagnostic entre les deux est à peu près impossible si l'état du cœur ou des vaisseaux ne donne pas à présumer que l'on est plutôt en présence de l'un ou l'autre des deux accidents.

Diagnostic. — Le diagnostic des hémorragies cérébelleuses se fera au moyen des divers caractères que nous venons d'indiquer. Somme toute, à part les vomissements et la dilatation, aucun phénomène bien net ne permet d'affirmer que le cervelet est malade. C'est au contraire le « flou » des symptômes, le peu de profondeur de l'ictus, la conservation de l'intelligence simplement devenue paresseuse, la parésie complétant l'hémiplégie ou remplaçant la paralysie, qui permettront de distinguer d'une hémorragie du cervelet une hémorragie cérébrale. Quant aux convulsions qui succéderont aux premiers symptômes, elles caractériseront l'inondation méningée. On déterminera l'origine de cette inondation par la non-existence de phénomènes comateux graves pendant les premiers instants qui ont suivi l'attaque.

Traitement. — Quoi qu'il en soit, d'ailleurs, le traitement ne devra pas être sensiblement modifié, même si l'on a distingué ce qui relève de la destruction cérébelleuse de ce qui serait la traduction au dehors d'une destruction cérébrale. Dans l'un ou l'autre cas, il reste le même, et nous renvoyons le lecteur à ce qui a été dit à propos de l'attaque en général.

B. — TUMEURS DU CERVELET

Symptômes. — Les tumeurs du cervelet présenteront naturellement des symptômes différents, suivant leur nature, et on comprend sans peine qu'un abcès, un tubercule, un kyste ou une tumeur maligne évolueront en imprimant à l'aspect général du malade un caractère spécial à chacun de ces processus. L'abcès sera en général, la conséquence d'une lésion de l'oreille, et surtout d'une otite moyenne suppurée ayant évolué pendant longtemps d'une façon chronique. Aux phénomènes cérébelleux s'ajoutent les signes d'une pyohémie grave ou d'un état typhoïde menaçant. Les signes de la suppuration sont même quelquefois les seuls que l'on puisse noter, et si l'attention est attirée du côté du conduit auditif, et si l'on a fait la trépanation de l'apophyse mastoïde, la persistance seule des accidents fébriles fera penser à un abcès de la substance nerveuse, sans que rien n'indique la localisation de cet abcès. Dans d'autres cas, il se manifeste les signes communs à toutes les tumeurs cérébelleuses ; ce sont même les symptômes uniques des abcès chroniques qui évoluent sans fièvre.

De même la tuberculose du sujet, une cachexie rapidement croissante, surajoutées aux symptômes d'irritation cérébelleuse, autoriseront à porter un diagnostic étiologique. Mais, toujours, et quelle que soit la cause, la substance cérébelleuse réagit de la même façon, et nous sommes ainsi autorisé à étudier dans un même chapitre tout ce qui a trait aux tumeurs du cervelet, sans nous arrêter à l'anatomie pathologique, qui ne présente rien de spécial pour l'altération de cette partie de l'encéphale.

D'une façon générale, ces symptômes consistent en une céphalalgie tenace siégeant souvent, mais non toujours, à la région occipitale ; il existe des vomissements ; on note des troubles de l'équilibre accompagnés d'un vertige persistant ; la titubation cérébelleuse, la chute dans un sens déterminé, la tendance à une attitude spéciale du corps et de la tête ne sont point choses rares. On a noté aussi de l'opisthotonos, du pleurosthotonos, des convulsions épileptiformes ou du tremblement choréiforme, des troubles oculaires, du strabisme, une amaurose précoce. En revanche, les paralysies sont rares et l'intelligence reste le plus souvent intacte.

Le vertige et la titubation appartiennent en propre à la lésion du cervelet. Le plus souvent précoces, mais peu marqués, ces symptômes augmentent avec les progrès du mal. Les malades qui, d'abord, ne pouvaient marcher et se tenir debout qu'en étendant les jambes, finissent par avoir absolument la démarche d'un individu ivre, et tombent dès qu'ils veulent se mettre debout. En même temps tout tourne autour d'eux, ou bien ils se sentent entraînés par un mouvement de translation ; leur lit leur paraît osciller sous eux, ou ils croient tourner eux-mêmes avec une grande vitesse. Ce vertige, qui cesse d'abord pendant le décubitus et qui même, tout à fait au début, n'est bien net que quand les yeux sont fermés, finit par être constant.

Nous avons déjà vu, en parlant des hémorragies du cervelet, que les vomissements étaient un phénomène fréquent dans les affections cérébelleuses. Ces vomissements se présentent d'ailleurs avec un caractère spécial. Ce sont plutôt des régurgitations que des vomissements vrais, et tantôt ils existent d'une façon constante, supprimant toute possibilité d'alimenter le malade par la voie buccale, tantôt, au contraire, ils n'apparaissent qu'à l'occasion d'un changement de position. Ils peuvent, d'ailleurs, comme Trudt l'a démontré après Schiff et Brown-Séquard, s'accompagner d'hématémèses ;

les lésions du cervelet paraissant avoir une certaine influence sur le développement des lésions gastriques.

Enfin, à ces vomissements et aux vertiges s'ajoute une céphalalgie apparaissant soit d'une façon intermittente, soit continue, céphalalgie le plus souvent occipitale et assez violente pour arracher quelquefois des cris aux patients. Ceci encore est un phénomène de début et la céphalalgie diminue plutôt quand la maladie progresse.

Tels sont les symptômes cérébelleux proprement dits. Les autres, les phénomènes du côté de la vue, les parésies, les hémiplégies, les phénomènes de paralysie labio-glosso et d'ophtalmoplégie qui se surajoutent aux manifestations cliniques que nous venons de décrire tiennent beaucoup plus à la compression du bulbe qu'à la destruction de telle ou telle partie du cervelet.

C'est ainsi qu'on peut d'une façon plus précise observer au cours d'une tumeur du cervelet de l'hyperhémie, de l'œdème et de l'étranglement de la papille, de la parésie plus ou moins marquée au niveau des membres, de l'hémiplégie, croisée ou non, avec ou sans paralysie du même côté, de l'hémiplégie alterne, du strabisme, de la diploplie, de la mydriase, du myosis, de l'inégalité pupillaire, des troubles de la parole par parésie de l'hypoglosse, etc., etc., tous phénomènes dont nous avons très suffisamment indiqué la genèse dans les chapitres précédents.

Quels que soient d'ailleurs ces symptômes surajoutés, les malades meurent en général de syncope, après avoir présenté soit des accidents foudroyants et évoluant en quelques jours, soit des rémissions suivies d'aggravations de plus en plus profondes de leur état. Enfin il ne faut pas oublier que les phénomènes cérébelleux peuvent manquer presque complètement et le malade mourir brusquement.

Le **diagnostic** de tumeur cérébelleuse doit se faire surtout avec le vertige de Ménière, les tumeurs cérébrales et le tabes.

Dans le premier cas, la distinction sera basée sur l'absence de céphalalgie et de troubles bulbaires, dans le vertige de Ménière, et la présence presque constante, dans cette maladie, de bruissement et de sifflement dans les oreilles, accompagnés de surdité. La fièvre, absente dans le vertige de Ménière, permettrait également de faire la différence avec un abcès.

Ce sont la céphalalgie, les vomissements, les vertiges qui permettront de faire la différence entre les tumeurs du cervelet et les tumeurs cérébrales, qui se traduisent beaucoup plus souvent par des phénomènes convulsifs ou paralytiques plus ou moins limités. Cependant dans les deux cas, il peut exister un certain degré d'hydrocéphalie ; les deux affections auraient alors grande tendance à se manifester par des symptômes presque identiques, abstraction faite bien entendu des faits d'épilepsie jacksonnienne.

Nous n'insisterons pas sur le diagnostic avec l'ataxie locomotrice ; ce que nous avons dit plus haut de la titubation fera comprendre que la confusion avec l'incoordination motrice du tabes est impossible. Les signes de Romberg, d'Argyll-Robertson, l'incoordination des mouvements permettront de faire rapidement le diagnostic.

Traitement. — Sauf le cas où une tumeur spécifique est le point de départ des accidents et où le traitement mercuriel et ioduré, appliqué avec vigueur, aurait des chances sérieuses de guérir le malade, les tumeurs cérébelleuses sont au-dessus des ressources thérapeutiques. En cas d'abcès, si une otite aiguë ou chronique autorisait, par exemple, à penser à une suppuration du cervelet, il ne faudrait pas hésiter à avoir recours au traitement chirurgical. C'est le seul moyen d'empêcher une terminaison qui, dans tout autre cas que les deux que nous venons de citer, est fatale à plus ou moins bref délai.

Appendice. — Nous ne parlerons pas ici des cas où le cervelet a plus ou moins complètement fait défaut. Les observations de ce genre n'ont trait qu'à des idiots, des aliénés, ou des épileptiques, et ne rentrent guère que dans le cadre des traités qui s'occupent spécialement des maladies mentales.

A. Rémond, *de Metz,*
Professeur agrégé à la Faculté de médecine
de Toulouse.

DEUXIÈME PARTIE

MALADIES DE LA MOELLE ÉPINIÈRE

CHAPITRE PREMIER

MÉNINGITES RACHIDIENNES

Étiologie. — Les méningites rachidiennes, qu'elles soient aiguës ou chroniques, primitives ou secondaires, reconnaissent les mêmes causes que les méningites de l'encéphale. Bien souvent même elles s'accompagnent l'une l'autre ou bien se compliquent mutuellement. Nous devons affirmer cependant que si les granulations tuberculeuses, la syphilis, la congestion simple, les hémorragies, la sclérose, la myélite, les intoxications chimiques ou bactériennes causent fréquemment cette maladie, il est une origine qui prime toutes les autres : c'est l'altération si fréquente de la colonne vertébrale, de la charpente osseuse elle-même.

Description. — L'aspect clinique varie suivant que la maladie est aiguë ou chronique.

La méningite rachidienne aiguë, qui survient presque toujours à la suite d'une infection générale (septicémie, pyémie), débute par de violents frissons, une fièvre intense, de l'agitation et du délire, et elle se dénonce par l'apparition de douleurs très vives siégeant le long du rachis et s'irradiant vers le tronc, l'abdomen et les membres inférieurs. Puis surviennent des contractures des muscles de la nuque (opisthotonos) et souvent des membres supérieurs et inférieurs. Ces contractures sont extrêmement douloureuses. La peau est hyperesthésiée et le moindre contact provoque les cris du malade. Ce dernier est anxieux, divague, a la langue chargée, saburrale, a des envies de vomir, est très constipé et a de la rétention urinaire.

Ces phénomènes d'excitation et de contractures douloureuses ne durent guère que trente-six ou quarante-huit heures et sont remplacés par des symptômes de dépression. L'hyperesthésie cutanée diminue, les contractures sont amendées ou disparaissent et on observe à leur place des symptômes de parésie ou de paralysie. Dès cette époque, l'incontinence fécale et urinaire remplace la rétention.

A cette seconde période la température diminue et les symptômes généraux sont moins alarmants si le malade doit aller à la guérison ; au contraire, tous les phénomènes d'intoxication augmentent d'intensité, la température atteint 40 ou 41°, la respiration devient accélérée et difficile (dyspnée), si la maladie doit se terminer par la mort, ce qui est le cas le plus fréquent.

La marche de la méningite aiguë est très rapide, les phénomènes graves s'installent et se succèdent, et la durée dépasse rarement une semaine. Deux à trois jours quelquefois suffisent pour tuer le malade.

La méningite chronique ne s'annonce pas avec un cortège de phénomènes aussi bruyants. Son début est souvent insidieux, comme dans les formes de méningite céphalique. Le malade n'a point de fièvre, ou la température dépasse peu la normale ; il ressent quelques douleurs le long du rachis, douleurs simulant le rhumatisme vertébral. Un peu plus tard, il se plaint de douleurs irradiées surtout dans la nuque, le thorax et dans les bras. Puis surviennent les phénomènes d'hyperesthésie cutanée, la révolte des fonctions digestives (vomissements, constipation), de la lombalgie et des douleurs continues dans les extrémités inférieures. Des contractures peuvent également survenir, et ultérieurement de la parésie et de la paralysie des muscles primitivement contracturés. A cette époque on observe de l'incontinence d'urine et des matières fécales.

Tous ces phénomènes, que nous venons de décrire, marchent lentement et ne parcourent tout leur cycle qu'au bout de plusieurs semaines ou de plusieurs mois.

Dans de nombreux cas la méningite rachidienne aiguë ou chronique se complique de myélite et se complique alors de symptômes décrits dans ce genre d'affection.

La plupart des auteurs ont l'habitude de faire une description spéciale de la pachyméningite cervicale hypertrophique. Elle se caractérise en effet spécialement, en ce que les troubles sont plus particulièrement accentués et même localisés aux muscles de la nuque et des membres supérieurs, muscles correspondant à la partie méningée altérée. Mais sauf cette particularité, il ne s'agit là que d'une variété de méningite rachidienne chronique.

Nous ne décrirons pas ici les lésions anatomo-pathologiques essentiellement identiques à celles des méningites cérébrales, lésions décrites dans un autre chapitre.

Diagnostic. — Il est facile de confondre une méningite spinale avec une myélite, qui souvent a les mêmes apparences et les mêmes caractères. Si on analyse cependant bien les symptômes au point de vue de leur apparition, de leur marche, au point de vue de la température, si on tient compte des commémoratifs, on arrive presque toujours à trancher la difficulté.

Traitement. — La méningite spinale aiguë survenant à la suite d'une infection généralisée a une marche si froudroyante que généralement le thérapeute reste désarmé. On pourrait cependant essayer de grands bains prolongés tièdes ou froids et combattre les contractures si douloureuses par des lavements répétés de chloral.

Les méningites spinales chroniques seront combattues différemment, suivant l'étiologie, suivant la période de la maladie et les symptômes.

Aux douleurs primitives du rachis on opposera des applications locales de glace, des pulvérisations d'éther, de chlorure de méthyle, des pointes de feu. Les irradiations douloureuses seront combattues alternativement par le polybromure, l'antipyrine, le sulfate de quinine. Les troubles de l'estomac seront enrayés par des purgatifs répétés et une alimentation très légère, lactée de préférence. Si on soupçonne une origine syphilitique, on prescrira l'iodure de potassium à hautes doses et des frictions mercurielles.

Plus tard, les phénomènes de parésie et de paralysie seront combattues par la révulsion très renouvelée (pointes de feu, vésicatoires, frictions révulsives) et par l'électrothérapie.

S. BERNHEIM, *de Paris.*

CHAPITRE II

ANÉMIE ET CONGESTION DE LA MOELLE

L'*anémie* de la moelle est peut-être un phénomène fréquent, mais elle se traduit par des symptômes cliniques si vagues que sa description n'a rien de précis et que sa connaissance a peu de valeur dans la pratique.

Cette anémie peut survenir à la suite d'oblitération de certains vaisseaux capillaires, par suite de thrombose, et alors il existe une anémie partielle de la région où la circulation est supprimée mécaniquement. Toutes les causes de compression médullaire peuvent également entraîner cette ischémie partielle. Au contraire l'anémie est généralisée à toute la moelle lorsqu'elle est provoquée par une cause générale telle que la chloro-anémie, ou une intoxication chimique (saturnisme, alcoolisme) causant elle-même l'altération des éléments du sang.

La *congestion* de la moelle ne comporte pas non plus un chapitre nosologique bien clair. Elle est causée par des fatigues intempestives, la marche prolongée, la gymnastique, les ascensions, l'excès du coït, une chute, une contusion directe du rachis, un refroidissement. Elle peut se produire aussi sous l'influence des intoxications chimiques (strychnine, alcool, oxyde de carbone, etc.) ou bactériennes (fièvre typhoïde, variole, scarlatine, tétanos, etc.). Toute altération des fonctions circulatoires produisant une tension exagérée est également susceptible de produire une congestion médullaire.

Cette congestion se révèle par une douleur sourde du rachis, des névralgies du thorax et des membres, par une hyperesthésie cutanée, par de la paralysie, une grande lassitude, une parésie des extrémités, parésie plus accentuée encore lorsque le malade est alité que lorsqu'il est debout (Brown-Séquard). Tous ces phénomènes durent peu de temps et disparaissent avec la cause qui les a engendrés. Le pronostic de cette affection est donc bénin.

On a rarement à intervenir contre l'anémie ou la congestion de la moelle. A l'anémie, on oppose le traitement habituel de la chloro-anémie : hygiène avantageuse, bonne alimentation, administration de substances toniques, fer et quinquina. La congestion est traitée par les révulsifs, l'application de la glace, les pulvérisations d'éther, des pointes de feu. Dans l'une comme dans l'autre affection le repos est indispensable.

S. BERNHEIM, *de Paris.*

CHAPITRE III

HÉMORRAGIES DE LA MOELLE ÉPINIÈRE

Les hémorragies de la moelle épinière sont des accidents assez rares. Elles peuvent se produire dans la substance même de la moelle, dans les méninges ou leurs parages, ou aussi prendre naissance dans le tissu cérébral et pénétrer dans le canal rachidien, provoquant ainsi les mêmes phénomènes d'irritation et de compression.

Ces hémorragies ont été décrites sous le nom d'hématorachis et d'hématomyélie, selon que l'épanchement sanguin se produit dans les enveloppes ou dans leurs parages, ou bien dans la substance médullaire même.

I

HÉMATORACHIS

Historique. — Cette affection n'a pas une littérature bien riche, tout au moins en ce qui concerne son application dans la pratique médicale. La cause en est dans la rareté de cette lésion, la possibilité d'une confusion des phénomènes qu'elle détermine avec ceux de l'hématomyélie, ou bien encore parce que souvent ces phénomènes passent inaperçus, confondus qu'ils sont avec d'autres lésions du canal vertébral. On ne possède qu'un nombre très restreint d'observations bien étudiées, d'où résulte l'hypothèse d'une hématorachis primitive, bien que la conformation du canal vertébral ne soit pas propice aux hémorragies en général.

Anatomie pathologique. — Les épanchements se rencontrent plus fréquemment entre la dure-mère et les parois du canal vertébral, et presque toujours dans la région postérieure. Ordinairement ils sont circonscrits et laissent apercevoir des coagula de coloration brune, qui peuvent être suffisamment denses et étendus pour entourer toute la dure-mère et pour déterminer des compressions de la moelle épinière. Ils sont quelquefois beaucoup plus étendus et le sang, s'infiltrant à travers les mailles réticulaires de la dure-mère, arrive à décoller celle-ci dans toute sa hauteur. Dans ces circonstances, des grumeaux plus ou moins volumineux peuvent s'arrêter sur les racines des nerfs et l'on voit à la surface extérieure de la dure-mère de-ci et de-là des ecchymoses ou des parties foncées dont la coloration est très tenace.

Les hémorragies qui se rencontrent dans l'arachnoïde ont leur source dans la rupture des petits vaisseaux des méninges spinales, et dans ce cas elles ne sont généralement pas abondantes, ou bien elles proviennent d'une hémorragie cérébrale, et alors elles se traduisent par du sang tout au plus très séreux, avec peu de grumeaux et remplissant tout le sac arachnoïde.

Même entre l'arachnoïde et la pie-mère, on a, bien que très rarement, constaté des hémorragies circonscrites qui parfois sont allées même jusqu'à entourer la moelle épinière comme un anneau. Ces épanchements, qui ne peuvent s'étendre pourtant que très difficilement, présentent quelquefois une telle densité que celle-ci peut occasionner de graves phénomènes de compression de la moelle.

Avec ces troubles on rencontre ordinairement des phénomènes inhérents même aux méninges, comme par exemple des congestions, des ecchymoses plus ou moins étendues, des opacités ou bien les signes de la pachyméningite hémorragique avec la dure-mère tapissée de fausses membranes et des foyers hémorragiques kystiformes. La moelle épinière elle-même peut se montrer hyperhémiée, ecchymosée, ou bien comprimée et ramollie sur un trajet plus ou moins long ; les racines nerveuses peuvent aussi être comprimées et congestionnées. Le liquide rachidien est généralement trouble et sanguinolent. Mais lorsque le processus a duré un certain temps, le sang se résorbe, et l'on peut alors observer des épaississements, des opacités des méninges avec proliférations réticulaires, des adhérences plus ou moins étendues et même la parfaite soudure de ces membranes qui se montrent fortement pigmentées et qui peuvent s'enchevétrer dans les racines des nerfs et les comprimer. La moelle épinière peut même adhérer fortement à la pie-mère et présenter tous les symptômes de l'inflammation aiguë, subaiguë ou chronique.

Étiologie. — Les hémorragies des méninges spinales peuvent être déterminées par suite d'une chute sur la colonne vertébrale, chute sur les pieds, sur les genoux, fracture des vertèbres, plaies, blessures par armes à feu ; ou bien elles se produisent à la suite de fatigues corporelles excessives, efforts violents, surmenage et mouvements brusques, ou de maladies des vertèbres (carie, carcinome). Une congestion intense pourrait produire le même phénomène (cas de Claude Bernard); ou bien encore les causes qui augmentent certains états congestifs, comme la suppression de certains flux habituels (menstrues, écoulements hémorroïdaux), ou les émotions violentes, la peur. La pachyméningite hémorragique peut même être une cause d'épanchements; la méningite infectieuse et les autres infections (typhus, fièvre jaune, variole, etc.) peuvent donner lieu à des hémorragies. La rupture d'un anévrisme dans le canal vertébral peut donner lieu à de graves hémorragies.

L'aorte et le tronc de la basilaire peuvent déterminer des accidents similaires. D'aucuns ont constaté également la rupture d'une varice intra-rachidienne. Certaines hémorragies graves du cerveau peuvent se frayer un passage entre la dure-mère et l'arachnoïde dans le canal rachidien au point de les décoller et de déterminer une compression sur la moelle épinière. Il en est de même des états congestifs déterminés par les convulsions épileptiques et hystériques et par les spasmes strychniques et tétaniques, comme aussi de ceux déterminés par suite d'une maladie du cœur.

Les conditions propices à l'épanchement sont facilitées en outre par suite du purpura, du scorbut, de la leucémie, grâce à l'altération des parois vasculaires. Il en est de même dans quelques processus chroniques de la méninge spinale, comme dans la paralysie générale, chez les alcooliques (Ollivier).

Magnan a constaté des hémorragies dans les méninges spinales par suite d'ingestion d'essence d'absinthe dans l'estomac ou d'introduction de cette essence dans les veines des chiens.

Symptomatologie. — Vulpian, en injectant du sang liquide dans le sac arachnoïdal des animaux, a produit et mis expérimentalement en évidence une série de phénomènes qui se sont répétés comme chez l'homme. Les faits constatés par lui après l'injection étaient les suivants : paraplégie légère et immédiate après l'injection, avec intégrité des mouvements réflexes et de la sensibilité dans les membres inférieurs, paralysie complète des membres inférieurs le jour suivant, avec de notables diminutions de la sensibilité, aggravation de ces phénomènes le troisième jour et mort le quatrième.

Si l'on ajoute à cela tous les phénomènes subjectifs des variations de gravité des symptômes selon le degré de l'épanchement, ce tableau est la fidèle reproduction de ce qui se produit chez l'homme. Chez lui, cependant, l'invasion brusque constitue la normale, et il est très rare d'assister à la manifestation des divers phénomènes d'une façon lente et progressive.

Dans l'hémorragie initiale, il se produit des phénomènes graves, apoplectiformes, précédés, mais pas toujours, d'un peu de vertige, d'une douleur très aiguë au rachis. Les sujets cherchent un appui ou tombent à terre et ont, selon la gravité de l'épanchement, de l'affaiblissement des membres inférieurs.

Ordinairement il n'y a pas perte de connaissance, cependant parfois la connaissance est obscurcie et perdue (Hallopeau, Grasset), par la répercussion que détermine sur le cerveau le heurt subit et plus ou moins violent reçu par la moelle épinière. Dans ce laps de quelques heures ou de quelques jours, les phénomènes atteignent déjà leur maximum d'intensité, à moins qu'il ne se produise, à la suite du choc, des phlogoses réactives.

Les racines nerveuses et les méninges qui abondent en nerfs sensitifs éprouvent une gène pénible exercée par la présence du sang. Il en résulte une violente souffrance dans la région du rachis, et ces douleurs s'irradient sur les différentes parties du corps selon les racines intéressées. Les douleurs de reins sont constantes et surgissent avec l'accès apoplectique. Elles sont très aiguës, insupportables, s'accentuent avec les mouvements du corps et atteignent leur maximum d'intensité au point où l'hémorragie a eu lieu. Ces douleurs existent toujours et on s'explique ainsi la raison de l'immobilité du malade qui évite de remuer son épine dorsale.

De là, la douleur s'étend aux membres et au tronc sous forme névralgique, suivant le siège de la lésion et des racines atteintes.

A ces symptômes de sensibilité douloureuse se joignent l'hyperesthésie des sensations extérieures, sous forme de douleurs vagues indéfinies, fourmillements, pincements, brûlures, engourdissements et même des phénomènes d'excitation motrice qui peuvent atteindre un grand développement. On leur attribue une importance spéciale pour le diagnostic de la maladie, bien que Jackson ait démontré, dans une intéressante observation, que la présence des symptômes d'excitation ne constitue pas un état indispensable et constant. Ce sont les racines motrices excitées par la présence douloureuse du sang qui donnent lieu aux spasmes et aux contractures musculaires, aux tremblements et aux contractures limités à tel ou tel groupe mus-

culaire, ou plus étendues et pouvant déterminer de véritables convulsions.

Dès que ces phénomènes ont atteint leur développement maximum, l'attitude debout ou assise devient douloureuse outre mesure
pour le malade. La colonne vertébrale est raide et extrèmement endolorie, les mouvements du tronc sont, par-dessus tout,
pénibles.

Les pauvres malades sont tourmentés par d'invincibles douleurs,
ne pouvant trouver de repos ni jour ni nuit. Dans les membres
inférieurs principalement on a noté aussi des plaques d'hyperesthésie cutanée et musculaire.

Tout cela se produit lorsque l'hémorragie n'est que d'intensité
modérée. C'est alors, précisément, que les troubles de la motilité
ne manquent jamais de se produire dans les membres inférieurs.
Ces troubles tiennent à la compression déterminée par l'épanchement sur la moelle épinière. Par suite, ils ne sont pas graves. Aussi
ne se produit-il presque jamais une vraie paraplégie. Par contre il
s'établit une impuissance motrice sous forme de parésie, une torpeur,
un affaiblissement, sensation de poids ou de fatigue, qui peuvent également se développer dans tel ou tel membre, ou bien les troubles
sont plus marqués dans l'un que dans l'autre.

Ces symptômes apparents peuvent être également observés au
tronc ou dans d'autres parties du corps, suivant le siège de l'hémorragie ; à ces endroits on a constaté parfois des plaques d'anesthésie
plus ou moins étendues, plus ou moins profondes. Leyden l'a constaté dans deux cas qui cependant ne furent pas suivis d'autopsie.

Il n'y a pas d'altération du côté de l'excitabilité réflexe qui s'est
parfois trouvée diminuée, indubitablement et surtout dans la région
des racines lésées. On a également constaté quelquefois la parésie de
la vessie avec rétention d'urine et l'affaiblissement du rectum.

La forme de la maladie que nous décrivons est apyrétique. La
fièvre peut survenir au déclin de la maladie, vers le troisième ou
le quatrième jour ; elle est due à l'inflammation consécutive des
méninges ; elle peut varier d'intensité et de gravité.

Voilà le tableau qui se présente ordinairement dans les cas d'épanchement modéré. Mais il est facile de comprendre que les phénomènes
peuvent varier à l'infini avec des graduations très variables, depuis
l'hémorragie punctiforme jusqu'à l'épanchement très abondant. Il
faut tenir compte aussi du siège où l'épanchement se produit.
Il est remarquable, en effet, de voir combien on rencontre, à l'amphithéâtre, de petites hémorragies dans les méninges spinales d'in-

dividus morts des suites de maladies aiguës (méningite, typhus), sans qu'elles aient attiré l'attention du médecin ; on en peut dire autant de ces légères hémorragies qui se déclarent à la suite de convulsions graves répétées (épilepsie, strychnisme, tétanos), ou qui sont la conséquence fréquente d'affections cardiaques, sans parler de celles qui se rencontrent très fréquemment dans les méninges spinales des alcooliques, et aussi chez ceux qui ont fini par succomber à la paralysie générale progressive. Ces hémorragies, qui ajoutent peu au tableau présenté par la rupture d'un sac anévrismal soit de l'aorte, soit de la basilaire ou tout autre épanchement considérable dans le canal rachidien, ces hémorragies-là, dis-je, nous apportent un ensemble de phénomènes bien différents. Dans ces derniers cas, très graves, sans parler de ceux où la mort est foudroyante (rupture d'un anévrisme), les phénomènes sont beaucoup plus importants, quel que soit le siège de la lésion, et surtout si l'hémorragie siège au niveau de la région cervicale. Aux douleurs de la plus haute intensité se joignent de graves phénomènes de paralysie et d'irritation très vive des méninges qui conduisent le sujet à la mort en peu de temps.

Revenons maintenant aux formes ordinaires qui revêtent une certaine gravité. Nous verrons les phénomènes varier suivant la région où l'épanchement est localisé. En effet, dans la région cervicale, outre la raideur de cette portion de la colonne vertébrale, on constate la douleur qui augmente suivant les mouvements et avec la pression et qui gagne sous forme névralgique les membres supérieurs et la nuque. On remarque également des paresthésies et parésies dans les membres supérieurs : troubles pupillaires, strabisme convergent, troubles de la respiration et de la parole, hoquet, difficultés de la déglutition, désordres cardiaques. L'issue ordinaire est la mort.

Dans la région dorsale il se produit ce que nous avons déjà décrit. On voit dominer les douleurs irradiées, hyperesthésie et paresthésie dans les reins et à l'abdomen, phénomènes de paralysie dans les membres inférieurs. Enfin, quand le siège est dans la portion inférieure de la colonne vertébrale, les troubles de la motilité et de la sensibilité se font remarquer aux membres inférieurs, au périnée, aux organes génitaux : diminution et même suppression de l'excitabilité réflexe des membres inférieurs, paralysie rectale et urinaire.

Marche et terminaisons. — L'évolution de la maladie varie suivant la gravité de l'hémorragie et de son siège. Dans les cas très graves, le cours en est bref et l'issue est la mort. Par contre, dans la forme que nous avons décrite, les phénomènes n'atteignent leur maximum d'intensité qu'au bout de peu de temps. Quelques jours après survient la phlogose réactive qui peut être intense et déterminer une aggravation des phénomènes et la mort ; mais la phlogose peut, en revanche, être assez lente pour passer même inaperçue, avec une légère fièvre et une exacerbation modérée des douleurs qui finissent par disparaître au bout d'une quinzaine de jours. Elle peut alors amener la guérison complète ou incomplète avec de légers troubles de la motilité et de la sensibilité. Il peut arriver aussi que, dès le début, il se manifeste une tendance marquée à l'amélioration. Le sang se résorbe, il ne se produit pas de phlogose réactive, la guérison se fait relativement vite avec ou sans phénomènes consécutifs plus ou moins inquiétants.

Lorsque le siège de l'hémorragie est dans la portion cervicale, la marche est alors beaucoup plus rapide, les phénomènes sont beaucoup plus graves. La mort en est l'issue ordinaire, survenant peu de temps après, par asphyxie. Il y a des auteurs qui signalent aussi une forme lente qui détermine la mort longtemps après, par compression avec paraplégie, cystite, décubitus gangreneux.

Diagnostic. — Lorsqu'une hémorragie des méninges spinales n'est pas compliquée d'autres lésions des méninges elles-mêmes, il n'est pas difficile de la reconnaître.

L'explosion subite des phénomènes avec symptômes d'irritation méningitique, avec troubles moteurs de nature médullaire, ne peuvent que difficilement être confondus avec les lésions apoplectiques du cerveau, d'autant plus qu'il n'y a presque jamais perte de la conscience. De plus, la paralysie de la face fait défaut. Lorsque les troubles moteurs existent, ils ne sont jamais beaucoup accentués et ont un caractère paraplégique. La coïncidence de l'attaque avec de graves phénomènes d'excitation attire l'attention entière de l'observateur sur une lésion spinale. Ensuite la cause qui a donné lieu à la maladie aide encore à élucider le diagnostic.

La nature spinale de la maladie une fois reconnue, c'est alors qu'il devient difficile de différencier l'hématomyélie de la myélite aiguë. La présence de la fièvre avec les graves phénomènes de paralysie des extrémités, de la vessie et du rectum, accompagnés de troubles de la sensibilité et des réflexes, militent en faveur de la myélite. Dans l'hématomyélite, par contre, comme nous le verrons dans la suite, la fièvre et notamment l'anesthésie, en même temps que les graves phénomènes paralytiques, font défaut. Par contre, les symptômes d'irritation manquent, et l'on ne constate presque jamais de phénomènes spasmodiques (Brown-Séquard). Le tableau clinique est, en général, beaucoup plus imposant. Mais une méningite aussi pourrait induire en erreur, car elle aussi donne lieu à des manifestations d'irritation, de paresthésie et de paralysie plus ou moins accentuées. Il y a de la fièvre, et le tableau morbide ne débute jamais inopinément, mais d'une manière plus lente et graduelle.

Il ne faut pas oublier que les phénomènes spasmodiques et convulsifs, qui apparaissent dès le début, constituent un critérium important pour reconnaître l'hématorachis, et il faut bien se rappeler que dans cette forme morbide les phénomènes ont déjà atteint leur maximum d'intensité peu après l'explosion de la première manifestation. En tenant compte de ce que nous avons dit précédemment, il n'est pas difficile d'en reconnaître le siège. Dans beaucoup de cas il suffit d'observer soigneusement la seule irradiation des douleurs.

Pronostic. — Le pronostic est toujours sombre dans les cas d'hémorragie abondante. Il en est de même dans certaines variétés étiologiques graves ou bien encore dans les cas où des complications provenant de la moelle épinière ou de ses enveloppes surviennent. Il est toujours grave aussi, lorsque l'épanchement se fait dans la portion cervicale de la moelle ou lorsqu'il se déclare des inflammations importantes ou de graves phénomènes de compression de la moelle épinière (paraplégie, cystite, décubitus). Il est plus bénin en revanche dans les autres cas. Le foyer qui se fait dans la portion dorsale ou lombaire de la moelle ou qui donne lieu à de rares phénomènes de compression et à des phlogoses réactives limitées, finit par la guérison, lorsqu'il n'est pas secondaire et dû à d'autres graves lésions concomitantes.

Traitement. — Chez les individus qui ont une tendance manifeste à la congestion, il est indispensable de recommander un traitement pour éviter les causes pouvant augmenter cette tendance. On cherchera à régulariser les fonctions menstruelles suspendues, on rétablira le flux des hémorroïdes et on évitera les causes accidentelles (efforts, coït debout, etc.), qui peuvent déterminer une hyperhémie de la moelle épinière et des méninges.

L'hémorragie déterminée, il faut placer le malade dans la position favorable. Le décubitus latéral ou sur le ventre est préférable ; éviter absolument le décubitus dorsal. Ensuite on applique une vessie de glace le long de la colonne vertébrale et on l'y maintient en permanence. On cherchera aussi à arrêter l'hémorragie et à diminuer la congestion par du seigle ergoté ou de l'ergotine ou par des révulsifs intestinaux, le calomel de préférence, ou des eaux purgatives naturelles.

Les soustractions sanguines locales à l'anus, au vagin, etc., peuvent être très utiles, ainsi que les ventouses scarifiées ou l'application d'une sangsue. On a également cherché à tirer profit des révulsifs cutanés (vésicatoires, sinapismes) et des compresses froides. Mais la plus opportune indication de ces moyens, à la période de la phlogose réactive, consiste dans l'action bienfaisante produite par les pommades mercurielles et les onguents de belladone.

Les dangers de la phlogose une fois conjurés, on obtiendra des résultats indiscutables par une bonne cure d'iodure, qui, en activant la réaction matérielle, facilitera la résorption du sang et des exsudats. Dans ces circonstances, on obtiendra de bons effets par la quinine, le fer et l'arsenic. On a recommandé aussi, mais sans utilité, les bains thermaux, l'hydrothérapie et l'électricité qui reste un remède souverain contre les troubles fonctionnels. On soignera symptomatiquement tous les phénomènes irritatifs, l'insomnie, l'agitation.

II

HÉMATOMYÉLIE

Historique. — Étant donnée la faible pression sanguine dans les petites artères de la moelle épinière, l'hématomyélie est une lésion rare comme les hémorragies méningitiques et peut-être plus encore que l'hématorachis.

Pour beaucoup de gens, l'hématomyélie primitive est encore une question inconnue. Hayem qui a réussi à rassembler 30 cas, a fini par se ranger à l'opinion de Charcot, soutenant qu'elle n'est qu'un épiphénomène de la myélite aiguë centrale. Suivant lui, l'épanchement n'aurait jamais lieu qu'après des altérations des parois vasculaires déterminées par les phlogoses. Grasset même, après avoir dénié toute importance aux cas rapportés par Jaccoud, Eichhorst et Goldhammer, cite le cas d'une femme devenue subitement paraplégique dix-huit mois après avoir eu une attaque d'hémiplégie. Il considéra ce cas comme une observation d'hémorragie primitive, mais l'autopsie démontra qu'il s'agissait d'une myélite diffuse.

Il existe aussi des savants qui ne se rangent pas à cette manière de voir trop absolue, ils font rentrer l'ancienne commotion médullaire dans le cadre des hémorragies centrales et ils veulent voir une connexité entre l'hématomyélie et les omatoses spinales (Minor).

En vérité nous ne saurions nier d'une façon définitive, l'hémorragie primitive de la moelle épinière. Et tout en convenant que dans beaucoup de cas, cette hémorragie appelée primitive a été reconnue consécutive à une inflammation, nous ne contestons pas que, dans beaucoup d'autres cas non suivis d'autopsie, les probabilités militaient pour l'hémorragie primitive et que, dans d'autres entourés de preuves anatomiques, les signes de phlogose faisaient défaut. (Faye, Minor.)

Ces hémorragies ont presque toujours lieu dans la substance grise et peut-être ne sont-elles jamais primitives dans la substance blanche. Il semblerait qu'on ne puisse pas, dans beaucoup de cas, exclure la possibilité d'une affection primitive des vaisseaux de la moelle (dilatation, anévrysmes, athérome, dégénérescence graisseuse, artériosclérose). L'âge moyen et adulte y sont plus facilement exposés (vingt à quarante ans). En outre l'affection est plus fréquente chez l'homme que chez la femme.

Anatomie pathologique. — Le siège de prédilection est la région cervicale. Dans ce point, lorsque la lésion est récente, on rencontre à l'ouverture du rachis une injection des méninges et plus rarement des ecchymoses noires. Le liquide céphalo-rachidien peut se présenter avec une coloration rosée ou tout à fait hémorragique.

La pie-mère est épaissie, distendue; elle laisse voir par transparence des foyers hémorragiques de la moelle épinière. D'autres fois elle est rompue et dans l'espace sub-arachnoïdien il se présente un épanchement sanguin. La moelle épinière est tuméfiée au niveau de la lésion et quelque peu ramollie. Le foyer hémorragique est presque toujours situé dans la substance grise, mais il lui arrive souvent de se propager dans la substance blanche. Il peut se limiter à une des cornes antérieures ou postérieures et s'étendre verticalement tout d'un trait à l'axe de la moelle épinière. Ce foyer est représenté par un coagulum sanguin de dimensions variables depuis un petit haricot jusqu'à dépasser le volume d'une amande. La substance nerveuse détruite forme une cavité anfractueuse où le coagulum se trouve inséré, à parois effrangées et imprégnées de sang. Le foyer est ordinairement unique et de forme allongée. Le coagulum peut manquer ainsi que la formation de cavité et revêtir la forme d'infiltration ou de ramollissement hémorragique.

Après un certain temps le foyer subit des transformations. Le sang acquiert une teinte brune et se résorbe peu à peu. La cavité est envahie par de nouvelles productions, la consistance augmente et l'issue est la cicatrisation ou la formation d'un kyste.

Lionoit estime que, par suite de cette hémorragie, des dégénérescences secondaires peuvent se produire dans la substance blanche. On peut aussi rencontrer des traces d'une myélite subaiguë ou chronique ou des résidus de tumeurs de formation récente, surtout des gliomes. Dans ce cas l'hémorragie serait consécutive aux phlogoses ou à la rupture des vaisseaux d'une tumeur de formation nouvelle.

Étiologie. — Nous avons déjà dit que dans beaucoup de cas il était impossible d'exclure l'hypothèse d'une altération vasculaire favorisant ces hémorragies. Ce fait ajouté à la grande fréquence de la maladie chez l'homme nous oblige à faire grand cas de la syphilis en tant qu'affection pouvant provoquer plus aisément que d'autres des altérations vasculaires.

Les affections chroniques de la moelle épinière, la myélite, les tumeurs centrales, la dégénérescence systématique, les processus de ramollissement ont aussi leur importance. Le plus souvent, l'hématomyélie est secondaire à ces affections et concourt à imprimer à la maladie, au début, une marche plus rapide. Il semble aussi qu'à la suite de maladies infectieuses, états dyscrasiques (typhus, infection malarienne, scorbut, etc.), il puisse se produire des hémorragies dans la substance médullaire.

Parmi les causes pouvant agir directement il faut encore rappeler, en premier lieu, le traumatisme direct ou indirect. Les chutes sur le dos ou sur les pieds, les fractures des vertèbres, les blessures d'armes à feu, les coups, les heurts sur la colonne vertébrale peuvent être autant de motifs étiologiques très importants.

Parmi les facteurs traumatiques nous rappellerons les accouchements laborieux et la distension du sciatique proposée comme moyen de guérison, surtout dans le tabes dorsalis, moyen aujourd'hui abandonné par tout le monde, précisément parce qu'il provoque l'hématyomélie.

Toutes les causes, qui déterminent des congestions de la moelle épinière, sont à considérer (suppression des menstrues, refroidissements, maladies de cœur, excès de coït). Il en est de même des efforts exagérés, des fatigues excessives, des mouvements brusques, qui presque tous acquièrent une très grande importance étiologique lorsqu'il existe déjà une altération vasculaire.

Symptomatologie. — Les symptômes qui généralement précèdent l'hémorragie de la moelle épinière semblent être en rapport avec un commencement de myélite ressortissant de la congestion spinale et consistant en douleurs de la colonne vertébrale et le long des membres, paresthésie, sensation de fatigue dans les extrémités inférieures. D'autres fois, les phénomènes sont plus accentués, les douleurs sont très intenses, il y a fièvre et aussi affaiblissement de la vessie, ce sont des douleurs autour de la ceinture, de l'hyperesthésie ; en un mot, les phénomènes sont analogues à ceux d'une myélite aiguë centrale.

Ces symptômes ayant persisté pendant quelques jours ou plus, l'hémorragie se déclare tout d'un coup, sans symptômes avant-coureurs, sous forme apoplectique, alors que le sujet se présente avec l'apparence de la meilleure santé. Une douleur subite éclate dans les reins, le sujet tombe par terre, ordinairement sans perte de connaissance, avec paralysie des membres inférieurs. On n'a que rarement constaté des étourdissements et de la perte momentanée de la conscience par suite du choc.

La paralysie s'établit rapidement ; au bout de peu de temps elle a déjà atteint son plus grand développement. Elle frappe presque toujours les deux membres inférieurs, et assez fréquemment elle gagne le tronc et les membres supérieurs. Dans ces conditions il arrive souvent qu'il s'établit de suite un état très grave, attendu que les localisations se portent de préférence vers la région cervicale. Le malade respire difficilement à cause de la paralysie des muscles respiratoires. Il n'oppose aucune résistance aux mouvements passifs et se rend compte de toute la gravité du mal qui a fondu sur lui avec une telle rapidité. L'attaque peut se produire pendant le sommeil, sans prodromes, sans aucune souffrance ; le malade, en se réveillant le lendemain, peut se trouver paraplégique. Quelquefois, lorsque l'hémorragie acquiert de vastes proportions, la mort foudroyante coïncide avec l'attaque.

Faye cite le cas d'une jeune fille de dix ans, de santé délicate, sujette à des indispositions pendant lesquelles elle se plaignait de rigidité de la nuque et de douleurs parfois violentes occupant la portion supérieure de la colonne vertébrale, avec mouvements douloureux du plexus gauche. Elle n'avait jamais présenté de vomissements ou de convulsions. Un jour elle tombe par terre à l'improviste, après un effort, et pour ne plus se relever. A l'autopsie on n'a trouvé rien autre chose qu'une infiltration de sang dans la région cervicale et à la section un grumeau de la grosseur d'une fève.

D'autres fois, pourtant, les phénomènes ne sont pas aussi graves. Comme on le comprend aisément, tout cela est toujours en rapport avec l'extension de l'hémorragie et le siège qu'elle occupe; les phénomènes de paralysie peuvent simplement se borner à une parésie ou peuvent déterminer une paralysie complète de l'un des membres inférieurs et un simple affaiblissement de l'autre. On a également constaté la paralysie d'un des membres supérieurs (Bourneville) et d'une des extrémités inférieures (Ollivier de Luger) et, fait plus rare encore, une véritable hémiplégie (Breschet, Monod) dans laquelle, pourtant, il manque la paralysie de la face.

L'attaque produite, les douleurs cessent, la douleur dorsale reste tout au plus sous une forme moins intense, elle peut s'accentuer dans une période plus aiguë de la maladie, mais elle demeure localisée au siège de la lésion. La pression ne l'exacerbe pas. Les symptômes d'excitation motrice qui peuvent se déclarer de suite après l'attaque (spasmes, contractures, convulsions partielles), disparaissent simultanément. Dans les membres paralysés les malades ressentent de la paresthésie, des sensations anormales, mais souvent ces sensations peuvent aussi faire défaut, au point que les sujets ne sentent plus les parties paralysées, absolument comme s'ils ne les avaient pas.

Là où la paralysie se produit, les muscles s'atrophient rapidement et on constate l'abolition de l'excitabilité faradique et des réflexes.

Quelques muscles se montrent également rigides et contractés, spécialement lorsque des dégénérescences secondaires de la moelle épinière se produisent. Lorsque le siège de la lésion est très élevé, l'état de nutrition des muscles est conservé. Par contre, on peut constater des troubles respiratoires et des troubles pupillaires. (Ogb.)

En même temps que la paralysie, l'anesthésie se montre comme un phénomène fréquent. Elle peut se comporter de diverses façons, toujours suivant le siège et l'extension de l'hémorragie.

Lorsque le siège est dans la région lombaire et qu'il y a paraplégie, l'anesthésie réside dans les membres inférieurs et peut remonter vers le tronc (cas de Minor). Par contre, d'autres fois, comme dans la monoplégie et dans les hémiplégies, l'anesthésie se constate du côté opposé à la lésion (paralysie de Brown-Séquard).

Enfin d'autres fois la disposition de la forme de l'anesthésie est de nature à soulever des difficultés pour le diagnostic différentiel.

La paralysie de la vessie et du rectum se présente avec une fréquence égale et après un laps de temps relativement court. Les malades perdent involontairement l'urine et les matières fécales. Les urines s'altèrent avec une grande rapidité, elles deviennent en peu de temps ammoniacales, sanguinolentes et ensuite purulentes, elles contiennent une grande quantité d'albumine. Enfin il se déclare une cystite grave qui peut s'étendre aux bassinets rénaux. Il s'y joint des frissons, de la fièvre intense et autres phénomènes sérieux de décubitus aigu, eschares au sacrum, aux trochanters, évolution rapide avec états septicémiques et pyohémiques amenant promptement la mort. Dans quelques cas on a constaté du priapisme.

Parmi les autres troubles on a constaté des paralysies vaso-motrices par suite desquelles la température s'était élevée de beaucoup, relativement aux autres parties du corps, et on a constaté une hypersécrétion cutanée (Levier). Evidemment dans ces cas la lésion a dû détruire les centres vaso-moteurs de la moelle épinière.

Les réflexes se comportent différemment suivant le siège de la lésion. Dans quelques cas, ils sont rapidement abolis, ce qui est dû presque toujours à une myélite centrale qui s'étend jusqu'aux parois inférieures de la moelle épinière. Ordinairement, lorsque la lésion se trouve dans les portions inférieures de la moelle épinière et intéresse la substance grise, les réflexes sont abolis, et lorsque, par contre, l'hémorragie a lieu dans les parties élevées, les réflexes peuvent même être augmentés.

Dans l'évolution ultérieure de la maladie, les spasmes et les contractures musculaires peuvent revenir presque exclusivement dans les parties non paralysées. Cela indique une diffusion de la maladie dans les parties voisines et l'explosion de lésions secondaires laissant peu d'espoir pour l'avenir du malade. Par contre les phénomènes peuvent disparaître peu à peu, ce qui signifie que le sang épanché se résorbe et qu'il ne reste plus que les phénomènes consécutifs au traumatisme produit par l'épanchement sanguin.

Lorsqu'une hémorragie se déclare dans le cours d'une myélite chronique, les phénomènes existants s'exacerbent alors brusquement et la maladie acquiert une marche plus rapide. Il peut arriver aussi que, par suite d'hématomyélie, il se déclare une myélite secondaire qui passe souvent inaperçue. La réapparition des phénomènes irritatifs, les douleurs en ceinture et des reins, les phénomènes spasmodiques des muscles, les contractions pourront la faire soupçonner.

Le tableau clinique de l'hématomyélie résulte de ce que nous avons exposé. Il va de soi que le siège et l'intensité de l'hémorragie influent énormément sur l'aspect différent qu'il peut prendre par la suite. Il est inutile de parler des cas où les petits épanchements donnent lieu à des phénomènes ne pouvant être diagnostiqués. Quant aux autres formes, le critérium du siège s'obtient par la localisation des phénomènes.

Il en appert qu'une hémorragie dans la portion lombaire et dorsale donnera lieu à des troubles des membres inférieurs et du tronc. Une hémorragie de la région cervicale donnera lieu également à des troubles des membres supérieurs. Ces derniers troubles sont toujours graves et s'associent souvent à des troubles bulbaires.

La forme décrite par Brown-Séquard est observée dans les cas où l'hémorragie reste limitée à une moitié de la moelle épinière.

Marche et terminaisons. — De toute l'étude que nous venons de faire, il résulte que le siège et l'extension de l'hémorragie influent sur le cours et l'issue de la maladie. L'hémorragie localisée dans la portion cervicale n'est pas en général de longue durée. Les phénomènes s'aggravent en peu de temps, la mort peut survenir immédiatement après l'attaque, après quelques heures ou quelques semaines. Les hémorragies peu étendues peuvent néanmoins être suivies de mort après un laps de temps beaucoup plus long, mais elles peuvent aussi se terminer par la guérison (cas de Battheram). Les localisations dans les autres régions ont une marche plus lente. Quelquefois cependant les phénomènes du décubitus aigu apparaissent immédiatement ainsi que ceux de la cystite avec décomposition de l'urine, et le malade succombe en peu de temps.

D'autres fois, après une durée très longue, de plusieurs mois même, la mort survient par suite d'une altération secondaire de la moelle épinière ou par suite d'une nouvelle hémorragie ou d'une autre maladie intercurrente. Les guérisons ne sont cependant pas rares. On en a même rapporté plusieurs cas (Krafft-Ebing, Minor). Les phénomènes disparaissent peu à peu, la motilité se rétablit, les troubles de la sensibilité disparaissent, les muscles reprennent leur ton, la guérison est complète. Ailleurs, par contre, les traces de la maladie subsistent. Comme le système nerveux ne se régénère pas, toute substance perdue doit laisser des traces indélébiles. Des troubles limités du mouvement ou de la sensibilité seront donc un témoignage de la destruction des éléments anatomiques.

Diagnostic. — L'explosion subite de l'attaque, les symptômes précurseurs relatifs à la congestion de la moelle, l'absence de fièvre, les phénomènes paralytiques avec de rares symptômes irritatifs, les troubles de la sensibilité et le décubitus aigu caractérisent l'hématomyélie.

La confusion avec l'apoplexie cérébrale ne saurait se produire, car presque jamais il n'y a dans l'hématomyélie perte de connaissance. Il existe en outre paraplégie, paralysie vésicale et rectale, des troubles sensitifs et vaso-moteurs, de l'atrophie musculaire. Même dans le cas où il se déclare une hémiplégie, la paralysie de la face fait défaut et l'on rencontre l'anesthésie croisée.

La confusion ne peut même pas avoir lieu jusqu'à un certain point avec l'apoplexie des méninges spinales. Là les symptômes irritatifs dominent entièrement le tableau clinique.

Les phénomènes paralytiques sont tardifs, tandis qu'ils s'établissent rapidement dans l'hématomyélie et que les faits irritatifs viennent en seconde ligne. De même les troubles de la sensibilité, dans l'hématorachis quand ils existent, sont de peu d'importance. La marche en est rapide, l'issue favorable. En revanche, dans l'hématomyélie, les troubles de la sensibilité ne font jamais défaut et sont suffisamment étendus. La marche en est grave, l'issue la plupart du temps en est fatale.

Les paralysies produites par la compression du tronc de l'aorte se reconnaîtront par l'absence de pulsations des artères palpables des membres inférieurs (fémorale, tibiale), comme d'autres par la fièvre, les troubles de la sensibilité, suivant la distribution des nerfs. L'atrophie des groupes musculaires, les graves symptômes irritatifs permettront de reconnaître une polynévrite.

En retour, on peut presque toujours la confondre avec la myélite aiguë centrale ; il est souvent absolument impossible de la distinguer de celle-ci, lorsque la fièvre et les autres phénomènes qui sont le propre de cette affection ne surviennent pas et n'aident pas à l'en différencier.

Pronostic. — L'hématomyélie est toujours une maladie grave. Sauf les cas où les phénomènes sont fugaces et de peu de consistance, il ne faut pas oublier que, même dans les hémorragies légères, la mort peut survenir dans un temps plus ou moins rapide (lésions cervicales, phénomènes bulbeux, décubitus aigu, myélite secondaire).

Lorsque les localisations se trouvent dans la portion dorsale ou lombaire et que les phénomènes ont tendance à disparaître, il ne surgit point de complication et il ne se produit aucun symptôme vésical ni de décubitus. Le pronostic en est moins grave. Le rétablissement intégral des organes lésés n'en est pas moins douteux et la guérison complète est l'exception.

Traitement. — Ce que nous avons dit pour le traitement de l'hémorragie spinale est applicable à la thérapeutique de l'hématomyélie.

Avant de tenir compte de n'importe quel état congestif de la moelle, on s'inquiétera des affections cardiaques et des maladies chroniques spinales, que l'on soignera en vue de prévenir l'hémorragie. Après ces mesures de précaution, on placera le malade dans une position *ad hoc* (décubitus latéral), et l'on prescrira les soustractions sanguines, les révulsions énergiques sur la colonne vertébrale, l'application de la glace. Ces remèdes, à défaut d'autres, combattront la congestion. Ils empêcheront jusqu'à un certain point une nouvelle hémorragie et l'éventualité d'une inflammation secondaire de la moelle.

Dans le même but, les révulsifs intestinaux, le seigle ergoté, l'ergotine ne sont pas moins recommandés.

Il faut surveiller l'apparition des nouvelles complications et dans ce cas les combattre.

Par-dessus tout il convient de prévenir les accidents du décubitus et de la cystite.

On pourra peut-être prévenir l'apparition de ces phénomènes au moyen de coussinets de caoutchouc remplis d'air et par le lavage aseptique de la vessie. Quand ces accidents se produiront, il faudra appliquer très rigoureusement les soins antiseptiques.

Enfin, lorsque les symptômes de la maladie indiquent une amélioration, il faut favoriser l'absorption de l'épanchement par un traitement ioduré très énergique.

Les bains d'eaux minérales, l'hydrothérapie, l'électricité sont également utiles dans ces circonstances, et on devra y avoir recours fréquemment pendant un long laps de temps.

J. BIANCHI, *de Naples*,
Professeur de neuro-pathologie à l'Université.
Traduit de l'italien, par Émile LAURENT et Sigismond Csrò

CHAPITRE IV

CLASSIFICATION DES MYÉLITES

Avant de passer des maladies de l'encéphale à celles de la moelle, quelques remarques sont nécessaires.

D'abord, nous l'avons vu, contrairement à ce qui se passe dans le cerveau, l'hémorragie et le ramollissement sont rares ; mais la myélite, par contre, est très fréquente.

Dans le cerveau les lésions sont diffuses ; elles ne se circonscrivent pas à un domaine physiologique spécial. Dans la moelle on trouve bien des lésions diffuses, non circonscrites ; mais on trouve aussi et de préférence des lésions localisées à certains systèmes physiologiques : ce sont des myélites systématiques.

La lésion à peu près constante de toutes les myélites est la sclérose, c'est-à-dire le développement exagéré du tissu conjonctif. Les myélites diffuses sont presque toujours interstitielles, c'est-à-dire que la lésion commence par la névroglie ou le tissu conjonctif périvasculaire, d'où sa propagation désordonnée ; les myélites systématiques sont presque toujours parenchymateuses, c'est-à-dire que la lésion commence par les éléments nerveux et se propage par ces éléments, en suivant leurs connexions physiologiques.

Ces préliminaires posés, il est indispensable de donner une classifi cation des myélites. Si arbitraire soit-elle, cette classification est indispensable pour une étude complète et rationnelle des maladies de la moelle. Nous n'avons certes pas la prétention ridicule d'en fabriquer une. Nous nous contenterons de reproduire celle que M. Grasset, de Montpellier, — une autorité incontestable à juste titre — donne dans la dernière édition de son *Traité pratique des maladies du système nerveux.*

I. Myélites systématisées ou parenchymateuses (qui débutent et se propagent par les éléments nerveux, se localisent à un système particulier). Elles peuvent intéresser :

1° *Les faisceaux blancs* (scléroses fasciculées).

A. *Des cordons postérieurs.*

a. Dans leur partie externe (zones radiculaires postérieures), et alors la myélite peut être :
Primitive (*ataxie locomotrice progressive*) ;
Secondaire.

b. Dans leur partie interne (*sclérose des cordons* de Goll). Dans ce cas elle peut être :
Primitive (*sclérose des cordons de Goll*) ;
Secondaire à une lésion de la moelle (*sclérose secondaire ascendante*).

B. *Des cordons latéraux* et *des faisceaux de Türck.* Elle est :

a. Primitive (*sclérose latérale symétrique*) :
Sans atrophie musculaire (*tabes dorsal spasmodique*) ;
Avec atrophie musculaire (*sclérose latérale amyotrophique*).

b. Secondaire à une lésion du cerveau ou de la moelle (*sclérose secondaire descendante*).

2° *Les cellules grises.*

A. *De la corne antérieure :*

a. Primitive
chronique (*atrophie musculaire progressive*) ;
aiguë { chez l'enfant (*paralysie atrophique infantile*) ;
chez l'adulte (*paralysie spinale aiguë*).

b. Secondaire à une autre myélite (*amyotrophies spinales secondaires*).

B. *Des noyaux bulbaires :*

a. Primitive (*paralysie labio-glosso-laryngée*) :
Simple ;
Avec atrophie musculaire.

b. Secondaire à différentes myélites : symptômes bulbaires dans la sclérose latérale amyotrophique, les myélites diffuses, etc.

II. Myélites diffuses ou interstitielles (qui débutent et se propagent par le tissu conjonctif, envahissant indistinctement toutes les régions de la moelle).

1° *Aiguës*.

A. *Non envahissantes* (circonscrites, plus ou moins étendues).

a. Type foudroyant apoplectiforme.

b. Types aigus et subaigus :

Mortels;

Avec guérison;

A rechutes;

Avec passage à l'état chronique.

On divise encore ces myélites diffuses aiguës non envahissantes

en {
dorso-lombaire,
cervicale,
complète,
hémilatérale,
centrale,
périphérique.
}

B. *Envahissantes*.

a. Type suraigu,

b. Type aigu,

c. Type subaigu.

2° *Chroniques*.

A. *Non envahissantes*.

a. Complète,

b. Hémilatérale,

c. Dorso-lombaire,

d. Cervicale.

B. *Envahissantes* (paralysie spinale subaiguë de Duchenne, myélite diffuse généralisée de Hallopeau).

a. Type à marche ascendante.

b. Type à marche descendante.

{ Lésions complètes; lésions prédominantes dans la substance grise (*paralysie spinale antérieure* de Duchenne; *myélite péri-épendymaire* de Hallopeau; *syringomyélie*); lésions prédominant dans la substance blanche (*myélite annulaire corticale* de Vulpian).

C. *Formes spéciales* (maladies spinales).

a. Sclérose en plaques.
b. Maladie de Friedreich.
c. Paralysie générale progressive.

La rédaction de ces différentes affections médullaires ou myélites ayant été confiée à des auteurs différents, cet ordre n'a pas été suivi dans les chapitres qui précèdent ou vont suivre. Nous avons simplement voulu donner au lecteur un plan général, une idée d'ensemble, une idée anatomo-physiologique, un schème, en un mot, de cette importante et difficile question de la pathologie médullaire.

LA DIRECTION.

CHAPITRE V

MYÉLITES DIFFUSES

I

MYÉLITES DIFFUSES AIGUËS

Étiologie. — Quand la myélite est primitive, on peut invoquer comme causes occasionnelles : le froid, les efforts musculaires violents, les émotions vives, la décompression brusque, les violences traumatiques (plaies, commotion ou contusion de la moelle, fracture ou luxation des vertèbres).

La myélite secondaire peut se développer par propagation d'inflammations ou par irritation directe. Les méningites, les abcès ossifluents, les esquilles, les tumeurs des méninges et de la moelle, l'irritation des nerfs périphériques, certaines maladies aiguës (fièvre typhoïde, typhus, choléra, variole, etc.), certaines maladies chroniques (syphilis, tuberculose), certains empoisonnements et certaines intoxications peuvent donner naissance à une myélite aiguë secondaire. Pourtant, pour Grasset, ces causes « n'agissant qu'à titre de causes prédisposantes, elles ne font que préparer le terrain à la myélite aiguë et favoriser son développement. Celle-ci est presque toujours une maladie infectieuse, consécutive à des infections très diverses (isolées ou combinées), ou tenant à l'acquisition, à un moment donné, de la puissance pathogène par ces microbes qui végètent normalement dans nos cavités à l'état de saprophytes ».

Anatomie pathologique. — L'intensité et l'étendue des lésions sont très variables. Elles peuvent n'intéresser qu'une partie de la moelle ou bien, au contraire, se montrer dans toute sa longueur. En général, la moelle est ramollie et offre une coloration rougeâtre, quelquefois sanguinolente. Parfois le tissu médullaire est presque liquide, et pourrait même prendre, dans quelques cas rares, un aspect purulent. On distingue trois périodes dans la marche du processus inflammatoire : 1° une *période de congestion*, caractérisée par la dilatation des vaisseaux et la diapédèse des éléments cellulaires du sang ; 2° une *période de prolifération* marquée par un accroissement de la névroglie ; 3° une *période de ramollissement* ou de dégénérescence des éléments nerveux.

A l'examen histologique, on observe des modifications des espaces et des gaines périvasculaires qui sont dilatés et remplis de grosses cellules arrondies. Les cellules nerveuses sont tuméfiées, énormes; leur protoplasma devient homogène, leurs prolongements et le noyau disparaissent. Les cylindres-axes sont également détruits en partie.

Ces lésions peuvent se rencontrer dans toutes les parties de la moelle, aussi bien dans la substance grise que dans la substance blanche, de même qu'elles peuvent se localiser autour du canal épendymaire.

Symptomatologie. — Le début peut être brusque et la maladie éclate subitement par une sorte d'ictus. Plus souvent, on constate de la rachialgie, de l'engourdissement, de la fièvre, et bientôt après la paralysie.

Quand la myélite est installée, les troubles de la motilité ne manquent jamais : paralysie complète des membres, paralysie des sphincters de la vessie et du rectum.

Du côté de la sensibilité, le malade perçoit des douleurs, de fausses sensations de froid et de chaleur, des picotements, des fourmillements, des paresthésies diverses. L'anesthésie complète est rare. Les réflexes cutanés sont exagérés, tandis que les réflexes tendineux sont abolis.

Les troubles trophiques consistent dans la formation de vastes et rapides eschares dans la région sacrée, et aussi en éruptions diverses de la peau.

Les troubles vaso-moteurs sont indiqués par une teinte livide des membres paralysés et quelquefois par de l'œdème.

La fièvre du début persiste, les eschares vont sans cesse en s'agrandissant et, dans la plupart des cas, la maladie se termine par la mort.

Formes. — *A.* Myélites circonscrites.

1° La *myélite dorso-lombaire* est la variété la plus fréquente.

Elle débute par de la courbature et de la fièvre, des douleurs lombaires qui peuvent s'irradier en ceinture. Puis le malade ressent un engourdissement et de la faiblesse des membres inférieurs qui ne tardent pas à être paralysés complètement. Il peut se produire de la constipation et de la rétention d'urine par paralysie des sphincters. Puis, au bout de quelques jours, une large eschare se forme à la région sacrée. L'urine devient purulente ; le malade se cachectise, et la mort survient généralement au bout de deux à trois mois.

On a cité des cas où l'affection aurait passé à l'état chronique. On a même cité des cas de guérison, que Blocq révoque en doute, avec juste raison, à mon avis.

2° La *myélite cervicale* se caractérise par des douleurs dans la nuque, un engourdissement suivi de paralysie des membres supérieurs, paralysie qui peut, dans certains cas, ne pas gagner les membres inférieurs.

On constate aussi quelquefois, dans cette forme, de la dyspnée, de la dysphagie, du hoquet, des vomissements.

3° La *myélite annulaire*, dans laquelle les lésions n'atteignent que la partie périphérique de la moelle, se caractérise par l'absence de troubles de la sensibilité et de troubles trophiques, et par la tendance spasmodique que présentent, dès le début, les membres paralysés.

Elle se termine presque toujours par le passage à l'état chronique.

4° La *myélite hémilatérale*, soit cervicale, soit dorso-lombaire, est extrèmement rare. Elle est caractérisée par un phénomène qu'on décrit sous le nom de syndrome de Brown-Séquard. Il existe une paralysie motrice du membre du côté qui correspond à la lésion, en même temps qu'une anesthésie presque complète du membre du côté opposé.

5° La *myélite centrale* ou *périépendymaire* provoque, outre les troubles de la motilité qu'on constate dans les autres myélites, des troubles de la sensibilité très accusés, pouvant aller jusqu'à l'anesthésie, et de l'atrophie musculaire.

B. MYÉLITE DIFFUSE. — On la décrit généralement sous le nom de *paralysie ascendante aiguë* ou *maladie de Landry*.

Au point de vue clinique, c'est un syndrome caractérisé par une paralysie à marche rapide, débutant par les membres inférieurs, gagnant ensuite les membres supérieurs, puis les muscles bulbaires, et se terminant ordinairement par la mort, au bout de quelques jours, généralement par paralysie du diaphragme.

Au point de vue anatomique, la maladie est beaucoup moins connue. Bien qu'on ait observé un assez grand nombre de cas nettement caractérisés au point de vue clinique, l'examen nécroscopique n'a pas fait reconnaître des lésions toujours identiques. Il est des faits dans lesquels on ne signale aucune lésion du système nerveux. Il en est d'autres où l'on a trouvé des lésions des méninges rachidiennes. Dans d'autres enfin, on a trouvé les lésions de la myélite parenchymateuse diffuse, ou des lésions mal déterminées, ou encore un épanchement du canal rachidien se produisant de bas en haut.

Nombre d'auteurs pensent que la *maladie de Landry* est probablement de nature toxique, d'autant plus qu'elle s'observe surtout après les maladies infectieuses, comme la fièvre typhoïde, la rougeole, la variole, la tuberculose.

Diagnostic. — Les myélites aiguës pourraient être confondues avec les polynévrites, dont elles diffèrent pourtant par les douleurs qui ne siègent que dans les membres, par l'absence de paralysie des sphincters, et par l'inégale distribution de la paralysie dans les muscles des membres.

Il suffit de signaler la paraplégie qui peut se produire dans le tabes, la maladie de Basedow, la chorée, l'hystérie, pour prévenir les confusions entre les myélites aiguës et ces maladies.

Traitement. — On recommande d'abord l'immobilité, à cause de la possibilité d'une hématomyélie produite par les mouvements.

On aura recours aux révulsifs appliqués le long de la colonne vertébrale : ventouses scarifiées, frictions avec la pommade stibiée, pointes de feu, et vésicatoires dont il faudra cependant se défier à cause de la paralysie possible du sphincter de la vessie.

Brown-Séquard a conseillé le seigle ergoté à l'intérieur.

Si on considère la myélite diffuse aiguë comme une maladie toxique microbienne, on pourra s'adresser aux antiseptiques internes : salol, naphtol, benzo-naphtol, sulfate de quinine, acide salicylique, etc.

II

MYÉLITES DIFFUSES CHRONIQUES

Étiologie. — Dans les myélites primitives, on peut invoquer avec quelque raison l'hérédité nerveuse, les refroidissements, les excès de fatigue, les excès vénériens, les émotions morales, surtout les émotions dépressives, comme les chagrins, la syphilis et quelques intoxications (arsenic, phosphore, mercure, plomb, etc.).

La myélite diffuse chronique peut aussi être secondaire. Alors elle succède à une lésion de la moelle elle-même ou de ses enveloppes, à une lésion des nerfs, à une maladie générale (fièvre typhoïde, etc.).

Anatomie pathologique. — La lésion est la même que celle des myélites systématisées et se ramène toujours à deux formes : sclérose ou ramollissement. Mais le fait essentiel et primitif est la prolifération de la névroglie. Par suite, le tissu conjonctif est hypertrophié ; les parois des vaisseaux sont épaissies ; les éléments nerveux s'atrophient, pendant que la myéline se segmente, se désagrège et disparaît. C'est, à la coupe, une dégénération grise, gris jaunâtre, comme ambrée, quelquefois un peu translucide. Le carmin colore vivement et rapidement les parties malades.

Symptomatologie. — Quand la myélite chronique ne succède pas à une myélite aiguë, elle s'établit insidieusement. Elle débute par de l'engourdissement et de l'affaiblissement d'un membre. Puis, lentement, la paralysie se montre aux membres inférieurs. Assez fréquemment cette paralysie revêt l'apparence spasmodique. La paralysie des sphincters est toujours tardive. Les troubles de la sensibilité sont constants, mais il est rare que l'anesthésie soit complète. Les douleurs sont peu vives, plutôt sourdes, vagues.

Les troubles trophiques consistent en éruptions cutanées, et les troubles vaso-moteurs en œdème.

La marche de la maladie est extrêmement lente. Elle peut confiner le malade au lit pendant des années. Des rémissions se font parfois sentir ; mais on ne connaît pas de cas de guérison.

Formes. — *A.* MYÉLITES CHRONIQUES CIRCONSCRITES.

1° *Myélite transverse dorso-lombaire.* — C'est la forme la plus fréquente. Elle débute par de l'engourdissement et de la raideur des membres inférieurs, qui ne tardent pas à se paralyser. Cette paraplégie prend ensuite la forme spasmodique, sans s'accompagner d'autres symptômes cliniques.

La maladie peut durer un grand nombre d'années. C'est ordinairement une maladie intercurrente qui amène la mort. Pourtant, quand exceptionnellement les muscles de la vessie se paralysent, la mort peut survenir par une cystite ou une néphrite.

2° *Myélite transverse cervicale*. — C'est la paraplégie des membres supérieurs qui domine. Ce sont, du reste, les mêmes symptômes que dans la forme aiguë.

3° *Myélite chronique annulaire*. — C'est une méningo-myélite qui se caractérise par l'intensité des douleurs locales et des troubles presque exclusifs de la motilité.

4° *La myélite hémilatérale*, cervicale ou lombaire, ne diffère de la forme aiguë que par la durée de son évolution.

5° *Myélite cavitaire*, que quelques auteurs considèrent comme une forme et une variété de la syringomyélie. Elle se caractérise, au point de vue clinique, par des douleurs fulgurantes, de l'incoordination des mouvements et de l'atrophie musculaire précoce.

Dans tous les cas, c'est une entité morbide encore mal connue et mal définie.

B. MYÉLITE CHRONIQUE DIFFUSE.

1° *Paralysie générale spinale de Duchenne* (de Boulogne), dont quelques auteurs, Vulpian en particulier, ont voulu faire une névrite périphérique.

Le tableau clinique n'est pas net et ne se retrouve pas identique dans tous les cas. Ce sont plutôt des symptômes de myélite ordinaire associés à quelques signes de polymyélite antérieure. On constate généralement des troubles profonds de la sensibilité cutanée (anesthésie ou hyperesthésie), des contractures ou de la rigidité des membres, une paralysie de la vessie ou du rectum à des degrés divers, le développement d'une eschare dans la région sacrée.

Au début, le malade éprouve des douleurs dans divers points du rachis, soit sur le trajet des nerfs, soit dans les masses musculaires.

« A ces douleurs se joint bientôt une paralysie atrophique d'une distribution et d'une évolution tout à fait analogues à celles de la paralysie générale spinale antérieure, c'est-à-dire affectant des groupes de muscles ou tous les muscles d'une portion de membre ou du membre entier, pouvant s'étendre à tout le corps, et gagner même les muscles de la langue et du larynx, enfin s'accompagnant d'altérations profondes de la contractilité électro-musculaire. » (P. Blocq.)

2° Il existerait une forme chronique, ascendante ou descendante, de la paralysie de Landry.

Diagnostic. — Les myélites chroniques prêtent surtout confusion avec les polynévrites, qui se distinguent par la répartition inégale de la paralysie, le trajet et la localisation des douleurs, la fréquence de l'atrophie musculaire, la tendance à l'amélioration, etc.

Les paraplégies hystériques seront faciles à diagnostiquer, grâce à leur début brusque, et surtout au moyen des commémoratifs.

Quant aux scléroses systématiques, qui pourraient aussi se confondre avec les myélites diffuses chroniques, le diagnostic sera établi lors de l'étude de chacune d'elles.

Traitement. — Les révulsifs le long de la colonne vertébrale ne pourraient rendre de services qu'au début. L'électricité trouvera ensuite des applications : étincelles statiques ou courants faradiques sur la colonne vertébrale.

Quant aux médicaments internes, aucun, jusqu'ici, n'a donné de résultats sérieux. On a essayé l'ergotine, la belladone, le nitrate d'argent, la strychnine, le phosphure de zinc. Il va sans dire que le bromure et l'iodure de potassium y ont passé aussi, au grand détriment de pauvres diables.

Émile LAURENT, *de Paris*.

CHAPITRE VI

SYPHILIS MÉDULLAIRE

Historique. — L'étude de la syphilis de la moelle est de date toute récente : Ladreit de la Charrière, Lancereaux, Zambaco, Fournier, Charcot ont les premiers attiré l'attention sur les accidents causés par les lésions syphilitiques de la moelle et de ses enveloppes; moi-même en 1882 [1] j'ai cité quelques observations. Malgré cette étude récente, on possède aujourd'hui assez bien l'étude de ces lésions spécifiques et des résultats qu'elles entraînent, et je dirai même que souvent des accidents ont été mis sur leur compte par des syphiligraphes, quoique l'origine spécifique ne fût pas complètement démontrée.

Étiologie. — La véritable cause est toujours identique : une syphilis gagnée personnellement ou héréditairement. Le plus fréquemment c'est cependant la syphilis acquise qui engendre cette forme de maladie. Les accidents peuvent survenir dès la première ou la deuxième année, surtout chez les individus qui ne se soignent pas ou qui se soignent mal; ou bien ils surviennent huit, dix ans et même plus tard après la manifestation primitive du chancre.

Ces formes de myélites sont plus fréquentes chez l'homme que chez la femme et surviennent de préférence chez les jeunes gens âgés de vingt à trente ans.

Symptômes. — On observe rarement une myélite syphilitique à marche rapide. Plus souvent les troubles s'installent d'une façon insidieuse et les accidents se succèdent graduellement et lentement. Le malade ressent des douleurs sourdes le long du rachis : le siège de ces douleurs varie avec le siège de la lésion syphilitique. Il existe sur le corps ou sur les membres des plaques de surface cutanée

[1] *Syphilis grave de la moelle*, par le Dr Samuel Bernheim.

anesthésiées ou hyperesthésiées. Des névralgies intermittentes se succèdent et se manifestent surtout la nuit. Le malade éprouve un peu de difficulté à marcher, il a des fourmillements à la plante des pieds, des crampes dans les mollets et il se fatigue vite ; il est obligé d'uriner fréquemment. Plus tard cet affaiblissement musculaire est encore plus accentué et se transforme en parésie et même en paraplégie : mais cette paralysie est très tardive. A cette époque les réflexes tendineux sont exagérés, la puissance sexuelle est diminuée ou supprimée, les sphincters sont atteints : il existe une incontinence d'urine et une constipation opiniâtre. Malgré cette paraplégie l'excitabilité électrique persiste.

Dans le cas où la lésion syphilitique siège au niveau des cordons postérieurs, on observe tous les symptômes du tabes dorsal : douleurs fulgurantes, signe de Romberg, ataxie des mouvements, troubles de la vue, de l'ouïe, de la vessie, etc.

Très rarement la moelle est seule envahie par les lésions syphilitiques, qui ont presque toujours déjà gagné le cerveau : il y a syphilis cérébro-spinale. D'où les nombreux signes et complications dépendant d'une lésion cérébrale.

Lorsque la paraplégie existe, elle entraîne de nombreux accidents inhérents à ce syndrome : inappétence, affaiblissement, congestion pulmonaire, eschares, septicémie urinaire, marasme qui entraînent la mort. Dans d'autres cas la marche est interrompue par des spasmes et des convulsions qui peuvent également terminer la scène par une issue fatale.

Quoi qu'il en soit, la syphilis médullaire est toujours grave, d'abord par les lésions indélébiles qu'elle provoque, ensuite, en cas d'amélioration, par la rechute, la récidive qui menace sans cesse.

Diagnostic. — Il est très difficile de distinguer une myélite syphilitique d'une myélite ressortant d'une autre cause. Toutefois on peut, on doit toujours soupçonner cette origine et même incriminer la syphilis, lorsqu'une myélite se manifeste durant les premières années de l'inoculation spécifique. On a peut-être aussi une pierre de touche dans le traitement antisyphilitique. Un malade qui s'améliore sous l'influence de cette thérapeutique peut être considéré avec certitude comme un syphilitique.

Anatomie pathologique. — La lésion spécifique est toujours identique et il est inutile de la décrire ici. Disons seulement un mot de la localisation de ces lésions.

Elles peuvent être placées sur les vertèbres, sur les méninges ou sur le tissu parenchymateux de la moelle : elles peuvent même envahir uniquement les vaisseaux qui irriguent ces organes. Mais le plus souvent c'est la moelle elle-même qui est altérée.

A la période rapprochée de l'accident primitif, on rencontre plus souvent la gomme ; plus tard, c'est la sclérose syphilitique qui domine.

Traitement. — C'est le traitement approprié à tous les accidents tertiaires graves. Cette thérapeutique sera intensive et prolongée.

Lorsque des accidents médullaires surviennent à une période jeune, un an ou deux ans après l'accident primitif, on prescrira du sirop de Gibert, à la dose de deux cuillerées à soupe par jour. Au contraire ces accidents sont-ils tardifs, on insistera particulièrement sur l'iodure de potassium qui sera donné à doses massives de 5 à 10 grammes par jour. Quand le malade présentera de l'intolérance iodique, ce qui arrive généralement au bout d'un mois, on ordonnera des frictions d'onguent mercuriel répétées à la dose de 3 grammes chaque jour : ces frictions seront pratiquées sur la face interne du thorax ou des cuisses.

Aux rachialgies on opposera des révulsifs, des pulvérisations de chlorure de méthyle, des applications de vésicatoires volants, des pointes de feu.

L'agitation et la céphalalgie seront combattues par des prises d'antipyrine ou de bromure de strontium. L'insomnie cède généralement à l'administration du chloral, du sulfonal ou de l'uréthane qu'on prescrit l'un comme l'autre à la dose moyenne de 2 grammes.

L'électrothérapie trouvera son emploi pour combattre l'atrophie et la paralysie.

S. BERNHEIM, *de Paris.*

CHAPITRE VII

COMPRESSION DE LA MOELLE

Suivant qu'elle est comprimée sur une portion ou sur une autre, la lésion médullaire se traduit par des symptômes différents. Cette compression peut également entraîner des phénomènes variables suivant son arrivée brutale et subite ou progressive et lente. L'étude détaillée des causes de cette compression, étude qui est du reste fatalement répétée dans d'autres chapitres (hémorragie, mal de Pott, hématomyélie, tumeurs de la moelle), est de la plus haute importance pour bien comprendre les symptômes que l'on observe.

Étiologie. — La compression peut s'effectuer sous l'influence de causes traumatiques, d'hémorragie méningée, d'ouverture d'un abcès dans le canal rachidien, de rupture d'un anévrysme, d'altération des os vertébraux qui s'affaissent. Dans tous ces cas, les troubles qui surviennent se manifestent brusquement. Ils s'établissent au contraire lentement lorsque cette compression est causée par une lésion syphilitique, une granulation tuberculeuse, une tumeur maligne des méninges ou de la moelle, un gliome, un kyste à développement lent. Le mal de Pott lui-même, qui n'entraîne pas l'affaissement brusque d'une ou de plusieurs vertèbres, peut causer une compression lente par l'intermédiaire de la vertèbre atteinte et hypertrophiée ou par suite d'une déformation qui est survenue graduellement et sans brusquerie.

Toutes ces tumeurs peuvent produire les mêmes effets de compression, qu'elles se développent sur le canal rachidien, en dehors des méninges, ou dans l'intérieur de ces enveloppes, ou qu'elles siègent directement sur le parenchyme médullaire. Parfois même le point de départ de cette compression est étranger au canal rachidien qui n'est ouvert que par usure : il en est ainsi de certains gros anévrysmes de l'aorte, ou de certains néoplasmes siégeant et se développant le long des vertèbres qui sont altérées mécaniquement, ne résistent pas au développement de ces grosses masses et les laissent ainsi pénétrer dans le canal médullaire : d'où compression de cet organe.

Anatomie pathologique. — Les lésions sont variables suivant le degré de la compression, suivant aussi la nature du corps comprimant. Souvent il n'existe que des phénomènes de congestion de la moelle. D'autres fois il se produit des adhérences intimes entre les vertèbres, les méninges et le parenchyme médullaire, partiellement ou sur toute la hauteur du canal rachidien. On peut observer aussi, et cela surtout dans les cas de compression brusque, des ecchymoses, des déchirures d'une partie ou de tout le diamètre transversal de la moelle et même des mortifications. Plus souvent il se produit des phénomènes scléreux. Les cylindres-axes, fortement gonflés d'abord, sont détruits ultérieurement, sont remplacés par une sclérose névroglique et interstitielle, sclérose qui prête à la moelle atrophiée une consistance extrêmement dure. Cette altération scléreuse intéresse également les racines nerveuses et les ganglions rachidiens.

Symptomatologie. — Cette étude étiologique et anatomo-pathologique, quoique très brève, doit faire comprendre que la compression de la moelle ne se présente pas toujours avec les mêmes caractères. Ceux-ci varieront suivant la cause plus ou moins brusque de cette compression, suivant la nature du corps comprimant, suivant aussi la région médullaire comprimée.

On découvre journellement aux autopsies de petits corps étrangers mécaniques ou pathologiques ayant leur siège sur la surface interne des vertèbres, sur les méninges ou sur la moelle, corps n'ayant révélé leur existence par aucun symptôme ni par aucun trouble. C'est dire que cet organe est relativement tolérant.

D'autres fois, les phénomènes résultant de la compression sont absolument anodins. Le malade se plaint à peine de quelques fourmillements et d'un peu d'affaiblissement musculaire des extrémités inférieures, phénomènes qui peuvent durer ainsi très longtemps et même disparaître.

Il n'en est pas ainsi lorsque l'origine du mal entraîne des altérations profondes de la moelle. Ici, les symptômes, qui revêtent un caractère grave, varient cependant suivant la région atteinte.

Dans la compression de la région cervicale on observe des douleurs localisées au niveau de la nuque et s'irradiant dans les bras et les avant-bras. Ces douleurs peuvent être extrêmement vives et s'accompagner d'éruptions vésiculaires répétées (zona). A la même époque peuvent survenir des troubles de la vue, de la dyspnée, des douleurs intercostales, de la gêne de la déglutition, des troubles vaso-moteurs de la face, des vomissements. Plus tard on remarque de l'affaiblissement des deux bras, des névralgies brachiales qui disparaissent et sont remplacées par la paralysie des membres supérieurs.

Les mêmes symptômes sont observés dans la compression de la région dorsale, seulement les douleurs sont plus étendues et s'irradient également à tout le tronc.

La compression de la région lombaire entraîne des phénomènes morbides plus complexes encore, que G. Valentini a résumés de la façon suivante :

« 1° A la hauteur de la douzième vertèbre dorsale et de la première vertèbre lombaire ces compressions déterminent : a, la paralysie des sphincters ; b, la paralysie totale des membres inférieurs avec perte des réflexes, atrophie musculaire, réaction de dégénérescence ; c, des troubles de la sensibilité des extrémités inférieures jusqu'à la hauteur du pubis. Au-dessus de toute cette région anesthésiée, on trouve dans les lésions de la première vertèbre lombaire une zone d'hyperesthésie qui répond au territoire de la première et de la deuxième racine lombaire, et dans celles de la douzième vertèbre dorsale, une anesthésie plus ou moins profonde dans ce même territoire. Dans ce cas non seulement il ne faut pas espérer la disparition des symptômes, mais la vie est menacée, par la paralysie de la vessie et du rectum et par le décubitus.

« 2° A partir de la deuxième vertèbre lombaire, elles occasionnent de pures paralysies radiculaires : a, paralysie de la vessie et du gros intestin ; b, paralysie des muscles fessiers, des muscles fléchisseurs de la cuisse, de la totalité des muscles de la jambe et du pied, avec réaction de dégénérescence ; intégrité des muscles de la partie antérieure de la cuisse et des adducteurs ; c, anesthésie des fesses, du périnée, du scrotum, du pénis, des parties latérales de la cuisse, des parties postéro-latérales de la jambe. Une petite partie seulement du bord interne du pied reste sensible. Le pronostic dépend de la nature même de la lésion ; en tant qu'affection nerveuse il reste relativement favorable.

« 3° Si la lésion siège entre la première et la troisième vertèbre lombaire, à la hauteur du disque intervertébral, il s'ajoute aux symptômes précédents une parésie des muscles de la région antérieure de la cuisse et des adducteurs et des légers troubles de la sensibilité cutanée de la partie antérieure de la cuisse. »

Quel que soit le siège de la compression médullaire, le tableau clinique, d'une façon générale, présente trois grandes phases : une première phase qui se révèle par des douleurs localisées ou irradiées, mais excessives et souvent même insupportables, douleurs accompagnées fréquemment de troubles trophiques de la peau; dans une deuxième période on observe des troubles de la sensibilité (hyperesthésie et anesthésie), une exagération des réflexes tendineux, un affaiblissement musculaire de la région innervée, et des troubles parésiques de la vessie et du rectum; à une troisième période les phénomènes moteurs s'accentuent : la paralysie survient soit dans un membre soit dans les deux membres symétriques, soit dans les quatre extrémités. Les sphincters sont également paralysés et on observe une incontinence des urines et une perte continuelle des matières fécales. Durant cette période paralytique surviennent également des spasmes douloureux des muscles affectés, spasmes qui sont remplacés eux-mêmes par des contractures passagères ou permanentes.

La succession de tous ces phénomènes dépend absolument de la cause qui les a produits; la marche de la compression médullaire varie donc avec l'étiologie.

Même influence étiologique sur l'issue de la maladie. Le pronostic est peu grave si l'origine de la compression est bénigne et si la cause ne persévère pas; il est au contraire très sombre si la cause première s'aggrave et surtout si elle entraîne des altérations médullaires profondes.

Diagnostic. — Il est souvent très difficile à établir, surtout à la période initiale où les douleurs causées par la compression sont confondues avec un lumbago simple ou une névrite.

Quand ces douleurs coïncident avec un mal de Pott, un gros anévrysme de l'aorte, ou encore lorsqu'elles succèdent immédiatement à un traumatisme violent, il faut toujours songer à une compression médullaire.

Un grand nombre de myélites systématiques seront fatalement confondues avec la compression de la moelle; ce n'est que par une longue surveillance, par une observation minutieuse des symptômes si distinctifs, qu'on arrivera à établir un diagnostic précis.

Traitement. — La compression de la moelle produite par un trau-matisme (fracture accidentelle d'une ou de plusieurs vertèbres, écrasement de ces organes, pénétration d'un projectile d'arme à feu dans le canal rachidien), est combattue aujourd'hui par des moyens chirurgicaux. Grâce aux mesures aseptiques dont on entoure toute intervention, on a obtenu de bons résultats. Il en est de même de l'effondrement d'une ou de plusieurs vertèbres nécrosées ou usées par une granulation tuberculeuse.

Cette intervention chirurgicale est encore indiquée lorsqu'on soupçonne l'irruption brusque d'un phlegmon ou d'un gros abcès osseux.

Dans tous ces cas l'opération ne donnera de résultats satisfaisants que si l'on maintient pendant fort longtemps le malade au repos et dans l'immobilité obtenue, grâce à un corset orthopédique; ce corset sera maintenu après la guérison chirurgicale et porté par le malade pendant plusieurs mois et quelquefois pendant toute son existence.

On peut encore espérer obtenir la disparition des phénomènes inquiétants lorsque la compression est produite par une lésion syphilitique. Dans ce cas on instituera un traitement énergique et prolongé à l'iodure de potassium (5 à 10 grammes par jour) et aux frictions mercurielles. Le succès de ce traitement dépend surtout de l'âge des lésions syphilitiques, qui se sclérosent avec le temps; or le traitement spécifique n'a que peu d'action sur les altérations anciennes. Il faut donc agir de bonne heure.

La compression par tumeur maligne, transformation scléreuse pure, gliome, méningites, hémorragies, tumeurs anévrysmales, etc., ne nous permet pas d'exercer une action directe dirigée contre la cause elle-même. Dans ce cas il faut agir contre les symptômes, douleurs, parésie, paralysie, atrophie musculaire, spasmes ou contractures, rétention ou incontinence d'urine et aussi contre les troubles trophiques de la peau inhérents à la maladie même ou consécutifs au décubitus prolongé. Le traitement de ces symptômes est trop bien exposé dans les différents chapitres décrivant les myélites pour que nous ayons à y revenir ici.

S. BERNHEIM, *de Paris.*

CHAPITRE VIII

TUMEURS MÉDULLAIRES

Les tumeurs de la moelle épinière se développent dans la substance médullaire, ou dans ses enveloppes ou leurs parages, et finissent par déterminer des irritations, des compressions, des altérations des méninges spinales, des racines nerveuses et de la substance médullaire même. Par suite, on les divise en *tumeurs extra-méningitiques, tumeurs méningitiques et tumeurs intra-médullaires.*

I

TUMEURS EXTRA-MÉNINGITIQUES

Étiologie. — Les tumeurs extra-méningitiques sont un phénomène du domaine chirurgical exclusif. Aussi, discuterons-nous brièvement les mécanismes par lesquels ces néoplasmes peuvent produire la compression ou l'altération de la moelle épinière.

Elles se divisent en tumeurs intra-rachidiennes et extra-rachidiennes.

Il n'est pas difficile de comprendre par quel mécanisme les premières peuvent faire sentir leur influence sur les racines nerveuses et sur la substance médullaire. Les ostéomes, enchondromes, les néoproductions syphilitiques se développant sur la face interne des vertèbres, peuvent déterminer, au début, des phénomènes irritatifs par compression des racines nerveuses et des méninges spinales. Il en peut résulter aussi des phénomènes se rattachant directement à la moelle épinière.

Par contre, les tumeurs extra-rachidiennes arrivent à produire les mêmes effets par d'autres procédés, c'est-à-dire soit en pénétrant dans le canal vertébral à travers les petits trous de conjugaison ou en usant les corps des vertèbres jusqu'à les faire disparaître en des points déterminés. Parfois c'est en les transformant progressivement de manière à les amalgamer avec la tumeur.

On a remarqué en effet qu'un anévrysme de l'aorte peut user lentement le corps des vertèbres et produire des compressions sur la moelle épinière, qu'un cancer peut graduellement transformer le tissu des vertèbres et se frayer une voie à travers les méninges et jusque dans la moelle épinière.

Parmi les altérations intra-rachidiennes, en dehors de celles déjà indiquées, il convient de rappeler les *exostoses*, l'*arthrite sèche* avec les tuméfactions considérables des prolongements articulaires et des néo-productions ostéophytiques qui produisent l'hypertrophie de l'apophyse odontoïde, les abcès (Traube) et les lipomes qui peuvent dériver du tissu cellulaire adipeux des reins (Athol, Johnson, Obré, Virchow).

Parmi les tumeurs externes qui peuvent pénétrer dans le canal vertébral il faut rappeler le kyste hydatique, les abcès prévertébraux, particulièrement les abcès rétro-pharyngiens, qui tous arrivent à pénétrer dans le canal rachidien à travers les trous de conjugaison. Les névromes nés au niveau des trous de conjugaison arrivent au même but par un autre mécanisme. Il en est de même des sarcomes, des échinocoques.

Symptomatologie. — Au fur et à mesure que toutes ces tumeurs pénètrent dans le canal rachidien, elles donnent lieu : d'abord à des phénomènes d'irritation, par la compression qu'elles exercent sur les racines nerveuses et sur les méninges, et ensuite à des phénomènes de compression de la moelle épinière.

Dans le premier groupe il faut ranger les douleurs très aiguës, le long du dos, avec summum d'intensité au point même de la lésion. Les mouvements du corps produisent un effet exacerbant, des douleurs vagues ou de forme névralgique avec siège variable, entraînant l'hyperesthésie dans les régions où elles se font sentir.

L'anesthésie partielle ou une éruption cutanée peut souvent se substituer à ce phénomène (herpès, pemphigus). En même temps, les symptômes de la lésion (déviation de la colonne vertébrale, tuméfactions, abcès), se manifestent à l'extérieur. A ces signes s'ajoutent des troubles moteurs, tels que spasmes, contractions, suivis d'un état parétique de groupes limités de muscles avec atrophie et altération de l'excitabilité électrique.

Les phénomènes du second groupe varient, par contre, suivant le siège de la lésion, et apparaissent le plus souvent sous forme de paraplégie, rarement d'hémiplégie qui du reste par la suite se transforme, elle aussi, en paraplégie. Ces manifestations servent à indiquer les phénomènes relatifs à la compression de la moelle et à ceux de la myélite éventuelle provenant de la compression. La forme de la paralysie est flasque. Les troubles sensitifs ne font pas défaut. Il faut en excepter toutefois le cas où la tumeur siège au niveau du renflement lombaire. L'excitabilité réflexe est augmentée. Par la suite il peut s'y ajouter une paralysie de la vessie et du rectum, des spasmes secondaires et vers la fin, le décubitus, les eschares, la cystite, la fièvre, qui conduisent le malade à la mort qui survient dans des souffrances atroces.

Tels sont, en quelques mots, les phénomènes que les tumeurs extra-méningitiques présentent ordinairement. Nous n'avons fait que les indiquer sommairement pour y revenir avec plus de détails au paragraphe suivant. Il va sans dire qu'ils peuvent varier à l'infini selon le siège et l'extension de la lésion.

Diagnostic. — Il n'est pas difficile lorsqu'il s'agit d'une lésion externe de la colonne vertébrale. La difficulté réside indubitablement dans les néo-formations intra-vertébrales (exostoses, enchondromes, etc.). Cette difficulté est souvent insurmontable. On peut supputer les néo-formations de nature syphilitique de la surface interne des vertèbres, mais il n'est pas possible de les différencier de celles des méninges.

Pronostic. — Il est en rapport constant avec la nature de la tumeur et avec le degré de compression de la moelle épinière.

Traitement. — Bien que la chirurgie soit très efficace dans les lésions de ce genre, il convient de ne pas en espérer grand'chose dans les cas de carcinomes, d'anévrysmes, de tuberculose. De même, lorsque les phénomènes de compression se sont déclarés, il n'est pas facile, la cause étant supprimée, de rétablir le fonctionnement.

Les toniques, les révulsifs, les calmants, seront administrés suivant les cas. On a recommandé la teinture d'iode, les iodures, les onguents mercuriels et le nitrate d'argent, lorsque les phénomènes de la myélite persistent après suppression de la compression. Mais il paraît que l'électrothérapie donne les meilleurs résultats dans ces circonstances.

II

TUMEURS MÉNINGITIQUES

Historique. — Dans ces derniers temps et spécialement au commencement de l'année 1887, quand Horsby enleva hardiment et avec plein succès une tumeur du canal vertébral, la question de la pathologie du système nerveux a acquis de ce côté une grande importance. Jusqu'à cette époque, les malades, considérés comme absolument incurables et abandonnés au progrès du mal, étaient tout au plus soulagés de leurs atroces souffrances au moyen des palliatifs habituels. Aujourd'hui on reconnaît le devoir de les bien étudier et de les confier, pour la guérison radicale, aux mains habiles d'un chirurgien.

Au milieu des difficultés parfois insurmontables que présentent ces affections, à cause de leurs phénomènes incertains, de leurs manifestations équivoques, le médecin qui réussit à les reconnaître et à les distinguer d'autres lésions, ne signe plus implicitement, comme jadis, la condamnation à mort du malade. Il ne se contente plus de soigner surtout son amour-propre personnel. Tout au contraire, son diagnostic précis entraîne la guérison des pauvres malades, qui naguère étaient voués à une mort certaine.

Cependant, comme nous l'avons indiqué, la diagnose des tumeurs des méninges épinières est hérissée de grandes difficultés. Les phénomènes ont des affinités et se confondent avec d'autres affections de la moelle et surtout avec les tumeurs de la substance médullaire et des parties voisines, de sorte que l'on ne peut faire souvent que suspecter leur présence. Souvent même on ne l'a pu certifier qu'à l'amphithéâtre.

La grande difficulté gît dans la cause originelle. Comme on le comprend aisément, nous ne possédons pas encore le tableau clinique typique commun à toutes les tumeurs. La symptomatologie varie à l'infini, selon le siège, la nature, l'évolution plus ou moins rapide et même la direction.

Nous étudierons tous ces phénomènes graduellement. Nous nous efforcerons d'être aussi clairs que possible, autant que le permettront les limites assignées à la nature de cet ouvrage.

Anatomie pathologique. — Ces tumeurs peuvent provenir de la surface externe ou interne de la dure-mère, de l'arachnoïde ou de la pie-mère; mais le plus souvent le point de départ est la dure-mère. D'autres fois elles se développent dans le voisinage, s'implantent ensuite dans les méninges, les irritant, les comprimant et les altérant à cause de l'étroitesse du canal vertébral et de la résistance opposée à leur développement à l'extérieur par le canal vertébral osseux. Ce sont des tumeurs plus ou moins rondes, sessiles ou pédonculées, de volume variant de celui du haricot à celui de l'œuf de pigeon.

On rencontre : des fibromes, petites tumeurs ovales provenant de la face interne et externe de la dure-mère ou de la pie-mère ; les variétés de sarcomes (fusicellulaires, médullaires, cystosarcomes), qui le plus souvent dérivent de l'arachnoïde et de la pie-mère et qui sont souvent vascularisés et de forme généralement allongée; les myxomes d'origine identique aux précédents, à forme lobulaire ; les sarcomes angiolitiques (Cornil et Ranvier) qui sont une forme de sarcome plutôt de petit volume, contenant des concrétions calcaires représentant un produit spécial de la région. Sous l'apparence de lamelles osseuses, on peut rencontrer dans l'arachnoïde des ostéomes. Virchow et Sander ont rencontré aussi des mélanomes fibreux multiples. On peut également trouver des névromes sur les racines nerveuses et sur la queue de cheval.

Il paraît qu'on n'a jamais constaté de véritable carcinome primitif, mais il arrive souvent, par contre, qu'un cancer issu des vertèbres intéresse les méninges d'une façon secondaire. Il peut arriver aussi qu'un cancer développé dans d'autres organes provoque des métastases dans les méninges épinières.

Il peut se présenter des éruptions tuberculeuses aussi bien comme phénomène partiel d'une méningite tuberculeuse embolique, que par suite de tuberculose des os. On voit alors sur les surfaces interne et externe de la dure-mère des tubercules gris disséminés ou des membranes contenant des granulations tuberculeuses plus grosses que des nodules caséeux.

A la suite d'une syphilis, des foyers d'infiltration cellulaire et des granulations peuvent se produire, entraînant plus tard des épaississements calleux, dans lesquels on trouve fréquemment des masses caséeuses.

Westphal a rencontré aussi le cysticerque celluleux. On a constaté plus souvent encore l'échinocoque entre le feuillet viscéral de l'arachnoïde et la pie-mère (Charcot), et dans deux cas (Esquirol et Bartels) les vésicules s'étaient développées dans le sac de la dure-mère.

Les soi-disant néoplasmes inflammatoires procèdent de la même façon. L'hématome, par exemple, peut être déterminé par une pachyméningite interne, l'épaississement atteignant parfois un énorme développement.

Toutes ces espèces variées de tumeurs peuvent s'implanter sur tel ou tel point des méninges épinières. Par suite, elles peuvent faire sentir leur influence douloureuse sur les racines nerveuses, sur telle ou telle portion de la moelle épinière, sur la portion antérieure ou postérieure de telle ou telle région. Ordinairement, les méninges présentent les caractères de l'inflammation chronique pour un temps plus ou moins long. Par suite, on peut trouver des épaississements opaques non hyperhémiques. Les racines peuvent se trouver amincies, écrasées, rouges, atrophiées ou dégénérées, et les muscles, les nerfs qui en dépendent, peuvent présenter les signes de la dégénérescence.

La moelle épinière, comprimée au début, ne présente rien de remarquable, ou tout au plus un amincissement et une réduction de volume des éléments anatomiques qui ne perdent rien de leurs facultés fonctionnelles ; mais, à mesure que la compression augmente, il se développe une myélite intéressant de préférence la substance grise. Dans ces conditions la moelle épinière présente les signes de l'inflammation : sa consistance est de beaucoup diminuée, il se produit de notables hyperhémies avec des petits foyers hémorragiques.

Nous noterons enfin que l'on peut y trouver des dégénérescences ascendantes et descendantes et que Simon a également rencontré la dégénérescence ascendante dans un cas de tumeur de la queue de cheval.

Étiologie. — Il est suffisamment connu que des tumeurs de nature tuberculeuse et syphilitique peuvent se développer dans les méninges épinières. On sait aussi avec quelle facilité les kystes contenant des parasites peuvent s'y développer. Autant l'infection est nécessaire dans le premier cas, autant il faut, dans le second, la pénétration à travers l'estomac des œufs et, le cas échéant, des spores de l'espèce de tænia.

Quant aux autres variétés de tumeurs, il règne sur leur étiologie la plus complète obscurité. On a voulu attribuer au traumatisme, aux chutes sur le dos, à des coups sur la colonne vertébrale, le développement de ces néoformations, mais ces suppositions ne renferment rien de précis. C'est ainsi que l'on a fait entrer en ligne de compte le refroidissement, les fortes émotions, les frayeurs, etc. Si ces facteurs peuvent diminuer la résistance organique chez un individu, nous ne comprenons vraiment pas comment, en théorie, ils peuvent causer le développement des néoplasmes. Tout au plus on pourrait considérer ces causes occasionnelles comme un prétexte enfantin au courant duquel on a fréquemment vu apparaître les premiers symptômes d'une néoplasie à ses débuts.

Symptomatologie. — Les phénomènes déterminés par les tumeurs méningitiques peuvent se diviser en deux grandes séries, comme nous l'avons vu à propos des tumeurs extra-méningitiques. Cela est fort naturel, car bien qu'une néoplasie se soit produite dans les enveloppes de la moelle épinière, les premiers symptômes qui se manifestent doivent être ceux dus aux modifications subies par les enveloppes elles-mêmes, selon le siège de l'irritation et de la compression des racines, selon l'altération fonctionnelle des nerfs périphériques, enfin selon les troubles vasculaires.

Parallèlement à l'évolution il se manifeste une nouvelle série de phénomènes. Cette série peut être considérée comme une seconde période de la maladie et est représentée par une suite de symptômes dus à la compression de la moelle épinière, avec troubles fonctionnels de telle ou telle partie de la moelle, à l'inflammation de telle ou telle région et à la destruction plus ou moins étendue de telle ou telle région de la substance médullaire, à la dégénérescence de tel ou tel système de fibres.

Les phénomènes de la première série peuvent précéder de plusieurs mois ceux relatifs à la compression de la moelle épinière. La nature, la direction, l'évolution influent énormément sur leur persistance.

Parmi ceux-ci et avant leur apparition, une douleur intense des reins, correspondant à la lésion, se manifeste. Elle peut être exacerbée par la pression, les mouvements du malade et par les changements atmosphériques. En même temps, suivant l'ordre dans lequel les racines sensitives ou motrices sont compromises, il se produit des troubles imputables à celles-ci ou à celles-là.

Les troubles relatifs aux racines sensitives consistent en douleurs périphériques très violentes. Elles ne font presque jamais défaut, elles sont lancinantes, saccadées, déchirantes, perçantes, et suivent le trajet des nerfs. Les douleurs ont lieu sous forme d'exacerbations spontanées ou se renouvelant à chaque mouvement. La pression ne les augmente pas et on ne remarque aucun point douloureux.

Charcot les appelle *pseudo-névralgies*. Dans les régions douloureuses et où les nerfs se trouvent altérés, on remarque des paresthésies sous forme de prurit formiculaire, torpeur ou troubles trophiques, éruptions cutanées, formation de vésicules, des régions ou de véritables zones d'hyperesthésie cutanée. Les membres supérieurs ou inférieurs sont les régions où ces troubles se rencontrent de préférence. Les espaces intercostaux, les parois abdominales en forment aussi le domaine électif, et ce, toujours dans une dépendance constante du siège de la néoformation.

Par contre, lorsque les racines des nerfs moteurs sont impliquées les premières dans le processus, il peut se produire, dès le début, des contractions musculaires, des spasmes toniques et cloniques. Il se manifeste des atrophies des groupes musculaires avec réactions dégénératrices, des parésies et paralysies partielles dans les régions innervées par les filets provenant des racines intéressées. La nuque et le tronc sont raidis et peuvent être maintenus dans une position forcée. (Leyden.)

Bien que cela se présente rarement, on peut rencontrer au milieu de ces phénomènes la névralgie de la colonne vertébrale et la manifestation extérieure de la néoformation.

Pourtant, il peut arriver quelquefois que cette période irritative fasse entièrement défaut. Schnellzer cite, en effet, le cas d'un individu qui présenta successivement de la parésie de la main droite, puis du membre inférieur du même côté, du membre inférieur gauche et de la main gauche. Dans la suite, survinrent : la parésie du triceps et des muscles de l'avant-bras droit, la paralysie absolue des fléchisseurs des doigts, l'atrophie considérable des avant-bras, des éminences thénar et des interosseux, — tous phénomènes identiques, mais moins accentués dans le membre inférieur gauche. Les membres inférieurs parésiés sans troubles atrophiques, présentaient une anesthésie, une exagération des réflexes cutanés d'un degré considérable. Le malade mourut au bout de huit ans, de cette maladie, avec paralysie générale, décubitus étendu et troubles respiratoires. A l'autopsie, on rencontra un sarcome fusicellulaire périméningitique, entre la sixième et la septième vertèbre cervicale.

Ce cas est indubitablement une exception. Mais il ne manque pas d'exemples où les phénomènes irritatifs peuvent ne pas acquérir un grand développement. Pourtant, en général, les phénomènes se succèdent comme nous les avons décrits; et à mesure que les phénomènes d'irritation s'accentuent, se compliquent, les symptômes de compression de la moelle et ceux de la myélite accessoire com-

mencent, après un temps plus ou moins long, à se manifester lentement.

Il arrive parfois que les symptômes de cette seconde période de la
maladie débutent d'une manière brusque, ce qui indique le rapide
développement de la myélite secondaire qui précipite le cours de la
maladie.

En examinant ces phénomènes partiellement, nous commencerons
par remarquer qu'ils ne présentent pas un caractère commun à toute
espèce de tumeur. Le siège, la région, les points d'implantation
impriment une physionomie différente au tableau clinique. Dans les
cas où, par exemple, la lésion intéresse également les deux côtés de
la moelle épinière et finit par produire une myélite par compression,
il se déclare une parésie dans les membres inférieurs, qui s'accentue toujours davantage et finit par tourner à la paraplégie grave, à
laquelle s'associe une paralysie vaso-motrice (rougeur, œdème des
membres paralysés); s'il s'y joint une exagération des mouvements
réflexes. Le toucher peut produire des secousses et des contractures
spasmodiques des membres, surtout dans les extrémités inférieures.
Dans les membres paralysés, on remarque des secousses et des soubresauts spontanés, des crises douloureuses et de véritables crises
d'épilepsie épinière. L'excitabilité réflexe est d'autant plus augmentée que la région occupée par la tumeur est plus élevée. Dans le cas
où la compression s'exerce sur la substance grise, fait rare et tardif,
il y a complète abolition des réflexes, abolition coexistant avec les
atrophies. De plus, l'anesthésie fait défaut, ce qui n'empêche pas
qu'elle puisse exister, mais jamais sous une forme très diffuse.
Des arthropathies peuvent se manifester également comme dans le
tabes (Charcot). A la fin, des troubles de la vessie et du rectum apparaissent. La paralysie de la vessie se traduit ordinairement par une
cystite avec décomposition ammoniacale de l'urine et formation de
pus, phénomènes entraînant la résorption et la fièvre, surtout lorsqu'ils sont compliqués par un décubitus déterminant une faiblesse
extrême de tout l'organisme, et le malade meurt dans un véritable
marasme.

Jusqu'ici, nous avons considéré le cas d'une compression qui
s'exerce symétriquement sur les deux côtés de la moelle épinière.
Rappelons qu'au début de cette période, les troubles moteurs des sens
prévaudront, selon que la compression s'opérera d'avant en arrière ou
d'arrière en avant. Mais il peut arriver qu'elle ne s'exerce que d'un
seul côté. On observe aussi des cas où les phénomènes convulsifs et
paralytiques siègent dans un membre inférieur où ils prédominent.

On a même vu fréquemment des formes hémiplégiques. Cependant, il y a, dans tous ces cas, anesthésie complète et absolue du côté opposé à la paralysie. Ces phénomènes, qui dérivent d'une hémilésion de la moelle épinière connue sous le nom de Brown-Séquard, persistent pendant un temps plus ou moins long, mais rarement jusqu'à l'issue finale de la maladie. Généralement, la paralysie se complète à mesure que la néoformation comprime l'autre moitié de la moelle épinière, dans le cours de son évolution.

Voilà les phénomènes qui tous subissent quelques variantes, selon la région occupée par le néoplasme. Lorsque, par exemple, le siège est dans la région dorsale, les choses restent tant bien que mal comme nous l'avons décrit, mais il n'y a jamais hémiplégie dans les cas de lésion unilatérale. Il en est de même lorsque le siège est dans la région lombaire, avec cette différence que les réflexes, exagérés au début, finissent rapidement par disparaître, et l'on constate plutôt l'incontinence que la rétention d'urine.

Par contre, les phénomènes se comportent tout autrement dans le cas où le siège de la tumeur se trouve dans la région cervicale. Ce n'est plus alors la paraplégie plus ou moins prononcée qui nous indique l'affirmation de la deuxième période de la maladie. C'est au contraire une paralysie plus ou moins complète des membres supérieurs et inférieurs. Et lorsque la lésion est unilatérale, elle présente de l'hémiplégie avec anesthésie croisée. De plus, tous les phénomènes de la myélite par compression viennent s'y ajouter, tels que troubles pupillaires, troubles respiratoires, hoquet, vomissements, ralentissement du pouls, et impriment à la maladie une marche beaucoup plus rapide et un aspect beaucoup plus grave.

Les tumeurs de la queue de cheval produisent des phénomènes dont les caractères diffèrent de ceux des autres régions, bien qu'elles soient d'un diagnostic très difficile. En même temps, ces phénomènes présentent des particularités que l'on peut déterminer dans quelques cas. Les phénomènes paralytiques diffèrent en ce sens qu'ils s'établissent toujours d'un côté et qu'ils peuvent se compléter ensuite, sans dire pour cela qu'ils puissent manquer complètement (Erb). C'est ainsi que lorsque l'anesthésie existe, elle se manifeste du même côté que la paralysie (Oliver) et non du côté opposé. Lorsque les phénomènes paralytiques existent, les réflexes disparaissent rapidement, et c'est tout aussi promptement que s'établit l'atrophie musculaire. Les phénomènes relatifs à la vessie, au rectum, au décubitus se comportent comme les tumeurs de la région lombaire. La douleur dorsale, très intense, ne fait jamais défaut. Par contre, on constate l'absence des phénomènes de compression de la moelle épinière et ceux de la myélite secondaire. Des douleurs aiguës, insupportables, suivent exactement le trajet de nerfs déterminés (sciatique crurale, etc.). Les autres nerfs n'influencent aucune autre partie que le dessus et le dessous du point où s'exerce la compression sur les racines.

Nous indiquerons enfin la possibilité de tumeurs multiples de la moelle épinière qui peuvent compliquer le tableau clinique, au point de rendre le diagnostic impossible et de simuler dans quelques cas une maladie cérébrale (Gowers).

Marche et terminaisons. — Le cours de la maladie varie suivant le siège et la nature de la tumeur.

En général, on peut considérer que la marche est toujours très lente, exception faite des localisations dans la région cervicale, où les phénomènes bulbaires impriment une marche très rapide à la maladie. Quant aux autres régions, la première période, en particuculier, est très longue, pourvu qu'il ne s'agisse pas de néoformations de nature maligne qui ont une évolution rapide.

Ces phénomènes peuvent persister pendant plusieurs mois, voire plusieurs années, avant la paraplégie. Celle-ci suit ordinairement le début de la période secondaire qui est généralement plus courte que la première et qui dure en moyenne de plusieurs mois jusqu'à plusieurs années avec des alternances d'arrêt et d'aggravation. Une fois la seconde période commencée, il va de soi qu'il faut tenir compte également du siège et de la nature de la tumeur. Si l'on ne peut pas toujours intervenir par un traitement chirurgical, l'issue ordinaire est la mort, qui est provoquée ou par la myélite secondaire avec diffusion au bulbe, ou par des hémorragies secondaires, ou par cystite purulente, décubitus gangreneux, fièvre pyémique. Il peut arriver aussi que le malade, épuisé par les souffrances atroces, l'insomnie, l'inappétence, tombe dans une cachexie générale et succombe par syncope cardiaque, lorsque l'apparition de maladies infectieuses telles que la pneumonie, la méningite, la bronchite généralisée ne précipitent pas l'issue.

Il se présente néanmoins des cas où il n'est pas difficile d'obtenir une guérison complète, comme dans les néoformations syphilitiques, les épaississements inflammatoires, les kystes et les abcès, qui s'étendent au dehors, à travers les trous de conjugaison et se vident au dehors.

Diagnostic. — La présence des tumeurs dans les méninges médullaires est très difficile à reconnaître. Toutes les affections circonscrites de la moelle épinière, pachyméningite, hémorragies, donnent plus ou moins lieu aux mêmes faits irritatifs et elles peuvent, par suite, être confondues avec les phénomènes déterminés par les tumeurs de la première période. Cependant, on peut suspecter la présence d'une tumeur en se basant sur l'étude exacte de cette première série de phénomènes. Les signes relatifs à la compression de la moelle épinière une fois apparus, le diagnostic sera plus facile quand on aura attentivement suivi les symptômes qui précèdent. En fait, l'irritation circonscrite à une région de la moelle épinière avec la compression de certaines racines nerveuses déterminées, est un phénomène qui éclaire suffisamment le diagnostic, surtout si ce trouble est suivi d'une compression lente et progressive de la substance médullaire, compression qui s'opère dans le sens transversal avec propagation de la myélite secondaire, plutôt descendante qu'ascendante.

Il reste cependant toujours difficile de décider si le siège d'implantation de la tumeur est bien dans les méninges ou dans la substance médullaire, ou en dehors des méninges. D'ailleurs, pour les premiers et les derniers cas, le traitement chirurgical est identique. Nous verrons, au paragraphe suivant, comment on peut distinguer les tumeurs purement médullaires.

Quant au siège, on n'éprouve point de grandes difficultés. Par contre, c'est la nature de la tumeur qui est moins aisée à reconnaître. L'examen anamnestique attentif et l'observation rigoureuse des ganglions, feront souvent reconnaître les néoformations syphilitiques. De même, l'hérédité, la constitution, la présence de lésions tuberculeuses dans d'autres organes pourront faire reconnaître les néoformations tuberculeuses. On pourra aussi reconnaître le cancer et le mal de Pott par l'altération des vertèbres, la déformation de l'épine dorsale, l'évolution plus ou moins rapide, ou par l'état général du malade. Il en est de même du névrome, qu'on diagnostiquera par la présence d'autres petites tumeurs le long des nerfs périphériques, ou par la limitation des phénomènes de compression à telle ou telle racine nerveuse. Quant à la nature des autres tumeurs, nous manquons de tout critérium pour les reconnaître.

Pronostic. — Toute tumeur des méninges médullaires, une fois reconnue, le pronostic devient grave, moins cependant dans la forme congestive et dans les néoformations syphilitiques, où elle est relativement plus favorable. De ce que le canal vertébral soit devenu plus accessible au fer du chirurgien, il ne s'ensuit pas que le pronostic soit de beaucoup moins grave, attendu que, comme nous le verrons dans les cas heureux, le chirurgien réussit souvent à rendre la vie au malade, sans pour cela lui restituer les fonctions perdues.

Traitement. — Nous avons indiqué la hardiesse de Horsby qui, en 1887, réussi avec un plein succès à extraire une tumeur du canal vertébral. Depuis cette époque jusqu'à ce jour, la littérature à ce sujet ne s'est pas enrichie beaucoup. Mais le trépan et le scapel s'appliquent sur la colonne vertébrale avec la même assurance que sur la boîte cranienne. En fait, Horsby a eu des imitateurs, qui de-ci de-là ont ouvert le canal vertébral et même le canal sacré avec le même résultat (Laquer). Les noms de Baye, Kelly, Mac-Even, Deresne-White, Abbe, Loyd et Deawes et ceux de Caponotto et Pescarolo figurent dans la littérature de ce chapitre spécial et important de la chirurgie moderne. Le traitement des tumeurs des méninges épinières est donc aujourd'hui possible à condition que leur nature, leur siège et leur diagnostic précis en permettent l'extraction.

Cependant la cause de l'irritation, de la compression médullaire et de ses enveloppes une fois supprimée, la lésion proprement dite de la substance nerveuse laisse toujours des traces. Aussi, dans ces cas, la chirurgie réussit tout au plus à arrêter les progrès ultérieurs de la maladie. Mais les phénomènes de paralysie déjà développés, les anesthésies persistent, comme cela s'est vu précisément dans les cas de Caponotto et Pescarolo.

Tout en renvoyant aux traités spéciaux de chirurgie pour les autres éclaircissements sur ce point, nous ferons remarquer pour le moment que la thérapeutique médicale n'est pas séparée du traitement chirurgical. Pour les néoformations de nature inflammatoire on recourra donc au début aux révulsifs et à un traitement iodique, et par la suite aux reconstituants. La cure électrique bien opérée réussit aussi à favoriser la résorption des exsudats.

Quant aux néoformations de nature syphilitique, c'est le traitement spécifique qui donnera les meilleurs résultats. De même on doit toujours pratiquer une cure générale reconstituante chez les sujets scrofuleux, faibles et lymphatiques.

Les douleurs, l'insomnie, l'inappétence se combattent avec les moyens connus, opium, hypnotisants, amers. On veillera attentivement à ce qu'il ne se produise ni décubitus ni cystite. S'ils se déclaraient, on les soignerait avec la plus grande rigueur antiseptique.

Les bains thermaux, l'électricité ont été employés avec succès contre quelques-uns des phénomènes qui accompagnent la maladie.

III

TUMEURS INTRA-MÉDULLAIRES

Ces tumeurs n'ont dans la pratique qu'une importance très limitée à cause de leur rareté ou à cause de la grande analogie qu'elles présentent symptomatiquement avec celles des méninges médullaires.

Elles peuvent avoir pour origine autant la substance grise que la substance blanche, autant dans la portion cervicale que dans d'autres régions de la moelle épinière. Elles peuvent produire une simple désagrégation de la substance médullaire et une compression plus ou moins accentuée, jusqu'à former une seule masse inhérente avec la substance nerveuse et jusqu'à la destruction complète de celle-ci. Elles peuvent empêcher le reflux du sang des plexus du ventricule et supprimer le reflux du liquide cérébro-spinal du ventricule et du canal central, et produire des dépôts de liquide, des dilatations fusiformes et cylindriques du canal central, et même des poches sacciformes avec fissure et œdème (Langhans), avec des phénomènes irritatifs allant depuis la plus légère phlogose jusqu'à l'inflammation de toute la moelle épinière (cas de Westphal).

La complication symptomatique varie tellement suivant les cas que l'on peut considérer chaque observation comme pouvant présenter une figure clinique spéciale.

Anatomie pathologique. — En parcourant la littérature sur ce sujet, il semble que le véritable carcinome ne dérive jamais de la moelle épinière. Le cas publié par Grimm sous le nom de carcinome médullaire est très douteux. Ce qui peut se présenter, par contre, c'est qu'un cancer développé dans les vertèbres pénètre par son développement jusque dans la substance de la moelle épinière.

Par contre les gliomes s'y produisent relativement souvent, peut-être moins fréquemment que dans le cerveau. Ils préfèrent le voisinage du canal central d'où ils s'étendent spécialement en arrière et sur les côtés; ils occupent surtout la portion cervicale, et proviennent, au surplus, suivant Schuppel, de la substance grise. Ils ont ordinairement une forme allongée, plus rarement sphérique et peuvent atteindre un volume modéré le long d'une grande partie de la moelle qui se présente à l'œil plus ou moins épaissie. La tumeur se compose d'un ensemble de cellules gliomateuses très ramifiées, dont le nombre et le volume peuvent varier à l'infini et donner au tissu qui en résulte l'aspect d'un tissu compact et dur. Lorsque les grosses cellules abondent, l'aspect est celui d'un tissu mou, comme dans le sarcome. Quelquefois, autour de la tumeur, le réseau vasculaire est dilaté au point de présenter l'aspect d'un gliome télangiectasique. Dans ce cas, les hémorragies et les ramollissements ischémiques sont fréquents. D'autres fois, dans l'intérieur d'un gliome on recueille un liquide muqueux (*gliomyxome*) et il se fait le plus souvent une telle prolifération cellulaire qu'il en résulte une tumeur du nom de *gliosarcome*.

Cependant, il peut naître dans la moelle épinière des tumeurs qui, dès le début, ont un caractère sarcomateux. Ce sont, en partie, des sarcomes fusicellullaires et des cellules polymorphes avec caractère médullaire. Ils ont généralement une forme sphérique bien délimitée, sont uniques ou multiples et peuvent atteindre les dimensions les plus variées. Andrea cite le cas d'une femme qui souffrait de troubles nerveux dans le bras gauche. A la section de la moelle épinière, on trouva dans la corne antérieure gauche de la portion cervicale deux sarcomes fusicellulaires sphériques d'un diamètre de 2 à 3 millimètres.

Les *fibromes* sont très rares et, lorsqu'ils n'ont pas l'aspect de nodules parfaitement délimités, il n'est pas possible de les distinguer de la sclérose. Il n'est pas rare de constater des nodules fibreux dans la moelle épinière, lorsqu'il existe des néoformations fibreuses multiples dans le système nerveux périphérique. Ziegler cite précisément un cas de fibromes multiples dans les nerfs périphériques, avec nodules multiples dans les racines nerveuses et autour de la moelle épinière.

Les *tubercules* représentent les tumeurs les plus fréquentes de la moelle épinière. Ils peuvent se manifester à toutes les époques de la vie, mais plus fréquemment dans l'adolescence, devenant ensuite plus rares à partir de la vingtième année. Ils coïncident avec les tubercules qui se sont développés dans d'autres organes et peuvent se produire dans toutes les portions de la moelle, surtout au niveau des renflements et spécialement au niveau du renflement lombaire.

Ils varient de volume entre celui d'un grain de chènevis et celui d'une noisette. Ils sont de plus isolés ou forment plus rarement de vrais noyaux et peuvent tirer leur origine aussi bien de la substance blanche que de la substance grise, sauf les cas où ils se propagent des parties voisines (os, méninges) ; ces tubercules peuvent être d'origine embolique. Les bacilles tuberculeux arrivés par le courant sanguin dans la moelle épinière provoquent le développement des tubercules. Ceux-ci sont compacts, de consistance sèche, de forme sphéroïdale, d'une couleur blanc jaunâtre, avec une structure lamelleuse à la surface de la section. Les couches périphériques sont souvent plus compactes, de couleur grise et renferment des granulations tuberculeuses.

Parfois on trouve dans ces petites tumeurs une cavité centrale contenant une substance molle d'aspect caséeux. En pratiquant des sections et en les traitant par des moyens spéciaux de coloration, on observe le bacille de Koch.

Dans les contours du néoplasme, il existe toujours un ramollissement plus ou moins étendu de nature inflammatoire, c'est-à-dire une myélite secondaire qui est très prononcée dans la substance grise et qui de là s'étend plus ou moins, en haut et en bas. Quelquefois on rencontre autour de celle-ci une espèce d'encapsulement formé de tissu sclérosé. Dans des conditions, déterminées par le siège de la tumeur, on trouve aussi des dégénérescences ascendantes et descendantes.

Les *néoplasmes syphilitiques* sont très rares. Ils se fixent de préférence à la périphérie de l'organe et en particulier sur la pie-mère, les espaces subarachnoïdaux, la surface interne de la dure-mère où les adhérences sont faciles, entre les enveloppes de la moelle épinière. Dans tous les cas, les désordres siègent toujours dans la moelle épinière, soit par accroissement de volume de cet organe, soit par compression, soit par formation d'un tissu cicatriciel qui peut avec le processus gagner les racines de cet organe, soit par la néoformation non pas tant de tumeurs circonscrites que d'une infiltration gommeuse dans le tissu médullaire, gommes envahissant aussi les méninges et les espaces lymphatiques. Ce tissu gommeux se présente quelquefois sous l'aspect d'un néoplasme récent, de consistance gélatineuse et d'une couleur gris rougeâtre, d'autres fois sous l'apparence d'une masse sèche, caséeuse, de couleur jaune.

En outre, la néoformation syphilitique peut se manifester sous forme de petites tumeurs multiples et disséminées (Hebner), sous forme de calus amenant une forte adhérence entre les enveloppes de la moelle épinière et la moelle elle-même, qui en ce point présente une prolifération de la névroglie avec destruction des gaines médullaires de la substance blanche.

On n'a jamais constaté de tumeur de nature syphilitique occupant la portion centrale de la moelle. Le cas de Wagner est très douteux, attendu que l'on n'a pas trouvé d'autres signes de syphilis sur le cadavre.

Causes. — Les causes des tumeurs de la moelle épinière sont obscures. Les secousses violentes, les chutes sur la colonne vertébrale, les traumatismes en général sont considérés comme constants, mais il paraît qu'ils ne méritent pas une sérieuse considération. C'est ainsi que la grossesse et l'accouchement, les émotions, les chagrins et autres souffrances morales ont une influence parfaitement problématique. Tout au plus ces conditions peuvent-elles agir comme causes occasionnelles. Pourtant il est hors de doute que l'on doit considérer certaines maladies, telles que la tuberculose, la scrofule, la syphilis, comme pouvant se localiser sur la moelle épinière et donner naissance à des néoformations.

Dans l'examen d'un malade, il faut donc rechercher soigneusement les traces de ces maladies.

Symptomatologie. — Nous avons affirmé l'impossibilité de présenter un tableau clinique des tumeurs médullaires. Maintenant que nous avons vu les différentes altérations et les sièges divers qu'elles peuvent occuper, il est plus facile de se convaincre de la variété et de l'inconstance des phénomènes cliniques.

Il existe une telle variété et une telle gradation de symptômes, depuis les troubles fonctionnels les plus simples déterminés par la plus légère compression jusqu'à l'abolition totale à tel ou tel moment des fonctions de la moelle, entre la plus légère et la plus insignifiante phlogose qui accompagne cette néoformation et l'inflammation la plus intense et la plus diffuse de l'organe, qu'aucun cas ne ressemble à l'autre, qu'aucun phénomène ne peut être ramené d'une façon exclusive à la présence d'une néoformation de la moelle épinière.

Parfois, d'ailleurs, le tableau clinique se présente avec une profusion de phénomènes et une marche très aiguë et fatale ; d'autres fois on demeure surpris de rencontrer à l'amphithéâtre la présence d'une tumeur dans la moelle épinière chez des individus qui, dans la vie, n'avaient présenté que des troubles nerveux très rares et vagues. Th. Simon cite précisément quelques observations de ce genre. Les individus n'avaient présenté dans la vie aucun phénomène morbide. Il paraît qu'un fait semblable peut se rencontrer quand une tumeur tout à fait centrale produit une simple désagrégation sans destruction du tissu nerveux. Tel fut en effet le cas publié par Adamkiewicz. Un individu, mordu par un chien enragé, mourut à l'hôpital Saint-Lazare avec tous les phénomènes de la rage. A l'autopsie, on trouva un sarcome dans le renflement cervical de la moelle, sarcome qui n'avait pas lésé la substance blanche, ni grise, mais l'avait seulement déplacée et comprimée de telle sorte que les éléments anatomiques étaient réduits à une faible portion de leur volume naturel. Cependant l'individu n'avait de son vivant présenté aucun trouble fonctionnel imputable à la présence de la tumeur.

Examinons d'un peu plus près les différents phénomènes en considérant étroitement la conformation et la structure anatomique de la moelle; car les symptômes, comme on le conçoit aisément, sont toujours en rapport avec la fonction de telle ou telle voie obstruée ou détruite, de tel ou tel système de fibres ou de l'ensemble de l'organe.

La scène peut s'ouvrir avec éclat et il peut survenir subitement une paraplégie plus ou moins complète, comme dans les cas ordinaires de myélite, avec tous les autres phénomènes propres à cette affection; ensuite des paralysies motrices et sensitives : paralysie de la vessie, exagération des réflexes, troubles trophiques des muscles avec excitabilité électrique altérée, troubles trophiques de la peau (urticaire, herpès), troubles vaso-moteurs; dans le décubitus et dans les cas où le siège de la tumeur est dans la portion élevée de la moelle cervicale, on observe une inégalité pupillaire, du myosis. Dans ces cas, des douleurs violentes surviennent généralement, comme dans les cas de tumeurs méningitiques, et siègent au niveau des reins, de la ceinture ou dans les membres, avec rigidité du dos ou de la nuque (Leyden), ou bien il se déclare des paresthésies, sensations de froid dans les membres, des fourmillements, de l'anesthésie et de l'hyperesthésie, des convulsions et des contractures.

D'autres fois, la scène débute d'une façon non moins imposante. Le malade accuse pendant un temps très long des troubles vagues et mal définis : sensations de fatigue, rigidité, légère atrophie limitée à tel ou tel groupe musculaire. Ensuite éclate soudainement un ensemble de phénomènes graves une paralysie à marche rapide, due sans doute à l'apparition d'une myélite irritative déterminée par la tumeur ou due encore à une hémorragie survenant dans le corps même de la tumeur ou dans le voisinage.

Il n'est pas rare d'observer aussi des troubles nerveux mal définis, une monoplégie qui présente tous les caractères de la lésion unilatérale de la moelle (paralysie de Brown-Séquard). Dans ce cas, la néoformation siège sur le même côté que la paralysie, là où en même temps on constate au toucher du chatouillement et de la douleur, à la température de l'hyperesthésie, tandis que du côté opposé il y a anesthésie complète avec intégrité du sens musculaire et de la motilité.

Cette forme clinique se manifeste souvent après des lésions traumatiques. Quand ces dernières ne peuvent être soupçonnées, cette forme clinique doit toujours faire songer à une tumeur intra-médullaire. Dans les cas de tumeurs, la marche clinique se transforme ordinairement. Peu à peu il se déclare une vraie paraplégie ou il s'y ajoute des symptômes tabétiques ou des phénomènes d'atrophie musculaire progressive, ou de tabes spasmodique, ou d'autres phénomènes, selon que l'accroissement de la tumeur s'opère à travers tel ou tel système de fibres ou selon qu'elle envahit de préférence la substance blanche ou la substance grise, la portion antérieure ou postérieure de la moelle épinière.

Un fait digne d'être remarqué dans les différentes formes que nous avons indiquées, c'est que l'on a fréquemment constaté des améliorations sensibles alternant avec des aggravations soudaines. Ces faits sont probablement en rapport avec l'altération que subissent les tissus, avec la variation de la pression vasculaire, sans préjudice des hémorragies qui, comme nous l'avons déjà dit, peuvent se produire dans la substance de la tumeur.

Glaser cite le cas d'une pauvre femme misérable qui eut sept accouchements et plusieurs fausses couches. Pendant sa dernière grossesse, elle eut des douleurs avec irradiations lancinantes dans les membres inférieurs, douleurs qui s'aggravèrent vers la fin de la gestation. Pendant l'accouchement, on observa de la parésie des extrémités inférieures, et quelque temps après des améliorations suivies d'aggravations, troubles de coordination, ataxie, phénomènes de Romberg. Ensuite survint une allure spasmodique, anesthésie et paresthésie, incontinence d'urine, constipation, lypémanie avec tendance au suicide. Après une nouvelle amélioration suivie de nouvelles exacerbations, d'exagération des réflexes tendineux, d'atrophie musculaire, de décubitus, survint la mort. A l'autopsie on trouva dans le centre de la moelle cervicale un angio-sarcome qui, sorti de la substance grise, comprimait la substance nerveuse, la transformant çà et là en kystes.

Un autre fait, auquel on attribue aussi une certaine importance, est que les douleurs peuvent faire entièrement défaut ou peuvent seulement survenir dans une période avancée de la maladie. Ce caractère a été pris comme point de mire par quelques observateurs afin de distinguer les tumeurs intra-médullaires des tumeurs méningitiques.

Les formes susindiquées peuvent subir des modalités dans ce sens que quelques-uns des phénomènes, ceux de compression, peuvent entièrement faire défaut; alors le tableau clinique est celui d'une myélite transversale localisée ou diffuse, à marche aiguë ou chronique sans qu'aucun phénomène fasse soupçonner la présence d'une tumeur. Dans le cas de Westphal, en effet, les phénomènes de compression faisaient absolument défaut. Dans le cas de Hayem, les symptômes évoluèrent entièrement comme dans la myélite aiguë dorso-lombaire.

D'autres fois la maladie peut aussi se présenter avec les symptômes d'une affection médullaire chronique ascendante, associée à d'autres phénomènes complexes et variés. Dans des cas plus rares encore, on peut reconnaître une dégénérescence descendante (atrophie musculaire diffuse) avec d'autres symptômes de la myélite chronique sans aucun phénomène de compression, ou avec de rares et tardifs symptômes imputables à celle-ci. Tel fut le cas décrit par Grimm où les symptômes prédominants étaient des paralysies compliquées d'atrophies musculaires avec altération de l'excitabilité électrique. Cependant des phénomènes convulsifs survinrent très tardivement dans les membres inférieurs, avec des douleurs rachidiennes intenses qui pouvaient faire soupçonner l'existence de la compression.

Schuppel dans un cas, E. Hoffmann dans l'autre, ont remarqué une déviation du rachis du côté de la tumeur. Le même Schuppel croit trouver une corrélation entre cette courbure et la présence d'un néoplasme dans la moelle; mais il semble que c'est là une opinion absolument erronée, attendu que cette difformité, due à la paralysie unilatérale des muscles du dos, peut provenir des causes les plus diverses.

Marche et terminaisons. — Si l'on excepte les tumeurs de nature syphilitique qui, soignées en temps opportun, finissent par ne laisser aucune trace de leur présence, la marche des autres tumeurs de la moelle est toujours lente et fatale. Ordinairement ce sont de graves phénomènes de myélite aiguë ou subaiguë qui mettent un terme à la maladie. D'autres fois, après une marche très lente du mal, avec des graves complications, des phénomènes bulbaires entrent en scène et conduisent rapidement à la mort. Ou bien alors une maladie intercurrente (pneumonie, tuberculose, cystite, etc.) peut, en un temps très court, hâter la catastrophe par la diminution de résistance de l'organisme.

Diagnostic. — Nous avons parlé de l'immense difficulté à reconnaître une tumeur intramédullaire, attendu que, même dans les cas où on observe des traces de syphilis ou de scrofule ou de tuberculose dans les autres organes, il reste toujours à savoir s'il s'agit d'une néo-formation des méninges. Néanmoins on a voulu citer, en faveur des néoformations intra-médullaires, l'aggravation des phénomènes suivis d'améliorations spontanées, la courbure de l'épine dorsale, du côté de la tumeur, et le peu d'intensité des phénomènes irritatifs initiaux, faits qui peuvent se rencontrer dans d'autres maladies de la moelle et qui peuvent aussi manquer totalement. Dans beaucoup de cas, le diagnostic de ces tumeurs est donc absolument impossible. De même il est impossible, dans quelques cas, de distinguer ces tumeurs de la pachyméningite cervicale hypertrophique et de la myélite transversale primitive chronique. La région préférée par la pachyméningite, les douleurs initiales, les anesthésies partielles et la paraplégie sans atrophie contribuent jusqu'à un certain point à la faire soupçonner. Il en est de même de la paraplégie par compression qui est précédée ordinairement d'une période irritative plus longue que dans la myélite ; souvent un des membres se montre plus affaibli que l'autre, et enfin les troubles trophiques moins marqués et plus tardifs pourront la faire reconnaître.

Traitement. — Le traitement est complètement symptomatique, sauf dans les cas où il est possible d'établir la nature syphilitique de la lésion, et alors la guérison est possible par des soins bien administrés. Dans ces cas les meilleurs résultats sont obtenus par un traitement mixte d'iodure à fortes doses et de mercure. À ce propos, nous rappelons la méthode des injections intraveineuses avec une solution au sublimé, pratiquée avec succès dans la clinique du professeur Baccelli, dans les cas d'affection du système nerveux central de nature purement syphilitique.

Dans les autres cas on a l'habitude de recourir au quinquina, au fer, à l'arsenic, à l'huile de foie de morue et à une longue cure électrique, quand les phénomènes d'une myélite sub-aiguë ou chronique sont évidents. Quant aux phénomènes irritatifs, les injections hypodermiques de chlorhydrate de morphine sont le meilleur des remèdes.

J. BIANCHI, *de Naples*,
Professeur de neuro-pathologie à l'Université.
Traduit de l'italien par Emile LAURENT et Sigismond CSAPÓ.

CHAPITRE IX

TABES DORSAL SPASMODIQUE

Je serai bref sur cette maladie encore peu connue, et que quelques auteurs même révoquent en doute, en tant qu'entité nosographique.

En 1875, Erb et Charcot décrivirent presque simultanément, le premier sous le nom de *paralysie spinale spastique*, le second sous le nom de *tabes dorsal spasmodique*, une affection chronique de l'adulte caractérisée par de la paralysie spasmodique progressive à début paraplégique, et paraissant répondre anatomiquement à une dégénération primitive systématique des cordons latéraux de la moelle épinière.

Dans son traité, M. Grasset conserve la dénomination de Charcot, et décrit, comme une entité morbide, le tabes dorsal spasmodique ; par contre, M. Marie le raye du cadre nosologique et n'admet plus que des états tabéto-spasmodiques et un tabes dorsal spasmodique de l'enfant qui n'est autre que la maladie de Little.

Nous allons essayer de résumer brièvement ce qu'on sait sur ces différentes affections.

I. *Tabes dorsal spasmodique de l'adulte* (maladie d'Erb-Charcot, niée par quelques auteurs).

Au point de vue étiologique, on ne peut invoquer sérieusement qu'une cause jusqu'ici connue : l'hérédité dont le rôle ne semble pas douteux.

Au point de vue anatomique, les autopsies ont été contradictoires et la maladie d'Erb-Charcot ne repose pas encore sur un substratum anatomique bien défini et qui lui soit propre.

Au point de vue symptomatologique, c'est une maladie lente et insidieuse, qui débute par de la faiblesse des membres inférieurs, qui se caractérise par une parésie plus ou moins prononcée des membres, avec raideur des muscles pouvant aller jusqu'à la contracture. La marche est entravée.

Pas de troubles de la sensibilité; pas de troubles trophiques ni céphaliques. La maladie marche très lentement, bien qu'elle confine le malade au lit.

Le traitement se borne à l'emploi des révulsifs sur la colonne vertébrale. M. P. Blocq conseille la solanine à la dose de 10 à 30 centigrammes par jour, et la préparation suivante qui, une fois, aurait donné des résultats ·

> Chlorure double d'or et de sodium . . . . . . 30 centigrammes.
> Aq. still . . . . 15 grammes.
>   15 gouttes, trois fois par jour.

II. *Tabes dorsal spasmodique de l'enfant* (maladie de Little).

C'est une affection médullaire systématique dépendant d'un arrêt de développement des faisceaux pyramidaux.

Elle débute généralement après la naissance et entrave la marche chez l'enfant. Les membres inférieurs sont raidis et dans un état de demi-contracture. Les hanches et les genoux sont légèrement fléchis; les jambes s'écartent un peu l'une de l'autre et les pieds sont en équinisme. Les enfants ont la démarche caractéristique d'une volaille. L'intelligence reste intacte.

La maladie de Little présente divers degrés d'intensité. Elle peut, dans les cas les plus bénins, simplement gêner un peu la marche; dans les cas plus graves, elle l'entrave complètement, et constitue une infirmité qui pourtant n'amène que rarement la mort.

On ne peut conseiller comme moyen rationnel de traitement que la kinésithérapie, la gymnastique et le massage.

États tabéto-spasmodiques.—C'est une forme clinique analogue à la précédente, si ce n'est que les troubles cérébraux sont fréquents, pour ne pas dire constants.

la maladie n'est pas uniquement systématisée aux faisceaux pyramidaux. Elle est due à des troubles de développement du système nerveux pyramidal, troubles provoqués soit par des traumatismes obstétricaux, soit par des maladies inflammatoires ou infectieuses de la vie fœtale ou des premiers jours qui suivent la naissance.

Émile LAURENT, de Paris.

CHAPITRE X

TABES DORSALIS

Historique. — On peut dire avec certitude, sans aucune crainte de pécher par exagération, qu'il n'est pas un sujet aussi amplement étudié, aussi largement enrichi et commenté depuis le commencement du siècle jusqu'à ce jour, que ce chapitre de pathologie du système nerveux.

Ces affections, remarquées depuis l'antiquité la plus reculée, ont toujours tenu en éveil l'activité des praticiens de l'art médical pendant notre siècle, spécialement dans la seconde moitié. On peut même affirmer que, pendant ces dernières années, chacun parmi les neuro-pathologistes a apporté sa pierre à l'édifice, de sorte que les connaissances que nous possédons aujourd'hui sur ce point sont infiniment étendues. La littérature en est immense au point de ne plus pouvoir être embrassée.

Toute une science se place entre les premières notions obscures, incertaines sur cette maladie contenues dans les ouvrages d'Hippocrate et de Galien et les premières opérations d'une certaine exa.... de Hutin et de Horn (1827) et entre les observations de R.... Allemagne (1851) et Duchenne en France (1858). Il s'y ..... série de connaissances qui avaient déjà suffisamm..... le tableau clinique de l'affection et avaient déjà indiqué l..... ....ation du processus anatomique dans les cordons postérieurs de la moelle épinière.

Depuis cette époque jusqu'à ce jour, ce fut une véritable obsession de tous les esprits, une vraie course au clocher de tous les observateurs.

Une riche collection de matériaux fut rassemblée dans les œuvres de Dujardin-Beaumetz, Corre, Luys, Teissier, Vulpian, Charcot, Friedreich, Leyden, Westphal, Spath, Renols, Benedikt et tant d'autres.

L'Académie de médecine de France alla jusqu'à ouvrir un concours avec prix pour ceux qui apporteraient la lumière dans cet amas d'ouvrages de si haute valeur (Topinard, Néar, Corre, Jaccoud). Cela n'empêchait pas le besoin d'éclaircir certains points controversés, de les étudier à mesure que la maladie devenait plus connue. C'est ainsi que l'on vit publier tous les ans de nouveaux ouvrages, de nouvelles et très précieuses recherches parmi lesquelles celles de Pierret et de Charcot méritent d'être mentionnées. Ceux-ci établirent la genèse du processus anatomique dans les bandelettes externes du cordon de Burdach. Leurs recherches, à leur tour, devaient subir, elles aussi, dans ces dernières années, des modifications par les nouveaux et incessants progrès de l'anatomie pathologique.

Des matériaux innombrables et nouveaux sont ainsi venus se rassembler depuis vingt ans. L'activité des observateurs s'est montrée foncièrement infatigable. Il faudrait des volumes pour énumérer les notions que nous possédons aujourd'hui sur cette maladie. La lumière s'est faite sur plusieurs points obscurs. Mais beaucoup d'autres attendent encore leur solution définitive.

L'ancienne appellation de *tabes dorsalis* proposée par Romberg est demeurée universellement acceptée, bien qu'elle n'explique pas exactement le concept de la maladie.

Nous indiquons par ce terme l'affection spéciale décrite par Duchenne sous le nom d'*ataxie locomotrice progressive*. D'autres emploient celui de *sclérose des cordons postérieurs*. C'est une maladie chronique à marche lente qui atteint de préférence les sujets jeunes et ceux d'âge moyen, caractérisée du côté anatomique par une dégénérescence des cordons postérieurs de la moelle épinière et qui prend généralement naissance dans la portion lombaire et peut, par suite, s'étendre jusqu'au bulbe.

Anatomie pathologique. — En ouvrant le canal rachidien, on remarque déjà à l'œil nu un amincissement de la moelle dans la portion inférieure du parcours dorsal et du parcours lombaire. La pie-mère est opaque, troublée, plus ou moins pigmentée, adhérente à la dure-mère sur un certain parcours, épaissie et quelquefois ossifiée par places.

Les racines postérieures se montrent amincies, atrophiées, d'un coloris grisâtre, surtout dans la queue de cheval, au niveau du renflement lombaire.

En ouvrant les méninges on est encore davantage frappé de l'atrophie de la moelle épinière, surtout dans la portion postérieure où l'on peut remarquer aussi une nuance gris jaunâtre le long des cordons postérieurs, fait qui devient plus évident si l'on pratique des sections transversales de façon à mettre à découvert la surface transversale de la moelle épinière et des divers faisceaux qui la traversent dans le sens longitudinal. Par ce procédé il est possible de distinguer aussi une atrophie importante de la corne postérieure.

La consistance est ordinairement augmentée. Le scalpel rencontre une certaine résistance à la section, spécialement dans la partie lombaire et la partie inférieure de la région dorsale.

Ces altérations, qui sont le produit d'un processus dégénératif spécial, peuvent mieux s'étudier au microscope. Mais, comme il est facile de supposer, elles varient selon le stade de la maladie.

Déjà, au début du mal, dans son développement lent, on remarque la rareté des fibres nerveuses qui apparaissent minces et atrophiées, et l'augmentation du tissu connectif avec de notables proliférations nucléaires. Les vaisseaux se montrent épaissis, on trouve disséminés des corps amyloïdes. Dans une période plus accentuée, la zone indiquée par Charcot et Pierret (bandelettes externes) apparaît notablement altérée, spécialement dans la partie lombaire et aussi dans la partie dorsale jusqu'au renflement cervical. Dans cette période la portion intérieure du cordon de Burdach ne semble pas altérée. Par contre les cordons de Goll se trouvent affectés. Mais la zone de Lissauer apparaît altérée d'une manière plus intense et plus constante.

Dans un stade plus avancé, le cordon postérieur est presque entièrement sclérosé avec réticule compact et fibrillaire qui, contenant un grand nombre de noyaux, envahit tout le tissu; d'innombrables corps amyloïdes se trouvent disséminés, les fibres nerveuses sont détruites, les cylindres-axes disparus, les vaisseaux sclérosés, les bandelettes externes sont complètement dégénérées, principalement dans la partie lombaire, dans le renflement cervical et une grande étendue de la partie dorsale. Le cordon de Goll est fortement pris, spécialement dans la région cervicale.

Dans la moelle lombaire, la section antérieure reste, en tous cas, intacte et il n'est pas rare de voir encore la zone médiane de Flechsig respectée (Strümpell). Dans la partie dorsale sont conservées ordinairement de petites portions dans les parties postérieures externes et dans les sections antérieures.

Dans la partie cervicale les zones externes postérieures et deux petites zones qui se trouvent en avant et latéralement restent complètement épargnées et pour longtemps.

Ordinairement les lésions se dirigent symétriquement dans les cordons postérieurs, mais quelquefois on remarque des asymétries, lorsque le processus dégénératif envahit tout le cordon postérieur de l'une ou l'autre partie ; le sillon postérieur disparaît comme si les deux moitiés de la moelle épinière étaient soudées.

On constate, en outre, des altérations dans la substance grise. Dans les colonnes de Clarcke, par contre, les cellules ganglionnaires restent intactes. Le réticule des fibres nerveuses est envahi par le processus qui est beaucoup plus accentué du côté interne que du côté externe de ces colonnes, à cause de la diversité de provenance des fibres ; suivant Lissauer, les premières proviendraient des parties inférieures des racines postérieures de la moelle et les plus externes d'un niveau plus élevé.

L'amincissement des cornes postérieures que l'on remarque parfois à l'œil nu serait dû à la disparition d'un certain nombre de fibres situées dans la zone postérieure de la substance spongieuse et de fibres radiantes provenant du cordon postérieur.

Les racines postérieures présentent toujours des altérations, spécialement celles de la queue de cheval et du renflement lombaire. Le nombre des fibres nerveuses est de beaucoup diminué ; elles sont atrophiées, dégénérées et sont séparées par des espaces de tissu connectif.

Il résulte des recherches de Oppenheimer et Siemerling que les ganglions spinaux présentent aussi des lésions considérables avec altération des cellules et des fibres. Des altérations identiques à celles des racines postérieures se rencontrent dans quelques nerfs (nerfs optiques, oculo-moteurs, hypoglosses).

Dans les périodes beaucoup plus avancées de la maladie, les troncs nerveux périphériques sensitifs présentent aussi des altérations, comme Westphal l'a fait remarquer le premier et après lui beaucoup d'autres parmi lesquels Pitres, Déjerine et Noma.

Outre les lésions centrales et périphériques du système nerveux, on rencontre aussi dans le tabes des lésions des articulations (artropathie tabétique) et des os. L'articulation du genou est le plus fréquemment prise. Elle peut être énormément tuméfiée. La capsule se trouve tantôt ramollie, allongée, tantôt rompue ou tout à fait détruite. Les ligaments sont étirés, amincis et disparus, la synovie épaissie, adhérente ; le liquide épanché dans la cavité articulaire est quelquefois séreux ; d'autres fois il contient des flots de fibrine, de sang ou de pus. Les cartilages sont atrophiés, les extrémités osseuses, usées ou détruites ou gonflées avec des saillies ostéo-cartilagineuses et des spongiosités de la synoviale.

La production des ostéophytes est très rare, tandis que l'atrophie des os est notable. Voilà la vraie caractéristique de la lésion, ce qui fait que les os deviennent très fragiles et que les fractures se produisent avec une grande facilité dans les os longs, de préférence dans le fémur, et, comme nous le verrons dans la suite, même dans les os courts (fractures des vertèbres).

Au microscope on constate une porosité marquée de l'os avec réduction et amincissement de la substance compacte; le canal médullaire est dilaté en même temps que le canal de Havers, jusqu'à la transformation embryonnaire de la moelle osseuse (Richet).

Quant aux autres altérations que l'on peut rencontrer, nous nous en occuperons au fur et à mesure que l'occasion s'en présentera dans la partie clinique.

Étiologie et pathogénie. — Nous ne sommes pas encore en mesure d'affirmer aujourd'hui quelle est la véritable cause du tabes. Certainement toutes les causes qui jadis figuraient comme les plus importantes ont perdu aujourd'hui toute valeur. Tout au moins on ne leur en attribue que fort peu (excès génitaux, onanisme, pollutions, spermatorrhée, travail corporel exagéré, usage de la machine à coudre, etc.). Nous savons comment ces causes, associées aux maladies aiguës (typhus et variole) peuvent épuiser le système nerveux, mais non comment elles peuvent amener la dégénérescence des systèmes de fibres en question. De sorte que, en ce qui touche le développement du tabes à la suite de ces causes, comme à la suite de la diphtérie (Jaccoud), des peines morales, des traumatisme (Schultze), nous avons le droit de nous demander toujours si quelque phénomène du tabes échappé à l'observation n'existait pas avant que ces causes aient agi et si du moins elles n'ont pas contribué au développement du mal.

Dans beaucoup de cas il n'est pas possible de nier une disposition neuropathique et psychopathique spéciale, mais dans d'autres cette disposition manque tout à fait.

Il semble que l'on ne peut refuser toute importance au refroidissement. En effet, des personnes parfaitement saines présentent fréquemment les premiers phénomènes du mal, à la suite de l'action du froid et de l'humidité (soldats, marins, ouvriers travaillant dans l'eau, etc.), mais nous ne saurions dire de quelle façon ces causes agissent.

Ce qui, en aucun cas, ne saurait être révoqué en doute, c'est que le diabète (Charcot), l'ergotisme et la pellagre (Tuczhek) ont une influence manifeste et, par suite, une réelle importance pour le développement du tabes. Les cas de tabes consécutifs à ces causes sont cependant peu de chose en comparaison du nombre d'individus atteints de cette affection que l'on peut bien considérer comme la plus fréquente des maladies de la moelle épinière. En outre la sclérose des cordons postérieurs à la suite de pellagre serait d'une autre nature, selon les vues les plus récentes (Marie), et, comme nous le verrons, les altérations fixes des éléments anatomiques différeraient beaucoup de celles du tabes proprement dit. Donc la véritable cause de cette affection serait bien différente.

Une question soulevée par Fournier, en France, et soutenue par Erb, en Allemagne, a occupé dans ces derniers temps l'esprit de tous les pathologistes et a fortement ébranlé les anciennes théories sur les causes de cette maladie : « la cause du tabes serait la syphilis ».

Une légion infinie de chercheurs, se rangeant aux nouvelles vues, se sont efforcés de le démontrer de toutes les façons. Des casuistiques du plus grand intérêt ont vu la lumière, des observateurs graves s'en sont occupés, de sérieux et rigoureux travaux ont mis en évidence l'importance de cette question, qui est encore agitée à cette heure et qui n'a pas reçu sa solution définitive, bien qu'elle ait rencontré un accueil favorable auprès de beaucoup de gens. Sans doute, les arguments qui militent en faveur de cette thèse ont une grande importance, mais l'exagération de ses partisans est grande. Les arguments qui s'opposent à cette théorie ont été sérieusement pris en considération et discutés à leur tour.

C'est un fait amplement démontré par les casuistiques que, dans une grande partie des cas de tabes, la syphilis figure comme élément étiologique. Mais il est aussi établi qu'il y a des tabétiques qui n'ont jamais eu la syphilis, comme il est constant que tous les syphilitiques ne deviennent point tabétiques au bout d'un certain nombre d'années. La fréquence marquée de cette affection parmi les officiers, dans les professions libérales, chez les artistes de théâtre, sa rareté parmi les femmes, les ecclésiastiques, les individus au-dessous de vingt-cinq ans, serait, pour plusieurs, autant de raisons militant en faveur de la syphilis. Mais combien ne militent-elles pas aussi en faveur de toutes les causes qui, dans la lutte pour l'existence, affaiblissent le système nerveux ? C'est à cette période de la vie même, c'est-à-dire de trente à quarante-cinq ans, et dans la bourgeoisie, où le tabes est le plus fréquent, que la lutte atteint son plus haut degré et que le système nerveux est tourmenté du frémissement des désirs, de l'anxiété du travail, surmené par les besoins croissants, réels et fictifs, par les douleurs de la désillusion et les orgies des sens. (Bianchi.)

Nous connaissons des manifestations syphilitiques qui, chez tel ou tel individu sont réfractaires à l'action du mercure, mais nous ignorons tout à fait, par contre, les cas où, malgré la cure spécifique, une lésion suit toujours et fatalement une marche progressive, attendu que, lorsque le mercure n'empire pas la condition des tabétiques, il n'arrive jamais à arrêter le processus. Il n'en améliore les phénomènes que rarement.

Donc, l'insuccès ordinaire de la cure spécifique et l'absence complète de syphilis dans beaucoup de cas, ne nous autorisent pas à considérer comme concluante l'origine syphilitique du tabes.

Nous n'entendons pas, pour cela, amoindrir l'importance de la syphilis dans l'étiologie de la maladie dont nous nous occupons. Mais nous entendons la restreindre uniquement dans ses justes frontières, lui assignant la place que nos connaissances nous autorisent aujourd'hui à lui concéder. La syphilis est un des facteurs importants par lesquels le système nerveux se trouve profondément modifié et affaibli, probablement aussi à cause des produits tardifs dus aux germes infectieux qui font facilement dégénérer les éléments anatomiques du système nerveux. Peu-têtre la pellagre agirait-elle d'une façon identique, comme l'ergotisme et le diabète. La tension exagérée du système nerveux, l'activité outrée du cerveau et de la moelle épinière, les changements probables produits dans les fibres des cellules nerveuses usées dans cette lutte pour l'existence (auto-intoxication) sont autant de facteurs pouvant agir de la même façon.

En ce qui touche la signification que ce processus peut avoir, en pathologie, nous rappellerons l'opinion de Jendrassik qui considère les lésions des moelles secondaires comme des lésions du cerveau, celle d'Adamkiewicz, Ordoner et autres, qui donnent à la dégénérescence des cordons postérieurs une origine vasculaire. Raynaud et Arthaud attribuent la principale lésion au grand sympathique ; Lange incrimine la méningite postérieure qui cause une dégénérescence primitive des racines postérieures à la suite de laquelle il se produirait une dégénérescence secondaire des cordons postérieurs dans la moelle.

Cependant, la théorie soutenue par Vulpian, Charcot, Leyden, et adoptée par presque tous les pathologistes, dans ces derniers temps, est que le tabes est une dégénérescence systématique primitive des cordons postérieurs.

Pourtant, récemment (1892), Marie, se basant sur des examens histologiques plus récents et plus exacts, a avancé, avec une série d'arguments convaincants, une théorie très séduisante paraissant destinée à supplanter bien vite toutes les autres. C'est un retour à tout ce qui avait été entrevu par Bourdon et Leyf, Leyden et en particulier Marius Corre. Les altérations constatées par Oppenheim et Siemerling dans les ganglions spinaux donnent un fondement sérieux à la théorie de Marie, qui soutient qu'il ne saurait y avoir de dégénérescence primitive dans les faisceaux de la moelle épinière, mais qu'elle est toujours secondaire, et que dans le tabes elle serait secondaire à des altérations des ganglions épiniers. Le processus tabétique, en un mot, est exogène et non endogène. Reidlich s'est rangé peu de temps après aux vues de Marie, en faisant quelques démonstrations analogues.

Déjerine vint ensuite, considérant les lésions médullaires dans le tabes non point comme de nature parenchymateuse, mais comme d'origine vasculaire. Il estime que ces lésions sont constituées par le simple prolongement dans la moelle de la lésion des racines postérieures correspondantes.

La théorie de Marie, soutenue aussi par Babinski et Darier et tout récemment par Mirto, trouve son développement aussi dans les recherches expérimentales de Tooth, Horsby, Barbacci Oddi, Rossi et autres, qui, en sectionnant une ou plusieurs racines postérieures chez des chiens, des singes et des chats, ont pu remarquer chaque fois une dégénérescence ascendante dans les cordons postérieurs, avec les caractères du processus tabétique.

Dans un travail plus récent encore, Marie, revenant sur l'origine exogène du tabès, fait remarquer la localisation différente du processus dans le tabes pellagreux qui aurait son origine dans la substance grise, dans ces cellules dont les prolongements se terminent dans le cordon postérieur, dégénérescences déjà signalées par Strumpell, Westphal, Schultze et autres, et étudiées par Marie sous le nom de *dégénérescence à virgule*.

Symptomatologie. — La maladie dont nous nous occupons est si riche en manifestations qu'il n'est jamais possible de rencontrer sur tel ou tel tabétique tous les phénomènes qui ont été étudiés et que les différents auteurs ont mis en évidence. Tous ces malades présentent toujours quelques phénomènes différents entre eux, tandis que, d'ordinaire, ils en présentent certains autres qui donnent sa caractéristique au tableau clinique et servent à faire reconnaître la maladie toujours, dans tous les cas, et d'une manière infaillible, comme il ne serait possible dans aucune autre forme morbide.

Tout cela se comprend aisément, après tout ce que nous avons dit précédemment ; avec des lésions aussi étendues du système nerveux central et périphérique, la symptomatologie ne peut nécessairement qu'être immensément riche. Mais quelques lésions, et surtout les centrales, sont constantes. Par suite, quelques phénomènes figureront toujours immanquablement au tableau clinique et d'autres n'y seront que rarement représentés, et encore tantôt dans une période, tantôt dans une autre, ou bien n'y figureront pas du tout.

On pourrait écrire un ouvrage volumineux sur la symptomatologie du tabes dorsal. Malgré cela, on met tous les ans de nouveaux phénomènes en lumière, tous les ans on reconnaît de nouvelles lésions de nature tabétique.

Aussi, chercherons-nous à ébaucher un tableau nosographique pour revenir ensuite, dans une analyse plus détaillée, sur les phénomènes isolés, dans le but de compléter, autant que possible, la symptomatologie de cette maladie.

Dans la majeure partie des cas, il se présente habituellement un stade de prodromes (période préataxique), qui peut durer de quelques mois à plusieurs années, et consiste en douleurs aiguës de forme névralgique, qui occupent un des membres inférieurs ou tous les deux. D'autres fois, elles changent de siège et se font vivement sentir dans les membres supérieurs, au tronc, et dans d'autres parties du corps.

Ce sont des états décrits sous le nom de douleurs lancinantes, saccadées, piquantes, fulgurantes, brûlantes, à cause du caractère varié qu'elles peuvent revêtir, simulant des vrais coups de lance ou des piqûres, ou le passage d'un éclair, ou une intense brûlure. Elles ont un caractère paroxystique, neuralgiforme ; elles se produisent lentement, atteignent peu à peu une intensité maxima et diminuent ensuite à nouveau pour revenir à la charge après un certain temps. Elles sont une véritable torture pour les pauvres malades qui, dans ces conditions, réclament souvent la mort, heureux d'en finir pour toujours avec la vie, plutôt que de persister avec des souffrances aussi atroces.

Parfois les périodes de trêve sont courtes, d'autres fois plus longues. Les douleurs reviennent à des jours déterminés et à heures fixes ; les malades pressentent l'approche des heures de leurs tourments. Ils ne se trompent jamais dans leurs calculs et se préparent à l'invasion de l'accès.

Cependant, il y a quelquefois des pauses plutôt longues, allant jusqu'à des mois entiers : les malades se tranquillisent, espèrent que les douleurs ne reviendront plus, mais elles ne reviennent que trop.

Passe un certain temps, elles reprennent et se suivent de plus près, avec une plus grande intensité, une plus grande persistance au fur et à mesure que la maladie continue sa marche fatalement progressive.

Ces phénomènes peuvent persister seuls pendant un temps plus ou moins long, sans autres faits subjectifs qui avertissent le malade de la gravité du mal qui avance à pas lents. Dernièrement, à l'ambulatoire de Sales, un individu se présenta qui depuis quatorze ans souffrait de ces douleurs, sans autres phénomènes. A peine un mois après l'application d'une sangsue des phénomènes d'ataxie se déclarèrent rapidement. Il avait suivi un long traitement ioduré et croyait encore ses douleurs de nature rhumatismale.

Quelquefois ces douleurs ont un caractère permanent, entourant la base du tronc à hauteur de la ceinture, produisant une sensation de constriction, d'oppression dont la constatation est facile (Fournier), ou bien elles entourent le bras, la cuisse, le pied, ce qui les a fait décrire sous le nom de douleurs en brassard, en brodequin, etc. En même temps que ces phénomènes, il peut exister à cette période des troubles décrits par Pitres, en 1824, sous le nom de crises de courbature musculaire. Elles consistent dans une sensation d'endolorissement et de fatigue comme il advient d'habitude après des efforts exagérés ou une fatigue disproportionnée de muscles déterminés. On les constate dans les muscles des membres supérieurs et inférieurs et dans la région lombo-sacrée. Elles se répètent par accès avec intervalles plus ou moins longs et obligent le malade à garder le lit.

Charcot attire l'attention sur quelques phénomènes qui peuvent être facilement négligés et qui suffisent souvent pour diagnostiquer le tabes à ses débuts. Ces phénomènes précoces consistent dans des sensations excentriques, paresthésies, douleurs formiculaires dans des régions déterminées, surtout dans les membres, sensations des plus étranges et des plus bizarres, telles que de chaud ou de froid, de voile, de croûte, d'haleine, de souffle, sur telle ou telle partie de la face et surtout du pénis, sensations de velours, de tapis, d'étoffe sous la plante des pieds.

Voilà les phénomènes qui se présentent habituellement dans la période préataxique, mais il n'y a pas de règle, il n'existe aucune loi dans leur apparition et leur succession, et fréquemment on les voit entrer en scène à une période beaucoup plus tardive.

Il en est de même des troubles dans le territoire des nerfs spéciaux, la diplopie transitoire et persistante, l'amblyopie, l'amaurose et les troubles de l'appareil génito-urinaire.

Par contre, l'abolition des réflexes rotuliens ou phénomène de Westphal et la rigidité pupillaire ou phénomène d'Argyll-Robertson, sont deux phénomènes constants qui d'habitude ne manquent jamais et qui souvent suffisent à eux seuls à faire diagnostiquer à n'importe quelle période la maladie. L'abolition des réflexes rotuliens est surtout tellement constante qu'on peut la considérer comme un des signes les plus infaillibles pour affirmer l'existence d'un processus tabétique. Comme elle ne fait jamais défaut, hors quelques cas très rares, on peut la considérer comme un des symptômes les plus précoces de la maladie. Il n'en est pas de même du phénomène d'Argyll-Robertson qui, bien que fréquent, n'a pas néanmoins l'importance de l'autre.

Tous les phénomènes décrits jusqu'ici peuvent persister pendant quelque temps, depuis deux ans jusqu'à dix, quinze et même davantage, pour finir ensuite par produire la période ataxique ou deuxième période du tabes qui est habituellement à son tour plus ou moins longue, avec intermittences et reprises de sa marche fatalement progressive. Cette seconde période s'annonce d'habitude par des troubles de la déambulation. Les malades commencent par accuser une prompte fatigue à la marche, un affaiblissement dans les membres inférieurs, une incertitude qui augmente le soir et dans l'obscurité, quand les yeux sont fermés, une incapacité à rester longtemps debout, un besoin continuel de repos. Il se produit quelquefois, avant que ces phénomènes s'accentuent et acquièrent leur caractéristique, un ploiement facile des jambes (Charcot). Les individus, en marchant, sentent moins la résistance des genoux parce qu'il arrive qu'une ou les deux jambes plient plus ou moins sous le poids du corps jusqu'à produire de véritables chutes sur les genoux.

Peu à peu, avec une marche toujours progressive, les troubles de la motilité dans les membres inférieurs augmentent. Tout travail, sans en exclure la simple promenade, l'attitude debout, pour un temps très court, devient une véritable fatigue, un véritable harassement. Les trébuchements et la perte d'équilibre sont faciles, le sens musculaire est altéré, la force presque toujours entièrement conservée. Une ataxie des membres inférieurs finit par se déclarer. L'équilibre devient difficile, les jambes sont lancées en avant et de côté avec force, le sens de la mesure dans l'espace manque, aussi les membres inférieurs se lèvent de trop et s'abaissent rapidement; produisant un bruit cadencé déterminé par le battement violent du talon sur le sol. Jusque-là, la marche est difficile mais encore possible. Les yeux du malade sont toujours fixés au sol; il sent le besoin de diriger ses propres pas du regard, et lorsque les yeux se détachent du sol la difficulté augmente, comme elle augmente lorsque ces sujets se retournent brusquement dans la marche.

Mais l'incoordination motrice ne s'arrête pas là. Elle va plus loin. Pour commencer, les malades ont besoin d'un appui qui devient ensuite insuffisant. L'impotence motrice est complète, les malades ne peuvent plus marcher.

Longtemps après, l'incoordination commence peu à peu aussi dans les membres supérieurs. On remarque au début l'impossibilité d'accomplir aucun mouvement délicat des doigts, par exemple : se boutonner, la préhension des petits objets qui se fait brusquement, comme par surprise, après une série d'oscillations de la main, comme si l'objet allait lui échapper. Ainsi graduellement on finit par remarquer à chaque mouvement une hésitation et une incertitude plus ou moins marquées.

En même temps que les phénomènes que nous venons d'indiquer, le symptôme dit de Romberg ne manque jamais à cette période. Il varie d'intensité chez chaque malade qui, les yeux fermés, peut présenter de simples oscillations du corps jusqu'à de véritables chutes. En même temps on peut constater des troubles réels de la motilité, parésie et paralysie, limités à des régions déterminées ou plus étendues sous forme d'hémiplégie et de paralysie qui ont toutes pour caractère d'être transitoires et de guérir spontanément, comme nous le verrons mieux par la suite, quand nous entrerons dans les détails des troubles individuels.

Les altérations de la sensibilité marchent parallèlement, outre les symptômes subjectifs (douleurs, paresthésie) qui augmentent; on peut aussi constater objectivement l'anesthésie, l'hyperalgésie et autres désordres variés de la sensibilité que nous examinerons minutieusement par la suite.

Qu'il nous suffise pour le moment d'indiquer que ces troubles se montrent de préférence dans les membres inférieurs et sont accompagnés d'une diminution plus ou moins accentuée du sens musculaire ou d'une altération manifeste des fonctions génitales (érection incomplète, éjaculation précipitée, impuissance absolue) et de troubles de la miction (rétention d'urine, embrocation), qui peuvent finir par donner lieu à une cystite avec toutes les suites douloureuses et dangereuses d'une pareille affection.

C'est dans cette période que peuvent se produire aussi les céphalalgies persistantes, vertiges, crises gastriques, crises laryngées, irritabilité psychique exagérée, troubles des facultés intellectuelles. C'est dans cette période que l'on constate de préférence les troubles de nutrition osseuse qui produisent des fractures spontanées et les arthropathies. Avec des stades d'arrêt plus ou moins longs ou des stades d'exacerbation, c'est ainsi que le malade s'approche lentement de la période finale de la maladie, la période paralytique, à moins que d'autres facteurs d'autre nature et d'autre origine, implantés sur un organisme aussi usé et aussi facilement attaquable, ne finissent par produire une autre maladie qui tranche les jours du patient.

Dans cette dernière période les malades sont forcés de garder le lit ou doivent rester assis sur une chaise. La marche est absolument impossible. Même dans le lit où au début il n'était pas possible de remarquer les troubles de la coordination, si ce n'était un certain défaut de tonicité et d'énergie des muscles, vu que tous les mouvements étaient possibles, les membres sont désormais inertes, l'état paralytique est évident et il s'établit une véritable paralysie flaccide. D'autres fois on remarque des contractures et des atrophies. L'état de la nutrition générale qui au début s'était bien maintenu, commence à déchoir. Les troubles digestifs, l'insomnie, le décubitus, la paralysie vésicale et rectale, la cystite purulente, se déclarent et entraînent lentement à la mort le malade en proie à un marasme général.

Troubles de la motilité. — Le trouble principal du mouvement qui se présente dans le tabes est l'ataxie, qui, comme nous l'avons vu, peut se produire dans les membres inférieurs et dans les membres supérieurs. Elle n'est pas en rapport avec un trouble véritable de la motilité. Elle consiste au contraire dans une incoordination des mouvements par suite de l'altération des fonctions de la sensibilité générale, superficielle et profonde, et des sens spécifiques. En fait, les ataxiques sentent le besoin de guider leurs mouvements par les yeux, mouvements qui sont d'autant plus désordonnés que l'anesthésie est plus accentué. Si le contrôle de la vue venait à manquer, l'incoordination augmenterait d'autant. On distingue une ataxie locomotrice et une ataxie statique qui est l'expression d'une ataxie très intense. Dans l'un et l'autre cas la faculté de maintenir l'équilibre est perdue, le sens musculaire est altéré, le symptôme de Romberg qui est un exemple d'ataxie statique est une preuve de l'altération du sens musculaire dans les membres inférieurs. L'individu chancelle, les yeux fermés. Ce même trouble du sens musculaire fait perdre la notion de la position de telle ou telle autre partie du corps. En effet, les malades ne savent pas dire, sans le contrôle de la vue, la position qu'occupe tel ou tel membre, comme d'ailleurs il n'est plus dans leurs facultés d'accuser les diversités de poids. Les mouvements athétosiformes décrits par Rosenbach et ensuite par Grasset, Oppenheim et autres, sont dus probablement aux mêmes troubles.

La nature de notre travail ne nous permet pas d'entrer dans l'analyse des causes détaillées de l'ataxie. Indiquons simplement les théories variées sans tomber dans les minuties. Les théories les plus importantes sont au nombre de trois.

Suivant la première, l'ataxie consisterait dans un trouble de l'activité réflexe de la moelle. La seconde estime qu'elle est l'effet d'une altération de la sensibilité. Une troisième voudrait expliquer l'ataxie par une lésion de fibres spéciales coordinatrices que Charcot prétend trouver dans les sections externes des cordons postérieurs.

Sans doute, chacune de ces théories a ses champions courageux et présente des côtés séduisants, mais il est sans conteste que des objections sérieuses peuvent accuser le côté vulnérable de chacune d'elles.

Les véritables altérations de la motilité ont été décrites par Fournier, Pierret, Grasset, Debove et beaucoup d'autres, sous forme de paralysies hémiplégiques, paraplégiques, monoplégiques, paralysie laryngée, paralysie linguale, paralysie de la face (Kahler), du médian (Remak et Mœbius) et d'autres régions. Nous avons dit que le caractère de ces troubles est un état transitoire et la curabilité spontanée. En fait, ces paralysies s'annoncent brusquement, n'acquièrent jamais une grande intensité, la réaction électrique est presque toujours normale ; au bout de quelque temps, sans aucun traitement, tout rentre dans les conditions physiologiques. Par contre, d'autres fois, les altérations sont permanentes. L'examen électrique montre la réaction dégénératrice. En somme, tout fait suspecter une lésion organique périphérique ou centrale pendant que, dans les cas précités, il est probable que l'hystérie est en jeu.

Troubles de la sensibilité. — Comme nous l'avons vu, les troubles de la sensibilité ordinairement ouvrent la scène du tableau morbide. Ils ont été divisés en troubles subjectifs et troubles appréciables objectivement. Les premiers sont constitués par des douleurs qui ne manquent presque jamais, mais peuvent être variables chez les divers individus, d'intensité ou de caractère. Tantôt elles sont très vives, insupportables, tantôt elles sont plus supportables. Ces douleurs suivent quelquefois le trajet d'un nerf, sous forme de névralgies ; elles présentent des périodes de trêve et d'exacerbation, préfèrent les membres inférieurs sans épargner les autres régions du corps. En réalité, les névralgies, dans le domaine du cubital, des nerfs occipitaux et du trijumeau, ne constituent pas une exception. D'autres fois ces douleurs traversent rapidement un tronc nerveux et se fixent en un point autant que possible voisin des articulations, ou entourent le tronc en forme de ceinture douloureuse constrictive.

D'autres fois c'est une véritable hémicranie qui se présente avec forme ascensionnelle, ou bien c'est une céphalalgie intense périodique, accompagnée ou non de vertige.

Parmi les troubles sensitifs subjectifs, il faut comprendre cette série infinie et variée de phénomènes connus sous le nom de paresthésies. Ces phénomènes sont souvent parmi les premiers à apparaître. Au début, le malade n'y attache pas grande importance, les néglige, n'en fait pas cas jusqu'au moment où leur persistance, la variation de leur siège, l'apparition de quelques phénomènes commencent à amener une certaine préoccupation. Tantôt c'est une torpeur qui se manifeste dans un membre ou dans l'autre, tantôt c'est un fourmillement, un engourdissement, un picotement, sensations de chaud ou de froid, d'haleine, de souffle, de voile sur telle ou telle région, à la face ou sur le pénis, tantôt c'est une araignée qui marche sur telle ou telle région du corps, tantôt un autre insecte, tantôt c'est l'impression d'un tapis moelleux qui soulève leurs pas sur les dalles. En somme, les malades racontent chacun à leur manière les sensations les plus étranges, les plus bizarres, et quelquefois avec ces seuls phénomènes, lorsque les autres n'existent pas, on peut réussir à établir le diagnostic du tabes.

Ces symptômes peuvent se manifester également à des périodes plus accentuées de la maladie ; lorsqu'ils se manifestent dès le début, ils se poursuivent sans règle fixe, sans loi.

Le cas est rare où l'on peut constater objectivement des troubles de la sensibilité dès le début. Ces symptômes se rencontrent lorsqu'il existe déjà d'autres signes importants de la maladie. Ils sont variés outre mesure et il faut les rechercher soigneusement, attendu que le malade, sur ce point, comme d'ailleurs dans l'hystérie, n'attire pas l'attention de l'observateur.

On peut admettre que l'étude la plus complète des diverses altérations de la sensibilité est possible sur les tabétiques. Il existe toute

une gradation de phénomènes variés et exactement étudiés, entre la
plus simple diminution du sens tactile jusqu'à l'anesthésie complète,
absolue, superficielle et profonde (muscles, os, articulations). Les
membres inférieurs peuvent être spécialement considérés comme
siège de prédilection, mais il n'est pas rare de rencontrer ces troubles
dans d'autres régions.

Le sens tactile est celui qui est altéré le plus fréquemment. Ordinairement il n'est que diminué. Mais quelquefois il est tout à fait
aboli en même temps qu'une sensibilité douloureuse peut exister.
Les malades n'opèrent plus aucun attouchement là où les moindres
piqûres peuvent susciter une grande douleur. On peut rencontrer des
anesthésies par taches, éparses sur le corps sans règle fixe. Elles
sont quelquefois disposées symétriquement dans les membres. Les
hyperalgésies sont aussi disposées par plaques de telle sorte que
le malade éprouve du malaise même à la suite d'un souffle. Cette
altération de la sensibilité est fréquente dans la région interscapu-
laire.

Parmi les autres troubles on remarque le ralentissement des sensations douloureuses : le malade n'accuse une piqûre ou toute autre
sensation douloureuse qu'au bout d'un certain temps (2 ou 3 secondes
jusqu'à 10). Parfois la sensation douloureuse est double et se répète
plusieurs fois par intervalles (sensations doubles, sensations consécutives). La polyesthésie est un trouble spécial dans lequel les
malades, à l'examen esthésiométrique, disent sentir triple ou quin-
tuple la pointe du compas. Par suite du défaut de localisation des
sensations, le malade éprouve une sensation douloureuse sur un
point éloigné de celui où le stimulant s'est produit. La métamorphose des sensations est un phénomène semblable à celui qu'on
constate dans la syringomyélie, où seule la sensibilité tactile est
conservée tandis que les autres formes sont abolies.

On peut encore constater d'autres troubles au sujet du sens thermique, du sens de pression et du sens musculaire. Ces dernières
altérations sont d'une importance spéciale et doivent en tout cas être
cherchées par les méthodes spéciales.

La perte du sens musculaire dans les bras ou les membres inférieurs agit de telle sorte que les malades, les yeux bandés, ne
peuvent réussir à exécuter certains mouvements à eux imposés ou
qu'ils n'y réussissent qu'après une série d'oscillations hésitantes et
incertaines.

Réflexes. — Nous avons déjà indiqué l'importance de l'examen des réflexes en parlant du phénomène de Westphal. L'abolition des réflexes tendineux et surtout des réflexes patellaires a une telle valeur que, lorsqu'on la constate même isolée, elle doit toujours faire soupçonner un processus tabétique. Néanmoins le réflexe patellaire peut être normal quelquefois, alors que tous les phénomènes du tabes existent. D'autres fois il peut être aussi exagéré (Strumpell). Ces cas rentrent certainement dans les exceptions. A ce propos on pourrait peut-être parler d'un tabes supérieur ou d'une forme de tabes dont le processus anatomique aurait respecté les bandelettes externes.

Les réflexes tendineux, une fois abolis, ne reviendront plus. Malgré cela, Goldflam cite un cas où les réflexes abolis se rétablirent avec l'apparition d'une hémiplégie dans le cours ultérieur de la maladie.

Les réflexes cutanés ne sont ordinairement pas altérés; on ne peut constater une certaine diminution que lorsqu'il y a en même temps des troubles de la sensibilité.

Le réflexe crémastérien et le réflexe bulbo-caverneux ont été trouvés abolis par Onanoff dans les cas où ils coïncidaient avec une diminution ou une abolition de la puissance virile.

Troubles de l'œil et des autres sens spécifiques. — Les troubles relatifs aux organes externes et aux organes internes de l'œil sont fréquents dans le tabes. Gowers a rencontré chez les 4/5 de ses malades affectés de tabes, des altérations (parésie et paralysie) des muscles externes de l'œil. Les altérations des pupilles sont estimées de 80 à 90 p. 100, l'atrophie grise de la pupille de 10 à 20 p. 100.

Presque tous ces phénomènes sont constatés aux périodes préataxiques, ce qui n'empêche pas qu'ils peuvent se déclarer lorsque le tabes est confirmé.

Parmi les organes externes de l'œil, il semblerait que le muscle pectiné externe s'affecte plus souvent, et parmi les nerfs il semble que l'oculo-moteur commun soit attaqué plus fréquemment. Le ptosis presque toujours incomplet que l'on constate si fréquemment, est dû précisément à la paralysie de l'oculo-moteur commun. Les malades accusent subjectivement une diplopie.

Nous avons déjà dit que la caractéristique de tous ces phénomènes est leur disparition facile et leur curabilité spontanée. Ils persistent néanmoins quelquefois assez longtemps et parfois pour toujours à cause des graves altérations déjà déterminées dans les troncs nerveux et dans les ganglions (Stimpell).

En examinant les pupilles, on les trouve souvent inégales, quelquefois même déformées. Nous avons déjà signalé ailleurs l'impor-

tance de la façon dont elles se comportent à la lumière. Le phénomène d'Argyll-Robertson est un indice précieux pour le diagnostic
de la maladie que nous examinons.

L'atrophie du nerf optique est une complication plus grave encore
relativement à l'organe de la vue. Il nous est souvent arrivé de constater cette complication sur des individus qui nous avaient été adressés
par les cliniques d'oculistique, et souvent comme phénomène unique
auquel par la suite nous avons vu se joindre l'un après l'autre
tous les symptômes du tabes. Nous avons remarqué parfois sur ces
individus la présence du réflexe rotulien et sa disparition consécutive ; et nous devons même déclarer que pour nous la fréquence de
cette complication est de beaucoup supérieure à celle généralement
admise par les autres auteurs.

Les malades commencent par éprouver une diminution de la puissance visuelle qui s'accentue progressivement. Il s'y ajoute une incapacité à distinguer les diverses couleurs, un rétrécissement du
champ visuel, des scotomes hémiopiques.

A l'examen ophtalmoscopique on constate la dégénérescence grise
de la pupille.

Les troubles de l'ouïe sont plus rares généralement. Il n'est cependant pas rare de remarquer une diminution du sens acoustique; on
a trouvé des altérations de l'oreille interne dans la proportion de
72 p. 100.

D'autres troubles sont fréquemment accusés par les malades sous
forme de bruits, bourdonnements, vertiges semblables à celui de
Ménière (Pierret, Charcot, Marie, Marina). Ces troubles, au moins en
partie, sont dus à l'atrophie du nerf acoustique.

Enfin, dans des cas absolument rares, on a constaté de véritables
troubles du goût et de l'odorat.

Troubles trophiques. — Dans le tabes les troubles trophiques peuvent manquer entièrement, mais il n'est pas rare de les rencontrer.
A commencer par la peau, par exemple, on a constaté d'une manière
transitoire ou permanente des éruptions érythémateuses, herpéti-
formes, lichénoïdes, ecthymateuses. Dans la période préataxique,
pendant la poussée des douleurs, il n'est pas rare de constater du
zona sur le parcours des nerfs lésés. Leloir a remarqué le vitiligo.

On rencontre aussi des desquamations épidermoïdales, des eschares
précoces, chute des cheveux, des ongles, des dents, phénomènes
d'anhydrose et d'hyperhydrose, ecchymoses spontanées et mal perforant des pieds.

Les muscles conservent ordinairement leur état nutritif et ne participent que lentement à la consomption générale. Charcot a cependant décrit un cas de tabes combiné à de l'atrophie musculaire progressive phtisique. L'autopsie démontra, outre la sclérose des cordons postérieurs, la dégénérescence des cornes antérieures de la moelle épinière. Pourtant on constate avec une fréquence plus grande qu'on ne croit généralement (Marie) des atrophies musculaires dans des régions déterminées, dans le territoire de distribution des branches motrices du trijumeau (Schultze) ou dans le domaine de l'hypoglosse, ou dans les petits muscles de la main, ou d'une façon plus diffuse encore dans les muscles des jambes et des pieds. Cette dernière forme est la plus fréquente. Elle est quelquefois unilatérale et plus souvent bilatérale et peut se rencontrer aussi dans la période préataxique (Charcot, Fournier). L'atrophie est progressive, mais demeure limitée à des groupes musculaires particuliers et ne gagne pas les régions voisines. L'excitabilité électrique est de beaucoup diminuée (Candolion). Une déformation spéciale due à cette atrophie a été décrite dans ces dernières années par Joffroy sous le nom de *pied bot tabétique varus équiné*. Une autre altération, remarquée la première fois par Charcot et qui a une certaine fréquence, est l'hémiatrophie de la langue. Westphal, Marie et autres, dans ces cas, ont pu montrer une lésion dans le ganglion correspondant de l'hypoglosse et de ses accessoires. Nous ne saurions dire avec certitude quelle est la véritable cause de cette atrophie. Quelques-uns l'imputent à la névrite périphérique. Charcot estime, par contre, qu'elle est due à des lésions de la substance grise de la moelle épinière.

Les tendons peuvent présenter des altérations. Hoffmann a rencontré la rupture du tendon d'Achille, Lépine et Lœfeld celle du quadriceps fémoral.

Parmi tous les troubles trophiques, les plus importants par leur fréquence et leur nature sont ceux des os (fractures spontanées) et ceux des articulations (arthropathie tabétique). Les fractures spontanées ont été remarquées pour la première fois par Weir Mitchell. Mais c'est à Charcot que nous devons nos premières connaissances exactes sur elles. Dans la suite nos connaissances se sont enrichies par les œuvres de Forestier, Richet, Raymond et par-dessus tout de Talamon. Elles se produisent à la suite de causes inappréciables. Les moindres mouvements, des chocs insignifiants suffisent à amener la fracture qui se produit sans ombre de douleur et n'est pas suivie de la plus légère élévation de température.

Cette affection est plus fréquente dans les os des membres inférieurs et dans le sexe féminin ; elle peut se produire dans toutes les
périodes du tabes. Dès qu'une fracture est survenue, elle peut se
reproduire dans le même os. Le gonflement qui la suit est énorme. La
consolidation se fait néanmoins relativement vite ; elle laisse rarement des résidus pseudarthreux. Par contre, les gros calus et les excoriations des membres sont fréquents par le déplacement facile des
fragments et à cause de l'absence de toute douleur dans cette
lésion.

La fracture des vertèbres mérite d'être notée spécialement. Elle
a été connue par les œuvres de Charcot et étudiée aussi par Pitres
et Kœnig.

La cause de ces fractures semble résider dans une fragilité anormale des os. En parlant des lésions anatomiques, nous avons mentionné les altérations qui s'y rencontrent. Rappelons que la modification chimique constatée par Reynaud consiste dans une diminution
des matériaux inorganiques et l'augmentation des matériaux organiques ; des altérations ont été constatées par Pitres et Vaillard,
ensuite par Siemerling dans les filets nerveux destinés à la nutrition
des os. Vu le résultat de ces recherches, l'altération des os serait
due à une névrite périphérique, mais là aussi Charcot fait intervenir des altérations de la moelle épinière.

La découverte et l'étude détaillée des arthropathies tabétiques sont
dues également à Charcot. Comme les fractures spontanées, elles sont
plus fréquentes chez le sexe féminin et peuvent se produire à toutes
les périodes du tabes. La genèse et les altérations anatomiques ont
très probablement beaucoup de rapports avec les fractures ; mais
elles se produisent brusquement, sans causes, sans symptômes,
sans élévation de température et sans la moindre douleur. C'est
surtout l'articulation du genou qui est affectée. Il se forme un énorme
gonflement qui s'étend en haut et en bas, dur, nullement pâteux,
sans changement de couleur, ni augmentation de chaleur. Au bout
de quelque temps l'enflure disparaît, se limitant à l'articulation qui
peut fonctionner, se mouvoir dans tous les sens, se luxer avec la
plus grande facilité sans éveiller aucune douleur et en produisant
simplement des craquements. Cette affection peut guérir et peut
aussi récidiver.

Une forme des arthropathies tabétiques est celle qui attaque le pied,
le déformant d'une manière spéciale (pied tabétique). C'est presque
toujours une manifestation précoce.

Troubles des organes internes. — Parmi les troubles des organes internes, nous remarquerons premièrement ceux de l'estomac. Ils ont été décrits sous le nom de crises gastriques et consistent en accès douloureux le long de la région épigastrique qui surviennent à l'improviste sous forme névralgique et sont accompagnés de vomissements incoercibles.

Les accès sont parfois brefs, d'autres fois ils durent plusieurs jours (jusqu'à quinze jours), se continuent aussi la nuit sans trêve, sans repos, s'exacerbant à chaque tentative faite pour manger, ou pour boire, ou s'interrompant pour se reproduire après un temps plus ou moins long. L'accès passé, les malades éprouvent une sensation de bien-être et mangent avec appétit, comme s'ils n'avaient souffert de rien.

Par contre, d'autres fois, l'accès est accompagné de phénomènes dépressifs : abattement, vertiges, pouls fréquent.

On a remarqué aussi des troubles du côté de l'intestin (crises intestinales), consistant en besoins impérieux survenant inopinément et en une diarrhée chronique qui dure très longtemps, se montrant rebelle à tous les traitements.

Oppenheim a décrit aussi des troubles du pharynx sous forme d'accès (crises pharyngiques) caractérisés par une série de mouvements de déglutition, accompagnés d'un bruit plus ou moins évident.

Par contre les crises laryngiques sont plus fréquentes et plus étudiées. Elles consistent en accès de forte dyspnée probablement en rapport avec un spasme de la glotte. Quelquefois ces troubles revêtent un aspect grave épouvantable (ictus laryngique de Charcot). Le malade, brusquement assailli par la crise, tombe par terre avec la face cyanosée et perte de connaissance. La mort peut quelquefois s'ensuivre.

On a constaté aussi des paralysies des muscles laryngés (crico-aryténoïdes postérieurs). Les recherches d'Oppenheim, Landouzy, Déjerine, Kahler et autres ont fait trouver des altérations dans les ganglions du nerf vague accessoire glosso-pharyngien.

L'appareil cardio-vasculaire semble ne pas rester exempt d'altérations. On a remarqué le développement de la maladie de Basedow et le développement d'accès de ténocardie (Vulpian, Leyden). On a rencontré des lésions valvulaires mitrales et aortiques et l'artériosclérose.

Nous ne sommes pas à même de dire si c'est une simple coïncidence ou si la cause originaire du tabes peut produire ces manifestations.

Troubles de l'appareil uro-génital. — La sécrétion de l'urine, dans le tabes, peut être diminuée, l'altération peut être qualitative et quantitative.

On a constaté, en effet, la diminution de l'urée, la glycosurie, la polyurie que l'on a vue se présenter sans forme paroxystique. Les troubles d'émission de l'urine sont plus fréquents et mieux étudiés; ils ne manquent jamais dans les périodes avancées du tabes, bien qu'ils puissent être constatés dès le début de la maladie. Ils consistent dans un besoin continuel d'uriner ou dans une interruption fréquente et pénible du jet de l'urine ou dans un écoulement inopiné ou dans une vraie rétention que peut suivre une cystite ou cysto-pyélite avec les conséquences fatales de cette affection.

On a constaté aussi de véritables accès douloureux sous forme de coliques néphrétiques (crises rénales) et douleurs vésicales de forme névralgique (crises vésicales).

Nous avons déjà indiqué plus haut les troubles qui surviennent dans la sphère sexuelle. C'est ordinairement une diminution de la puissance génitale qui peut se produire dès le début des premiers phénomènes de la maladie. Cependant ce fait peut être quelquefois précédé d'une période d'excitation anormale, avec une exagération peu commune de la puissance virile, un véritable priapisme qui étonne le malade lui-même, mais qui cesse ensuite pour faire place à d'autres désordres tels que l'érection incomplète, les éjaculations précipitées, l'impuissance absolue. Dans tous ces troubles qui méritent une attention spéciale, il faut remarquer le fait que le malade ne se chagrine pas et ne déplore pas sa virilité perdue, il ne s'en émeut point. Avec la puissance il perd l'appétit sexuel. Les mêmes faits se retrouvent chez la femme qui accuse des crises clitoriques, des crises vulvo-vaginales (Pitres) où l'élément érotique fait défaut. (Morselli.)

Chez l'homme on a constaté aussi l'anesthésie et l'atrophie testiculaires, avec l'abolition du réflexe crémastérien.

Troubles cérébraux. — Outre l'hémicranie, les vertiges et les attaques apoplectiformes, outre les altérations des nerfs craniens, surtout ceux des yeux, on peut constater des accès épileptiformes dans le tabes. Tantôt c'est un vertige accompagné de perte de connaissance qui les produit; tantôt c'est une convulsion partielle; tantôt le vrai et classique accès épileptique.

On ne constate pas de formes vraies de psychopathie dans le cours du tabes. Par contre ce que l'on peut observer plus facilement, c'est un changement de caractère de l'individu, l'humeur triste, un état d'esprit abattu, surtout dans les dernières périodes, lorsque la conviction qu'il n'y a plus de ressource et la nature progressive du mal entament la conscience du malade, lui enlevant tout espoir de guérison.

D'autres fois c'est une irritabilité exagérée qui se manifeste. Sommer cite chez un tabétique une véritable folie systématique hallucinatoire suivie, au bout de douze ans, des phénomènes de la folie paralytique qui ne formerait pas une complication rare du tabes. On a souvent remarqué, en effet, chez les tabétiques, l'apparition du délire des grandeurs avec tous les phénomènes somatiques et psychiques de la paralysie générale progressive et l'on a souvent remarqué aussi, dans le cours de cette dernière, l'apparition de phénomènes tabétiques avec les lésions classiques de la moelle épinière. On a voulu pour cela établir un rapport entre les deux maladies et l'on a incriminé la syphilis comme cause unique des deux affections. Strümpell, se rangeant à cette manière de voir, cite le cas d'une fillette de treize ans chez qui l'on a pu constater les phénomènes du tabes et ceux de la paralysie générale progressive, et qui présentait des traces de syphilis héréditaire.

Marche et terminaisons. — Le cours du tabes est toujours très long. De tout ce que nous avons dit ci-dessus et du tableau clinique que nous avons ébauché, il résulte clairement que les cas peuvent varier immensément entre eux. Tous néanmoins présentent des symptômes caractéristiques dont il est facile de reconnaître la forme clinique (phénomènes de Romberg, abolition des réflexes rotuliens, phénomènes d'Argyll-Robertson) bien que la succession des phénomènes morbides varie énormément dans les cas particuliers.

Pourtant ordinairement, comme nous l'avons fait, on peut grouper les divers phénomènes en trois périodes qui, dans quelques cas, sont très distinctes : *période préataxique, période ataxique* et *période paralytique.*

Nous avons déjà examiné les phénomènes qui se produisent dans ces différentes périodes.

Le passage de la première à la seconde période s'effectue presque toujours très lentement. Au bout de quelques années, au bout de dix ans et plus après l'apparition des douleurs caractéristiques, des troubles oculaires et des autres phénomènes de la période préataxique, commence l'ataxie qu'au début on ne trouve qu'après un examen attentif, par exemple lorsque l'on ordonne au malade qui marche ou de s'arrêter soudainement ou de se retourner rapidement.

Alors il est plus facile de remarquer une incertitude, une certaine titubation et une hésitation dans les mouvements ; ce sont les premiers troubles de l'incoordination ; ils augmentent toujours pour arriver à la période confirmée de l'ataxie.

D'autres fois, pourtant, la transition se fait brusquement par une cause occasionnelle et, dans ces cas, ordinairement, l'ataxie s'accentue en peu de temps, au point que les malades ne peuvent plus marcher. Tel fut le cas notamment qui se produisit dernièrement à l'ambulatoire de Sales. Le malade, après n'avoir souffert pendant quatorze ans que de douleurs, devint inopinément ataxique au point de ne plus pouvoir marcher qu'aidé de deux individus.

La troisième période est représentée par l'aggravation des phénomènes de la seconde. Mais il n'en est pas plus facile, pour cela, d'établir une règle générale pour la reconnaître. Dans quelques cas, les phénomènes progressent lentement, dans d'autres, avec une plus grande rapidité. Dans quelques autres il y a des arrêts plus ou moins longs et des améliorations d'une nature plus ou moins appréciable. D'autres fois, tout cela fait défaut, et l'on arrive progressivement à la dernière période de la maladie. Il semble donc que la marche soit considérablement subordonnée à la forme de la maladie. En effet, Charcot parle d'une forme bénigne où les phénomènes se produisent très lentement et restent pendant longtemps stationnaires.

En ce qui touche la forme, on a voulu distinguer aussi, outre la forme classique, un tabes supérieur ou cervical dont les phénomènes se rapprochent de ceux de la syringomyélie, et un tabes cérébral dans lequel prédominent les troubles oculaires et ceux des autres nerfs craniens.

La terminaison ordinaire est presque toujours la mort, qui arrive ou par l'intervention d'autres maladies, ou à la période paralytique par décubitus, cystite, cystopyélite, etc. Les améliorations ne sont pas rares. Dans quelques cas même, elles sont accentuées au point d'arriver à la guérison complète.

Diagnostic. — Dans l'exposition que nous avons faite de la riche symptomatologie du tabes, nous avons eu plus d'une fois l'occasion de faire remarquer l'importance de quelques symptômes, soit par leur présence constante dans presque tous les cas cliniques, soit par leur signification. Or, nous sommes convaincu que, savoir rechercher ces symptômes et les mettre en évidence, facilite de beaucoup le diagnostic de cette maladie dans la plupart des cas. Bien plus, aucune maladie ne saurait être reconnue aussi facilement que le tabes lorsque le cours en est avancé. L'abolition des réflexes rotuliens, la rigidité pupillaire, l'ataxie, le phénomène de Romberg, la perte du sens musculaire sont des phénomènes qui ne font presque jamais défaut chez aucun tabétique, et qui ne peuvent jamais se rencontrer réunis dans d'autres maladies.

Peut-être le diagnostic du tabes initial présente-t-il de plus grandes difficultés, quand à une période beaucoup plus avancée il s'est déjà produit des phénomènes paralytiques qui rendent le tableau clinique plus obscur. Néanmoins, dans le premier cas, en étudiant bien les caractères des douleurs, leur persistance, leur vivacité, leur siège de prédilection, leur intensité et leur ténacité se maintenant jour et nuit, on arrivera à les distinguer du rhumatisme et des douleurs syphilitiques. Lorsque, malgré cela, le doute persisterait sur la nature des douleurs, on pourrait le dissiper par l'examen minutieux des muscles de l'œil et du réflexe patellaire, par la présence du phénomène de Romberg.

Si, dans une période avancée, il s'était déjà produit des complications pouvant altérer le tableau typique du tabes, il suffirait d'en reconstituer l'historique pour sortir d'embarras. Il serait toujours facile à ce moment, de retrouver quelque phénomène caractéristique de la maladie obscurci par ceux de la complication intercurrente.

L'ataxie tabétique ne saurait être confondue avec l'ataxie cérébrale. Dans celle-ci, l'allure est titubante, accompagnée de céphalalgie. Quand les troubles de la vue existent, ils sont accompagnés d'une névrite optique ; les troubles sensitifs, les douleurs lancinantes, l'abolition des réflexes, l'atrophie de la pupille font défaut.

Dans la sclérose multiple, on ne constate jamais de véritable ataxie. Néanmoins, dans les cas où les phénomènes s'associent aux symptômes tabétiques, les doutes sont dissipés par la présence du tremblement, le nystagmus, la parole scandée.

Blocq a décrit, sous le nom astasie-abasie, une forme morbide qui pourrait parfois induire en erreur. Mais là les réflexes sont normaux, les douleurs manquent. On retrouve facilement les autres signes de l'hystérie.

Dans la période préataxique, quelques lésions de la colonne vertébrale, les néo-formations surtout, peuvent provoquer des douleurs lancinantes et très vives, ayant les même caractères que le tabes. Mais les altérations de l'épine dorsale, l'absence d'autres phénomènes caractéristiques du tabes et la marche ultérieure de la maladie éloignent tout soupçon.

Le diagnostic différentiel du tabes pourrait être rendu très difficile par certains phénomènes (ataxie, douleurs, abolition des réflexes patellaires) qui appartiennent à quelques formes de pseudo-tabes, surtout à l'ataxie des ivrognes, notamment à la période initiale. Néanmoins l'anamnèse, l'allure quelque peu paralytique, le défaut de rigidité pupillaire, la présence de paralysie atrophique, l'absence des troubles vésicaux doivent faire conclure en faveur de l'ataxie des buveurs.

Dans le pseudo-tabes diabétique, l'examen des urines résoudra la question. Aussi ne trouvera-t-on aucune difficulté à le reconnaître. De même on ne se heurtera à aucune difficulté dans le diagnostic du pseudo-tabes neurasthénique, à cause de la présence des phéno-mènes de la neurasthénie (céphalalgies, troubles de la mémoire, troubles gastriques), et aussi parce qu'il n'existe pas de d'abolition des réflexes rotuliens.

Kowalewsky a décrit un cas de tabes imaginaire chez un prêtre grec, dont l'imagination, par suite de l'éducation qu'il avait reçue, avait un développement extraordinairement exagéré. Ayant assisté au déve-loppement successif des phénomènes tabétiques chez son beau-frère, qui avait fini par succomber à la malignité du processus, ce prêtre commença à éprouver tous les phénomènes subjectifs du tabes dont il se débarrassa au bout de vingt-trois jours. Ce fait, que l'auteur rat-tache à la pathophobie et à la peur pathologique, s'est développé chez ce prêtre et par la croyance qu'il pouvait être réellement atteint de tabes et par les transes que cette perspective lui suggérait. Si on ren-contre des cas semblables, il ne sera pas difficile de reconnaître la nature psychopathique du sujet et le produit de l'auto-suggestion.

Strumpell attire aussi l'attention sur l'intoxication lente par la nicotine (tabes nicotinique). Les malades présentent beaucoup de symptômes analogues à ceux du tabes (douleurs, rétrécissement des pupilles, abolition des réflexes patellaires, allure titubante), mais ils s'en différencient par un tremblement spécial et une excitabilité réflexe très exagérée, surtout dans les membres inférieurs.

Pronostic. — Le tabes dorsal est une affection de la moelle épinière à cours toujours chronique et progressif. Il peut varier beaucoup chez les divers individus. Il y a, en effet, des cas où les phénomènes ont dès le début une marche bénigne. Ils s'arrêtent par l'action des divers agents thérapeutiques ou ne progressent qu'avec une extrême lenteur. Les malades traînent leurs jours sans graves inconvénients, poursuivant au mieux leurs occupations (forme bénigne de Charcot). Dans ces cas, le pronostic n'est pas grave, d'autant que d'aucuns affirment que, dans ces circonstances, le processus anatomique peut s'arrêter et être cliniquement suivi de guérison. Pourtant si on peut arrêter tel ou tel phénomène pour un temps plus ou moins long, tôt ou tard d'autres symptômes viennent à la rescousse, et, après une alternance d'arrêts et d'aggravations quelquefois très longues et de plusieurs années, les malades s'approchent de la période ultime de la maladie. Enfin, il y a des formes qui, dès le début, prennent une marche très grave et qui, sans subir l'influence d'aucun remède, accomplissent leur cours dans un temps relativement bref. Ces cas se produiront surtout dans les cas de neuropathie héréditaire.

Thérapeutique. — Une maladie aussi fréquente et aussi grave, et qui a toujours occupé l'esprit des observateurs, ne pouvait laisser de les préoccuper au point de vue thérapeutique. En effet, la thérapeutique du tabes dorsal possède, elle aussi, son intéressante et riche littérature.

Avec le but exclusivement pratique que se propose cet ouvrage, nous ne pouvons pas entrer dans les détails et discuter les points controversés des diverses questions et des différentes méthodes principales qu'on emploie et des résultats que l'on en obtient ordinairement.

Lorsque Fournier imputa la cause du tabes à la syphilis, la première indication rationnelle qui devait en découler était le traitement antisyphilitique. Fournier, lui-même, en donne l'exemple. Beaucoup l'ont imité et, même dans les cas où la syphilis ne figurait pas comme élément étiologique, on a expérimenté l'iodure de potassium à grandes et petites doses et le mercure, soit sous forme d'onguent gris en frictions, soit sous forme de sublimé par voie hypodermique.

Les effets de cette cure ont toujours eu des résultats préjudiciables, dans les cas où il n'y avait pas d'infection syphilitique. Dans les autres cas, lorsque l'on ne peut bien établir l'infection syphilitique progressive, les effets sont tout à fait insignifiants ou de médiocre utilité lorsqu'ils n'aggravent pas les conditions générales. Ce qui paraît hors de doute, c'est la bonne réussite de ce traitement dans les cas où l'on se trouve en présence de manifestations tertiaires de la syphilis. Donc, dans ces cas, il faut toujours l'entreprendre avec l'espérance fondée de voir la condition du malade s'améliorer. Dans les autres cas, lorsque la syphilis ne figurera en aucune façon dans l'histoire du malade, on en usera moins.

Lorsque ce traitement ne donne aucun résultat, ou n'est que médiocrement toléré, l'hydrothérapie et l'électricité donneront de meilleurs résultats.

Les pratiques hydrothérapiques devront être dirigées avec la plus grande prudence pour éviter des inconvénients désagréables et souvent préjudiciables. Les immersions chaudes, les bains de vapeur, les fortes frictions doivent être absolument proscrits. Le préjudice qui s'ensuit est désormais généralement reconnu. La température de 20 à 24° R. est la plus supportable. Le bain ne devra pas être poussé au delà de dix minutes. Les ablutions modérées, faites à l'éponge et suivies de légères frictions, sont également à recommander. En général, il faut éviter les opérations violentes, les températures trop basses ou trop élevées. Ces soins demandent à être poursuivis pendant un temps assez long et il semble qu'ils étendent leur action au système nerveux central en améliorant la tension vasculaire (Winternitz). Pour que ce traitement réussisse bien, le mieux est d'envoyer le malade dans un établissement balnéaire.

Parmi les stations les plus recommandées pour le tabes, nous rappellerons La Malou, en France; Anderno et Cosciana, en Italie; Œgnhausen, Rehme, en Allemagne.

L'électricité peut être employée sous forme de courants continus et de courants induits.

Le courant continu ascendant à travers la moelle ne doit pas être trop fort. Les séances doivent se succéder tous les jours ou tous les deux jours. S'il existe des points douloureux sur la colonne vertébrale, on les guérira par l'action de l'anode statique.

Le courant induit a été recommandé par Rumpf, qui parcourt énergiquement, avec la plume faradique, la peau du dos et des extrémités pendant cinq ou dix minutes.

Le courant galvanique a été recommandé aussi, dans les douleurs lancinantes, le long du parcours des nerfs, et dans les troubles vésicaux.

On pourrait associer le massage à l'électricité qui arrive aussi parfois à rendre quelque service utile.

Une pratique qui semble maintenant avoir été abandonnée tout à fait, est la distension des nerfs, et de préférence du sciatique. Les accidents qui peuvent s'ensuivre sont tellement graves que l'on ne peut s'empêcher de considérer comme une grande imprudence toute tentative qui serait faite. Sans parler des lypothimies, des paralysies qui peuvent suivre cette pratique, il se produit souvent des méningites, des hémorragies dans la substance médullaire.

La suspension paraît être aussi arrivée au terme de son évolution. Les améliorations que l'on a voulu voir à la suite de ce traitement spécial semblent être illusoires pour la plus grande partie, ou certainement, à en juger d'après les expériences que nous avons entreprises et que nous publierons au moment voulu, ces avantages transitoires et très légers ont été de beaucoup exagérés. On obtient indubitablement de meilleurs et plus durables effets par la distension de la colonne vertébrale pratiquée par la méthode de Bonuzzi, qui, comme on sait, consiste dans le renversement du corps du malade en tirant les pieds vers la tête, de façon à déterminer une forte courbure de la colonne vertébrale. Mais cette méthode aussi a ses inconvénients (rachialgie, lypothimies). La marche améliore beaucoup les malades. Ils se sentent plus légers et sont moins entravés dans leurs mouvements.

Bien que nous soyons convaincu de l'inutilité de la suggestion dans les lésions matérielles du système nerveux central, nous n'en estimons pas moins avec d'autres observateurs que l'on doit l'essayer dans le tabes. C'est à la suggestion peut-être que sont dus les succès prônés par quelques-uns, à la suite d'injections de sucs testiculaires. La guérison complète a été constatée par Brown-Séquard avec cette méthode de traitement. Dans un cas de Dessaux, après trois mois de traitement seulement, nous ne savons vraiment pas à quelle miraculeuse action l'attribuer.

Outre les méthodes susindiquées, il y a encore d'autres moyens auxquels il faudra recourir dans la pratique et toujours avec la plus grande utilité. Charcot appliquait des pointes de feu sur les conduits vertébraux et il en répétait l'application toutes les semaines, par des pointes superficielles et nombreuses jusqu'à déterminer des escharres superficielles. Il attribuait aussi une action bienfaisante manifeste au seigle ergoté employé, soit sous forme de teinture, soit sous forme d'ergotine. Les meilleurs résultats dans les troubles vésicaux s'obtiennent en effet par l'usage du seigle. On peut aussi essayer le nitrate d'argent au début de la maladie avec une certaine utilité, et même le chlorure d'or, l'arsenic, les sels de zinc, l'iodure de potassium et le phosphore. Tous ces remèdes doivent être employés longtemps, pendant des années et en en interrompant l'administration de temps en temps.

Outre cela, il ne faut pas négliger le traitement symptomatique. On combattra les douleurs par l'exalgine, l'antipyrine, la morphine, la narcéine, l'hyoscyamine, etc., sans exclure les pommades narcotiques et les frictions à l'éther et au chloroforme. Il faut être

prudent dans l'emploi de la morphine par voie hypodermique, surtout dans les crises gastriques où elle donne les meilleurs résultats,
afin d'éviter les effets de la morphinomanie.

Le sulfonal, le chloral, le chloralamide et les autres hypnotiques
doivent être alternés entre eux pour combattre l'insomnie. Le traitement reconstituant (quinquina, amers, fer, arsenic) ne doit pas être
négligé, surtout lorsque, le dépérissement de l'organisme ayant commencé, il s'y joint des troubles des organes digestifs.

Les arthropathies, les fractures spontanées, le mal perforant et
autres lésions de continuité seront soignés par les moyens qu'indique la chirurgie.

La manière de vivre générale du malade sera réglée d'après les
règles les plus sévères de l'hygiène et de la diététique.

BIANCHI , *de Naples*,
Professeur de Neuro-pathologie à l'Université.
Traduit de l'italien par EMILE LAURENT et SIGISMOND CSAPÓ.

CHAPITRE XI

MALADIE DE FRIEDREICH

Cette affection, qui a été décrite, pour la première fois, en 1861, par Friedreich, d'Heidelberg, a encore reçu les noms d'*ataxie héréditaire*, d'*ataxie familiale*, de *sclérose combinée*. Charcot l'a définitivement classée sous ce nom.

Symptômes. — Au point de vue de la symptomatologie, Ladame la définit « une incoordination lente et progressive des quatre membres, datant de l'enfance et attaquant plusieurs personnes de la même famille, commençant par les jambes et envahissant le tronc et les bras, finalement la langue, le larynx et les yeux ; n'amenant pas de troubles sensitifs ni d'anomalies oculo-pupillaires, ni de douleurs fulgurantes, ni de paralysies des sphincters ».

Ces troubles moteurs se manifestent les uns à l'occasion des mouvements volontaires, les autres au repos.

Ce qui caractérise les mouvements volontaires, c'est leur incoordination et leur incertitude. Les malades ont une démarche convulsive et titubante, que Charcot a appelée *démarche tabéto-cérébelleuse*.

« Le sujet en marche fauche et talonne comme dans le tabes ; en même temps, il s'écarte de la ligne droite, comme dans les maladies du cervelet... Debout, les yeux ouverts, le sujet se tient les jambes écartées, dans une attitude légèrement oscillante ; à tout instant, il est obligé de modifier sa position pour rétablir son équilibre. Les oscillations s'exagèrent lorsqu'on lui fait rapprocher ses deux pieds. » (Grasset.) C'est cet état d'équilibre instable que Friedreich a appelé *ataxie statique*. Les membres supérieurs ne sont ordinairement frappés qu'après les membres inférieurs ; l'incoordination de leurs mouvements est toujours moins prononcée et ne se révèle que par de la maladresse.

Les réflexes tendineux rotuliens sont toujours abolis. Les pieds sont fréquemment déformés. On voit souvent un pied bot équin, avec les orteils étendus en griffe. Comme nous l'avons dit au début, les troubles de la sensibilité sont nuls et l'intelligence reste intacte.

Étiologie. — La maladie de Friedreich est une affection rare, qui ne frappe guère que les enfants entre six et quinze ans. On ne lui connaît encore, d'une façon certaine, qu'un seul facteur étiologique : l'hérédité. La maladie frappe généralement plusieurs personnes de la même famille.

Anatomie pathologique. — La maladie de Freidreich est déterminée par une sclérose systématique des faisceaux postérieurs (faisceaux de Burdach et de Goll) et latéraux (faisceaux pyramidaux croisés et cérébelleux directs).

« Ces lésions fasciculaires s'étendent habituellement à toute la longueur de la moelle et au quart inférieur du bulbe, mais en diminuant progressivement de bas en haut, de sorte qu'à la région cervicale supérieure, seul le cordon de Goll reste profondément atteint, les faisceaux de Burdach étant moins altérés, les faisceaux pyramidaux y étant parfois complètement indemnes. » (P. Blocq.)

Au point de vue histologique, la lésion consiste dans la disparition des tubes nerveux et l'hyperplasie de la névroglie.

Diagnostic. — La maladie de Friedreich pourrait être confondue avec le tabes dorsalis, la sclérose en plaques et la chorée. C'est l'étude de l'ensemble des symptômes qui permettra d'établir un diagnostic.

Pronostic. — La maladie ne guérit pas ; mais elle n'entraîne pas non plus la mort.

Traitement. — On a conseillé et essayé avec plus ou moins de succès les moyens suivants : l'hydrothérapie, la gymnastique, les toniques, l'électricité, et même la suspension.

Émile Laurent, *de Paris.*

CHAPITRE XII

SCLÉROSES COMBINÉES

Pathogénie. — S'agit-il là d'une entité morbide distincte ou d'une combinaison de plusieurs myélites systématiques, comme le pensent les Allemands ?

Grasset pense qu'il s'agit d'une véritable individualité morbide qu'il appelle *myélite mixte*, et qui serait caractérisée par l'association d'une sclérose systématique et d'une sclérose diffuse. Ballet, Minor, Déjerine, Marie, soutiennent que les tabes combinés représentent les modalités de processus très différents, parmi lesquels des scléroses diffuses de nature vasculaire ou provenant de méningite chronique.

Anatomie pathologique. — Dans la sclérose combinée, les lésions anatomiques atteignent les cordons supérieurs de la moelle, certaines parties des cordons antéro-latéraux, et parfois aussi la substance grise.

Symptômes. — La maladie débute ordinairement par des symptômes d'incoordination qui commencent par les membres inférieurs, puis il survient de la raideur spasmodique, ce qui donne à la démarche du malade une allure spéciale que l'on appelle *tabéto-spasmodique*. C'est un mélange d'incoordination, de paralysie et de spasme.

On constate souvent des douleurs fulgurantes avec des anesthésies irrégulières. Ces phénomènes évoluent lentement et finissent par aboutir à une paraplégie complète.

Mais les symptômes ne sont pas absolument isolés, ils sont asso-

ciés dans diverses proportions et d'une façon plus ou moins régulière ; mais ils ont cependant tendance à se grouper avec un certain
ordre et à former des ensembles cliniques plus ou moins distincts
les uns des autres.

Traitement. — On peut, comme révulsifs, employer les pointes de
feu le long de la colonne vertébrale. On a essayé à l'intérieur le bromure de camphre, la solanine et le seigle ergoté.

Émile LAURENT, *de Paris.*

CHAPITRE XIII

SCLÉROSE EN PLAQUES

Définition. — La sclérose en plaques est une affection à marche chronique et caractérisée au point de vue anatomo-pathologique par des lésions disséminées en des points très variés du système nerveux.

Anatomie pathologique. — Les lésions observées sont des plaques de sclérose, de couleur grise, vues facilement au milieu de la substance blanche, plus difficilement dans la substance grise.

Le contact de l'air leur donne un aspect rosé.

Leur consistance est ferme, leur contour régulier, toujours circonscrit. Leur siège peut être partout.

Au cerveau elles se voient de préférence dans les parties centrales, sur les parois des ventricules, au niveau du centre ovale, sur le corps calleux, les couches optiques et les corps striés.

Au cervelet on les rencontre spécialement au niveau du corps rhomboïdal.

Au bulbe, les olives, les pyramides, les corps restiformes, sont de préférence envahis.

A la moelle toutes les parties peuvent être envahies; on les voit aussi à l'émergence des nerfs spinaux et sur les nerfs craniens.

Au point de vue microscopique on trouve une sclérose entourant les vaisseaux et plus abondante autour d'eux; elle envahit plus ou moins les parties constituantes.

La névroglie est envahie, mais non les cylindres-axes et les cellules nerveuses. Ajoutons, ce qui va nous permettre de conclure au point de vue pathogénique de l'affection, que les vaisseaux sont le siège de sclérose.

Étiologie. — Les causes sont peu connues. C'est une maladie de la jeunesse et de la première moitié de l'âge adulte. Le début a lieu d'ordinaire vers vingt ou vingt-cinq ans. Les hommes semblent atteints plus souvent que les femmes. Les maladies ont une action incontestable, plus évidente que celle de l'hérédité qu'on a aussi invoquée. M. Marie rapprochant la nature vasculaire de la sclérose des artérites à la suite des maladies infectieuses, conclut que la sclérose en plaques n'est pas une maladie au sens théorique du mot, mais que c'est la localisation médullo-encéphalique des lésions vasculaires d'une maladie infectieuse. On trouverait en cherchant bien chez les malades qui en sont atteints, la fièvre typhoïde, la pneumonie, l'impaludisme, les fièvres éruptives, la diphtérie, la coqueluche, l'érysipèle, la dysenterie. Et même si on ne peut incriminer directement une maladie, est-on jamais sûr qu'il n'y ait pas une infection qui ait passé ignorée et qui en soit l'auteur? Peut-être pourrait-on élargir cette conception et dire que des diathèses (syphilis, arthritisme) sont susceptibles de jouer le même rôle.

Symptômes. — La multiplicité des îlots, les variations de leur siège, font pressentir une diversité de symptômes extrême. Aussi notre premier soin sera-t-il d'essayer de mettre un peu d'ordre au milieu de ce flux de symptômes. Les uns décrivent successivement des symptômes cérébraux, bulbaires, médullaires, les autres les divisent en phénomènes moteurs, sensibles, intellectuels, viscéraux, trophiques. Ce travail est avant tout fait dans un but pratique; il vaut donc mieux essayer de grouper les faits en périodes, correspondant à peu près à l'évolution de la maladie. Certes, nous ne pourrons en faire qu'une simple nomenclature, mais nous exposerons les divers groupements et nous essayerons de les faire passer successivement sous les yeux.

La maladie peut être partagée en trois périodes : 1° période de début; 2° période d'état; 3° période de terminaison.

Début de la maladie. — La sclérose en plaques est annoncée par des symptômes céphaliques, des vertiges rarement suivis de chute, de la diplopie transitoire, du nystagmus, de l'embarras de la parole.

D'autres fois c'est une attaque apoplectiforme ou une hémiplégie temporaire qui ouvrent brusquement la scène. Des phénomènes spinaux surviennent aussi en premier lieu : affaiblissement de la motilité, légère parésie des membres qui deviennent maladroits. A la fin de cette période, il n'est pas rare de trouver une gêne de la marche, causée autant par le manque d'équilibre et les vertiges que par la parésie et les troubles moteurs commençant. Cette démarche rappelle de loin la *démarche cérébelleuse*. Le malade titube, fait des pas inégaux, le corps ne suit pas une direction rectiligne (Bloch, *Troubles de la marche dans les maladies nerveuses*). Le malade trouve que ses membres sont lourds et que chaque mouvement produit comme une sorte de spasme.

A la fin de cette période peuvent survenir des crises gastriques, des vomissements; bientôt la période d'état survient, avec la gêne progressive de la marche, l'apparition des tremblements, les troubles oculaires.

Deuxième période. Période d'état. — Nous étudierons d'abord les grands symptômes qui en sont la caractéristique.

Le *tremblement* apparaît le plus ordinairement à une période avancée, mais il peut marquer le début. Le malade tremble de partout, lorsqu'il fait un mouvement; il tremble des mains, des bras, des membres inférieurs, de la tête, mais ce tremblement est plus intense aux membres supérieurs qu'aux membres inférieurs. Le malade veut-il porter un objet à ses lèvres? Avant d'y arriver la main accomplit un certain nombre de mouvements désordonnés, mais elle y arrive, en décrivant de nombreux zigzags. Aussi le malade hâte-t-il l'accomplissement de l'acte en avançant la tête. En somme, malgré l'intensité souvent considérable du tremblement, la *direction générale du mouvement est conservée*.

Le tremblement s'exagère par l'émotion, s'exagère également avec l'étendue du mouvement, un petit mouvement ne le provoque pas.

Si le malade reste immobile et assis, les mouvements cessent dans les membres pour se continuer dans la tête.

S'il s'assied, rien ne tremble. Donc le tremblement ne se *produit qu'à l'occasion des mouvements volontaires*, donc c'est « *un tremblement intentionnel* ».

Le tremblement disparaît à une période avancée de la maladie, quand les membres sont immobilisés par des contractures permanentes.

La *démarche* est intéressante à étudier, en raison des contractures qui existent et sur lesquelles nous reviendrons et en raison également du manque d'équilibre observé au début, qui se poursuit. On peut avoir une démarche décrite sous le nom de cérébello-spas-

modique. M. Marie (*Leçons sur les maladies de la moelle*) décrit
ainsi cette marche : les pieds sont écartés, la plante du pied entière
porte sur le sol et non la pointe seulement, aussi de là une lourdeur
dans la démarche, un bruit considérable. Les pas sont irréguliers,
quant à leur cadence, à leur longueur, à leur direction.

Moins souvent on observe la marche spasmodique nette, absolument analogue à celle du tabes dorsal spasmodique : les jambes sont
étendues et serrées l'une contre l'autre, les pieds sont collés au sol,
mais le malade marche droit.

A la période terminale de la maladie la démarche n'a plus de
caractère et le malade ne marche que grâce à des subterfuges,
jusqu'au jour où il est forcé de s'arrêter.

Oppenheim distingue ainsi les différentes démarches (*Charité
Annalen*, 1889) :

La démarche parétique et spastique ;

La démarche purement ataxique ;

La démarche à la fois spastique, parétique et ataxique ;

La démarche chancelante ;

La démarche oscillante.

Toutes ces divisions compliquent à tort la question.

L'*examen du réflexe rotulien* dénote une exagération manifeste,
c'est souvent un symptôme de début. Cette exagération annonce la
contracture. Il en est de même de la *trépidation épileptoïde* quelquefois difficile à provoquer; dans certains cas au contraire le moindre
mouvement la fait naître.

Les *contractures musculaires dominent* la situation, ce sont elles
qui causent la démarche, ce sont elles qui plus tard rendront le
malade incapable de s'aider à rien. Elles surviennent d'abord sous
l'influence d'excitations, puis bientôt, c'est spontanément que les
membres deviennent raides au moindre effort et au moindre mouvement.

Ces spasmes sont de plus en plus fréquents et ne tardent pas à
devenir continus. Les jambes se raidissent dans l'extension, s'acco-
lent l'une à l'autre; les pieds se dévient en varus équin, les muscles
des cuisses se contracturent aussi et on a vu parfois le corps entier
soulevé rien qu'avec l'extrémité d'un pied. Les contractures sont à
peine marquées au membre supérieur.

Les *troubles de la parole* sont typiques. La parole est lente, traînante, parfois incompréhensible, il y a une sorte d'hésitation, le
malade scande ses mots, le ton est toujours le même. Les lèvres
sont animées d'une sorte de mouvement convulsif.

Cet embarras de la parole peut être permanent et se montrer par accès, il peut être également un signe de début.

Les *troubles oculaires* ont été l'objet de nombreux examens; leur importance est grande en raison de leur fréquence et de leur précocité. On observe du *nystagmus*, c'est-à-dire des oscillations rapides transversales, rarement verticales, des globes oculaires, bien visibles lorsqu'on fait suivre un objet mobile aux yeux du malade. Il est surtout dénoté dans les positions forcées. On observe encore de la diplopie, du strabisme, du ptosis, de l'inégalité pupillaire. Les pupilles réagissent aussi bien à la lumière qu'à l'accommodation. Les paralysies des muscles sont fréquentes et portent avec prédilection sur le moteur oculaire commun et le moteur oculaire externe. L'examen ophtalmoscopique soigneusement fait par Uhthoff (juin 1889) a prouvé qu'on pouvait rencontrer : une décoloration complète ou incomplète des papilles, leur atrophie, l'atrophie du nerf optique, de la névrite, des cataractes. Quelquefois, enfin, on a trouvé des troubles visuels sans aucune lésion. A l'examen du champ visuel on trouve des scotomes, souvent un rétrécissement périphérique plus ou moins régulier avec vision centrale. Ces troubles peuvent être unilatéraux ou non et peuvent rétrocéder.

A côté de ces symptômes capitaux on trouve des symptômes de second rang : des vertiges qui continuent, un aspect particulier du malade qui a le facies hébété, le regard vague et incertain. La mémoire est affaiblie, le malade rit et pleure sans motif : il y a comme un véritable état spasmodique des muscles qui y concourent. On a vu de l'aliénation mentale, en tout cas l'intelligence est le plus souvent amoindrie.

Rarement on rencontre des troubles de sensibilité (fourmillements, engourdissements, douleurs fulgurantes).

On observe de l'anesthésie, et surtout de l'hémianesthésie probablement en rapport avec l'hystérie qui se superpose fréquemment à la maladie.

Pour Oppenheim il ne serait pas rare d'observer des troubles dans la sphère du trijumeau.

L'ouïe et l'odorat sont fréquemment altérés.

Comme troubles trophiques, on voit de l'atrophie musculaire.

On a noté (Richardière et Blanche Edwards) de la polyurie et de la glycosurie. Ces troubles sont, comme la gêne dans la déglutition et la mastication, probablement en rapport avec des scléroses bulbaires.

Des attaques apoplectiformes ne sont pas rares et doivent nous arrêter un instant. Dans certains cas on les considère comme les paralysies en rapport avec des lésions matérielles ; maintenant on tend de plus en plus à les rattacher à l'hystérie. C'est ce qui explique la bizarrerie des paralysies, leur durée souvent éphémère, leur production subite.

Ces attaques, comme le révèlent un certain nombre d'observations, sont accompagnées d'une élévation de température.

Les paralysies sont limitées à un bras, aux membres inférieurs, à une moitié du corps ou envahissent tout.

Elles peuvent débuter par un membre et de là se généraliser. Des contractures et des atrophies musculaires les compliquent souvent. Une paralysie faciale assombrirait le diagnostic. (Gilbert et Lion, *Archives de Physiologie*, 1er juillet 1887.)

Période terminale. — Cette période n'en est pas une à proprement parler, car elle n'est constituée que par l'intensité croissante des phénomènes précédents et la déchéance complète du malade. L'inappétence devient continuelle, le malade s'amaigrit, la diarrhée est permanente, les sphincters se paralysent. Les eschares surviennent et le malade ne tarde pas à mourir du fait de cette cachexie ou par suite de complications telles que la pneumonie, la pleurésie, la phtisie, l'infection purulente, les paralysies bulbaires.

La *durée* varie de cinq à dix ans. La marche est rarement continue, le plus souvent il y a des intermittences, de véritables accalmies qui font croire à une guérison. D'autres fois il y a une marche nettement progressive. La marche aiguë est rare, du moins en tant que forme franchement et purement aiguë. On a une poussée aiguë après une longue période de torpeur ; cette exacerbation est d'un pronostic fâcheux.

Le pronostic est funeste, sauf quelques rares cas où la marche est torpide et, pour les formes frustes abortives, il ne faut jamais affirmer la bénignité même relative de la maladie, une poussée aiguë étant toujours à craindre.

Formes de la sclérose. — Nous l'avons déjà dit, la sclérose est essentiellement polymorphe, nous venons de décrire une forme bien nette et complète, mais à elle viennent s'en adjoindre beaucoup d'autres. Les citer toutes serait impossible. Nous n'en citerons que quelques-unes parmi les plus fréquentes.

Suivant la localisation anatomique de la sclérose, on a une forme cérébro-spinale que nous venons de décrire ; une forme spinale ;

une forme cérébrale. Ces deux dernières sont extrèmement rares.

La maladie peut être incomplète et un certain nombre de symptômes peuvent manquer, un seul est quelquefois le signe unique. Ce sont les formes si bien *nommées frustes* et étudiées par Bouilli, Babinski et Charcot (*Leçons cliniques des maladies nerveuses*).

Dans une première classe se trouvent les formes *atypiques ou frustes par effacement :* par exemple les phénomènes observés sont une paraplégie spasmodique, des troubles urinaires, des eschares, des troubles trophiques. On croirait à une myélite transverse, si un examen minutieux, difficile parfois, ne révélait des troubles oculaires, un léger nystagmus, une gêne de la parole.

Dans une deuxième classe, on a les formes frustes *dites primitives, encore appelées formes atypiques abortives.* Un seul symptôme constitue toute la maladie. Toute l'évolution semble arrêtée.

Dans une troisième classe des phénomènes inaccoutumés et étrangers à la sclérose viennent changer ou mieux compliquer la maladie : ce sont les formes *atypiques ou frustes par intervention de phénomènes insolites.* Parmi ces phénomènes citons des hémiplégies, des symptômes tabétiques (douleurs fulgurantes, en ceinture, etc.), des troubles bulbaires, des atrophies musculaires, une véritable sclérose latérale amyotrophique semble évoluer en même temps que la sclérose en plaques. En somme, ces phénomènes surajoutés sont en rapport avec la répartition des lésions sur les différentes parties de l'axe cérébro-spinal. On pourrait multiplier les formes de la maladie en décrivant des formes suivant la marche : formes aiguës, formes chroniques, forme chronique torpide, forme rémittente, forme avec exacerbations, formes aiguës d'emblée.

Diagnostic.—La sclérose à forme bien nette cérébro-spinale prête à la confusion. On pourra croire parfois à la *maladie de Friedreich*, cette affection qui tient de la sclérose et de l'ataxie. Comme cette dernière, elle présente de l'incoordination motrice, de l'abolition des réflexes; de la sclérose elle a l'embarras de la parole, et le nystagmus. Un examen sérieux empêche de faire la confusion; du reste, avec cela, on a de la déformation rachidienne, et c'est une maladie héréditaire.

L'*hystérie*, qui simule tout, peut également simuler à s'y méprendre la sclérose en plaques. La difficulté s'accroît encore pour faire ce diagnostic, étant donné la coexistence possible des deux affections. Aussi, à ce point de vue, il est bon de suivre le conseil de M. Marie, (*Leçons sur la moelle*), qui insiste sur la nécessité de rechercher tous les stigmates hystériques et même, lorsqu'on peut affirmer l'hystérie, recommande de garder une sage réserve.

Les formes frustes sont plus difficiles à reconnaître. On s'explique parfaitement qu'un seul symptôme marquant, tremblement, troubles de la parole, etc., etc., puisse embarrasser s'il semble à peu près isolé. Examinons les maladies qui paraissent les plus aptes à faire commettre les erreurs.

La *paralysie agitante* a un tremblement de repos; la tête ne tremble pas, et en tout cas le tremblement est spécial.

Les *tremblements mercuriels, saturnins, alcooliques* se diagnostiquent à l'aide des commémoratifs et des signes spéciaux à chacune de ces intoxications.

La *chorée* a des tremblements sans forme appréciable, et qui envahissent l'individu entier. Ils se produisent involontairement, que le malade soit au repos où non. Les mouvements sont faussés dans leur exécution par des spasmes.

Dans la paralysie générale il y a un tremblement, mais moins prononcé; ce sont surtout les troubles de la parole qui causent facilement l'erreur. La parole est bredouillante, embarrassée, pâteuse. Elle n'a pas le caractère convulsif de la sclérose.

Se trouve-t-on devant une gêne de la marche, on fera le diagnostic avec les *tumeurs du cervelet* qui présentent bien des vertiges, une démarche analogue, mais dans lesquelles il n'y a pas de caractère spasmodique, et qui s'accompagnent de vomissements fréquents, ainsi que de céphalalgies intenses.

De même l'*ataxique* se reconnaîtra à l'abolition de ses réflexes, à son âge plus avancé, aux troubles oculaires spéciaux qu'il présente, à l'intégrité de sa force musculaire.

La *myélite transverse* ne présente aucun symptôme céphalique et au contraire des troubles constants du côté des sphincters. Il en est de même pour la compression *de la moelle*.

La *sclérose latérale amyotrophique* est atrophique dès le début; du reste, on n'est appelé à faire ce diagnostic qu'à une période très avancée de la maladie, lorsque les plaques de sclérose ont envahi les cornes de la moelle.

Le *tabes dorsal spasmodique* se distingue aisément. Il n'y a pas de troubles céphaliques et l'affection se produit bien plus tôt que chez es malades atteints de sclérose.

Traitement. — Avant de faire l'énumération de tous les moyens proposés, avouons notre impuissance. Les conquêtes de la thérapeutique dans les paralysies périphériques et les maladies des nerfs ne peuvent aller plus loin, et en face des lésions de la sclérose nous sommes désarmés.

Les révulsifs, vésicatoires, pulvérisations au chlorure de méthyle, pointes de feu, peuvent produire momentanément une légère amélioration.

L'hydrothérapie, sous toutes ses formes, doit être employée. C'est là tout au moins un sédatif puissant. Les douches froides ou écossaises, les eaux sulfureuses et les eaux thermales surtout sont toujours recommandées : Ulm, Néris, Plombières, La Malou, Barèges, Aix.

L'*électricité* peut rendre des services, mais la difficulté de son emploi vient de l'ignorance où l'on est des points à électriser. La diffusion des points de sclérose en est la cause. L'électricité galvanique est à peu près seule employée. On peut faire passer des courants faibles à travers le cerveau. Mieux valent encore les courants continus passant à travers la moelle. On place un pôle à la partie supérieure et un autre à la partie inférieure de la moelle. Il est bon de changer pendant la séance le sens du courant. Les courants doivent être moyens (10 milliampères) et la séance ne pas dépasser vingt minutes.

Certains agents médicamenteux, sans guérir, peuvent être administrés à l'intérieur et apporter quelque soulagement. Le phosphore est abandonné. Le nitrate d'argent est absolument contre-indiqué; dans les maladies à contracture, c'est là une règle générale, l'argent réduit agissant comme corps étranger dans la moelle, ne peut qu'aggraver la rigidité (Rabuteau). La strychnine n'a plus beaucoup de partisans. Hammond emploie le chlorure de baryum et la jusquiame en même temps. Chlorure de baryum, trois pilules de 5 centigrammes par jour. Teinture de jusquiame 1 à 2 grammes, trois fois par jour. Il amènerait la sédation du tremblement et la diminution de l'état spasmodique. Les opiacés, les bromures, le chloral, produisent là comme ailleurs leurs effets.

Maintenant, étant donné la connaissance plus exacte de la maladie et de sa nature, sachant que c'est une sclérose vasculaire et que l'élément infection a un rôle probable, il faut faire un emploi constant des iodures de potassium ou de sodium et du mercure sous l'une quelconque de ses formes. Comme le fait fort bien remarquer Marie, le mercure n'est pas donné comme antisyphilitique puisque la syphilis ne joue aucun rôle dans la pathogénie de la sclérose, mais comme un anti-infectieux général.

Paul Boncour, *de Paris.*

CHAPITRE XIV

SYRINGOMYÉLIE

Historique. — Il y a à peine dix ans environ que l'on a fait la véri-table histoire nosographique de cette maladie. Néanmoins, la forma-tion de cavités dans la moelle épinière avait été remarquée dès le xviiᵉ siècle ; ce fut plus tard seulement qu'Olivier d'Augery proposa, en 1820, le nom de syringomyélite.

Cette affection se manifeste par des phénomènes très variables; elle se traduit par des formes morbides, des localisations multiples et des aspects divers, suivant les modifications du processus anato-mique.

Cette affection a été cependant longtemps confondue avec maintes autres présentant de la *sclérose* des *cordons* postérieurs, et avec l'atrophie musculaire progressive. Duchenne lui-même, comme le fait justement remarquer Déjerine, est tombé dans cette erreur lorsqu'il soutint, en décrivant l'atrophie musculaire qui porte son nom, que l'on pouvait y rencontrer des caractères d'anesthésie cutanée plus ou moins accentués, de concert avec d'autres symptômes classiques de cette affection spinale.

L'anatomie pathologique n'en avait pas avancé d'un pas pour cela, de sorte que la formation des cavités dans la moelle épinière ne pro-voquait aucun intérêt, et n'était signalée que comme simple curiosité anatomique jusqu'aux travaux de Schultze et Kaler. C'est à ces maîtres qu'est due la connaissance anatomique que nous possédons de la syringomyélie, affection qui a acquis aujourd'hui une grande importance clinique.

Les recherches de Bruhl, celles de Roth, Oppenheim, Hoffmann, Charcot, Rumpf, Joffroy, Achard et tant d'autres ont contribué beau-coup à enrichir ces connaissances et à étendre toujours davantage le tableau nosographique de la syringomyélie, que l'on peut considérer

comme complet aujourd'hui, quoique beaucoup de points controversés sur la nature, les symptômes et l'anatomie pathologique
n'aient pas encore reçu de solution définitive.

Anatomie pathologique. — Anatomiquement, le processus est
caractérisé par des néoformations de gliomes centraux, avec prolifération et sphacèle des masses proliférées, auxquelles succède la
formation des cavités.

Le point de départ semble se faire dans le parenchyme du canal
central, mais plus souvent derrière celui-ci, dans la substance grise,
envahissant de préférence les cornes postérieures, tantôt d'un seul
côté, tantôt des deux. Viennent ensuite les cornes antérieures et
enfin les cordons latéraux et postérieurs.

Après la destruction néoplasique survenue par ramollissement,
ou par hémorragie interne, il ne reste plus rien de la tumeur primitive. Et ce n'est que dans les environs de la cavité que l'on rencontre les résidus de la substance composant la tumeur.

Parfois cependant, ce n'est pas la prolifération gliomateuse et le
sphacèle qui caractérisent la lésion, mais une véritable myélite centrale, myélite cavitaire de Joffroy. Dans l'un et l'autre cas, il se présente une cavité qui peut avoir quelquefois plusieurs loges ou bien
faire défaut. Malgré cette absence, il peut exister un tableau clinique
de la syringomyélie, car la destruction des éléments nerveux ne
manque pas.

Le processus peut frapper dans le sens longitudinal une grande
étendue de la moelle épinière; mais il préfère cependant la portion
cervicale, et assez fréquemment la portion lombaire (La Vecchia).

Les cavités ont une position plus ou moins centrale et varient
d'ampleur et de forme, de telle sorte que l'on peut en trouver des
petites et des grandes jusqu'à permettre l'introduction de l'extrémité
du petit doigt. Il en est de rondes, d'ovales, de sinueuses et d'irrégulières. Elles renferment un contenu liquide, clair et transparent, ou
bien trouble et jaune sale. Les parois sont lisses et épaisses, revêtues
quelquefois d'un épithélium cylindrique ou parfois rugueux. Tout
autour, le tissu se montre frangé ou en voie de dégénérescence grise
et l'on y remarque des résidus néoplasiques.

Étiologie et pathogénie. — Nous ne savons rien de précis sur les
causes qui peuvent donner lieu au développement de la syringomyélie. Les chutes sur le dos, les fractures des vertèbres, les chocs
sur la colonne vertébrale, figurent souvent dans les observations des

malades. Dans beaucoup de cas, les prédispositions congénitales semblent avoir prédominé.

En ce qui touche la pathogénie, Simon et Westphal soutiennent que, dans la partie antérieure extrême des cordons postérieurs, il se produit de préférence des néoformations dont une partie, spéciale-ment le centre, se détruit par ramollissement. Par la résorption consécutive, il se forme une cavité toujours dans le sens dorsal, inté-ressant le canal central. Leyden admet que l'hydromyélie et la syrin-gomyélie ont un rapport d'origine et sont identiques. En revanche, le mémoire de Kronthal est très important. Il démontre que chaque fois que la circulation de la moelle épinière se trouve altérée par une tumeur de la colonne vertébrale, par une méningite épinière, par une courbure des vertèbres, il se produit une dilatation du canal central avec les lésions classiques.

Par contre, Bernhardt considère la déviation de la colonne verté-brale (scoliose) comme un trouble trophique des os survenant après la syringomyélie. En fait, sur soixante cas, il a bien rencontré seize ou dix-huit exemples de déviation de la colonne vertébrale. Ce trouble serait donc un effet et non la cause de l'affection en question.

Suivant Minza, la majeure partie des cas de syringomyélie doivent leur origine à la simple prolifération de la névroglie, prolifération causée par un processus inflammatoire ou par une dégénérescence.

Dans un travail très récent, Pitres et Sabrazi, frappés de la grande analogie de quelques formes anormales de syringomyélie avec la lèpre nerveuse systématisée, disent avoir entrepris des recherches bactériologiques sur trois cas de syringomyélie, afin d'établir si les deux maladies dérivaient de la même cause. Dans un cas, la recherche fut pratiquée sur un filet nerveux prélevé dans une zone hyperesthésiée, avec irradiation douloureuse des branches terminales. Dans les deux autres cas, l'examen porta sur la moelle épinière, qui présentait les lésions classiques de la syringomyélie.

Le filet nerveux présentait d'une manière évidente les lésions de la névrite. Dans aucun cas le bacille de Hansen ne fut rencontré. Le Dr Zambaco-Pacha, de Constantinople, soutient cependant que la syringomyélie et le corps de Morvan ne sont que de la lèpre. L'absence du bacille spécifique ne prouve rien à ses yeux, attendu que, dans des cas plus classiques de lèpre anesthésique, le bacille en question n'a pas été trouvé. Harmaner Hansen, à son tour, tout en admettant l'hypothèse d'une lèpre atténuée, n'a cependant pas trouvé les appré-ciations de Zambaco exactes.

Nous rappellerons finalement les intéressantes expériences de Boccardi sur l'extirpation du pancréas, rapportées à l'Académie médico-chirurgicale de Naples. Dans deux cas, l'Académie a constaté la formation de cavités dans la portion lombaire et cervicale de la moelle, avec les signes de la myélite périépendymaire.

Boccardi appelle cette altération de la moelle syringomyélie diabétique et lui assigne une origine toxique. Le Dr Abbundo, dans une longue série de recherches pratiquées sur quarante-huit moelles épinières de paralytiques, a rencontré très fréquemment les signes anatomiques de la syringomyélie.

Symptomatologie. — La foule de travaux, parus en 1890-1891, a éclairé la physionomie clinique, la nature et le processus anatomique de la syringomyélie, et, bien que quelques points demeurent encore obscurs, nous n'en sommes pas moins en mesure de présenter un tableau complet, grâce à l'étude des nombreux cas s'expliquant dans toutes leurs formes et constituant les syndromes syringomyélitiques. Mais au fur et à mesure que nous étudierons ce grand nombre de phénomènes, nous nous convaincrons qu'il n'y a en eux rien d'indiscutable, rien de pathognomonique. Le syndrome syringomyélitique peut être simulé par d'autres maladies et peut être ébauché à peine, au point de justifier l'incertitude avec laquelle on établit, dans la majeure partie des cas, le diagnostic de cette forme morbide.

Aussi, après une exposition aussi détaillée que possible de la forme typique, nous parlerons un peu des caractères qui peuvent être simulés par d'autres maladies et des cas qui s'éloignent apparemment du type véritable, ou qui se présentent incomplètement ébauchés; ces cas seront décrits sous le nom de *formes frustes*. Les cas les mieux étudiés sont ceux qui se produisent lorsque la localisation du processus anatomique se trouve dans le renflement cérébral ou dans la portion supérieure de la région dorsale. Ordinairement, dans ces cas, le tableau morbide débute très lentement. Les malades commencent par accuser, mais pas toujours, une certaine souffrance dans les membres supérieurs, qui sont en même temps le siège d'une atrophie musculaire lente, tantôt d'un côté, tantôt de l'autre, et quelquefois symétriquement. Cette atrophie, qui ne diffère en rien de celle du type Duchenne-Aran, attaque d'abord les muscles du bout du pouce et du petit doigt, avec la dépression et la paralysie caractéristiques des régions thénar et hypothénar. En même temps, commence l'atrophie des muscles lombaires, des muscles interosseux. Les

espaces interosseux se creusent, la paume de la main s'aplatit, l'atrophie gagne du terrain, envahit l'avant-bras où l'on observe des
secousses fibrillaires évidentes. Dans ces conditions, l'excitabilité
électrique des nerfs est conservée, tandis qu'elle est altérée pour
les muscles. Les contractions sont faibles, lentes, partielles.

L'évolution de ces symptômes est très lente. Il ne se produit pas
d'exagération des réflexes, puisque, dans le processus anatomique, le
faisceau pyramidal n'est pas intéressé.

A ces troubles amyotrophiques se joignent les troubles sensitifs
qui présentent quelque chose de particulier : ils consistent dans
la perte de la sensibilité douloureuse et thermique, tandis que
la sensibilité tactile et le sens musculaire restent intacts. On
remarque aussi des hyperesthésies consistant, suivant Hoffmann,
dans des sensations de prurit, une cuisson vive. On a constaté parfois de vraies douleurs lancinantes, paroxystiques, fulgurantes, comme
dans les cas de Bruhl, Hoffmann, Gilbert, de la Tourette. Il n'est pas
rare de constater des troubles pupillaires (nystagmus) et quelquefois le rétrécissement concentrique du champ visuel; suivant Charcot, ce signe serait commun avec l'hystérie, qui, comme nous le
verrons, peut s'associer à la syringomyélie.

D'ailleurs, il y a parfaite intégrité des organes des sens. Cette
façon de se comporter de la sensibilité et qui est connue sous le nom
proposé par Charcot de *dissociation syringomyélitique*, peut s'effectuer par segments et sans règle; quelquefois elle est étendue au point
de nous donner une anesthésie presque totale (Mœbius), comme dans
l'hystérie. On comprend facilement que dans ces cas, le processus
gliomateux, localisé dans la portion cérébrale de la moelle épinière,
devra intéresser aussi la racine ascendante du trijumeau, ce qui nous
expliquerait l'anesthésie de la peau et des muqueuses de la tête et de
la face.

Il n'y a rien de pathognomonique dans tout cela. La dissociation
de la sensibilité se rencontre aussi dans l'hystérie, dans la lèpre et
dans quelques lésions des nerfs périphériques. Sans doute si l'on
ajoute d'autre part à ces troubles sensitifs particuliers, les phénomènes d'atrophie musculaire ou n'importe quels autres troubles
que nous allons examiner, la *dissociation anesthésique* acquiert une
grande valeur diagnostique.

Le troisième groupe des phénomènes est représenté par une
longue série de troubles trophiques et vaso-moteurs. On y voit figurer les lésions de la peau, du tissu sous-cutané, des ligaments, des
articulations, des os, toujours en rapport avec une altération dyna-

mique et organique des centres nerveux et des nerfs périphériques. Tels sont la formation de pustules, le gonflement, l'œdème blanc ou bleu, comme l'ont constaté Roth et Remall, le faux phlegmon, la peau lisse et brillante, les escharres, les panaris multiples et mous, la présence de vésicules, rhagades, les nécroses de la petite phalange des doigts, plus rarement des orteils, les ulcérations et les séquestres dans les doigts. On peut rencontrer encore de l'atrophie analogue en tous points à celle que l'on constate dans le tabes à fractures spontanées, la déformation de l'épine dorsale (scoliose) et une déformation spéciale des extrémités remarquée par Karg et Bernhardt et dans un cas aussi par Charcot qui, pour la différencier de l'acromégalie de Marie, proposa de l'appeler chiromégalie. Rosenbach et Schlesinger ont observé aussi cette conformation en baguettes de tambour des doigts et des orteils.

Ces symptômes réunis constituent la forme typique de la syringomyélie. Les formes frustes ont été décrites plus récemment; elles n'ont d'ailleurs pas encore leur histoire bien précise.

Tout en nous réservant de donner dans la suite une courte indication de ces formes, il nous semble plus intéressant maintenant d'examiner un peu les phénomènes qui ressortent des troubles trophiques et vaso-moteurs, et ceux de la sensibilité. Nous examinerons en particulier ceux qui peuvent aisément se confondre avec d'autres maladies. Nous voulons parler de quelques troubles trophiques.

En mettant en regard quelques troubles trophiques, comme les rhagades, la peau lisse et brillante, les crevasses et les névrites, on pourrait soupçonner la scléro-dactylite. Mais cette affection qui attaque les doigts symétriquement et les déforme, ne présente pas les troubles caractéristiques de la sensibilité. D'ailleurs, elle attaque en même temps la face et produit alors le *masque sclérodermique*, si bien décrit par Ohier, et qui consiste dans la complète abolition de la mimique, l'immobilité et la rigidité du visage. Lorsque ce masque sclérodermique existe, il acquiert une grande importance dans le diagnostic de cette maladie.

Sans vouloir examiner toutefois si cette maladie peut être considérée comme telle par elle-même ou simplement comme un symptôme de diverses maladies, nous ferons remarquer que Hochenegg a décrit un cas de syringomyélie portant les caractères de la maladie de Raynaud.

L'œdème bleu, constaté par Roth et Remack, a été également rencontré dans l'hystérie et on a pu le déterminer expérimentalement chez des sujets hystériques par la suggestion. C'est un trouble vaso-moteur consistant dans un œdème indolore de nuance violacée, occupant de préférence le dos de la main et entraînant un abaissement de la température avec analgésie et thermo-anesthésie.

Les panaris multiples, indolores, avec ulcérations et suppuration des petites phalanges, ne sont pas fréquents dans la forme typique de la syringomyélie. On les observe accidentellement, mais ils forment le caractère dominant de la maladie de Morvan qui, comme nous le verrons, n'est qu'une forme incomplète de la syringomyélie. Ils peuvent être uniques ou multiples, ont ordinairement l'apparence de mutilations, et sont absolument anesthésiques ou présentent la dissociation de la sensibilité (Broca, Bayot).

On peut encore rencontrer des troubles trophiques des extrémités dans la lèpre anesthétique, mais ici il s'agit probablement d'un véritable sphacèle dont il est difficile de reconnaître la nature. Généralement l'atrophie des éminences thénar et hypothénar fait défaut, et l'on remarque presque toujours les taches lépreuses réparties sur tout l'organisme, ce qui dissipe le doute. De même on considère ces troubles trophiques comme des manifestations du tabes, quand l'abolition des réflexes rotuliens, les phénomènes de Romberg et les autres symptômes de cette maladie coïncident.

Il en résulte que le diagnostic différentiel n'est pas difficile, pas plus qu'il ne l'est pour les arthropathies et pour les lésions osseuses qui peuvent être simulées jusque dans leurs plus petits détails par le tabes (Charcot). Parfois ces affections peuvent, il est vrai, se manifester tout au début de la maladie. Mais ordinairement les autres phénomènes de la syringomyélie ne manquent pas. Ces lésions des articulations et des os ont été aussi observées dans la paralysie générale progressive, dans la pellagre, l'ostéomalacie, la paralysie infantile, la lèpre (Czerny), mais elles se rencontrent plus fréquemment dans la syringomyélie (Schultze, Bernhardt, Furstner, Stuhlinger) et plus fréquemment encore dans les tabes (Charcot).

Les affections articulaires surviennent généralement à l'improviste, sans cause appréciable, quelquefois d'une façon foudroyante, brusquement, sans aucune influence traumatique. Il ne se produit ni douleur ni fièvre. Il se forme un épanchement séreux notable dans les articulations et tout autour une tuméfaction molle et pâteuse qui peut disparaître à nouveau au bout de quelque temps, le tout revenant aux conditions normales. D'autres fois les troubles des articulations sont plus graves encore, les ligaments se relâchent, les capsules s'allongent et sont détruites, les extrémités osseuses peuvent être usées et détruites, ce qui rend les luxations faciles. En remuant, en palpant ou en luxant les articulations on sent les craquements, mais on ne provoque pas de douleur.

Les arthropathies tabétiques portent de préférence sur les membres inférieurs (70 p. 100, Charcot) et plus souvent aux genoux, à l'épaule, au coude, au poignet. De plus, dans la syringomyélie, plutôt que dans les tabes, il paraît que l'on rencontre de petits os isolés, développés soit dans les tendons et aponévroses, soit dans les muscles. Dans un cas de syringomyélie, Hoffmann cite la présence d'un ostéome dans un muscle, sans arthropathie concomitante.

Parfois on remarque une fragilité anormale des os, plus exposés alors aux fractures qui se produisent aussi pour des causes secondaires ou à l'improviste, sans aucun motif.

Au point de vue anatomique, il paraît que le même processus produit les fractures et les arthropathies au fur et à mesure que les diaphyses et les épiphyses sont attaquées. Il s'agit d'une atrophie raréfiante de la substance osseuse qui prend son origine dans les canaux de Havers avec décalcication débutant précisément tout autour des canaux résorbés.

On est presque unanimement d'avis que la scoliose, si fréquente dans la syringomyélie (25 p. 100), doit rentrer dans la nomenclature de ces arthropathies.

Au sujet des troubles de la sensibilité nous avons parlé de la dissociation anesthésique qui se manifeste très souvent, sinon toujours. Lorsqu'elle est jointe à une atrophie ou autres symptômes de la syringomyélie, elle peut acquérir une grande valeur diagnostique. Néanmoins nous avons déjà remarqué que la même forme peut se rencontrer dans la lèpre, dans l'hystérie, dans quelques lésions des nerfs périphériques.

Dans la lèpre, les troubles de la sensibilité coïncident avec les altérations des nerfs périphériques. Pour le diagnostic différentiel, il faut bien tenir compte de l'absence de l'atrophie spéciale et de la présence des taches lépreuses. De même, dans les lésions des nerfs périphériques, un examen minutieux fera remarquer que le trouble ne se confirme que dans la zone de distribution du nerf altéré, tandis que dans la syringomyélie la disposition anesthésique se fait par segments dans cette partie et dans tout l'organisme.

A elle seule, l'hystérie pourrait induire en erreur, en ce qu'elle est à même de présenter l'anesthésie et la thermo-anesthésie avec conservation de la sensibilité tactile compliquée d'atrophie. Cette atrophie, décrite par Charcot et Babinsky, ne doit pas être confondue avec celle qui s'accompagne de diminution de l'excitabilité électrique. De plus, la distribution de l'anesthésie dans l'hystérie présente une localisation différente. En se pénétrant de cette règle il n'est pas difficile d'éviter la confusion qui pourrait être dissipée par la présence d'autres phénomènes.

En jetant un coup d'œil sur ce que nous avons dit, en résumant les lignes ci-dessus au sujet du processus anatomique, il est facile de se convaincre combien les symptômes seront plus ou moins nombreux, quelle sera la dominante suivant le siège de la lésion et la diffusion de la sclérose médullaire. Ces phénomènes pourraient aussi, suivant le cas, faire défaut ou être à peine indiqués, pour se compléter ou non par la suite, attendu que la gliomatose épinière peut avoir une marche très lente, même de plusieurs années, sans porter préjudice aux éléments anatomiques de la moelle épinière, sans les altérer que d'une manière très lente.

Voici donc comment se présentent les formes incomplètes, les soi-disant formes frustes.

Charcot a rendu célèbre un cas de syringomyélie où il n'avait pu observer pendant quinze ans qu'une simple hémiplégie spasmodique.

On connaît des cas asymétriques dans lesquels la maladie se présenta avec une monoplégie; dans d'autres, on ne note que l'atrophie musculaire; quand les troubles trophiques occupent le premier rang, la manifestation peut se faire sous forme d'une sclérose latérale amyotrophique avec exagération des réflexes tendineux, avec phénomènes spasmodiques des bras et des jambes, atrophie et parésie musculaire (Kahler et Pick Schultze). Dans ces cas, la sensibilité est généralement conservée.

D'autres fois la maladie peut présenter le caractère de la myélite (Janiery) ou bien elle présente de simples troubles de la sensibilité, jusqu'à se confondre avec l'hystérie, surtout dans les cas où le processus anatomique siège sur une des cornes postérieures dans toute la longueur de la moelle épinière (Rossolino). Les troubles de la sensibilité peuvent aussi présenter la dissociation pour le chaud et le froid (Tanzi).

La maladie de Morvan elle-même est généralement considérée aujourd'hui comme une forme incomplète de syringomyélie. C'est une variété importante qui forme un type à elle seule. Elle mérite donc quelques mots. Elle a été décrite pour la première fois en 1883 par Morvan sous le nom de *parésie analgésique avec panaris des extrémités supérieures*, précisément parce que ces panaris ne manquent jamais et dominent même le tableau clinique tout entier.

La maladie commence ordinairement par des douleurs irradiées à la suite desquelles il se produit un affaiblissement d'un des membres supérieurs, avec atrophie plus ou moins accentuée. Ensuite éclatent ces panaris indolores qui généralement annoncent une mutilation. Les troubles de la sensibilité ne font pas défaut, mais la dissociation anesthésique ne se produit pas toujours. Les scolioses et les arthropathies peuvent se joindre à ces troubles.

En un mot, la symétrie et la constance des panaris analgésiques caractérisent la maladie de Morvan. Mais souvent l'affection débutant d'un côté gagne l'autre, se développant symétriquement, comme dans la syringomyélie.

Déjà Bernhardt, se basant simplement sur les observations cliniques, avait cherché à distinguer ces deux maladies. Charcot lui-même, qui au début s'était déclaré partisan de la doctrine dualiste, n'en avait pas moins remarqué la grande affinité existant entre les deux formes cliniques. Joffroy en démontra la parfaite identité dans deux autopsies.

Aujourd'hui personne n'en doute plus : la maladie de Morvan n'est qu'une forme fruste de la syringomyélie.

L'hystérie et la neurasthénie peuvent s'associer à la syringomyélie, comme cela peut se produire dans d'autres neuropathies. Il paraît que l'on doit même à la coïncidence de l'hystérie et à la syringomyélie, le rehaussement concentrique du champ visuel si souvent observé. On a également constaté, associées à la syringomyélie, des maladies très complexes du système nerveux (Kienlicz), et dans un cas de Mame et dans un autre d'Eisenlohr on a rencontré l'ataxie locomotrice.

Nous remarquerons enfin que le processus gliomatique peut provoquer des irritations dans les tissus voisins (La Vecchia) et donner lieu à des dégénérescences ascendantes et descendantes. Par suite, le tableau clinique de la syringomyélie peut devenir dans ces cas obscur et très compliqué jusqu'à perdre entièrement sa physionomie propre.

Marche et terminaisons. — La marche est variée, suivant la nature du processus anatomique.

Il faut se rappeler à ce propos que le syndrome syringomyélitique peut être produit par des lésions diverses. Mais, dans la plus grande partie des cas, il s'agit de sphacèle d'un tissu malade (gliomes) ou d'une simple prolifération de la névroglie (Nisera) ou d'une myélite cavitaire (Joffroy).

On a vu durer la maladie de deux à trois ans jusqu'à vingt ans et plus, avec des arrêts plus ou moins longs et avec des manifestations d'autres symptômes successifs qui en ont complété le tableau morbide. La terminaison ordinaire est la mort par suite de la propagation du processus au bulbe ou par suite de graves complications de la moelle (dégénérescences hémorragiques), ou encore par suite de maladies concomitantes.

Diagnostic. — D'après ce que nous avons dit, il semblerait que le diagnostic de la syringomyélie ne doive pas être difficile. L'atrophie symétrique des extrémités supérieures avec le trouble spécial de la sensibilité sont des indices suffisants pour la faire soupçonner. Mais s'il s'y ajoutait des troubles trophiques, le soupçon deviendrait certitude. Cependant il y a indubitablement une difficulté insurmontable, d'autant plus que les formes typiques ne constituent pas la règle. Les formes asymétriques, les formes incomplètes peuvent souvent induire en erreur. Dans ces circonstances, il convient de pratiquer un examen minutieux de la sensibilité. S'il n'était pas décisif ou s'il relevait des phénomènes douteux, il conviendrait d'attendre l'évolution ultérieure de la maladie. Lorsque les troubles trophiques prédominent, il faut se rappeler les maladies qui pourraient les simuler. Ne pas oublier l'affection de Raynaud (gangrène symétrique des extrémités). Il faut étudier avec soin l'anesthésie avec atrophie de nature hystérique qui pourrait facilement induire en erreur. Dans ce cas, on doit bien étudier la disposition de l'anesthésie, sa forme, sa persistance, mesurer le champ visuel. Il faut chercher d'autres indications précises de l'hystérie, étudier l'atrophie, et se rappeler que celle de la syringomyélie est symétrique, qu'elle commence aux éminences thénar et hypothénar et qu'elle présente des secousses fibrillaires identiques à celle du type Aran-Duchenne.

Traitement. — Autant nos connaissances se sont enrichies sur cette forme infectieuse, autant nos ressources thérapeutiques sont rares. Dans la majorité des cas il en résulte que la cure se réduit à un traitement purement symptomatique. Il ne faut pas négliger néanmoins l'état congestif de la moelle et chercher à combattre cette indication par des révulsifs.

Administrer l'iodure, le bromure, le seigle ergoté qui peuvent jusqu'à un certain point empêcher l'aggravation des phénomènes. Les douleurs, l'insomnie se combattront par la morphine et par les hypnotiques. Expérimenter en outre l'hydrothérapie et l'électricité galvanique.

Pour l'arthropathie il faudra avoir recours selon les cas aux moyens chirurgicaux (immobilisation, appareils, etc.). Il ne semble pas que les moyens chirurgicaux aient une action sur les panaris. Néanmoins les ulcérations, les séquestres et les autres lésions de continuité seront soignées et protégées suivant les règles connues d'une antisepsie énergique et rigoureuse.

J. BIANCHI, *de Naples*,

Professeur de Neuro-pathologie à l'Université.
Traduit de l'italien par Emile LAURENT et Sigismond CSAPÓ

CHAPITRE XV

SCLÉROSE LATÉRALE AMYOTROPHIQUE

Historique. — Le nom de sclérose latérale amyotrophique est basé sur la topographie des lésions qui envahissent les cordons latéraux et les cornes antérieures.

Au point de vue historique, on l'appelle maladie de Charcot, et c'est à juste titre : il est le premier qui, après l'avoir étudiée, ainsi que Joffroy et Gombaut, l'ait décrite magistralement et lui ait assigné définitivement la place qu'elle occupe dans le cadre nosologique. Depuis elle a été étudiée par Gombaut, Debove, et plus récemment par Koschewnikoff et Marie qui, poussant plus loin les études anatomo-pathologiques, ont montré que la localisation de la maladie se faisait non seulement sur le système pyramidal de la moelle et du bulbe, mais se poursuivait encore dans le cerveau.

Étiologie. — Au point de vue de l'étiologie, nous savons qu'elle se montre entre vingt-cinq et cinquante ans, de préférence vers trente-cinq ou quarante ans ; nous savons qu'elle atteint peut-être plus souvent le sexe féminin.

Au point de vue de sa cause, on peut invoquer l'influence de l'hérédité, qui est loin d'être démontrée, les infections, la syphilis. En résumé, rien de précis.

Anatomie pathologique. — Les lésions de la sclérose peuvent siéger sur tous les points du système pyramidal, depuis les cellules motrices de l'écorce, point de départ supérieur, jusqu'aux terminaisons nerveuses, en passant par le centre ovale, le bulbe, la moelle, les racines antérieures et les nerfs. Au niveau de la moelle on trouve une altération de la substance grise des cornes antérieures, consistant en une atrophie des cellules ganglionnaires et une inflammation de toute la corne. Dans la substance blanche, il y a de la sclérose qui est disposée symétriquement.

Au bulbe la sclérose affecte les noyaux qui prolongent les cornes antérieures de la moelle (hypoglosse, trijumeau, facial). La substance blanche bulbaire (pyramides antérieures) présente des traces de sclérose.

Au niveau de la protubérance, des pédoncules, de la capsule interne, du centre ovale, les lésions de sclérose sont de moins en moins marquées.

Au niveau de l'écorce (Marie, *Archives de Neurologie*, 1885), les grandes cellules pyramidales des zones motrices sont atteintes d'atrophie et peuvent même disparaître.

Les racines antérieures présentent de l'atrophie. Les nerfs qui sont sous la dépendance des cornes envahies peuvent rester sains ou bien être également envahis par le processus de sclérose.

Les muscles présentent une atrophie plus ou moins complète et les nerfs qui s'y terminent ont à peu près disparu.

Qu'est-ce que cette maladie ? En réalité, c'est une sclérose envahissant le système pyramidal. Est-elle ascendante ? Est-elle descendante ? Envahit-elle d'abord l'écorce pour suivre sa marche de haut en bas ? Ou bien commence-t-elle par les parties inférieures ? Au point de vue anatomo-pathologique comme au point de vue clinique, toutes ces suppositions sont vraies tour à tour. Cette diversité de formes est inexpliquée ; il y a là un problème à résoudre. En attendant, on ne peut qu'étudier la maladie telle qu'elle se présente, sans connaître mieux sa nature intime.

Symptômes. — La sclérose latérale amyotrophique a des symptômes qui la font tenir à la fois de l'atrophie musculaire progressive et du tabes dorsal spasmodique. Elle a de commun, avec l'atrophie musculaire, des contractions fibrillaires ; elle a de commun avec le tabes dorsal, les phénomènes spasmodiques et l'exagération des réflexes. Du reste, l'étude anatomo-pathologique fait bien soupçonner cette alliance de symptômes.

Le *début* est variable et Marie (*Leçons sur les maladies de la moelle*) distingue trois formes d'autant plus utiles à connaître que souvent elles annoncent quelle sera l'évolution de la maladie.

Un premier mode consiste dans l'envahissement des membres supérieurs où l'on note un affaiblissement de la puissance motrice et une atrophie musculaire envahissant d'abord les petits muscles de la main, mais ne tardant pas à envahir le membre peu à peu et progressivement. En [même temps il y a de la rigidité, premier stade des phénomènes spasmodiques qui ne tardent pas à se montrer.

Ou bien ce sont des troubles d'origine bulbaire, gêne de la parole, de la mastication, de la déglutition, des mouvements des lèvres qui précédent l'atrophie musculaire des membres et quelquefois, comme nous le verrons ultérieurement, amènent la mort d'une façon précoce.

D'autres fois, c'est là le troisième mode de début, on croit avoir affaire à une véritable paralysie spasmodique. Dans ce cas, les atrophies musculaires sont moins précoces.

Dans le premier mode de début, le plus fréquent des trois, la maladie envahit d'abord un membre ou les deux simultanément, et après deux à dix mois on voit les membres inférieurs qui sont pris à leur tour.

Etudions successivement les phénomènes spasmodiques et amyotrophiques, qui sont les symptômes capitaux *de la période d'état*.

Le malade a la notion que son membre a une force moindre et déjà on peut, par une recherche attentive, percevoir une sorte de rigidité. Du reste cette rigidité est annoncée par l'exagération des réflexes tendineux. Ces réflexes sont exagérés partout où l'on a l'habitude de les chercher, au genou, au coude, au talon, au poignet. M. Marie insiste sur ce fait que le masséter, surtout lorsque le début se fait par des phénomènes bulbaires, est le siège d'un réflexe tendineux. Voici comment on recherche ce réflexe : ou bien, le malade ayant la bouche semi-ouverte, on frappe sur le tendon du masséter ; ou bien la bouche étant encore entr'ouverte, on applique avec la main gauche un coupe-papier tenu horizontalement sur les dents de la mâchoire inférieure, tandis que de la main droite on frappe à l'aide d'un percuteur le coupe-papier entre la main qui le maintient et les dents.

Le réflexe pharyngien serait diminué dans les formes bulbaires, normal dans le cas contraire.

Il est également possible, aussitôt que les membres inférieurs sont envahis ou vont être envahis, de provoquer la trépidation épileptoïde du pied.

La rigidité des muscles, facile à percevoir en imprimant soi-même des mouvements aux membres, ne tarde pas à donner au malade des attitudes particulières.

Le bras est appliqué le long du corps ; essaie-t-on de l'en éloigner, on sent une résistance manifeste des muscles de l'épaule. L'avant-bras est demi-fléchi et en pronation. Le changement d'attitude, si on emploie la force, est douloureux. Le poignet est fléchi et les doigts sont appliqués dans la paume de la main.

Le malade, lorsqu'il peut encore marcher, a la démarche nette-ment spasmodique et absolument analogue à celle observée dans le tabes dorsal. S'il reste au lit, les membres sont accolés et présentent une raideur telle qu'en soulevant l'extrémité du pied on soulève le corps entier. Avant de présenter une rigidité permanente, les membres inférieurs subissent des sortes de crises paroxystiques qui les immo-bilisent plus ou moins longtemps soit en extension, soit en flexion.

Lorsque l'on fait accomplir, soit avec les membres supérieurs, soit avec les inférieurs, des mouvements, les membres sont pris d'une sorte de trémulation, de tremblement spasmodique.

L'atrophie musculaire débute le plus souvent aux mains et princi-palement au niveau des éminences thénar et hypothénar, puis les interosseux sont envahis. Ces deux éminences disparaissent absolu-ment, la paume de la main est excavée. Les avant-bras et les bras, envahis eux aussi, sont diminués de volume. L'aspect du membre est bizarre, il semble décharné et la main forme une griffe.

Les muscles du cou sont envahis à leur tour ainsi que le membre inférieur; mais ceux-ci ne le sont qu'à la dernière limite de la ma-ladie.

Cette atrophie a pour caractères de se faire « muscle par muscle, faisceau par faisceau, et pour ainsi dire fibre par fibre ».

Le muscle présente des contractions fibrillaires analogues à celles observées dans l'atrophie musculaire progressive. Longtemps il pré-sente la conservation de l'excitabilité électrique, mais à la longue cette excitabilité disparaît. La réaction de dégénérescence existe aussi, mais nullement d'une façon constante.

Il faut signaler encore les rétractions fibro-tendineuses, qui immo-bilisent les membres dans la situation où les ont mis les contractures. A la longue, par suite de l'envahissement de l'atrophie, ces contrac-tures disparaissent et avec elles les attitudes vicieuses. à moins que les rétractions précédemment nommées n'interviennent.

Il n'y a pas de complications du côté des sphincters. Il n'y a pas de troubles sensitifs ni de troubles trophiques. La nutrition reste longtemps normale.

Une nouvelle période succède à celle-ci; certes ce n'est pas une période à proprement parler, la marche de la maladie étant toujours croissante et l'envahissement étant progressif; mais en raison de la gravité produite par l'invasion de nouveaux centres nerveux, nous séparons cette phase, la *phase des phénomènes bulbaires;* c'est alors que la maladie revêt la forme clinique de la paralysie labio-glosso-laryngée.

L'orbiculaire des lèvres est paralysé ainsi que les autres muscles des lèvres. Il y a une atrophie complète également accompagnée de mouvements fibrillaires. Comme conséquence on voit la bouche entr'ouverte laisser échapper constamment la salive, les deux lèvres sont rétractées, les sillons naso-labiaux se creusent, d'où l'aspect du malade qui semble pleurer. La bouche peut rester entr'ouverte et le malade se voit dans la nécessité de la fermer avec la main. L'action de siffler, de souffler, etc., est absolument impossible.

La langue envahie à son tour est plissée, puis, lorsque l'atrophie est complète, ratatinée et collée derrière les arcades dentaires. Aucun mouvement ne lui est possible. La conséquence est donc une gêne de la déglutition, de la parole, qui devient à la longue impossible. Avant l'atrophie complète elle est animée de contractions dites vermiculaires par certains auteurs.

Le voile du palais est sans force et sans tonicité. Cette lésion concourt encore à la difficulté de la parole. Les aliments reviennent par le nez ; la déglutition est gênée par suite de la paralysie des muscles pharyngiens.

La mâchoire inférieure a son centre bulbaire (trijumeau) envahi, ce qui crée une gêne considérable pour la mastication et les mouvements de déglutition.

La paralysie du pneumogastrique amène des troubles respiratoires et circulatoires (syncope, augmentation des battements du cœur). Pour Marie, il y aurait quelques troubles psychiques, consistant en un état infantile, en une imbécilité légère. La neurasthénie existerait aussi et serait un phénomène de début et même prémonitoire.

Marche et terminaisons. — La marche de l'affection est assez spéciale. Elle est, relativement à l'atrophie musculaire avec son évolution particulièrement lente, extrêmement rapide ; en deux ans, trois ans au plus tout est terminé. On a vu des cas ne pas dépasser un an et même six mois.

La terminaison est la mort, amenée par les troubles bulbaires. Souvent elle se fait par une gangrène pulmonaire, provoquée par l'introduction de parcelles alimentaires dans les poumons.

La mort subite par arrêt du cœur existe aussi : c'est également un trouble dû à la lésion du pneumogastrique.

Des maladies intercurrentes peuvent terminer la scène.

La maladie n'a pas de formes autres que celles que nous avons indiquées ; le début de la maladie, suivant qu'il se fait sous la forme atrophique, la forme spasmodique ou la forme bulbaire, imprime à la marche de l'affection des différences notables. Les phénomènes bulbaires indiquent une mort à plus brève échéance.

Diagnostic. — Le diagnostic est parfois difficile lorsque l'examen du malade n'est pas fait complètement.

Si l'atrophie musculaire est le symptôme prédominant, on devra la distinguer de l'atrophie musculaire progressive, qui ne présente pas d'exagération des réflexes, ni de contractures, où la marche est moins rapide.

Dans les myopathies primitives, les réflexes ne sont pas exagérés et de plus les troubles ne commencent pas par la main. Il est vrai qu'on a décrit un cas de sclérose amyotrophique débutant par l'épaule. Mais cette rareté ne peut, dans la majorité des cas, embarrasser le diagnostic.

Les polymyélites, les polynévrites périphériques se distinguent par leur forme aiguë, l'atrophie générale du membre, l'abolition des réflexes.

Dans la syringomyélie on a de l'exagération de réflexes et des amyotrophies, mais on y trouve en plus des troubles de la sensibilité, des troubles vaso-moteurs et trophiques.

Peut-on confondre la pachyméningite cervicale hypertrophique avec la sclérose amyotrophique ? C'est toujours l'absence de douleurs très marquées au contraire dans la méningite, et la présence des troubles trophiques qui feront faire le diagnostic.

Si les phénomènes spasmodiques prédominent, on écartera les myélites transverses, qui s'accompagnent de troubles des sphincters, qui ont une marche beaucoup plus lente et où il n'y a qu'une partie du corps qui soit envahie.

Toutes les compressions de la moelle présentent des commémoratifs, des douleurs, des déformations qui évitent l'erreur.

Le tabes dorsal spasmodique n'est pas accompagné, du moins au début, d'atrophies musculaires, et c'est une maladie de l'enfance.

Lorsque les symptômes bulbaires ont apparu, ou bien si l'affection débute sous cette forme, on la différenciera des paralysies bulbaires et pseudo-bulbaires ; les premières ne présentent pas d'exagération des réflexes et les secondes ont un début brusque et sont généralement accompagnées d'une hémiplégie.

Traitement. — Malheureusement la thérapeutique est impuissante en face de cette affection, et tous les moyens employés n'ont modifié en rien ni la marche, ni la douleur.

« Comment en serait-il autrement, écrit Marie, puisque les deux points cardinaux dont procède toute thérapeutique, la cause et la nature de cette affection sont également inconnus ? Tant que sur ces deux points nos connaissances n'auront pas progressé, nous devrons nous résigner à contempler, témoins impuissants, les progrès dans la substance grise bulbo-médullaire d'un incendie que nous ne savons ni éteindre ni circonscrire. »

Paul Boncour, *de Paris.*

CHAPITRE XVI

PARALYSIE INFANTILE

Synonymie. — *Paralysie essentielle de l'enfance* (Rilliet et Barthez), *paralysie atrophique graisseuse de l'enfance* (Duchenne), *paralysie myogénétique* (Bouchut), *paralysie atrophique spinale infantile* (Grasset).

Historique. — Underwood donna, en 1774, la première description de la maladie. Ensuite vinrent les travaux de Heine, de Rilliet et Barthez, de Duchenne fils et de Laborde.

Étiologie. — L'étiologie de la paralysie infantile est encore très obscure. On a accusé les traumatismes, le froid, l'hérédité neuropathique.

P. Marie, se basant sur le fait que la paralysie infantile survient souvent à la suite des maladies infectieuses, sur son évolution cyclique et ses apparitions quelquefois épidémiques, en a fait une maladie infectieuse.

Anatomie pathologique. — Au point de vue anatomique, la paralysie infantile est, à l'état aigu, la même maladie que la paralysie musculaire progressive à l'état chronique. La lésion consiste dans une atrophie des cellules nerveuses des cornes antérieures, et dans le développement de tissu conjonctif.

Les nerfs correspondant aux parties lésées sont également altérés. Ils sont diminués de volume. Les tubes nerveux sont atrophiés et dépourvus de myéline.

Les muscles atteints sont complètement atrophiés et remplacés par une masse jaunâtre, par suite de la destruction du faisceau primitif et de la dégénérescence graisseuse de la charpente conjonctive.

Symptomatologie. — En général, le début est subit et frappe le malade en pleine santé, principalement les enfants de un à trois ans. La plupart du temps, une fièvre plus ou moins intense et qui dure un ou deux jours, ouvre la scène. Des convulsions toniques, qui ne s'accompagnent pas de symptômes cérébraux, ne tardent pas à suivre.

Les symptômes convulsifs sont immédiatement suivis d'une paralysie brusque du mouvement avec conservation de la sensibilité. Le caractère essentiel de la paralysie est qu'elle arrive d'un coup à son summum de généralisation. Elle peut intéresser les quatre membres, le tronc et le col; plus souvent elle prend la forme paraplégique.

L'intégrité de la sensibilité et de l'intelligence reste absolument complète.

Alors survient une période de rémission et de localisation des phénomènes paralytiques. Au bout de deux à six mois après le début, la paralysie qui était généralisée, éprouve bientôt une rémission dans son étendue et son intensité. Elle quitte un certain nombre de muscles et se localise à certains groupes musculaires ou à certains muscles. Elle se fait quelquefois d'emblée, mais plus souvent d'une façon progressive. La paralysie se limite d'abord à un ou deux membres, et puis secondairement dans le membre elle se circonscrit à quelques muscles.

Quand cette rémission s'est produite, la localisation est définitive et irrémédiable. Alors commence une période d'atrophie et de déformation. L'atrophie et les déformations sont dues d'une part aux altérations de la nutrition et à l'impuissance motrice prolongée, d'autre part à la prédominance de l'action des muscles sains sur celle des muscles paralysés. Les muscles et les os sont frappés d'arrêt de développement.

Quand ces déformations sont définitivement constituées, la maladie est arrêtée. Le malade peut vivre très longtemps; mais il restera toujours porteur d'infirmités indélébiles (pied bot, pied plat, luxations de la hanche, scolioses, main bote, contractures des bras, etc., etc.).

Diagnostic. — La paralysie infantile est toujours facile à reconnaître, grâce à son début brusque et à son évolution tout à fait caractéristique.

Les *paralysies* dites *obstétricales* ne frappent que les nouveau-nés. La *pseudo-paralysie syphilitique* de l'enfance est due à une solution de continuité de l'os : il y a décollement épiphysaire. Les paralysies consécutives aux maladies aiguës s'accompagnent presque toujours de douleurs et de troubles de la sensibilité.

Les *atrophies musculaires* suivent une marche lentement mais sûrement progressive. Quant à la *paralysie pseudo-hypertrophique*, elle est extrêmement rare dans l'enfance.

La *paralysie hystérique*, quand elle survient dans l'enfance, succède ordinairement à un traumatisme ou à une crise convulsive, et s'accompagne presque toujours de troubles de la sensibilité.

Traitement. — Au début, on peut essayer des révulsifs : ventouses scarifiées, vésicatoires ou cautères, pointes de feu, frictions mercurielles le long de la colonne vertébrale. Les purgatifs, le calomel en particulier, sont aussi indiqués.

Le sulfate de quinine aura un double effet : il réalisera l'antisepsie interne et combattra avantageusement la fièvre initiale.

Pour provoquer une révulsion énergique sur toute la surface cutanée, Jules Simon donne tous les jours un bain d'air chaud de trois à cinq minutes de durée, et enveloppe les membres dans de la ouate saupoudrée de moutarde, qu'on change matin et soir.

Hammond conseille vivement l'emploi de l'ergot de seigle, qu'il faut cependant administrer avec précaution et à petites doses fractionnées.

Quand on arrive à la période de rémission de la maladie, il est bon d'administrer des toniques et des ferrugineux, de faire des frictions excitantes sur les muscles paralysés.

Hammond conseille aussi l'emploi de la strychnine, et il préconise la formule suivante :

Sulfate de strychnine.	0,05 centigrammes
Pyrophosphate de fer.	2 grammes
Acide phosphorique	16 —
Sirop de gingembre	80 —

Une demi-cuillerée à café, une, deux et trois fois par jour, selon l'âge de l'enfant. Mais il est prudent de s'abstenir de ce médicament chez les enfants âgés de moins d'un an.

Jules Simon donne aussi 3 à 5 gouttes de noix vomique par jour.

La gymnastique et l'électricité semblent avoir donné des résultats. Onimus et Hammond assurent qu'ils ont obtenu des guérisons complètes par l'emploi de courants continus appliqués le long de la colonne vertébrale.

Grasset propose la médication suivante :

Tous les deux jours, application de courants continus (5 milliampères) le long de la colonne vertébrale et sur les muscles atrophiés :
vingt minutes de séance, avec cinq minutes de repos au milieu.

Massage méthodique et friction sèche de tout le corps, et spécialement des muscles atrophiés, tous les matins.

Vingt jours par mois, prendre à chaque repas une cuillerée de :

```
Biphosphate de chaux . . . . . . . . . .  10 grammes
Acide lactique . . . . . . . . . . . . . .   3    —
Eau . . . . . . . . . . . . . . . . . . . 300    —
```

En hiver, joindre à chaque repas une à trois cuillerées de :

```
Huile de foie de morue. . . . . . . . . ⎫
Eau seconde de chaux . . . . . . . . . ⎬ ââ 450 cent. cubes
Eau de laurier cerise. . . . . . . . . .   100    —
```

En été, saison à Balaruc, à Salies-de-Béarn, à Salies-de-Moutiers.

Au printemps et à l'automne, donner 20 bains tièdes, de dix
minutes, avec 5 kilogrammes de sel marin et une bouteille d'eaux-
mères de Salies-de-Béarn.

Remplacer les muscles atrophiés par des appareils orthopédiques
appropriés.

Émile LAURENT, de Paris.

CHAPITRE XVII

PARALYSIE SPINALE AIGUË DE L'ADULTE

Historique et étiologie. — Cette polymyélite antérieure aiguë a d'abord été décrite par Duchenne, puis par Charcot. Déjerine nie l'autonomie de ce type morbide que Raymond et Marie ont cependant conservée.

L'étiologie de cette affection est des plus obscures. On a invoqué avec plus ou moins de raison l'hérédité, le froid, les excès de marche, la syphilis, etc. Elle atteint généralement les individus entre dix-huit et quarante-cinq ans.

Symptomatologie. — La paralysie spinale aiguë de l'adulte est une affection de tous points analogue à la paralysie spinale infantile.

Comme cette dernière, elle débute par de la fièvre, des douleurs, des maux de tête, quelquefois même du délire. Puis, brusquement, la paralysie apparaît, frappant un grand nombre de muscles sans régularité apparente. La paralysie est flasque, et les sphincters sont presque toujours indemnes.

Puis, au bout de dix à quinze jours, comme chez l'enfant, la paralysie se retire de certains muscles, se localise sur d'autres d'une façon définitive. Des déformations alors se produisent, mais moins prononcées que chez l'enfant où il y a arrêt de développement.

Telle est la marche de la maladie qui est, comme on voit, assez rapide. La terminaison peut se faire très rarement par guérison complète, plus souvent par déformations et quelquefois par la mort pendant la période du début ou à la période paralytique. Le pronostic est donc à réserver.

Diagnostic. — Ce qui caractérise la paralysie spinale de l'adulte, c'est : son début brusque avec fièvre, l'apparition de la paralysie d'emblée, paralysie qui n'intéresse pas la sensibilité et respecte les sphincters.

Dans l'hématomyélie et la paralysie générale spinale diffuse, les sphincters sont touchés et la sensibilité est indirectement atteinte.

Les amyotrophies myélopathiques se distingueront par leur marche envahissante et progressive.

Quant au diagnostic avec la polynévrite amyotrophique, il est beaucoup plus délicat et souvent très difficile à établir.

Anatomie pathologique. — Les lésions se localisent dans la substance grise des cornes antérieures de la moelle épinière qui peut être atteinte dans une plus ou moins grande étendue.

Au début, quand on examine une coupe de la moelle, on observe une coloration rouge intense des cornes antérieures au niveau du renflement d'où partent les nerfs des membres atteints. La lésion histologique consiste dans une dégénérescence aiguë des cellules ganglionnaires des cornes.

Quand la lésion est déjà ancienne, on constate ordinairement une atrophie de la corne d'un côté avec amincissement des racines antérieures. Au point de vue histologique, on constate la disparition ou la réduction du nombre des cellules ganglionnaires. Les cylindres-axes sont également détruits.

Traitement. — Au début, on préconise surtout la médication antipyrétique; quand la paralysie se manifeste, il sera bon d'avoir recours aux révulsifs le long de la colonne vertébrale.

Quand l'atrophie apparaît et que les lésions menacent de devenir définitives, c'est l'électricité et le massage qui tiendront le premier rang dans la thérapeutique de cette affection.

Émile LAURENT, *de Paris*.

CHAPITRE XVIII

PARALYSIE GÉNÉRALE SPINALE ANTÉRIEURE
SUBAIGUË ET CHRONIQUE

Définition et étiologie. — Duchenne a décrit sous ce nom une forme subaiguë et chronique de la paralysie spinale aiguë de l'adulte. Mais l'existence de cette entité morbide n'est pas bien certaine et a été niée par quelques auteurs. Nous avons cru cependant devoir en donner ici une description très succincte.

Comme facteurs étiologiques, on n'a pu invoquer jusqu'ici avec quelque raison que les maladies infectieuses et l'intoxication saturnine.

Anatomie pathologique. — Selon Duchenne, les lésions devraient porter sur les cornes antérieures. Dans les quelques autopsies qui ont été faites, on a trouvé une atrophie très prononcée des cellules ganglionnaires dans toute l'étendue de la moelle, mais atteignant son maximum d'intensité soit au renflement lombaire, soit au renflement cervical, selon que l'affection a pris une forme ascendante ou descendante.

Symptômes. — Le début s'annonce par des symptômes de malaise et de lassitude ; puis il survient de l'affaiblissement et l'abolition des mouvements volontaires, ordinairement dans les membres inférieurs d'abord, quelquefois dans un seul, et se généralisant ensuite. La contractilité électro-musculaire des muscles paralysés diminue ou même disparaît complètement dès le début. La sensibilité est conservée, au moins objectivement. Les sphincters ne sont pas atteints. Il n'y a pas de troubles trophiques.

Enfin on voit apparaître l'atrophie en masse des muscles paralysés, et la métamorphose graisseuse d'un certain nombre d'entre eux.

L'affection peut suivre une marche ascendante et frapper d'abord les membres inférieurs ou au contraire une marche descendante et commencer par les membres supérieurs.

Elle frappe ordinairement des individus âgés de trente-cinq à cinquante ans, évolue en quelques mois, pour rester ensuite stationnaire pendant plusieurs années.

Formes. — Il est deux formes qui, sans s'identifier absolument avec elle, se rapprochent beaucoup de la paralysie spinale subaiguë de Duchenne.

1° *Paralysie générale spinale à marche rapide et curable de Landouzy-Déjerine.* — Dans cette forme, la paralysie et l'atrophie atteignent tous les muscles du corps, à l'exception de ceux de la face. La sensibilité est conservée. Il n'y a pas de paralysie des sphincters ni de troubles trophiques. L'évolution est rapide; elle se fait en quelques mois. La guérison de la paralysie et de l'atrophie est la règle.

2° *Forme mixte de paralysie générale spinale d'Erb.* — C'est une sorte d'intermédiaire ou de transition entre l'atrophie musculaire progressive et la paralysie générale spinale. La paralysie est incomplète, l'atrophie peu prononcée. Pas de troubles de la sensibilité ni de troubles trophiques. Par contre on note presque constamment des douleurs profondes. La marche de la maladie est lente et elle semble plutôt tendre vers la guérison.

Traitement. — Au début, pendant la période paralytique, on pourra avoir recours aux révulsifs appliqués sur la colonne vertébrale, à l'ergotine à l'intérieur. A la période atrophique, c'est l'électricité combinée au massage qui donnera les meilleurs résultats.

Émile LAURENT, *de Paris.*

CHAPITRE XIX

ATROPHIES MUSCULAIRES PROGRESSIVES

Jusqu'à ces dernières années on avait coutume de considérer comme une véritable entité morbide la maladie décrite par Duchenne, de Boulogne, et Aran en 1849-50, caractérisée par une atrophie lente et continue de certains muscles ou groupes musculaires. Cette affection avait reçu le nom d'*atrophie musculaire progressive* et semblait former un tout nosologique complet.

Mais peu à peu ces idées se sont modifiées : déjà en 1873, certains auteurs et neurologistes allemands avaient manifesté quelques doutes sur l'unité causale des atrophies musculaires, et de la discussion est née une nouvelle opinion aujourd'hui communément admise, c'est qu'il y a plusieurs espèces d'*atrophies musculaires progressives* et que l'on ne doit pas, dans un traité de médecine, s'en tenir à la description de la maladie type, observée par Duchenne.

L'étude que nous allons entreprendre des atrophies musculaires progressives est établie d'après ces données et se divisera en deux grands chapitres : le premier comprendra l'histoire clinique et anatomique de la maladie de Duchenne ou atrophie d'origine spinale ; le second se rapportera aux atrophies d'origine périphérique, myopathies primitives dont divers types ont été observés depuis peu par Erb, Landouzy, Déjerine, Charcot, Marie, etc.

I

ATROPHIE MUSCULAIRE PROGRESSIVE SPINALE

Historique. — Duchenne, de Boulogne, dans un mémoire adressé à l'Institut en 1849, décrivit le premier l'affection à laquelle il donna le nom d'*atrophie musculaire progressive graisseuse ;* mais ne poursuivant pas ses recherches anatomiques ailleurs que dans les muscles atteints par la maladie, il la définit comme une altération organique du système musculaire; Aran (1850) fut du même avis.

Bientôt avec les progrès incessants de l'anatomie pathologique du système nerveux, on trouva à l'autopsie des gens morts de cette affection une certaine altération de la substance nerveuse grise des cornes antérieures de la moelle, et de ce fait on conclut à une relation constante existant entre la lésion nerveuse médullaire et le symptôme clinique d'atrophie observé durant la vie.

Ce furent les travaux de Legros, Onimus, Luys, Lockart, Clarke, Gairdnert, Remak, Vulpian, Charcot, Joffroy, etc., qui établirent ces données et jetèrent un jour nouveau sur la pathogénie et la clinique de cette affection. Toutes ces observations, nombreuses et précises, amenèrent à considérer l'atrophie musculaire comme une entité nosologique très distincte caractérisée par une lésion anatomique constante de la moelle. Dans la suite, généralisant à tort ces idées, on en conclut que l'atrophie d'un muscle était toujours liée à une altération médullaire.

Enfin, les études récentes des anatomo-pathologistes et des neurologistes allemands et français vinrent détruire cette conception en montrant qu'outre l'atrophie d'origine spinale il existe des atrophies d'origine périphérique sans lésion médullaire primitive (Friedreich, Charcot, Leyden, Möbius, Lichtheim, Erb, Landouzy, Déjerine, etc...). Depuis lors, il est d'usage de les décrire séparément sans toutefois les séparer tout à fait, puisqu'elles ont un lien symptomatique commun qui les réunit : la dystrophie musculaire.

Étiologie. — Les causes de cette maladie sont, en somme, obscures, d'autant plus qu'il règne une sorte de confusion entre les divers types de l'affection; on a noté cependant que l'atrophie musculaire progressive se rencontre habituellement chez les personnes d'âge moyen, de trente à cinquante ans et de préférence chez les hommes. L'hérédité n'a pas une grande importance étiologique dans la forme spinale de la maladie, tandis que nous signalerons son rôle prépondérant, plus loin, à propos de l'atrophie ou myopathie primitive.

L'atrophie spinale s'observe chez les surmenés, chez les individus qui accomplissent un travail manuel, particulièrement pénible pour certains muscles (forgerons, cordonniers, tailleurs, maîtres à danser, ouvriers rubanniers, etc...), et, dans ces divers cas, l'affection débute dans les muscles fatigués. Une contusion, une brûlure, un traumatisme ont provoqué quelquefois le début d'une atrophie; on a vu, de même, celle-ci survenir après des maladies infectieuses, telles que la rougeole, la dothiénentérie, le choléra, le rhumatisme, ou apparaître après des affections dites diathésiques, notamment après la syphilis (Niepce, Hammond, Fournier).

D'autres fois la maladie a débuté sans cause appréciable, à l'occasion d'un refroidissement, d'excès vénériens, ou même spontanément, sans cause apparente. Enfin on a remarqué, non sans intérêt, que certains individus frappés d'atrophie musculaire progressive avaient autrefois présenté de la paralysie infantile, ce qui permettrait de supposer que leur moelle était restée plus sensible à la suite de cette affection.

Symptômes cliniques. — Le premier symptôme que le malade observe est une faiblesse ou une impotence réelle pour exécuter un mouvement habituel. Il remarque toutes les fois que son travail l'oblige à contracter certain muscle, qu'il ressent de la gêne et se fatigue rapidement.

Au début, ces symptômes n'apparaissent que pour un côté du corps, mais bientôt l'autre côté est envahi et la fatigue survient dans les muscles symétriques aux premiers.

En même temps que de la gêne, le malade voit survenir de l'amaigrissement, de l'atrophie des muscles lésés; c'est même cette atrophie qui est la première en date et produit les troubles de la motilité, mais il est rare qu'on la remarque tout d'abord, car le malade ne songe pas à examiner fréquemment telle ou telle région musculaire de son corps, et il ne le fait que lorsque son impotence ou sa faiblesse est assez grande pour attirer son attention.

L'atrophie n'envahit pas tout un muscle ou tout une région simultanément, on la voit souvent épargner certains faisceaux ou certains territoires musculaires : elle modifie la consistance des fibres qu'elle atteint et qui deviennent molles et pâteuses.

Dans la plupart des cas, c'est la main qui est la première frappée, et parmi les groupes musculaires de cette partie du corps ce sont ceux de l'éminence thénar, plus particulièrement ceux de la couche superficielle (court abducteur du pouce, court fléchisseur du pouce) où siège le mal, au début. Les lésions s'étendent ensuite en remontant, d'une façon assez diffuse : à mesure que l'atrophie gagne, on voit se produire à la place des saillies musculaires normales des dépressions plus ou moins accusées qui modifient tout à fait la physionomie habituelle du membre.

L'atrophie du muscle court abducteur du pouce tend à rapprocher les deux premiers métacarpiens pendant le repos. La région s'aplatit, les interosseux sont à leur tour envahis, et il se produit une excavation des gouttières intermétacarpiennes, ce qui fait ressembler la main à une griffe d'animal.

Une autre conséquence de l'atrophie du court abducteur du pouce est l'impossibilité pour le malade d'opposer le pouce aux autres doigts de la main, ce qui l'empêche de tenir une plume ou un pinceau; le pouce est tiré en dehors et en arrière par l'action des fibres du long abducteur.

L'atrophie des interosseux creuse les gouttières intermétacarpiennes, mais, comme ces muscles atrophiés sont, en outre, fléchisseurs de la première phalange et extenseurs des deux dernières, il se produit en leur absence une prépondérance de leurs muscles antagonistes, d'où extension forcée de la première phalange et flexion des deux autres.

Les autres muscles de la main subissent également la dystrophie, ce qui donne à l'ensemble un aspect squelettique très frappant. L'avant-bras participe ensuite à l'affection, qui envahit en premier lieu les fléchisseurs superficiels et profonds; dès lors, les doigts deviennent inertes, la main perd son attitude en griffe et tombe flasque comme celle d'un cadavre.

Après l'avant-bras, l'atrophie envahit les muscles du bras, mais l'évolution de la maladie se fait lentement, avec des temps d'arrêt assez nombreux et quelquefois assez prolongés. Au bras, le muscle triceps résiste le plus longtemps, tandis que le biceps et le brachial antérieur sont les premiers touchés. Viennent ensuite les deltoïdes, les muscles qui entourent l'articulation scapulo-humérale, dont on distingue alors nettement les saillies et les creux.

Comme conséquence des progrès de l'affection, les membres supérieurs dont la maigreur est devenue effrayante pendent inertes le long du corps, incapables de s'élever ni de se fléchir.

Les muscles du tronc sont ensuite envahis, dans l'ordre suivant (Duchenne) : moitié inférieure du trapèze, pectoraux, grands dentelés, grands dorsaux, rhomboïdes, angulaires, extenseurs et fléchisseurs du tronc et de la tête, muscles sacro-spinaux et muscles de l'abdomen; quant à la moitié supérieure ou claviculaire du trapèze, c'est elle qui conserve le plus longtemps ses propriétés de contractilité et sa texture.

On se représente maintenant l'aspect d'un individu atteint d'atrophie à cette période. Les côtes font saillie, une profonde excavation existe sous la clavicule, les bras sont entièrement inertes ; pour les utiliser, le malade est obligé de les projeter par des mouvements brusques de rotation ou de déplacement du tronc ; les bras se déplacent alors en totalité, entraînant avec eux les omoplates. Le sujet a de la peine à conserver la station assise ou debout, l'atrophie des muscles extenseurs et fléchisseurs du tronc tendant à déplacer à tout moment le centre de gravité; pour y arriver il est obligé de s'astreindre à des positions qui incurvent la colonne rachidienne. La tête elle-même, privée de l'action des muscles qui la soutiennent, tombe et ballotte indifféremment. Le contraste est alors frappant entre le haut du corps ainsi atrophié et les membres inférieurs qui sont, à cette période, encore à peu près intacts.

Cependant il est des cas où l'atrophie musculaire débute par les membres inférieurs. Les statistiques de Duchenne accusent 2 cas semblables sur 159, celles de Friedreich 27 cas sur 111. Lorsque ce fait se produit, ce sont les muscles fléchisseurs du pied sur la jambe, et de la cuisse sur le bassin, qui sont les premiers envahis.

On a observé également l'atrophie débutant par les muscles du tronc, 12 fois sur 159 (Duchenne), 8 fois sur 11 (Friedreich), ou encore par les muscles du bras et de l'épaule, type scapulo-huméral de Vulpian. Enfin, lorsque la maladie envahit les muscles de la tête, elle intéresse également les muscles des lèvres, de la langue et du larynx, produisant le syndrome de la paralysie labio-glosso-laryngée. L'ouverture de la bouche se fait difficilement, ce qui gêne beaucoup l'alimentation; par suite de l'extension de l'affection au pharynx et à l'œsophage, la déglutition est entravée, la salive coule en dehors, les boissons passent dans l'estomac en produisant un bruit analogue à celui qu'on obtient quand on remplit une carafe. Plus tard, la maladie continuant sa marche envahissante peut provoquer de l'ophtalmoplégie (Guinon et Parmentier), de la paralysie du diaphragme et des muscles intercostaux.

L'exploration électrique des muscles faite par Duchenne, Hayem, Jaccoud, Legros et Onimus, Eulenburg, Ferber, etc... a donné des résultats constants, savoir : avec l'électricité faradique conservation de la contractilité tant qu'il subsiste quelques fibres musculaires saines, mais cette contractilité s'affaiblit plus vite, la fatigue du muscle excité est rapide. Erb a noté la réaction de dégénérescence à une certaine période de l'atrophie quand les fibres musculaires sont en voie de transformation sans être entièrement atrophiées, et alors même qu'il existe encore des fibres saines dans le muscle.

L'électricité galvanique donne les mêmes résultats que le courant

faradique, seulement il semble que cette sorte d'électricité agit
encore quand la faradisation du muscle ne donne déjà plus de contraction.

Notons encore la production de la contraction diplégique de
Remak et du palmo-spasme de Walter. Le premier de ces phénomènes consiste dans la production de contractions dans les muscles
en voie d'atrophie des membres supérieurs, et on l'obtient en faisant
passer un courant de pile entre le pôle négatif placé au niveau et
sous la cinquième vertèbre cervicale, et le pôle positif situé au
niveau de la fossette carotidienne. Remak soutient que cette contraction est d'ordre réflexe et due à l'excitation du ganglion supérieur du sympathique cervical.

Valter en faisant traverser par un courant les muscles du membre
supérieur produisait le palmo-spasme, sorte d'agitation de la main.

L'atrophie musculaire s'accompagne de contractions fibrillaires,
se produisant par accès; c'est comme un frémissement des fibres
musculaires en voie d'atrophie, survenant sans cause déterminante,
s'exagérant par le froid, le contact, l'excitation électrique; il semble
alors que la peau est soulevée par de fines cordelettes qui se ten-
draient puis se relâcheraient aussitôt. La durée de ces contractions
est courte, l'intervalle qui les sépare varie beaucoup, quelquefois
elles sont presque continuelles et ressemblent à un véritable tremblement.

Dans les parties du corps envahies par l'atrophie, les réflexes sont
abolis; comme l'affection frappe rarement les membres inférieurs, il
est rare de constater la disparition des réflexes patellaires. L'exagération de ces réflexes n'a jamais été constatée.

Le membre, siège de l'atrophie, présente une hypothermie qui a
été souvent remarquée; de même le froid extérieur est plus facilement
ressenti par le malade. Celui-ci accuse aussi des fourmillements, de
l'engourdissement, de vagues sensations douloureuses; la sensibilité
à la douleur et au contact semblent normales. Grasset a constaté,
dans un cas, de la rougeur des téguments avec sueur et hyperthermie.

Marche. Durée. Terminaisons. — L'atrophie musculaire progressive
de Duchenne a, nous l'avons dit, une marche lente, entrecoupée de
périodes plus ou moins longues de rémission pendant lesquelles la
maladie semble ne pas devoir progresser. Quelquefois, quoique ceci
soit rare, elle a, en effet, subi un temps d'arrêt définitif, mais ordinairement après une durée totale, moyenne, de trois à six ans, mais

qui peut aller jusqu'à dix, quinze et vingt ans, l'atrophie musculaire progressive se termine par la mort. Celle-ci survient alors, soit par le fait de l'envahissement des muscles de la respiration (diaphragme), soit par suite des troubles labio-glosso-laryngés ; mais souvent le malade est emporté par une maladie infectieuse intercurrente (broncho-pneumonie ou phtisie pulmonaire) à laquelle, grâce à son état débile, il ne peut opposer de résistance.

Pronostic. — Cette affection comporte un pronostic généralement mauvais, sans cependant être tout à fait fatal. Si l'atrophie musculaire progressive amène, la plupart du temps, la mort de l'individu qu'elle atteint, on a vu la maladie évoluer lentement, et s'arrêter quelquefois; le praticien devra donc toujours formuler des réserves. Pronostiquer dès le début un cas plus ou moins grave est chose difficile; cependant Duchenne avait déjà remarqué que l'atrophie marche plus rapidement et plus fatalement quand elle semble se produire sans cause nettement déterminée. Lorsqu'elle survient, par exemple, à la suite d'excès de travail, il est plus facile de l'enrayer, ou dans ce cas, son évolution est plus lente.

Diagnostic. — La constatation d'une atrophie musculaire n'implique pas que l'on doive immédiatement penser à la maladie décrite par Duchenne, car d'autres affections s'accompagnent de phénomènes dystrophiques ; puis il faut encore définir, si vraiment l'on se trouve en présence d'un cas d'atrophie, quelle en est la variété, car celles-ci sont assez nombreuses, comme nous le verrons bientôt.

Nous ne nous occuperons ici que du diagnostic à faire entre les atrophies musculaires progressives et les autres affections pouvant les simuler ; d'autre part, en étudiant les atrophies progressives myopathiques primitives, nous distinguerons entre les diverses formes de celles-ci.

La *sclérose latérale amyotrophique* diffère de l'atrophie en ce qu'elle est accompagnée d'exagération des réflexes, et de contractures ; son évolution est d'ailleurs plus rapide : six mois à deux ans.

La *sclérose en plaques* s'accompagne quelquefois d'atrophie musculaire, par contre, elle présente des symptômes tout à fait particuliers qui ne se retrouvent pas dans la maladie de Duchenne, ce sont : la démarche spasmodique, le nystagmus, les sensations vertigineuses, etc.

La *syringomyélie* se reconnaît à l'existence de troubles spéciaux de la sensibilité, qui est dissociée, insensibilité à la chaleur, mais non au froid ; à la production de lésions trophiques variées, telles que les panaris, les éruptions bulleuses, la scoliose.

La *névrite saturnine* peut, parfois, revêtir l'aspect de l'atrophie, parce qu'elle frappe les mains et les avant-bras ; on prêtera attention dans ce cas à la profession du sujet, à la présence du liseré gingival, on constatera la pâleur de la face et on remarquera que l'atrophie d'origine saturnine prédomine dans les muscles de la région externe de l'avant-bras ; en outre, elle ne s'accompagne pas des nombreuses contractions fibrillaires que l'on observe dans l'atrophie musculaire progressive.

La *pachyméningite cervicale hypertrophique* peut produire de l'atrophie des membres supérieurs, elle ne présente pas de contractions fibrillaires, mais une exagération marquée des réflexes accompagnée de violentes douleurs simulant des névralgies.

La *lèpre anesthésique* amène également de l'amyotrophie des mains, mais on la reconnaît à ce qu'elle s'accompagne de troubles trophiques de la peau, d'altérations de la sensibilité, notamment de thermo-analgésie, de plaques anesthésiques en divers points du tronc, d'épaississement des nerfs, phénomène qu'on peut constater en palpant le nerf cubital, d'érythème, etc.

Anatomie pathologique. — Les premiers observateurs, frappés par la localisation de la maladie dans les muscles, ne cherchèrent pas plus loin la cause du mal et s'occupèrent exclusivement d'étudier ces altérations musculaires. C'est ainsi que Aran et Duchenne plaçaient le siège de l'affection dans les fibres musculaires et y décrivaient, en effet, diverses lésions. D'abord une atrophie simple, en ce sens que la fibre n'était pas modifiée dans sa texture striée, mais était diminuée de volume ; puis, en second lieu, une augmentation du nombre des noyaux du sarcolemme indiquant une lésion irritative. Duchenne constatait également l'existence de la dégénérescence graisseuse du muscle, et, à cause de cette stéatose, il donnait à la maladie le nom d'atrophie musculaire graisseuse.

A l'examen macroscopique, les fragments musculaires apparaissent minces, pâles, à demi transparents, rose jaunâtre, ressemblant à des muscles de poissons ou de grenouilles, mais, — et c'est là un point important, — au milieu de ce tissu musculaire dégénéré, on rencontre des îlots de fibres musculaires intactes et qui ont conservé leur aspect normal.

Outre l'atrophie graisseuse, on constate aussi de l'atrophie granuleuse ou protéique ; la fibre est comme transpercée par des orifices au milieu desquels on aperçoit un noyau ; ceux-ci sont devenus très abondants, les espaces qui les renferment sont également très nombreux, ce qui donne à la fibre musculaire atrophiée l'aspect d'une écumoire.

Le tissu conjonctif interstitiel ou *périmysium* participe, lui aussi, à l'irritation et présente une prolifération nucléaire abondante, ainsi que de la sclérose en bandes, peu marquée, qui entoure les fibres musculaires, quelquefois même on trouve des vésicules adipeuses au sein de ce tissu conjonctif hypertrophié.

En 1853, après la publication des mémoires d'Aran et de Duchenne, Cruveilhier fit l'autopsie célèbre du saltimbanque Lecomte et rencontra des lésions d'atrophie dans les racines antérieures de la moelle, ce qui fit envisager sous un jour nouveau la question de la pathogénie de l'atrophie musculaire.

Dans cette maladie, en effet, les racines antérieures de la moelle sont le siège d'une atrophie, à un degré plus ou moins avancé, même quand l'œil n'y découvre rien d'anormal, tout d'abord.

Les lésions médullaires de l'atrophie sont habituellement visibles à l'œil nu ; elles siègent au niveau du point d'émergence des racines antérieures des nerfs rachidiens, entre le sillon collatéral et le trou de conjugaison. Là, au lieu d'avoir cet aspect blanc nacré qui leur est habituel, les racines sont grises, gélatineuses, grêles.

Les coupes histologiques y montrent de la sclérose et de la prolifération conjonctive autour des tubes nerveux. Ceux-ci, à leur tour, sont diversement altérés : tantôt ils sont simplement atrophiés ; tantôt le cylinder axis reste intact, mais la myéline est dégénérée et les noyaux de la gaine de Schwann sont plus nombreux qu'à l'ordinaire ; tantôt, enfin, le tube nerveux est encore plus altéré et réduit à la simple gaine de Schwann, vide, ou comblée par du tissu conjonctif, ce qui tout d'abord empêche de constater l'atrophie à l'examen macroscopique.

Les nerfs spinaux, qui sont le prolongement des racines antérieures, sont eux-mêmes le siège d'altérations analogues, mais irrégulièrement disséminées, et d'autant plus nombreuses qu'on se rapproche de leurs extrémités et que la myopathie est plus accentuée. Les nerfs moteurs sont plus atteints que les nerfs mixtes.

Mais la vraie lésion originelle de l'atrophie musculaire progressive est située plus haut, dans la substance médullaire elle-même, dans les grandes cellules motrices de la substance grise des cornes antérieures.

Valentiner (1855), Luys (1860), Lockart-Clarke (1862-63), Duménil

(1867), Hayem (1869), Charcot, Vulpian, Troisier, Pierret (1875), etc., rapportent des observations précises d'autopsies de malades atteints d'atrophie de Duchenne, et chez lesquels ils ont rencontré des lésions des cornes antérieures de la moelle.

Au microscope, on constate une atrophie plus ou moins considérable des cornes antérieures, de la raréfaction des fibres nerveuses, de l'atrophie des grandes cellules motrices qui sont en voie de désorganisation. Charcot a décrit une infiltration pigmentaire, une diminution de volume de la cellule, une disparition de ses prolongements normaux, une atrophie du noyau. On peut joindre à ces faits une sorte de tuméfaction trouble du corps de la cellule et un degré plus ou moins accusé de sclérose.

Ces lésions dégénératives, surtout apparentes dans le renflement cervical de la moelle et au niveau de la région moyenne, sont situées à la partie antéro-interne de l'axe de la corne antérieure.

Tout autour, la moelle est saine : l'atrophie est donc limitée aux cornes antérieures; cependant on a observé parfois un léger degré d'irritation périphérique se traduisant par un peu de sclérose des faisceaux radicaux antérieurs ou un peu de myélite péri-épendymaire.

Pathogénie. — L'étude de ces altérations a permis de définir anatomiquement l'atrophie musculaire progressive comme une « myélite chronique, parenchymateuse, localisée aux cornes antérieures de la substance grise et caractérisée par la dégénérescence atrophique des grandes cellules motrices ».

Cette théorie, dite de l'école française, réunit aujourd'hui le plus grand nombre d'adhésions, quelques-uns essayant encore de chercher la cause intime de l'atrophie dans les muscles ou dans le grand sympathique (destruction de la partie cervicale de ce nerf;—Schneevogt, 1854). Il est, en effet, certain que le sympathique cervical peut être atteint au cours de l'atrophie médullaire, et sa lésion provoque l'apparition de nouveaux symptômes, troubles vasculaires, congestions et œdèmes, mais la lésion principale et essentielle est bien celle des cornes antérieures de la moelle.

Quant à la théorie qui veut faire de la maladie de Duchenne une myopathie primitive, elle est en contradiction avec l'observation histologique et clinique qui montre que l'atrophie musculaire est postérieure aux altérations des nerfs, des racines antérieures et des cornes antérieures. Il y a, en effet, relation entre le point de l'axe nerveux spinal altéré et le siège de l'atrophie : la région cervicale de la moelle répond aux membres supérieurs, la région dorsale au tronc, la région lombaire aux membres inférieurs, les noyaux bulbaires aux troubles labio-glosso-laryngés, la main a son centre trophique dans la région de la moelle située entre la septième cervicale et la première paire dorsale inclusivement (Hayem, Prévost et David).

Roger, en 1891, a produit expérimentalement une myélite atrophique en inoculant à des lapins des vieilles cultures du streptocoque de l'érysipèle, et, dans treize cas, il a causé ainsi des lésions des grandes cellules des cornes antérieures ; le fait acquis est donc que ces cornes antérieures, outre leur action motrice, ont une action marquée sur la nutrition des muscles, puisque leur altération entraîne l'atrophie.

II

MYOPATHIES PRIMITIVES

Ces affections constituent le deuxième groupe des maladies atrophiques musculaires, qui ont été nettement séparées, il y a quelques années, de la première forme ou atrophie spinale de Duchenne et Aran.

Cette deuxième variété d'atrophies musculaires comprend des affections qui débutent et restent localisées dans les muscles quoique n'évoluant pas toujours sous le même aspect, ce qui a permis de les diviser suivant des types spéciaux, que nous étudierons successivement.

C'est ainsi que l'on rencontre :

1° Le type facio-scapulo-huméral (Landouzy-Déjerine) ;

2° Le type scapulo-huméral (forme juvénile de Erb) ;

3° La paralysie pseudo-hypertrophique (type de Duchenne) ;

4° Le type scapulo-huméral de Zimmerlin ;

5° Le type de Leyden-Mœbius ;

6° Le type fémoro-tibial d'Eichorst ;

7° Le type de Charcot-Marie ;

8° Le type de Déjerine-Sottas (névrite interstitielle hypertrophique de l'enfance).

Toutes ces formes appartiennent à la même famille des myopathies primitives progressives, aussi, avant de les étudier séparément, il est nécessaire d'en faire une étude générale, car toutes possèdent des caractères étiologiques, cliniques et anatomiques communs.

Etiologie. — Les myopathies primitives, à l'opposé des atrophies spinales, sont des affections héréditaires qui atteignent plusieurs membres d'une même famille, soit dans la même génération, soit dans des générations successives.

Cependant, c'est plutôt dans les branches de la parenté collatérale que l'on rencontre cette affection, parce que les gens qui en sont atteints se marient rarement entre eux ou, s'ils le font, parce que leur union demeure stérile.

Il y a des familles qui ont compté parmi leurs membres de nombreuses individualités ainsi marquées du sceau de la maladie. Les plus remarquables sont : la famille Wetherbee, observée par Hammond, la famille Bessel, observée par Naunyn.

Les hommes sont plus souvent atteints que les femmes et, quand dans une même famille la maladie fait plusieurs victimes, c'est ordinairement au même âge qu'elle frappe, soit dans l'enfance, soit vers l'âge de la puberté. Il est rare d'en constater des exemples après l'âge de vingt ans.

Symptomatologie. — La myopathie primitive débute lentement et d'une façon indécise, elle n'envahit pas un membre en se cantonnant dans le territoire d'innervation d'un nerf, sa distribution semble irrégulière, sans aucun rapport avec le trajet des troncs nerveux, elle se localise souvent à un seul côté d'un membre, commence par la racine du membre et non pas par son extrémité libre.

La marche de cette affection est toujours longue ; comme dans l'atrophie spinale, elle est également coupée par des rémissions d'une durée plus ou moins considérable.

Contrairement à l'atrophie de Duchenne, elle envahit la totalité du muscle qu'elle atteint ; et, si dans nombre de cas elle ne paraît pas à la vue, c'est qu'une sorte d'hypertrophie fausse, conjonctive, vient prendre la place du tissu musculaire qui a disparu.

On n'observe presque jamais de contractions fibrillaires ainsi qu'on en trouve, au contraire, dans l'atrophie de Duchenne ; on ne peut pas produire la réaction de dégénérescence avec les courants électriques.

L'énumération de ces quelques symptômes est donc déjà suffisante pour différencier rapidement ces sortes d'atrophies et empêcher entre elles toute confusion, mais il en est encore qui accentuent cette dissemblance.

Si l'on examine le muscle malade, on reconnaît qu'il a tantôt l'apparence fibreuse et dure, tantôt l'aspect mou et pâteux, d'ailleurs ces caractères varient d'un cas à l'autre et souvent d'une période à l'autre de la maladie.

On observe quelquefois des phénomènes de réaction dans les muscles atteints d'atrophie. L'excitabilité électrique que nous avons vu exister au début du mal disparaît peu à peu, à mesure que se produit la destruction des fibres musculaires.

La myopathie primitive ne donne jamais lieu aux symptômes graves du côté du pharynx, du larynx et des lèvres (paralysie glosso-labio-laryngée), les réflexes patellaires restent normaux, à moins que l'atrophie n'intéresse et ne détruise les muscles qui leur donnent naissance.

Examinons maintenant les divers types de myopathie, dans l'ordre où nous les avons énumérés.

1° *Type de Landouzy-Déjerine*, appelé également *atrophie facio-scapulo-humérale*, isolée par ces auteurs qui l'ont encore nommée *myopathie atrophique de l'enfance*.

Cette affection apparaît, en effet, presque toujours dans la seconde enfance ou, au plus tard, pendant l'adolescence. Elle frappe les membres d'une même famille.

Le début de l'atrophie a lieu par la face et le premier muscle intéressé est l'orbiculaire des lèvres ; la face est envahie des deux côtés à la fois, et tout muscle atteint l'est en totalité, il en résulte que l'enfant qui a le reste du corps et les membres normaux présente un facies caractéristique, une sorte de masque qui attire l'attention. Le front est lisse, sans expression lorsque l'enfant rit ou pleure, l'œil semble plus grand et ne peut se fermer, même pendant le sommeil (lagophtalmie). La bouche reste également entr'ouverte ; les lèvres déjetées en dehors, comparables à des lèvres de tapir ; la bouche semble agrandie et l'on aperçoit constamment les dents incisives. Le malade est dans l'impossibilité de siffler, de souffler, de prononcer les lettres labiales à cause justement du défaut de contraction de l'orbiculaire des lèvres ; quand on veut faire rire l'enfant il le fait mal, toute la moitié inférieure de la face perd son apparence habituelle, le rire provoque un élargissement démesuré de la bouche et à chaque commissure une dépression en « coup de hache » verticale qui donne à la physionomie un air vexé (Guinon et Marie) ou hébété.

Pendant assez longtemps l'atrophie peut demeurer localisée à la face en respectant toutefois les muscles de la langue, des yeux, du voile du palais, du pharynx, ainsi que les muscles de la mastication. Puis elle tend à envahir les membres supérieurs en commençant par la racine du membre, muscles de l'épaule et du bras. Landouzy et Déjerine ont indiqué l'ordre dans lequel se fait cet envahissement, l'atrophie suit en effet la marche que voici : elle débute par le trapèze, le rhomboïde, le grand pectoral, puis atteint successivement le petit pectoral, le deltoïde, le biceps, le long supinateur et les radiaux ; elle respecte les sus et sous-épineux, les sous-scapulaires, le grand et le petit rond, les fléchisseurs et extenseurs de la main et des doigts. Il en résulte que les avant-bras et la main ont conservé leur volume normal, alors que le bras et l'épaule contrastent avec eux par leur maigreur. On observe pourtant quelquefois de l'atrophie du court abducteur du pouce et des interosseux.

La maladie attaque ensuite les membres inférieurs, commençant toujours par la racine du membre, muscles de la cuisse, fessiers, fémoraux et muscles de la région antéro-externe de la jambe. Les muscles sacro-lombaires subissent également l'atrophie, ce qui oblige le sujet à se courber et à faire saillir son ventre pour conserver son centre de gravité dans la station verticale, la colonne vertébrale présentant alors une déviation de lordose.

Les muscles du cou et de la nuque sont rarement envahis ; la moitié supérieure du trapèze, ici comme dans la maladie de Duchenne, est la dernière atteinte ; les muscles respiratoires sont aussi rarement touchés.

On a signalé des déformations typiques, qui sont la conséquence de la marche de l'affection ; c'est d'abord un aplatissement et même une excavation de la région sternale, puis une saillie de l'angle inférieur de l'omoplate, des attitudes vicieuses des membres par suite de la rétraction de certains muscles tels que les biceps et les jumeaux.

Dans le type d'atrophie facio-scapulo-huméral, on ne rencontre pas habituellement de pseudo-hypertrophie.

Le type Landouzy-Déjerine de la myopathie progressive évolue lentement, les malades peuvent vivre ainsi trente à quarante ans et davantage ; aussi succombent-ils presque tous à une maladie intercurrente, fréquemment à la tuberculose pulmonaire.

2° *La forme juvénile d'Erb* ou type scapulo-huméral a été décrite en 1884, la même année que le type précédent, sous le nom de *forme juvénile de la dystrophie musculaire progressive*. Elle peut apparaître jusqu'à vingt-cinq ans, mais plutôt vers vingt ans ou aussitôt après la puberté, quelquefois même dans l'enfance.

Le début au lieu de se produire dans les muscles de la face se fait dans certains groupes musculaires de l'épaule et du bras, et s'annonce par de la faiblesse et de l'amaigrissement progressif : les fléchisseurs du bras, biceps, brachial supérieur ainsi que le long supinateur sont les premiers envahis puis viennent ensuite le grand pectoral, à l'exception de sa portion claviculaire, le petit pectoral, le trapèze sauf sa partie supérieure, le grand dorsal, le grand dentelé les rhomboïdes, le sacro-lombaire, le long dorsal. Le mal respecte le sterno-mastoïdien, l'angulaire de l'omoplate, le coraco-brachial, les muscles ronds, le deltoïde, les sus et sous-épineux.

Au tronc, l'atrophie gagne les muscles obliques et transverses de l'abdomen ; aux extrémités inférieures, les fessiers, les triceps, les adducteurs et les tenseurs du *fascia lata* : le muscle couturier est épargné. A la jambe, c'est le tibial antérieur qui est particulièrement atteint par l'atrophie.

La forme de Erb diffère de celle de Landouzy-Déjerine en ce qu'elle s'accompagne de pseudo-hypertrophie plus ou moins apparente, qui voile la maigreur due à l'atrophie et qui, à la section des muscles, présente l'aspect de la graisse figée. Il en résulte des déformations qui occasionnent des attitudes bizarres (attitude de crapaud pendant la marche, etc.), bien décrites dans le mémoire de Bourguet.

Quelquefois la forme de Erb se complique d'une légère atrophie des muscles masticateurs, de même que la forme de Landouzy-Déjerine peut s'accompagner d'hypertrophie du deltoïde ; ce fait semble indiquer l'existence d'une sorte de forme transitoire entre les deux types décrits.

Les rémissions peuvent être longues et la maladie durer plusieurs années.

3° *La paralysie pseudo-hypertrophique* ou type de Duchenne fut la première forme connue parmi les myopathies.

Comme toutes les affections de cette nature, elle affecte une allure étiologique familiale, plus peut-être encore que les autres. Son début est rare après dix ans, c'est donc une maladie de la première enfance, et elle s'observe de préférence dans le sexe masculin.

La statistique de Seydel accuse sur 125 cas : 103 garçons et 22 filles.

La paralysie pseudo-hypertrophique est une maladie difficile à deviner par le simple examen du sujet. Les muscles, en effet, sont profondément modifiés dans leur structure, mais leur volume reste sensiblement normal.

On observe d'abord de la faiblesse dans les membres inférieurs, car là débute l'affection qui bientôt gagne les fibres des muscles lombaires et spinaux. C'est au moment où les jeunes enfants commencent à marcher que se montre souvent la maladie et l'on met sur le compte de la difficulté inhérente à cet acte la faiblesse résultant de l'atrophie musculaire. L'enfant est vite fatigué, il tombe à tout propos et hors de propos ; quand il marche il écarte les jambes, cambre sa taille, redresse le tronc et se balance sur les hanches ; il porte haut et en arrière sa tête, et il se produit une ensellure très marquée de la colonne vertébrale. Cette ensellure, due à ce qu'en marchant les petits malades cherchent à garder leur centre de gravité (Raymond), disparaît dans le décubitus dorsal.

Une fois couchés ou assis, ces enfants ont beaucoup de peine pour se relever ; ils doivent passer par une série de positions qui attirent l'attention des gens qui les observent ; on les voit s'accroupir à quatre pattes les bras étendus, les jarrets demi-fléchis, étendre leurs jambes qu'ils saisissent à pleines mains, puis suivent en remontant aux genoux, aux cuisses, prenant ainsi des points d'appui de plus en plus élevés.

Lorsque la paralysie pseudo-hypertrophique en est arrivée là, les muscles sont en général augmentés de volume, surtout certains muscles tels que les fessiers, les jumeaux, etc. Les malades offrent le spectacle de petits athlètes sans forces ; quand on palpe ces masses musculaires on les sent molles, pâteuses, très faciles à déprimer. Le tissu adipeux a, en effet, pris la place de la fibre musculaire et produit cette fausse apparence de force.

La maladie marche lentement, présentant des temps d'arrêt, se localisant ou s'étendant plus ou moins, épargnant des muscles et en atteignant d'autres situés à proximité ; c'est ainsi qu'on la voit intéresser les muscles de l'épaule et du bras et rarement ceux de l'avant-bras et de la main.

L'hypertrophie n'est pas générale, elle peut envahir quelques muscles tandis qu'à côté existent des muscles simplement atrophiés, ce qui rend encore le contraste plus saisissant.

Il y a des formes pseudo-hypertrophiques frustes, observées par Charcot, Marie, Gowers, dans lesquelles le volume des muscles reste à peu près normal.

L'évolution de cette maladie est longue et le pronostic en est grave parce que les enfants arrivés à l'adolescence se trouvent dans un état d'impotence plus ou moins accentuée. Obligés de se traîner ou de demeurer couchés, ils sont d'avance voués à une fin précoce ou à une maladie intercurrente à laquelle ils ne peuvent résister.

4° L'atrophie du type scapulo-huméral, décrite en 1883 par Zimmerlin, se rapproche beaucoup de la forme juvénile de Erb ; comme elle, son début a lieu aux environs de la puberté ; mais elle commence par les muscles de la ceinture scapulaire, s'étendant lentement de haut en bas. Elle ne s'accompagne jamais de transformation adipeuse ainsi que cela se rencontre quelquefois dans l'atrophie juvénile et ce caractère peut servir à les distinguer.

5° La myopathie primitive du type de Leyden-Mœbius est une des plus anciennement connues (1876-79) : elle débute dans les muscles du mollet et va en remontant, envahissant successivement les groupes musculaires des cuisses, des lombes, de la ceinture scapulo-humérale, des membres supérieurs. Comme la paralysie pseudo-hypertrophique avec laquelle elle a d'ailleurs beaucoup de points de ressemblance, elle se montre dans la première enfance et peut s'accompagner d'hypertrophie fausse (adipose musculaire). C'est une forme intermédiaire entre le type de Erb et celui de Duchenne.

6° La myopathie du type d'Eichhorst ou fémoro-tibiale débute ainsi que son nom l'indique, par les muscles de la cuisse et de la jambe avant de s'étendre lentement aux muscles du tronc et des membres supérieurs. Habituellement la face n'est pas intéressée par l'atrophie.

En 1886, Brossard dans sa thèse inaugurale a fait une bonne étude de cette forme myopathique ; il a cité comme caractères distinctifs apparaissant dès les premiers jours, l'impossibilité qu'éprouve le malade d'étendre la jambe sur la cuisse et l'aspect en griffe de la région plantaire.

7° Le type atrophique décrit par Charcot et Marie en 1886, est un peu plus différent des diverses myopathies que nous venons d'étudier. C'est également une maladie dite de famille, mais si elle débute le plus souvent dans le jeune âge ou l'adolescence, il semble cependant qu'on la rencontre aussi plus tard.

Elle commence par les extrémités des membres inférieurs, par les muscles des pieds, l'extenseur du gros orteil, l'extenseur commun, puis le jambier antérieur et les péroniers. Au bout d'un certain temps l'atrophie se généralise à tous les muscles de la jambe, puis aux muscles de la cuisse en commençant par le triceps (faisceau du vaste interne) et les muscles fléchisseurs de la jambe sur la cuisse. Les fessiers et les adducteurs sont épargnés ainsi que les muscles

du tronc, des épaules, de la face, mais tous les groupes musculaires des membres supérieurs ne sont pas indemnes et, de même
qu'aux membres inférieurs, elle débute là également par les extrémités : régions thénar et hypothénar de la main, muscles interosseux, puis se généralise aux extenseurs et aux autres muscles de
l'avant-bras.

L'atrophie ne s'accompagne en aucun cas d'hypertrophie graisseuse, elle produit de l'impotence fonctionnelle qui se traduit par
du steppage dans la marche et la formation d'une griffe plantaire.
A ces signes viennent s'ajouter des contractions fibrillaires, des
troubles vaso-moteurs assez prononcés, notamment une coloration
rouge bleuâtre de la peau, de l'hypothermie locale, mais pas
d'œdème. Les réflexes sont conservés ou diminués quand les muscles
des tendons percutés sont trop altérés; on a noté de l'anesthésie et
de la paresthésie, des crampes douloureuses, la production de la
réaction électrique de dégénérescence.

8° En 1893, Déjerine et Sottas ont décrit une myopathie sous le
nom de *névrite interstitielle hypertrophique et progressive de l'enfance*. Cette affection a beaucoup d'analogie avec le type de Charcot-
Marie, mais comme signes distinctifs elle présente des phénomènes
d'incoordination motrice, le signe d'Argyll-Robertson, des douleurs
fulgurantes, du nystagmus, de l'hypertrophie des troncs nerveux et
une déviation cypho-scoliotique de la colonne vertébrale.

Charcot et son école admettent que tous ces types divers ne sont
que des modalités d'une même affection, d'une myopathie primitive
progressive; ces variétés ont, en effet, de nombreux caractères communs, elles forment une sorte de chaîne ininterrompue, et en outre
il n'est pas rare de les rencontrer évoluant simultanément chez les
membres d'une même famille, ou de les voir chez le même malade
se succéder les unes aux autres.

Anatomie pathologique. — La lésion, nous l'avons dit, réside tout
entière dans la fibre musculaire et aucunement dans le système nerveux central comme cela se rencontre dans la maladie de Duchenne,
de Boulogne. Les nécropsies faites dans plusieurs cas ont toujours
permis, en effet, d'affirmer l'intégrité du système nerveux soit
central, soit périphérique.

Landouzy et Déjerine, résumant en quelques mots les connaissances actuelles sur ce sujet, ont dit très justement que « les myopathies naissent, évoluent et meurent sans neuropathie ».

Les lésions anatomiques sont donc localisées dans les muscles, qui présentent un certain degré de ramollissement, sont pâteux, moins colorés qu'à l'état ordinaire, ou durs et fibreux lorsque l'atrophie ne se complique pas de pseudo-hypertrophie adipeuse.

Au microscope, on constate une abondante hyperplasie conjonctive entre les fibrilles et les faisceaux musculaires, puis, au fur à mesure des progrès de l'affection on voit souvent se produire une infiltration ou dégénérescence graisseuse dans ce tissu conjonctif hyperplasié.

De leur côté, les fibres musculaires diminuent peu à peu de volume, jusqu'à ce qu'elles disparaissent ou soient réduites à la simple enveloppe du sarcolemme. Quelquefois on constate outre cela, de la prolifération nucléaire de ce sarcolemme et de la dégénérescence granuleuse, cireuse ou colloïde de la fibrille musculaire.

Dans certaines formes, la fibre du muscle est remplacée seulement par du tissu conjonctif, mais, dans la paralysie pseudo-hypertrophique de Duchenne, par exemple, ce tissu conjonctif est fortement infiltré de graisse, ce qui a valu à ces variétés les noms de lipomatose et d'atrophie musculaire lipomateuse (Heller, Seidel).

Pathogénie. — La cause de la myopathie doit donc être cherchée dans le muscle lui-même; les uns la font débuter dans le tissu conjonctif qui se sclérose et arrive à étouffer le muscle, d'autres, au contraire, placent le siège initial du mal dans la fibre musculaire, le tissu conjonctif n'augmentant de volume que plus tard, pour combler les vides dus à l'atrophie musculaire.

Erb et Lépine admettent que les cellules motrices et trophiques des cornes antérieures sont malades et ont subi une modification dynamique qui les empêche de remplir leur rôle trophique. Charcot, Landouzy, Déjerine rejettent cette opinion en s'appuyant sur ce que la myopathie débute par la racine du membre; le contraire est observé, quand la moelle est altérée ainsi que nous l'avons vu à propos du type de Duchenne; ils insistent encore sur ce que la distribution de la myopathie est absolument indépendante de la distribution nerveuse de la région.

Pronostic. — Les atrophies musculaires ne comportent pas toutes le même pronostic; nous avons vu ce qu'il fallait penser de la forme spinale; quant aux myopathies, quelques-unes, notamment la forme juvénile de Erb et la paralysie pseudo-hypertrophique peuvent s'améliorer et guérir dans d'assez nombreux cas.

Toutes les fois que le syndrome labio-glosso-laryngé existe, il est l'indice d'une lésion bulbaire et par cela même implique une gravité réelle du mal; toutefois on ne le rencontre pas dans les myopathies. Les formes névritiques sont habituellement faciles à traiter.

Diagnostic. — Il est important de différencier les atrophies musculaires d'origine myopathique des atrophies qui ont pour raison d'être la lésion d'un nerf, d'une articulation ou d'un os. C'est ainsi qu'un traumatisme blessant un nerf peut déterminer de la paralysie, de l'impotence, des modifications dans les réactions électriques, mais ces altérations seront localisées aux muscles innervés par le nerf altéré ou n'existeront que d'un seul côté du corps.

Les arthrites peuvent occasionner, tout à l'entour des surfaces articulaires malades, des déformations et des atrophies locales, qui s'observent de préférence dans les muscles extenseurs des membres. Ces amyotrophies d'origine réflexe (Raymond, Onanoff, Deroche) peuvent survivre à la lésion articulaire originelle, mais toutefois il reste toujours quelque chose de celle-ci qui permettra de la rechercher et qui éclairera le diagnostic.

L'existence d'une myopathie primitive reconnue, il sera facile d'en déterminer le type en se rapportant aux principaux caractères et surtout au mode d'évolution décrits séparément à propos de chacun d'eux.

Traitement. — La thérapeutique des maladies atrophiques des muscles a été établie par Duchenne qui opposa à l'atrophie spinale l'électrisation par les courants d'induction, appliqués aux muscles en voie de dégénérescence.

Les résultats ne furent pas toujours heureux, on doit le reconnaître, mais ces moyens de traitement ne doivent pas être systématiquement négligés.

Après lui, les neurologistes, notamment Legros et Onimus, Bénédikt, Remak donnèrent la préférence aux courants continus et prolongèrent le traitement pendant longtemps, une année au moins. A ces procédés, Remak adjoignait des douches chaudes et au début de la maladie il faisait placer quelques sangsues à la nuque.

Actuellement l'atrophie musculaire spinale se traite surtout par l'électrothérapie.

Raymond utilise la faradisation pour les muscles en voie d'atrophie et la galvanisation pour la moelle. Il applique alors le pôle positif sur la nuque et le pôle négatif sur la région lombaire, puis après quelques instants intervertit l'ordre des pôles. Il se sert de courants modérés et d'électrodes larges ; les séances au nombre de deux à trois par semaine, durent de deux à quinze minutes.

Bénédikt associe également les courants continus et les courants faradiques, ces derniers, employés localement sur la région musculaire.

Le Fort a mis en pratique l'électricité par les courants faibles, continus et longtemps appliqués durant plusieurs jours et plusieurs semaines, tout en surveillant l'état de la peau afin de ne pas occasionner de brûlure ni de vésication. Les courants vont de la moelle à la périphérie et les électrodes larges sont recouverts de compresses constamment humides.

Legros et Onimus utilisent les courants constants seuls, de moyenne intensité, pendant un instant, en les appliquant sur la moelle, puis ils continuent en plaçant le pôle positif sur la moelle et le pôle négatif sur les nerfs qui se rendent aux régions atrophiées (cinq à dix minutes), enfin ils terminent les séances en promenant le pôle négatif sur les muscles malades avec de légères interruptions de courant (deux à trois minutes).

A ce traitement par l'électricité il est bon de joindre des pratiques d'hydrothérapie, qui par elles-mêmes produisent de bons effets et servent d'utile adjuvant à l'électrisation. On a également préconisé l'emploi des préparations de strychnine, d'ergot de seigle ; il faut toujours songer à la possibilité d'une lésion syphilitique et, si on a le moindre doute, donner de l'iodure de potassium. On a enfin appliqué la série des révulsifs, pointes de feu, ventouses, vésicatoires, etc., sans grands résultats ; le traitement de choix est donc l'électrisation bien dirigée.

Le professeur Grasset, de Montpellier, traite ainsi ses malades atteints d'atrophie progressive spinale .

1° Tous les deux jours, séance d'électrisation par les courants continus, d'abord le long de la colonne vertébrale, puis sur les muscles atteints. La séance a une durée de vingt minutes avec un repos de cinq minutes au milieu. Le courant employé est de 10 milliampères ;

2° Tous les matins, massage méthodique du corps et plus particulièrement de la région atrophiée, frictions sèches ;

3° Chaque semaine, une application de pointes de feu le long de la colonne vertébrale ;

4° Pendant vingt jours par mois prendre à chaque repas une cuil·lerée de :

Biphosphate de chaux. . . . .   10 grammes.
Acide lactique.   3   —
Eau   300   —

5° Au printemps et à l'automne, vingt bains tièdes de dix minutes, avec sel marin 5 kilogrammes et une bouteille d'eaux mères de Salies de Béarn, un bain tous les deux jours ;

6° Enfin, en été, il conseille une saison à La Malou.

Qu'il s'agisse de myopathie primitive ou d'atrophie spinale, il faut toujours faire de l'électrisation la base du traitement; toutefois, la méthode d'application du courant ne sera pas la même si on est en présence d'une affection simplement musculaire ou d'une affection intéressant l'axe nerveux spinal.

La myopathie sera combattue par la faradisation directe du muscle, ou indirecte, par l'intermédiaire du nerf moteur de ce muscle. Watteville préconise le massage électrique du muscle atrophié par la galvano-faradisation, association des courants galvaniques et faradiques. Mais dans le cas de myopathies où l'hérédité familiale joue un grand rôle, les effets du traitement sont bien moins certains que dans les autres cas d'atrophie.

On emploiera également le massage, l'hydrothérapie, les bains sulfureux, la gymnastique, pour lutter contre ces dystrophies musculaires, mais toutes ces pratiques ne devront qu'être le corollaire de l'électrisation.

Paul BARLERIN, *de Paris*.

CHAPÎTRE XX

AMYOTROPHIES SPINALES D'ORIGINE RÉFLEXE

I

AMYOTROPHIES D'ORIGINE ARTICULAIRE

Etiologie et pathogénie. — On sait aujourd'hui d'une façon indubitable que certains muscles s'atrophient à la suite des maladies des articulations. Vulpian, le premier, a admis la théorie dite réflexe, celle qui attribue l'affection du muscle au retentissement de l'irritation des nerfs articulaires sur son centre trophique spinal. Presque tous les auteurs se sont ralliés à cette théorie. En effet, l'hypothèse de l'atrophie par repos prolongé n'est pas admissible, dans bon nombre de cas au moins, puisqu'on a vu assez souvent l'atrophie survenir au bout de douze à quinze jours. La propagation du processus inflammatoire au muscle n'est guère plus soutenable.

Toutes les affections traumatiques, infectieuses, dyscrasiques, peuvent provoquer l'atrophie et agir comme causes occasionnelles. L'hérédité et les autres états diathésiques peuvent agir comme causes prédisposantes.

Symptomatologie. — L'atrophie apparaît quelques jours après le développement de l'affection articulaire, et suit une marche très rapide. Au début, le gonflement du membre ne permet pas toujours de la diagnostiquer. Ce n'est qu'après que le malade se sent atteint d'une parésie plus ou moins prononcée du membre. Généralement l'impotence fonctionnelle n'est pas complète ; elle s'amende ordinairement peu à peu, quoique les muscles primitivement atteints restent toujours un peu atrophiés. Les réflexes tendineux et musculaires sont exaltés. La sensibilité est conservée. Il n'y a pas de troubles trophiques, ni de troubles vaso-moteurs.

Ces atrophies d'origine réflexe sont circonscrites d'emblée ; elles n'ont aucune tendance à envahir d'autres muscles que ceux qui ont été primitivement atteints.

Les contractions fibrillaires font défaut. Les réactions électriques ne sont que peu ou point modifiées.

II

AMYOTROPHIES D'ORIGINE ABARTICULAIRE

Ces atrophies musculaires se comportent habituellement comme les amyotrophies d'origine articulaire. Elles peuvent succéder à des plaies, à des contusions, à des traumatismes quelconques. Elles surviennent surtout à la suite des fractures. « Lorsque l'atrophie se cantonne aux muscles placés dans le voisinage de la fracture, elle est peut-être imputable, au moins partiellement, à la myosite interstitielle qui se développe habituellement dans les plants musculaires adjacents au foyer (expériences de Duplay et Clado) ; mais dans le cas où l'atrophie atteint en même temps les muscles éloignés ou bien tous les muscles d'un membre, la seule interprétation qui convienne, est évidemment celle du retentissement de la lésion osseuse sur le centre spinal. » (A. Dutil.)

Les atrophies des muscles intercostaux qui apparaissent, au bout de quelques jours, dans les pleurésies, doivent être ramenées à la même cause.

Émile LAURENT, *de Paris.*

CHAPITRE XXI

MALADIE DE THOMSEN

Etiologie. — Cette *myotonie congénitale* a été décrite pour la première fois par Thomsen, qui en était atteint lui-même. Comme facteur étiologique, on ne peut guère invoquer que l'hérédité et principalement l'hérédité similaire. Car on voit souvent plusieurs personnes d'une même famille être atteintes de cette affection qui est habituellement congénitale. Elle peut, il est vrai, se développer pendant l'adolescence ou à un âge plus avancé. Mais, en cherchant bien, on en trouve presque toujours les traces dès la première enfance.

Symptomatologie. — La maladie de Thomsen consiste surtout dans une raideur spasmodique qui atteint les muscles volontaires au début des mouvements et disparaît bientôt après.

Bien que tous les muscles puissent être le siège de cette raideur spasmodique, elle atteint de préférence les muscles des membres inférieurs, ceux de la main et des doigts. Les gens atteints de cette affection, surtout quand elle est prononcée, ont un peu la démarche spasmodique. Le froid, les émotions augmentent la raideur pathologique. L'excitabilité mécanique et électrique des nerfs est ordinairement normale ou peu diminuée, tandis que celle des muscles est augmentée. Aussi, il n'est pas rare de constater une réelle hypertrophie des muscles.

La sensibilité n'est altérée dans aucun de ses modes.

Les réflexes cutanés et tendineux sont normaux.

Nombre d'auteurs ont signalé la tendance à la mélancolie et à la taciturnité des malades atteints de myotonie congénitale. Certes, on serait triste à moins !

Diagnostic. — On pourrait facilement confondre la *maladie de Thomsen* avec :

1° La *paralysie pseudo-hypertrophique*, dans laquelle la paralysie est beaucoup plus prononcée;

2° Le *tabes dorsal spasmodique*, dans lequel la rigidité spasmodique est permanente;

3° La *tétanie*, affection transitoire curable, dans laquelle les contractions se montrent par accès;

4° Les *contractures hystériques*, qu'on diagnostiquera facilement par les anamnestiques;

5° Les *crampes fonctionnelles*, qui n'apparaissent que dans certains mouvements dirigés vers un but déterminé. De plus, ces crampes augmentent, au lieu de disparaître, quand on continue le mouvement.

Pronostic. — La maladie de Thomsen suit une marche lente, progressive, et, une fois installée, n'a guère de tendance à disparaître. Sans compromettre la vie ni la santé générale, ce n'en est pas moins une affection très gênante.

Anatomie pathologique. — La lésion musculaire consiste dans une hypertrophie très marquée des fibres musculaires. Quant à la lésion nerveuse, elle n'est pas encore connue, si toutefois elle existe.

Traitement. — On a essayé avec un égal insuccès la strychnine, l'hyosciamine, l'atropine et bien d'autres alcaloïdes qu'il sera prudent de laisser de côté. L'hydrothérapie, le massage, la gymnastique, l'électricité galvanique, statique et faradique, constituent des moyens plus rationnels auxquels il faudrait avoir recours.

Émile LAURENT, *de Paris*.

TROISIÈME PARTIE

MALADIES DES NERFS PÉRIPHÉRIQUES

CHAPITRE PREMIER

NÉVRITES

On refusait autrefois aux nerfs tout pouvoir morbide idiopathique. On croyait que les nerfs ne pouvaient s'altérer, se léser que par suite et consécutivement à une lésion du système nerveux central. Ce n'est que vers l'époque contemporaine, à partir de Valles (de Bonn), vers 1850, qu'on revint sur cette erreur et qu'on admit la névrite primitive franche, indépendante de toute altération des centres nerveux : c'est cette variété de névrite que nous décrirons dans ce chapitre.

Étiologie. — Deux grandes causes président à l'éclosion des névrites idiopathiques : 1° le traumatisme ; 2° l'infection.

Toutes les violences ne produisent pas la névrite périphérique au même degré. La gravité dépend autant de la force produite que de la situation du nerf touché. Plus un filet nerveux est de petit calibre et superficiellement placé, plus le traumatisme exerce une action nocive. Une chute, une simple contusion, une plaie, une piqûre, la présence d'un corps étranger mécanique ou pathologique, une section fortuite ou chirurgicale peuvent causer cette névrite. Il en est de même de certaines injections caustiques, alcool, éther, chloral, teinture d'iode, ainsi que du voisinage d'une inflammation aiguë telle que la pneumonie, un phlegmon, une pleurésie ou un abcès. Une fracture, une entorse, une luxation, une lésion osseuse sont également capables de produire une névrite traumatique. Enfin les brûlures, même légères, sont une cause très fréquente de l'irritation des nerfs périphériques.

Les intoxications de toute nature, qu'elles soient chimiques ou microbiennes, sont capables de produire une névrite périphérique. Dans ce cadre, nous faisons même entrer les variétés décrites sous le nom de névrite d'origine dyscrasique, car nous admettons que les névrites causées par une chlorose, de l'anémie, une affection cancéreuse ou un rhumatisme aient une autre origine qu'une cause infectieuse.

Quoi qu'il en soit, la plupart des intoxications sont capables de provoquer une névrite périphérique. En première ligne vient l'alcoolisme qui est l'une des causes d'autant plus fréquentes que cette intoxication est plus répandue. Il en est de même de l'empoisonnement lent par le plomb, par le mercure, le sulfure de carbone, l'hydrogène sulfuré, l'oxyde de carbone, l'arsenic, etc.

Les affections microbiennes, parmi lesquelles se placent en première ligne la diphtérie, la variole, la grippe, la fièvre typhoïde, le typhus exanthématique, la scarlatine, entraînent assez fréquemment des altérations nerveuses.

Le refroidissement subit a été également accusé de provoquer des névrites. Nous pensons qu'il s'agit là d'une cause occasionnelle chez des individus intoxiqués préalablement par une infection méconnue.

Anatomie pathologique. — La principale lésion observée dans les névrites de toutes espèces est la destruction du cylindre-axe. On a pu le démontrer expérimentalement. « Après vingt-quatre heures, chez le lapin, les altérations du bout périphérique sont déjà perceptibles. Le cylindre de myéline s'échancre sur sa face externe au niveau de chaque incisure de Lautermann ; la lame protoplasmique s'épaissit, le noyau du segment interannulaire se divise et prolifère, les noyaux ainsi multipliés s'insinuent jusqu'au cylindre-axe, qui s'amincit et se rompt par place, tandis que la myéline se segmente en boules, englobant des fragments de cylindre-axe altéré. Plus tard la myéline se résorbe, le protoplasma et les noyaux s'atrophient ; la gaine de Schwann se plisse et passe à l'état de tube vide, moniliforme par places, grâce à la présence de boules myéliniques éparses. » (Jacquet.) On a observé exactement ces mêmes altérations chez les malades atteints de névrite. Dans les formes chroniques, de la sclérose peu étendue a été constatée.

Symptômes. — Les névrites se présentent au clinicien sous des formes et des manifestations trop variables pour pouvoir fixer leur aspect dans une description nette et précise. Ainsi dans la diphtérie les lésions sont localisées presque exclusivement aux muscles du voile du palais; dans l'alcoolisme ce sont surtout les muscles de la région antérieure des jambes qui sont atteints; l'intoxication saturnique entraîne la paralysie et l'atrophie des extenseurs de la main, etc. Il existe cependant des symptômes généraux qui se renouvellent dans toutes les formes de névrites limitées ou généralisées. Ces caractères généraux sont la douleur, la paralysie, l'atrophie musculaire, les troubles trophiques. Ces symptômes généraux varient suivant la gravité ou la bénignité de la névrite.

Dans la névrite aiguë, qui se produit surtout à la suite d'un traumatisme, contusion ou section septique d'un nerf, la douleur se manifeste rapidement au bout de deux à trois jours. Cette douleur assez vive, est spontanée ou se réveille sous la moindre pression. Elle est localisée sur le trajet du nerf atteint ou bien s'irradie dans toute la région de ce nerf. On aperçoit quelquefois le long de son trajet une rougeur vive qui témoigne *de visu* de la névrite. A ce niveau la peau est très hyperesthésiée : le moindre toucher provoque une sensation désagréable et douloureuse. Au bout de quelques jours, cette hyperesthésie et cette rougeur disparaissent et cèdent la place à une anesthésie de la peau, quoique la douleur profonde persiste.

La période aiguë, qui s'accompagne d'une légère ascension fébrile (37°,5, 38 degrés, 38°,5), ne dure pas longtemps, une quinzaine de jours à peine et est remplacée par une marche subaiguë ou chronique. Dès cette époque on observe, toujours à la surface cutanée, certains phénomènes qui ne manquent pas d'importance : des éruptions polymorphes, bulles, vésicules, pustules, érythème, eczéma, se produisent. Cette cutite peut durer plusieurs jours ou plusieurs semaines, mais elle n'est guère tenace et elle disparaît relativement assez vite. La peau s'écaille, l'épiderme se sépare et devient brillant tout le long du trajet du nerf. Quelquefois cependant ces éruptions se renouvellent une ou plusieurs fois, produisent des altérations plus profondes et entraînent même le sphacèle de toute l'épaisseur de la peau qui, mortifiée, se détache sur une certaine étendue.

Les poils et les ongles sont également intéressés. Les poils augmentent en nombre et en épaisseur; ils changent de couleur, ou bien encore ils disparaissent sur tout le trajet de la névrite et laissent une surface glabre. Les ongles changent de forme, s'incurvent, ou bien ils s'exfolient et ils tombent.

Ces troubles trophiques peuvent être plus graves et s'étendre en

profondeur. On aperçoit alors de l'œdème sous-cutané, œdème
noueux, limité, et se renouvelant le long du nerf atteint, ou œdème
en nappe. Les muscles eux-mêmes peuvent se mortifier, ou bien
encore, ce qui est plus fréquent, ils se rétractent par une contracture prolongée. Enfin les articulations qui sont proches du nerf
malade peuvent s'enflammer par propagation. Il en est de même du
périoste et même du tissu osseux. Charcot a cité des cas de périostite et de névrose dus à une origine névritique.

L'atrophie musculaire est un signe plus tardif qu'on remarque
constamment dans toutes les formes de névrites aiguë, subaiguë ou
chronique. Elle échappe souvent à l'observateur dans les cas bénins.
Mais dans les formes graves elle peut se terminer par la paralysie
de l'organe animé par le nerf lésé. Cette paralysie n'est pas conséquente pour la névrite d'un membre, mais elle devient de la dernière gravité lorsqu'il s'agit des muscles de la glotte ou du thorax,
car elle peut causer une asphyxie foudroyante.

Comme nous l'avons dit, les troubles peuvent se succéder différemment; plusieurs nerfs peuvent être envahis simultanément, et
on voit tout de suite une énorme différence entre une simple névrite
du nerf radial et les névrites généralisées simulant la paralysie
aiguë ascendante de Landry. Aussi, pour compléter cette étude,
après la description générale que nous venons d'en donner, nous
reprendrons l'analyse des troubles de motilité, de sensibilité et des
troubles trophiques l'un après l'autre; puis à cette analyse des symptômes succédera une étude des formes et aspects cliniques des
névrites.

Troubles sensitifs. — Le premier symptôme d'une névrite est une
douleur très vive, si cette névrite est aiguë, moins intense d'ordinaire si elle est chronique. Elle varie du simple engourdissement,
des fourmillements, des pesanteurs, à des sensations de déchirure, de
torsion. La douleur revêt quelquefois une intensité telle que le malade
veut se détruire pour s'y soustraire. Elle est d'habitude continue,
mais rarement elle se montre longtemps avec la même intensité; elle
présente des rémissions nombreuses et spontanées. Le jour est favorable à ces rémissions.

La douleur est augmentée par les mouvements, la chaleur du lit,
la pression du doigt, qui produit alors des effets analogues à ceux
étudiés dans la sciatique. Du reste, quelle différence y a-t-il? Nous
verrons que souvent la sciatique n'est autre chose qu'une névrite.
(Voir article *Sciatique*.)

Le siège de ces douleurs se fait sur le trajet du nerf ou peut s'irradier dans diverses branches nerveuses, soit d'un même plexus
ou dans les plexus voisins, en vertu d'anastomoses parfois ignorées
de l'anatomiste. On a vu ces douleurs irradiées gagner les centres
nerveux et provoquer des attaques hystériformes et des pertes de
connaissance.

Ces douleurs finissent par disparaître, soit que la névrite disparaisse, soit que le travail inflammatoire se poursuive et amène la
destruction complète du nerf. Parfois on note ce qu'on a appelé
l'anesthésie douloureuse; une excitation du nerf n'est plus douloureuse, mais les douleurs spontanées existent toujours.

Plus tard l'anesthésie simple s'établit : cette anesthésie porte d'habitude sur tous les modes de la sensibilité. On a vu parfois (Rendu)
cette anesthésie s'établir d'emblée.

Troubles moteurs. — Ils consistent dans une impotence plus ou
moins complète des muscles placés sous la dépendance du nerf
envahi; ces paralysies sont parfois précédées de crampes, de contractures, de spasmes, de mouvements convulsifs. La paralysie est plus
ou moins longue à s'installer et se manifeste par l'impotence musculaire et par les attitudes diverses que les muscles restés sains
provoquent par leur présence et la conservation de leur tonicité.

Troubles trophiques. — Ces troubles sont innombrables et leur
nombre s'accroît tous les jours, étant donné le nombre lui-même
croissant des lésions que l'on rapporte de plus en plus aux
névrites.

Du côté de la peau, on note des éruptions vésiculeuses, bulleuses,
du zona, du pemphigus, des ulcérations, de la gangrène, de la lèpre
anesthésique, des productions cornées, un état luisant de la peau.

Les poils peuvent être détruits, changer de couleur ou de consistance.

On note dans le tissu cellulaire sous-cutané des productions lipo-
mateuses, des pseudo-phlegmons.

On voit des *troubles sécrétoires*, une production exagérée de sueur,
sa diminution, son altération chimique.

Les troubles vaso-moteurs ne sont pas rares; refroidissement, état
violacé de la peau, cyanose.

Les os peuvent être lésés, témoin ces augmentations de volume
des têtes métacarpiennes. Il existe quelques observations de raréfaction osseuse accompagnée de fracture. La sciatique s'accompagne de

scoliose. Les arthropathies suite de névrites existent. La polyurie a été également observée, ainsi que la glycosurie.

Nous arrivons à un trouble sur lequel nous allons nous étendre plus longuement : c'est l'atrophie musculaire ; connue depuis longtemps, elle avait été d'abord attribuée à la non-activité du muscle qui se serait atrophié par manque d'exercice. On en a fait aussi une atrophie réflexe, sans bien expliquer ce que l'on entendait par là. Mais maintenant, à la suite de nombreux travaux et d'observations cliniques, on sait que cette atrophie est due à l'altération du rôle trophique de certaines fibres mettant en rapport les centres nerveux et les muscles. Cette atrophie se manifeste sous divers aspects. Si elle ne frappe qu'un seul muscle, elle est peu aisée à reconnaître, et la plupart du temps reste ignorée.

Lorsqu'elle est étendue, on voit les reliefs musculaires disparaître, la peau semble collée contre les parties profondes. Elle envahit les membres, suivant certains types ; elle simulera l'atrophie musculaire d'Aran-Duchenne ; on trouve le type antibrachial, le type brachial, etc., etc. Nous ne pouvons énumérer tout au long les divers aspects des atrophies musculaires. Nous nous contentons de renvoyer à l'excellente thèse de Déjerine-Klumpke, et aux leçons de Raimond sur les amyotrophies.

Les atrophies sont parfois accompagnées de contractions fibrillaires et de tremblements.

Nous insisterons davantage sur les modifications de l'état d'excitabilité électrique des nerfs et des muscles. C'est une question relativement nouvelle et qu'il faut connaître, au moins sommairement, car elle donne la clef d'un certain nombre de points utiles pour le diagnostic, le pronostic et le traitement. C'est une question ardue et complexe, que nous résumerons d'après les leçons de Raymond.

Que se passe-t-il chez un sujet sain que l'on soumet à ces explorations électriques ?

L'exploration faradique d'un nerf moteur provoque une contraction tétanique du muscle.

L'excitation galvanique se pratique successivement avec le pôle positif et le pôle négatif ; l'un des pôles est toujours sur le sternum. Les contractions que cette excitation provoque se produisent soit à l'ouverture, soit à la fermeture du courant, c'est-à-dire soit quand le courant commence, soit quand il prend fin. Enfin, la contraction est négative quand le pôle négatif est actif, c'est-à-dire sur le muscle ; elle est positive dans le cas contraire. Ceci nous étant connu, chez un sujet sain nous explorons :

1° Avec un courant faible, on a :

Une contraction de fermeture négative faible ; rien avec le pôle positif ;

2° Avec un courant de moyenne intensité, on a :

Une contraction de fermeture négative forte ;
Une contraction de fermeture positive faible ;
Une contraction d'ouverture positive faible ;

3° Avec un courant d'une forte intensité, on a :

Une contraction de fermeture négative très forte (tétanique) ;
Une contraction d'ouverture négative faible ;
Une contraction de fermeture positive forte ;
Une contraction d'ouverture positive forte.

L'excitation faradique d'un muscle donne également une tétanisation.

L'excitation galvanique du muscle montre :

a. Que le pôle employé comme actif est indifférent ;

b. Que le muscle ne se contracte qu'à la fermeture du courant.

Si l'on a affaire à un homme atteint de névrite grave et présentant des modifications dans l'excitabilité neuro-musculaire, on trouve ce qui suit :

1° L'excitation faradique du nerf, de même que l'excitation galvanique, ne donnent que des modifications quantitatives, cette excitabilité est accrue ou diminuée ;

2° L'excitation faradique directe du muscle donne également des modifications quantitatives.

3° Les excitations galvaniques des muscles montrent que ces derniers subissent des modifications quantitatives et en même temps qualitatives. Au lieu d'être rapides, brusques, elles sont lentes, torpides.

Ceci nous étant connu, il nous reste à parler de la réaction de dégénérescence. Il y a réaction de dégénérescence quand en même temps il y a :

1° Parallélisme entre l'état d'excitabilité galvanique et faradique du nerf et de l'excitabilité faradique du muscle paralysé ;

2° Discordance entre l'excitabilité faradique et l'excitabilité galvanique du muscle.

Un muscle étant paralysé à la suite de la lésion nerveuse :

a. S'il doit rester tel :

On voit l'excitabilité du nerf faradique et galvanique, ainsi que l'excitabilité faradique du muscle, diminuer de plus en plus jusqu'à ce qu'elle soit complètement abolie. En même temps, l'excitabilité galvanique du muscle, qui au début a subi une diminution, ne tarde pas à se relever et dépasser son intensité normale. Si par exemple il fallait un courant de 20 milliampères pour faire contracter le muscle sain, maintenant il n'en faut plus qu'un de 10 milliampères. Enfin, dans une deuxième phase, cette excitabilité elle-même disparaît.

b. Si le muscle, au contraire, doit reprendre son état normal :

L'excitabilité galvanique va toujours diminuer, sans être abolie, mais les excitations faradiques et galvaniques des nerfs vont se relever et indiquent ainsi la fin de la réaction de dégénérescence et le retour du malade à l'état normal.

Formes de la névrite. — Les formes sont variables à l'infini, nous l'avons déjà dit, suivant le siège, la cause, la marche, etc. Du reste, beaucoup de formes rentrent les unes dans les autres; aussi ne faut-il pas s'étonner si après avoir décrit une forme, suivant le siège, on retrouve une ressemblance presque identique avec une autre forme basée sur la pathogénie. Dans une question aussi complexe il faut forcément schématiser, sans quoi on s'expose à des oublis regrettables. Deux grandes divisions doivent être avant tout établies : on peut avoir une névrite circonscrite localisée ou bien une névrite généralisée.

FORMES CIRCONSCRITES. — La forme circonscrite peut être cantonnée dans un membre, un segment de membre, un ou plusieurs troncs nerveux dépendant d'un même plexus. Les résultats sont faciles à déduire suivant la nature du nerf. Malgré cela, on peut admettre des névrites à prédominance motrice, sensitive ou trophique.

Le début peut être aigu. C'est la névrite aiguë ; c'est cette forme qui succède surtout à un traumatisme et se déclare deux ou trois jours après lui. Il y a un frisson, une légère élévation de la température, une douleur vive au niveau de la plaie. On peut percevoir une légère tuméfaction du nerf, due à la périnévrite. La douleur ne tarde pas à devenir lancinante et à amener des contractures, des vomissements.

La névrite passe le plus souvent de l'état aigu à l'état chronique.

Disons que la forme aiguë s'accompagne fréquemment d'irradiations et que l'inflammation peut se propager à la moelle et donner lieu à une myélite ascendante.

La *névrite chronique* est toujours longue ; elle dure des mois, des années et quelquefois ne disparaît pas du tout ; les douleurs reviennent à la moindre excitation ; les atrophies musculaires en sont la complication la plus ordinaire et la terminaison la plus fréquente.

La névrite chronique peut aussi, et c'est la majorité des cas, être primitivement chronique.

FORMES GÉNÉRALISÉES. — Les variétés sont curieuses suivant qu'il s'agit de variétés mixtes, de variétés motrices ou de variétés sensitives. Nous suivrons pas à pas la thèse de Déjerine.

1° *Formes généralisées mixtes.* — Là les troubles paralytiques et atrophiques s'accompagnent de phénomènes sensitifs très prononcés avec paroxysmes douloureux intermittents ou permanents.

2° *Formes généralisées motrices :*

a. *Forme à polynévrites infectieuses, aiguës, fébriles* (Déjerine-Klumpke), *à forme de maladie de Landry.* — Au milieu d'une convalescence de fièvre typhoïde, diphtérie, variole ou au cours d'une intoxication, le malade ressent subitement une difficulté à remuer les pieds et les jambes des deux côtés. La parésie est bilatérale et symétrique. La fièvre, l'anorexie forment un cortège à cette invasion aiguë. La parésie augmentant, on a bientôt une véritable paralysie flasque sans contracture. En même temps, dans le domaine sensitif, on a des paresthésies, des fourmillements, et à la fin (presque toujours) de l'anesthésie à la périphérie du membre. Les nerfs sont douloureux à la pression et augmentés de volume.

Au bout de deux à quatre jours la maladie suit une marche ascendante, envahit les muscles des cuisses, les membres supérieurs, les muscles de l'abdomen, du thorax.

Il y a une atrophie rapide des muscles, abolition et disparition de l'excitabilité, paralysie des nerfs et des muscles, réaction de dégénérescence, abolition des réflexes.

Comme troubles trophiques, on a de la cyanose des extrémités, de l'adipose sous-cutanée, des pigmentations, un état lisse de la peau.

La terminaison peut être funeste si tous les muscles concourant à la respiration, le diaphragme y compris, produisent l'asphyxie du malade. Elle peut être également favorable par suite de l'arrêt de la maladie dans sa marche envahissante. Tout rentre dans l'ordre, ou bien il persiste des contractures.

b. *Névrite généralisée à forme de paralysie générale spinale antérieure subaiguë.* — Cette forme ainsi nommée en raison de sa ressemblance avec la maladie de Duchenne, se montre également à la suite de maladies infectieuses ou d'intoxications et diffère de la première par l'absence de fièvre au début et par son évolution plus lente.

La maladie débute par les extrémités des membres et s'accompagne d'atrophies musculaires, de troubles sensitifs, de réaction de dégénérescence ; le diaphragme est également envahi.

b. *Névrite à forme de myélite centrale.* — Les sphincters sont alors envahis.

Les nerfs craniens peuvent être aussi pris par la névrite.

3° *Névrites à forme sensitive.* — Là les troubles moteurs consistent en une simple névrite avec ou sans atrophie, mais il y a une prédominance d'accidents douloureux, de troubles de la sensibilité, et de l'incoordination motrice ; l'analogie avec l'ataxie locomotrice est considérable, l'évolution diffère seule, d'où le nom de pseudo-tabes qui lui a été donné ou de nervo-tabes périphérique (Déjerine).

Les douleurs simulent les douleurs fulgurantes en raison de leur instantanéité. Elles se montrent dans le membre inférieur, elles sont passagères, souvent paroxystiques ou permanentes. En même temps il y a des fourmillements, des picotements, des anesthésies, du retard dans la transmission des impressions ; le signe de Romberg existe, le réflexe rotulien manque, il y a même des troubles oculaires pour compléter la ressemblance.

« Dans quelques cas le malade présente une démarche ataxique véritable. Le plus souvent on se trouve en présence de pseudo-tabes paralytique. La démarche particulière de ces malades relève non pas d'une incoordination véritable mais bien d'une paralysie musculaire prédominant dans certains groupes, en particulier dans les extenseurs de la jambe et des orteils, imprimant à la démarche un caractère spécial désigné par Charcot sous le nom de steppage. »

La maladie guérit d'ordinaire ou tend à passer à l'état chronique.

La durée de ces formes est variable. En peu de jours, dans certains cas, en plusieurs mois, dans d'autres, la maladie est complètement terminée. Souvent il reste une impotence, une faiblesse musculaire inguérissables.

FORMES SUIVANT LA CAUSE. — Les *névrites traumatiques* produisent souvent la névrite aiguë.

Les *névrites infectieuses* sont distinguées par Déjerine en aiguës, telles que celles qui succèdent à la diphtérie, la variole, le rhumatisme, la fièvre typhoïde, la fièvre puerpérale, et en chroniques causées par la tuberculose, la syphilis, la lèpre, l'impaludisme, la goutte.

Les névrites infectieuses peuvent porter sur tous les nerfs; cependant elles ont une prédilection marquée pour le cubital et le sciatique poplité externe; elles sont le plus souvent unilatérales.

A ces névrites infectieuses on peut rattacher une forme de béribéri s'accompagnant de troubles qui rappellent les névrites motrices généralisées. Il y a des troubles paralytiques bien nets, et Balz et Scheube rattachent ces troubles à des névrites périphériques d'origine infectieuse. L'agent de l'infection serait un diplocoque.

Les *névrites toxiques* sont causées par le plomb, l'alcool, l'arsenic, le mercure.

Les *névrites saturnines* se présentent sous les aspects nombreux que nous avons décrits aux névrites soit localisées soit généralisées. Nous ne nous appesantirons pas sur cette question; nous signalerons l'intégrité du long supinateur et la fréquence de l'envahissement des extenseurs.

La *névrite mercurielle* s'accompagne fréquemment de paralysies, mais peu intenses. Il y aurait rarement des atrophies musculaires. Elles sont souvent bilatérales, comme du reste dans certaines paralysies toxiques.

La *névrite alcoolique*, ainsi que *la névrite arsénicale*, prennent souvent une forme généralisée. La névrite alcoolique s'accompagne aussi de rétractions musculaires donnant au pied l'apparence d'un pied bot. Lorsqu'elle est localisée, la névrite alcoolique siège de préférence au membre inférieur : elle se complique d'atrophies musculaires.

Enfin on a noté les névrites survenant dans le cours de maladies nerveuses, souvent elles sont en relation avec une lésion médullaire et ne rentrent pas dans le cadre qui nous occupe. Toutefois il y a des lésions névritiques sans aucune relation avec le centre médullaire, c'est vraiment une névrite périphérique. Ces névrites s'accompagnent de paralysies sans aucun trouble de sensibilité ni d'atrophies musculaires ; on voit souvent des paralysies dissociées : par exemple, une paralysie des péroniers et des extenseurs des orteils avec conservation des mouvements du jambier antérieur. Signalons en terminant les névrites amenant des paralysies dites réflexes (paralysies uro-génitales, amauroses à la suite d'un traumatisme péri-orbitaire).

Déjerine et Sottas ont communiqué, en 1893, à la Société de biologie, une forme de névrite périphérique désignée par eux sous le nom de *névrite interstitielle hypertrophique et progressive de l'enfance*, affection dont les caractères sont les suivants : début dans le bas âge et la seconde enfance, atrophies musculaires des extrémités avec altération de la sensibilité et douleurs fulgurantes, cypho-scoliose, hypertrophie et dureté des troncs nerveux, absence de troubles trophiques cutanés, apparition de symptômes d'incoordination motrice, myosis, signes d'Argyll-Robertson et de Romberg. C'est une affection familiale et relevant d'une anomalie de développement du système nerveux périphérique.

Diagnostic. — Le diagnostic des formes localisées est toujours facile à faire. En face de troubles moteurs, sensitifs ou trophiques on doit se demander si ces troubles viennent des nerfs ou des centres nerveux.

Une affection des centres nerveux peut porter sur le cerveau ou sur la moelle. Une affection cérébrale s'accompagne, le plus souvent, d'hémiplégie ; la motricité est le plus souvent seule abolie, l'excitabilité des muscles est conservée. Une affection spinale est le plus souvent symétrique. Il y a généralement des troubles sphinctériens.

Une névralgie simple présente des douleurs discontinues et paroxystiques. Il n'y a pas de troubles trophiques.

Habituellement chaque névrite, ayant une localisation spéciale, peut simuler une maladie locale et inhérente à son siège. Nous n'avons pas à nous en occuper.

Les névrites multiples sont le plus ordinairement d'un diagnostic difficile. D'après les types cliniques exposés dans le cours de cet article, on voit que les affections qui présentent le plus d'analogie avec elles sont : 1° la paralysie ascendante, aiguë ou maladie de Landry ; 2° la paralysie spinale antérieure subaiguë de Duchenne ; 3° la myélite aiguë ; 4° le tabes dorsal.

La maladie de Landry a des symptômes à peu près identiques, mais il n'y a pas de troubles de la sensibilité, ni de modifications dans l'excitabilité électrique. On a vu néanmoins ces caractères se retrouver dans certaines névrites, d'où une identité complète entre les deux affections, d'où l'opinion soutenue par Leyden que souvent les cas

de maladie de Landry ne sont autre chose que des névrites périphériques.

La paralysie générale, spinale, antérieure subaiguë décrite par
Duchenne a un ensemble symptomatique de tout point semblable à
celui des névrites multiples. L'avis à peu près général est que ces
deux affections n'en font vraisemblablement qu'une seule.

Les myélites aiguës, comme les précédentes, ont des points de
ressemblance nombreux et à peine quelques différences. Il y
aurait, dans les névrites, conservation à peu près constante des
fonctions du rectum et de la vessie, et participation possible des
muscles de la face ; de plus on note de la sensibilité des troncs nerveux.
Faut-il séparer, dit Déjerine, ces deux affections et ne vaut-il pas
mieux les considérer comme deux affections extrêmement voisines,
résultant de l'action tantôt sur le système nerveux périphérique,
tantôt sur le système central d'un seul et même agent pathogène ?

Les névrites périphériques à forme sensitive peuvent être confondues avec le tabes dorsal. Dans le pseudo-tabes il n'y a pas de myosis
ni de signe d'Argyll-Robertson ; le malade steppe et ne talonne pas ;
le malade n'a des douleurs fulgurantes que dans les membres inférieurs. Il n'y a pas de crises viscéralgiques.

Pronostic. — Il est en général favorable et la guérison complète est
la règle. Dans les névrites multiples à évolution très rapide, la mort
peut survenir par suite de l'extension de la maladie aux muscles de
la respiration et aux muscles nécessaires à la vie matérielle. La
réaction de dégénérescence persistant longtemps est un signe extrêmement défavorable.

Traitement. — Il doit viser trois buts : 1° supprimer, ou tout au
moins atténuer la cause de la maladie ; 2° combattre la paralysie et
l'atrophie musculaire qui sont des complications sérieuses et créent
des infirmités persistantes ; 3° soulager le malade.

1° Nous ne nous arrêtons pas au premier point du traitement :
rechercher la cause étant le premier soin du praticien qui vient de
diagnostiquer une névrite.

2° Pour combattre l'atrophie musculaire et les paralysies, le traitement doit être, avant tout, préventif. En face d'une névrite, il faut
agir de suite, de façon à empêcher la marche progressive de la maladie : application de révulsifs, de sangsues, emploi précoce de l'électricité. Dans ce cas, l'électricité galvanique semble préférable.

Si les complications existent, il faudra essayer de les supprimer en employant tous les moyens qui sont en notre pouvoir, les douches froides et chaudes, le massage, l'électricité.

Le massage doit être fait avec soin. On commence par exciter la peau par des attouchements légers ou par des coups donnés du bout des doigts. On agit ensuite sur les muscles en les pétrissant et en les malaxant avec une force croissante. Enfin, on imprime des mouvements aux articulations.

L'électricité est le moyen le plus efficace, le plus sûr, et le plus à la portée de tous. Nous avons déjà vu qu'au début il pouvait être employé. Lorsqu'on se trouve en face d'une atrophie musculaire ou d'un membre paralysé, il n'y a pas à hésiter, on doit s'adresser à l'électricité faradique. Les courants faradiques, nous l'avons dit au cours de cet article, provoquent dans le muscle une série de contractions qui, par leur nombre toujours croissant, ne tardent pas à donner au muscle un état de tétanisation. Où appliquer les électrodes? Lorsqu'on n'a que peu de muscles atteints, on pourra appliquer les électrodes sur eux directement et provoquer une série de contractions, c'est la faradisation directe. S'il y a plusieurs muscles atteints, ou si les lésions musculaires semblent avoir plus de diffusion, c'est à la faradisation indirecte qu'il faut avoir recours; c'est-à-dire qu'on appliquera une électrode sur une partie quelconque du corps et l'autre sur le nerf atteint, en un point où il est plus ou moins superficiel. Pour chaque nerf il y a des points d'élection. Il faut se reporter pour cela aux traités classiques d'électrothérapie.

On fera deux ou trois applications par semaine, et chacune de ces séances durera dix minutes; rarement on doit atteindre un quart d'heure. On a vu, en effet, à la suite de séances prolongées, des contractures persister quelque temps. Si on se trouve en face de polynévrites généralisées, on doit avoir recours à la faradisation généralisée, c'est-à-dire on essaye d'agir sur tous les nerfs à la fois, étant donné l'impossibilité d'agir sur chacun séparément. Voici comment il faut procéder. Nous empruntons le mode d'agir à Raymond : le malade étant assis sur une chaise, a les pieds nus appuyés sur un escabeau à plan incliné ; le plan incliné est recouvert d'une plaque en fer et séparé des pieds du malade par un morceau de flanelle mouillée. Cette plaque est reliée à un appareil d'induction. L'autre électrode (la plaque décrite à l'instant représentant le premier) est promenée sur tout le corps (nuque, dos, poitrine, ventre, creux épigastrique, etc.).

Chaque séance durera de cinq à quinze minutes. Dans les cas de névrites diffuses, on pourra employer des courants galvaniques sur la moelle. Un pôle sera placé à la nuque, l'autre sur la région lombaire : pendant la moitié du temps le pôle positif sera en haut (sur la nuque) pendant l'autre moitié le même pôle sera à la région lombaire.

Traitement de la douleur. — On emploiera les révulsifs, les pulvérisations au chlorure de méthyle, etc., etc. (Voir *Sciatique*.)

Dans certains cas on est autorisé à faire sur le nerf une intervention chirurgicale ; lorsque les douleurs sont trop intenses, lorsque leur ténacité fatigue le malade et résiste à tout médicament, ou bien si la névrite tend à prendre la forme ascendante, on discute l'intervention sanglante. Voici la conduite à tenir.

Avant tout il est nécessaire de bien établir le siège des douleurs, car il faut se souvenir qu'en vertu des irradiations et des phénomènes de récurrence le siège de la douleur sur un nerf n'indique pas toujours que ce nerf soit le siège de la lésion. Ainsi supposons qu'on ait un point douloureux, il faut comprimer le nerf un peu au-dessus de ce point : si la sensibilité disparaît, c'est lui qui est lésé. Si la sensibilité ne disparaît pas, on recherche sur le même nerf un autre point qui, comprimé, supprimera les douleurs.

Si cette dernière manœuvre ne suffit pas, on comprime les nerfs voisins, jusqu'à ce que l'on ait trouvé le point exact de la lésion.

Ensuite que fera-t-on ? Deux méthodes sont en présence : la névrotomie et l'élongation.

La névrotomie interrompt la circulation sensible et motrice, qui ne se rétablit que lentement. Comme elle enlève 5 à 6 centimètres du nerf, toute voie de transmission est désormais détruite et d'une façon irrévocable.

L'élongation agit par ce fait qu'elle modifie la transmission sensible, mais non la transmission motrice ; il est probable que dans cette manœuvre les tubes altérés se rompent les premiers.

Ce rapide aperçu suffit à montrer que, dans la majorité des cas, la névrotomie est inférieure à l'élongation. Pour les nerfs mixtes la chose est évidente. Il faut avoir soin de ne pas trop tirer et se souvenir à ce sujet que la force de traction thérapeutique doit être le tiers de la résistance à la rupture.

Pour le sciatique il faut développer, suivant le professeur Tillaux, une force de 54 à 58 kilos. Pour ce dernier nerf on peut faire la manœuvre sans intervention sanglante. La jambe étant maintenue en extension et le malade chloroformé, on fléchit la cuisse sur le bassin, le sciatique s'enroule sur le col fémoral et s'étire.

. La névrotomie est réservée pour les névrites siégeant sur des branches nerveuses purement sensitives ; mais même dans ce cas elle ne semble pas supérieure à l'élongation. Si les rameaux sont très petits, la névrotomie et surtout la névrectomie est le procédé de choix. Pour éviter les douleurs qui survivent à la névrectomie et sont dues aux fibres récurrentes persistant contre toute pression, Tripier voulait qu'on fît des sections simples et associées, intéressant plusieurs des nerfs du membre (polynévrotomie). Pour Lejars l'amputation est permise dans certains cas. Elle est réservée pour les cas désespérés où l'extension ascendante de la névrite ne permet plus de rien attendre de l'élongation ni de la névrotomie. L'intensité des souffrances est le principal motif de cette façon d'agir. C'est le cas de la névrite des moignons.

Paul BONCOUR, *de Paris.*

CHAPITRE II

PARALYSIES

I

PARALYSIES EN GÉNÉRAL

Définition. — On appelle paralysie une perte complète ou partielle de la faculté des muscles à se contracter.

La paralysie peut se rapporter aux muscles volontaires et non volontaires.

Les muscles non volontaires n'étant accessibles que pour une très petite partie (les muscles du pharynx) à l'examen direct, leur paralysie ne viendra à notre connaissance qu'indirectement, par des symptômes indiquant qu'ils ne fonctionnent pas.

Nous nous occuperons seulement des paralysies des muscles volontaires.

Si les muscles ont perdu complètement la faculté de se contracter, c'est la paralysie; une perte partielle s'appelle parésie.

Selon l'étendue des paralysies, on les distingue en monoplégie, quand la paralysie est limitée à un membre entier ou bien à un groupe musculaire; en hémiplégie, quand la paralysie ne s'étend qu'à une moitié latérale du corps; et en paraplégie, quand des parties identiques des deux moitiés latérales du corps sont paralysées. On distingue encore une hémiplégie complète, quand tous les muscles de la moitié latérale du corps sont paralysés, et une hémiplégie incomplète quand la paralysie n'intéresse qu'une partie des muscles de la moitié latérale du corps. L'hémiplégie alterne est une paralysie des membres d'un côté et une paralysie de la face de l'autre. On l'appelle hémiplégie transverse quand le membre inférieur d'un côté et le membre supérieur de l'autre côté sont paralysés.

Anatomie pathologique et physiologie pathologique. — Au point de vue anatomo-pathologique, on distingue des paralysies provoquées par des lésions palpables du système nerveux central ou périphérique ou des muscles eux-mêmes, et des paralysies fonctionnelles, où il n'y a aucune lésion palpable du système nerveux ou musculaire.

Que les affections musculaires puissent être des causes de paralysies, c'est très possible, mais il est extrêmement difficile de distinguer si une paralysie est une paralysie myopathique ou bien si des altérations pathologiques des terminaisons des nerfs dans le muscle sont cause de la paralysie.

Toutes les affections du système nerveux peuvent être des causes anatomiques des paralysies, pourvu qu'elles soient localisées dans une des parties du système nerveux que nous connaissons comme indispensables pour les mouvements volontaires. Ce sont les parties du système nerveux qui composent la voie psycho-motrice.

La voie psycho-motrice est une partie de l'axe cérébro-spinal, qui prend son origine dans la substance corticale du cerveau et finit dans les muscles. Les parties qui forment l'origine corticale de la voie psycho-motrice s'appellent centres moteurs. La connaissance de ces centres, nous la devons en premier lieu à Broca, qui fit la découverte fort intéressante que, dans tous les cas d'aphasie, il y a constamment des altérations anatomiques pathologiques dans les mêmes parties de la substance corticale, laquelle partie est la circonvolution frontale inférieure de l'hémisphère gauche du cerveau. Dix ans après, en 1870, deux savants allemands, Hitzig et Fritsch, démontrèrent, par des recherches expérimentales, qu'il y a, dans la substance corticale du cerveau du chien, certaines parties dans lesquelles on peut provoquer par des excitations électriques des contractions musculaires, et que certaines contractions musculaires correspondent toujours aux mêmes parties excitées. Les résultats obtenus par Hitzig et Fritsch chez le chien furent constatés par Ferrier, qui obtenait en même temps des résultats analogues chez le singe et le chat, tandis que Marcacci constata l'existence de ces centres moteurs dans la substance corticale du cerveau chez la brebis. Munk qui, par extirpation de certaines parties de la substance corticale chez le cheval, et Nothnagel, par destruction de certaines parties de substance corticale chez le lapin, provoquèrent l'inhibition de certains mouvements volontaires.

Les expériences répétées encore de différentes façons par beaucoup d'autres auteurs ont presque toutes constaté les résultats obtenus par

Hitzig et Fritsch, résultats qui démontrent qu'il y a dans la substance corticale certaines parties dans lesquelles on peut provoquer,
par irritation électrique, certaines contractions musculaires et dont
l'extirpation ou la destruction d'une façon quelconque provoque
l'inhibition de certains mouvements volontaires normaux. Ces parties de la substance corticale, on les a nommés centres moteurs. C'est
un fait fort intéressant que Betz a pu constater par des recherches
anatomiques, que ces centres moteurs se distinguent, par leur
structure histologique, des autres parties de la substance corticale;
il constata dans les centres moteurs la présence de grandes cellules
pyramidales analogues à celles qu'on trouve dans les cornes antérieures de la moelle épinière. Meynert, à la suite de ses études anatomiques comparatives, découvrit que les fibres motrices prennent,
pour la plus grande partie, leur origine dans le lobe frontal du cerveau, la partie où les centres moteurs sont localisés.

Notre connaissance des centres moteurs, chez l'homme, est due
pour la plus grande partie à Charcot, Pitres, Nothnagel et autres.
Ce sont ces savants qui, par leurs recherches anatomo-pathologiques
en rapport avec leurs observations cliniques, ont constaté la localisation des centres moteurs. Ils ont trouvé que les centres moteurs
sont localisés dans une certaine partie de la substance contenant la
circonvolution ascendante frontale et pariétale, le lobule paracentral
et peut-être encore les parties postérieures des circonvolutions
frontales, et que dans cette partie, qu'on a nommée la zone motrice,
les centres des divers systèmes musculaires sont localisés de la
manière suivante. Les centres moteurs des deux membres, du côté
opposé, sont situés dans les deux tiers supérieurs des circonvolutions
ascendantes et dans le lobule paracentral ; le centre des mouvements
isolés du membre supérieur occupe probablement le tiers moyen de
la circonvolution frontale ascendante, et les centres des mouvements
de la partie inférieure de la face occupent le tiers inférieur des circonvolutions ascendantes.

Ce sont ces centres qui donnent naissance aux impulsions des
circonvolutions volontaires. Pour conduire ces impulsions aux
organes moteurs, aux muscles, il y a un système de fibres nerveuses
qui, prenant leur origine dans les centres susnommés, se rendent en
bas dans la substance blanche où elles forment la plus grande partie
du grand soleil de Reil, et, traversant la capsule interne, atteignent
le pédoncule dont elles forment la partie inférieure (le pied du
pédoncule), pour entrer ensuite dans la partie antérieure des pyramides où elles s'entre-croisent pour la plus grande partie avec les

fibres motrices provenant de l'autre hémisphère du cerveau. Après l'entre-croisement elles se rendent dans le cordon latéral du côté opposé de la moelle épinière. Les fibres motrices qui ne s'entre-croisent pas entrent directement dans le cordon antérieur, du même côté de la moelle épinière. Du cordon latéral les fibres se rendent à la colonne grise antérieure de la moelle pour entrer en contact intime avec les grandes cellules pyramidales.

Ce sont les cylindres-axes des grandes cellules pyramidales qui forment les fibres composantes des racines antérieures, qui se conti-nuent dans les nerfs moteurs.

Les nerfs moteurs se perdent dans les muscles et forment ainsi la fin de la voie psycho-motrice.

En rapport avec ce que nous avons dit plus haut : que toutes les affections pathologiques peuvent être des causes anatomiques des paralysies, pourvu qu'elles soient localisées dans une des parties du système nerveux, indispensables pour les mouvements volontaires, il est clair que ce sont les lésions de la voie psycho-motrice qui pren-nent la première place parmi les causes palpables des paralysies.

Ces lésions peuvent être des affections pathologiques de différente nature, comme des inflammations, des tumeurs, des hémorragies, des ramollissements, etc., qui intéressent directement une partie quelconque de la voie psycho-motrice, ou bien la lésion de la voie psycho-motrice peut être secondaire, provoquée par l'affection d'un organe voisin. Des affections par exemple du noyau lenticulaire ou du noyau caudé ou de la couche optique ne peuvent pas être des causes directes de l'hémiplégie qui souvent les accompagne. Cette hémiplégie est seulement explicable par la proximité de la capsule interne, soit que l'affection s'étende dans la capsule interne où bien que la lésion primaire cause dans son entourage une altération, un œdème collatéral par exemple, qui provoque, par compression de la capsule interne, une hémiplégie. Dans ce cas-ci la lésion originelle est une cause indirecte de la paralysie.

Il y a beaucoup d'autres affections qui, comme causes indirectes, peuvent provoquer des paralysies : ce sont les affections du crâne, comme une fracture, une nécrose, les endostoses et d'autres ; les lésions de la moelle épinière qui n'intéressent pas directement les organes moteurs ; différentes affections des méninges cérébrales et spinales ; les lésions variées de la colonne vertébrale, comme les frac-tures, les dislocations, etc., et beaucoup d'affections d'organes péri-phériques qui, par compression des centres ou des nerfs moteurs ou d'une autre façon, peuvent être indirectement des causes de paralysie.

Comme causes indirectes plus éloignées de paralysie, on peut considérer aussi beaucoup de maladies. Telles sont, par exemple, les maladies du cœur et des artères comme l'hypertrophie idiopathique, les lésions valvulaires du cœur, la dégénérescence athéromateuse des artères et surtout les anévrysmes miliaires des petites artères du cerveau (Charcot). Ensuite ce sont quelques maladies infectieuses comme la syphilis, la tuberculose, la diphtérie, la fièvre typhoïde, la malaria, le béribéri, la grippe et le rhumatisme. Vraisemblablement il se développe, sous l'influence des produits spécifiques de ces maladies, des altérations anatomo-pathologiques dans le système nerveux central ou, plus souvent, dans le système nerveux périphérique, qui causent directement des paralysies. Pour la plupart de ces maladies, notre connaissance de ces altérations est encore très imparfaite. Nous savons seulement que, dans la syphilis et aussi dans la tuberculose, ce sont souvent les produits spécifiques de ces maladies, les gommes dans la syphilis et les tubercules dans la tuberculose, qui en se déposant dans une des parties du système nerveux moteur, peuvent être des causes de paralysie.

Comme causes indirectes des paralysies, nous connaissons encore quelques intoxications, comme celles de l'alcool, du plomb, de l'arsenic, du mercure et d'autres. Les altérations anatomo-pathologiques ne nous sont pas suffisamment connues. Les opinions des différents auteurs ne sont pas tout à fait d'accord sur ce point. Ce n'est pas ici le lieu d'entrer dans le détail de cette question. Il nous suffit de constater que la plupart des auteurs admettent comme causes palpables des paralysies par intoxication, des altérations anatomo-pathologiques des nerfs périphériques.

Il y a des paralysies dont l'origine pathogénique est encore très peu connue; ce sont les paralysies consécutives aux affections de certains organes, surtout aux affections de l'utérus, de l'intestin, des reins et de la vessie, et connues sous le nom de paralysies réflexes. Les opinions sur la nature pathogénique de ces paralysies ne sont pas encore tout à fait d'accord. Tandis que quelques auteurs les considèrent comme des paralysies sans aucune altération anatomique palpable, il y a d'autres auteurs qui admettent comme cause une névrite, partant des nerfs sacro-lombaires et montant jusque dans la moelle épinière.

Sauf les paralysies avec des altérations anatomo-pathologiques, il y a d'autres paralysies où il n'y a aucune altération anatomique dans les organes moteurs, ou plutôt où on n'en n'a pas encore observé. Ce sont les paralysies qu'on a appelées paralysies fonctionnelles.

Probablement elles sont de nature psychique, des produits de l'imagination, des auto-suggestions. Elles se présentent souvent chez les hystériques, mais souvent aussi chez des personnes chez lesquelles il n'y a aucun stigmate d'hystérie.

Symptomatologie. — Comme nous l'avons vu déjà, le symptôme principal de la paralysie, c'est l'impuissance du malade à faire certains mouvements volontaires.

La paralysie peut se rapporter à un groupe musculaire ou bien à un membre entier; à toute la moitié latérale du corps ou aux parties identiques des deux moitiés latérales ; nous les appelons, comme nous avons déjà dit plus haut, monoplégie, hémiplégie et paraplégie.

Chez un malade paralytique il ne suffit pas d'examiner seulement la partie que le malade accuse lui-même comme étant paralysée; il faut un examen exact de tout le corps. Souvent il y a dans d'autres parties du corps des paralysies qui échappent à l'attention du malade lui-même, et qui sont pour le diagnostic de la plus grande importance.

L'étendue de la paralysie dépend principalement de la localisation de la lésion qui la provoque. Ce sont par exemple les lésions de la capsule interne qui provoquent une hémiplégie complète de la moitié opposée du corps, parce que les fibres motrices de tous les centres moteurs se réunissent dans un faisceau assez compact, tandis que dans les lésions de la substance corticale où les centres moteurs des différents systèmes musculaires sont plus éloignés l'un de l'autre, la possibilité existe qu'une lésion se rapporte seulement à un des centres moteurs, et que la paralysie provoquée soit une monoplégie, etc.

C'est dans l'étendue des paralysies que nous avons un des principaux facteurs pour le diagnostic ; mais il y a encore d'autres symptômes qui sont de la plus haute importance : tel est l'état des muscles relativement aux mouvements passifs.

Le membre paralysé peut être flasque et permettre tous les mouvements passifs sans aucune résistance, ou bien il est rigide et ne permet les mouvements passifs qu'après plus ou moins de résistance, ou bien les mouvements passifs sont presque impossibles; il y a ce qu'on appelle une contracture, qui peut se rapporter aux muscles paralysés eux-mêmes ou aux antagonistes. Les contractures sont des symptômes d'excitation motrice directe ou bien des symptômes réflexes. Les paralysies où il y a cette rigidité musculaire ou des contractures s'appellent des paralysies spasmodiques.

Ce qui est d'une grande importance pour le diagnostic des paralysies, c'est l'état trophique des muscles du membre paralysé. Tandis que, dans certaines paralysies qui ont duré déjà assez longtemps, il n'y a qu'une atrophie très insignifiante des muscles, il y a d'autres cas de paralysie où, relativement en très peu de temps, les muscles sont devenus très atrophiés. Des recherches anatomo-pathologiques, en rapport avec les observations cliniques, ont appris que ce sont surtout des altérations pathologiques des grandes cellules pyramidales des cornes antérieures de la moelle épinière, ou bien des fibres motrices, qui se rendent des cornes antérieures à la périphérie, qui provoquent très vite des atrophies considérables. Ces recherches rendent vraisemblable que les grandes cellules pyramidales des cornes antérieures de la moelle épinière sont les centres trophiques des muscles volontaires du tronc.

Cette atrophie, on l'appelle atrophie dégénérative, pour la distinguer de l'atrophie ordinaire, qui se développe généralement par suite de l'inactivité des muscles, ou aussi par des perturbations dans le processus général de la nutrition.

L'atrophie dégénérative se distingue par des changements anatomo-pathologiques très particuliers dans les muscles comme dans les nerfs. Ces changements consistent dans une résolution totale de la myéline du tube nerveux à myéline et du cylindre-axe, dans une multiplication des noyaux de la gaine de Schwann et dans une augmentation considérable de la trame conjonctive interstitielle du nerf. C'est aussi le muscle qui va s'atrophier; les fibres musculaires deviennent plus étroites; elles perdent leur aspect strié et montrent une dégénération graisseuse et granuleuse.

Tandis que l'atrophie dégénérative des muscles se constate très facilement pendant la vie par inspection et palpation, il nous faut pour constater la dégénérescence des nerfs un autre moyen. C'est dans la réaction électrique des nerfs et des muscles qu'on a trouvé le moyen de constater l'atrophie dégénérative. Ce sont des altérations très particulières dans la réaction électrique qui caractérisent cette dégénérescence.

Cette réaction altérée, qu'on appelle réaction de dégénérescence, commence par une diminution et même par une absence totale de l'excitabilité galvanique et faradique du nerf. En même temps, l'excitabilité faradique du muscle est très diminuée, souvent même elle a tout à fait disparu, tandis que l'excitabilité galvanique du muscle paralysé, diminuée au commencement, devient plus grande après une altération très remarquable. C'est celle de la nature de la contraction musculaire : courte et rapide à l'état normal, elle devient lente, torpide et vermiforme.

Un autre symptôme de la dégénérescence, c'est le changement de la formule normale. Tandis qu'à l'état normal, nous observons dans l'excitation directe du muscle, que le pôle négatif détermine la contraction à une intensité minima de courant avec laquelle le pôle positif n'a aucun effet appréciable, il en est tout autrement dans l'atrophie dégénérative : l'effet du pôle positif est égal à celui du pôle négatif (P. F. C. = N. F. C.), et devient même plus grand après (P. F. C. > N. F. C.); enfin la contraction musculaire ne suit que l'excitation par P. F. et, si c'est une paralysie incurable, l'excitabilité galvanique des muscles va disparaître enfin totalement.

La réaction de dégénérescence n'est pas toujours complète. On observe une réaction de dégénérescence partielle comme début de la réaction de dégénérescence complète, ou bien elle se manifeste après la réaction complète et indique une amélioration de l'atrophie dégénérative du nerf et du muscle.

Dans la réaction de dégénérescence partielle, la diminution de l'excitabilité galvanique et faradique des nerfs et de l'excitabilité faradique des muscles n'est pas très prononcée, tandis que l'excitabilité galvanique des muscles présente une réaction de dégénérescence complète, comme des contractions lentes et torpides, l'altération de la formule normale caractéristique pour la dégénérescence (P. F. C. > N. F. C.), etc.

Dans la réaction de dégénérescence complète et partielle, nous avons donc un moyen de grande valeur pour le diagnostic des paralysies provoquées par les affections des cornes antérieures, comme la paralysie spinale infantile, la paralysie spinale antérieure subaiguë et chronique, la paralysie spinale de l'adulte, la sclérose latérale amyotrophique (Charcot), la syringomyélie et autres, et les névrites périphériques mixtes ou motrices, multiples et circonscrites : les anomalies des réflexes cutanés et tendineux qui sont d'une valeur assez grande pour le diagnostic.

On appelle réflexes cutanés des contractions musculaires provoquées par excitation mécanique de la peau, tandis qu'on appelle réflexes tendineux des contractions musculaires par excitation mécanique des tendons.

Les réflexes cutanés les plus usuels pour le diagnostic ce sont : le réflexe abdominal, qui consiste dans la contraction des muscles de la paroi abdominale par excitation de la peau qui la recouvre; le réflexe crémastérien, qui se manifeste par un soulèvement brusque

des testicules, par excitation de la partie interne de la cuisse, et le
réflexe plantaire, nom que l'on a donné aux contractions de plusieurs
muscles du membre inférieur provoqué par excitation de la plante
du pied.

Les réflexes tendineux les plus importants pour le diagnostic sont :
le réflexe patellaire ou le phénomène du genou de Westphal, qui
consiste dans la contraction du muscle quadriceps, par excitation du
ligament patellaire, et le réflexe du tendon d'Achille, qui est une
contraction du muscle sural, par excitation du tendon d'Achille. Le
réflexe du tendon d'Achille n'est généralement pas très prononcé, à
l'état normal, ou peut même être absent, tandis qu'il peut être très
développé à l'état pathologique. On peut le provoquer par la projection rapide de la pointe du pied vers la jambe. Si on tient le pied,
en le soutenant en flexion dorsale, pendant la contraction, il se
manifeste un symptôme très intéressant, connu sous le nom de
clonus du pied, ou phénomène du pied (Westphal), et qui consiste
dans des contractions alternées des muscles fléchisseurs et des
muscles extenseurs du pied. Le clonus est un symptôme d'exagération des réflexes tendineux, un symptôme qui ne se présente jamais
à l'état normal.

Les réflexes tendineux du membre supérieur sont généralement,
à l'état normal, très peu développés; à l'état pathologique, au contraire, ils peuvent être très prononcés. On les provoque habituellement par percussion du périoste, du radius et de l'ulna. La percussion du radius donne principalement une contraction du long
supinateur et du biceps, tandis que la percussion de l'ulna produit les
mêmes contractions, mais plus faibles et, très souvent encore, une
pronation de l'avant-bras et une flexion de la main et des doigts
(Strümpell).

Le clonus de la main par flexion volontaire analogue au clonus du
pied est un symptôme très rare.

Les anomalies des réflexes se manifestent par une exagération ou
une diminution ou même une abolition totale. Ces anomalies peuvent
se rapporter aux réflexes cutanés comme aux réflexes tendineux.

L'exagération des réflexes cutanés et tendineux peut dépendre d'un
état d'excitation dans l'arc réflexe, ou bien d'un défaut de l'action
inhibitrice du cerveau. C'est un symptôme très fréquent des paralysies d'origine spinale et surtout de la paralysie spinale spasmodique, et souvent elle se présente dans les paralysies d'origine
cérébrale.

La diminution et l'absence des réflexes s'expliquent par une dépression fonctionnelle de l'arc réflexe ou par une exaltation de l'action inhibitrice du cerveau. Ce sont des symptômes presque constants du tabes, de la polyomyélite et des paralysies périphériques.

Un phénomène d'une valeur moindre pour le diagnostic des paralysies, c'est l'excitabilité mécanique des muscles. L'excitabilité des muscles se manifeste par des contractions musculaires provoquées par des excitations mécaniques des muscles eux-mêmes. C'est l'excitation directe du muscle ou peut-être l'excitation des fibres nerveuses sensitives du muscle qui provoque la contraction : chose très difficile à décider.

Parmi les symptômes qui accompagnent souvent les paralysies, les symptômes d'excitation motrice ont une grande valeur pour le diagnostic. Ils se manifestent sous des formes très différentes, entre autres sous forme de convulsions. On appelle convulsions, des contractions involontaires des muscles. On les distingue en convulsions toniques et cloniques. Les convulsions toniques sont celles où les contractions sont irrégulières, de longue durée, déterminant une raideur presque permanente, tandis que les convulsions cloniques sont rapides, alternant régulièrement avec des intervalles de repos. Les convulsions toniques peuvent être très douloureuses, probablement par suite d'une excitation des nerfs sensibles dans les muscles contractés ; dans ce cas, on les appelle des crampes. Les convulsions cloniques et toniques peuvent être générales, c'est-à-dire se rapporter à tout le corps, comme dans l'épilepsie, dans l'hystérie et dans quelques maladies organiques du cerveau ; ou bien elles peuvent ne se rapporter qu'à une partie du corps. Les convulsions locales sont connues sous le nom d'épilepsie partielle ou d'épilepsie corticale, ou d'épilepsie de Jackson ; ce sont des symptômes caractéristiques des affections des centres moteurs ; elles accompagnent généralement les paralysies d'origine corticale.

Un autre symptôme d'irritation motrice, c'est le tremblement (tremor) qui se manifeste dans beaucoup de maladies nerveuses. On appelle tremblement, des mouvements involontaires, rapides, réguliers, caractérisés par des oscillations très petites. Le tremblement peut être indépendant des mouvements volontaires et persister au repos, ou bien il ne se manifeste qu'à l'occasion des mouvements volontaires ; dans ce cas, on l'appelle tremblement intentionnel. Ce tremblement est un symptôme presque constant de l'intoxication mercurielle, et s'observe très souvent dans la sclérose multiple.

Un symptôme d'irritation motrice, qui se distingue du précédent par l'absence de déplacement des membres, consiste dans les secousses fibrillaires des muscles. Elles se présentent généralement comme symptôme d'atrophie musculaire et elles sont un symptôme presque constant de l'atrophie musculaire progressive spinale.

Les mouvements choréiformes, symptôme caractéristique de la chorée, peuvent se manifester dans la paralysie. Ils se présentent comme des mouvements très irréguliers. Souvent on les observe comme un symptôme post-hémiplégique.

Un symptôme d'excitation motrice fort intéressant, c'est l'athétose. L'athétose se caractérise par des mouvements involontaires des doigts et des orteils, très irréguliers, lents et souvent très compliqués. Elle se manifeste souvent dans la paralysie infantile cérébrale, mais souvent elle paraît comme une maladie isolée, sans aucun autre symptôme d'une maladie nerveuse.

Un symptôme important qui peut encore accompagner la paralysie, c'est l'ataxie. L'ataxie est un trouble de la coordination musculaire dans les mouvements volontaires. C'est un des symptômes les plus caractéristiques du tabes et des affections du cervelet, et souvent elle s'observe dans la polynévrite.

Les troubles de la sensibilité sont encore d'une très grande importance dans le diagnostic. Ces troubles peuvent se distinguer, d'après leur origine, en troubles cérébraux, spinaux et périphériques. Ils peuvent se manifester de la façon suivante : la sensibilité peut être exagérée, c'est-à-dire que des excitations extérieures faibles provoquent des sensations très fortes ; cette exagération de la sensibilité s'appelle hyperesthésie ; ou bien la sensibilité peut être tout à fait abolie ou diminuée, c'est-à-dire que des excitations extérieures très fortes ne provoquent aucune sensation ou des sensations très faibles ; dans ce cas on parle d'anesthésie. L'hyperesthésie s'observe souvent dans la myélite, dans la méningite spinale et dans l'hémi-compression spinale (paralysie de Brown-Séquard). L'anesthésie peut se rapporter à toutes sortes d'excitations ; dans ce cas on l'appelle anesthésie générale ; ou bien elle ne se rapporte qu'à certaines excitations, et on l'appelle anesthésie spéciale. Les anesthésies spéciales les plus importantes pour le diagnostic des paralysies, ce sont surtout l'analgésie et la thermo-anesthésie. L'analgésie consiste en absence de douleur dans les excitations qui sont douloureuses à l'état normal ; tandis que la sensibilité tactile est conservée. La thermo-anesthésie se caractérise par l'impuissance à sentir les différences de température. Si l'anesthésie ne se rapporte qu'à la peau et aux membranes muqueuses, on l'appelle anesthésie superficielle, tandis qu'on l'appelle anesthésie profonde, quand elle se rapporte

aussi aux muscles, aux articulations et au périoste. L'anesthésie
peut intéresser la moitié latérale du corps; dans ce cas on l'appelle
hémianesthésie. Si elle se rapporte aux parties identiques des deux
moitiés latérales du corps, on l'appelle paranesthésie. L'hémianesthésie est dite complète quand, outre la peau, les muscles, etc., les
nerfs de la vision, de l'olfaction, de la gustation et de l'audition y
sont compris; dans le cas contraire on l'appelle incomplète. Toutes ces
différentes formes d'anesthésie peuvent accompagner la paralysie et
sont souvent des symptômes d'une haute importance pour le diagnostic. Ce sont les lésions cérébrales, comme les hémorragies, les tumeurs, des ramollissements, etc., qui peuvent provoquer une anesthésie. Ces anesthésies d'origine cérébrale ne sont généralement pas très
prononcées. Ce sont seulement les lésions de la partie postérieure
de la capsule interne qui provoquent une anesthésie très prononcée,
une hémianesthésie complète qui accompagne alors ordinairement
une hémiplégie. Les anesthésies d'origine spinale sont généralement
plus prononcées. Elles se présentent dans plusieurs affections spinales, comme dans le tabes, la myélite, la méningite spinale, les
tumeurs, les lésions traumatiques, les apoplexies spinales, les compressions de la moelle, etc. Ce sont généralement des paresthésies,
mais quelquefois aussi des hémianesthésies, quand la lésion ne se
rapporte qu'à une moitié latérale de la moelle épinière. Les anesthésies
d'origine périphérique se développent par des lésions traumatiques,
des compressions et des névrites des nerfs sensibles et des nerfs
mixtes.

Un trouble de la sensibilité d'une nature très différente des troubles précédents, c'est la paresthésie. Elle est provoquée par des
excitations des centres ou des nerfs sensibles eux-mêmes. Elle se
manifeste par des sensations très variées, comme une sensation de
fourmillement, de démangeaison, de froid, de chaleur. Elle se présente souvent dans les paralysies par compression de la moelle,
dans les hémorragies cérébrales, dans la polymyélite subaiguë, dans
les lésions traumatiques de la moelle, dans le tabes et autres.

Un autre trouble de la sensibilité qui, comme le précédent, est
causé aussi par des excitations des centres ou des nerfs sensibles
eux-mêmes, c'est la douleur. Elle se manifeste souvent dans la syringomyélie, dans les paralysies par compression de la moelle et dans
quelques paralysies périphériques.

Des troubles de la circulation et des troubles trophiques accompagnent souvent aussi les paralysies. Dans les paralysies cérébrales
et spinales récentes, par exemple, on observe souvent dans les

membres paralysés une rougeur et une élévation de la température, probablement à la suite d'une paralysie vaso-motrice. Un autre trouble qui est plutôt un état d'excitation, un spasme des petites artères, se manifeste par la pâleur et la froideur de la peau. Si le spasme vaso-moteur est permanent, il peut causer des troubles trophiques très importants. C'est ce spasme vaso-moteur permanent que l'on considère comme cause, entre autres, des gangrènes symétriques spontanées des membres et quelquefois de la sclérodermie.

Parmi les troubles trophiques qui accompagnent souvent les paralysies, nous avons déjà nommé les troubles des muscles et des nerfs dans l'atrophie dégénérative. Les troubles trophiques de la peau sont très importants. Un trouble trophique de la peau très remarquable consiste dans une atrophie qui se développe souvent dans des lésions traumatiques des nerfs périphériques et nommé par les auteurs anglais « glossy skin, glossy fingers ». Dans cette atrophie, la peau est amincie, luisante, comme vernissée. Un autre trouble trophique très important, c'est le décubitus aigu (Charcot) qui se manifeste souvent dans les paralysies spinales et cérébrales. Des atrophies des ongles et des cheveux accompagnent souvent les troubles trophiques de la peau. Des troubles trophiques des os s'observent dans la paralysie infantile spinale et cérébrale et dans l'hémiatrophie progressive faciale.

Les troubles trophiques des os et des articulations sont très caractéristiques. C'est Charcot qui les a décrits pour la première fois comme des ostéopathies et des arthropathies tabétiques. Les ostéopathies se caractérisent par une si grande fragilité des os, que des causes même très insignifiantes peuvent provoquer des fractures. Les arthropathies peuvent s'observer dans la syringomyélie, dans la myélite aiguë et chronique, dans la paralysie générale, dans le tabes et beaucoup d'autres maladies des centres nerveux et des nerfs périphériques.

Dans les maladies nerveuses on rencontre encore d'autres troubles trophiques qui sont moins importants par rapport aux paralysies, comme l'œdème cutané circonscrit, la cachexie pachydermique et d'autres.

Il y a encore quelques sécrétions qui méritent d'attirer notre attention, comme les anomalies de la sécrétion salivaire, de la sécrétion sudorale et de la sécrétion urinaire. La sécrétion salivaire peut être augmentée (salivation, ptyalisme); ce phénomène se présente comme symptôme de la paralysie faciale d'origine centrale. Dans la paralysie faciale d'origine périphérique, la sécrétion salivaire est

généralement diminuée. La sécrétion sudorale peut être augmentée
en général (hyperhydrose), ou localement, se rapporter à une seule
partie du corps (éphidrose). L'éphidrose est un symptôme très fréquent dans les paralysies d'origine cérébrale et spinale à la suite
des hémorragies cérébrales, de la myélite aiguë, de la paralysie
infantile, de la syringomyélie, etc., etc. La sécrétion de sueur sanguinolente (hématidrose) forme un symptôme très rare dans l'hystérie. Les anomalies de la sécrétion urinaire peuvent être des altérations quantitatives, augmentation ou diminution, ou bien des
altérations qualitatives. Les altérations quantitatives accompagnent
souvent les paralysies hystériques. Les altérations qualitatives de la
sécrétion urinaire qui accompagnent souvent les paralysies sont
l'albuminurie et la glycosurie. On les observe souvent dans la
polyencéphalite et dans la sclérose en plaques.

Diagnostic. — En résumé, de ce que nous venons de dire, il résulte
que le diagnostic de la paralysie se fait par l'impuissance totale ou
partielle du malade à exécuter certains mouvements volontaires et
par les symptômes objectifs caractéristiques des paralysies. La
détermination de la localisation et de la nature des lésions qui sont
la cause des paralysies est possible : 1° par un examen exact de tous
les muscles qui sont compris dans la paralysie; 2° par l'examen de
l'état trophique, de l'excitabilité cutanée et tendineuse et de l'excitabilité électrique des muscles paralysés; 3° par l'examen des
muscles vis-à-vis des mouvements passifs; 4° par les symptômes
qui peuvent accompagner les paralysies comme les symptômes d'irritation motrice, les troubles de la sensibilité et les troubles trophiques, et 5° par les données étiologiques, la marche de la paralysie, etc.

Pronostic. — Le pronostic des paralysies se fait principalement
d'après la nature et la localisation de la lésion qui les a provoquées.
En général on peut dire que la paralysie est curable, si la lésion qui
l'a provoquée est curable ou peut être éloignée.

Ce sont surtout les paralysies périphériques qui permettent le pronostic le plus favorable, ce qui s'explique facilement par le fait que
les causes qui provoquent ces paralysies sont plus accessibles à un
traitement direct que les lésions centrales.

Dans les paralysies d'origine centrale le pronostic dépend principalement de la localisation des lésions. Si la lésion se rapporte directement à une partie quelconque de la voie psycho-motrice, il y a très

peu de chances de guérison. Si la paralysie est provoquée par une lésion indirecte, une compression par exemple, le pronostic peut être favorable s'il est possible que la compression disparaisse d'une manière quelconque ; ainsi dans les paralysies à la suite d'une hémorragie ou d'un ramollissement dans la couche optique, ou dans le corps strié, le pronostic est favorable, parce que la compression de la capsule interne, la cause directe de la paralysie, peut disparaître par absorption du foyer hémorragique ou embolique ; de même dans une paralysie spinale provoquée par compression, à la suite d'une fracture ou d'une dislocation vertébrale, le pronostic pourra être favorable s'il est possible d'enlever assez tôt la compression.

Prophylaxie. — La prophylaxie ne peut se rapporter naturellement qu'aux affections pathologiques qui peuvent provoquer des paralysies. Si par exemple un malade a souffert d'une paralysie par intoxication, on prendra soin, s'il est possible, qu'il ne s'expose plus à cette intoxication, ou si un malade a souffert d'une paralysie provoquée par une hémorragie cérébrale, il est nécessaire qu'il évite, autant que possible, toutes les circonstances qui pourraient causer une hyperhémie cérébrale.

En général on peut dire qu'une indication prophylactique peut s'adresser seulement aux personnes qu'on sait prédisposées aux affections que nous connaissons comme des causes de paralysie.

Traitement. — Il va sans dire qu'il n'est pas possible de donner des règles générales pour le traitement des paralysies. Le traitement doit se diriger d'abord contre les affections qui sont la cause des paralysies. Dans les paralysies provoquées par exemple par compression d'une partie du système nerveux central ou périphérique, il est clair qu'il faut, s'il est possible, enlever la cause de la compression ; si une intoxication est cause de la paralysie, il faut d'abord soustraire le malade aux influences toxiques et tâcher d'éloigner du corps le poison qui a amené la paralysie ; si une maladie infectieuse a causé la paralysie, le traitement doit être dirigé d'abord contre la maladie infectieuse.

Le traitement doit, en un mot, être dirigé avant tout, s'il est possible, contre les affections qui sont considérées comme causes de la paralysie.

On comprend que, dans tous les cas de paralysie, il n'est pas toujours facile de faire disparaître les causes. Si ces causes sont des affections périphériques, comme des inflammations, des tumeurs qui agissent par compression, ou des intoxications, ou certaines maladies infectieuses, le traitement direct est possible ; mais la plupart des affections des organes nerveux centraux ne se prêtent pas à un traitement direct.

Le traitement de la paralysie elle-même peut être une pharmaceutique mécanique ou bien psychique. Parmi les médicaments, c'est surtout à l'iodure de potassium qu'on attribue, par sa faculté résorbante, une très grande influence thérapeutique dans les hémorragies, les ramollissements et dans les affections de nature syphilitique des organes nerveux centraux. La strychnine en raison des expériences physiologiques qui ont démontré son influence spécifique sur la contractilité des muscles, a une grande valeur dans le traitement des paralysies.

Parmi les moyens mécaniques, c'est surtout l'électricité qui a acquis une grande réputation. Longtemps l'électrothérapie a pris la première place parmi les moyens thérapeutiques dans le traitement des paralysies. Dans ces derniers temps les opinions sont loin d'être d'accord sur la valeur thérapeutique de l'électricité. Beaucoup de médecins ne reconnaissent pas une influence thérapeutique spécifique à l'électricité. C'est surtout Möbius qui, il n'y a pas longtemps, a avancé que l'influence spécifique de l'électricité sur le système nerveux malade est très douteuse, qu'il n'y a pas un seul fait qui en démontre l'existence. Il y en a qui admettent la possibilité, que les effets thérapeutiques qu'on attribue à l'électricité, ne soient que des produits de la suggestion. Ce n'est pas ici le lieu de parler des opinions différentes sur cette question. Ce qui est certain, c'est que la question est encore loin d'être résolue.

Il y a d'autres moyens thérapeutiques mécaniques, ce sont le massage et les autres traitements orthopédiques. Ces méthodes ont-elles une influence spécifique sur la paralysie? C'est très difficile à démontrer. Nous avons souvent dans le massage et les autres moyens orthopédiques, s'ils sont appliqués à temps, des moyens excellents pour prévenir des contractures et pour améliorer les difformités qui se sont déjà développées. L'hydrothérapie et la balnéothérapie jouissent d'une certaine valeur thérapeutique dans le traitement des paralysies. Ce sont les stations thermales de Wildbad, Teplitz, Gastein, Ragaz, qui ont la meilleure réputation dans le traitement de quelques paralysies, comme la paralysie infantile, spinale, l'hémiplégie, etc.

Comme troisième méthode thérapeutique, nous avons nommé le « traitement psychique ». Que l'influence psychique joue un grand rôle dans la thérapeutique en général, c'est une chose connue, et c'est surtout dans le traitement de certaines maladies nerveuses que l'influence psychique est d'une très grande valeur. C'est dans les paralysies fonctionnelles que les influences psychiques peuvent faire beaucoup de bien. Les guérisons de paralysies fonctionnelles par influences psychiques sont très nombreuses et assez connues. La suggestion est un moyen thérapeutique très important, ce qui s'explique très facilement. Si les paralysies fonctionnelles, comme nous avons vu, sont des paralysies psychiques, des produits de l'imagination, des auto-suggestions, il est clair que la suggestion qui se dirige directement contre cette auto-suggestion doit être un des meilleurs remèdes.

L'effet thérapeutique de la suggestion dépend de la suggestibilité du malade. L'hypnose ou sommeil provoqué est un moyen excellent pour rendre la suggestibilité plus grande. Les effets thérapeutiques de la suggestion dans l'hypnose sont souvent étonnants et donnent les résultats les plus beaux de la psychothérapie.

Non seulement dans les paralysies psychiques, mais aussi dans d'autres paralysies curables, la suggestion et l'hypnotisme peuvent faire beaucoup de bien. Plus d'une fois, par exemple, j'ai constaté les résultats thérapeutiques très surprenants de la suggestion hypnotique dans des paralysies provoquées par compression du nerf radial, et plus d'une fois la suggestion produisit des améliorations chez des hémiplégiques, tandis que l'électrothérapie appliquée assez longtemps n'avait donné aucun résultat favorable.

De Joung, de La Haye.

II

PARALYSIE DU NERF TRIJUMEAU

Étiologie. — Cette paralysie porte sur tout le nerf ou bien sur une de ses parties seulement. Cette localisation est le plus souvent sous la dépendance de la cause, qui peut porter sur un point quelconque du nerf ou de l'une de ses branches. Les causes qui la produisent n'ont pas de caractère spécial. Les manifestations de cette paralysie sont également peu remarquables ; il faut pour la décrire étudier l'innervation exacte des parties qui sont sous sa dépendance.

Nous ne ferons pas cette étude détaillée, et nous nous contenterons simplement de signaler quelques particularités.

Le nerf trijumeau est formé de deux portions principales, l'une vient de la grosse racine et donne naissance à trois nerfs sensitifs : l'ophtalmique, le maxillaire supérieur et la partie sensible du maxillaire inférieur. L'autre, branche motrice, s'unit à la branche maxillaire inférieure et innerve les muscles masticateurs.

Symptômes. — Étudions d'abord les troubles sensitifs. La paralysie de la branche ophtalmique amène l'anesthésie de la moitié de la face où elle se répand (front, paupière inférieure, nez, fosses nasales). L'œil entier, sauf la cornée, peut être insensible. L'iris réagit faiblement.

Quand le nerf maxillaire supérieur est paralysé, une partie du nez, de la joue, des lèvres, sont privées de sensibilité. La muqueuse nasale ne réagit plus, les sécrétions se font moins bien, d'où diminution de l'odorat, mais non abolition de ce sens, vu la persistance des nerfs olfactifs.

Le nerf maxillaire inférieur, lorsqu'il est paralysé dans sa partie sensible, provoque de l'anesthésie au niveau de la muqueuse buccale, du voile du palais, des dents et de la mâchoire inférieure. La mastication est donc contrariée, le malade est gêné pour déglutir, la langue est comprise dans la paralysie : c'est seulement la partie antérieure de la langue qui est atteinte. Le lingual ne donne la sensibilité qu'aux deux tiers antérieurs de la muqueuse linguale.

Des troubles trophiques, analogues à ceux décrits dans la névralgie du nerf trijumeau, peuvent exister : ulcération de la muqueuse buccale, chute des dents, inflammation de l'orbite.

Si la branche motrice est paralysée, les muscles masticateurs ne peuvent plus fonctionner, la mâchoire inférieure est entraînée du côté non paralysé par la tonicité des muscles. Chaque mouvement de mastication fait dévier la mâchoire du côté non paralysé. Les mouvements de latéralité sont impossibles ; on aurait observé des déviations de la luette, des troubles auditifs par suite de la paralysie du muscle péristaphylin externe et du muscle qui tend le tympan.

Si la paralysie persiste, on peut voir survenir des contractures et des atrophies.

La paralysie peut être double. La mâchoire est alors pendante. On conçoit également certaines différences symptomatiques si les lésions au lieu d'être périphériques siègent sur le trajet intra-protubérantiel ou intra-cérébral du nerf, ou encore s'il siège sur ses noyaux d'origine. Dans ces cas, les paralysies de voisinage et siégeant sur d'autres points innervés par le nerf acccompagnent la lésion principale.

Une lésion de la protubérance peut intéresser en même temps le faisceau du trijumeau et le faisceau sensitif général. L'hémianesthésie est alors complète, aussi bien à la face qu'au reste du corps. Les sens supérieurs (vue et olfaction) sont intacts.

Si la lésion porte au niveau de la capsule interne, un des faisceaux voisins, envahi en même temps, amènera des troubles faciles à déduire. L'aphasie est assez fréquente.

Diagnostic. — Nous ne dirons rien du diagnostic ni du traitement. Le premier, pour être fait, demande une analyse exacte de la sensibilité et de la motilité. Les zones une fois déterminées on fera un diagnostic positif.

Traitement. — Ne diffère pas de celui des autres paralysies.

III

PARALYSIE FACIALE

Description. — La paralysie du nerf facial se présente avec des aspects variables suivant sa cause, son siège anatomique, l'état même du sujet. Aussi est-il difficile d'en faire une description générale s'appliquant à ses nombreuses formes ; il n'y a pas une paralysie faciale, il y a des paralysies faciales ; aussi, pour avoir une étude complète, faudrait-il passer en revue les formes nombreuses que la pathogénie fournirait. Cependant on peut essayer de grouper ces formes en les divisant en classes correspondant au trajet du nerf, depuis son origine au niveau de l'écorce cérébrale jusqu'à son émergence.

Voici les quatre classes. Nous commençons par la plus fréquente :

1° Paralysies périphériques (au-dessous du trou stylo-mastoïdien);

2° Paralysie provenant d'une lésion siégeant sur le nerf depuis son émergence du bulbe jusqu'au trou stylo-mastoïdien;

3° Paralysie d'origine bulbaire et protubérantielle ;

4° Paralysie d'origine centrale.

1° PARALYSIE PÉRIPHÉRIQUE. — Le *début* peut être brusque, ou bien graduellement l'affection se déclare, accompagnée ou non de douleurs sur lesquelles nous reviendrons.

La *paralysie existe;* on rencontre alors un certain nombre de troubles portant sur la motilité, la sensibilité, des troubles trophiques et vaso-moteurs.

Les *troubles dus à la paralysie des muscles* amènent des changements dans l'expression ordinaire de la physionomie et des déviations. Toute expression est abolie du côté paralysé ; le masque est immobile, la joue et le front ont un aspect lisse caractéristique ; les rides disparaissent. Les muscles du côté sain, n'étant plus combattus par ceux du côté opposé, entraînent la face de leur côté. La commissure des lèvres est relevée et déviée du côté sain. L'aile du nez n'est plus soulevée par l'air qui s'introduit dans les fosses nasales, la pression atmosphérique la déprimant. A chaque mouvement expiratoire, la joue paralysée est soulevée par l'air comme un voile lâche.

Toutes ces déformations s'exagèrent avec les différents mouvements qu'on fait exécuter au malade ; ces mouvements montrent aussi d'une façon exacte que l'action des différents muscles est supprimée. Par suite de la paralysie de l'orbiculaire des lèvres, le malade ne peut ni souffler ni siffler. Il éprouve de la gêne pour prendre les aliments; la mastication est difficile par suite de l'impossibilité de ramener sous les arcades dentaires les parcelles alimentaires tombées dans le sillon gingivo-labial. De même la parole est gênée et principalement l'articulation des labiales.

Du côté de l'orbiculaire de l'œil, même impotence ; l'œil du côté malade ne peut être fermé et il apparaît agrandi, le releveur de la paupière n'étant plus modéré par son antagoniste. Le muscle de Horner étant paralysé également, il se produit un renversement en dehors des points lacrymaux ; de tous ces faits résulte une moindre répartition des larmes, d'où une conjonctivite qui peut survenir, d'où de l'épiphora. On a vu l'inflammation et l'ulcération de la cornée. On constate de même l'impotence du zygomatique, du sourcilier, de l'élévateur du nez, etc. Nous ne nous appesantirons pas sur les effets de leur paralysie ; la physiologie permet d'en comprendre les effets.

Les *troubles sensitifs* que l'on observe sembleraient d'abord, étant donné la nature du nerf, devoir manquer. Néanmoins Despaignes, dans une thèse intéressante, a insisté sur ces troubles. Ces douleurs peuvent exister; pour la majorité des auteurs qui en ont parlé, ces douleurs existeraient dans la moitié des cas, si ce n'est plus; elles siègent au niveau de l'oreille, du tragus, de la région parotidienne, du condyle du maxillaire, des régions sus et sous-orbitaires ; ce sont les localisations les plus fréquentes. Elles peuvent survenir spontanément ou être provoquées ; leur intensité varie d'un simple endolorissement, d'un vague engourdissement à des douleurs déchirantes et parfois intolérables. Leur durée est variable; parfois on les a vues disparaître avec l'éclosion de la paralysie, d'autres fois elles l'accompagnent constamment ou peuvent lui survivre. Despaigne n'attache à leur existence ou à leur non-existence aucune valeur pronostique.

L'anesthésie a été observée. Elle peut être mise sur le compte d'une lésion du trijumeau qui accompagne la paralysie faciale, d'autres fois elle dépend de l'hystérie.

Quelques troubles trophiques ont été observés, tels que l'aspect lisse de la peau, son amincissement, du zona. Mais, dans cette classe, les troubles intéressants sont ceux observés *du côté des muscles;* l'atrophie musculaire peut exister, mais auparavant on trouve des modifications dans les explorations électriques. Si la paralysie est légère, on ne trouve rien de spécial; si au contraire la paralysie est grave, on trouve tous les phénomènes de la réaction de dégénérescence : diminution, puis abolition de l'excitabilité galvanique et faradique des nerfs; perte de l'excitabilité faradique des muscles; modification quantitative et altération qualitative de l'excitabilité galvanique des muscles.

Si l'on fait des injections de pilocarpine du côté sain et du côté paralysé, on trouve dans l'apparition de la sueur un retard de une à trois minutes du côté paralysé ; c'est un phénomène spécial à la paralysie périphérique.

La *terminaison* favorable n'est pas rare ; dans ce cas on voit la paralysie quitter peu à peu tous les muscles. Duchenne a étudié l'ordre dans lequel se fait le retour à l'état normal. Nous citons dans l'ordre : buccinateur, zygomatiques, élévateur commun de l'aile du nez et de la lèvre supérieure, le carré, le triangulaire des lèvres, muscles de la houppe du menton, orbiculaire des lèvres, orbiculaire des paupières, frontal, sourcilier, triangulaire du nez, dilatateur de l'aile du nez.

La *durée* de l'affection varie de deux à trois semaines à trois ou quatre et même huit mois. Si la terminaison doit être mauvaise, elle est annoncée par des douleurs et par la réaction de dégénérescence ; de plus, si les muscles ne reviennent pas à l'état normal dans l'ordre que nous avons énuméré précédemment, il faut craindre des contractures : c'est là une complication dangereuse et surtout souvent immédiate.

Au point de vue du *pronostic* on a distingué :

1° Les formes légères dans lesquelles la réaction de dégénérescence manque ;

2° Les formes graves où elle est complète ;

3° Les formes moyennes où elle est incomplète. Les muscles en présentent les symptômes, mais les nerfs conservent toujours plus ou moins leur excitabilité.

Complications. — Ce sont les contractures ; elles surviennent généralement quatre mois après la paralysie. Tous les muscles peuvent être pris, mais ce sont surtout les zygomatiques et le buccinateur qui en sont le siège. Le résultat est donc une déviation des traits en sens contraire. Chaque muscle exagérant son action donne ainsi les physionomies les plus bizarres.

Dans certains cas, il existe des mouvements associés : si par hasard le malade parle, on voit les yeux se fermer et rester tels, tant que les lèvres se contractent.

Formes. — La *paralysie faciale des nouveau-nés* est produite par la compression du facial à sa sortie du rocher par les cuillers du forceps ou par la compression du nerf par une tumeur pelvienne.

Quand l'enfant est au repos, les yeux ouverts, il n'y a rien d'anormal, mais, s'il crie, on voit alors l'asymétrie se dessiner. Le pronostic est toujours bénin.

Stéphan (*Revue de Médecine*, 1888) ajoute une troisième cause de paralysie. Cette forme serait due à une altération congénitale du rocher. Ce ne serait donc plus une paralysie périphérique ; en effet, on trouve des troubles du côté de l'ouïe. Néanmoins, nous la rangeons dans cette classe, pour ne pas scinder les paralysies observées chez les nouveau-nés.

La *paralysie double* s'accompagne de phénomènes moteurs identiques, mais on n'observe pas de déviations des traits ; dans ce cas, le malade a perdu toute expression. Il y a une gêne de la mastication et de la parole extrême.

Paralysie a frigore et mieux rhumatismale. — Le début est en général rapide et souvent précédé de douleurs ; la guérison peut être rapide ou bien au contraire se faire au bout de deux ou trois mois. En tout cas, le pronostic est favorable.

Paralysie faciale hystérique. — Cette paralysie, étudiée par Charcot, Chantemesse (*Société médicale des hôpitaux*, 1890) et Garnier (Paris, 1893) ne survient que rarement et, chez les hommes, après

quarante et un ans. Le plus souvent, elle est accompagnée d'hémiplégie et d'hémianesthésie du même côté. Les réactions électriques sont
normales. Son apparition est brusque ; on observe souvent un spasme
de l'autre côté de la face. Son diagnostic se fait par la recherche des
stigmates hystériques.

Causes de la paralysie périphérique. — Autrefois on plaçait, en
tête des causes, le froid. Maintenant une recherche plus exacte des
causes et des circonstances a montré que cette paralysie *a frigore*
est rare. Le froid n'est qu'une cause occasionnelle et souvent on
retrouve (Despaigne) une prédisposition nerveuse, comme le prouvent les antécédents personnels ou héréditaires. A défaut d'hérédité
nerveuse on trouve souvent une tare neuro-arthritique. Beaucoup
des cas *a frigore* doivent donc être rattachés au rhumatisme.

Les autres causes sont les traumatismes, les tumeurs de la parotide,
les intoxications, la syphilis, qui peut causer une paralysie périphérique, aussi bien à la période tertiaire qu'à la période secondaire.
On l'a observée aussi dans le tabes et les maladies aiguës. Parmi
celles-ci la diphtérie tient la première place.

2° PARALYSIE FACIALE : *le nerf étant lésé entre le bulbe exclusivement et le trou stylo-mastoïdien.* — Nous supposons que la lésion
porte sur le nerf immédiatement avant son entrée dans le rocher.
Les troubles moteurs sont les mêmes que précédemment, ainsi que
les troubles sensitifs, mais on trouve en plus :

1° Des troubles du côté du goût. La sensibilité générale persiste
surtout, elle est régie par le nerf lingual, qui dépend du trijumeau,
et reste indemne. La sensibilité spéciale est intacte dans le tiers
postérieur de l'organe, puisqu'elle est sous la dépendance du glosso-
pharyngien. Mais dans les deux tiers antérieurs et du côté paralysé,
il y a une diminution ou une abolition du goût, cette sensibilité
étant sous la dépendance de la corde du tympan.

2° On observe de la sécheresse de la bouche et une diminution de
la sécrétion salivaire, car d'une part la corde du tympan n'agit plus
sur la parotide, d'autre part le petit nerf pétreux n'innerve plus la
glande sous-maxillaire.

3° La luette est déviée, ce qui s'explique, le facial abandonnant des
rameaux nerveux au trijumeau, qui vont ensuite se répandre dans
le voile du palais.

4° Du côté de l'ouïe, on a une exagération de la sensibilité auditive, du côté paralysé. Le muscle interne du marteau est innervé
par le petit nerf pétreux superficiel. Le muscle n'agissant plus, la

membrane du tympan n'est plus tendue et les vibrations ne sont plus amorties; d'où les troubles signalés.

On peut pousser l'analyse plus loin et distinguer dans cette portion même les points exacts de la lésion nerveuse. Étant donné la connaissance anatomique du nerf et les origines des branches nerveuses; suivant les troubles observés, on pourra dire si le nerf est lésé au-dessus de la corde du tympan, au niveau du ganglion géniculé, etc., etc.

Les causes qui donnent naissance à cette paralysie sont les tumeurs de la base du cerveau, les exsudats méningés, les troubles intra-osseux (ostéite, carie du rocher, otites interne ou moyenne, hémorragies de l'aqueduc de Fallope, fractures du temporal). On noterait aussi le froid, qui ferait gonfler le nerf et produirait ainsi son étranglement; les autres causes (syphilis, diabète, intoxications), signalées dans la paralysie périphérique, se retrouvent encore là.

3° PARALYSIES BULBO-PROTUBÉRANTIELLES. — Nous passerons rapidement sur ces dernières formes, qui se rattachent plutôt aux maladies du cerveau et du bulbe.

Dans ce cas on a une hémiplégie alterne ou croisée, c'est-à-dire paralysie faciale d'un côté et paralysie des membres du côté opposé. L'hémiplégie faciale est complète, c'est-à-dire elle atteint le facial supérieur et le facial inférieur, comme une paralysie périphérique.

Comme les paralysies périphériques, elle s'accompagne également d'atrophies musculaires annoncées par la perte de l'excitabilité électrique.

4° PARALYSIES D'ORIGINE CÉRÉBRALE. — Dans ce cas encore on a une hémiplégie. La face n'est jamais atteinte seule. Nous distinguerons la paralysie d'origine centrale et la paralysie d'origine corticale.

La *paralysie d'origine centrale* ne porte que sur le facial inférieur. L'orbiculaire des paupières n'est nullement envahi. Cependant une recherche plus complète de la contractilité de ce muscle a montré que fréquemment il était paralysé ou tout au moins atteint de parésie. Nous renvoyons pour la discussion de ces faits et la localisation exacte, à l'article *Hémorragie cérébrale*, qui traite cette question complètement. Il nous suffit de savoir que dans cette forme la contractilité faradique est conservée et que la réaction à la pilocarpine est égale des deux côtés.

Dans la *paralysie d'origine corticale*, nous avons les symptômes d'une hémiplégie corticale (aphasie-monoplégie) le facial inférieur est toujours seul envahi, la contractilité électro-musculaire ne varie pas.

Les *causes* sont celles des hémiplégies.

Diagnostic. — Le diagnostic est facile à faire et nous ne savons pas avec quoi on pourrait faire confusion.

La paralysie double peut se confondre avec une paralysie glosso-labio-laryngée. La partie supérieure de la face est alors intacte ; la mimique est conservée, les mouvements de la langue et la mastication sont absolument ou beaucoup plus entravés.

Le diagnostic du siège est facile à faire, avec ce que nous avons dit.

Traitement. — Le premier soin sera de supprimer la cause de la paralysie si elle est connue ou peut être atteinte.

Mais le seul traitement est l'électricité : courants galvaniques ou interrompus. Les deux ont des partisans. Nous pensons qu'au début il est de beaucoup préférable d'employer des courants continus. On commencera par des séances courtes qu'on augmentera progressivement. Dans tous les cas la séance ne devra jamais dépasser un quart d'heure. Une séance par jour suffit. Le meilleur procédé consiste à placer le pôle positif sur l'apophyse mastoïde et à promener le négatif sur les branches nerveuses. Il est bon à la fin de la séance d'intervertir le cours du courant.

IV

PARALYSIE RADIALE

Étiologie. — C'est la paralysie la plus importante et la mieux connue des nerfs du bras. Elle est fréquente et résulte de lésions du nerf radial dans un point quelconque de son trajet. Elle peut résulter : 1º de lésions portant sur le *trajet intra-cérébral* du nerf, comme l'ont prouvé un grand nombre de communications sur les paralysies radiales d'origine centrale ; 2º on l'a vue succéder à *des lésions médullaires* (myélites). Du reste, la clinique confirme ces données puisque les hémiplégies cérébrales et les myélites supérieures s'accompagnent fréquemment de paralysies radiales ou de monoplégies avec prédominance radiale. Ce que l'on sait des localisations cérébrales permet de supposer des lésions bien localisées aux centres des mouvements du bras ; 3° l'*origine périphérique* de la paralysie est la plus fréquente, dans cette classe on a les *compressions :* compression de la tête pendant le sommeil, compression par les béquilles, paralysie des porteurs d'eau, compression par les tumeurs, les cals, les luxations, etc. Les *contusions,* les *plaies,* les chutes la produisent également, tous les traumatismes en un mot peuvent en être l'auteur, dans cette classe on range les paralysies obstétricales. Le *froid* a été regardé comme une cause très fréquente. Duchenne considérait le froid comme la cause presque unique, et il retranchait même beaucoup de cas dus à la compression pour les mettre sur le compte de ces paralysies dites rhumatismales, le rhumatisme étant une cause prédisposante.

Panas (*Archives de médecine,* 1873) pense que, toujours ou à peu près, la paralysie reconnaît comme cause une compression. Richet admet le froid comme cause occasionnelle, mais il produirait la paralysie indirectement, en gonflant le nerf, d'où compression sur les aponévroses.

Nous pensons qu'il ne faut pas être aussi exclusif et que le froid et la compression peuvent, l'un et l'autre, produire l'impotence radiale.

Citons en terminant les paralysies succédant au saturnisme, à l'alcoolisme, à la syphilis, à la goutte, au diabète et aux maladies infectieuses (pneumonie, diphtérie, typhus).

Symptômes. — Nous décrirons le type d'une paralysie complète.

Le *début* peut être brusque : le malade s'endort, et, lorsqu'il se réveille, la paralysie existe complète ; le plus souvent le commencement de l'affection est lent, le malade ressent des picotements, des fourmillements, un engourdissement; les mouvements, à un stade plus avancé, sont gênés, le malade ne sent pas son bras, il y a de l'insensibilité. En somme, on a là, en sens inverse, la série de phénomènes éprouvés assez fréquemment par beaucoup de personnes qui ont supporté plus ou moins longtemps une compression quelconque.

Un troisième mode de début est celui dans lequel une plaie, un traumatisme, une luxation ont ouvert la scène. Là, la paralysie est précédée des symptômes propres à chacune de ces lésions.

Période de paralysie. — La paralysie, étant nettement constituée, se traduit par des troubles moteurs, sensitifs et trophiques.

Les *troubles moteurs* se manifestent par des attitudes vicieuses et une gêne des mouvements spontanés et provoqués. Le malade se présente l'avant-bras fléchi, la main est à angle droit sur l'avant-bras et en pronation. Si le malade soulève le bras, la main retombe aussitôt. Les doigts sont fléchis sur la main, incurvés, la première phalange fléchie sur les métacarpiens et les autres phalanges regardant le creux de la main. Si l'on dit aux malades d'exécuter un certain nombre de mouvements, on voit que les mouvements d'extension de l'avant-bras, d'extension de la main sur l'avant-bras, et le redressement des doigts sont impossibles. Il en est de même des mouvements de supination ; ces derniers mouvements sont néanmoins dessinés et accomplis plus ou moins, certains muscles (le biceps, par exemple) concourant dans une certaine mesure à leur réalisation.

Il y a également impossibilité d'écarter les doigts. Si on veut examiner les mouvements de plus près, et si on veut se rendre compte de l'état de chaque muscle en particulier, voici comment on procède. La main posée sur un plan horizontal ne peut exécuter des mouvements de latéralité : il y a paralysie des radiaux et du cubital postérieur. L'avant-bras ne peut passer de la pronation à la supination sans une énergique contraction concomitante du biceps, ce qui prouve la paralysie du court supinateur. Si on ordonne au malade d'exagérer la flexion de la main, et qu'on s'oppose soi-même à ce mouvement, on ne note aucune saillie du long supinateur, ce qui manque à l'état sain.

L'état des extenseurs et du triceps est facile à reconnaître. Dans la paralysie radiale, les muscles interosseux ne sont pas pris, et si l'on a soin de relever les premières phalanges sur le métacarpe, le malade arrive bien à étendre les autres phalanges. C'était donc une fausse paralysie. Il est également utile de ne pas croire à la parésie des fléchisseurs, comme il le semblerait quand on se fait serrer la main : la force est notablement diminuée ; mais cet état est dû à ce que les points d'insertion des fléchisseurs sont plus rapprochés ; les mouvements retrouvent leur énergie si on relève préalablement le poignet du malade.

La sensibilité n'est pas atteinte ; au début, on peut voir une anesthésie légère, mais elle est de courte durée, et bientôt la sensibilité reprend son état normal ; ceci semblerait contre toutes les théories sur le rôle du nerf radial, mais nous résumons les discussions à ce sujet. Pour Arloing, Tripier, Vulpian, Weir-Mitchell, il y a bien anéantissement des filets sensitifs aussi bien que des filets moteurs, mais la sensibilité est une sensibilité d'emprunt, grâce à la suppléance fournie par d'autres rameaux. C'est une sensibilité dite récurrente. Onimus croit que les fibres sensitives sont difficilement détruites, grâce à leur force de résistance plus grande que celles des motrices aux lésions de compression, et, de plus, les fibres détruites sont facilement et efficacement suppléées par celles — si peu nombreuses qu'elles soient — qui persistent.

Troubles trophiques. — On a noté — mais c'est un fait rare — de l'atrophie musculaire. Les réactions électriques ne donnent, du reste, aucune modification dans l'excitabilité musculaire. On cite cependant des cas où la réaction de dégénérescence existait. On a vu aussi le nerf réagir, mais le muscle rester insensible à l'action électrique.

D'autres lésions d'ordre trophique consistent dans la production d'une tumeur à la face dorsale du poignet ; c'est un gonflement indolent donnant au doigt une sensation d'épaississement des tendons extenseurs. On a vu aussi l'état fongueux des tendons et des synovites.

Formes. — Nous avons supposé une paralysie totale du nerf, le moment est venu, avant de parler de la marche, de la durée, de la terminaison de la maladie, de décrire les *formes* sous lesquelles elle se présente le plus habituellement.

On comprend facilement que, suivant le siège de la compression ou de la lésion, on a plus ou moins de muscles qui soient pris.

Dans la paralysie d'origine centrale, la paralysie radiale n'existe pas seule, il y a des troubles parétiques ou paralytiques dans les autres muscles ; il y a souvent de l'hémiplégie faciale. Les troubles sont extrêmement tenaces dans cette forme. Souvent le nerf radial est paralysé en même temps que le plexus brachial entier. Les troubles ne diffèrent pas de ceux que nous venons d'exposer. Ils sont mélangés à d'autres paralysies. Si la compression ne porte que sur le nerf radial, mais à sa racine, le triceps est envahi comme les autres muscles. Si la compression porte sur le nerf radial après qu'il a donné naissance au nerf du triceps, ou si l'on a affaire à la paralysie dite *a frigore*, le triceps n'est pas envahi, mais le muscle long supinateur est pris.

Dans ces cas, la durée est éphémère. Le plus souvent, au bout de quinze jours ou trois semaines, le nerf a repris ses fonctions. Naturellement on voit des exceptions à cette règle se produire, mais les explorations électriques permettent de pronostiquer sagement.

La paralysie par les béquilles est dans la majorité des cas insignifiante; en une à deux semaines, tout revient, par la simple suppression de la cause.

Les paralysies traumatiques, on le conçoit facilement, n'ont pas de règle fixe.

La paralysie saturnine présente le signe important de l'immunité des supinateurs. En plus, on a des signes d'intoxication par le plomb, sur lesquels nous n'insistons pas. La contractilité électrique se perd rapidement et l'atrophie est rapide. Il y a également des troubles sensitifs.

Les paralysies diabétiques sont généralement fugaces et incomplètes. Les symptômes diabétiques sont toujours connus lorsqu'elles se déclarent, leur ignorance n'est pas possible.

Diagnostic. — Comprend trois points : 1° y a-t-il paralysie du membre supérieur ; 2° quel est le nerf paralysé ? 3° quelle en est la cause ?

1° On distinguera facilement la rétraction de l'aponévrose palmaire des cicatrices vicieuses.

L'atrophie musculaire produit une griffe, mais les troubles commencent au niveau de l'éminence thénar, la marche est lente, les doigts sont écartés les uns des autres, le pouce est attiré en arrière et en dehors. C'est la main de singe.

2° *Il y a paralysie.* — C'est alors qu'il faut soigneusement différencier toutes les affections des nombreux nerfs du bras.

Dans la paralysie cubitale, la griffe ne porte que sur les deux premiers doigts. Quand le malade veut mettre la main dans la position horizontale, la première phalange se contracte, tandis que la deuxième fléchit. Les muscles interosseux sont intéressés. Dans la paralysie du nerf médian, le pouce est déjeté en dehors, les mouvements de flexion sont impossibles. Dans la paralysie radiculaire supérieure, le deltoïde, le brachial antérieur, le long supinateur sont seuls envahis ; la confusion est donc impossible.

La paralysie radiculaire inférieure est extrêmement rare et se reconnaît à ce qu'elle porte sur la sphère du cubital. Dans les deux cas, on a des troubles de sensibilité.

3° La cause est facile à trouver après tout ce que nous avons dit, et on n'oubliera pas que, dans la majorité des cas, les paralysies périphériques sont dues soit au froid, soit aux compressions.

Traitement. — Comme dans toute paralysie, le premier soin est de supprimer la cause : enlever la tumeur, le cal, faire la suture nerveuse, faire reposer le membre.

En second lieu, et c'est le seul traitement rationnel et efficace, l'électricité doit être employée sous n'importe quelle forme. Le courant doit être faible pour commencer et n'être augmenté qu'insensiblement. Les courants continus nous semblent préférables. Nous avons fait un emploi raisonné des deux électricités faradique et galvanique en procédant avec un soin égal. Dans tous les cas, les guérisons nous ont apparu plus rapides et plus durables avec l'électricité galvanique.

Paul BONCOUR, *de Paris.*

CHAPITRE III

NÉVRALGIES

I

NÉVRALGIES EN GÉNÉRAL

Définition. — De νευρον, nerf et αλγεω, je souffre. — *Synon*. Neuralgia, *angl*. — Nervenschmerz, neuralgie, *allem*.

Nom collectif donné à un groupe d'affections morbides dont le symptôme principal est une douleur souvent très vive et intermittente qui suit le trajet d'union de plusieurs branches nerveuses ou de leurs ramifications. Des crises de douleurs se produisent incidemment, éveillées par des causes apparentes (froid, émotion), ou bien sans causes connues.

Étiologie. — Souvent la cause nous échappe; dans certains cas cependant il se présente des circonstances qu'il est permis de considérer comme causes occasionnelles ou bien comme causes prédisposantes.

Causes prédisposantes. — Les névrosés, surtout les héréditaires, les anémiques et les débilités sont prédisposés aux névralgies.

Avant la puberté, ces affections sont rares, l'âge mur prête une disposition plus grande, la vieillesse (prématurée surtout) dispose à contracter des névralgies graves et rebelles.

Le sexe ne semble pas jouer un rôle prépondérant; cependant la puberté, la grossesse, les couches, l'allaitement, l'état climatérique — en tant qu'ils débilitent — augmentent la prédisposition.

Si la femme est plutôt sujette au tic douloureux, l'homme est plus enclin à contracter la névralgie sciatique et cervico-brachiale.

Causes occasionnelles. — Le froid, l'humidité, l'exposition à un courant d'air peuvent éveiller un accès chez le prédisposé. La lésion directe, mécanique du nerf, le traumatisme constitue une cause non moins fréquente. On observe souvent que la présence de corps étrangers introduits dans les tissus donne lieu à de l'irritation des ramifications des nerfs et partant à des douleurs névralgiques. Les névralgies consécutives aux opérations chirurgicales relèvent du même chef. La pression d'une tumeur (néoplasme, hernie, utérus gravide, anévrysme) sur une branche nerveuse ou l'inflammation des tissus dans la contiguïté (ostéite, périostite) du parcours d'un nerf peuvent figurer comme causes occasionnelles.

D'ordre toxique sont les névralgies qui se présentent dans le cours et à la suite de maladies infectieuses (fièvre typhoïde, petite vérole), des fièvres paludéennes, celles qui accompagnent les manifestations de la syphilis consécutive.

L'abus du tabac, des boissons alcooliques, l'usage interne du cuivre, du mercure, du plomb et le maniement usuel de ces métaux peuvent faire éclore les névralgies.

L'arthritisme, le diabète, la fièvre à rechutes (relapsing-fever) exposent à ces affections.

Une irritation périphérique peut causer une névralgie dite *sympathique* dans des organes éloignés; ainsi la carie dentaire occasionne parfois la névralgie supra-orbitale, une affection de la matrice peut donner naissance à la névralgie occipitale.

Anatomie pathologique. — Dans les névralgies des plus graves, le nerf peut ne présenter aucune lésion anatomique, tandis que des lésions organiques notables peuvent se trouver alors que le malade n'a jamais présenté de symptômes névralgiques. Aussi est-il plausible d'attribuer le principe de la névralgie à des perturbations moléculaires de la substance nerveuse.

Symptomatologie et diagnostic. — Rarement la névralgie se présente d'une manière brusque; elle est le plus souvent précédée de sensations plus ou moins douloureuses, de picotements, de froid ou de chaleur, d'une tension désagréable. Graduellement ces paresthésies s'accentuent, des douleurs fulgurantes se font sentir de temps en temps. Les sensations douloureuses deviennent des douleurs véritables, elles augmentent en gravité et en durée et restent permanentes au plus fort de la crise. La durée de l'accès varie beaucoup. Tantôt les douleurs ne se font sentir que quelques secondes, tantôt elles persistent quelques heures, même quelques journées. Dans ce dernier cas, la douleur varie en intensité et alors la crise peut être considérée comme se composant de plusieurs accès successifs. L'acmé est suivie d'une période de déclin, de rémissions de plus en plus franches aboutissant à une sensation vague de malaise et enfin à l'euphorie complète.

Dans les cas graves et chroniques, la douleur peut brusquement atteindre son *summum* d'intensité.

Pendant l'accès, les parties périphériques desservies par les fibres nerveuses malades se trouvent prises en totalité ou en partie. Au plus fort de l'accès une irradiation sur d'autres nerfs sensibles ou moteurs peut se produire. Dès le début ou pendant le paroxysme de la crise des troubles vaso-moteurs et sécrétoires se montrent souvent. Tels sont par exemple la pâleur ou la rougeur de la peau ou de la conjonctive, le larmoiement, l'hyperhydrose pendant un accès de tic douloureux. Différents troubles trophiques peuvent aussi se produire, ainsi des éruptions d'urticaire, d'herpès [1] (herpès zoster) dans le trajet du nerf affecté, la chute et le blanchissement des cheveux, des anomalies dans la pigmentation de la peau, etc.

La localisation des douleurs correspond le plus souvent à la distribution anatomique du nerf entrepris. Le froid, les émotions, mais surtout les mouvements imprimés aux parties malades aiguisent la douleur.

Dans la pause entre deux accès, la peau du domaine de la névralgie peut présenter de l'anesthésie, plus souvent cependant la surface cutanée et les parties sous-jacentes sont-elles le siège d'une hyperesthésie marquée, tant, durant, qu'à la fin d'un accès. Cette hyperesthésie affecte surtout certains points dans le trajet du nerf, dits *points douloureux* (Valleix).

Ces points ont une certaine valeur diagnostique. Dans environ la moitié des cas, en effet, la douleur névralgique s'accentue durant l'accès ou est éveillée dans l'intervalle des crises par la pression de ces points. Ils correspondent à des places où le nerf touche à la superficie ou repose sur une base osseuse ou résistante.

Dans les cas graves et chroniques, la constitution générale du

---

[1] D'après A. Dubler l'éruption vésiculeuse doit être considérée plutôt d'ordre inflammatoire, comme une inflammation cutanée par continuité d'une névrite des fibres nerveuses terminales. Souvent l'herpès zoster présente le caractère épidémique et même endémique; aussi l'infectiosité de cette affection n'est-elle pas hors de doute, d'autant plus que généralement les paquets glandulaires adjacents se trouvent en état de tuméfaction.

malade et son état psychique se ressentent à la longue notablement, non seulement des douleurs, mais surtout de la privation de sommeil et des troubles de la nutrition. Les malades dépérissent, deviennent irritables et mélancoliques ; les cas de suicide même ne sont pas rares.

Le cours de la maladie varie beaucoup. Des accès plus ou moins longs se présentent une ou plusieurs fois par jour, à de plus grands intervalles réguliers ou à périodes fixes. L'ensemble de la maladie peut comprendre quelques journées, même quelques semaines; dans les cas graves, la maladie peut traîner des années avec des périodes de mieux et de pire.

Dans la forme chronique, la névralgie dite *habituelle*, les accès de douleurs peuvent se produire, quoique la cause première n'existe plus depuis longtemps. Les douleurs se sont identifiées pour ainsi dire avec les centres nerveux qui continuent à reproduire les anomalies fonctionnelles.

Pronostic. — Les cas récents, non compliqués de lésions organiques, permettent un pronostic favorable. Les névralgies symptomatiques et sympathiques partagent le pronostic de la maladie qui les a engendrées. La névralgie par habitude porte un pronostic grave ; sa guérison demande beaucoup de temps ; elle est très sujette aux récidives.

Thérapeutique. — La *prophylaxie* des névralgies consiste d'abord à combattre les anomalies de la constitution (état nerveux, anémie) qui prédisposent à ces affections et en second lieu à prévenir les récidives.

Une sage diététique, un entraînement méthodique augmenteront la force de résistance de l'organisme aux influences nocives. L'hydrothérapie, le massage, la gymnastique, la suggestion hypnotique fourniront largement les moyens de répondre à cette indication.

Le *traitement* proprement dit doit viser d'abord le malade et ensuite la maladie. On s'occupera donc en premier lieu d'améliorer l'état général. Les névralgies récentes chez les individus bien nourris, bien constitués, sans tare héréditaire n'exigent pas un traitement général de la constitution ; toutes les autres en réclament. Appelé à soigner une névralgie habituelle, le médecin réglera avec soin les besoins et les dépenses physiques et psychiques ; les fonctions génitale, digestive et celle du sommeil demanderont particulièrement son attention. Il mettra son malade en garde devant tout abus et réglera le repos de la nuit en s'abstenant, si possible, de médicaments hypnotiques.

Le traitement de la névralgie embrasse les indications de la cause et des symptômes ou de la maladie.

1° *Indication de la cause.* — Quoique l'éloignement de la cause ne garantit pas toujours de la guérison, il n'est que tout naturel que le médecin s'empresse à l'éliminer si cela est en son pouvoir.

Abstraction faite des opérations chirurgicales : extirpation de tumeurs, excision de cicatrices, éloignement de corps étrangers, opération d'un anévrysme, etc., il peut y avoir raison d'instituer un traitement contre la fièvre paludéenne, la syphilis, la chlorose, la diathèse nerveuse, arthritique ou autres, de soustraire le malade aux agents toxiques dans les cas de saturnisme, d'hydrargyrisme, d'alcoolisme, etc.

2° *Indication des symptômes ou de la maladie.* — L'indication causale ne menant pas à bien, on se trouve réduit à combattre les symptômes.

La méthode dérivative : vésicatoires volants, pointes de feu, sinapismes, badigeonnages à la teinture d'iode, pommade à la vératrine (0,5 : 20) dans les cas récents ; le fer rouge dans les cas graves et chroniques, compte quelques succès réels.

Le traitement qui de nos jours est le plus en honneur est celui par l'électricité. Différentes méthodes se disputent le premier rang. On peut dire que chaque spécialiste a sa méthode qu'il préconise.

Il n'est pas possible, au point de vue scientifique, de formuler des indications sérieuses pour guider le médecin dans son choix d'une méthode ou d'une autre dans un cas donné. Généralement on fait usage du courant constant; on débute avec prudence par des courants faibles, réservant les courants plus forts pour les séances ultérieures. Il peut se faire que les douleurs cèdent dès la première application ; le plus souvent, le mieux ne se déclare qu'après un certain nombre de séances. Les guérisons ainsi obtenues doivent-elles vraiment être portées à l'*avoir* de l'électricité? Dans ces derniers temps, plusieurs observateurs, notamment Bernheim (de Nancy) et Möbius ont émis l'avis que dans beaucoup de cas les résultats favorables relèvent plutôt de la suggestion. Cette observation, du reste, est applicable à toutes les médications, il n'est que juste de faire la part de la suggestion dans les guérisons obtenues par chacune d'elles. Ainsi dans un nombre, cependant très restreint, de cas, on a vu céder la maladie à un médicament spécial.

Nommons parmi les antinévralgiques les plus usités : l'iodure de potassium, l'acide arsénieux, l'aconitine, l'atropine, la gelsémine, l'ergotine, la quinine, l'acide salicylique, le phosphore, les préparations de zinc, le bichlorure de mercure, l'huile de térébenthine, et nous en passons des meilleurs.

Pour amener la sédation des douleurs on a recours à l'antipyrine, l'antifébrine, la phénacétine, à l'intérieur ; à l'application externe de pommades à l'extrait thébaïque (1 : 10), à l'extrait de belladonne (2 : 10), à l'extrait d'opium et de vératrine (ââ 1 : 10), d'un mélange de parties égales d'huile de jusquiame et de chloroforme.

Les narcotiques : les opiacés, le chloral, le paraldéhyde, le sulfonal et surtout les piqûres de morphine et celles de morphine et d'atropine combinées visent le double but de la sédation de la douleur et celui de procurer le sommeil.

La thérapie balnéaire et le massage trouvent leur application dans certains cas de névralgies des extrémités.

Une des dernières ressources de l'art est la neurotomie, la neurectomie ou l'élongation du nerf malade. Rarement l'amélioration obtenue par l'opération chirurgicale est de longue durée. D'après Jürgensen une guérison durable après l'excision d'une partie du nerf n'a été notée que dans 3 p. 100 des cas opérés.

Des névralgies réputées incurables s'étant montrées rebelles à toutes les médications citées, ont été guéries par la suggestion hypnotique (Liébeault, Wetterstrand, Bernheim) et même par la suggestion à l'état de veille (Delbœuf).

En récapitulant, on reconnaît que le médecin a l'embarras du choix. Il tâchera avant tout d'éliminer la cause. Cette indication remplie, il fera un choix du médicament ou de la médication appropriés aux circonstances, ayant soin surtout de persuader son malade qu'il guérira. C'est dire que la suggestion revendique une part considérable dans l'efficacité de toute cure entreprise contre les névralgies. Ce n'est qu'à corps défendant et que réduit à l'extrême qu'on doit avoir recours aux narcotiques, notamment aux piqûres de morphine.

II

NÉVRALGIE DU NERF TRIJUMEAU

Synonymie. — *Tic douloureux, Prosopalgie* (fr.); *Facial neuralgia* (angl.); *Fothergill'scher gesichtsschmerz* (allem.).

Étiologie. — La constitution névropathique prédispose particulièrement au tic douloureux. Les formes typiques des névralgies paludéennes affectent surtout le nerf trijumeau. L'âge mûr et sénile, le sexe féminin sont plutôt enclins à cette affection que l'enfance et le sexe masculin.

Comme causes occasionnelles figurent le froid, l'humidité, l'anémie, la carie dentaire, les maladies syphilitiques des parties osseuses (canaux) donnant passage à un rameau de la cinquième paire.

Anatomie pathologique. — Tantôt on a trouvé à l'autopsie des épaississements, des tuméfactions du névrilème, une dégénération du ganglion de Gasser et des troncs nerveux, tantôt on n'a rien trouvé du tout, dans des cas également graves de prosopalgie.

Symptomatologie. — Le tic douloureux est une affection surpassant en fréquence toutes les autres névralgies. Unilatéral le plus souvent, il affecte avec prédilection la première ou la deuxième branche de la cinquième paire séparément; la portion sensible de la troisième branche est rarement affectée isolément.

Très souvent l'affection porte sur les trois branches ensemble. Les douleurs, variant en intensité, d'abord modérées, sourdes ou térébrantes, toujours importunes et inquiétantes vont en croissant et peuvent atteindre une intensité inouïe, surpassant celle de toute autre névralgie.

Les principaux points douloureux se trouvent à la hauteur du trou sourcilier, du trou sous-orbitaire, du trou mentonnier; d'autres, au-devant de l'oreille, sur l'arcade zygomatique, sur la paupière supérieure, sur l'os pariétal, sur la lèvre supérieure font souvent défaut.

L'affection portant sur la première branche, ce sont les nerfs frontal et nasal surtout qui sont pris, les douleurs se dispersent dans le front, le nez, la paupière supérieure et le globe de l'œil. La

névralgie de la deuxième branche affecte la joue, la paupière inférieure, le nez, la lèvre supérieure, souvent aussi la rangée supérieure des dents et le palais. L'affection de la troisième branche
embrasse la mâchoire inférieure, le menton, la joue, parfois le pavillon de l'oreille et le conduit auditif externe. La rangée inférieure
des dents, la langue et la muqueuse de la bouche sont souvent le
siège de douleurs très vives. Quelquefois le nerf alvéolaire inférieur
seul est malade. Il peut se faire alors que le malade, souffrant atro-
cement des dents, se les fasse arracher l'une après l'autre, sans
résultat utile.

Pendant l'accès, on voit souvent une vive rougeur du visage, une
hyperhydrose manifeste, une pulsation accentuée de l'artère temporale du côté malade, du larmoiement, de la salivation. Dans
les cas graves et chroniques les cheveux peuvent blanchir et tomber
aux places douloureuses. L'herpès zoster ophtalmique et frontal
n'est pas rare.

Pronostic. — La durée de cette névralgie est généralement longue,
les douleurs peuvent être si vives qu'elles poussent le malade au suicide. Les cas légers survenant chez les jeunes gens à la suite d'un
accident ou de la carie dentaire guérissent facilement. Les récidives
sont fréquentes.

Thérapeutique. — Les affections de la bouche, du nez, des sinus
frontaux et de l'oreille moyenne étant souvent en cause, un examen
sérieux et, s'il y a lieu, un traitement spécial de ces organes devra
précéder tout autre traitement.

Si une périodicité des accès peut être constatée, on fera appel à la
quinine ou à l'arsenic. Au lieu des doses massives de 1 à 1,5 gramme
de quinine, nous préconisons de petites doses, soit de 3 à 5 centigrammes additionnées d'un 1/2 milligramme d'arséniate de strychnine, à prendre sous forme de granule soluble composé, trois heures
avant l'accès, à raison d'un granule de quart d'heure en quart
d'heure jusqu'à concurrence de 10 granules.

Nous aimons à administrer l'arsenic sous forme d'acide arsénieux
ou d'arséniate de soude en granules de 1 milligramme de substance
active. Débuter chez l'adulte par 6 granules répartis dans la journée,
augmenter de 1 granule chaque jour jusqu'à concurrence de 20,
pour redescendre de même jusqu'à 6. Suspendre le traitement si des
symptômes toxiques (embarras gastrique, œdème palpébral, conjonctivite) se présentent.

Pour le traitement symptomatique nous avisons de recourir à la suggestion hypnotique, ou, si les circonstances s'opposent à cette thérapeutique, à l'électricité (l'anode sur les points douloureux, la cathode dans la nuque.

Parmi les nombreux remèdes réputés antinévralgiques, nous citerons l'*aconitine* et la *gelsémine*, qui nous ont valu quelquefois des succès.

Nous préconisons, vu la sensibilité très variable des malades pour cet alcaloïde, les doses minimes de 1/40 de milligramme d'*aconitine cristallisée* sous forme granuleuse, dont nous faisons prendre 1 à 2 granules à la fois de dix en dix minutes jusqu'à cessation de la douleur ou jusqu'à ce que le malade ressente l'action physiologique du remède (engourdissement des joues, du front, picotements aux lèvres, légères horripilations dans le dos); on continue alors la dose à intervalles d'une demi-heure, d'une heure ou de deux heures, de sorte que le malade ne cesse de sentir légèrement l'action de l'alcaloïde. Finir la cure après huit jours pour la reprendre si la douleur réapparaît. Nous aimons à combiner le traitement de l'aconitine et celui de la suggestion hypnotique. Nous sommes convaincus que l'action antinévralgique de l'aconitine naît de l'impression spéciale qu'elle communique aux fibres sensibles du nerf trijumeau — impression suggestive évoquant l'idée de la guérison — plus qu'elle ne dépend de son action sédative de la circulation et du système nerveux.

La *gelsémine cristallisée* se prescrit le mieux en granules au milligramme, à donner un granule de demi-heure en demi-heure; s'arrêter s'il se présente de la sécheresse de la gorge, des vertiges, de la détresse respiratoire.

L'hydrate de crotonchloral, 5 à 10 grammes, dissous dans 120 grammes d'eau et additionné de 20 grammes de glycérine, à donner une cuillerée de quart d'heure en quart d'heure, l'opium à hautes doses (jusqu'à 8 à 12 grammes, par jour) (Trousseau), la morphine à doses ascendantes, en piqûres hypodermiques (débuter avec 10 ou 15 milligrammes), sont des pis-aller qu'un médecin consciencieux fera bien d'éviter.

Le traitement chirurgical (élongation ou neurectomie) donne des succès, mais n'exclut pas les récidives.

III

NÉVRALGIE OCCIPITALE

Les branches postérieures des quatre premières paires de nerfs spinaux, mais surtout celles de la deuxième paire sont le siège de la névralgie. Parfois fulgurantes, les douleurs suivent le trajet des nerfs grand et petit occipital, et grand auriculaire, partent de la protubérance occipitale et embrassent toute la région postérieure de la tête, elles se portent vers le conduit auditif externe d'un ou des deux côtés, et souvent aussi vers le front et la face. Elles sont accompagnées quelquefois de vertiges, de tintements d'oreilles, de confusion des idées et d'hyperesthésie de la peau. Les malades évitent avec soin de rire, de tousser, d'éternuer, de mastiquer de peur d'éveiller un accès. Jamais cependant l'intensité des douleurs n'égale celle éprouvée par les malades affectés de prosopalgie. La névralgie occipitale prête aux malades l'attitude raide de la nuque, caractéristique au torticolis rhumatismal. Le caractère paroxysmal des douleurs, et la présence des points douloureux entre l'apophyse mastoïde et les apophyses épineuses des vertèbres cervicales supérieures, préviendront une erreur de diagnostic.

Quoique peu grave, et guérissant parfaitement le plus souvent, à moins qu'il n'y ait complication de spondylite, de carie ou de néoplasmes des vertèbres, la durée de la maladie est assez longue.

L'état de manœuvre ou de portefaix, de gens qui portent des charges souvent énormes sur la tête et la nuque expose à contracter cette affection.

Le traitement le plus usité dans les cas récents est celui par les dérivatifs : vésicatoires, ventouses scarifiées, puis celui par l'électricité (courant constant). On évitera les piqûres de morphine.

La psychothérapie suggestive aura souvent raison des cas rebelles à toute autre médication.

IV

NÉVRALGIE CERVICO-BRACHIALE

Les douleurs siègent dans un ou plusieurs nerfs du plexus brachial et des branches postérieures des quatre nerfs cervicaux inférieurs; elles se font sentir à la nuque, aux épaules, le long des bras, jusque dans les mains.

Rarement plusieurs nerfs à la fois se trouvent affectés; le cas échéant cependant, les douleurs sont violentes, et l'extrémité malade est frappée d'inertie. Dans la majorité des cas, l'affection porte isolément sur les nerfs radial ou ulnaire.

Des points douloureux se trouvent dans l'aisselle, la région supérieure du muscle deltoïde, le pli du coude, la rainure entre le condyle interne de l'humérus et l'olécrane, à la partie inférieure de la marge interne du muscle biceps.

Dans les cas graves et chroniques, l'extrémité frappée s'atrophie; la peau des doigts peut prendre un aspect luisant et atrophié, nommé *glossy fingers* par les Anglais.

Au point de vue du diagnostic, il est à remarquer qu'on confond aisément la névralgie avec des douleurs consécutives aux affections traumatiques des doigts, dans lesquels il s'agit plutôt d'une névrite ascendante, sorte de lésion des petites ramifications périphériques des nerfs.

Si la névralgie affecte les deux bras, elle est le plus souvent symptomatique d'une spondylite ou de la pachyméningite cervicale dans le voisinage des racines spinales postérieures supérieures.

Comme causes, il faut nommer : le traumatisme, la pression mécanique de tumeurs, le rhumatisme.

Le traitement ne diffère pas foncièrement de celui des autres névralgies.

V

NÉVRALGIE INTERCOSTALE

Les douleurs peuvent suivre le trajet des deux nerfs intercostaux, c'est-à-dire se porter sur le tronc entier jusqu'à la crête iliaque et la symphyse pubienne. Généralement l'affection porte isolément sur un des nerfs, depuis le cinquième jusqu'au neuvième nerf intercostal; quelquefois plusieurs nerfs sont entrepris. Le côté gauche semble prédisposé.

Étiologie. — La forme symptomatique de cette névralgie se présente souvent des deux côtés et accompagne les affections des côtes, des vertèbres (carie, cancer), de la moelle épinière (tabes, méningite), de l'aorte (anévrysme).

La forme idiopathique atteint surtout les anémiques, les névro-pathes; la femme entre deux âges paraît prédisposée.

Symptomatologie. — Les douleurs se présentent presque exclusi-vement sur le devant et sur les parties latérales du thorax, surtout à gauche; elles sont souvent violentes. Pendant le paroxysme, la respiration est coupée. La toux, l'éternuement peuvent provoquer une angoisse indéfinissable. Le malade, pendant l'accès, se tient courbé en avant et penché vers le côté douloureux.

On trouve trois points douloureux cardinaux: soit un point ver-tébral dans la proximité de l'épine dorsale, un point latéral au milieu du nerf et un point sternal aux confins du sternum.

Une éruption d'herpès zoster précède ou accompagne souvent le premier accès névralgique.

Pronostic. — La névralgie intercostale symptomatique partage le pronostic de la cause première. La névralgie idiopathique est dif-ficile à guérir radicalement, elle donne souvent lieu aux récidives.

Diagnostic. — Le rhumatisme musculaire, la pleurite au début peuvent aisément être confondus avec la névralgie intercostale idiopathique. Un examen sérieux et réitéré des parties malades et le cours ultérieur de la maladie lèveront cependant bien vite le doute.

Thérapeutique. — Nous conseillons les dérivatifs, la thérapie sug-gestive, l'électricité; ne recourir qu'en dernier lieu aux piqûres de morphine.

L'éruption vésiculaire réclame l'application d'une pommade à l'oxyde de zinc ou bien de saupoudrer les parties affectées avec un mélange d'oxyde de zinc et d'amidon (5 à 10).

VI

MASTODYNIE

La mastodynie ou *irritable breast* des Anglais est une forme de névralgie intercostale affectant exclusivement la mamelle; peu fré-quente, mais très douloureuse, elle se présente chez la femme après la puberté, quelquefois pendant la lactation.

L'hystérie y prédispose; un corset défectueux occasionne parfois cette névralgie, qui peut durer des années. Les douleurs sont tantôt continues, tantôt paroxysmales et accompagnées de vomissements. La pression de la mamelle est douloureuse, la peau hyperesthésiée.

Dans le tissu de la glande se trouvent souvent des tubercules douloureux (neuromes) qu'on ne confondra pas avec les tumeurs cancéreuses du sein.

Comme traitement, il faut soutenir les seins par un bandage approprié, les envelopper d'une couche d'ouate, appliquer un emplâtre à la cicutine. La suggestion hypnotique nous a valu des succès dans le traitement de cette affection, aussi la conseillons-nous d'abord. L'électricité réussit quelquefois. L'extirpation des neuromes, l'amputation du sein malade sont des opérations à réserver aux cas désespérés. S'abstenir autant que possible de narcotiques.

VII

NÉVRALGIES DE LA RÉGION PELVIENNE ET DES EXTRÉMITÉS INFÉRIEURES

Excepté la névralgie sciatique, les névralgies du ressort du plexus lombaire et sacré sont peu fréquentes; elles ne présentent pas, du reste, la gravité de la première. Citons les principales :

1° La *névralgie lombo-abdominale;* les douleurs siègent dans la région de l'articulation coxo-fémorale et dans la région fessière.

2° La *névralgie testiculaire* (irritable testis, Cooper). Les douleurs spontanées et celles éveillées par l'attouchement des testicules atteignent parfois un degré de gravité énorme, et peuvent occasionner une exaltation psychique passagère.

3° La *névralgie crurale* et *obturatoire.* Les douleurs suivent le trajet des branches crurales antérieure et postérieure.

4° La *coccygodynie :* douleurs souvent très vives dans la région coccygienne. Se présente plus souvent chez la femme que chez l'homme. La défécation peut éveiller un accès. L'hystérie et la névrosthénie y prédisposent.

Dans des cas désespérés on a eu recours à l'excision du coccyx.

A.-W. van Renterghem, d'Amsterdam.

VIII

NÉVRALGIE SCIATIQUE

Définition et historique. — Sous le nom de sciatique on décrit une affection du nerf sciatique, caractérisée par des douleurs continues paroxystiques auxquelles s'ajoutent dans certains cas des troubles de sensibilité, de motilité et trophiques.

C'est Cotugno qui décrivit le premier l'affection. Valleix en montra les points douloureux; Lasègue l'étudia en 1864; après lui Fernet, Rosenthal, Axenfeld et Landouzy. Ce dernier établit nettement (*Archives de médecine*, 1875), les deux formes névralgique et névritique. Plus récemment, de nombreuses communications, que nous citerons dans le cours de cet article, sont venues éclairer d'un jour tout nouveau les complications de la sciatique.

Anatomie pathologique. — Elle est peu connue, étant donné la rareté des autopsies. On a noté une simple hyperhémie du nerf avec augmentation de volume; une injection du névrilemme et une infiltration œdémateuse; de la sclérose interstitielle; une accumulation de graisse dans les espaces interfibrillaires. Nous ne signalons pas les lésions des différents organes qui sont le fait même de la lésion nerveuse primitive.

Symptomatologie. — La sciatique, maladie essentiellement variable dans ses manifestations, se prête mal à une description d'ensemble. La sciatique purement névralgique, avec ses douleurs paroxystiques par exemple, ne ressemble nullement à cette autre sciatique compliquée d'atrophies musculaires, de troubles trophiques, et où la douleur est reléguée au second rang.

Pour faire une étude scrupuleuse et complète, il faudrait décrire autant de formes que la pathogénie en imposerait.

Nous prendrons un moyen terme et nous étudierons complètement les deux formes prévues par Lasègue, et nettement séparées par Landouzy : la *sciatique névralgie* et la *sciatique névrite;* puis nous passerons en revue les autres aspects cliniques de l'affection.

Forme névralgique. — Cette forme peut s'annoncer brusquement par une crise paroxystique analogue à celle que nous étudierons tout à l'heure. Fréquemment aucune cause appréciable ne peut être incriminée. Plus souvent elle s'annonce par un endolorissement sourd, par des pesanteurs, des fourmillements; tout effort si minime qu'il soit réveille une douleur d'intensité variable. Cette douleur d'abord diffuse prend une consistance à la longue, se localise en certains points de la fesse, de la cuisse, du mollet, devient aiguë et bientôt une crise paroxystique vient marquer l'affection d'un cachet particulier.

Analysons cette douleur. Ce que nous venons d'en dire fait déjà pressentir qu'il y a deux douleurs : 1° une douleur continue, sourde, profonde, c'est souvent un simple endolorissement, plutôt qu'une vraie douleur. Elle fait rarement défaut; 2° une douleur aiguë, paroxystique, une crise douloureuse, un spasme, autant de noms sous lesquels on la désigne. C'est elle qui caractérise cette forme de névralgie. Elle peut être annoncée par quelques prodromes tels que l'exagération de la douleur continue, des picotements, des fourmillements, de légères crampes, ou bien son apparition est brusque. Bien constituée, c'est une douleur vive, aiguë, d'une extrême violence, faisant fréquemment crier le patient, comparée à une déchirure, à une brisure d'os, à une tension profonde, etc. Naturellement cette intensité peut n'être pas atteinte. Elle a comme caractère distinctif d'être intermittente; un intervalle plus ou moins long s'écoule entre deux crises. Elle semble parfois presque continue; dans ce cas, on a affaire absolument à des accès subintrants. On s'explique qu'alors la situation soit franchement intolérable. La durée du paroxysme est variable; son siège l'est aussi. Rarement il occupe le membre entier : la douleur s'irradie en général dans une ou plusieurs branches du nerf sciatique. Jusqu'ici nous n'avons regardé cette douleur que produite spontanément. Elle peut aussi être provoquée; la moindre irritation, le moindre mouvement, un éternuement, une simple émotion dans certains cas suffisent pour la faire éclore. Mais elle apparaît avec une intensité sans égale lorsque l'on presse du doigt certains points spéciaux signalés par Valleix. C'est aussi en ces points que siège le maximum de la douleur spontanée, et c'est là qu'elle naît avant de s'irradier dans différentes directions.

On a multiplié du reste le nombre de ces points : on en trouve une nomenclature détaillée dans les ouvrages classiques; nous ne citerons que les plus connus : 1° le point lombaire (au niveau des dernières vertèbres lombaires); 2° le point sacro-iliaque; 3° le point iliaque (milieu de la crête iliaque); 4° le point ischiatique ou fessier; 5° le point trochantérien; 6° les points fémoraux (sur le trajet du nerf) ; 7° le point poplité ; 8° les points jambiers ; 9° le point malléol-laire externe.

Nous en aurons fini avec cette forme de douleur, sur laquelle nous nous sommes étendu à dessein, car c'est la caractéristique de la sciatique névralgique, lorsque nous aurons dit qu'elle redouble spontanément d'intensité le soir et la nuit ; la chaleur du lit impressionne désagréablement le malade.

Les points de Valleix peuvent exister tous chez le même malade. Généralement on n'en trouve que quelques-uns. Lasègue donnait comme signe de névralgie sciatique, l'absence de douleur à la flexion de la jambe sur la cuisse ; sa naissance au contraire, si on produit l'extension. Ce signe, dit *signe de Lasègue*, nous sera utile pour le diagnostic.

État de la sensibilité. — Si on examine la sensibilité du membre, on trouve un certain nombre de plaques d'anesthésie disséminées autour et surtout au-dessus du creux poplité. On a noté de l'hyperthermie au niveau des points douloureux mentionnés précédemment. Le malade a des sensations de froid et de chaud, des crampes douloureuses dans tout le membre.

État des muscles. — La motricité peut être troublée après des douleurs intenses. Des contractions fibrillaires se montrent à la région postérieure du membre ; on a vu aussi des contractures. En tout cas, pour qu'il y ait impotence réelle, il faut une sciatique sérieuse et de longue durée. La marche est pénible, le malade évite de poser le pied avec force, il y a donc claudication ; ou bien afin qu'il ne se produise aucun tiraillement du nerf, la jambe est fléchie sur la cuisse et en même temps qu'il y a claudication, le malade s'incline légèrement du côté malade et fléchit le genou à chaque fois.

Les réflexes sont conservés. Il n'y a pas de troubles trophiques.

FORME NÉVRITIQUE. — *Le début* de la sciatique névritique est lent et progressif ; la nature de l'affection semble bénigne et les symptômes du commencement semblent insignifiants : ils consistent en une douleur sourde, très légère, en un engourdissement qui devient plus marqué à la longue ; les douleurs semblent profondes ; dans certains cas les malades se plaignent des os.

Lorsque la maladie est constituée, elle présente un aspect bien spécial par la forme des douleurs et surtout par les complications qu'elle entraîne. Cette douleur profonde, comme nous l'avons déjà dit, est générale ; elle ne présente pas de paroxysmes, elle est continue et c'est souvent cette persistance qui la fait qualifier d'horrible par les malades. La palpation réveille cette douleur, mais il n'y a pas de points douloureux : on a fait remarquer avec justesse, qu'en raison de sa diffusion on la provoquait avec la paume de la main, tandis que la douleur de la sciatique névralgique était causée avec le doigt seulement.

Par une palpation soignée on peut également percevoir une induration du nerf qui ressemble à une tige cartilagineuse dans certains cas.

État de la sensibilité. — Un des premiers troubles de la sensibilité consiste dans une hyperesthésie cutanée plus ou moins étendue, qui, au bout d'un certain temps, est remplacée par de l'anesthésie. Cette anesthésie est le plus souvent complète et porte sur les différents modes de la sensibilité.

Troubles trophiques. — C'est dans cette forme que les troubles trophiques atteignent une intensité remarquable et forment le caractère particulier de la sciatique névrite.

Du côté de la peau, on observe un état luisant (glossy-skin) souvent précédé d'une sorte de desquamation. Toutes les diversités du reste peuvent être observées ; les ulcérations, les éruptions (zona, ampoules purulentes), le refroidissement, ne sont pas rares. Du côté des ongles et des poils, on note également des altérations : pour ces derniers, changement de coloration, croissance exagérée ; pour les ongles, épaississement, striations ou bien atrophie et chute.

Du côté du tissu cellulaire on a vu des œdèmes. Il y a des faits d'arthrites consécutives à des lésions du sciatique et des lésions osseuses ; mais l'intérêt de ces troubles trophiques réside surtout dans les atrophies musculaires. L'*atrophie musculaire* peut atteindre le membre en masse ou se localiser à une quelconque des branches du nerf sciatique ; parmi les localisations il faut signaler celles qui se font sur le nerf sciatique poplité externe (Guinon et Parmentier, *Archives de Neurologie*, 1890), que cette sciatique soit simple ou provoquée par un traumatisme des branches nerveuses au niveau du bassin.

Les explorations électriques montrent qu'au début le nerf n'est pas atteint dans sa texture intime, mais au bout d'un certain temps, la réaction de dégénérescence ne tarde pas à se montrer.

Les *réflexes* sont d'abord exagérés ; on peut même provoquer une sorte de spasme au début de l'affection ; mais l'impotence fonctionnelle se montre bientôt et avec elle la diminution des réflexes.

Les *troubles vaso-moteurs existent* : refroidissement, aspect violacé.

Les *troubles sécrétoires* sont fort intéressants. La production exagérée de sueur dans la sciatique, au niveau du membre malade, est connue de longue date.

La polyurie a été également l'objet de nombreuses communications (Debove, Rémond, Hugonnard, Huchard) ; les uns la regardent comme une simple coïncidence, d'autres, plus nombreux, la rattachent à l'affection et dans ce cas la regardent comme un phénomène réflexe. La quantité des urines serait la raison seule de la douleur augmentant et diminuant avec elle.

Avant de terminer, disons quelques mots sur les *scolioses* observées dans le cours des sciatiques. M. Brissaud (*Archives de Neurologie*, 1890), distinguant les scolioses croisées et les scolioses homologues, c'est-à-dire les scolioses dans lesquelles le tronc est incliné du côté opposé à la sciatique et celles dans lesquelles il est incliné du même côté, dit : 1° que les sciatiques non spasmodiques entraînent une scoliose croisée ; c'est du reste la déformation qui survient à chaque fois qu'un malade ne peut appuyer sur un membre ; 2° que les sciatiques accompagnées de spasmes entraînent une scoliose homologue ; dans ce dernier cas, la contracture n'est plus limitée aux seules branches du sciatique, mais s'étend à tout le domaine du plexus lombaire. Il est à remarquer que ces sciatiques, rangées sous la dénomination de spasmodiques par M. Brissaud, s'accompagnent de réflexe rotulien, de trépidation épileptoïde. Brühl et Soupant (*Médecine moderne*, 1892), donnent une pathogénie différente. La scoliose dépendrait du siège anatomique de la sciatique. Le malade a-t-il une sciatique proprement dite ? Il évite de marcher du côté malade et de tendre son nerf, d'où scoliose du côté opposé. Le plexus lombaire est-il atteint ? Pour ne pas tirailler les muscles, le malade se penche du côté malade, d'où scoliose homologue. Ces théories sur lesquelles nous nous étendons à dessein, en raison même de leur nouveauté, rendent bien mieux compte des faits que celle qui voulait voir dans la scoliose le résultat de l'attitude du malade cherchant instinctivement une position apte à empêcher toute compression du nerf. On a noté aussi de la cyphose et de la lordose.

Marche et durée. — La marche de la sciatique et sa durée sont très variables. La forme névralgique peut ne durer que quelques heures et la terminaison est le plus ordinairement brusque. La névrite est beaucoup plus longue, c'est ce que font supposer les quelques considérations anatomo-pathologiques que nous avons exposées au début; longue surtout est cette forme en raison des complications atrophiques qui l'accompagnent.

Pronostic. — Il est facile à présumer. La maladie, devenue chronique, a bien des chances d'être une forme névritique. C'est dans ces cas que sa ténacité est légendaire. Même dans le cas de guérison, il faut se souvenir que les récidives sont fréquentes.

Formes de la sciatique. — Nous avons exposé les deux formes principales, qui sont surtout à distinguer au point de vue clinique. Les deux formes : névralgique et névritique, sont-elles légitimées aussi franchement au point de vue anatomo-pathologique? Nous ne le croyons pas, et il serait difficile de dire sur le cadavre et à la seule inspection histologique du nerf, en présence de quelle forme on se trouve. A côté de ces formes, on peut en classer quelques-unes suivant le siège de la lésion. La sciatique peut ne siéger que sur un filet ou une partie du nerf, et il faut bien noter, comme le fait remarquer Brissaud, que les sièges sont variables à l'infini, « car la sciatique n'est pas la névralgie d'un nerf, mais d'un plexus, le plexus lombo-sacré, puisque le sciatique n'est qu'une division arbitraire d'un plexus anatomique ».

La sciatique peut également être double et il faut, à ce point de vue, distinguer une première classe de sciatiques doubles symptomatiques de lésions siégeant sur la colonne vertébrale, la moelle ou dans le petit bassin, et une seconde classe, nommée par Charcot sciatique double primitive (*Leçons du mardi*, décembre 1890). La douleur peut gagner aussi bien le nerf du côté opposé que les nerfs voisins.

On peut multiplier les formes suivant la cause qui donne naissance à l'affection; nous énumérerons les causes en faisant le diagnostic; ici nous ne signalons que les formes dignes d'intérêt par leurs physionomies spéciales.

La sciatique hystérique est une cause d'embarras au point de vue pathogénique. A-t-on vu une sciatique ordinaire chez un hystérique? Ou bien est-ce l'hystérie qui est la cause même de la sciatique? C'est cette dernière opinion qui est celle d'Achard et Soupant (*Gazette des Hôpitaux*, 1892). On trouve de l'hémianesthésie, de la polyurie, la disparition du réflexe pharyngien, des douleurs énormes, même avec une peau insensible.

La sciatique blennorrhagique est de courte durée, et, suivant l'abondance de l'écoulement uréthral, est plus ou moins violente.

La sciatique variqueuse, bien étudiée par Quénu, est déterminée par une névrite consécutive à la phlébite des veines du nerf, elles-mêmes variqueuses. Elle serait la cause des douleurs profondes, surtout répandues au niveau des nerfs tibial postérieur ou poplité.

Diagnostic. — Nous omettons à dessein d'insister sur le diagnostic de l'affection.

Le *rhumatisme musculaire* reconnaît les mêmes causes; mais il est exceptionnellement unilatéral, a des douleurs plus diffuses à large surface. Dans la sciatique, le malade indique la douleur avec le doigt; dans le rhumatisme, il l'indique avec la main.

La *coxalgie* a des attitudes caractéristiques et n'est nullement comparable à la sciatique, qui présente des mouvements de la hanche limités, dont la douleur siège, au début, au niveau du genou. Le coxalgique marche en évitant de mobiliser la hanche. Le malade atteint de sciatique salue en marchant. Enfin il n'y a pas de crises douloureuses.

La *coxalgie hystérique* a un début différent; l'âge est généralement peu observé; il y a des antécédents nerveux.

Dans la *sacro-coxalgie*, les points douloureux sont intra-articulaires.

Dans le *mal de Pott*, les douleurs sont en général doubles, il y a des troubles de miction et de défécation, de l'exagération des réflexes.

La *périostite du fémur* présente une douleur bien limitée, sans irradiations : on peut percevoir un gonflement profond.

Nous signalons les *abcès de la fosse iliaque*, les *inflammations du psoas*, les *douleurs des ataxiques*, qui ont quelquefois été confondues avec une lésion du nerf sciatique.

Le diagnostic de la forme névralgique ou névritique est suffisamment facile à faire après le développement que nous avons donné à ces questions.

En dernier lieu, on distinguera la cause qui donne naissance à la sciatique. Dans une première classe, nous rangeons les sciatiques provenant d'une lésion centrale : la maladie est bilatérale, il peut y avoir des troubles médullaires; il y a généralement peu de points douloureux. Dans une seconde classe, on peut réunir les sciatiques d'origines dyscrasique et infectieuse (blennorrhagie, diabète, rhumatisme, syphilis, impaludisme, intoxications).

Les sciatiques causées mécaniquement sont beaucoup plus nombreuses. Le plus souvent on rencontre des tumeurs du bassin ou des organes pelviens, des cancers, des exostoses, des amas de matières, des hypertrophies ganglionnaires, des anévrysmes, des tumeurs de la prostate, comme l'a signalé Guyon; enfin une dernière cause mécanique consiste dans les traumatismes directs.

Doit-on faire une classe spéciale de la sciatique *a frigore?* Les cas que l'on y rangeait autrefois commencent à diminuer par une connaissance plus raisonnée des faits qui accompagnent les douleurs.

En dernier lieu, n'oublions pas que certaines sciatiques ont une origine réflexe.

Traitement. — En face d'un malade atteint de sciatique, le premier soin consiste à combattre la cause même de l'affection.

Le second point qui s'impose, c'est de soulager le malade. Tous les calmants ont été préconisés et combattus tour à tour, vu leurs effets essentiellement variables : antipyrine, sulfate de quinine, salicylate de soude, opium, bromures. Grasset associe le bromhydrate de quinine et l'extrait thébaïque.

A l'extérieur, le siphonage à l'aide du chlorure de méthyle est certainement un des moyens les plus constants. Les pointes de feu laissant des traces, comme les vésicatoires, ne doivent être employées qu'en dernier lieu. Si ce sont les varices qui causent les douleurs, on peut, pour y remédier, faire porter un bas élastique. Dans certains cas, on peut être autorisé à réséquer les veines variqueuses. (Quénu, *Gazette des Hôpitaux*, avril 1892.)

Les injections hypodermiques donnent des résultats excellents lorsqu'on les fait avec méthode, soit dans la gaine du nerf, soit dans le tissu cellulaire sous-cutané, ce qui suffit généralement, mais sur un trajet analogue à celui du nerf. La morphine à la dose de 4 à 5 milligrammes toutes les trois heures fait disparaître en général la douleur assez rapidement. Lereboullet, dans le *Dictionnaire des Sciences médicales*, préconise l'association du sulfate neutre d'atropine et du chlorhydrate de morphine, et il injecte toutes les six heures un demi-centimètre cube de sa solution. L'antipyrine en injections rend également des services.

L'électricité a toujours son indication aussi bien dans la sciatique récente que dans la sciatique ancienne. Nous empruntons ce qui va suivre à un article de Tessier dans les *Annales de Médecine* (15 février 1893), auquel nous renvoyons pour le *modus faciendi*.

L'électricité statique n'est pas une méthode à l'usage des praticiens et l'électricité galvanique est le procédé de choix. Le pôle négatif est placé en un point quelconque du corps et le pôle positif est promené sur les points douloureux sans le détacher de la peau. Il est nécessaire de graduer peu à peu la force du courant. Il faut terminer les séances en provoquant quelques contractions musculaires au moyen de quelques intermittences. Il faut de huit à quinze séances (une seule par jour) pour obtenir des résultats appréciables.

L'électricité faradique est moins indiquée au commencement de l'affection et a principalement son application quand il y a de l'atrophie musculaire. Néanmoins, à l'aide du pinceau électrique, on a pu rapidement diminuer les douleurs.

Rappelons le traitement de Duchenne, la fustigation électrique.

L'hydrothérapie (douches froides, douches écossaises) a un effet révulsif. Au contraire, le traitement hydrominéral est un traitement général.

Enfin le traitement chirurgical, applicable aux névrites, trouve ici sa place; nous avons vu ses indications. (Voir la question *Névrite*.)

Paul BONCOUR, de Paris.

IX

NÉVRALGIES VISCÉRALES

On entend, par là, les douleurs paroxystiques affectant différents organes et leurs conduits excréteurs; tels sont : la matrice, l'ovaire, le sein, le foie, l'intestin, l'estomac, le cœur.

La douleur, difficile à localiser, à cause des irradiations multiples, a un caractère tant soit peu indéfini; elle peut être accompagnée d'anxiété, de la sensation d'annihilation, de mort imminente, sensations primant la douleur proprement dite. Pendant les accès graves, les vaisseaux artériels se resserrent, le pouls devient petit, dur et tendu; la peau se refroidit. Les contractions du cœur varient dans le cours du paroxysme, leur fréquence augmente et diminue alternativement. La respiration est irrégulière. Les muscles lisses des organes viscéraux entrepris se contractent spasmodiquement; le vomissement qui se produit souvent est d'ordre réflexe, on observe communément une transpiration abondante, une diminution dans la sécrétion des urines et de la salive au début de l'accès, une polyurie véritable à la fin du paroxysme. Quelquefois l'accès est précédé d'horripilations, tandis que la température du corps monte à 40° C. et au delà.

Dans des cas très rares, on a vu collaber et succomber le malade dans le cours d'un accès.

La pathogénie des névralgies viscérales est obscure; tout ce qu'on peut assurer, c'est que le nerf grand sympathique, les fibres qui le relient aux centres de la moelle allongée et ces centres mêmes sont en jeu.

Quant au traitement de ces affections, on aura d'abord à amender la constitution générale, à la tonifier. Nous conseillons à cet égard de prescrire la strychnine (arséniate, sulfate) granulée au demi-milligramme, 4 à 8 granules répartis dans la journée, et de faire continuer ce remède jusqu'au rétablissement complet. Aux douleurs, on oppose l'hyosciamine cristallisée granulée au quart de milligramme et donnée de quart d'heure en quart d'heure, jusqu'à effet ou jusqu'à production d'effet toxique (sécheresse de la gorge, mydriase, rougeur de la face, délire); dans les cas graves la piqûre de morphine peut s'imposer. C'est encore la psychothérapie qui nous a valu le plus de succès.

X

NÉVRALGIES ARTICULAIRES

Affections très douloureuses, d'apparence souvent grave, sans lésion anatomique notable, signalées la première fois par Brodie. Le symptôme principal et caractéristique est une douleur se localisant dans une articulation, mais se diffusant dans toute l'extrémité, elle ne se présente pas en paroxysmes comme les névralgies véritables.

L'articulation coxo-fémorale et celle du genou sont le plus souvent affectées.

Les personnes nerveuses, surtout les hystériques, y sont prédisposées. Un traumatisme insignifiant, une légère contusion d'une articulation quelconque peut faire naître cette névralgie, si, du même coup, une vive frayeur porte l'attention du malade vers le membre affecté. Aussi ces affections rentrent-elles plutôt dans le cadre de l'hypothèse et le nom de névroses leur revient avec plus de droit que celui de névralgies.

Le malade ressent la douleur immédiatement après le traumatisme ou seulement quelque temps après. Elle est continue, s'exaspère par le mouvement, par une émotion, elle diminue ou cède complètement si on réussit à distraire l'attention du malade.

Souvent des points douloureux sont accusés, souvent aussi on peut les créer, vu l'extrême suggestibilité de ces malades. La marche est pénible, elle peut devenir impossible et condamner le malade au lit pendant des semaines, surtout si les personnes qui le soignent contribuent par leur tendresse exagérée à diminuer la force de résistance et l'énergie du patient.

Tous les symptômes d'une arthrite traumatique peuvent se présenter; aussi doit-on recourir parfois à la narcotisation par le chloroforme ou à la suggestion hypnotique pour faire son diagnostic.

La thérapeutique psychique, les exercices méthodiques, le massage et l'électricité forment les éléments du traitement à instituer.

A.-W. van Ranterghem, *d'Amsterdam*,

Membre de l'Académie de médecine.

CHAPITRE IV

TROUBLES TROPHIQUES

I

ZONA

Définition. Historique. — Le zona est une affection caractérisée comme il suit : 1° elle consiste en placards rouges, surmontés de vésicules rappelant l'herpès ; 2° cette éruption est localisée à une moitié du corps ; 3° elle est développée sur le trajet anatomique de filets nerveux cutanés ; 4° elle s'accompagne de troubles de sensibilité et trophiques.

Nous reviendrons, en finissant l'étude du zona, sur sa nature.

Cette affection a été longtemps méconnue. Borsieri un des premiers différencia la maladie, puis après lui Millon, Alibert firent rentrer l'affection dans la classe des herpès. Mayer insista sur les douleurs névralgiques. Son étude anatomo-pathologique fut faite par Barensprüg, Charcot, Pitres, Vaillant ; Landouzy, Kaposi, Zimmerlin, Pfeiffer, Boinet, Letulle, Dreyfous étudièrent la nature de l'affection et sa pathogénie.

Symptômes. — Le zona peut se montrer sur le trajet d'un nerf cutané quelconque. A ce point de vue il présente donc des formes nombreuses. Nous décrirons un premier type tout d'abord, le plus fréquent, le *zona thoracique*, puis nous passerons en revue les autres zona.

Zona thoracique. — Le zona thoracique est précédé dans la majorité des cas de *symptômes généraux*. Le malade éprouve une sensation de malaise plus ou moins prononcée, il a des frissons, du délire, des troubles gastriques. Ces prodromes peuvent manquer ;

mais une grande majorité de cliniciens affirment que souvent ils passent inaperçus, et ce n'est que par une recherche rigoureuse que l'on s'aperçoit qu'ils ont presque toujours existé. S'ils manquent, ce sont les douleurs qui annoncent la maladie. Cette douleur, qui succède presque immédiatement aux symptômes généraux, lorsqu'elle ne les accompagne pas, siège au point où se fera l'éruption. Elle a des caractères identiques, comme intensité, comme forme, à celles que nous étudierons au stade d'éruption. Cette douleur peut gêner la respiration.

L'*éruption* se fait alors. On voit survenir entre deux côtes, d'un seul côté de la poitrine et de préférence au point d'émergence des filets nerveux émanés du nerf intercostal, des plaques rouges, d'éclat vif ou foncé, quelquefois presque noir, non surélevées. Ces plaques, séparées les unes des autres par des intervalles de peau saine, sont ovales, à grand diamètre horizontal. Le nombre des plaques n'est pas constant ; on en a compté de 1 à 40.

Bientôt on voit de légères élévations survenir ; ces élévations, au bout de vingt-quatre heures, se remplissent d'un liquide jaune citrin, et on a alors des *vésicules perlées*, grosses comme une tête d'épingle, pouvant atteindre la grosseur d'un petit pois ; elles ont un reflet brillant. Il y en a de 3 à 20 ou 30 par plaque.

Sur chaque plaque elles se fusionnent et forment plusieurs bulles, quelquefois une seule. C'est la *forme phlycténoïde* de l'éruption. Les placards rouges subsistent toujours et dépassent légèrement les bords de la bulle.

Au bout de quatre ou cinq jours les vésicules se troublent, se flétrissent, s'ombiliquent parfois, puis il se forme une croûte qui tombe vers le dixième jour. Une plaque rouge subsiste quelque temps, puis tout disparaît. Lorsque le malade s'est gratté ou même spontanément, il survient des cicatrices étoilées, blanchâtres.

Cette affection se transmet aux ganglions de l'aisselle dans certains cas. On peut également remarquer des traces de lymphangite.

La *douleur*, qui se montre, nous le savons, dès le début, continue ou apparaît, si elle manque, lorsque l'éruption survient. Elle consiste en une sensation de cuisson, de chaleur, de constriction. Elle est lancinante et parfois d'une intensité considérable. On peut lui distinguer deux types : 1° un type profond, continu, peu intense : ce n'est souvent qu'un simple engourdissement ; 2° un type superficiel paroxystique extrêmement douloureux. Cette dernière forme de douleur peut survenir spontanément ou être provoquée par la pression. On peut, absolument comme dans la sciatique, trouver des points douloureux : à la partie postérieure de l'espace intercostal, près du rachis, sur la ligne axillaire, à la partie antérieure de l'espace, en un mot aux points d'émergence des branches du nerf intercostal. Ces douleurs s'exagèrent par les mouvements, le frottement des vêtements, la respiration elle-même. La chaleur du lit, fait remarquable, exagère la douleur d'une façon souvent atroce. Généralement la douleur disparaît avec l'éruption.

On a noté des *troubles de sensibilité* (Rendu) : diminution de la sensibilité suivant tous ses modes; quelquefois on a de l'hyperesthésie; quelquefois diminution de la sensibilité au tact et à la douleur en un point, tandis qu'à côté il y a hyperesthésie. Dans les cas intenses surtout, on a de l'anesthésie douloureuse.

Comme *troubles trophiques*, on a noté des éruptions cutanées, des atrophies musculaires et des paralysies. Ces derniers troubles, peu marqués dans le zona thoracique, prennent, dans certaines variétés de zona, comme nous le verrons tout à l'heure, une importance considérable au point de vue de la gravité de l'affection.

Accompagnant le zona, dans certains cas, on note des *troubles généraux*, de la fièvre qui peut atteindre 39 degrés. Le pouls est agité. L'état gastrique est mauvais. Il y aurait aussi une élévation de température locale plus grande du côté malade (1 à 2 degrés en plus).

Si la marche de la maladie est aiguë, celle-ci dure quatre à douze jours. La résolution est complète ou quelquefois les douleurs persistent encore quelques jours après la disparition des vésicules.

A côté de cette variété de zona on peut voir d'autres variétés. Ainsi parfois il existe une forme *gangreneuse* : sous les vésicules se forment de petites escharres noirâtres, qui se réunissent et amènent des pertes de substance plus ou moins grandes.

Les vésicules peuvent aussi se remplir de sang, donnant lieu à une sorte de *zona hémorragique*.

Leudet a décrit un zona à forme *chronique*, avec ulcérations inguérissables et récidivant facilement. Ces cas seraient causés par des poussées successives de zona, ou bien seraient confondus à tort avec l'affection.

Le zona prend parfois un caractère extrêmement douloureux et on a vu cette hyperesthésie persister des mois et même des années (vingt ans). Cette variété se montrerait principalement chez les gens nerveux, les vieillards, les arthritiques.

Les abcès, des suppurations ont parfois compliqué la situation. Lorsque le zona thoracique siège sur les premiers espaces intercostaux en raison des anastomoses de leurs nerfs avec les branches nerveuses du bras, l'éruption peut aussi exister à la partie supérieure et interne du membre supérieur.

Le zona a un grand nombre de localisations. Nous allons dire quelques mots des principales.

Le *zona lombo-abdominal* va du rachis à la ligne blanche : quelquefois une traînée de vésicules va se perdre du côté du grand trochanter.

Le *zona lombo-inguinal* s'étend du rachis à la partie inférieure de l'abdomen, au pubis, aux organes génitaux externes, à la partie externe de la cuisse dans certains cas et à la fesse.

Le *zona lombo-fémoral* peut occuper la région lombo-sacrée, le territoire du nerf crural, du petit sciatique, du fémoro-cutané, du génito-crural (région inguinale).

Le *zona sacro-ischiatique* ou *sacro-génital* se manifeste sur la fesse, le sacrum, l'anus, le périnée, les hanches, les grandes lèvres, le vagin, le pénis, la partie postérieure de la cuisse, et dans tout le territoire du nerf sciatique. Toutes les branches nerveuses correspondant à un même tronc ne sont pas prises, et l'on voit parfois quelques vésicules isolées sur le trajet d'une petite branche nerveuse.

Une variété de cette forme porte le nom de *zona génital* et siège exclusivement sur les nerfs honteux (fesse, anus, périnée, lombes, etc.). On a vu parfois un écoulement uréthral compliquer cette forme ainsi que de la rétention d'urine et des amyotrophies.

Zona de la cinquième paire. — Le zona de la branche ophtalmique ou *zona ophtalmique* est particulièrement intéressant. Bien qu'assez rare, il a été l'objet d'un grand nombre de travaux. Il survient le plus habituellement chez les vieillards.

Le début se fait par des douleurs nerveuses violentes, rarement par des phénomènes généraux.

L'éruption se fait par plaques rouges de 1 à 2 centimètres de large sur 2 à 4 centimètres de long, qui ne tardent pas à se réunir les unes aux autres. Cette rougeur devenue uniforme ne dépasse pas la ligne médiane, puis viennent les vésicules. Leur disposition est essentiellement variable ; il faudrait pour en donner une énumération complète suivre le trajet de chacune de ces branches collatérales. Dans la majorité des cas, c'est la partie interne du front qui est envahie ; ensuite viennent par ordre de fréquence la paupière supérieure, le nez, la tempe. Les vésicules peuvent se remplir de sang, se réunir entre elles, etc.

Les symptômes spéciaux de ce zona sont l'œdème des paupières, l'inflammation de la muqueuse nasale (zona des muqueuses) s'accompagnant de coryza, d'écoulement purulent, de la production de croûtes, d'adénopathies sous-maxillaires. Les douleurs siègent dans les points d'émergence des différentes fibres nerveuses (formes sus-orbitaires et sous-orbitaires).

Ce qui constitue surtout la caractéristique de cette forme, ce sont les complications.

La terminaison par cicatrice est la règle. Ces lésions peuvent amener des ectropions. On note fréquemment des complications oculaires. Citons les conjonctivites et les neuro-conjonctivites s'annonçant comme les conjonctivites ordinaires, puis il y a des vésicules qui se développent. Tout peut rentrer dans l'ordre, mais si les lésions sont profondes, si les vésicules se remplissent de pus, il peut survenir des opacités, des staphylomes, une perforation, des hernies de l'iris.

L'iritis peut compliquer la kératite ou évoluer seule. Elle est séreuse ou parenchymateuse et peut amener des synéchies postérieures ou une sorte de paralysie durable de l'iris.

L'amblyopie, la névrite optique, le glaucome, sont des complications rares.

La paralysie, complète ou non, du moteur oculaire commun a été observée.

Le *zona du maxillaire supérieur*, très rare, montre des vésicules au niveau du trou sous-orbitaire, sur l'aile du nez, sur la lèvre supérieure et sur la paupière inférieure. Il se complique parfois de troubles pharyngés constituant une véritable angine ; ce qui fait que beaucoup d'angines herpétiques ne sont que des zona du nerf maxillaire supérieur.

Le voile du palais peut se paralyser et la chute des dents peut survenir sans cause évidente.

Le *zona du maxillaire inférieur* s'accompagne de vésicules, sur la tempe, dans le conduit auditif, sur la lèvre inférieure et au menton. Comme complication on a vu de la surdité survenir, une éruption se montrer sur la langue, avec fortes douleurs et anesthésie, des éruptions sur la face interne des joues, sur les amygdales et les gencives. Comme dans le cas précédent on a vu les dents de la mâchoire inférieure tomber.

Les deux nerfs peuvent être pris à la fois.

Le zona du *plexus occipital* siège sur les branches qui en dépendent.

Le *zona cervico-subclaviculaire* dissémine ses vésicules depuis la nuque jusqu'à la clavicule. Il peut même s'étendre au niveau du mamelon. En dehors il ne dépasse pas l'acromion.

Comme complication on a noté la transformation des vésicules en furoncles et en anthrax.

Le *zona cervico-brachial* siège sur les petites branches du plexus brachial, c'est donc dire qu'on le trouvera à la nuque et au niveau du membre supérieur, sa particularité est qu'il s'accompagne facilement de paralysies et d'amyotrophies.

On a vu à la suite de rougeole un zona se déclarer sur le trajet du nerf radial (*Revue de médecine*, 1891).

Anatomie pathologique. — Au point de vue anatomo-pathologique on a trouvé des lésions cutanées (prolifération et inflammation de cellules) des lésions nerveuses (Barensprüg, Charcot, Kaposi) siégeant sur les ganglions spinaux tuméfiés, injectés et enflammés ou sur les nerfs (Pitres et Vaillard) qui présentent de la névrite.

On a signalé encore des lésions médullaires et des centres nerveux. Nous signalons, sans approfondir, toutes ces lésions qui seraient cependant intéressantes à étudier ; mais cet aperçu suffit pour déduire la pathogénie et la nature de la maladie. En résumé, on sait donc qu'il y a toujours névrite, souvent avec lésion des ganglions spinaux. Quelquefois on observe des lésions centrales ou médullaires.

Étiologie et pathogénie. — Une lésion centrale (hémorragie, ramollissement du cerveau) pourrait provoquer la névrite. Ceci est loin d'être universellement admis.

Les myélites aiguës ou chroniques (ataxie, scléroses en plaques), les affections méningées peuvent s'accompagner de zona.

On a vu le zona dans les affections suivantes portant sur les nerfs : 1° Lésions du nerf périphérique : traumatisme, compression à un niveau quelconque du trajet (tuberculose vertébrale, abcès par congestion, cancer) ; 2° inflammation aiguë et là on pourrait citer toutes les causes des névrites aiguës ; 3° les diathèses tuberculeuses, syphilitiques ; 4° les intoxications par l'oxyde de carbone, le plomb, le mercure, l'arsenic ; 5° le diabète, le rhumatisme, l'arthritisme.

Une cause prédisposante domine tout : c'est l'état névropathique de l'individu ; les femmes sont du reste plus souvent atteintes que les hommes.

Théorie infectieuse. — Letulle, Landouzy, Dreyfous, n'admettent pas toutes les causes que nous venons d'énumérer comme donnant naissance au vrai zona. Ils reconnaissent deux formes : 1° le vrai zona, le zona primitif, survenant à la suite de maladies infectieuses et se montrant chez les individus névropathes ; c'est le zona infectieux ; 2° le faux zona, ou zona secondaire se montrant à la suite de compressions, intoxications, etc. ; c'est une névrite à éruption zostériforme.

On a même proposé une théorie parasitaire s'appuyant sur la disposition limitée de l'affection, sur l'existence de prodromes, sur la non-récidive de l'affection, sur les épidémies observées dans certains cas. Pfeiffer et Boinet ont décrit un agent pathogène qui existerait dans le liquide des vésicules.

On peut donc conclure de tout cela : 1° qu'il y a un zona primitif survenant à la suite de maladies infectieuses, soit causé directement par elles, soit qu'elles ouvrent la porte à un agent secondaire de nature encore inconnue ; 2° qu'il y a un zona secondaire non infectieux.

Pronostic. — Il est bénin dans la plupart des cas ; chez les vieillards il faut craindre les suppurations.

Le zona ophtalmique peut avoir des résultats graves pour la vision. Dans tous les cas il faut savoir que, en règle générale, le zona ne récidive pas.

Diagnostic. — Il est facile l'éruption une fois faite. Avant on peut songer à une pleurésie ou à une colique hépatique. Nous n'insistons pas.

Le zona ophtalmique a pu faire croire à un érysipèle. Il faut chercher le bord saillant et tenir compte des phénomènes généraux et de la température.

L'éruption une fois terminée, pour peu que le malade se soit un peu gratté, on peut confondre avec : 1° l'eczéma : celui-ci est apyrétique, n'est pas ombiliqué, les vésicules sont d'abord confluentes ; 2° avec l'impétigo qui colle aux doigts, et dont le liquide des vésicules est jaune.

On confond quelquefois et à dessein l'herpès labial avec le zona siégeant sur les branches maxillaires. L'opinion admise en France est qu'il faut nettement les séparer. L'herpès labial est précédé de symptômes fébriles avérés, les vésicules sont placées sans ordre, les douleurs font défaut, et les récidives sont fréquentes.

Traitement. — Le premier soin sera de s'attaquer à la cause même du zona. Les purgatifs, les saignées, les antiseptiques internes et externes trouvent donc leur application.

L'éruption est survenue; on doit avoir trois buts principaux: traiter l'éruption, traiter la douleur et éviter les complications.

Traitement de l'éruption. — On doit protéger les vésicules, pour empêcher leur rupture. Une couche d'ouate remplit ce but d'une façon excellente; on peut également y mettre un peu de poudre d'amidon, une substance grasse, etc. La couche d'ouate qui est certainement le point essentiel doit être solidement fixée par quelques tours de bande en tarlatane, sans cependant comprimer.

Le perchlorure de fer préconisé par Baudon, Gressy, Lailler, mélangé à de la glycérine (1 à 3 p. 100) et à de l'alcool à 90° (10 grammes pour 40), aurait une action résolutive sur les vésicules.

Le collodion a une utilité contestée et dans tous les cas il ne remplit pas le but désiré et qui lui est spécialement attribué : empêcher la rupture des vésicules et les faire disparaître. Si les vésicules sont jeunes il peut être utile, mais si les vésicules sont bien développées son emploi est néfaste, car il permet aux ulcérations qui se forment de creuser de plus en plus. Donc on peut établir la règle suivante : au bout de trois ou quatre jours, le collodion doit être proscrit.

Doit-on essayer de vider les vésicules? Les avis sont partagés. Brocq, dans une revue sur le traitement du zona, est d'avis d'agir comme il suit : 1° d'ouvrir les vésicules aussitôt formées avec une fine aiguille flambée; 2° laver avec de l'eau boriquée légèrement alcoolisée; 3° mettre une pâte à l'oxyde de zinc et à l'acide borique; 4° recouvrir le tout d'ouate.

Lorsque les vésicules sont rompues ou s'il y a menace de gangrène il faut mettre des pommades ou des compresses imbibées d'un liquide antiseptique.

Traitement de la douleur. — Au début on a préconisé l'application de vésicatoires au niveau des points les plus douloureux. Cette manœuvre aurait eu un effet abortif. En tout cas le vésicatoire a ceci de bon, qu'il laisse une plaie qu'on peut saupoudrer de substances calmantes.

On appliquera pour calmer les douleurs des pommades à l'opium, à la belladone, à la cocaïne. On a préconisé (Dühring) l'extrait fluide de grindelia robusta.

Les injections calmantes trouvent ici leur utilité.

L'électricité galvanique aurait, à l'exclusion de toute autre médication, calmé la douleur. Le fait n'est pas prouvé.

L'opium à l'intérieur, le sulfate de quinine, le phosphure de zinc (2 centigrammes toutes les trois heures), la teinture de gelsemium sempervirens (15 à 20 gouttes) peuvent être employés. Les deux premiers médicaments exercent une action abortive.

Traitement des complications. — On combattra la gangrène avec une antisepsie rigoureuse.

Les douleurs persistantes seront soignées par l'électricité, le chlorure de méthyle, les pointes de feu. Un traitement thermal peut faire cesser les troubles dépendant d'une affection générale.

Les amyotrophies seront énergiquement combattues par l'électricité sous toutes ses formes, le massage.

Chacune des complications locales (œil, angine, etc.) nécessite des interventions dont on trouvera ailleurs les indications.

PAUL BONCOUR, *de Paris.*

II

SCLÉRODERMIE

Définition. — Sous ce titre on désigne une affection, caractérisée par la transformation fibreuse de la peau et du tissu cellulaire sous-cutané, survenant sans lésion antérieure apparente.

Historique. — Alibert, en 1817, décrivit le premier cette maladie sous le nom de *sclérémie*. Thirial, en 1845, l'appela *sclérème* des adultes pour la distinguer d'une affection de même nature observée chez les enfants ; enfin, Gintrac, en 1847, la nomma *sclérodermie,* appellation conservée depuis lors.

Depuis ces trois auteurs, beaucoup d'autres ont étudié cette maladie, en ont rapporté des observations et ont cherché à en élucider la pathogénie. Citons parmi eux : Forget, Grisolle, Thomas Addison (1854), Arning Forster et Nordt (1861), Horteloup (1865), Erasmus Wilson, Hilton Fagges, Hallopeau, Favier, Besnier, Boutlier (1887), Méry, etc.

Symptômes. — La sclérodermie ne se présente pas toujours sous le même aspect ; on lui voit prendre plusieurs formes, suivant qu'elle marche rapidement et envahit toute la surface cutanée, ou selon qu'elle se localise et offre alors un développement plus lent.

On peut toutefois considérer trois périodes successives dans l'évolution de cette maladie et, pour la facilité et la clarté de la description, distinguer : 1° une période prodromique ; 2° une période d'œdème ; 3° une période d'atrophie.

Chacune d'entre elles varie en durée, suivant que l'on se trouve en présence d'une sclérodermie à allures rapides ou à marche lente, mais il est toujours possible d'en constater l'existence et l'ordre de succession.

La période prodromique est marquée par un engourdissement, une gêne plus ou moins accusée dans les mouvements, survenant en un point spécial du corps, ordinairement la nuque ou le thorax.

Comme ces premiers symptômes se produisent souvent après un refroidissement, on y attache peu d'importance ; puis cette gêne s'accompagne de fourmillements, de sensations prurigineuses, d'élancements, de douleurs analogues à des points névralgiques accompagnées de contractures musculaires (névralgies crampoïdes de Rilliet).

En même temps la peau devient dure, épaisse, et comme œdémateuse, ce qui constitue déjà la deuxième période. On remarque des troubles d'origine vaso-motrice produisant une sorte d'asphyxie ou de congestion (pâleur ou rougeur de la peau) ; la sécrétion sudorale diminue, puis disparaît (anidrose) au point de ne pouvoir être rappelée, même par une injection de pilocarpine ; la sécrétion sébacée fait également défaut et, comme conséquence de cette perturbation glandulaire, on remarque une sorte de teinte luisante de la peau qui, déjà boursouflée et grisâtre, prend l'aspect cireux.

A mesure que la lésion s'accentue, l'atrophie apparaît, le tissu adipeux se résorbe, le derme s'amincit, la peau semble se coller au squelette sous-jacent et le malade présente un aspect caractéristique que l'on n'oublie pas après l'avoir contemplé.

La peau est dure, mince, tendue, adhérente, ce qui fait disparaître les rides du visage, rend le front bien lisse, immobile, enlève toute expression à la face et lui donne un masque de placidité étonnante.

Le nez raccourci, aux ailes aplaties, ressemble à celui d'un individu guéri d'un lupus, les paupières rétractées, renversées en dehors, ne peuvent s'ouvrir complètement, les apophyses zygomatiques font saillie sous les joues décharnées, les lèvres sont réduites à de minces bandes musculaires, elles sont immobiles, ce qui gêne considérablement la parole, le malade ne peut retenir la salive ni les aliments, les oreilles ont le pavillon accolé au temporal, le lobule serré contre l'apophyse mastoïde ; en somme toute la peau semble rétrécie et n'être plus assez grande pour recouvrir les organes sous-jacents. Aussi la voit-on éclater en divers points, à l'occasion des mouvements ; ces accidents produisent des ulcérations linéaires ou fissuraires qui persistent, deviennent parfois le point de départ d'éruptions d'herpès, de zona, de pemphigus, d'ecthyma et gênent considérablement le malade.

La rétraction des muscles du cou immobilise cette tête au masque squelettique, tandis que cette même rétraction agissant sur les muscles intercostaux gêne les mouvements d'expansion thoracique et par suite la respiration.

Aux membres, la maladie semble souvent se limiter au territoire d'un nerf ; elle débute ordinairement par les membres supérieurs pour de là s'étendre à la face et aux membres inférieurs.

Outre l'induration de la peau, la sclérodermie produit des ulcérations en forme de plaques plus ou moins étendues ou régulières, surtout quand elle se développe lentement et reste longtemps localisée.

La plaque sclérodermique, ordinairement symétrique, a un aspect blanc jaunâtre, comme lardacé, parfois entourée d'un cercle violacé (*lilac ring*, de Tilbury Fox), les bords en sont plus ou moins déchiquetés, le centre déprimé est le siège d'une desquamation épidermique assez fine ; la peau de ces plaques est analogue à du tissu cicatriciel et le tout ressemble à un morceau de parchemin qui serait enchâssé dans la peau.

Lorsque la sclérodermie attaque les extrémités des membres, elle siège principalement au niveau des articulations des phalanges (Ball), débute par des accès douloureux, analogues aux douleurs rhumatoïdes, puis produit une coloration blanc grisâtre de la peau, une dureté et une exulcération de celle-ci, enfin elle amène la flexion forcée à angle droit de la troisième phalange sur la deuxième, puis la flexion de la deuxième sur la première. La peau tendue, luisante, semblable à du tissu cicatriciel, s'amincit, puis elle adhère au plan osseux sous-jacent, les phalanges s'amincissent aussi, s'effilent, donnant aux doigts l'aspect de fuseaux ; les ongles subissent aussi des altérations tandis que les ulcérations digitales, habituellement symétriques, détruisent une certaine partie des doigts, présentent une analogie frappante avec le mal perforant plantaire, avec les lésions de la syringomyélie ou avec celles de la gangrène symétrique des extrémités.

Cette forme de sclérodermie s'attaquant plus spécialement aux extrémités des membres a reçu le nom de *sclérodactylie*. Son début et son évolution sont assez lents.

La maladie peut également intéresser le cuir chevelu, le visage; mais là elle n'est ordinairement pas limitée à un côté de la face; outre les ulcérations elle se traduit par des troubles trophiques dans les tissus profonds, elle peut provoquer des pigmentations anormales de la peau, enfin elle est susceptible de se localiser sur divers viscères, notamment sur le cœur, le poumon, le cerveau, les reins, etc.

Selon qu'une de ces dernières éventualités se produit, on voit survenir chez les sclérodermiques des lésions mitrales, de la péricardite, des pleurésies, des toux quinteuses, des migraines, des céphalées, des modifications dans le caractère qui devient apathique ou inégal (quelquefois du délire de la persécution), des troubles rénaux, de l'albuminurie, pouvant amener la mort.

Dans la majorité des cas, il n'y a pas de troubles généraux graves; pas de paralysie fonctionnelle, le degré de rétraction de la peau limite seul l'étendue des mouvements possibles, pas de modifications dans la sensibilité, parfois un peu de diminution dans la réaction électrique des muscles, les réflexes sont habituellement normaux, mais la température est abaissée.

Les muscles ont subi une atrophie réelle, lente; les plaies qui peuvent survenir dans le cours de la maladie se cicatrisent avec lenteur (Bouilly), les ulcérations peuvent donner lieu à des poussées de lymphangite avec hypertrophie ganglionnaire.

La cachexie ou des troubles cardiaques terminent l'affection quand la guérison, toujours lente, ne survient pas.

D'après cette description clinique on voit donc que l'on peut considérer : 1° une sclérodermie en plaques, celle que les Anglais appellent *morphée* et qui est assez localisée, entourée d'un anneau violet (lilac ring); 2° une sclérodermie prédominant aux extrémités ou sclérodactylie; 3° une sclérodermie plus généralisée, ayant quelquefois une forme en bande et affectant tout le territoire d'un nerf (Besnier). Toutes peuvent s'associer et ne sont que des modalités d'une même affection.

Anatomie pathologique. — La sclérodermie se caractérise au point de vue purement anatomique par une prolifération anormale de tissu conjonctif adulte dans le derme et l'épiderme ; le tout accompagné de lésions vasculaires (endo et péri-artérites).

Le réseau conjonctif anormal enserre les vaisseaux, les glandes sudoripares et sébacées, les atrophie, altère et détruit les nerfs périphériques.

L'examen microscopique du tégument atteint de sclérodermie montre d'abord un épaississement suivi d'un amincissement de la couche épidermique. Celle-ci est séparée du derme par une ligne droite, résultant de la destruction des papilles dermiques. (Goldschmidt, Méry, Meyer.)

Si la sclérodermie est une affection débutant toujours par la peau et le tissu cellulaire sous-cutané, elle n'y demeure pas localisée; la lésion peut pénétrer les divers plans musculaires sous-jacents à la peau, englober les nerfs, les artères et les veines (ces dernières toutefois sont moins altérées que les troncs artériels) et arriver jusqu'à l'os. Elle pénètre l'os également et y provoque des lésions d'ostéite raréfiante avec îlots de cellules embryonnaires. Enfin elle envahit les divers viscères, et c'est ainsi que l'on constate des lésions et altérations du rein, du cœur, du foie, etc.

Étiologie et pathogénie. — On n'est pas encore complètement fixé sur la cause de cette étrange maladie ; le froid humide, la misère physiologique, le rhumatisme chronique, l'hérédité, les maladies infectieuses, le traumatisme ont été tour à tour invoqués par certains auteurs.

D'autres ont fait remarquer que la sclérodermie se rencontrait de préférence chez les adultes, de vingt à quarante ans, ou chez les femmes ayant eu plusieurs grossesses, qu'elle coexistait quelquefois avec des névralgies faciales, avec des manifestations arthritiques ou goutteuses. Plus récemment, on a tenté de comparer l'évolution de quelques cas de sclérodermie à généralisation rapide avec celle des maladies infectieuses. Enfin, l'opinion qui semble aujourd'hui réunir le plus d'adhésions est celle qui range la sclérodermie parmi les maladies du système nerveux.

On avait remarqué déjà la disposition curieuse qu'affectait la sclérodermie dans quelques-uns des cas observés; c'est ainsi que Besnier décrivait une sclérodermie en bande et constatait l'existence de plaques de morphée siégeant sur tout le territoire innervé par le nerf radial. D'autre part, les troubles vaso-moteurs et les lésions atrophiques de cette maladie ont fait penser à une altération des filets nerveux provenant du système sympathique, à une trophonévrose, opinion confirmée par la présence d'autres symptômes indiquant un trouble de la nutrition tels que : pigmentation, desquamation, disparition des sécrétions sudorales, chute des poils, tendances aux ulcérations des téguments.

La sclérodermie est donc une trophonévrose analogue au mal perforant plantaire, à la maladie de Raynaud, à l'érythromélalgie de Weir Mitchell, à l'hémiatrophie faciale progressive, au vitiligo (Boutier), mais c'est une trophonévrose disséminée. (Hallopeau.)

Il restait à trouver la cause première de cette altération nerveuse; jusqu'à présent on se trouve en présence d'hypothèses différentes, mais aucune ne peut être considérée comme entièrement satisfaisante. Les uns ont cherché l'origine de l'altération trophonévrotique dans une irritation nerveuse périphérique (Lagrange), traumatique, etc., etc.; les autres ont prétendu assimiler la sclérodermie à l'artériosclérose et trouver entre ces maladies un rapport étiologique, ce qui est loin d'être démontré; enfin d'autres auteurs, songeant à la découverte du microorganisme d'une maladie, analogue en apparence, la lèpre (due au bacille de Hansen), inclinent à croire qu'une semblable trouvaille pourrait bien se produire au sujet de la sclérodermie, ce qui donnerait la clef du mystère.

Quoi qu'il en soit, la sclérodermie est une maladie relativement rare; en 1886, on n'en avait encore recueilli dans la science que 268 observations, dont 186 chez des femmes et 82 chez des hommes. Sur ce nombre 51 se rapportaient à des personnes entre vingt et trente ans. (Boutier.)

Diagnostic. — La sclérodermie est une maladie qui, à première vue, semble devoir se distinguer facilement des autres affections cutanées; cependant il existe des états morbides analogues dont il est bon de la différencier. De ce nombre sont : 1° la maladie de Raynaud ou gangrène symétrique des extrémités; sa marche est plus rapide et elle attaque le dos des mains, le nez et les oreilles; 2° la syringomyélie (maladie de Morvan) qui, elle, s'accompagne de troubles spéciaux de la sensibilité; 3° l'éléphantiasis (Rasmussen) qui se rencontre principalement dans les pays chauds et provoque des engorgements ganglionnaires persistants qui ne se montrent pas habituellement dans la sclérodermie; 4° la maladie de Weir Mitchell ou érythromélalgie, paralysie vaso-motrice des extrémités, qui s'accompagne de crises douloureuses disparaissant au contact de l'eau froide ou par le décubitus horizontal, sans troubles trophiques; 5° la lèpre trophonévrotique, qui ne donne pas lieu à une induration véritable de la peau, mais à des taches de pigmentation assez limitées, et s'accompagne de troubles de la sensibilité cutanée; 6° le vitiligo, qui présente des plaques non indurées et de formes irrégulières; 7° l'aïnhum, observé au Brésil par le D' da Silva Luisa, de Bahia (1867) chez les nègres, affection qui se localise aux doigts.

La sclérodermie se distingue également d'avec la chéloïde, la gomme en nappe, les cicatrices des brûlures, etc..., qui, toutes, présentent des saillies assez irrégulières.

Pronostic. — Il est très différent selon la manière dont évoluent les lésions. C'est ainsi qu'une sclérodermie à marche aiguë et se généralisant vite, comporte un pronostic plus bénin qu'une sclérodactylie lente, persistante et malgré cela tendant à la généralisation. Le pronostic est d'autant plus sérieux que l'atrophie s'est davantage accusée et est plus étendue ; quand elle est complète, la maladie peut être réputée incurable. En général, une lésion très localisée est bénigne, sauf les complications possibles de gangrène.

Traitement. — L'incertitude où l'on a été longtemps et où l'on est encore touchant la vraie cause de la sclérodermie, s'est reflétée sur la thérapeutique et sur les divers traitements qu'on lui a opposés. Aussi voit-on les remèdes préconisés contre cette maladie être aussi nombreux que variés et infructueux.

Actuellement, on est d'accord pour traiter la sclérodermie au moyen de toniques généraux, de médicaments nervins et de topiques contre les ulcérations et lésions locales.

Comme médicaments s'adressant à l'état général, citons l'huile de foie de morue, les préparations arsenicales et ferrugineuses, l'iodure de potassium, le salicylate de soude et les alcalins.

Pour agir sur le système nerveux, on a associé ou non aux iodures des préparations calmantes ou antinévralgiques, sulfate de quinine, valérianate de zinc, d'ammoniaque, etc.

Localement, on a préconisé les révulsifs, emplâtres, pointes de feu sur le rachis, pulvérisations de chlorure de méthyle (Debove), puis l'électrisation sous toutes ses formes, bains électriques, courants continus, faradisation, le massage, les bains de vapeur, les douches sulfureuses.

Besnier a également employé les inhalations d'oxygène. Les résultats obtenus ont été, on doit le dire, très incertains et surtout très inconstants suivant la gravité de l'affection. Aucun de ces moyens thérapeutiques ne jouit d'une vertu spécifique réelle.

Paul BARLERIN, *de Paris.*

III

TROPHONÉVROSE FACIALE

Historique. — Cette affection a été judicieusement décrite, pour la première fois, par Romberg (1846) qui y consacra un chapitre spécial dans ses *Études cliniques*. Ce fut lui, également, qui créa le mot de *trophonévrose* pour exprimer la relation existant entre la mauvaise nutrition d'une région et certaines lésions du nerf qui s'y distribue.

Depuis Romberg, la trophonévrose a été plusieurs fois observée et étudiée : en Allemagne par Hueter, Schott, Brunner, Guttmann, Meyer, Virchow, en Angleterre par Moore, en France par Lasègue, Laude, Frémy, etc.

Étiologie et pathogénie. — La trophonévrose est habituellement une maladie de l'adolescence; l'obscurité règne encore sur sa véritable origine, on sait seulement qu'elle est le résultat d'une altération nerveuse, mais étant donné l'absence de pièces anatomiques s'y rapportant, on est obligé de s'en tenir à des hypothèses plus ou moins exactes.

C'est ainsi que Laude et Bitot ont opposé, en 1869, à la théorie nerveuse de Romberg, une autre théorie dans laquelle ils placent toute la lésion dans le tissu conjonctif. D'après eux, la trophonévrose faciale, qu'ils appellent *aplasie lamineuse progressive*, serait due à une modification du tissu cellulaire de soutènement, dans lequel les cellules adipeuses disparaîtraient peu à peu, de sorte qu'il ne resterait plus que les fibres élastiques qui enserreraient alors les glandes et les vaisseaux nourriciers des os et des muscles sousjacents, ce qui amènerait leur atrophie consécutive.

Cette théorie a été ruinée par les travaux postérieurs, par l'observation plus précise des faits et la connaissance plus parfaite de la topographie nerveuse de la région faciale.

Une autre explication fut proposée par Bergson, Stilling, Barwinkel, qui, tous, cherchèrent la cause de l'atrophie unilatérale de la face dans un apport nutritif insuffisant dû à une constriction vasculaire réflexe permanente.

Samuel, Rosenthal déterminèrent la fonction trophique, dévolue à certains filets d'un nerf, soit moteur soit sensitif, et cette découverte importante permit d'envisager l'atrophie comme résultant d'une paralysie ou d'un trouble dans le fonctionnement des filets nerveux qui président à la nutrition. Aujourd'hui on se range de plus en plus à cette opinion, à savoir qu'il s'agit en l'espèce d'une altération des filets trophiques du nerf trijumeau, mais on est encore loin d'être fixé sur la cause première qui détermine cette altération de certains filets nerveux spéciaux, d'où découlent ensuite régulièrement et successivement les troubles cutanés que l'on observe. C'est là ce qui constitue encore le côté inconnu de la question et, vu la rareté des cas et des examens nécropsiques s'y rapportant, il est difficile de fixer l'époque où nos connaissances sur ce point seront plus complètes.

Symptomatologie. — La trophonévrose faciale est une affection qui n'intéresse qu'une moitié de la face ; son principal caractère est donc d'être unilatérale. Elle est progressive, débutant par la peau, puis envahissant peu à peu les plans sous-jacents jusqu'aux muscles et à l'os lui-même ; elle semble, dans sa marche, rester localisée et affecter la forme du territoire innervé par le nerf trijumeau. C'est ainsi qu'elle se manifeste en trois points principaux : au menton, à la joue et au-dessus du sourcil.

Le début est accompagné ou non de troubles fonctionnels : névralgies, hyperalgésie, contractions fibrillaires, congestion de la région, démangeaisons. On voit apparaître sur la peau une tache blanchâtre, à bords mal limités, siégeant soit près du sourcil, soit au-dessous de l'œil, soit au niveau de la partie moyenne de la mâchoire inférieure. Bientôt d'autres taches apparaissent, deviennent plus ou moins confluentes ; à leur niveau, la peau s'amincit, se durcit, se déprime, formant de véritables gouttières analogues aux cicatrices produites par des coups de sabre ; comme dans la sclérodermie, la peau devient lisse, polie, les glandes sébacées et sudorifiques s'atrophient, les cheveux, les poils de la barbe et des sourcils se décolorent et tombent.

La moitié malade de la face présente alors un aspect d'autant plus saisissant que l'autre moitié est saine et offre un contraste facile à constater. Le tissu cellulaire sous-cutané étant atrophié, la peau se colle sur le squelette, donnant à cette portion du visage un aspect vieillot ; les lèvres, les ailes du nez, les paupières, l'oreille ont diminué de volume du côté malade, mais la transition des parties saines aux parties atteintes, sur la ligne médiane, n'est pas nette ; elle se fait par une sorte de dégradation.

La joue malade est sillonnée de rides, il en est de même du front et de la région temporale; la peau est adhérente ou tout au moins difficile à plisser, la bouche présente de la déviation des dents, de la diminution de la voûte du palais, de l'atrophie du pilier antérieur et de la luette. La langue a subi également l'atteinte de la trophonévrose, elle est à moitié atrophiée, plissée à sa surface, quand on la tire, elle se dévie du côté malade.

Les muscles de la face sont le siège de quelques contractions fibrillaires, la température est à peu de chose près la même d'un côté que de l'autre, les sens du goût, de l'odorat, de la vue et de l'ouïe sont intacts. Tandis que la sécrétion sudorale fait défaut, la salive et les larmes continuent à se produire normalement.

Diagnostic. — La maladie est facile à reconnaître ; si l'on se reporte au tableau qui vient d'en être fait, on ne trouve pas deux affections semblables, se localisant de la même façon et produisant un tel aspect dissymétrique du visage. Il est impossible de supposer, par exemple, qu'une moitié de la face se présente ainsi par suite d'un arrêt survenu dans son développement, car dans un tel cas on pourrait constater que les parties molles, bien que plus petites, ne sont pas atrophiées et ont leur consistance normale.

Pronostic et traitement. — L'affection est bénigne en ce sens qu'elle n'entraîne jamais la mort, mais elle est très gênante, car elle défigure complètement celui qui en est atteint et rétrocède rarement. Comme traitement efficace jusqu'à ce jour, il n'y a que l'électrisation qui semble avoir procuré quelque amélioration et retardé ou arrêté la marche de la maladie. Cette évolution est d'ailleurs fort lente ; elle dure de quinze à vingt ans, coupée habituellement par des rémissions assez longues.

L'électrisation avec les courants continus est donc le meilleur moyen de traitement à employer et le seul qui soit vraiment à conseiller.

Paul Barlerin, *de Paris*.

IV

GANGRÈNE SYMÉTRIQUE DES EXTRÉMITÉS

Étiologie. — Cette maladie fut décrite pour la première fois en 1862 par Maurice Raynaud, d'où le nom de maladie de Raynaud sous lequel on la désigne encore parfois.

Les femmes y sont plus exposées que les hommes. C'est avant trente ans qu'on voit la gangrène d'une façon générale. Un tempérament nerveux, l'hystérie, les émotions, offrent un terrain de prédilection à la maladie. L'anémie et la faiblesse seraient également des causes prédisposantes.

La maladie a été vue consécutivement à l'impaludisme, au diabète, à la fièvre typhoïde, à la tuberculose, au cancer, aux maladies infectieuses, à la syphilis. Citons encore le rhumatisme, la goutte, le mal de Bright parmi les antécédents relevés dans les différentes affections de gangrène symétrique des extrémités.

La gangrène symétrique se montre le plus fréquemment au niveau des extrémités des doigts ou des pieds; cependant, comme l'a dit Raynaud, la gangrène peut aussi se montrer au niveau d'autres extrémités telles que le nez, les oreilles.

Plus récemment, on aurait vu la gangrène envahir la peau de la poitrine. Faut-il rattacher ces faits à la gangrène des extrémités? La caractéristique de la maladie est d'être symétrique et d'atteindre les extrémités; comme nous le verrons en étudiant la nature de la maladie, ce n'est pas une affection nettement définie, c'est un symptôme survenant sous des influences diverses souvent très différentes. Il y a plusieurs gangrènes symétriques et, dès lors qu'elle n'atteint plus les extrémités, doit-on la ranger dans le cadre de cet article? On peut discuter.

Symptômes. — Le début est variable et, avant d'avoir la gangrène proprement dite, les extrémités passent par un certain nombre de modifications qui peuvent être du reste le seul trouble observé. Ce sont l'*asphyxie locale* et la *syncope locale;* ces deux formes de début peuvent alterner.

L'*asphyxie locale* est caractérisée par ce fait que le sang artériel semblant manquer et que le sang veineux continuant à affluer, on a une teinte bleuâtre, cyanosée, quelquefois même noire. Il y a une véritable asphyxie. Cet état remonte plus ou moins haut sur le membre; en même temps, il y a des douleurs variables quant à leur nature : sensation de brûlure, de fourmillements, d'engourdissement, il y a de l'anesthésie, ou tout au moins de la diminution de la sensibilité. Cet état présente des rémissions plus ou moins complètes, peut disparaître ou au contraire être suivi de la gangrène proprement dite. Pendant tout ce temps l'impotence des extrémités est à peu près complète. Lorsque l'asphyxie cesse, il se produit une réaction extrêmement douloureuse. La teinte noire disparaît de la racine du membre vers l'extrémité.

La *syncope locale* donne la sensation du doigt mort : anesthésie, impotence, indolence, teinte livide. Le retour du sang est également douloureux; il se fait après quelques minutes ou plusieurs heures.

Ces deux formes peuvent coexister avec une bonne santé et ont pour caractère d'être intermittentes.

La *gangrène* peut débuter par l'un quelconque des états précédents; on voit à leur suite la peau présenter des points violacés, des sortes de marbrures, des ecchymoses cutanées. Une petite phlyctène se forme, se rompt, donnant issue à un liquide séreux ou séro-purulent, il reste ensuite une ulcération qui, au bout de quelques jours, se cicatrise, laissant de l'induration sous-cutanée. Le plus souvent il se forme ainsi plusieurs points soit simultanément, soit les uns après les autres, suivant la durée de l'affection, qui peut se prolonger des années; on voit les doigts plus ou moins déformés, effilés en fuseau, durs et parsemés de saillies cicatricielles.

Les lésions sont symétriques, extrêmement douloureuses: les douleurs, loin de rester locales, peuvent s'irradier dans tout le membre et subir des poussées paroxystiques.

La sensibilité tactile a disparu. Au toucher, on remarque un refroidissement des parties malades appréciable également au thermomètre.

Formes. — La maladie peut se montrer sous d'autres formes. Le doigt se dessèche sans qu'il y ait eu de phlyctènes et ensuite il se fait une sorte de desquamation. Les phlyctènes peuvent se flétrir sans donner issue au liquide. Enfin on voit parfois l'inflammation envahir les points gangrenés, la suppuration s'établir et les extrémités se détacher, la suppuration creusant une zone d'élimination. Toutes ces formes peuvent coexister chez un même sujet. L'état général est indemne. Cependant quelques communications signalent de la fièvre, du gonflement de la rate, du sucre dans les urines et quelques hémorragies gingivales.

Durée. — La durée totale de la maladie est longue ; cette longueur vient surtout du premier stade (asphyxie ou syncope) qui peut subsister plusieurs mois. La période gangreneuse est plus courte (dix jours environ). On a vu cependant la maladie avoir une marche aiguë.

Terminaison. — La terminaison est généralement favorable, mais il reste toujours des traces ineffaçables, une véritable induration et une déformation des extrémités, une véritable sclérodermie. Cette identité n'est pas seulement apparente, mais réelle ; on rattacherait la sclérodermie des doigts à la gangrène symétrique des extrémités.

Diagnostic. — On doit différencier la gangrène de l'onglée, qui survient dans des conditions étiologiques spéciales.

Dans la cyanose congénitale, les troubles sont constants et il n'y a pas de troubles douloureux.

Les engelures sont quelquefois une cause d'erreur au début de la maladie. Il faut tenir compte des conditions étiologiques, de la symétrie ou non de l'affection, etc., etc.

La gangrène sénile n'est pas symétrique, est plus étendue, survient à un âge avancé.

L'ergotisme s'accompagne aussi d'accidents gangreneux faciles à distinguer au moyen des commémoratifs et de la recherche des autres signes de l'intoxication.

Plus difficile est le diagnostic avec l'érythromélalgie ; cette maladie, décrite par Weir Mitchell, consiste en une sorte de paralysie vaso-motrice des extrémités avec accès douloureux ; mais, dans cette dernière, la sensibilité est intacte ou exagérée ; il n'y a pas de troubles trophiques, le contact de l'eau calme la douleur.

Nature de la maladie. — La nature de la gangrène est difficile à fixer. Raynaud fit de la maladie une crampe tétanique du grand sympathique amenant la contracture des petites artérioles et cette crampe, vu la symétrie des altérations, serait d'origine centrale (spinale). « C'est une névrose du grand sympathique analogue à la migraine, au goitre exophtalmique, à l'angine de poitrine ; et, comme eux, la gangrène n'est que la manifestation d'une maladie. » Pour

Weber, il y aurait une contracture des peauciers qui comprimeraient ainsi les petits vaisseaux. D'autres auteurs voient là une forme d'hystérie à manifestations vaso-motrices. Des lésions nerveuses observées dans certains cas font rattacher par un groupe de cliniciens la maladie de Raynaud aux névrites périphériques.

On tend maintenant à rattacher la gangrène symétrique à des lésions vasculaires. Ces lésions sont-elles sous la dépendance des centres nerveux ou des nerfs? A-t-on affaire à de l'athérome, à de l'endartérite oblitérante? Les symptômes généraux observés dans certains cas peuvent-ils faire regarder cette affection comme la manifestation d'une artérite infectieuse? Y a-t-il un microbe spécifique? Toutes ces opinions que nous énumérons ont leurs partisans. En présence de cette diversité d'opinions, nous nous demandons si la maladie est bien une et si la pathogénie n'en sera pas éclairée le jour où on aura peut-être mieux étudié les cas si variables que l'on range sous le nom de maladie de Raynaud.

Traitement. — Le traitement n'a guère d'action sur la marche de la maladie. On pourra par des applications calmantes, par des injections narcotiques, essayer de diminuer la douleur.

Si la cause est évidente, il faut naturellement la traiter.

Les courants continus donnent de bons résultats; c'est surtout sur les formes d'asphyxie et de syncope qu'un traitement rationnel sera efficace et pourra ramener une circulation éteinte ou incomplète et éviter l'apparition de la gangrène.

Paul BONCOUR, *de Paris*.

V

ÉRYTHROMÉLALGIE

Symptômes. — Cette névrose congestive offre de nombreuses analogies avec l'asphyxie locale des extrémités. Elle est caractérisée par une rougeur diffuse occupant symétriquement les extrémités inférieures ou supérieures, envahissant quelquefois la face et les oreilles, survenant sous forme de crises accompagnées de tuméfaction, de chaleur, quelquefois de sudation locale, mais surtout d'une vive douleur.

Les crises diminuent sous l'influence du froid et augmentent sous l'influence de la chaleur ou du travail de la digestion.

Il n'y a pas de troubles ni de la motilité, ni de la sensibilité, ni de troubles trophiques.

Traitement. — M. Raynaud préconise l'emploi des courants continus, et spécialement le courant spinal descendant.

On a encore essayé, avec quelque succès : le sulfate de quinine, la nitroglycérine, les bains d'oxygène, l'hydrothérapie et les bromures.

Émile LAURENT, *de Paris.*

VI

MAL PERFORANT PLANTAIRE

Synonymie. — Ulcère verruqueux (Monjolin), mal plantaire (Vésigné), ulcère perforant (Larrey), dermo-synovite ulcéreuse (Gosselin), ulcère artério-athéromateux (Montaigne), lèpre ulcéreuse (Estlander).

Historique. — Nélaton et Vésigné (d'Abbeville) comprirent les premiers la pathogénie du mal perforant et lui donnèrent son nom. Lucain en donna une excellente description, en 1860. Duplay et Morat l'étudièrent également avec beaucoup de soin, en 1873. Depuis nombre de travaux ont été produits sur la question. (Bonnefoy, Lagrange, Marandon de Montyel, Féré, Barthélemy, Chipault, etc.).

Pathogénie. —Lucain admettait trois classes de mal perforant: les premiers se rattachent aux ulcères proprement dits, les seconds se rapportent à une lésion du système vasculaire, les troisièmes dépendent d'une ulcération du système nerveux (lésion de la moelle ou des nerfs périphériques). En somme, les myélites et les névrites périphériques peuvent provoquer le mal perforant plantaire ; mais tous les cas de mal perforant ne sont pas d'origine nerveuse. Comme conclusion, Grasset admet un mal perforant en rapport avec des lésions du système nerveux. « Mais, ajoute-t-il, dire que tous les cas de la maladie de Nélaton rentrent dans cette catégorie et reconnaissent cette pathogénie, serait une exagération que la clinique n'autorise pas encore. » Il croit que, jusqu'à nouvel ordre, la division de Lucain peut être conservée.

Anatomie pathologique. — L'épiderme est épaissi ; le derme hypertrophié, induré ; le tissu adipeux sous-cutané a disparu pour faire place à un tissu lardacé. Les vaisseaux ont subi une transformation embryonnaire ou fibreuse ; ils présentent, selon Duplay, les caractères de l'endartérite subaiguë ou chronique. Les nerfs présentent une dégénérescence des tubes nerveux et une inflammation du tissu conjonctif. Cette dégénérescence nerveuse s'étend à une grande distance au-dessus de l'ulcération. Les gaines tendineuses et les tendons sont détruits au niveau de l'ulcération. Le périoste est épaissi ou détruit par places ; les cartilages des surfaces articulaires ont disparu. Les os présentent les caractères de l'ostéite destructive.

Symptômes. — La lésion se développe en général sur un point de la surface plantaire qui appuie sur le sol.

Il survient d'abord un durillon sous lequel se forment des bourses muqueuses sous-épidermiques, des séreuses artificielles. L'épiderme se soulève à sa surface.

Quelquefois la maladie débute par une sorte d'ampoule pleine de sérosité et qui se perce en laissant une plaie semblable à celle produite par un vésicatoire.

L'ulcère a généralement la dimension d'une pièce de cinquante centimes et atteint au maximum celle d'une pièce de deux francs. Il est entouré habituellement d'un bourrelet épais, très dur. Le fond de l'ulcère est rouge, avec un léger pertuis central allant vers les parties profondes.

A une période plus avancée, les parties plus profondes, sous-dermiques, s'enflamment ; les gaines synoviales et tendineuses, les synoviales articulaires, et les os eux-mêmes, finissent par être atteints par l'ulcération inflammatoire.

Au niveau et au voisinage de l'ulcération, il y a diminution ou même abolition de la sensibilité cutanée sous tous ses modes.

On constate au centre quelques troubles trophiques : épaississement notable de la peau en divers points du pied, poils augmentés de nombre et de volume, ongles incarnés, épais, jaunâtres, avec une surface fendillée et rugueuse ; sécrétion sudorale troublée, exagérée ou diminuée. L'ankylose ou les mouvements anormaux de l'articulation métatarso-phalangienne ne sont pas rares.

Diagnostic. — Le diagnostic du mal perforant est facile. Son siège, sa marche chronique, la forme de l'ulcère avec l'épaississement épidermique qui l'entoure, la zone d'anesthésie sont caractéristiques.

Pronostic. — Le mal perforant n'entraîne pas la mort, mais ce n'en est pas moins une affection grave, très difficile à guérir et très sujette aux récidives.

Traitement. — Il faut d'abord traiter l'affection nerveuse qui a provoqué le mal perforant. Ensuite on s'adressera à l'affection locale.

Pour cela, on commencera par faire tomber les amas épidermiques au moyen de cataplasmes, et, dans les cas plus difficiles, par l'abrasion avec le bistouri. On fera ensuite la cautérisation du trajet avec la teinture d'iode, le nitrate d'argent, la potasse caustique, le fer rouge. On aura grand soin de faire en même temps des lavages et des pansements antiseptiques.

Le repos absolu est une condition *sine qua non* de guérison.

On ne devra recourir aux opérations chirurgicales et en particulier à l'amputation que dans les cas extrêmes.

Émile LAURENT, de Paris.

VII

MYXŒDÈME

Synonymie. — Cachexie pachydermique (Charcot), strumiprive (Kocher), strumipare ou myxœdémateuse.

Étiologie et pathogénie. — Cette affection, fréquente dans le nord de l'Angleterre et en Écosse, est rare dans l'Europe centrale.

Le myxœdème est tantôt congénital, tantôt il se développe à l'âge adulte, entre trente et cinquante ans ; le sexe féminin y semble particulièrement prédisposé.

Les autopsies ont démontré soit une absence ou une atrophie du corps thyroïde, soit des lésions plaçant cet organe dans des conditions défectueuses de fonctionnement. D'autre part, les chirurgiens ont constaté l'apparition du myxœdème chez des sujets chez lesquels la thyroïdectomie totale avait été pratiquée. Les physiologistes enfin ont vu se développer un état analogue chez des animaux qui avaient subi l'ablation du corps thyroïde.

Cet organe joue donc un rôle important dans la nutrition de l'individu ; nous considérons le corps thyroïde comme une glande à sécrétion interne, chargée de détruire des produits toxiques déri-

vant du chimisme cellulaire de l'organisme, qui, suivant les conditions, déterminent tantôt des accidents aigus (convulsions, tétanie),
tantôt des accidents chroniques (myxœdème).

Symptômes. — Les symptômes apparaissent vers la fin de la première année, se manifestant par de la torpeur intellectuelle, de la
lenteur des mouvements, un retard de la dentition, et par une infiltration mucoïde de la peau, d'où le nom de myxœdème donné à cette
affection.

Le développement du sujet se fait avec une extrême lenteur (nous
avons vu un sujet âgé de trente ans dont la taille mesurait 85 centimètres) ; la tête est volumineuse et exprime l'hébétude ; les joues
présentent des arborisations violacées sur un fond de teinte cireuse ;
les paupières tuméfiées recouvrent les globes oculaires dans leur
plus grande partie ; le nez est aplati ; les lèvres sont grosses ; la dentition est défectueuse.

Le facies pathognomonique de cet état fut très justement désigné,
par Charcot, par le nom de « figure de pleine lune ».

Des tumeurs d'une consistance lipomateuse occupent les creux
sus-claviculaires et axillaires ; les membres sont courts et enflés ;
les extrémités sont refroidies.

La peau est épaisse ; il est impossible d'y faire un pli ; elle est
le siège d'une infiltration dure ; la pression digitale n'y laisse pas
d'empreinte.

Les fonctions respiratoires et circulatoires sont ralenties ; le
moindre exercice détermine de la cyanose.

Les fonctions digestives, urinaires, génitales, sont le siège de
troubles de nature variable.

La température est abaissée.

Les fonctions psychiques sont réduites à un degré presque nul
parfois (idiotie myxœdémateuse) ; ces malades sont enclins à la
somnolence.

L'état myxœdémateux, tel qu'il vient d'être décrit, se rencontre sous
le même aspect chez les sujets qui, pendant vingt, vingt-cinq ou
trente ans même, n'ont rien présenté d'anormal, mais qui alors sentent leurs forces diminuer, leurs facultés intellectuelles s'émousser,
l'on voit bientôt tandis que l'infiltration mucoïde caractéristique
envahir la face, les membres et le tronc.

Le **traitement** du myxœdème découle de son étiologie. Les greffes
thyroïdiennes, les injections de suc thyroïdien, mais surtout l'inges-

tion de corps thyroïdien ont donné des résultats remarquables entre les mains de ceux qui ont tenté ce mode de traitement. Celui-ci doit être fait avec prudence ; Mackenzie indique comme dose à employer un ou deux lobes crus ou très légèrement bouillis de la glande thyroïde du mouton, deux fois par semaine.

Paul MASOIN, *de Louvain.*

VIII

OSTÉITE DÉFORMANTE DE PAGET

Historique. — Décrite pour la première fois par sir James Paget, en 1876, elle fut depuis étudiée par S. Pozzi et Tibierge.

Nous n'en dirons qu'un mot, parce que cette affection relève bien plus de la chirurgie que de la médecine.

Étiologie et pathogénie. — Totalement inconnues.

La maladie se développe généralement vers cinquante ans.

On a invoqué comme causes l'hérédité et les traumatismes. Ce qui semble certain aujourd'hui, c'est que la maladie de Paget ne peut se rattacher ni à l'ostéomalacie, ni à la goutte, ni au rhumatisme. C'est une entité morbide absolument distincte.

Anatomie pathologique. — On constate presque toujours, à l'autopsie, une tumeur maligne siégeant sur les os ou bien une lésion cardiaque.

Quant à la lésion osseuse elle-même, elle consiste en un mélange irrégulier des lésions de l'ostéite raréfiante et de l'ostéite condensante. Aussi, ou bien les os sont entièrement spongieux, ou bien compacts comme de l'ivoire.

Symptômes. — Comme nous l'avons dit, la maladie débute ordinairement vers cinquante ans. Elle s'annonce par des douleurs qui occupent toute l'étendue des os qui ne vont pas tarder à s'hypertrophier. La diaphyse seule des os longs est atteinte. Puis des déformations ne tardent pas à se produire, déformations moins marquées aux membres supérieurs qu'aux membres inférieurs.

Les os des cuisses et des jambes présentent une large courbure à concavité interne. Les os du bras et de l'avant-bras s'incurvent également.

En même temps il se produit un certain degré de cyphose à la région dorsale : les côtes se coudent et s'aplatissent, ce qui déforme complètement le thorax et gêne la respiration. Le malade augmente progressivement de volume. « Lorsque le malade se tient debout, le haut du corps est penché en avant ; les épaules sont arrondies ; les bras, pendant le long du corps, semblent démesurés, comme les bras des grands singes anthropomorphes. Le crâne paraît développé d'une façon exagérée et son poids semble entraîner le corps en avant. » (H. Bourges.)

La maladie suit une marche lentement progressive et amène une impotence à peu près complète, sans altérer l'intelligence et sans toucher aux organes des sens.

Émile LAURENT, de Paris.

IX

ACROMÉGALIE

Définition. — L'*acromégalie* ou *maladie de Marie*, qui l'a décrite le premier, est une hypertrophie singulière, non congénitale, des extrémités supérieures, inférieures et céphaliques.

Étiologie. — Il semble démontré que la maladie n'est pas héréditaire et qu'elle n'est jamais congénitale. On a invoqué, avec plus ou moins de raison, comme facteurs étiologiques occasionnels : le froid, la syphilis, les impressions morales dépressives, les traumatismes, la goutte, le rhumatisme, l'alcoolisme, certaines maladies infectieuses (comme la variole, la scarlatine, les fièvres intermittentes, etc.). L'acromégalie frappe également les deux sexes et toutes les races.

Pathogénie. — C'est encore aujourd'hui une question bien obscure. Kleb en fait une angiomatose et la rattache au développement exagéré du système vasculaire. Verstrœten veut y voir le résultat d'une inversion dans l'évolution de la vie génitale, dont le fonctionnement subirait des modifications en plus ou en moins. Marie soutient qu'il s'agit « d'une sorte de dystrophie systématique, dont la place en nosologie serait assez symétrique de celle du myxœdème, et qui affecterait, avec un organe encore inconnu de la fonction trophique (corps pituitaire), des relations analogues à celles qui lient le myxœdème et la cachexie strumiprive à certaines lésions ou à l'ablation du corps thyroïde. »

Anatomie pathologique. — La lésion constante, c'est l'hypertrophie du corps pituitaire qui peut atteindre le volume d'un œuf de pigeon ou d'un œuf de poule. Au point de vue histologique, la lésion consiste dans une prolifération des divers éléments qui constituent la glande normale.

Cette hypertrophie amène une compression du chiasma et peut provoquer une dégénérescence de tout ou partie du système optique.

On peut encore constater : la persistance du thymus, l'augmentation de volume du cœur et des vaisseaux, l'hypertrophie des ganglions et des cordons du grand sympathique.

Les lésions osseuses qui portent sur les os des membres, du tronc et de la tête, consistent dans une augmentation anormale du tissu spongieux.

Symptômes. — On constate une hypertrophie des mains qui sont épaissies, massives et non allongées. La main est « en battoir, capitonnée ». Les doigts sont courts, épais, cylindriques, « en saucisson ».

Les pieds sont énormes, plats, développés surtout en largeur et en épaisseur.

La face frappe par le développement excessif de la mâchoire inférieure (prognathisme), l'épaississement des lèvres, la proéminence du menton, l'hypertrophie de la langue qui rend difficile l'articulation des linguales, le développement prononcé des oreilles et du nez qui est gros, épaté, camard, « en pied de marmite ». Les pommettes sont saillantes, le front est bas, les yeux petits et enfoncés. Toutes ces déformations constituent le « facies acromégalique » qui est tout à fait caractéristique.

On constate presque toujours aussi des déformations costo-vertébrales consistant ordinairement en une cyphose cervico-dorsale.

On constate encore d'autres symptômes secondaires et d'une fréquence moins constante. Il existe souvent un engorgement des ganglions sous-maxillaires avec diminution de volume du corps thyroïde. On note fréquemment une hémianopsie bitemporale, et quelquefois de l'amblyopie pouvant aller jusqu'à la cécité. Les bourdonnements d'oreille, la sensibilité anormale de l'ouïe et même la surdité ne sont pas rares. La peau est épaissie, flasque et sèche. Le larynx est hypertrophié dans son ensemble. Chez la femme, la voix prend un timbre spécial.

Du côté de l'appareil génital, on remarque souvent chez l'homme :
une hypertrophie de la verge avec une atrophie plus ou moins prononcée des testicules ; chez la femme : la vulve, le clitoris, l'urèthre,
le vagin sont hypertrophiés, pendant que l'utérus et les seins sont
atrophiés. Comme troubles fonctionnels de ces organes, chez
l'homme, on signale la diminution des appétits et de la puissance
génitale ; chez la femme, l'aménorrhée est un phénomène constant et
d'une grande importance clinique.

Marche. — La maladie débute ordinairement entre vingt et vingt-
six ans, pour suivre une marche lentement progressive.

Diagnostic. — Le malade ignore souvent, au moins pendant un
certain temps, sa maladie. Il s'aperçoit simplement qu'il est mal bâti
et qu'il devient de plus en plus laid. Il faut l'œil exercé d'un médecin
ou d'un artiste pour diagnostiquer la maladie.

On pourrait confondre l'acromégalie avec le *myxœdème ;* mais le
faciès est tout différent et l'hypertrophie ne porte que sur les parties
molles. De même dans la *maladie osseuse,* de Paget ; l'aspect général du malade et la localisation des lésions dans le système osseux
permettent d'établir facilement le diagnostic.

Traitement. — On a préconisé, comme modificateurs de la nutrition, le phosphore, le perchlorure de fer, l'huile de foie de morue,
l'arsenic, les sempiternels et très complaisants iodures. Seul l'arsenic
semble avoir donné quelques résultats. Brissaud recommande l'hydrothérapie chaude.

On a essayé, ces derniers temps, les injections sous-cutanées de
suc thyroïdien, avec succès, assure-t-on.

Émile LAURENT, de Paris.

X

OSTÉO-ARTHROPATHIE HYPERTROPHIANTE PNEUMIQUE

Historique. — La maladie a été décrite par Marie en 1890.

Étiologie. — On invoque généralement comme cause une affection
pleuro-pulmonaire (pleurésie purulente, bronchite avec emphysème
ou dilatation, tuberculose, cancer ou gangrène du poumon, etc.).

C'est cette origine qui a valu à la maladie l'épithète de pneumique.

Pourtant on l'a aussi signalée au cours de certaines maladies du cœur avec cyanose, dans le rhumatisme chronique et la syphilis.

L'ostéo-arthropathie pneumique est généralement une maladie de l'âge mûr, bien qu'on l'observe quelquefois chez les enfants. Les femmes y sont beaucoup moins sujettes que les hommes.

Pathogénie. — Il existe une relation fréquente et indéniable entre cette affection et les lésions pleuro-pulmonaires. Mais quel genre de relation ?

Marie admet le transport par la voie sanguine et la localisation. sur les extrémités, de toxines ou sécrétions microbiennes émanant des germes qui entretiennent l'affection des voies respiratoires. Il cite comme argument, en faveur de cette hypothèse, l'analogie qui existe entre l'ongle hippocratique des tuberculeux et l'ongle des sujets atteints d'ostéo-arthropathie pneumique. L'ongle hippocratique serait un degré atténué du même processus hypertrophiant.

Anatomie pathologique. — Nous ne parlerons pas des lésions pulmonaires causales, qui sont variables.

Les lésions locales respectent à peu près les parties molles et ne portent guère que sur les os dont les épiphyses sont hypertrophiées.

Lefebvre a démontré qu'il s'agit d'une médullite subaiguë, avec hyperplasie et condensation de l'os sous-périosté. On constate aussi une grande abondance des éléments embryonnaires de la moelle osseuse à la partie périphérique et une grande abondance de graisse à la partie centrale.

Enfin on a constaté l'augmentation des matières organiques et la diminution des matières minérales dans les os.

Symptômes. — On constate tout d'abord une augmentation de volume avec déformation des doigts et du poignet, tandis que la région métacarpienne reste indemne. L'hypertrophie porte peu sur la peau et le tissu cellulaire sous-cutané, mais principalement sur les extrémités osseuses.

Les doigts sont allongés, aplatis et renflés, en baguette de tambour, au lieu d'être courts et cylindriques, comme dans l'acroméga-lie. Le pouce est généralement comparé à un battant de cloche. Les ongles sont énormes, recourbés; ils offrent une striation longitudinale très nette et ont tendance à se fendiller.

Au pied, on constate des déformations analogues. Le cou-de-pied est élargi, les deux malléoles débordent de chaque côté de la région tarsienne sous-jacente, tandis que la région métatarsienne est absolument normale ; les doigts du pied et surtout le gros orteil sont renflés à leur extrémité ; les ongles sont élargis, incurvés et striés ; la rotule est quelquefois augmentée de volume.

L'extrémité céphalique ne présente pas de déformations. Quelquefois seulement le nez est volumineux et les oreilles fortes.

La colonne vertébrale est presque toujours le siège d'une cyphose dorso-lombaire ou totale, c'est-à-dire occupant toute la colonne vertébrale et amenant fréquemment un raccourcissement de la taille.

Le thorax est généralement aplati dans le sens vertical. Les côtes sont quelquefois élargies au voisinage du sternum.

Au point de vue fonctionnel, il y a un peu de gêne des mouvements actifs et limitation des mouvements passifs.

La sensibilité est intacte.

La polyphagie et la polydipsie ont été constatées quelquefois.

Marche. — Elle est lente. La durée de la maladie et son évolution suivent généralement la marche de l'affection primitive.

Diagnostic. — On distinguera facilement l'ostéo-arthropathie hypertrophiante pneumique de l'acromégalie aux signes suivants : déformation de l'extrémité des phalanges et des ongles, déviation différente de la colonne vertébrale, absence de prognathisme et d'aménorrhée, origine pleuro-pulmonaire.

Pronostic. — Dépend non pas des lésions de la périphérie, mais de l'affection primitive à laquelle est due l'hypertrophie des extrémités.

Traitement. — On ne peut rien faire localement au point de vue thérapeutique.

Il faut s'en prendre directement à l'affection primitive et remplir le mieux possible les conditions de l'antisepsie pleuro-pulmonaire.

Émile LAURENT, de Paris.

QUATRIÈME PARTIE

NÉVROSES

CHAPITRE PREMIER

ÉPILEPSIE

On peut définir l'épilepsie une affection caractérisée essentiellement par la perte subite et transitoire de la conscience, accompagnée
presque toujours de phénomènes secondaires, soit moteurs (attaques
convulsives), soit sensitifs (aura, hallucinations sensorielles, etc.),
soit intellectuels (état mental des épileptiques, folie épileptique).
L'attaque convulsive, la plus fréquente, est prise classiquement
comme type dans la description.

L'épilepsie était connue de tous temps, et, frappés de ses caractères si particuliers, l'antiquité et le moyen âge lui attribuaient un
sens religieux (morbus sacer, mal comitial, haut mal, etc.). On peut
cependant dire qu'en réalité l'histoire de cette affection ne date
que de la période moderne, depuis les recherches sur l'hystérie
d'une part, sur l'épilepsie partielle de l'autre.

Celle-ci sera décrite à part, après l'épilepsie dite idiopathique.

L'historique sera laissé de côté dans ce court exposé fait d'après
les différents traités classiques.

Description de l'attaque. — Subitement, ou après avoir ressenti
certaine sensation spéciale, toujours la même, le malade pâlit et
tombe tout d'une pièce. Souvent un cri d'un timbre bien particulier
marque le début de l'accès.

Tous les muscles sont dans un état de rigidité tétanique. Les poings
sont invinciblement fermés, le pouce est souvent, mais non constamment, en opposition, caché sous les doigts fléchis. La face se cya-

nose, sous les paupières fermées les yeux sont convulsés en haut.

La tête est fortement étendue ou tournée de côté. Souvent les urines et les matières fécales sont évacuées sous la pression des viscères abdominaux, ou peut-être grâce à une contraction des muscles lisses de la vessie et du rectum. La langue est cruellement mordue. Ce stade tonique dure moins d'une minute. Puis le *stade clonique* apparaît : tous les muscles des membres et de la face sont agités de convulsions violentes, le malade étend et fléchit successivement ses membres avec force, la tête accomplit des mouvements de rotation, les paupières à peine entr'ouvertes ne laissent voir que le bord inférieur de l'iris. La langue est projetée entre les arcades dentaires, l'écume sanglante paraît aux lèvres. L'urine et les matières fécales s'échappent, mais à la suite, cette fois, du relâchement des sphincters.

La face est cyanosée, et parfois se couvre d'ecchymoses punctiformes; elle grimace d'une façon vraiment horrible. Ce stade dure jusqu'à deux minutes et est suivi de la *période de stertor*. Le malade est dans le relâchement le plus complet, il est absolument inerte, ne répond à aucune excitation mécanique. Les pupilles dilatées sont insensibles à la lumière. La respiration stertoreuse est accompagnée de ronflements sonores dus aux vibrations de la luette.

Peu à peu, après un temps des plus variables, de quelques instants à plusieurs heures, le malade se réveille avec un sentiment de lassitude extrême, une impuissance physique et intellectuelle très marquées, accompagnées parfois d'une céphalée assez forte. Il ne garde d'ailleurs aucun souvenir de l'accident.

SYMPTÔMES. — Telle est dans ses principaux traits la grande attaque épileptique. Nous devons revenir d'une façon un peu plus détaillée sur certains de ces phénomènes

L'*aura* est un des temps les plus remarquables de l'attaque; elle n'est pas absolument constante; mais quand elle existe, elle peut être sensitive, sensorielle, motrice, ou intellectuelle.

Au moment de l'attaque, dans les courts moments qui la précèdent, le malade ressent dans un membre, dans le bras le plus souvent, partant d'un doigt, par exemple, une sensation qui peut aller d'une simple sensation de gêne à une douleur très vive. Une malade dit, par exemple : « C'est comme si une bête me rongeait les doigts. » Cela peut être seulement un fourmillement, un chatouillement, un engourdissement ou des états particuliers peu définissables : « Je

croirais, disait un autre, qu'il me coule de l'eau entre cuir et chair. »
Les exemples de ce genre abondent.

L'aura monte, s'accentue, atteint la face, le tronc, la jambe; elle
peut se produire simultanément dans ces différents points ou les
envahir si rapidement qu'elle y paraît simultanée. Elle est pour le
malade caractéristique de l'attaque imminente, et lui permet parfois, dans l'épilepsie partielle du moins, avant la perte de toute
conscience, d'éviter une chute grave.

Bien mieux, elle peut constituer à elle seule toute l'attaque, soit
d'une façon spontanée, soit que le malade puisse, pour ainsi dire,
l'arrêter au passage et faire avorter l'attaque. En effet, certains
malades peuvent, en liant le membre, par exemple, arrêter l'aura
dans son mouvement ascensionnel et l'accès avorte.

Il y a des *auras viscérales* : aura abdominale, comme dans l'hystérie, ténesme rectal, dyspnée, palpitations, etc.

Parmi les *auras sensorielles*, les visuelles sont les plus fréquentes.
Le malade voit comme des étincelles, un feu d'artifice, un soleil, ou
bien il y a simplement vision colorée (le rouge). On a rapproché ces
derniers faits de la migraine ophtalmique. Il existe aussi de véritables hallucinations de la vue : une malade voit son père mort
chaque fois qu'une attaque va éclater.

L'aura auditive est plus rare : c'est le plus souvent un simple
bruit, des tintements, un son de cloche, un chant d'oiseau, un bour-
donnement; c'est rarement un ensemble de sons vraiment musi-
caux. On a noté des cas d'hallucinations verbales auditives : le
malade entend des insultes, etc.

Dans d'autres cas, il sent une odeur agréable ou désagréable
(odeur de violette, d'œufs pourris); ou perçoit un goût particulier :
le goût du sang, fait qui existait chez deux frères observés par
Magnan.

Les *auras motrices* sont de tout point comparables aux auras
précédentes, elles consistent en spasmes de la face ou des membres,
en parésie ou paralysie d'un membre, en contractures plus ou moins
localisées (flexion ou extension forcée d'un orteil, tremblement épileptoïde, bâillement, toux, hoquet). Parfois, l'aura motrice consiste
en mouvements plus coordonnés : impulsions à marcher, à courir,
à tourner sur soi-même (épilepsie procursive), mais c'est à la suite
des accès que ces derniers phénomènes sont les plus fréquents.

L'*aura intellectuelle* consiste le plus souvent en un changement
de caractère ; l'épileptique devient agressif, méchant; il a des impulsions, présente une véritable excitation maniaque, ou de la dépres-

sion mélancolique. Nous reviendrons sur ces faits à propos de l'état mental des épileptiques.

L'aura intellectuelle est d'ailleurs assez rare.

Le *cri* qui marque souvent le début de l'attaque a un timbre tout spécial; il paraît dû au passage de l'air vigoureusement chassé par les muscles contracturés du thorax à travers la glotte, elle-même tétanisée. C'est un cri aigu, perçant, saccadé, assez caractéristique.

Assez rarement le malade peut éviter la *chute*, même quand l'aura existe : trop souvent l'épileptique tombe là où il se trouve; il est ainsi exposé à des accidents parfois mortels. Les brûlures si souvent profondes de la face et des membres sont les accidents de ce genre les plus fréquents. Tel épileptique se noie dans une mare d'eau de quelques centimètres de hauteur, telle autre laisse choir l'enfant qu'elle portait dans ses bras. Nous n'avons pas besoin d'insister. Rappelons en passant la fréquence des luxations récidivantes qui d'ailleurs peuvent aussi bien provenir de cause musculaire que de cause traumatique.

Nous n'aurons pas grand'chose à ajouter ici sur les périodes tonique et clonique; elles varient de mille façons dans leur intensité, leur durée, leur ordre de succession; l'une d'elles peut même manquer.

Non moins variables sont les phénomènes concomitants : la *morsure de la langue* quoique extrêmement fréquente n'est pas absolument de règle. L'hémorragie qui l'accompagne devient rarement par son intensité une complication sérieuse. Le gonflement de la langue peut être parfois assez considérable.

La *miction* et la *défécation* involontaires sont des phénomènes contingents aussi.

Les *ecchymoses* de la face et du cou sont assez fréquentes, elles seraient dues à la vaso-dilatation paralytique dans la période clonique : ce piqueté hémorragique plus ou moins étendu et confluent sur la face et le cou donne un faciès bien spécial à l'épileptique qui sort d'une attaque.

L'*état de la pression sanguine* a été étudié par Magnan entre autres, tant au point de vue clinique qu'expérimental (absinthisme expérimental). Dans la période tonique la tension sanguine s'élève et les battements du cœur s'accélèrent; dans la période clonique, ils se ralentissent pour revenir ensuite à la normale.

Dans l'attaque, les *pupilles* sont en général dilatées et immobiles à la lumière.

L'examen de la *papille* a donné des résultats contradictoires : Magnan et Briand ont constaté une hyperhémie active au début de l'attaque, accompagnée parfois de véritables varicosités. Knies et Fribourg admettent au contraire que, dix à vingt secondes avant l'accès et durant son cours, il existe de la pâleur de la papille due au spasme artériel.

Dans la *période de stertor*, l'épileptique ressemble absolument à l'apoplectique. Cette période est excessivement variable. Après la période de stertor le malade ouvre les yeux, fait quelques mouvements, se dresse sur son séant pour retomber dans un sommeil réparateur.

Ce *stade de sommeil* qui ne se confond pas absolument avec la période de stertor peut la suivre sans interruption. Au bout d'une demi-heure à deux heures en général, le malade s'éveille peu à peu et semble sortir d'un rêve : il n'a d'ailleurs aucun souvenir de l'attaque. Nous aurons à revenir sur l'amnésie des épileptiques.

Nous avons ainsi analysé les différents phénomènes de l'attaque épileptique, mais nous devons insister sur leur extrême variabilité, quoique *en général les caractères de l'attaque restent les mêmes chez le même malade.* Cependant assez fréquemment l'épileptique présente des attaques complètes, le *grand mal*, et en même temps des attaques plus ou moins frustes, *petit mal*. On désigne sous ce dernier nom les vertiges et les absences.

Le *vertige* épileptique est très variable dans sa forme. C'est parfois comme un diminutif du grand accès ; il y a chute, précédée ou non d'une aura et quelques convulsions localisées ou généralisées, mais légères. La miction, la morsure de la langue s'y produisent d'une façon inconstante. Dans d'autres cas, il y a simple état vertigineux accompagné de chute.

On trouve d'ailleurs tous les passages entre le vertige et l'*absence*. Ici le mot définit la chose.

Dans l'absence il n'y a pas chute : tout à coup, au milieu de ses occupations le malade s'arrête, pâlit, le regard fixe ; il laisse tomber souvent ce qu'il tenait dans les mains ; dans d'autres cas il ne s'interrompt même pas dans ce qu'il faisait, continuant le mouvement commencé d'une façon automatique. On connaît l'exemple du forgeron qui brise la tête de son camarade au moment où celui-ci se baissait vers l'enclume. Dans d'autres cas, le malade se livre à des actes immoraux (exhibitionnistes, etc.). L'absence peut passer inaperçue non seulement du malade, mais de l'entourage même.

A côté de ces cas simples il faut noter, et tous les auteurs insistent sur ce fait, que c'est le petit mal qui s'accompagne le plus souvent de troubles intellectuels.

Nous arrivons maintenant à l'étude des *phénomènes psychiques* de l'épilepsie. Ce sont surtout les phénomènes de ce genre que l'on désigne sous le nom d'équivalents de l'attaque épileptique, mais ce dernier terme désigne l'ensemble de tous les phénomènes d'*épilepsie dite larvée* (Morel). Ces phénomènes peuvent alterner ou coïncider avec l'épilepsie franche ou être la seule manifestation d'une épilepsie latente en présentant le caractère paroxystique et l'amnésie consécutive propres à cette maladie. Nous n'avons pas à les décrire : nous ne ferons que citer la migraine ophtalmique, l'asthme (surtout chez les enfants), les spasmes de la glotte, le tic douloureux de la face, l'angine de poitrine, etc.

Comme équivalent moteur, citons le *tic de Salaam*, observé surtout chez les idiots épileptiques, et qui consiste en mouvements de salutation, précédés parfois d'une aura.

ÉTAT MENTAL ET ÉQUIVALENTS PSYCHIQUES. — Il est peu d'épileptiques qui soient normaux au point de vue psychique. Ceux chez qui ce qu'on a appelé le caractère épileptique est plus accentué sont tristes, soucieux, défiants, souvent même sournois, méchants, parfois obséquieux. Mais c'est surtout au début des attaques que ce caractère s'accentue. Le malade devient morose, plus « difficile à vivre » (Falret) encore que d'habitude. Un malade de Magnan devenait au contraire d'un caractère enjoué, répondant aux idées érotiques qu'il présentait à cette période.

Notons aussi la fréquence des idées mystiques chez les comitiaux; ils se livrent aux pratiques religieuses les plus exagérées. On en voit, remarque Schüle, qui, sans songer au scandale que peut causer un de leurs accès, vont dans les cérémonies publiques se livrer aux démonstrations d'une piété parfois bruyante.

Certains malades présentent en dehors de toute attaque ou bien, et c'est le cas le plus fréquent, après une attaque de petit mal, des *impulsions* toujours identiques à elles-mêmes : impulsion à l'incendie, au meurtre, meurtre qui présente d'ailleurs souvent des traces d'un acharnement inouï, pathologique peut-on dire.

Nous retrouvons ici l'amnésie qui est un phénomène constant chez l'épileptique pour tout ce qui a trait à son attaque : « Il ne sait par exemple qu'il a eu un accès que par l'empressement de l'entourage ou par le sentiment de lassitude qu'il ressent à son réveil. »

L'*amnésie peut être rétrograde*, fait d'ailleurs exceptionnel. Un chef de maison accomplit une série d'opérations importantes pendant l'heure qui précède l'attaque; revenu à lui il a tout oublié et est obligé de faire une vérification attentive (Féré). L'amnésie rétrograde peut n'être que passagère.

C'est dans les *crises comitiales ambulatoires* que ce caractère d'amnésie est le plus éclatant. On connaît ces cas où l'épileptique, soit après une attaque, soit sans attaque, abandonne tout subitement pour entreprendre des voyages parfois fort longs pendant lesquels il accomplit d'une façon normale en apparence tous les actes que nécessite son état actuel. Il se réveille subitement dans des villes inconnues. Il peut marcher des jours entiers sans éprouver de fatigue. Parfois il garde un vague souvenir bien fugitif de quelques circonstances de cette fugue pendant laquelle il a pu avoir, à plusieurs reprises même, un réveil partiel de la conscience.

Les accidents psychiques qui forment à proprement parler la *folie épileptique*, ont des caractères assez particuliers. Ils se caractérisent par leur apparition brusque, leur durée courte, enfin l'amnésie absolue. Ils peuvent se présenter indifféremment chez les individus qui n'ont, en dehors de leurs attaques, aucun trouble mental, ou chez ceux dont le caractère épileptique est plus ou moins développé. Les accès de folie épileptique peuvent suivre régulièrement ou irrégulièrement les attaques convulsives, ou bien se présenter isolés à titre d'équivalents. Plus rarement l'accès délirant précède l'accès convulsif. Enfin c'est chez les épileptiques délirants que la démence post-épileptique s'établit le plus tôt et le plus rapidement. Il est d'ailleurs exceptionnel que la folie épileptique existe isolément; ce qui pourrait le faire croire c'est qu'elle est souvent consécutive au petit mal qui peut passer inaperçu. La folie épileptique consiste surtout en *accès maniaques* qui sont souvent de véritables accès de fureur, et qui font de ces épileptiques, en dehors de leurs impulsions proprement dites, des malades fort dangereux :

« Le malade est dans une agitation extrêmement intense ; il se précipite sur son entourage avec une rage aveugle, une fureur bestiale; il mord, frappe ; il crache ; il brise tout ce qu'il peut atteindre ; il cherche à se faire du mal, se frappe la tête contre les murs, il crie, tempête ; il se cache. Son visage est congestionné; les pupilles sont tantôt contractées, tantôt et plus souvent dilatées, les conjonctives sont très injectées, les yeux pleins de larmes, le regard fixe ; il existe une salivation abondante, les carotides battent, le pouls est accéléré, parfois irrégulier. On ne constate pas ordinairement d'élévation de température. Au bout de quelques heures ou de quelques jours le malade retombe dans un sommeil prolongé. A son réveil, il présente un état d'angoisse ou de stupeur passagère, puis redevient ce qu'il était auparavant. » (Schüle.) Le malade ressent d'ailleurs après l'accès délirant la même fatigue qu'après les accès convulsifs.

Les *hallucinations et les illusions* sont multiples et intenses. Elles ont, de même que les idées délirantes qui les accompagnent, un caractère mystique et religieux. Le malade voit le diable, Dieu, des anges. Il entend des injures, des chants religieux, etc... Outre ces hallucinations visuelles et auditives qui sont les plus fréquentes, il existe des hallucinations des autres sens et de la sensibilité générale.

Nous mentionnerons en second lieu la *stupeur post-épileptique* qui ne paraît pas offrir de caractères bien spéciaux, si ce n'est la fréquence des impulsions violentes. D'après Schüle, il existe des moments de lucidité apparente pendant lesquels le malade a conscience et se souvient de certains faits accomplis pendant la phase de stupeur, souvenirs qui s'effacent quand la période de stupeur a disparu.

Citons enfin le *délire mélancolique* qui n'est pas une forme très fréquente de folie épileptique.

La durée et surtout la forme du délire sont assez invariables chez le même malade. Mais on peut, avec Falret, distinguer par comparaison avec l'épilepsie convulsive, le grand et le petit mal intellectuel.

En outre, Magnan a insisté sur la combinaison possible de la folie épileptique avec d'autres troubles mentaux (délire alcoolique, mélancolie, etc.). Parfois le malade différencie lui-même, pour ainsi dire, ses deux délires. L'un a le souvenir de tentatives de suicide faites dans un accès mélancolique franc, et ne se rappelle pas celle qu'il a faite après des vertiges épileptiques ; un autre se rappelle ses hallucinations d'origine alcoolique et ne se souvient pas de ses accès maniaques épileptiques. La conservation du souvenir d'une part, l'amnésie de l'autre sont bien caractéristiques. Dans un troisième cas, un épileptique, à idées de persécution, fait entrer pour ainsi dire son épilepsie dans son délire et l'attribue à des influences occultes. Rappelons pour mémoire la coexistence fréquente de l'idiotie et de l'épilepsie. Chez tous ces malades on retrouve des antécédents héréditaires complexes de vésanie et d'épilepsie (Magnan).

Symptômes consécutifs aux accès. Complications. — Nous avons parlé plus haut des variations dans l'intensité des accès épileptiques. Ils ne sont pas moins variables dans leur nombre. Certains épileptiques ont des accès rares, peuvent rester des semaines et des mois sans en présenter. En d'autres cas, les accès ont une apparence de périodicité, ils coïncident par exemple plus volontiers avec les époques menstruelles. Ils peuvent être plus rapprochés encore et atteindre même une fréquence inouïe. Voisin en a compté plus de 400 en vingt-quatre heures.

Dans les cas de ce genre où les accès sont subintrants ou très rapprochés, le malade tombe dans l'*état de mal épileptique*. Entre les attaques, le malade reste dans le stertor, insensible à toute excitation extérieure. Les pupilles sont dilatées, la face est cyanosée, le pouls s'accélère, la température s'élève au-dessus de 40 degrés, la respiration s'embarrasse et le malade meurt dans le coma ou dans une dernière attaque.

L'élévation de la température, pour peu qu'elle persiste, est un des signes du plus mauvais augure. Quoique l'état de mal soit la complication la plus grave de l'épilepsie, il n'est pas absolument fatal et peut guérir même après plusieurs jours de durée ; certains épileptiques peuvent présenter cette complication à différentes reprises.

Parmi les autres *phénomènes d'épuisement* consécutifs aux paroxysmes, les troubles moteurs sont les plus fréquents, consistant surtout en paralysie plus ou moins complète (monoplégie, hémiplégie). Ce peut être seulement une simple parésie, le membre paraît lourd, le malade fait effort pour le soulever, les mouvements en sont lents, maladroits, mais la paralysie peut être complète et donner l'impression d'une paralysie d'origine corticale. Elle existe plus généralement du côté où les secousses ont été les plus intenses et affecte en général toujours le même membre ou le même segment de membre. En règle, le rétablissement de la fonction se fait progressivement et revient *ad integrum*. Ces paralysies transitoires peuvent affecter aussi la face et les yeux (strabisme, etc.).

On admet que les réflexes sont diminués ou abolis après les attaques, dans la plupart des cas et d'une façon temporaire. Pour Beevor, au contraire, ils seraient le plus souvent exagérés.

Nous ne ferons que citer ici les phénomènes variés d'épuisement, bien analysés par Féré : troubles de langage ; déviations conjuguées de la tête et des yeux, nystagmus, exagération de la contractilité idio-musculaire ; troubles sensitifs et sensoriels (anesthésies, diminution de l'acuité visuelle, amaurose, achromatopsie, dyschromatopsie, anosmie, surdité, agueusie); les troubles de la nutrition (anorexie, polyurie, albuminurie peu intense, azoturie, augmentation du taux des phosphates, diarrhée, sécheresse de la peau, diminution de la réduction de l'oxyhémoglobine, etc.).

Marche.— Elle est des plus variables. Le début a lieu le plus souvent dans le bas âge ou dans l'enfance, les soi-disant convulsions de l'enfance ne sont fréquemment qu'un début de l'épilepsie. Rarement l'épilepsie vraie débute à un âge avancé. Les paroxysmes ont en général de la tendance à se rapprocher. On ne peut tracer une durée exacte à l'affection. Elle peut se terminer par une mort rapide ou soudaine (état de mal, traumatismes accidentels). Des malades sont morts asphyxiés par la chute de la langue (comme dans le sommeil chloroformique), dans la période de stertor, ou bien en se retournant la face contre les oreillers dans les périodes convulsives.

La maladie peut être suivie d'une démence plus ou moins précoce; mais elle peut aussi permettre d'atteindre un âge assez avancé sans que l'intelligence soit notablement atteinte.

L'hémorragie cérébrale a été parfois notée comme mode de terminaison ou comme complication d'ailleurs rare. Les affections cardiaques seraient assez fréquentes d'après Gowers, qui en a observé 93 cas et peuvent être une des causes de la mort.

ÉPILEPSIE PARTIELLE

L'étude que nous venons de faire de l'épilepsie idiopathique nous permettra d'étudier assez rapidement l'épilepsie partielle. Celle-ci n'existe comme entité morbide que depuis les travaux de Bravais, 1827, si longtemps oubliés, et de Jackson, dont les recherches ont atteint un degré de perfection telle que le mot de Charcot *épilepsie jacksonienne* a fait justement fortune.

L'épilepsie partielle se définit d'elle-même : elle consiste en convulsions épileptiformes mono ou hémiplégiques, mais peuvent d'ailleurs se généraliser. Il y a là un trait d'union entre les deux espèces d'épilepsies.

De plus il existe une véritable épilepsie jacksonienne sensitive. La migraine ophtalmique serait-elle en certains cas un phénomène épileptique sensoriel ?

L'*aura* est, peut-on dire ici, absolument constante, bien plus que dans l'épilepsie vulgaire.

Nous ne pourrions que répéter à son sujet ce que nous avons dit précédemment. L'aura motrice ou sensitive est de beaucoup la plus fréquente : elle a de plus un caractère de localisation très étroite, début par un doigt, par un muscle de la face (signal-symptôme de Séguin).

Les périodes *tonique et clonique* suivent régulièrement, et le spasme se généralise plus ou moins, suivant un mode invariable. Le spasme peut rester localisé à un muscle ou à un groupe de muscles, affecter le type mono ou hémiplégique ou se généraliser. Dans ce dernier cas, les convulsions gardent presque toujours une intensité plus grande dans le membre ou le côté du corps affecté le premier. Jackson a établi le mode suivant lequel se fait la généralisation du spasme : à la face, le spasme débute soit par du blépharospasme unilatéral ou une déviation de l'œil en haut, soit par des spasmes des lèvres ou de la langue. Les convulsions se généralisent à la face, au cou, puis envahissent le membre supérieur, enfin, le membre inférieur. Au bras, elles commencent par le pouce ou l'index et n'atteignent le membre inférieur qu'après la face. Au membre inférieur le début se fait en général par le gros orteil pour passer au bras, puis à la face. Si le spasme devient bilatéral, l'ordre d'invasion est le même du côté opposé. Mais en somme ces règles ne sont pas absolues, les convulsions peuvent débuter par un muscle quelconque et s'étendre d'une façon beaucoup plus irrégulière. Notons enfin que le spasme en flexion prédomine aux membres supérieurs, le spasme en extension aux membres inférieurs.

La période clonique n'est suivie de *stertor* que d'une façon très inconstante.

Cette période n'existe guère que dans les cas d'intensité ou de généralisation très grande des spasmes. D'ailleurs la perte de connaissance et l'amnésie sont loin d'exister toujours dans l'épilepsie jacksonienne et les cas ne sont pas rares où le malade « assiste à son attaque » et peut la décrire.

C'est aussi presque exclusivement dans les cas d'épilepsie jacksonienne que les malades savent arrêter leur attaque par des moyens artificiels (ligature d'un membre).

Le stertor peut être suivi d'une période de sommeil comme dans l'épilepsie idiopathique.

L'accès jacksonien est toujours identique à lui-même chez le même malade. Mais ses variétés sont nombreuses si l'on tient compte des différentes localisations, nous nous contenterons de citer les variétés décrites par Charcot : l'*attaque tonique ou avec contracture* dans laquelle il y a contracture du bras en extension le long du tronc ; puis le membre est entraîné derrière la région lombaire ; il y a torsion du tronc dans le même sens et le malade tombe.

On décrit encore l'*attaque d'épilepsie vibratoire* où les secousses tétaniques prédominent.

L'épilepsie partielle, surtout quand elle débute par la face, peut s'accompagner d'*aphasie transitoire* purement motrice, mais qui peut être complète. Ce fait est assez fréquent à la suite des attaques du début de la paralysie générale.

Enfin l'épilepsie partielle peut s'accompagner de *phénomènes psychiques* décrits à propos de l'épilepsie vulgaire mais le fait est relativement rare.

Ces phénomènes pourraient se présenter aussi comme équivalents de l'attaque.

De plus, suivant la cause, l'épilepsie partielle peut être accompagnée de troubles moteurs et sensitifs variables, permanents ou transitoires (anesthésies, dysesthésies, parésies, paralysies flasques ou spasmodiques, athétose).

Quant à la fréquence et à l'intensité, elle présente des variations analogues à l'épilepsie vulgaire ; elle peut en particulier s'accompagner d'état de mal. Sa marche, sa durée, sa terminaison sont essentiellement variables suivant la cause ; nous y reviendrons à propos de l'étiologie.

Diagnostic. — L'épilepsie est facile à diagnostiquer quand elle se présente avec tous ses caractères ; mais bien souvent on est obligé de s'en rapporter aux descriptions plus ou moins exactes des témoins de l'attaque. Ou bien encore l'épilepsie reste ignorée du malade lui-même et de son entourage. C'est un fait fréquent pour les accès nocturnes.

Le malade ne viendra, par exemple, se plaindre que d'une lassitude extrême qu'il ressent à son réveil et qu'il ne s'explique pas. C'est alors que tous les symptômes secondaires de l'attaque et les phénomènes de petit mal prennent de la valeur (morsures, miction, hémorragies punctiformes, changement de caractère, etc.).

Si l'*attaque d'hystérie* dans son ensemble, grâce à l'existence de points hystérogènes d'hémianesthésie sensitive ou sensorielle, grâce à ses périodes régulières, à sa longueur, se différencie bien de l'épilepsie, le diagnostic cependant peut en être bien difficile dans les cas frustes. Ni la morsure de la langue, ni la miction involontaire, ni le stertor, ni l'amnésie même qui accompagnent l'accès épileptique malgré leur extrême importance ne sont des symptômes décisifs. Charcot a insisté sur la valeur du moment de la journée où apparaissent les attaques : il y a l'*heure hystérique* (soir) et l'*heure épileptique* (de minuit au matin). De même pour Gowers, l'accès comitial ne se produit qu'une fois sur cent dans le premier sommeil, 12 p. 100 au moment du réveil, 59 p. 100 le matin de bonne heure.

Citons, pour mémoire, les recherches récentes sur l'inversion de la formule urinaire chez les hystériques.

La phase épileptiforme de l'attaque d'hystérie peut venir au premier plan et augmenter les difficultés du diagnostic. Enfin, dans l'hystéro-épilepsie, on a admis l'hypothèse de la coexistence de deux affections (hystéro-épilepsie à crises combinées ou séparées).

Il existe aussi dans l'épilepsie comme dans l'hystérie des crises de sommeil.

La chorée ne donne guère lieu à des difficultés de diagnostic ; elle peut s'associer d'ailleurs à l'épilepsie. (Gowers.)

L'épilepsie larvée peut présenter des difficultés considérables de diagnostic : l'amnésie consécutive en est le symptôme le plus typique tandis que dans la syncope, le vertige de Ménière, l'ictus laryngé des tabétiques, les vertiges dûs aux affections cardiaques et stomacales, outre les caractères spéciaux de ces diverses maladies que nous n'analyserons pas ici, le souvenir de l'accident persiste plus ou moins nettement, mais persiste constamment. Il en est de même pour les accès d'angine de poitrine ; cependant Gowers note un cas où le diagnostic resta hésitant à cause de la coexistence d'accidents hystériformes.

On a observé la coïncidence du pouls lent permanent et de l'épilepsie. On admet que dans ces cas le cri initial et la chute sont rares, l'accès « ne survenant pas d'emblée, mais succédant à un état syncopal pendant lequel le malade garde une demi-conscience ».

L'asthme peut être aussi une forme d'épilepsie larvée, surtout chez les enfants.

Chez eux on se défiera des mictions nocturnes persistantes ; les grincements de dents, les spasmes de la glotte, les soi-disant convulsions de l'enfance ne sont bien souvent que des attaques épileptiques, de même que certaines méningites guéries ne sont peut-être que des états de mal méconnus.

L'épilepsie partielle en ses formes pures a des symptômes nets : elle a pu être confondue avec les tics (scapulo-huméral et facial). Ceux-ci se caractérisent par la répétition presque rythmique, l'exagération dans les émotions, l'absence de douleur presque constante (tic douloureux).

L'épilepsie partielle, quand elle se généralise, peut revêtir l'aspect de l'épilepsie vulgaire ; seuls les commémoratifs permettront le diagnostic.

A la période de stertor le diagnostic avec l'apoplexie cérébrale est presque impossible autrement que par la marche de l'affection. Il existe d'ailleurs des accès épileptiques apoplectiformes.

L'attaque épileptiforme se retrouve, sous sa forme partielle ou généralisée, dans les tumeurs cérébrales, dans les hémorragies méningées, les méningites, dans les traumatismes de la tête, dans la paralysie générale, dans l'urémie.

L'éclampsie mérite d'être citée à part; et spécialement l'éclampsie puerpérale qui ne serait « que l'expression d'une prédisposition héréditaire, l'urémie n'étant dans ce cas qu'une cause occasionnelle ». Les caractères de l'attaque éclamptique sont bien voisins de ceux de l'attaque épileptique : si l'aura n'existe guère ici, les périodes tonique, clonique et stertoreuse se suivent d'une façon identique dans les deux cas; on peut presque dire que les conditions particulières dans lesquelles se produisent les convulsions éclamptiques permettent seules le diagnostic causal : l'étude de la toxicité urinaire serait peut-être un bon élément de diagnostic. Le myosis urémique est un symptôme de la plus grande importance.

Chez l'enfant, l'épilepsie est souvent le premier symptôme de la méningite tuberculeuse ou bien d'une idiotie consécutive à la porencéphalie, aux arrêts de développement, à la sclérose cérébrale. Parfois elle est simplement symptomatique de l'helminthiase intestinale, d'affections des fosses nasales ou de l'oreille moyenne.

Le diagnostic de la folie épileptique peut être des plus ardus : la soudaineté de l'invasion, l'état de fureur, le caractère mystique du délire, sa courte durée, l'amnésie consécutive sont bien caractéristiques. Cependant dans la période d'état on n'aura guère pour se guider que des signes secondaires qu'il faut penser à chercher (morsures anciennes de la langue, brûlures étendues).

Les impulsions des épileptiques se différencient des impulsions si fréquentes chez les dégénérés surtout par la répétition identique de l'acte et l'inconscience qui l'accompagne.

Un dernier diagnostic à poser est celui de la simulation. Il peut être impossible. On recherchera la dilatation pupillaire, la morsure de la langue, l'anesthésie.

Pronostic. — Le pronostic est toujours grave dans l'épilepsie. Si beaucoup d'épileptiques ne sont que des convulsifs purs dont « l'affection n'est qu'une infirmité avec laquelle l'individu vit, dont il peut souffrir par moment, mais qu'il supporte sans déchoir » ; si l'épilepsie est même compatible avec une grande intelligence, le malade est à la merci des dangers d'une chute toujours imminente ; pour d'autres, l'état de mal, la démence, les accidents psychiques sont toujours à craindre. La longueur, la fréquence des attaques sont des facteurs importants de gravité. Le petit mal doit faire surtout craindre l'invasion d'accidents mentaux.

Ce sont ces accidents mentaux qui font parfois d'un épileptique un criminel. Si, souvent, la façon évidemment inconsciente dont s'accomplit le crime épileptique, le luxe de cruauté dont il s'accompagne permettent presque à eux seuls de faire le diagnostic, dans nombre de cas l'épilepsie reste ignorée. Les dénégations de ces criminels amnésiques sont souvent considérées comme une preuve de plus de leur culpabilité ; bien plus, certains épileptiques cherchent à expliquer des actes qu'ils ont accomplis avec la plus profonde inconscience et dont ils reconnaissent la gravité à leur réveil. On conçoit facilement les graves questions médico-légales qui peuvent surgir dans ces cas.

Étiologie. — Dans l'étiologie de l'épilepsie une large part appartient sans conteste à l'hérédité similaire, et surtout à l'hérédité de transformation.

L'alcoolisme des ascendants en est regardé aussi comme l'un des facteurs les plus importants ; ce serait l'intoxication par les essences qui jouerait le principal rôle. Cette intoxication produit d'ailleurs, directement, des attaques épileptiques, comme l'ont prouvé depuis longtemps les observations et les expériences de Magnan.

Nombre d'auteurs tendent aujourd'hui à attribuer aux infections un rôle étiologique prédominant dans l'épilepsie (Marie, etc.). Cela paraît démontré pour la syphilis, du moins en ce qui concerne l'épilepsie partielle. Mais, de plus, outre l'épilepsie d'origine syphilitique consécutive aux lésions en foyer, Fournier décrit une épilepsie para-syphilitique qu'il en différencie d'après les caractères suivants : elle résiste au traitement syphilitique, tandis qu'elle est améliorée par les bromures. Les crises de petit mal seraient très fréquentes et il ne se produirait pas de crises jacksoniennes. Le nom de parasyphilitique exprime l'idée d'une affection « dérivant de la syphilis comme origine, sans avoir la nature, l'essence des manifestations syphilitiques ».

Si cette variété peut rentrer dans le cadre étiologique de l'épilepsie, elle expliquera peut-être certains cas assez obscurs d'épilepsie tardive.

L'influence des émotions sur les développements de l'épilepsie a peut-être été exagérée, mais il paraît évident qu'elles peuvent provoquer des crises.

Quant à l'épilepsie jacksonienne, elle a pour cause les lésions de l'écorce, tumeurs, ramollissements, paralysie générale, etc., les intoxications (urémie), etc.

L'épilepsie de cause périphérique mérite une mention à part. On connaît l'expérience de Brown-Séquard qui produit l'épilepsie sur les cobayes par l'excitation du sciatique coupé, épilepsie qui peut devenir héréditaire. C'est la reproduction expérimentale des faits cliniques d'épilepsie par la lésion ou irritation des nerfs périphériques de sensibilité générale ou spéciale (épilepsie d'origine réflexe).

Anatomie pathologique. — L'anatomie pathologique de l'épilepsie est relativement peu connue. Chez l'épileptique mort en état de mal, il n'existe qu'une congestion intense du cerveau s'accompagnant parfois d'hémorragies punctiformes. Les lésions microscopiques sont assez contingentes. On a constaté assez souvent une induration de la corne d'Ammon et des olives. Ces indurations peuvent se retrouver ailleurs sous forme de foyers disséminés, au niveau desquels les circonvolutions sont comme ratatinées et lisses. Chaslin a décrit une gliose névroglique qu'il a retrouvée dans un certain nombre de cas ; les lésions fondamentales siégeraient surtout au niveau de la couche superficielle de la substance grise, qui présente un réseau de fibrilles raides très longues avec cellules de névroglie. Il n'y aurait pas de grosses lésions artérielles. Blocq et Marinesco ont vérifié dans plusieurs cas l'existence des lésions névrogliques décrites par Chaslin ; ils admettent de plus des lésions vasculaires (sclérose périvasculaire, infiltration des gaines par des corps granuleux, hémorragies punctiformes) ; pour ces auteurs, ces lésions seraient non la cause, mais l'effet des attaques.

Dans nombre de cas, la lésion ne serait nullement appréciable microscopiquement.

Nous n'insisterons point sur les autres lésions trouvées dans l'épilepsie partielle ou généralisée : méningites, tumeurs, gommes, périencéphalie, anomalies des circonvolutions, etc.

Pathogénie. — Depuis l'étude des localisations cérébrales et surtout depuis la démonstration des lésions corticales de l'épilepsie, la théorie physiologique de cette affection se résume en l'hypothèse de l'irritation des cellules corticales et comme corollaires, on admet que nombre de phénomènes sont consécutifs à l'épuisement des centres par les décharges nerveuses (lésions déchargeantes de Jackson). Les diverses auras, les localisations variées des spasmes seraient dues aux différentes localisations de la lésion. Ce sont évidemment les centres moteurs qui sont le point de départ le plus fréquent de l'attaque; « mais l'existence de phénomènes sensitifs, sensoriels et psychiques prouvent le rôle analogue joué par les autres centres ».

Ce sont ces phénomènes que l'ancienne théorie bulbaire de l'épilepsie (Marshall-Hall) n'expliquait pas, à moins que l'on admette que « l'hyperexcitabilité du bulbe soit mise en jeu par une cause excitante cérébrale ou périphérique ».

Traitement. — Dans le traitement de l'épilepsie il y a à considérer le traitement du paroxysme et le traitement de l'affection elle-même. Dans l'attaque il faut tâcher d'éviter que le malade ne se blesse, desserrer ses vêtements, songer à l'asphyxie possible par chute de la langue sur le larynx ou par étouffement sous les oreillers. Il est tout indiqué dans ces cas de pratiquer les tractions rythmées de la langue (Laborde). Certains malades exigent ainsi une surveillance de tous les instants.

En dehors des attaques, le malade doit suivre une hygiène convenable, éviter en particulier les excès de boissons, les émotions.

La médication de l'épilepsie est actuellement presque bornée aux bromures.

Le bromure de potassium seul ou associé aux bromures d'ammonium ou de sodium est le médicament par excellence. Le bromure de strontium préconisé dans ces dernières années aurait l'avantage d'être moins toxique. Les bromures sont administrés suivant l'âge à la dose de 1 à 10 grammes et plus.

Il est préférable d'administrer le médicament à doses rapidement croissantes en ayant soin de laisser reposer le malade une huitaine de jours par mois, en cas surtout d'intolérance gastrique, que l'on peut souvent éviter en administrant le médicament au milieu du repas. Seuls les symptômes d'intoxication (éruptions bromiques, ralentissement du cœur; obnubilation intellectuelle accentuée, surtout chez les individus indemnes de troubles mentaux) peuvent obliger d'interrompre momentanément le traitement.

« Le bromure est le pain de l'épileptique. » La cessation du traitement peut être suivie de paroxysmes graves, même d'état de mal. L'état de mal, les troubles intellectuels sont une indication formelle d'application du traitement.

Les autres bromures (de camphre, d'arsenic, de nickel) sont peu employés.

Le chloral à la dose moyenne de 2 grammes s'associe très bien au bromure. Parmi les autres médicaments on peut recommander l'oxyde et le lactate de zinc qu'on associe parfois au camphre, à la belladone, à la jusquiame et à la valériane à la dose de 2 à 20 centigrammes par jour.

Le borax (Gowers) à la dose de 1 à 6 grammes n'a guère fait ses preuves. On a préconisé dans ces derniers temps l'usage continu de l'hydrate d'amylène à la dose de 1 à 4 grammes. L'opium n'a que des indications restreintes.

Dans les cas de troubles gastriques ou d'intoxication, l'antisepsie intestinale est indiquée.

L'hydrothérapie est un excellent moyen de traitement adjuvant.

Nous ne ferons que citer les interventions chirurgicales dans les épilepsies partielles ; on a voulu généraliser cette méthode à l'épilepsie pure et on l'a même employée dans les céphalalgies des épileptiques ; dans ce dernier cas, Féré aurait obtenu de bons résultats de l'emploi de la calotte de plomb. Quant aux épilepsies partielles ou généralisées, symptomatiques de syphilis, d'urémie, de tumeurs, etc., elles présentent des indications spéciales sur lesquelles nous n'insisterons pas.

Les résultats du traitement bromuré sont variables, mais dans 80 p. 100 des cas au moins il produit une amélioration notable à la condition d'une grande régularité dans son application.

TRÉNEL, *de Paris.*

CHAPITRE II

HYSTÉRIE

Historique. — Depuis ces dernières années, l'étude de l'hystérie s'est enrichie de nombreux faits nouveaux. Les travaux sur cette maladie se sont accumulés d'une manière extraordinaire. Les divers chapitres de la pathologie de cette névrose ont été fouillés et remaniés en tous sens ; refaite sur certains points, elle a été complétée en de nombreux endroits. La question si délicate et si intéressante des formes multiples que peut revêtir la maladie, a été surtout enrichie de nombreux documents et c'est aujourd'hui particulièrement que l'on peut dire avec Sydenham que « l'hystérie est un véritable Protée qui se présente sous autant de couleurs que le caméléon ».

Une étude d'ensemble des faits nouveaux acquis sur l'hystérie est donc d'actualité et mérite toute l'attention du clinicien. Sans cesse aux prises avec les mille formes de l'affection, il doit les dépister sous les aspects les plus bizarres et les plus insolites. Sous peine de s'égarer, de se livrer à une thérapeutique purement symptomatique et inefficace, sous peine de faire de grossières erreurs de diagnostic et partant de pronostic, aussi préjudiciables au patient qu'à lui-même, le médecin doit avoir sans cesse à l'esprit la possibilité d'une manifestation hystérique. Sans doute il ne faut pas voir de l'hystérie partout et considérer ce diagnostic comme destiné à cacher notre ignorance, cependant, en présence de phénomènes réels, bien observés et contradictoires entre eux, alors qu'il est impossible de catégoriser nettement l'affection du malade, il faut songer à l'hystérie, en rechercher avec soin les stigmates, et examiner, avec le plus grand soin, s'il ne s'agit pas purement et simplement d'un trouble névrosique.

Nous n'essayerons pas de faire l'historique des travaux récents sur la question. Cela nous obligerait à des redites continuelles ; chemin faisant nous indiquerons à propos de chaque fait spécial, les auteurs

qui l'ont mise au point, ou qui ont contribué à la faire connaître.
Qu'il nous suffise de dire que c'est surtout à notre illustre maître
Charcot et à son école que sont dus la plupart de ces progrès. C'est
à l'École de la Salpêtrière qu'appartient le grand mérite d'avoir suivi
et élargi le chemin tracé par son chef, d'en avoir sondé et exploré
tous les détours et d'avoir apporté la lumière sur ce point encore si
obscur de la pathologie.

Les efforts des cliniciens se sont portés à la fois sur les différents
chapitres de la question. L'étiologie, la symptomatologie ont surtout
été étudiées avec soin. Nous passerons successivement en revue chacun de ces chapitres, en insistant particulièrement sur les points qui
nous ont semblé les plus intéressants.

Étiologie. — L'hystérie de l'homme, bien que connue depuis Lepois
et Briquet surtout, a été bien mise en lumière par les recherches de
Charcot, et Michaut[1] a pu, d'accord avec le Maître, soutenir que
chez l'homme l'hystérie est non seulement très fréquente, mais
encore plus fréquente que chez la femme, et elle semble le devenir
d'autant plus que nous savons mieux la reconnaître sous les diverses
modalités cliniques qu'elle affecte.

Si c'est le plus souvent à la puberté que se manifestent les premiers symptômes de l'affection, assez souvent aussi c'est à une
période tout autre de l'existence. L'hystérie chez les jeunes fillettes
et les petits garçons était déjà décrite depuis longtemps. Briquet
entre autres la connaissait parfaitement. Mais sa fréquence semblait
moins considérable qu'aujourd'hui où nous voyons Mlle Goldspiegel[2]
soutenir en se basant sur des statistiques multiples, que le cinquième des hystériques le devient avant l'âge de la puberté. Cette
hystérie infantile présente tous les symptômes de l'hystérie de
l'adulte, mais est moins opiniâtre et plus facilement guérissable.
Enfin Chaumier[3] considère comme étant souvent de nature hystériques les convulsions chez les nouveau-nés.

D'autres fois, c'est à l'autre extrémité de la vie que l'hystérie
semble débuter. M. de Fleury[4] l'a particulièrement étudiée. Elle se
caractérise par la prédominance des symptômes douloureux, à localisation sur les organes splanchniques : c'est une hystérie douloureuse à manifestations splanchniques.

---

[1] Michaut. *Hystérie chez l'homme*, th. doct., Paris, avril 1896.
[2] Mlle Goldspiegel. *Hystérie chez l'enfant*, th. doct., Paris, 1888.
[3] Chaumier. *Acad. méd.*, 1891, 1er décembre.
[4] M. de Fleury. *Hystérie sénile*, th. doct., Bordeaux, juillet 1890.

Toutes les races sont frappées, la négresse comme la blanche, à égalité de condition sociale, qui semble ici jouer le premier rôle. Cependant, Terrien (*Archives de neurologie*, 1892-1893) a insisté sur la fréquence de l'hystérie dans la campagne vendéenne, ce qu'il attribue à la consanguinité. La race juive, d'après Charcot, serait tout particulièrement prédisposée à ces maladies nerveuses; et sur ses conseils, son élève Meige [1] a décrit « le Juif-Errant à la Salpêtrière », neurasthéno-hystérique, venu le plus souvent de l'Orient, à la recherche, toujours sans résultat, du médecin qui le guérira de ses maux.

Un chapitre des plus intéressants a été ajouté à l'histoire de l'hystérie, chapitre de pathologie comparée, encore à l'état embryonnaire, mais destiné peut-être à éclaircir singulièrement les faits déjà connus de l'hystérie humaine, et à nous donner quelques renseignements sur la nature de la maladie. L'hystérie chez les animaux a été signalée par Eletti [2], Olier [3], Charcot [4]. La *Revue scientifique* [5] publia quelques faits dus à Aruch, de Milan. Un article de l'*Union médicale* [6] ajoute encore quelques renseignements; enfin quelques lignes sont consacrées à ce sujet dans la *Médecine moderne* du 24 janvier 1894. Les faits, on le voit, sont encore peu nombreux. Cependant on peut considérer comme de nature hystérique le fait de l'immobilisation d'une poule après avoir fixé pendant quelque temps une raie blanche tracée sur le plomb. Même résultat si on lui maintient la tête cachée sous l'aile, et que l'on imprime à son corps, dans cette position, quelques mouvements de rotation. Rentrent encore dans le même ordre d'idées l'action du miroir à alouettes, les sauts des animaux culbutants. Regnault cite même une action d'hystérie produite par un animal, une mouche, sur un autre animal, un cancrelas, et explique ainsi comment la mouche peut s'emparer, amener chez elle et dévorer un autre insecte beaucoup plus gros et plus vigoureux qu'elle, sans que celui-ci fasse le moindre effort de résistance. Ce chapitre, à peine entr'ouvert, mérite d'attirer sérieusement l'attention des observateurs. Sans aucun doute, on jettera un jour tout nouveau sur cette question encore si obscure, si complexe de l'hystérie.

[1] Meige. Th. doct., 1893.
[2] Eletti. *Storia di un isterismo annuo in una cavalla.* (*Gaz. méd. ital. lomb.*, Milan, 1853, p. 265.)
[3] Olier. *Veterin. journ. and Ann. comp. Path.*, Londres, 1878. p. 367-369.
[4] Charcot. *Gaz. hôp.*, 1878, p. 1097-1099.
[5] *Rev. scientifique*, n° 14, 5 octobre 1889.
[6] *Union médicale*, 21 octobre 1893.

L'étude des agents provocateurs de l'hystérie a surtout attiré l'attention des médecins. L'hérédité commence toujours son grand rôle primordial. D'elle seule relève toute une catégorie de faits dits « d'hystérie essentielle ». Mais même dans les autres cas « d'hystérie toxique », son rôle, pour être moins évident et moins absolu, n'en reste pas moins considérable. L'analyse des nombreux faits publiés sur ce sujet a en effet démontré, jusqu'à l'évidence, que de nombreux agents, des causes multiples et variées pouvaient donner naissance à l'éclosion des accidents; cependant ces mêmes causes, ces mêmes agents ne développent pas la maladie chez tous ceux qui subissent leur action. En d'autres termes, ne devient pas hystérique qui veut; il faut le pouvoir, et c'est l'hérédité qui donne le terrain, qui prédispose à l'affection. La cause morbide efficiente n'agit que sur un sol préparé et tout disposé à l'avance, c'est la goutte d'eau qui fait déborder le vase. Tantôt l'hystérie fait sa première apparition à l'occasion d'un accident fortuit, de nature quelconque, tantôt elle n'est que simplement réveillée chez des malades ayant déjà présenté des accidents nerveux. En somme, sur un terrain spécial, tout devient propre à l'évolution de la névrose.

Cependant, certains auteurs, et des plus autorisés, ont soutenu l'opinion contraire, restreignant le rôle du terrain pour exalter l'action de l'intoxication. Pour Petit, Lancereaux, dans le premier groupe de faits que nous avons visé, il ne s'agissait pas d'une hystérie latente mise en activité par une intoxication; l'hystérie se trouverait créée de toutes pièces par cette intoxication. En particulier pour l'hystéro-alcoolisme, M. Lancereaux admet que la névrose hystérique n'est autre chose qu'un syndrome exprimant une modification cérébrale pouvant survenir sous l'influence de causes très différentes. Ces causes, elles agiraient directement et en dehors de tout état antérieur, pour créer le dynamisme cérébral qui préside à la fonction morbide[1] ». En d'autres termes, les agents provocateurs agiraient sur n'importe quel terrain, au même titre que l'influence héréditaire, mais sans qu'il soit besoin de cette hérédité.

L'étude des agents provocateurs a été surtout l'objet des recherches de Georges Guinon[2]. Aux nombreuses causes signalées dans son mémoire, certains faits récents sont venus en ajouter d'autres.

Avant de passer en revue les différents agents provocateurs, nous

---

[1] In th. doct. Camusat. *Hystérie d'origine alcoolique*. Paris, avril 1891.

[2] G. Guinon. *Agents provocateurs de l'hystérie*, th. doct., Paris, 1889.

tenons à faire remarquer que si, dans un grand nombre de faits, une cause unique se montre nette et indiscutable au début de l'affection, assez souvent aussi l'étiologie est complexe, et plusieurs facteurs sont venus combiner leur action. Dans quelques cas, ces agents provocateurs peuvent imprimer aux accidents produits un cachet spécial, mais ces caractères sont toujours accessoires, et sous ces détails multiples et variés, l'hystérie reste toujours analogue à elle-même.

Les émotions morales vives se rencontrent fréquemment accusées d'être la cause du mal. La peur a été surtout incriminée; il faut y joindre l'influence de l'éducation, l'abus du merveilleux, les histoires de revenant et de croquemitaine dont on épouvante les enfants; les pratiques religieuses exagérées, qu'on voyait dans les siècles précédents donner naissance à de véritables épidémies d'hystérie; l'influence de l'imitation; le rôle très certain des séances publiques d'hypnotisation et surtout les pratiques intempestives d'hypnotisation, employées en guise de divertissement et de récréation. Toutes ces causes entraînent une déséquilibration du système nerveux telle, que chez un sujet prédisposé, l'hystérie ne tarde pas à se montrer.

Si ces causes sont faciles à éluder, si leur rôle nocif peut être singulièrement diminué, il n'en est plus de même avec les agents qui vont nous occuper actuellement. Nous voulons parler du shock nerveux et du traumatisme. Depuis longtemps, les auteurs avaient nié les accidents graves et en particulier le traumatisme entraînant la production rapide de phénomènes nerveux spéciaux, toujours semblables et comparables entre eux. De là à créer une nouvelle entité morbide il n'y avait qu'un pas; il fut vite franchi. Cette névrose traumatique, cette *railway-spine*, ou maladie des accidents de chemin de fer, trouve surtout de chauds partisans en Allemagne; et bien que quelques auteurs persistent encore à en faire une maladie spéciale, la plupart au contraire acceptent l'idée de Charcot qui, par l'étude suivie et maintenue des cas qui se présentèrent à son examen, démontre que les accidents observés n'étaient autre chose que l'hystérie vraie à début spécial, traumatique. A côté de ces faits se rangent les cas d'hystérie par la foudre ou dans les cas de tremblement de terre.

Dans l'hystéro-traumatisme externe, il faut encore ranger l'observation de Debove et Rémond. Il s'agit d'un homme vigoureux travaillant dans une cloche à air comprimé, sous une pression inférieure à trois atmosphères, et qui, soumis à une décompression brusque, fut pris immédiatement d'attaques convulsives suivies d'une hémiplégie hystérique.

A côté de l'hystéro-traumatisme externe, il faut ranger les cas d'hystérie dus à un traumatisme interne. M. Potain, le premier, attira l'attention sur ce sujet [1] et attribua les phénomènes hystériques présentés par une de ses malades à une attaque de colique néphrétique. C'est là une question à peine ébauchée et qui demande de nouveaux renseignements.

Les intoxications sont une des causes les plus fréquentes et les plus intéressantes de l'éclosion de l'hystérie. Avec la plupart des auteurs, nous pouvons ranger sous trois chefs les diverses sortes d'intoxication à incriminer. D'abord il peut s'agir, comme point de départ, d'une auto-intoxication; c'est dans le cours d'une maladie générale, constitutionnelle, et sous la seule influence de cette maladie, que l'hystérie se développe. On a ainsi incriminé le diabète, l'impaludisme, la goutte.

Peut-être devrait-on placer ici les hystéries développées par le surmenage physique et intellectuel, les excès vénériens et en particulier l'onanisme. Bien qu'il ne s'agisse pas, à proprement parler, d'auto-intoxication, ces causes agissent probablement en troublant profondément la manière d'être du système nerveux, et ajoutent à l'ébranlement de ce système une action nocive, due au fonctionnement exagéré d'un organe. Dans un second groupe de faits prennent place les intoxications d'origine microbienne. Assez fréquemment on a vu une maladie infectieuse aiguë laisser à sa suite une hystérie nettement confirmée avec tout son cortège symptomatique. Guinon a pu ainsi accuser la fièvre typhoïde, la pneumonie, la scarlatine, le rhumatisme articulaire aigu. Fournier a signalé le rôle de la syphilis [2]; mais il tend à voir dans les accidents produits une pseudo-hystérie, plutôt qu'une hystérie vraie. Le Joubioux [3], dans un travail intéressant, a montré le rôle provocateur joué par la grippe.

Dans un travail tout récent, Weill [4] a décrit les troubles hystériformes dans le cours de la tuberculose pulmonaire chronique, troubles qu'il semble regarder comme analogues plutôt que de nature hystérique vraie. En somme, on peut dire que la plupart des maladies infectieuses, sinon toutes, grâce à leurs toxines microbiennes, peuvent donner naissance à la production ou au réveil de l'hystérie.

[1] *Soc. méd. des hôp.*, 1891, séance du 5 juin.
[2] Fournier. *Gaz. des hôp.*, 1888, p. 892.
[3] Le Joubioux. Th. doct., Paris, 1890. *Hystérie consécutive à la grippe.*
[4] Weill. *Revue de médecine*, juin 1893.

Non moins importantes sont les intoxications proprement dites et multiples aussi sont les agents à incriminer. Le plomb fut le premier incriminé, et à cette question aujourd'hui si bien connue et unanimement admise, se rattachent les noms de Hanot, Debove, Vulpian et surtout Charcot. Une fois le rôle du plomb connu, successivement les auteurs signalèrent de nouveaux agents : Letulle montra le rôle du mercure [1] ; Marie, du sulfure de carbone [2] ; Gilbert [3] décrivit l'hystérie d'origine tabagique ; Neveu-Derotrie [4] publia un mémoire sur l'hystérie consécutive à l'intoxication par la morphine ; Planat [5] publia un cas d'hystérie consécutive à l'absorption à dose toxique de camphre, et Lebreton [6] cite un fait où l'on peut incriminer le chloroforme. Mais où les faits se montrent surtout nombreux, c'est à propos de l'alcool. — A côté des lésions organiques qu'il peut déterminer, il favorise singulièrement l'éclosion des phénomènes hystériques. Bien que les troubles nerveux aient été observés depuis longtemps, Charcot le premier les rattacha à l'hystérie. Lancereaux les considère au contraire comme d'apparence hystérique, hystériformes, mais non de nature hystérique vraie. Ce dernier auteur a surtout montré par ses belles recherches sur l'alcoolisme, que le vin et les alcools de vin n'entraînent pas d'ordinaire ces désordres nerveux bruyants ; ceux-ci relèvent toujours des boissons alcooliques contenant une huile essentielle, vermout, amer, eau de mélisse, chartreuse, vulnéraire, et tout particulièrement l'absinthe. Aussi propose-t-il d'appeler ces faits non pas hystéro-alcoolisme, mais bien hystéro-absinthisme pour indiquer nettement la cause vraie des troubles nerveux occasionnés [7].

A cette liste déjà si longue d'agents provocateurs il nous faut encore ajouter les états pathologiques se caractérisant par un affaiblissement considérable du malade : hémorragies profuses, chloro-anémie. Sans attribuer l'hystérie à une altération des organes génitaux, il faut cependant signaler les observations où l'hystérie s'est montrée consécutivement à un état pathologique de ces organes : l'on a ainsi accusé la grossesse et l'accouchement. Ajoutons immédiatement que ce rôle est loin d'être unanimement admis et qu'il est

[1] Letulle. *Soc. méd. des hôpitaux*, 12 août 1887.
[2] Marie. *Soc. méd. des hôpitaux*, 9 novembre 1888.
[3] Gilbert.
[4] Neveu-Derotrie. Th. doct., Paris, 1890.
[5] Planat. *Ann. médic.-psych.*, mars 1885.
[6] Lebreton. Th. doct., Paris, 1868. *Des diverses variétés de la paralysie hystérique.*
[7] Camuset. Th. doct., Paris, 1891.

des plus discutables. Plus certains sont les faits d'hystérie développés dans le cours d'une maladie nerveuse organique : sclérose en
plaques, tabes dorsal, maladie de Friedreich, myopathie primitive
progressive, mal de Pott avec compression lente de la moelle.

On le voit, nombreuses sont les causes à la suite desquelles se
développent les accidents nerveux, qu'il s'agisse simplement de troubles hystériformes ou d'une hystérie vraie. Toutes ces causes agissent d'une même façon : en troublant le dynamisme du système
nerveux. Vicié dans son fonctionnement, il réagit d'une façon anormale, irrégulière. Nous reviendrons sur ce point en nous occupant
de la nature même de l'hystérie.

Symptomatologie. — Le plan de cet ouvrage ne nous permet pas
de décrire en détail les différents et multiples caractères de la crise
hystérique qui se présente sous des apparences si variées et si multiples. Chaque jour un nouvel observateur vient ajouter un symptôme
nouveau à ces caractères déjà si nombreux et la liste n'est pas
prête d'être close. Au cours de cette étude, on trouvera d'ailleurs
cités et étudiés la plupart de ces signes et de ces stigmates. Nous
nous contentons donc d'étudier les points saillants de l'attaque hystérique [1]. Après avoir décrit la nosologie de cet important chapitre,
nous étudierons les formes nouvelles revêtues par l'hystérie, les manifestations pathologiques attribuées récemment à la névrose, en un
mot, les signes moins connus sous lesquels on a pu dépister la
maladie ; puis, nous terminerons cette revue symptomatologique
par l'étude des formes cliniques hystériques simulant des maladies
organiques complètes, formes aujourd'hui bien connues.

Paralysies. — Ces paralysies hystériques ont été décrites depuis
fort longtemps, et il s'agit là d'un symptôme fréquent. Elles se caractérisent et se reconnaissent, outre leur mode de début brusque, leur
disparition rapide et sans traces consécutives, par les troubles de
sensibilité qui les accompagnent, ainsi que par la présence des
autres stigmates de l'hystérie.

Ces paralysies revêtent diverses formes cliniques. Assez souvent
il s'agit d'une paralysie du membre supérieur, d'une monoplégie ;
d'autres fois et plus souvent peut-être c'est toute une moitié du corps,
membre supérieur et membre inférieur du même côté qui ont perdu
tout mouvement ; enfin, il peut s'agir d'une paraplégie, c'est-à-dire

[1] Voir la description de l'*Attaque hystérique*, dans l'*Erratum*, à la fin du volume

d'une paralysie localisée aux deux membres inférieurs. Pitres [1] distingue même deux variétés de paraplégies : 1° une paraplégie vive, avec impotence complète et permanente des membres inférieurs ; 2° une seconde variété ou abasie, où l'impotence ne se manifeste que lorsque les malades sont dans la position verticale. — Nous reviendrons plus tard sur ce dernier point.

Brissaud et Lamy ont récemment attiré l'attention sur une forme toute spéciale de paralysie hystérique. A côté de ces paralysies partielles des membres, caractérisées particulièrement par leur limitation exacte, par des lignes bien nettement arrêtées (Charcot), ces auteurs se basant sur trois observations, décrivent une variété de paralysie localisée à un territoire nerveux nettement déterminé. Leurs malades présentaient l'aspect classique de la névrite périphérique ; mais un examen plus complet et plus approfondi permettait de reconnaître la nature hystérique de l'affection. La localisation bizarre de la névrose trouvait son explication dans l'état local du territoire du nerf atteint [2].

Paralysie faciale hystérique. — Plus intéressante par sa nouveauté, par les débats déjà nombreux qu'elle a soulevés, est la paralysie faciale hystérique. Longtemps elle avait été niée par les neuropathologistes. Todd, le premier, et Charcot s'étaient faits les défenseurs de cette théorie, soutenaient que l'absence de paralysie faciale était un des caractères de l'hémiplégie hystérique. Cependant Mesnet, dès 1852 [3], avait rapporté une observation de paralysie faciale hystérique. A côté de l'École de la Salpêtrière, d'autres auteurs, Buzzard, Kalkoff, Seeligmuller, et surtout Lombroso s'élevèrent contre l'exclusivisme de Todd et Charcot, et acceptèrent l'existence de cette paralysie. L'École de la Salpêtrière soutenait, au contraire, que l'on avait pris pour une paralysie faciale une contracture des muscles du côté opposé, et à la paralysie faciale opposaient l'hémispasme glosso-labié. Déjà vu par Brodie, cet hémispasme était passé inaperçu, lorsque Charcot le décrivit de nouveau [4]. Débutant brusquement à la suite d'une attaque d'apoplexie hystérique, ou se produisant lentement, il atteint une moitié de la face. Le visage présente un aspect spécial : la bouche est déviée, elle décrit une ligne brisée,

---

[1] *Gaz. hebd. Sciences médicales.* Bordeaux, 7 septembre 1890.

[2] Brissaud et Lamy. *Archiv. gén. méd.*, août et septembre 1891. *Névrites périphériques chez les hystériques.*

[3] Mesnet. Th. Paris, 1852.

[4] Charcot. *Semaine médicale*, 1887.

la commissure atteinte est relevée ou abaissée, le sillon naso-labial est fortement accentué ; parfois il y a du ptosis ; enfin les muscles atteints sont le siège de mouvements rythmiques. Du côté sain, les rides sont normales, il n'y a pas de flaccidité, ce qui élimine toute idée de paralysie. Cette déformation de la face s'exagère quand le malade veut ouvrir la bouche, rire ou souffler [1].

La question en restait là, lorsque, le 15 mai 1890, M. Ballet, à la Société médicale des hôpitaux, présenta un malade hystérique, atteint nettement d'une paralysie faciale et où toute hypothèse de spasme était insoutenable. Il s'agissait donc bien d'une paralysie faciale hystérique, et Charcot, à qui le malade fut présenté, accepta pleinement ce diagnostic. Depuis, d'autres observations ont été publiées, en particulier par M. Chantemesse [2].

Cette paralysie faciale débute brusquement, sous l'influence d'un choc, d'une émotion, ou lentement, sans aucune cause. Elle affecte aussi bien le côté droit que le côté gauche, tantôt unilatérale, tantôt bilatérale. Elle frappe également l'un et l'autre sexe. Isolée ou associée à l'hémiplégie, elle peut encore s'accompagner d'une paralysie des muscles moteurs du globe oculaire, ou d'un hémispasme glosso-labié.

D'ordinaire, elle se limite exclusivement au domaine du facial inférieur, simulant tout à fait la paralysie faciale d'origine centrale. Le muscle de Homer et l'orbiculaire des paupières sont respectés ; cependant une observation de Decoux porterait à mettre en doute l'intégrité absolue du facial supérieur. Les réactions électriques sont normales. Quand elle est bilatérale, elle offre toujours une prédominance assez nette d'un côté. Il s'agirait, dans la plupart des cas, plutôt d'une simple parésie ; cependant Ballet [3] a montré un cas de paralysie vraie. La paralysie faciale, qui peut être isolée, peut aussi s'accompagner de troubles moteurs du côté des membres. Le plus souvent il s'agit d'une monoplégie brachiale du même côté, variable en intensité et en durée ; elle peut s'accompagner d'une seconde monoplégie du membre inférieur du même côté ou du côté opposé. La sensibilité du côté paralysé est atteinte et d'ordinaire il s'agit d'une anesthésie sensitivo-sensorielle. La sensibilité cutanée est abolie dans tous ses modes, les organes des sens de ce côté sont aussi touchés. L'anesthésie atteint en outre les muqueuses pharyngées et conjonctivales. Un autre symptôme très intéressant qui

---

[1] Belin. Th. doct. *Hémispasme glosso-labié*, 1888-89.
[2] Decoux. *Paralysie faciale hystérique*, th. Paris, juillet 1891.
[3] *Soc. méd. hôp.*, 21 novembre 1890.

s'est montré dans tous les cas consiste dans un amoindrissement de l'intelligence et surtout de la mémoire pendant toute la durée de la paralysie. Après avoir atteint, dès le début, très rapidement, son maximum d'intensité, la paralysie persiste avec tous ses caractères, pendant une durée indéterminée. D'ordinaire elle est longue et tenace et dure de trois à sept ans. De plus, lorsque la guérison se produit, le malade est toujours menacé d'une récidive possible. Cliniquement, à côté de cette forme grave, on a décrit une forme légère ne durant que quelques jours ou semaines et remarquable par sa mobilité. C'est là en effet un signe important sur lequel Gilbert Ballet a attiré l'attention, c'est que, aussi bien d'ailleurs dans la forme grave que dans la forme bénigne, si pendant toute la durée de la paralysie les symptômes persistent, ils ne gardent pas constamment la même intensité. Beaucoup plus marqués un jour, ils semblent s'amender le lendemain, pour reprendre ensuite leur ancienne intensité.

Non seulement la paralysie faciale hystérique existe, mais encore la paralysie peut être systématisée (Ballet, Babinski)[1]. Au repos le malade ne présente rien d'anormal; son visage ne porte pas la moindre trace de paralysie; il peut exécuter la plupart des mouvements des muscles de la face, sans gêne, sans hésitation, sans troubles apparents de la motilité; c'est seulement à l'occasion de certain mouvement que la paralysie apparaît. C'est l'association musculaire nécessaire à l'exécution d'un acte déterminé qui fait défaut. Chez le malade de Ballet, la paralysie ne se montre qu'à l'occasion des mouvements nécessaires à l'acte de la parole, alors que les mouvements de la commissure en bas, en haut, en dehors, se faisaient très librement. Au contraire, quand le malade parlait, la commissure droite restait immobile, la joue flasque, le malade fumait la pipe en parlant. Le cas de Babinski est tout l'opposé du précédent. La parole, le sifflement s'accomplissent sans trouble apparent ; les mouvements hémilatéraux de la lèvre supérieure et de la commissure sont abolis.

En résumé, la paralysie faciale existe, et semble même plus fréquente qu'on ne le croit ; elle peut atteindre tout le territoire du facial inférieur ou au contraire se systématiser. Presque toujours on observe dans cette paralysie quelque singularité étrangère à l'histoire clinique de l'hémiplégie faciale organique et qui met le médecin sur la voie du diagnostic. (Babinski.)

[1] Ballet et Babinski. *Soc. méd. hôp.*, 14 octobre et 28 octobre 1892.

Celui-ci est en général facile. La paralysie corticale ne s'accompagne pas de troubles sensitifs. Plus difficile est de les différencier de l'hémispasme. Ici la déviation de la face est plus marquée, et les muscles sont atteints de secousses rythmiques ; quand le malade souffle, l'air s'échappe du côté contracturé ; c'est ce côté qui présente l'ouverture la plus large quand la bouche est ouverte; la langue est très déviée du côté malade, plus épaisse et moins large de ce côté. Enfin du côté opposé la peau conserve ses rides.

La systématisation de la paralysie peut se rencontrer dans les autres modalités cliniques de la paralysie hystérique. Babinski a publié l'observation d'une femme dont les phénomènes pathologiques étaient les suivants : la malade était dans l'impossibilité d'exécuter volontairement des mouvements élémentaires d'extension et de flexion des orteils, du pied et de la jambe, et cependant elle était capable de se tenir debout et de monter, bien que d'une manière imparfaite, il est vrai. Il s'agit donc là d'un syndrome inverse de l'astasie-abasie.

Astasie-abasie. — L'astasie-abasie constitue un syndrome clinique spécial et nettement différencié. Observé pour la première fois par Jaccoud, d'où le nom de syndrome de Jaccoud, que lui ont imposé certains auteurs, il a été décrit par lui sous le nom d' « ataxie par défaut de coordination automatique » ; il a été surtout étudié par Blocq[1], à qui il doit son nom, et par Charcot. On désigne sous ce nom un état morbide dans lequel l'impossibilité de la station verticale et de la marche normale contraste avec l'intégrité de la sensibilité, de la force musculaire et de la coordination des autres mouvements des membres inférieurs. Le malade a perdu le souvenir des mouvements spécialisés, nécessaires pour se tenir debout (astasie) et pour marcher (abasie). Quand le malade est assis ou couché on n'observe rien d'anormal. Les divers mouvements conservent leur intégrité en force et en précision. Debout, il s'affaisse ; pour progresser, il s'avance à quatre pattes, en croisant les jambes, à cloche-pieds ou à grands pas comme un acteur de mélodrame, mais la marche normale lui est impossible. Il a conservé toutes les allures, sauf la marche vulgaire, normale. Pendant la station et la marche, le malade peut présenter des mouvements brusques d'extension et de flexion du corps, désordonnés et contradictoires. Les réflexes sont normaux. Ce syndrome si curieux ne se révèle guère que chez des hystériques

---

[1] Blocq. *Archives de Neurologie*, 1888.

avérés ou des prédisposés : les stigmates en font foi. La physiologie pathologique de cet état est digne d'attirer un instant l'attention. La station et la marche s'affirment; ce sont d'abord pour l'enfant des mouvements volontaires que leur répétition transforme en acte automatique. Pour Blocq, il s'agirait ici d'une influence d'arrêt portant son action soit sur le centre cortical de la station ou de la marche (cas dans lequel l'impulsion initiale ferait défaut), soit sur le centre spinal (et alors l'ordre donné ne serait pas exécuté).

La nature hystérique de ce syndrome pourrait faire prévoir *a priori* que ses manifestations ne seraient pas toujours identiques à elles-mêmes, et que la clinique pourrait y reconnaître diverses variétés. Blocq, déjà, dans un mémoire, reconnaissait à ce syndrome trois formes, suivant que les fonctions sont amoindries, abolies, ou troublées. Grasset distingue trois types : ceux de la faiblesse, de l'incoordination et des mouvements cadencés (à forme de chorée rythmée. Charcot propose de décrire une abasie paralytique, et une abasie ataxique qui peut être trépidante ou choréiforme. Enfin Ladame a observé un cas où l'abasie apparaissait sous forme d'attaques. Il s'agit donc ici d'un syndrome vrai dans son ensemble clinique, reconnaissable et identique à lui-même dans ses grandes lignes, mais pouvant se modifier de diverses manières, suivant les sujets.

Chorée. — La grande chorée hystérique avec ses grands mouvements cadencés, rythmés, coordonnés sont connus depuis longtemps. Plusieurs formes cliniques lui étaient reconnues. La chorée rythmique se présente sous forme d'attaques, se produisant au moindre prétexte, alternant ou non avec les autres attaques classiques de l'hystérie. Les secousses se succèdent à intervalles réguliers, suivant un rythme bien défini, à grandes oscillations cadencées. Ces mouvements ont pour caractéristique d'être toujours la reproduction plus ou moins exacte des gestes professionnels. Certains malades exécutent des bonds réguliers analogues à ceux de la danse (chorée saltatoire); d'autres frappent à coups redoublés sur une enclume imaginaire (chorée malléatoire), ou font des mouvements de natation (chorée natatoire). Le malade a conscience du mouvement qu'il va exécuter et prévient son entourage de son exécution. La pression d'une zone hystérogène peut faire apparaître l'attaque choréique ou au contraire la faire disparaître. Les autres stigmates de la névrose viennent à la rescousse pour affirmer le diagnostic.

Mais une distinction très tranchée restait toujours entre la chorée

hystérique, chorea major, chorée rythmique et la chorée de
Sydenham à mouvements irréguliers. Debosc[1] observa un malade de
vingt et un ans, atteint de phénomènes choréiques irréguliers, arythmiques, où l'on avait porté le diagnostic de chorée de Sydenham. Le
début après une émotion vive, l'existence de zones hystérogènes, la
disparition des accidents par pression énergique de ces zones permit
de la rattacher à sa véritable cause. Depuis, d'autres observations
confirmatives de Merklen, Chantemesse, Joffroy, Seglas, Roques,
Paul et Auché [2], vinrent établir d'une façon indubitable que l'hystérie
pouvait revêtir le masque de la chorée de Sydenham.

Tremblements. — Cette question des chorées nous amène naturellement à la question si intéressante et si importante du tremblement hystérique. Il est de notion classique aujourd'hui que le
tremblement, avec ses manières d'être si diverses, peut être une
manifestation de l'hystérie. Le tremblement se trouve mentionné
dans un certain nombre d'observations d'hystérie, recueillies il y a
déjà fort longtemps. Homolle[3], un des premiers, décrivit le tremblement hystérique d'une façon suffisamment explicite et le rapporta à
sa véritable cause. Depuis, de nombreuses observations en ont été
publiées tant par les auteurs français que par les auteurs étrangers.
Nous n'essayerons pas d'en donner une biographie complète. Nous
renverrons à ce sujet le lecteur à la thèse de Dutil[4], où il trouvera
tous les renseignements nécessaires. Nous nous attacherons surtout
à décrire les diverses modalités cliniques que peut revêtir ce syndrome. Nous ajouterons seulement que c'est à M. Rendu que revient
le mérite d'avoir, le premier, nettement appelé l'attention des cliniciens sur la pluralité des formes du tremblement hystérique.

Le point important de ce sujet consiste dans la diversité des formes
que peuvent revêtir les tremblements hystériques et la très grande
analogie qui existe entre certaines de ces formes et la plupart des
tremblements déjà classés et décrits en pathologie nerveuse.

Exceptionnellement ces tremblements se développent d'une façon
insidieuse, si bien que le malade ne peut préciser à quel moment il
a commencé. En général ils apparaissent subitement, sous l'influence d'un choc moral, ou d'un traumatisme, plus souvent encore

[1] *Soc. méd. hôp.*, 10 octobre 1890.
[2] *Progrès médical*, 1879.
[3] *Soc. méd. hôp.*, Paris, 12 avril 1889.
[4] Dutil. Th. doct., Paris, 1891. Nous avons fait de nombreux emprunts à ce
mémoire.

à la suite d'une attaque convulsive, complète ou simplement ébauchée. Enfin il peut apparaître spontanément, sans cause appréciable.

Ces tremblements peuvent être généralisés ou partiels. Ils sont alors localisés aux membres supérieurs, aux membres inférieurs (forme paraplégique) ou aux deux membres d'un même côté (forme hémiplégique). Enfin on peut les voir se cantonner à un membre ou à un segment de membre.

Leur durée est très variable : de quelques mois à plusieurs années. Ils peuvent se montrer par accès ou au contraire persister sans interruption. Leur intensité est aussi très variable ; tantôt à peine accusés, il faut les rechercher et faire prendre au malade certaines positions pour les mettre en évidence. Tantôt, au contraire, ils sont tellement prononcés qu'ils rendent les divers mouvements des membres difficiles et parfois même impossibles.

En général ces tremblements présentent un rythme régulier, mais al rapidité de leurs oscillations est très variable. Certains n'apparaissent qu'à l'occasion des mouvements volontaires, d'autres existent aussi bien au repos que pendant le mouvement. Fait important à noter, le tremblement hystérique présente des modalités variables, non seulement d'un sujet à un autre, mais encore chez le même sujet, suivant qu'on l'examine à tel ou tel moment. On peut dire en d'autres termes que le tremblement hystérique se caractérise par son extrême polymorphisme.

Avec Dutil, dont nous suivrons la description, nous passerons en revue les diverses modalités cliniques.

Envisagés au point de vue de la fréquence de leurs oscillations, les tremblements hystériques peuvent être répartis en trois groupes :

1° Les tremblements à oscillations rapides ou vibratoires (ayant de 8 à 12 oscillations par seconde) ;

2° Les tremblements de rythme moyen (de 5 1/2 à 7 1/2 vibrations par seconde) ;

3° Les tremblements à oscillations lentes (de 4 à 5 1/2 oscillations).

Le tremblement vibratoire est caractérisé par des oscillations très brèves, très rapides, qui semblent se fondre en une vibration continue des parties qui en sont atteintes. Généralisé ou partiel, il n'a en général qu'une durée éphémère, et disparaît au bout d'une heure ou deux, il est alors fort convulsif; mais il peut aussi durer des semaines et des mois. S'il est généralisé, très prononcé et permanent, le malade se trouve dans un état de vibration perpétuelle qui frappe dès l'abord.

Tous les muscles du corps, que le malade soit debout ou assis, sont le siège de petites contractions fibrillaires ; ces muscles sont le siège de secousses petites et brèves, surtout bien apparentes au niveau des doigts, et, dans les cas intenses, les muscles de la face, eux-mêmes, peuvent être envahis. Dans les périodes de calme relatif, le tremblement semble localisé aux seules extrémités. Il ressemble tout à fait, dans ce cas, au tremblement du goitre exophtalmique. A l'état de veille, ce tremblement ne cesse jamais, il ne disparait que pendant le sommeil. Ces oscillations se montrent surtout dans le sens vertical : la main exécute de petits mouvements alternatifs de flexion et d'extension, qui ont évidemment pour centre l'articulation du poignet ; les doigts participent au tremblement, mais d'une façon passive, le plus souvent ; cependant, dans les moments de vive agitation, ils peuvent être le siège de mouvements actifs et brusques. Le tremblement des membres inférieurs se montre, que le malade soit debout ou assis. Pendant sa durée, le tremblement ne garde pas constamment le même degré d'intensité, il passe par des périodes d'accalmie et de recrudescence. Dans les périodes de rémission, l'exécution des mouvements est peu ou point gênée ; seuls les actes un peu délicats et précis sont un peu troublés. Au contraire, quand le tremblement acquiert une grande intensité, les divers mouvements deviennent difficiles et même impossibles ; et cette difficulté à accomplir les actes volontaires tient au tremblement lui-même et non à une impotence musculaire. On a même pu, dans certains cas (Dutil) observer un véritable dérobement des jambes.

Les tremblements à rythme moyen, de 5 1/2 à 7 1/2 vibrations par seconde constituent certainement le rythme de prédilection des tremblements hystériques. Mais, si ces tremblements constituent un groupe différencié par la rapidité de leurs oscillations, par leurs autres caractères ils se différencient suffisamment les uns des autres pour qu'on puisse distinguer diverses modalités cliniques.

Rendu a attiré le premier l'attention sur un tremblement rémittent intentionnel, rappelant d'une façon parfaite le tremblement mercuriel et imitant d'une façon moins rigoureuse le tremblement de la sclérose en plaques. Ces hystériques sont constamment agités, au repos ou en mouvement, de secousses rythmiques généralisées de la tête, des membres inférieurs et des membres supérieurs, mais les doigts et l'avant-pied ne jouissent que de mouvements passifs, communiqués. Si le malade veut exécuter un acte volontaire nécessitant de l'attention et de la précision, immédiatement les oscillations s'accentuent progressivement, croissent en étendue et en énergie, et le mouvement demandé ou désiré se trouve en partie ou totalement compromis. Ce tremblement se différencie donc de celui de la sclérose en plaques par son caractère plus rythmique, plus régulier, et surtout par ce fait que les oscillations persistent au repos. Elles peuvent cependant disparaître pendant quelques instants, quand le malade est dans le décubitus dorsal et dans le calme le plus absolu. Mais ces moments sont courts, et il suffit d'un rien, d'un regard dirigé vers le malade pour qu'immédiatement le tremblement reparaisse.

Ce tremblement à ryhtme moyen peut se localiser aux membres inférieurs, revêtir la forme paraplégique et simuler la trépidation des paraplégies spasmodiques. Mais dans le cas de tremblement hystérique, les réflexes ne sont pas exagérés, quelquefois même ils sont affaiblis ; le redressement brusque du pied fait cesser le mouvement au lieu de l'exagérer. Enfin, il existe toujours d'autres stigmates hystériques qui permettront de faire le diagnostic.

Enfin, ce tremblement hystérique à rythme moyen peut revêtir le type franc du tremblement sclérosique, être purement intentionnel, et disparaître complètement lorsque le malade est au repos. Cette dernière variété, si bien mise en lumière par M. Rendu, explique les guérisons miraculeuses de scléroses en plaques sous l'influence des miroirs rotatifs ou d'agents pharmaceutiques aussi variés que peu efficaces; elle donne la clef de ces surprises d'autopsies où des malades considérés longtemps comme atteints de sclérose en plaques, offraient sur la table d'amphithéâtre une moelle indemne de toute lésion sclérosique. Nous reviendrons, d'ailleurs, sur ce point dans un autre chapitre de ce mémoire.

Les tremblements à rythme lent sont particulièrement aptes à simuler la paralysie agitante. Les oscillations sont lentes et amples ; se produisent pendant le repos, d'une façon incessante, sans se renforcer d'une façon notable sous l'influence des mouvements volontaires.

Malgré cette énumération déjà longue, la liste des tremblements hystériques n'est pas close ; Dutil, déjà, à la fin de son travail, faisait un chapitre à part pour les tremblements de formes variées et changeantes, les uns généralisés, les autres à localisation monoplégique, d'autres localisés à tout un côté du corps, affectant la forme hémiplégique. Raymond, de son côté, dans un travail plus récent[1], attirait l'attention sur le tremblement hystérique, ses modalités et son

[1] *Soc. méd. hôp.*, 22 janvier 1892.

évolution. « La question, dit-il, des rapports de l'hystérie et du tremblement reste ouverte, bien des choses sont encore à connaître touchant les allures que peut revêtir le tremblement d'origine hystérique. » A l'appui de son dire il présenta l'observation d'un malade atteint de tremblement à type sénile ; point particulièrement intéressant : ce malade avait déjà été observé dans plusieurs services et son tremblement avait revêtu un aspect tout différent de celui qu'il avait au début. Charcot, dans une de ses leçons cliniques, l'avait présenté comme un type pur de tremblement hystérique à forme de sclérose en plaques, et Dutil, dans sa thèse, le range dans le groupe des tremblements hystériques rémittents intentionnels. Un second malade était remarquable par la variabilité d'allures et le caractère paroxystique de son tremblement.

En résumé, ce qui se dégage de cette étude sommaire du tremblement hystérique, c'est le polymorphisme extrême de ce syndrome, sa variabilité fréquente et sa mobilité chez le même sujet. Cependant, règle générale, si le tremblement porte à penser à une affection organique cérébro-spinale, le plus souvent on trouve dans les caractères mêmes du tremblement des anomalies qui mettent en éveil l'attention du clinicien ; les autres symptômes de l'affection supposée sont peu accentués ou même relégués dans l'arrière-plan, et l'examen minutieux et complet du malade fait découvrir chez lui les stigmates permanents de la névrose qui permettent le diagnostic exact.

Troubles sensitifs. — Nous n'avons pas la prétention de revenir, dans ce chapitre, sur les troubles sensitivo-sensoriels qui constituent un des stigmates de l'hystérie. Leur histoire est connue depuis fort longtemps, et les travaux récents n'ont rien ajouté à leur étude. Mais certains troubles sensitifs ont été dans ces derniers temps rattachés, en partie au moins, à l'hystérie, et c'est sur eux que nous allons nous arrêter un instant.

Babinski [1] a montré les relations que peut affecter la migraine ophtalmique avec la névrose. Depuis longtemps, la coïncidence des deux affections avait été signalée par Galezowski, Féré, Raullet, Robiolis ; mais aucun de ces auteurs ne démontre qu'il peut y avoir un lien étroit entre ces deux états, et que la migraine ophtalmique peut être une manifestation de l'hystérie. Émise par Charcot, cette opinion a été soutenue par son élève Babinski. Dans les observations publiées par cet auteur, l'hystérie est manifeste et indiscutable. Les raisons

---

[1] Babinski. *Archives de Neurologie*, novembre 1890.

qui font admettre la relation étroite entre ces deux états nerveux sont nombreuses. La migraine peut constituer l'aura prémonitoire d'une attaque convulsive et alterner à ce titre avec des accès de mutisme ; elle s'accompagne des autres symptômes de l'attaque hystérique, la pression de certains points, pour lesquels l'auteur crée le néologisme de migrainogène, détermine l'apparition d'un accès de migraine ; enfin, les accès de migraine peuvent remplacer les attaques hystériques, et, comme celles-ci, ils sont susceptibles d'être guéris par la suggestion.

Achard et Soupault[1] ont attiré l'attention sur les rapports de l'hystérie et de la sciatique. Chez trois malades présentant des symptômes nets de sciatique, ils ont révélé des troubles de nature hystérique. Pour eux, le rôle que jouerait la névrose dans le développement de la sciatique peut être interprété de deux façons : on peut d'abord supposer que l'hystérie agit indirectement, en créant une prédisposition à la sciatique ; Neumann a montré l'influence du terrain neuropathique sur le développement de la paralysie faciale dite *a frigore*, il en serait de même de la sciatique pour laquelle la même cause occasionnelle a été si souvent notée. — Une autre hypothèse serait d'admettre que la névralgie relève en droite ligne de l'hystérie, et qu'elle est elle-même une manifestation hystérique. C'est cette dernière explication qu'acceptent les auteurs. La sciatique dans un cas a succédé à une attaque d'hystérie ; elle peut même remplacer un autre accident de la sciatique. M. le professeur Debove a publié l'observation d'un malade hémianesthésique qui fut guéri par l'application de l'aimant, mais chez lequel la disparition de l'anesthésie fut marquée par le retour d'une sciatique dont il avait cessé de souffrir depuis cinq ans ; enfin elle peut guérir par suggestion.

Troubles oculaires. — L'organe de la vision peut présenter des troubles, soit dans sa sensibilité spéciale, soit dans sa sensibilité générale, soit dans sa motilité. Ces divers ordres de symptômes ont été rassemblés dans un travail de Rouffinet[2] qui servira de base à notre description. Rarement l'on observe du nystagmus, se manifestant aussi bien à l'état de fixation que de non-fixation, et ne s'accompagnant d'aucun trouble de la réfraction. Plus fréquent est le spasme du muscle orbiculaire des paupières, se manifestant cliniquement par des mouvements d'occlusion momentanée ne dépassant pas

[1] Achard et Soupault. *Gaz. des hôpitaux*, 21 juillet 1892.
[2] *Gaz. des hôpitaux*, 1891, n° 127.

quelques secondes. Les mouvements de l'iris pendant l'attaque, myosis au début, suivi de mydriase que terminent des mouvements alternatifs de resserrement et de dilatation, sont bien connus depuis les travaux de Charcot et Féré. Le strabisme vrai par contracture est un symptôme assez fréquent ; il est d'ordinaire monoculaire et interne, s'accompagne de diplopie intermittente et présente une marche extrêmement variable.

La paralysie des muscles externes de l'œil est plus rare. Cependant l'ophtalmoplégie hystérique peut exister. Parinaud (*Archives de neurologie*, n° 51, 1889) lui assigne les caractères suivants : les mouvements volontaires sont abolis, les mouvements réflexes ou inconscients sont conservés.

La musculature interne n'échappe pas à l'hystérie et c'est fréquemment qu'on voit le muscle de Bruche atteint de spasme et produisant ce curieux phénomène de polyopie monoculaire si bien décrit par Parinaud.

Les hallucinations visuelles sont fréquentes, toujours les mêmes pour le même sujet, sorte d'aura précurseur de l'attaque ; elles varient d'objet d'un malade à l'autre, mais ces hallucinations présentent toujours la même coloration de l'objet qui est vu toujours rouge et d'un rouge éclatant. L'anesthésie conjonctivale et cornéenne a été depuis longtemps classée parmi les stigmates les plus importants de la névrose. Il en est de même du rétrécissement concentrique du champ visuel et de la dyschromatopsie spéciale pour le violet.

Troubles de la parole. — De tous les troubles de la parole que peuvent présenter les hystériques, le plus curieux est sans contredit le mutisme. Son histoire a d'abord été faite par Charcot[1], puis dans le mémoire de Biolet[2]. Chez un malade nettement hystérique, qui a présenté déjà des attaques classiques, ou qui au contraire n'a jamais présenté de symptômes bruyants de la névrose, subitement, à la suite d'une émotion morale, d'un traumatisme, la parole disparaît. D'un coup le malade devient muet et aphone, malgré ses efforts, aucun mot, aucun son ne sort de ses lèvres. Il est dans l'impossibilité absolue d'articuler un mot, même à voix basse et en chuchotant. Son intelligence est intacte et a conservé toute sa netteté. En présence du médecin, il se livre à une mimique des plus expressives et des plus nettes, abondante en gestes, pour manifester son impossibilité d'arti-

[1] Charcot. *Mal. syst. nerveux*, t. III, p. 424.
[2] Biolet. Th. doctorat, Paris, juin 1891.

culer, son intelligence restante, la soudaineté des accidents. Il saisit une plume et d'abondance, avec un luxe de détails inouï, nous raconte son histoire. En général il ne s'agit que d'une aphasie motrice pure, il n'y a ni cécité, ni surdité verbale, ni agraphie ; cependant celle-ci peut exister, nous reviendrons à l'instant sur ce dernier point. Dans l'immense majorité des cas, le malade peut écrire spontanément, sous la dictée ou à la lecture ; il comprend tout ce qu'il lit et tout ce qui se dit autour de lui.

Le mutisme peut exister seul, parfois il s'accompagne de paralysie faciale, d'un spasme lingual, ou encore d'une hémiplégie ou du syndrome de l'ataxie-abasie. Le mutisme persiste un certain temps, sans durée précise, conservant les mêmes caractères et la même intensité ; puis brusquement, parfois sans cause, parfois à la suite d'une émotion, dans d'autres cas à la suite d'une attaque, la parole revient entière et complète comme avant. Le malade n'a rien perdu de ses connaissances antérieures, il parle exactement comme avant son accident.

Cependant, dans une observation de Ballet et Sollier[1], la malade n'a pu reprendre l'usage de la parole que peu à peu, progressivement, à la suite d'une véritable rééducation.

L'absence d'agraphie dans le mutisme hystérique est un des caractères sur lesquels Charcot avait beaucoup insisté au début de ses recherches sur ce sujet, et il en faisait même un des signes les plus constants et les plus caractéristiques au point de vue du diagnostic. Cependant l'examen de nouveaux malades présentant des troubles de l'écriture le fit revenir rapidement sur sa première opinion. Il admit alors que l'agraphie était possible au cours du mutisme hystérique, bien que constituant un phénomène exceptionnel.

Lépine[2] en publia une seconde observation ; un troisième cas a été publié par Ballet et Sollier. L'agraphie peut donc se montrer d'une façon très nette et persistante. Elle paraît tenir (Ballet et Sollier) non pas comme dans le cas d'une lésion organique à la perte des images verbales graphiques ou visuelles, mais simplement au défaut de la synthèse psychique de ces images qu'exige l'écriture courante. De même que le mutisme, elle disparaît d'ordinaire subitement, et le malade se trouve du même coup dans le même état qu'avant son accident. Cependant, dans le cas de Ballet et Sollier, l'agraphie persista et la malade fut obligée de réapprendre à écrire.

Un troisième trouble de la parole est constitué par le bégaiement.

Ballet et Sollier. *Revue médecine*, juin 1893.

[2] Lépine. *Rev. médecine*, octobre 1891.

Il a été étudié par Ballet et Tissier[1]. Parfois, il n'est qu'un dérivé, un aboutissant de l'aphasie, mais il s'isole souvent d'une façon si nette et acquiert une telle prépondérance qu'il mérite alors un intérêt tout spécial.

Le bégaiement apparaît brusquement, chez des malades indemnes jusque-là de tout accident du côté de la parole; de même, il peut précéder ou suivre le mutisme et cette période d'aphasie peut être relativement très courte. Les troubles de la prononciation sont plus ou moins accusés; pris en détail, ils n'ont rien d'absolument fixe et c'est surtout le caractère général de la parole, le rythme de la prononciation qui donnent à cette variété de bégaiement son aspect particulier, sa physionomie propre. Les troubles de la prononciation portent à la fois sur les lettres prises individuellement, sur les différentes syllabes des mots un peu longs et sur les mots qui composent la phrase. Ces défectuosités de la parole sont identiques, que le malade parle ou qu'il lise. Le premier caractère important est la lenteur de la parole. Ils traînent, s'arrêtent, répètent certaines syllabes, puis repartent jusqu'à un nouvel obstacle. Les troubles portent surtout sur les mots d'une certaine longueur; enfin il y a impossibilité d'articuler correctement certains mots.

De même que pour le bègue vulgaire, ces troubles sont beaucoup moins accusés pendant le chant; au contraire, la fatigue, l'émotion les accentuent; le bégaiement n'est pas lié à une paralysie des cordes vocales, cependant Ballet et Tissier ont observé des troubles manifestes de la motilité de la langue (parésie, déviation spasmodique, tremblement).

Tous ces accidents de la parole, de même d'ailleurs que les autres accidents hystériques, sont sujets à récidiver chez le même malade, et il n'est pas rare dans les services spéciaux de voir tel ou tel malade à sa seconde ou troisième attaque de mutisme et d'aphasie.

Troubles respiratoires. — Parmi les symptômes hystériques les plus fréquents de ce côté, il nous faut citer les hémoptysies. Provenant sans cause, le plus souvent aux moments des époques menstruelles, en remplacement de règles absentes, elles sont constituées par un sang rouge, spumeux, aéré. Se produisant d'ordinaire brusquement, elles se répètent pendant plusieurs jours, pendant toute la durée menstruelle, se calmant spontanément pour revenir le mois suivant. En dehors de ces hémoptysies supplémentaires, on peut

[1] Ballet et Tissier. *Revue de Neurologie*, 1er juillet 1890.

voir d'autres hémoptysies chez les hystériques [1]. Dans ce cas, il faut se méfier de la simulation, il faut aussi craindre le début possible d'une tuberculose et ne pas regarder comme de nature hystérique une hémoptysie tuberculeuse se produisant chez une hystérique.

La toux se montre aussi fréquemment, sèche, quinteuse, fatigante et déchirante pour la malade, se produisant le plus souvent sous forme d'accès, se répétant pendant plusieurs jours de suite, sans cause apparente. On peut les faire disparaître par la pression d'une zone hystérogène.

A côté de ces phénomènes, nous citerons les crises de rires ou de larmes, les accès de dyspnée, les attaques d'aboiement ou d'éternuement.

Le hoquet hystérique a été récemment bien étudié [2]. Il peut se voir comme signe d'hystérie locale. Il peut être continu et ne laisser aucun repos au malade, mais le plus souvent il procède par crises. Ces accès intermittents et inégaux sont quelquefois très réguliers dans leur retour. Ils affectent le même rythme, le même timbre ; en général ils cessent pendant le sommeil.

Le bâillement hystérique se montre avec les mêmes caractères, se manifestant sous forme d'accès constituant de véritables attaques d'hystérie.

Nous rapprocherons de ces faits le cas de contracture du diaphragme observé par Legnani [3].

Troubles digestifs. — A côté de la boulimie hystérique bien connue depuis longtemps, à côté de ces dépravations du goût qui porte les malades à manger les choses les plus bizarres et parfois même les plus répugnantes, il existe une autre classe de maladies où, au contraire, l'appétit est considérablement diminué. Parfois il s'agit d'une anorexie véritable, le malade n'éprouve pas le besoin de manger, la vue seule des aliments suffit à provoquer la nausée et, s'il les ingère, leur arrivée dans l'estomac est suivie immédiatement de leur rejet. Les vomissements hystériques ont été étudiés par Basset [4]. Pour cet auteur leur pathogénie est multiple et permet de les ranger en plusieurs classes : les unes se produisent par perversion

[1] Tastinius. *Contribution à l'étude de l'hystérie pulmonaire.* Thèse de Paris, 1888. — Debove. *Union médicale*, 1883. Émile Laurent. *De l'hystérie pulmonaire chez l'homme. In Bucéphale*, 1888. Voir également les communications de Roulin, Léon Petit, Huchard, Roussel, à la Société de Médecine pratique (1889).

[2] Moreau. Th. doct., Paris, 1892.

[3] Legnani. *Rev. clin. et thér.*, 1891, p. 605.

[4] Basset. Th. doct., Paris, 1887-88.

de la volonté, ce sont des troubles purement nerveux, nous y reviendrons plus bas ; d'autres reconnaissent pour cause la diminution ou même la suppression du besoin de réparation ; dans un troisième groupe de faits il s'agit d'un trouble fonctionnel de la tunique musculaire de l'estomac ; d'autres fois c'est la sensibilité anormale de la muqueuse gastrique qui est le point de départ du vomissement; enfin il peut s'agir d'un trouble vaso-moteur ou sécrétoire. La description clinique est dans ses caractères généraux calquée sur celle des autres phénomènes nerveux. Le début des accidents peut être brusque, à la suite d'une cause occasionnelle ou non, ou au contraire lent, progressif. Les vomissements se produisent à une époque variable après l'ingestion des aliments, d'ordinaire peu après le repas. Ils sont constitués généralement par la totalité des aliments, parfois cependant ils sont électifs et ce sont alors parfois les substances les plus indigestes qui sont le mieux tolérées alors que les aliments légers sont toujours et invariablement rejetés. Presque toujours ils s'accompagnent de douleurs extrêmement vives au creux épigastrique, d'une véritable gastralgie. L'état général est variable. Assez souvent il est bon ; le malade conserve un aspect florissant, bien qu'il rejette tous ses aliments, il semble que les échanges nutritifs soient réduits au minimum et qu'une quantité infiniment petite d'aliments suffise à son entretien.

On a pu aussi, dans ces cas, suspecter très légitimement la vérité des dires du malade et se demander, avec juste raison, s'il ne s'agissait pas d'un simulateur se nourrissant en cachette. Cette opinion a pu être prouvée dans un certain nombre de faits.

Quoi qu'il soit, le maintien parfait de l'état général est moins constant que ne le pensaient les premiers auteurs. Fréquents sont les cas où l'on a vu les hystériques par suite de l'anorexie et des vomissements arriver à un état tel de déchéance que l'on a pu craindre et même voir survenir la mort.

Plus intéressante, tout au moins comme trouble psychique, est cette catégorie d'hystérique, qui refusent de parti pris toute nourriture. Le plus souvent c'est chez les jeunes filles que se voit cette bizarrerie. Par crainte d'embonpoint exagéré, pour conserver la sveltesse de leur taille, souvent aussi pour se rendre intéressantes, attirer sans cesse l'attention sur elles, se voir entourées de soins multiples et continus, on voit ces malades se priver volontairement de toute espèce d'alimentation. L'amaigrissement arrive vite, et fait des progrès rapides, la couche adipeuse du corps disparaissant, les masses musculaires font de même, la peau se plaque sur les os qui

dessinent nettement leurs saillies ; l'état d'anéantissement et de faiblesse va même si loin qu'on a vu de ces malades incapables de
quitter leur fauteuil ou de se soulever ; et cependant, malgré tout,
malgré les supplications de leur famille, ils persistent dans leur idée,
refusent obstinément de prendre aucun aliment, et se laisseraient
presque mourir de faim plutôt que de céder. C'est dans ces cas surtout, comme l'enseignait le professeur Charcot, qu'il faut arracher
le malade de son milieu, l'isoler, lui refuser la vue des siens. Par
ce moyen seulement on arrive à vaincre leur résistance et à les sau-
ver malgré eux.

Schlesinger [1] a rapporté une observation très intéressante d'une
femme se présentant avec une tumeur inguinale gauche et tous les
signes d'étranglement herniaire. Elle refuse d'abord l'opération, pré-
textant qu'elle a déjà eu des accidents analogues sans suites
fâcheuses, puis enfin accepte. Sous le chloroforme la tumeur disparaît ; on arrête l'opération, mais les signes d'étranglement persistent, et l'on se préparait à faire la laparotomie lorsque subitement tout rentra dans l'ordre. Quelques jours après la malade était
prise d'œsophagisme. Pour l'auteur, il s'agissait d'un pseudo-étran-
glement herniaire hystérique.

De ces faits se rapprochent les cas si connus de péritonite et de
grossesse hystérique. La péritonite se révèle avec tout son cortège
symptomatique classique, ses douleurs vives et généralisées, sa
constipation, ses vomissements porracés. Mais en général la température reste normale, parfois cependant il peut y avoir de la fièvre, ce
qui vient compliquer singulièrement le diagnostic. De même certaines hystériques présentent un abdomen volumineux, saillant,
dont le volume va sans cesse en augmentant. Les règles se suppriment, les seins se gonflent et sont le siège de picotements, les
vomissements apparaissent ; la malade affirme même parfois avoir
senti les mouvements du fœtus. Tout fait penser à une grossesse,
lorsque subitement les phénomènes rentrent dans l'ordre ; du jour
au lendemain le ventre reprend son aspect normal. Ces faits cliniques sont importants à connaître, parce qu'ils peuvent donner lieu
à une action judiciaire et par suite peuvent entraîner des conséquences très graves.

Troubles circulatoires. — Règle générale, l'hystérie frappe peu
l'appareil circulatoire. Giraudeau [2] a insisté sur la coïncidence fré-

---

[1] Schlesinger. *Wien. med. Presse*, n° 8, p. 293. 1890.
[2] Giraudeau. *Archiv. gén. méd.*, novembre 1890.

quente chez l'homme de l'hystérie et du rétrécissement mitral pur. Mais c'est ici plutôt une lésion congénitale se montrant sur des organismes chétifs, malingres, mal développés, et chez lesquels le système nerveux n'a pas eu son développement normal.

Cependant, bien que rarement, l'hystérie peut se manifester par des troubles circulatoires. Nous avons déjà parlé des hémoptysies, nous reviendrons plus tard sur les œdèmes. En dehors de ces cas, Waton [1] a pu rassembler des faits lui permettant de décrire une hystérie vaso-motrice, Carrieu [2] est revenu de nouveau sur cette forme si spéciale de la névrose. Il lui a été donné d'observer une jeune femme présentant tous les stigmates permanents de l'hystérie et qui eu successivement des hémorragies, par divers points du corps : après des otorragies abondantes, elle fut prise d'hématémèses. En même temps la peau était dermographique à un degré très prononcé, le corps était souvent baigné de sueurs extrêmement abondantes. Enfin elle présenta à un moment donné des phénomènes d'asphyxie des extrémités. Tous ces accidents finirent par guérir. L'auteur les considère comme de nature hystérique et les range sous une forme spéciale vaso-motrice déjà décrite depuis longtemps.

Polyurie. — Bien que l'on retrouve dans la littérature médicale des observations de polyurie que l'on est en droit, aujourd'hui que l'on connaît mieux la névrose, de rattacher à l'hystérie, c'est seulement dans ces dernières années que les rapports entre ces deux affections ont été nettement précisés, grâce surtout à Debove, Babinski, Mathieu. Le Dr Ehrhard [3] a publié une monographie très complète sur ce sujet. Pour cet auteur dont nous suivrons la description, la polyurie relève d'une vaso-constriction des artères rénales, ou tout au moins si on admet, avec d'autres auteurs, qu'il y a au contraire une vaso-dilatation, la polyurie hystérique est toujours de nature nerveuse, c'est une polyurie réflexe.

Elle est surtout fréquente chez l'homme et à l'âge moyen de la vie. On peut la considérer comme un des modes de réaction spéciale à certains hystériques à l'égard de causes multiples. Dans le plus grand nombre des cas elle éclate spontanément, sans cause apparente, d'autres fois elle succède à une attaque hystérique, ou bien apparaît à la suite d'une cause occasionnelle banale : émotion, trauma.

---

[1] Waton. Th. doct., Montpellier, 1892-93.

[2] Carrieu. *Nouveau Montpellier médical*, 9, 16, 23 juillet 1893.

[3] Ehrhardt. Th. doct. Paris, 1893.

Mais, fait plus intéressant, presque tous les malades observés par Ehrhardt ont été des alcooliques avant d'être des polyuriques; mais parmi eux il n'y avait pas d'absinthiques au sens vrai du mot. La polyurie débute brusquement ou peu à peu: la soif est constante, mais moins que dans le diabète ; la langue reste toujours humide; la quantité des liquides absorbés est toujours inférieure à la quantité des urines émises, bien qu'il y ait une relation directe entre la quantité des liquides ingérés et la quantité des urines rendues. L'appétit est en général augmenté.

Les respirations cutanée et pulmonaire sont notablement diminuées. Le pouls est large, bondissant, tendu. La tension artérielle est augmentée. En général, l'état général reste bon. Jamais on n'observe d'embonpoint prononcé; les malades auraient un peu maigri. Les urines sont claires, presque incolores, limpides et transparentes, leur densité varie en général, en raison directe de la polyurie. Leur odeur est peu prononcée; leur réaction faiblement acide ou neutre.

La caractéristique de la polyurie hystérique est de voir varier quantitativement les urines au gré de l'hypnotiseur, sous l'influence de la suggestion. Cette polyurie entraîne de la pollakiurie qui gêne particulièrement le malade et qui se montre plus fréquente le jour que la nuit. Reconnaître la polyurie est facile, si l'on a soin de faire surveiller le malade pour éviter toute simulation. Plus difficile est de la rattacher à l'hystérie. Il ne suffit pas de rencontrer chez un polyurique les stigmates indéniables de l'hystérie pour rattacher ce symptôme à la névrose. Il faut éliminer successivement toutes les autres causes, et elles sont nombreuses, de polyurie; puis montrer ensuite par les caractères de début du symptôme et son évolution, ses relations avec d'autres manifestations hystériques, l'influence des causes morales et psychiques, enfin l'influence du traitement. Ici en effet la suggestion est toute-puissante. Le médecin peut à son gré faire diminuer et augmenter la quantité des urines émises chez le polyurique, par le seul fait de la suggestion. Ce caractère vraiment de première importance a permis de considérer comme hystériques certaines polyuries où ce symptôme était la manifestation de la névrose.

Troubles trophiques. — En dehors des éruptions cutanées, il était de notion classique que l'hystérie ne donnait qu'exceptionnellement lieu à des troubles trophiques. Ils étaient cependant connus. Sydenham rapporte des cas d'œdème du tissu cellulaire sous-cutané ; les dermatologistes attiraient l'attention sur l'influence du système nerveux sur les éruptions cutanées. C'est en 1884, avec Charcot, que l'on commence à pénétrer dans ce département encore bien inconnu du territoire de la névrose. Sous l'influence de l'impulsion du maître, les travaux se succèdent et se résument dans le mémoire d'Athanassio [1]. C'est ce mémoire que nous suivrons dans notre description.

Par trouble trophique il faut entendre une série de manifestations morbides pouvant atteindre la peau, le tissu cellulaire sous-cutané, les ligaments et les os, et relevant toutes d'une altération du système nerveux.

Du côté de la peau les affections sont nombreuses. Les érythèmes se montrent fréquemment ; ils peuvent constituer les prodromes de l'attaque, mais peuvent se montrer en dehors des accès. Il en est de même de l'urticaire, qui peut se montrer sous une influence psychique : l'idée de manger un aliment qui donne de l'urticaire. Cet urticaire peut être encore une des manifestations du dermographisme, fréquent chez les hystériques, mais ne leur appartenant pas en propre. L'eczéma, le prurigo, les taches pigmentaires peuvent aussi apparaître, ainsi que le vitiligo et les éruptions papuleuses et lichénoïdes. L'herpès zoster est une des manifestations cutanées les plus intéressantes ; le pemphigus, les éruptions bulleuses peuvent constituer les stigmates et sont parfois le point de départ d'hémorragies cutanées ou sueurs de sang. Ces éruptions siègent d'ordinaire au niveau des parties anesthésiées ou hyperesthésiées. Leur apparition coïncide avec les accès, les précède ou les suit à peu d'intervalle. Elles peuvent elles-mêmes apparaître par accès, brusquement et disparaître de même. On observe encore, bien que très rarement, des eschares et des gangrènes.

Les annexes de la peau, poils, cheveux, ongles, ne sont pas épargnés. La chute des cheveux chez les hystériques a été observée par plusieurs auteurs. Féré a observé un trouble trophique bizarre des cheveux chez une hystérique. Pendant la période prémonitoire de l'attaque, et même pendant l'attaque les cheveux ne présentaient rien d'anormal ; et le lendemain presque tous les cheveux étaient bifides à leur extrémité. Au dire de la malade ce phénomène se produisait régulièrement après chaque accès. Comme dans les affections organiques nerveuses, la chute des ongles a été signalée pour la première fois dans l'hystérie par Falcone.

Les troubles vaso-moteurs et sécrétoires sont très nombreux. Les

[1] Athanassio. Th. doct., Paris, 1890.

ecchymoses spontanées se montrent sous l'influence d'émotions vives et répétées. On les a observées sur les points du corps les plus divers, mais de préférence sur le tronc et les membres. Elles sont précédées ou suivies de douleurs. Leur importance est grande au point de vue de la médecine légale. Les sueurs de sang ou hématidroses sont connues depuis longtemps. Elles ont joué au moyen âge un grand rôle dans l'histoire des possédés, où on les considérait comme miraculeuses. Ces hématidroses ont été bien étudiées par Parrot. Le sang vient au dehors par les glandes sudoripares; c'est d'ordinaire à la suite d'une émotion violente, d'une querelle, souvent aussi après une attaque que l'hématidrose se produit. La malade peut même faire revenir à volonté cette sueur de sang, soit en provoquant elle-même une querelle, soit même, comme pour la malade de Huss, en déterminant chez elle un état psychique spécial.

Ces sueurs sont assez souvent accompagnées de douleurs, soit au lieu même de l'hémorragie, soit dans un point éloigné, d'un état d'engourdissement, de troubles sensoriels, bourdonnements d'oreille, obscurcissement de la vue, ou de délire; parfois ces sueurs se produisent au milieu d'une attaque convulsive. Leur début est brusque, inattendu, parfois cependant il est annoncé par des douleurs névralgiques; il se termine en général spontanément. De ce symptôme se rapprochent les pleurs de sang, les hémorragies mammaires. Un point intéressant à noter pour ces diverses hémorragies c'est leur coïncidence avec les règles, qu'elles peuvent au besoin remplacer. Les troubles de l'appareil vaso-moteur sont extrêmement fréquents. Dans l'hystérie on peut observer l'état spécial de la peau dit chair de poule (*cutis anserina*), des phénomènes d'asphyxie ou de syncope des extrémités. C'est lorsque ces phénomènes prédominent qu'on peut avec Armaingaud, Canieu, admettre une forme vaso-motrice de l'hystérie. Souvent on observe des phénomènes alternatifs de resserrement et de dilatation des vaisseaux cutanés. La dermographie, état de parésie vaso-motrice, est un accident fréquent de l'hystérie. Si on trace sur une partie du corps d'un tel malade un trait avec l'ongle ou le crayon une raie, un dessin, un nom, au bout de quelques secondes, les points touchés se dessinent en rouge sur la peau, parfois sous la forme érythémateuse pure, sans élevure, d'autres fois sous forme d'une strie urticarienne, surélevée au-dessus du tégument.

Un autre trouble vaso-moteur consiste dans les sueurs abondantes généralisées à toute la surface cutanée, ou limitées à une moitié du corps, une moitié de la face, ou à un membre. Elles présentent les caractères généraux des symptômes hystériques. Elles apparaissent subitement à la suite d'une émotion et, après une durée plus ou moins longue, disparaissent tout d'un coup. Elles peuvent coïncider avec les attaques, alterner avec elles ou les remplacer.

L'œdème hystérique est un des symptômes les plus curieux de la névrose. C'est un œdème sur lequel la pression prolongée du doigt laisse peu ou point d'empreinte. A ce niveau la peau conserve sa couleur normale. Assez souvent elle se cyanose, prend une teinte rouge violacée ou bleutée qui peut précéder l'apparition de l'œdème. C'est l'œdème bleu des hystériques. Généralement à ce niveau la température est abaissée, et la différence peut atteindre jusqu'à 3 degrés. Presque toujours l'œdème se superpose à la paralysie, à la contracture et à l'anesthésie. Il existe le plus souvent dans le membre atteint des sensations d'engourdissement, de fourmillement, de refroidissement, des douleurs plus ou moins vives qu'il est malaisé de rapporter à l'œdème seul, vu la complexité des symptômes. Son début est variable. Généralement il apparaît avec la contracture ou la paralysie, qu'il peut toutefois précéder. Il s'établit en permanence avec les troubles moteurs subissant des alternatives fréquentes d'augmentation et de diminution. Ces fluctuations se montrent surtout sous l'influence des règles, d'une émotion. Il apparaît ou disparaît brusquement sous l'influence d'une attaque, d'une émotion et atteint très rapidement, en quelques heures, son maximum. Sa durée peut être fort longue (deux ans et plus). Elle paraît surtout subordonnée à la marche de la paralysie et de la contracture sous-jacente. Sa nature est encore hypothétique ; dans les cas observés, la piqûre ne faisait pas sourdre de sérosité. Trintignan a consacré à ce sujet sa thèse inaugurale [1]. Il signale quelques caractères relevés dans divers auteurs ou dans ses observations personnelles. La pression sanguine du côté malade est augmentée, l'amplitude du pouls diminue et le dicrotisme normal disparaît. L'œdème est plus accentué le soir que le matin, et évolue toujours d'une façon apyrétique.

De cet œdème se rapproche le gonflement douloureux des seins chez les hystériques ou sein hystérique. Vu par Watson, il a été bien étudié par Brodie. Le début est le plus souvent brusque, et en quelques heures la maladie atteint son maximum. Ce sont d'abord des picotements dans les seins, puis des fourmillements, enfin de véritables douleurs lancinantes qui atteignent bientôt une acuité extrême. La peau est normale ou rouge, presque toujours chaude et tendue;

[1] Thèse de doctorat, Paris, 1890.

le sein se gonfle, augmente de volume. Le mamelon est turgescent, l'aréole large, brunie ; la palpation fait reconnaître de petites nodosités isolées, culs-de-sac de la glande engorgée. La pression des doigts ne laisse aucune trace. Les douleurs atteignent une acuité extrême pouvant déterminer une crise hystérique. Au bout de deux à trois jours tous les phénomènes disparaissent mais non brusquement; pendant quelques jours encore il reste du gonflement et de l'endolorissement du sein. Inutile d'ajouter que, comme pour toutes les manifestations hystériques, les récidives sont fréquentes. Leur retour est irrégulier comme quand ils accompagnent les crises, ou régulier avec les menstrues. Enfin l'affection peut rester unilatérale ou gonfler les deux seins. Ajoutons que dans certains cas, ce gonflement douloureux des seins a pu s'accompagner de sécrétion lactée, ce qui, joint au ballonnement du ventre par paralysie intestinale, à la rétention des règles, a pu en imposer pour une grossesse véritable.

Lorsque l'hystérie frappe les articulations elle se manifeste par des froissements articulaires, des douleurs qui ont permis de décrire un pseudo-rhumatisme hystérique. — Les rétractions fibro-tendineuses entraînant des difformités, persistant même après la cessation des contractures spasmodiques ne sont pas rares : Charcot a signalé ainsi [1] un cas de pied bot varus équin persistant.

L'histoire des atrophies musculaires hystériques est toute récente, aussi y insisterons-nous. Kalkoff le premier, en 1884, décrivit cette affection. En 1886, Babinski établit nettement son existence. Ses caractères sont les suivants : elle est plus ou moins considérable, et peut entre deux diamètres correspondants des membres donner une différence de 5 centimètres. Il n'y a pas de secousses fibrillaires. La contraction idio-musculaire paraît normale. La contractilité électrique est diminuée en proportion du degré de l'atrophie musculaire, mais il n'y a pas de réaction de dégénérescence. Cette atrophie peut se développer avec une grande rapidité, sa rétrocession peut être rapide comme son développement (Babinski). Cette atrophie siège d'ordinaire sur le membre atteint de paralysie ou de contracture; cependant, exceptionnellement, il peut siéger en un autre point. En tout cas elle se localise de préférence sur le membre ou le côté le plus atteint par les diverses manifestations hystériques présentées antérieurement ou actuellement par le malade. Sur de nouveaux malades observés par Charcot, et contrairement à ceux de

[1] *Bulletin médical*, 23 mars 1887.

Babinski, les contractions fibrillaires sont manifestes, et elles ont ont été suffisamment marquées pour frapper l'attention des malades qui les ont vu débuter avec leur atrophie. Même un malade a pu prévoir l'atrophie prochaine de son membre droit jusque-là respecté, quand il vit les contractions fibrillaires s'y montrer, ces contractions sont d'ailleurs nettement limitées au territoire atrophié. Vigouroux a pu dans ces points y constater la réaction de dégénérescence.

Fièvre hystérique. — Jusqu'à ces dernières années il était de notion classique que l'hystérie évoluait d'une façon apyrétique sans fièvre. C'était même sur l'absence de l'élévation de la température que certains auteurs se basaient pour affirmer la nature névrosique de certaines manifestations morbides. Aujourd'hui l'existence de la fièvre hystérique est bien prouvée.

Déjà Brochin admet la possibilité de fièvre nerveuse [1]. Rosenthal[2] la décrit comme une conséquence d'émotion, de secousse; elle commence par un frisson, suivi de chaleur et de congestion et s'accompagne de tous les signes ordinaires de l'accès fébrile. Mais pour lui, bien que le pouls atteigne 100 et même 120 pulsations à la minute, la température axillaire ne dépasse guère 37°,4 à 37°,6. Il s'agit donc d'un état pseudo-fébrile et non d'une fièvre vraie.

Briand[3] établit trois formes de fièvre hystérique : 1° une forme lente, primitive ou secondaire, déjà vue par Briquet ; 2° une forme intermittente, de type tierce en général ; 3° une forme brève, à type typhoïde, ordinairement primitive, marquant le commencement de l'hystérie.

Debove publia [4] un cas de fièvre continue durant environ trois mois et où la température oscilla entre 39 et 40°,3. Pendant toute la durée de la maladie, on ne put, malgré les examens les plus minutieux, trouver aucun signe d'inflammation du côté d'aucun organe. La terminaison de la maladie se fit brusquement par chute brusque, et la convalescence se fit très rapidement.

Depuis cette époque les faits se sont accumulés et aujourd'hui ils sont fort nombreux. A mesure que l'attention des cliniciens a été attirée sur ce sujet les cas se sont multipliés. Nous citerons seule-

---

[1] Voir Estèves. *Nouvelle iconographie de la Salpêtrière*, 1892, p. 50.

[2] Rosenthal. *Traité des maladies du système nerveux.*

[3] Binaud. Thèse de doctorat, Paris, 1877.

[4] Debove. *Bulletin soc. méd. des hôp.*, 1888.

ment ceux de Charié, les thèses de Chauveau et de Fabre 1888. Sous le terme de fièvre hystérique il faut entendre une manifestation fébrile, élévation de la température, accélération du pouls, phénomènes de congestion et de malaises ressentis par le malade. Après un frisson ordinairement assez intense, l'accès se déroule comme un accès de fièvre ordinaire et se termine par la sudation. Pendant toute la durée de cet accès, entre les accès, l'examen du malade ne révèle aucune lésion organique d'aucun organe, rien à 'quoi puisse être logiquement rattachée l'élévation de la température. Tous les organes sont sains, aucun phénomène morbide. Les seuls symptômes obser vés sont ceux de l'hystérie, reconnaissables à ses stigmates et à ses autres manifestations pathologiques. Suivant les cas, la marche des accès fébriles a été variable. Trois fois il a revêtu la forme brève, type typhoïde (Briand); deux fois le type intermittent, une fois tierce (Bordoni), une fois irrégulier (Wite), enfin deux fois il a revêtu le type continu (Debove, Estèves). Cet accès débute brusquement sans être annoncé par des prodromes ; pendant l'accès peuvent appa raître d'autres troubles hystériques, comme l'anurie ou les vomis sements. Aussitôt l'accès passé, et il cesse brusquement, le malade se retrouve dans le même état de santé qu'auparavant. Enfin la con valescence s'établit vite et franche. Aussi peut-on dire avec Estèves que ces hautes températures quand elles se développent simplement comme expression de la névrose n'offrent point de gravité et ne produisent point les perturbations organiques des pyrexies.

Nutrition. — La nutrition dans l'hystérie a été l'objet d'études multiples de la part de MM. Gilles de la Tourette et Cathelineau d'un côté, de M. Féré d'autre côté. Ce sont dans les publications de ces auteurs et en particulier dans leurs communications aux sociétés savantes qu'ont été puisés les renseignements qui vont suivre.

On admettait en général dans la science que les hystériques ne mangent pas et cependant qu'ils vivent sans maigrir. A part quelques travaux isolés, le premier travail d'ensemble sur la question est due à M. Empereur (thèse de doctorat, Paris 1876). Pour cet auteur, « les hystériques ont les mouvements nutritifs très ralentis, l'assimilation chez eux ne se fait pas, parce que la désassimilation n'a pas lieu ; les hystériques n'éprouvent aucune perte et par conséquent n'ont rien à réparer ».

Les résultats de Gilles de la Tourette et Cathelineau ne sont pas les mêmes, d'ailleurs leur mode d'expérimentation est tout différent. Empereur s'attache surtout à l'examen des excrétions des hystériques présentant des troubles digestifs, hémorragies multiples, vomissements, puis il passe aux troubles urinaires et respiratoires. Gilles de la Tourette et Cathelineau ont divisé naturellement l'hystérie en deux grandes périodes : l'hystérie normale, entre les phénomènes morbides si multiples et si divers que nous venons de passer en revue, et l'hystérie pathologique, c'est-à-dire au moment même de ces phénomènes morbides.

Pour l'hystérie normale les recherches ont porté sur l'excrétion urinaire, dans laquelle ont été notés le volume, le résidu fixe, l'urée et l'acide phosphorique. Ces recherches ont abouti aux conclusions suivantes : chez l'hystérique, en dehors des manifestations pathologiques de la névrose autres que les stigmates permanents, la nutrition s'effectue normalement, le volume de l'urine, le taux des excrétions urinaires rapportés au kilogramme d'individu sain est exactement superposable à ce qui existe chez ce dernier.

Dans ce premier mémoire (*La nutrition dans l'hystérie*, 1890) les auteurs font toutes réserves sur la nutrition dans la pathologie de l'hystérie. Ils admettent cependant que, chez les hystériques, lorsque l'assimilation et la désassimilation ne se font pas, leur organisme en supporte parfaitement les conséquences en ce qui regarde l'ensemble des phénomènes biologiques.

Ces premières conclusions reçurent leur confirmation dans une autre série de recherches sur le sang dans l'hystérie normale (*Progrès médical*, 1891, 14 février). Outre les travaux de Briquet et de Empereur qui s'attachent surtout à l'hystérie pathologique, il nous faut citer les recherches de Charcot et Gréhant d'une part, de Quinquaud d'autre part. Les premiers ont constaté que la quantité d'urée du sang était sensiblement égale à la normale chez les hystériques normales; Quinquaud conclut que les hystériques ne sont pas des êtres à part; s'ils résistent à la dénutrition, cela ne va pas au delà d'une certaine limite et bientôt se montrent les lésions hématiques de l'inanition complète. Gilles de la Tourette et Cathelineau ont repris cette étude. Ils constatent d'abord que du côté anesthésique, il est beaucoup plus difficile d'avoir du sang que du côté opposé. Le chiffre des globules rentre dans les moyennes physiologiques. La capacité respiratoire du sang s'est aussi montrée égale à la normale. Le taux de l'hémoglobine est aussi le même que celui de l'individu sain. Enfin ce sang renferme la proportion physiologique d'urée. En résumé dans l'hystérie normale, les échanges nutritifs se font suivant les mêmes lois biologiques que chez l'homme sain.

Que deviennent-ils dans les cas d'hystérie pathologique? Les nombreuses communications de Gilles de la Tourette et Cathelineau et les réponses de Féré à la Société de biologie nous permettront d'entrevoir la réponse à cette question, sinon de la résoudre complètement.

Pour Gilles de la Tourette [1], l'attaque d'hystérie se juge par l'abaissement du résidu fixe, de l'urée, des chlorures, des phosphates avec inversion de la formule de ces derniers. Féré au contraire n'admet pas que l'inversion phosphatique soit propre à l'hystérie. On peut la rencontrer dans d'autres états morbides. Bosc [2] admet avec Gilles de la Tourette, que c'est l'ensemble seul des modifications urinaires qui est caractéristique de l'attaque d'hystérie. L'attaque d'hystérie, dit-il, bouleverse d'une manière brusque, profonde, passagère chacun des termes de la formule urinaire, de telle sorte que les oxydations sont diminuées (disparition de la matière colorante, disparition de l'urée, de l'acide phosphorique avec inversion des phosphates, diminution de l'azote total), incomplètes (ralentissement de ces oxydations diminuées, diminution brusque du coefficient d'oxydation, augmentation de l'acide urique), et que le degré de toxicité est très diminué.

Syndromes hystériques simulateurs. — Depuis la première description de la maladie, dans la définition même de Sydenham, nous retrouvons ce caractère de multiplicité symptomatique, aspect protéiforme si spécial à la grande névrose. Dans ces dernières années à mesure que l'étude de la maladie s'est plus approfondie, à mesure que l'on a analysé avec plus de détails les caractères somatiques de la maladie, on s'est aperçu qu'un grand nombre de faits cliniques, considérés jadis comme des manifestations de lésions organiques et restés inexpliqués lorsque sur la table d'amphithéâtre on ne trouvait pas trace de la lésion cherchée, tous ces faits rentrent maintenant dans le cadre de l'hystérie. Leur importance est donc capitale. Non seulement leur connaissance a une influence considérable sur la thérapeutique, mais elles évitent au médecin des erreurs de pronostic, toujours désagréables et qui peuvent avoir une réelle importance pour le malade.

Sans vouloir, comme Sydenham, ranger dans l'hystérie tous les cas complexes et difficiles à expliquer, il faut reconnaître que chaque jour le domaine de l'hystérie recule davantage ses limites ; chaque jour vient montrer un nouvel aspect revêtu par la maladie.

[1] Gilles de la Tourette et Cathelineau. *Bull. Soc. biol.*, 9 avril 1892.

[2] Bosc. *Bulletin Soc. biologie*, 7 mai, 23 juillet 1892.

Mais on ne doit accepter la nature hystérique d'un syndrome qu'à bon escient. Il faut retrouver chez le malade les stigmates permanents de l'hystérie ; mais cela ne suffit pas ; pour être hystérique on peut encore faire une autre maladie organique. Il faut donc prouver que le phénomène clinique observé est bien de nature hystérique et qu'il ressortit bien à la névrose. C'est dans l'étude même du syndrome clinique, dans ses caractères, son début, son évolution et sa disparition, ses relations avec les autres phénomènes de l'hystérie que l'on pourra se faire une opinion et affirmer l'origine hystérique de la lésion.

La névrose peut simuler presque toutes les maladies connues. Souques a consacré un volumineux mémoire aux syndromes simulateurs des maladies organiques de la moelle épinière. Nous allons en donner une analyse rapide.

Quand nous nous sommes occupés du tremblement hystérique nous avons rappelé à ce moment que, dans un certain nombre de cas, ce tremblement revêt tout à fait le caractère de celui de la sclérose en plaques. Bien que d'origine organique, la sclérose en plaques est multiple dans sa modalité clinique ; le nombre variable de plaques de sclérose, leur distribution variable aussi permettent de s'expliquer la diversité des formes cliniques observées. Aussi a-t-on été obligé de distinguer dans la sclérose en plaques des types cliniques définis : cérébro-spinal, cérébral, spinal et bulbo-protubérantiel, sans compter les nombreuses formes frustes. Mais dans ce complexus morbide, un symptôme domine, c'est le tremblement existant uniquement à propos des mouvements voulus. Nous savons que M. Rendu l'a montré dans l'hystérie pure ; en même temps il existe dans la névrose des vertiges, de la céphalalgie, de l'embarras de la parole, des ictus apoplectiformes et épileptiformes. En voilà plus qu'il n'en faut pour simuler la sclérose. Aussi a-t-on souvent porté pendant la vie le diagnostic de lésion organique pour recevoir un démenti à l'autopsie. De là à la création de pseudo-scléroses, il n'y avait qu'un pas. Westphal, le premier, décrivit sous ce nom des syndromes cliniques extravagants que l'on ne pouvait faire rentrer dans aucun des cadres nosologiques connus. De l'examen de ces faits Souques admet que des nombreux cas de pseudo-sclérose publiés, certains appartiennent indubitablement à l'hystérie, dans d'autres cas, au contraire, l'hystérie est discutable ; dans un troisième groupe de faits enfin on ne peut même songer à l'incriminer. Quoi qu'il en soit de ces derniers cas, il n'en reste pas moins démontré qu'il existe des faits assez nombreux où l'ensemble symptomatique est tel que le diagnostic de sclérose en plaques semble s'imposer et que cependant il s'agit uniquement d'hystérie.

Comment peut-on faire le diagnostic dans ces cas ? Tout d'abord il faut prouver que le malade en présence est bien un hystérique et secondement qu'il n'est qu'hystérique. Le premier problème à résoudre est facile. La connaissance des stigmates hystériques, leur recherche et leur existence sur le malade permettront de faire facilement ce diagnostic. La solution du second point est autrement difficile et délicate. Charcot et Marie ont prouvé que la coexistence de l'hystérie et de la sclérose en plaques était chose fréquente, et que c'étaient les deux affections du système nerveux qui coexistaient le plus souvent. Guinon, Souques, Oppenheim en ont publié des exemples; déjà à propos des agents provocateurs de l'hystérie nous avons signalé l'influence des maladies organiques de la moelle, sclérose en plaques, tabes, atrophie musculaire, maladie de Friedreich, mal de Pott. Cette coexistence de deux affections l'une névrosique, l'autre organique, cette association hystéro-organique est fréquente; il ne s'agit pas d'une hybridité morbide, mais bien de la simultanéité de deux affections chez le même malade, existant parallèlement, évoluant chacune de leur côté, conservant chacune leurs caractères propres, qui se superposent, s'entremêlent, mais sans se confondre jamais. Il y a donc association morbide et non hybridité. Cette question des associations hystéro-organiques, nous les retrouverons à propos de toutes les autres affections organiques simulées par la névrose. Nous les signalons ici pour ne plus y revenir à chaque instant.

Revenons au diagnostic du syndrome hystérique sclérosique et de la sclérose en plaques organique. Il s'agit bien d'un hystérique, l'existence des stigmates le démontre. C'est dans l'étude des symptômes eux-mêmes, dans les antécédents qu'il faut en rechercher les éléments. En analysant avec soin chaque symptôme on lui reconnaît quelque anomalie, quelque chose de bizarre, d'étrange, qui attire l'attention et qui met sur la voie du diagnostic. Le tremblement existe ou peut exister par moment au repos; le mouvement exagère son amplitude mais n'augmente pas son rythme; il est variable, plus ou moins marqué suivant les jours, il est fugace, il est influencé par la pression des zones hystérogènes, provoqué, arrêté ou exagéré. L'embarras de la parole consiste plutôt en un bégaiement. Les attaques apoplectiformes sont souvent précédées d'aura typique. Les troubles oculaires sont différents. Le rétrécissement du champ visuel, la notion du rouge persistant seul, la rareté du nystagmus feront pencher en faveur de l'hystérie. Il faut aussi se rappeler que la vie d'un hystérique n'est qu'une longue chaîne clinique dont chaque paroxysme constitue un des chaînons. L'étude des antécédents du malade nous fera donc reconnaître l'existence d'autres accidents morbides se rattachant à la névrose, disparaissant subitement, pour être remplacés par d'autres. On le voit, si ce dernier diagnostic est toujours difficile, il n'est cependant pas impossible. C'est à la sagacité du clinicien à savoir étudier les nuances symptomatiques et à se laisser guider par elles.

La paraplégie hystéro-traumatique peut simuler la paraplégie traumatique organique. Ces paralysies que la clinique montre fréquemment (Berbez) peuvent être produites artificiellement en frappant la colonne vertébrale à la région dorsale chez un hystérique hypnotisé. Les limites de l'anesthésie qui ne répondent ni à une lésion des nerfs, ni à une lésion spinale « qui n'est pas anatomique », l'intégrité des organes génitaux au point de vue sensitif sont les signes différentiels qui permettront d'en faire le diagnostic. Le début est moins brusque dans la paralysie hystérique que dans la forme organique. Ici, aussitôt après le traumatisme, le malade est privé subitement de la sensibilité et du mouvement ; dans la paraplégie hystérique, au contraire, pendant quelques jours le malade peut marcher, il médite sa paralysie qui arrive par auto-suggestion. Cette paraplégie hystérique peut se montrer sans traumatisme, spontanément ou sous l'influence d'une des nombreuses causes que nous avons signalées dès le début. Enfin, elle peut être monosymptomatique de l'hystérie et c'est dans ces cas que le problème se trouve singulièrement compliqué.

Les faits d'hystérie simulatrice du tabes sont rares. Michaut a consacré sa thèse inaugurale à ce sujet [1]. Presque tous les signes de l'ataxie locomotrice peuvent se retrouver dans la grande névrose : l'incoordination motrice qui simule parfois complètement la démarche de l'ataxique vrai, mais qui, plus souvent, présente les caractères de l'astasie-abasie, les douleurs, les crises viscérales, les troubles sensitifs, vésicaux, oculaires, la perte ou la diminution du réflexe rotulien, le signe de Romberg. On conçoit combien dans ces cas le diagnostic devient épineux. Dans le tabes vrai il existe un certain nombre de signes dont la présence vient confirmer l'existence de la lésion organique, qu'il y ait ou non des symptômes d'hystérie concomitants : ce sont l'atrophie de la papille, le signe d'Argyll-

---

[1] Michault. Th. doct., Paris, mai 1890.

Robertson, le signe de Westphal, les lésions osseuses et articulaires (fractures spontanées, arthropathies typiques).

Lorsque l'amyotrophie hystérique présente, comme dans les formes décrites par Charcot, la réaction de dégénérescence, il est bien difficile de la séparer de l'amyotrophie spinale et en particulier du type Aran-Duchenne. Si, au contraire, comme dans le type Babinski, l'amyotrophie hystérique ne présente ni contractions fibrillaires, ni réaction de dégénérescence, c'est surtout à l'amyotrophie myopathique que l'on pensera.

L'anesthésie hystérique peut être dissociée et dans ce cas l'idée vient immédiatement à l'esprit que l'on a affaire à une syringomyélie. Charcot a le premier attiré l'attention sur cette simulation. Dans l'hystérie comme dans la gliomatose médullaire, on peut rencontrer la dissociation syringomyélique de la sensibilité, l'amyotrophie, les œdèmes, les troubles vaso-moteurs, la scoliose. Le diagnostic est évidemment des plus difficiles. D'après Roth, dans la syringomyélie les limites supérieures de l'anesthésie seraient mal tranchées, il existerait à ce niveau une zone de transition ; elle ne procéderait pas par segments, mais suivrait souvent la distribution des nerfs périphériques.

L'amyotrophie syringomyélique est progressive, elle procède par muscles isolés ; enfin c'est une atrophie sans paralysie ou avec paralysie secondaire ; les troubles cutanés et la scoliose sont la règle dans la syringomyélie, et l'exception dans la névrose.

De même que l'hystérie peut simuler les affections organiques médullaires, de même elle peut prendre le masque d'une lésion bulbo-protubérantielle. La simulation de l'hémiplégie alterne a été observée plusieurs fois (Rendu, Debove, Gourand-Martin Dun, Tournant [1]). Dans les trois premières observations le syndrome Gubler-Millard était représenté de la façon suivante : il existait une hémiplégie d'un côté du corps et un hémispasme glosso-labié du même côté, donnant l'aspect d'une paralysie faciale du côté opposé. Dans le cas de Tournant la constitution du syndrome était toute différente. Il s'agissait dans ce cas d'une hémiplégie motrice d'un côté du corps et d'une paralysie faciale vraie du côté opposé. Ces deux manifestations étaient en rapport uniquement avec la névrose.

Charcot [2] a publié l'observation d'un cas d'hystérie simulatrice du syndrome de Weber, c'est-à-dire d'une hémiplégie d'un côté avec

[1] Tournant. Th. doct., Paris, 1891-92.
[2] Charcot. *Archives de Neurologie*, mai 1891.

une paralysie de l'oculo-moteur commun du côté opposé. Dans la simulation hystérique, contrairement à ce qu'on observe dans le syndrome de Weber organique, le facial inférieur et l'hypoglosse du côté paralysé sont intacts. En même temps il y a une hémianesthésie du côté paralysé. De plus, dans le cas de Charcot, il n'y avait pas, comme dans les lésions organiques, paralysie de tout le moteur oculaire commun, mais simplement du ptosis, et ce ptosis lui-même ne relevait pas, comme il semblait au premier abord, d'une paralysie, mais d'une contracture, d'un blépharospasme. La névrose, et la névrose seule, était donc ici en jeu.

Bardol[1], observant sur les enfants, a consacré sa thèse inaugurale à l'étude « de l'hystérie simulatrice des maladies organiques de l'encéphale à cet âge ». L'hémiplégie spasmodique infantile peut être complètement copiée, dans ses moindres détails, par la névrose; l'attaque éclamptique du début, l'hémiplégie faciale, l'atrophie des membres, l'athétose, la contracture, l'hémichorée, les troubles de la sensibilité peuvent se manifester aussi bien dans une de ces affections que dans l'autre. C'est par l'examen approfondi du malade, la présence de stigmates hystériques, la constatation de discordances bizarres entre les phénomènes observés que l'on peut songer à l'hystérie et lui attribuer la symptomatologie avec laquelle on est aux prises. L'hémichorée, l'hémiathétose peuvent aussi être simulées.

Un point plus intéressant, par sa fréquence, est l'existence de crises convulsives hystériques chez l'enfant, simulant une affection localisée de la corticalité. Les attaques épileptiformes ont pu faire penser pendant un certain temps à une tumeur cérébrale, à une lésion organique quelconque, alors qu'il s'agissait uniquement de phénomènes hystériques. C'est Ballet[2] qui établit l'existence d'accidents hystériques simulant l'épilepsie partielle, soit sous forme monoplégique, soit sous forme hémiplégique. L'hystérie peut encore, chez l'enfant, prendre l'aspect d'une lésion plus localisée de la corticalité et se traduire à l'examen sous la forme d'une aphasie motrice pure, d'un mutisme, d'amaurose, de faux ptosis dû à un blépharospasme.

Enfin, l'hystérie frappe souvent les méninges craniennes et imite à s'y méprendre la symptomatologie de la méningite aiguë ou chronique. Le trépied méningitique se montre dans toute sa netteté, et ici, dans les cas d'hystérie à forme pseudo-méningitique, la fièvre est fréquente, mais non constante ; on peut dire cependant que dans

[1] Bardol. Th. doct., Paris, 1893.
[2] Ballet. *Archiv. Neurol.*, 1884, p. 127.

le plus grand nombre des cas où la fièvre hystérique était liée à d'autres symptômes de la névrose, ceux-ci prenaient le plus souvent l'aspect de la pseudo-méningite. Bien que très difficile, le diagnostic est cependant possible. La céphalalgie se montre sous forme de crises et coïncide avec la présence de zones hystérogènes du cuir chevelu, le pouls n'est jamais irrégulier comme dans la méningite vraie (Pitres); l'affection procède par crises et par soubresauts; enfin, dans un cas, Chantemesse a pu s'aider de la formule chimique de l'inversion des phosphates [1]. Le plus grand nombre de ces cas de méningites hystériques se rencontre chez l'adulte, cependant quelques faits ont été observés chez l'enfant.

L'apoplexie hystérique est aujourd'hui bien connue depuis les travaux de Debove et de son élève Achard [2]. Cliniquement il semble démontré que l'on se trouve en présence d'une lésion organique : hémorragie cérébrale, syphilis cérébrale. Elle se montre également dans les deux sexes, chez les sujets jeunes comme chez les vieillards. Parfois il s'agissait de malades manifestement hystériques; d'autres fois ils ne présentaient aucun signe de la névrose. Elle a tous les caractères de l'apoplexie cérébrale, précédée de prodromes, avec perte de connaissance, coma, résolution musculaire, rétention d'urine, respiration stertoreuse. Elle peut laisser à sa suite de l'hémiplégie. Enfin, dans certains cas rares, elle peut entraîner la mort; mais elle est curable par les esthésiogènes, ainsi que tous les troubles consécutifs à l'attaque.

L'hystérie peut encore prendre le masque de la pachyméningite cervicale hypertrophique (Poirier) [*]. Elle entraîne alors tous les phénomènes classiques de cette affection et se reconnaît au mode de début, à la rapidité de l'évolution et à la présence des stigmates chez le malade.

Chantemesse et Widal ont publié une observation où elle simulait à s'y méprendre la névrite périphérique.

Nous n'insisterons pas sur les cas où l'hystérie se manifeste sous forme de migraine ophtalmique, de névralgie faciale, de sciatique ; nous en avons parlé précédemment.

Du côté du tube digestif, c'est la péritonite que la névrose représente avec le plus de perfection. De même, en présence d'une hystérie pulmonaire, on pense tout d'abord à la tuberculose.

---

[1] Chantemesse. *Soc. méd. hôp.*, 22 mai 1891.
[2] Achard. Th. doct., Paris, 1887.
[3] Th. doctorat, Paris, 1890-91.

La grossesse hystérique est encore une des manifestations bien connues de cette affection.

Au lieu de représenter les maladies viscérales, l'hystérie peut au contraire se montrer sous l'aspect d'une maladie osseuse. Vic[1] a consacré sa thèse à l'étude de la scoliose hystérique. Le pseudo-mal de Pott a été étudié par Gilles de la Tourette[2] et aussi précédemment par Merlin (Th. doctorat, Paris, 1889). Nous n'insisterons pas sur le diagnostic de ces manifestations. Le problème à résoudre est toujours le même. Il faut d'abord montrer que le malade est hystérique, puis qu'il n'est qu'hystérique, que tous les phénomènes pathologiques observés ressortissent à la névrose. Le diagnostic repose sur l'étude approfondie des symptômes, qui présentent soit en eux-mêmes, soit par leur évolution, soit dans leurs rapports avec les autres phénomènes pathologiques, quelque chose de choquant, de bizarre et d'anormal qui attire tout de suite l'attention.

La coxalgie hystérique mérite plus d'attention ; elle est fréquente chez les enfants et peut ainsi induire en erreur dans un assez grand nombre de cas. La douleur est ici plus superficielle que profonde (S. de Brodie) ; c'est une hyperesthésie cutanée. Il n'y a ni adénopathie, ni empâtement, ni abcès. La température locale est normale (Paget). Sous le chloroforme, les attitudes vicieuses disparaissent et on peut se rendre compte aisément que tous les mouvements de l'articulation sont parfaitement libres. Enfin elle débute d'ordinaire subitement et disparaît de même pour faire place ou non à une autre manifestation de l'hystérie, dont le malade présente d'ailleurs les stigmates.

Grasset[3] a attiré l'attention sur une forme clinique encore inédite, l'hystérie rabiforme. Il s'agit d'un homme qui a eu une morsure faite par un chien véritablement enragé. La preuve en a été faite au laboratoire Pasteur. Le malade a été régulièrement traité à l'institut Pasteur, après une cautérisation tardive au fer rouge. Les phénomènes nerveux graves ont éclaté quarante jours après la morsure et ont absolument simulé la rage, en reproduisant non seulement l'hydrophobie, mais tous les symptômes (satyriasis compris). La névrose ainsi développée était bien l'hystérie comme en témoignent les stigmates : hémianesthésie, rétrécissement du champ visuel, anesthésie pharyngée, zones hystérogènes. Il s'agissait donc d'un cas

[1] Vic. Th. doct., Paris, décembre 1891.
[2] *Bulletin médical*, 25 octobre 1891.
[3] *Sem. médicale*, 1891.

d'hystérie à localisation bulbo-mésocéphalique et la cause occasionnelle de la maladie était la morsure d'un chien enragé. Il faudrait
par suite placer la rage parmi les causes provocatrices de l'hystérie.

Associations morbides de l'hystérie. — L'association de l'hystérie avec les autres maladies organiques ou névrosiques est assez
fréquente. Son importance a été bien mise en relief et étudiée par
Charcot, qui s'exprime ainsi à son sujet : « En pathologie nerveuse
surtout, les espèces ou types nosologiques offrent dans la combinaison de leurs caractères cliniques une véritable fixité, une originalité réelle qui permettront à peu près toujours de les reconnaître
ou de les séparer par l'analyse, alors même que plusieurs de ces
espèces coexisteraient sur un même individu où elles peuvent former
des complexus très variés. La doctrine que nous voudrions faire
prévaloir en pareille matière est que les complexus nosologiques
dont il s'agit ne représentent pas en réalité des formes hybrides,
produits variables et instables d'un mélange, d'une fusion intime,
mais plutôt le résultat d'une association, d'une juxtaposition dans
laquelle chacun des composants conserve son autonomie. Et à ce
propos, je ferai remarquer qu'il est fort heureux, en pratique, que
les choses soient réellement ainsi, car autrement comment le clinicien pourrait-il apprendre jamais à s'orienter au milieu de groupes
symptomatiques innombrables, n'offrant pas de cohésion mutuelle
et toujours prêts au changement, à la métamorphose ? »

Nous n'aurons pas la prétention de décrire tous ces types combinés.
D'ailleurs les complexus formés entre l'hystérie et une autre affection
quelconque sont extrêmement nombreux, et il est impossible de fixer
des formes cliniques déterminées. Un pareil travail nous obligerait
à des redites continuelles et nous entraînerait trop loin des limites
de notre sujet. Il nous suffit d'avoir signalé le fait. Ajoutons seulement que c'est par l'étude complète du malade lui-même, de son
état morbide, que l'on pourra arriver à séparer ce qui tient à l'hystérie et ce qui tient à la maladie associée.

L'hystérie peut s'associer à une maladie organique : tabes, paraplégie, sclérose en plaques, syringomyélie, ou encore à une affection
névrosique comme la neurasthénie. Dans tous ces cas on trouvera
superposés, mais non confondus, les symptômes de l'une et de
l'autre affection.

État mental. — Le rôle de l'état mental du malade avait de tous
temps préoccupé les cliniciens. Tous les médecins qui se sont occupés

de cette affection la considéraient comme une névrose, une maladie *sine materia*, une affection purement psychique. Ce n'est cependant que dans ces dernières années et surtout depuis les travaux de Janet, qui nous serviront de guide dans cette étude, que l'on s'est habitué à considérer l'hystérie comme une maladie mentale.

L'hystérie serait caractérisée par un certain état pathologique de l'esprit du sujet, un rétrécissement permanent du champ de la conscience, et ce serait là précisément l'altération psychologique supposée qui rendrait le mieux compte de la plupart des stigmates de l'hystérie (Blocq [1]).

La systématisation et la localisation des anesthésies, qui par elles-mêmes établissent l'origine psychique de l'anesthésie ; la mobilité, l'apparence contradictoire, la conservation des réflexes démontrant l'absence d'un substratum anatomique viennent confirmer cette manière de voir. Tous ces phénomènes tiennent à ce qu'un grand nombre de sensations et d'images ne sont pas assimilées à la personnalité du sujet. Pour lui, elles sont inconscientes, non perçues, comme si elles n'existaient pas. La sensibilité et l'insensibilité du malade paraissent réparties bien plus d'après les idées mêmes du malade que d'après les modifications des organes qui concourent à la fonction du sens lui-même ; ce sont ces mêmes idées qui président à la répartition de ces insensibilités. De même pour les phénomènes de motilité. Si l'on analyse avec soin leurs caractères, leur systématisation, leur mobilité, on se rendra compte facilement qu'il ne peut s'agir en aucune façon d'un trouble de nature organique.

Ici encore, la paralysie résulte de ce que la conception du membre ne peut plus être associée à la personnalité consciente. Le malade fait abstraction de son membre qui pour lui n'existe plus, le champ de sa conscience s'est rétréci de tout ce qui avait rapport au membre atteint ; le membre s'est, si on peut ainsi parler, effacé de la conscience du malade. De même pour le mutisme où l'acte nécessaire pour la production et l'émission du son ont été effacés de la conscience, de même pour l'astasie-abasie, où le malade perd la notion de tout ce qui intéresse la station debout et la marche.

Cette conception explique encore la production des paralysies systématisées sur lesquelles nous avons insisté plus haut. Il semble en d'autres termes que la conscience, résumé et agrégat d'un très grand nombre de consciences multiples et diverses, se voit morcelée peu à

[1] Blocq. *Gaz. hôp.*, 1893, n° 135. Nous avons fait de larges emprunts à cet excellent travail.

peu, réduite en fragments, successivement un morceau se détache et toute la conscience partielle du point atteint disparaît du même coup, le malade perd son membre ou un des modes d'action de ce membre.

Cette conception psychologique de l'hystérie rend compte des amnésies multiples observées chez ces malades et aussi de leur forme bizarre. — Parfois ces amnésies sont systématisées, c'est-à-dire que les malades ne perdent qu'un seul groupe d'idées du même sujet. Tel malade perdra le souvenir de tout ce qui se rapporte à une famille, à sa propre personne ; tel autre perdra une partie entière des notions acquises antérieurement ayant toutes rapport au même sujet, alors qu'il conservera des notions voisines, mais se rapportant à un autre ordre d'idées.

Dans d'autres cas, l'amnésie est dite localisée. C'est toute une période de la vie du sujet qui disparaît de sa mémoire. Si l'on rappelle ses souvenirs, il les donne fidèlement dans tous leurs détails jusqu'à une certaine époque de sa vie ; puis là, il y a une lacune, quelque effort qu'il fasse, il ne peut se rappeler ce qui s'est passé pendant cette période, et brusquement il est transporté quelques années plus loin où ses souvenirs reviennent nets et précis. Souvent ces amnésies localisées sont en rapport avec une crise paroxystique. En général, c'est la période qui a précédé la crise qui est effacée de la mémoire et de la conscience ; il semble au malade que pendant ce temps il ait dormi d'un sommeil profond, ou qu'il soit passé au milieu des événements sans y prendre la moindre part.

Sollier a décrit une troisième variété, l'amnésie antérograde de conservation : ici l'amnésie est continue. Le malade se rappelle exactement tout ce qui lui est arrivé, jusqu'à une certaine date de son existence ; puis là tous les souvenirs s'effacent, plus rien ne lui est resté dans la mémoire, et à mesure qu'il avance, s'il cherche à se rappeler de nouveaux souvenirs jusqu'au jour actuel, c'est en vain : depuis le jour où il a perdu la mémoire, aucune impression n'a laissé de traces sur son cerveau ; il est devenu incapable d'acquérir de nouveaux souvenirs.

Charcot a décrit[1] une forme d'amnésie bien intéressante et qu'il a appelée du nom de rétro-antérograde. Il s'agit d'une femme qui, apprenant subitement la fausse nouvelle de la mort de son mari, perdit subitement la mémoire de tout ce qui s'était passé dans les six semaines précédentes. Toutes les impressions recueillies pendant cette époque avaient d'un seul coup disparu de sa mémoire, balayées,

---

[1] *Revue de médecine*, 1892.

biffées comme d'un trait de plume. De plus, tous les événements qui s'étaient produits depuis cette époque n'avaient laissé aucune trace dans son esprit. Les faits les plus récents passaient pour elle inaperçus. Il y avait donc à la fois amnésie rétrograde et amnésie antérograde continue.

Cependant les faits ainsi oubliés n'étaient pas aussi disparus qu'il le semble au premier abord. Dans le sommeil hypnotique, tous les souvenirs lui revenaient nets et précis, tant ceux de la période rétrograde que ceux de la période antérograde. Tous les faits passés depuis cette époque étaient donc inscrits dans sa personnalité inconsciente sans avoir atteint le domaine rétréci de sa conscience.

Ainsi donc, de par le fait de ce rétrécissement de la conscience, un grand nombre de sensations et d'images ne sont pas perçues et assimilées à la personnalité du sujet; mais ces sensations et ces images persistent dans son esprit; les sensations inconscientes, au lieu de rester isolées les unes des autres, sans lien aucun entre elles, peuvent s'organiser, créer pour ainsi dire une seconde personnalité, tout à fait indépendante de la première : la seconde saura ce que la première ignore et réciproquement. De là l'explication simple de la personnalité seconde, que ces personnalités alternent, ce qui est le cas de beaucoup le plus fréquent, soit même que ces personnalités coexistent. — De même s'expliquent encore la plupart des accidents ou paroxysmes de l'hystérie : noctambulisme, vigilambulisme, somnambulisme spontané et provoqué, et attaques convulsives.

Si cette conception de l'hystérie comme maladie mentale explique la plupart des phénomènes observés, toute une catégorie de phénomènes semble plus difficile à expliquer (Blocq). Ce sont les accidents viscéraux de l'hystérie et les troubles trophiques. Certains de ces accidents sont en rapport avec l'idée fixe, d'autres avec l'émotivité spéciale du malade.

Aussi, bien que nous ne puissions donner actuellement une explication parfaite de ces phénomènes, il ne s'ensuit pas qu'il faille rejeter cette conception nouvelle de la névrose.

Cette conception de l'état mental de l'hystérique est grosse de conséquences au point de vue de la médecine mentale.

Depuis longtemps les médecins s'étaient élevés contre la valeur à accorder aux dépositions des hystériques ; leur caractère de simulation, leur désir de plaire rendait leur témoignage des plus suspects.

Aujourd'hui, avec cette nouvelle théorie, on peut avoir une autre conception ; on peut admettre que l'hystérique, en déposant, est de bonne foi. Il raconte ce qu'il se rappelle et comme il se le rappelle.

Mais un grand nombre de faits ont pu lui passer inaperçus, imprégner sa personnalité inconsciente et ne pas pénétrer dans le domaine de sa conscience. L'hystérique peut donc être de bonne foi, mais pour cela il n'en reste pas moins dangereux, pour lui parfois, souvent pour les autres. Les médecins légistes avaient déjà remarqué que les hystériques dans leurs dispositions racontaient souvent des faits erronés et qui pouvaient leur être à eux-mêmes d'un très grand préjudice. Mais leur conscience limitée peut aussi les induire en erreur, au point d'accuser faussement un innocent et de soutenir leur dire avec une extrême énergie.

L'histoire racontée par le professeur Grasset, dans ses cliniques, en est un exemple remarquable et digne d'être médité. On doit donc toujours, en présence des affirmations d'un hystérique, admettre qu'il peut dire la vérité, mais soumettre son dire à une enquête rigoureuse, sous peine de faire souvent fausse route. Il faut aussi se défier souvent, devant les tribunaux, de la déposition des enfants. L'hystérie infantile est aujourd'hui bien connue, et comme les adultes ils présentent les mêmes stigmates mentaux. Il faut donc réformer le vieux proverbe qui fait toujours sortir la vérité de la bouche des enfants, n'accorder à leur parole qu'un crédit limité lorsque l'on sait que l'enfant peut être et surtout est atteint d'hystérie.

Définition de l'hystérie. — De l'ensemble de ce travail il résulte que si l'hérédité pathologique joue un grand rôle comme cause première de l'hystérie, les nombreuses causes occasionnelles agissent en affaiblissant l'organisme et en augmentant la dépression du système nerveux. Les mille influences qui donnent naissance à la névrose manifestent une insuffisance psychique qui reste latente pendant les périodes moins difficiles. Dans un esprit prédisposé par des influences héréditaires, cette insuffisance psychologique se développe, se constitue d'une manière particulière et se manifeste par l'ensemble des symptômes qu'on appelle l'hystérie. Aussi peut-on, avec Janet [1], dire que « l'hystérie est une maladie mentale appartenant au groupe considérable des maladies de dégénérescence, elle n'a que des symptômes physiques assez vagues consistant surtout dans une diminution générale de la nutrition, elle est surtout caractérisée par des symptômes moraux ; le principal est un affaiblissement de la faculté de synthèse psychologique, un rétrécissement du

---

[1] Janet. *Archives de Neurologie*, juillet 1893.

champ de la conscience ; un certain nombre de phénomènes élémentaires, sensations et images, cessent d'être perçus et paraissent supprimés de la perception personnelle, ce qui constitue les stigmates; il en résulte une tendance à la division permanente et complète de la personnalité, à la formation de plusieurs groupes de phénomènes indépendants les uns des autres ; ces systèmes de faits psychologiques alternent les uns à la suite des autres ou coexistent, ce qui donne naissance aux attaques, au somnambulisme, aux actes inconscients; enfin, le défaut de synthèse favorise la formation de certaines idées parasites qui se développent complètement et indépendamment à l'abri du contrôle de la conscience personnelle et qui se manifestent par les troubles les plus variés, d'apparence uniquement physique, c'est-à-dire par les accidents. Si on veut résumer en deux mots cette définition un peu complexe, on dira : l'hystérie est une forme de la désagrégation mentale, caractérisée par la tendance au dédoublement permanent et complet de la personnalité. »

Traitement. — De ces notions nouvelles sur la nature de l'hystérie, découle tout naturellement le traitement : c'est à l'état général, à l'état mental qu'il faut s'adresser ; l'hydrothérapie rendra de grands services en fortifiant et relevant le système nerveux ; mais pour les accidents hystériques, c'est à la suggestion qu'il faudra avoir recours. Cette conception nouvelle montre l'inanité des tentatives opératoires dans cette affection, ce que les faits eux-mêmes s'étaient chargés de démontrer; car jamais une opération n'a guéri une malade, et souvent après une opération on a vu l'hystérie se développer [1].

L'hypnotisme et la suggestion doivent dominer toute la thérapeutique de l'hystérie. Chaque fois que j'ai affaire à une hystérique ou à un hystérique, quels que soient les troubles qui l'amènent en mon cabinet, j'essaie toujours de la suggestion. Faites comme moi et je vous garantis que vous n'aurez pas à vous en repentir. Si ce n'est pas un moyen curatif radical dans tous les cas, c'est toujours un adjuvant des plus puissants. Il réussit contre toutes les formes de l'hystérie.

Si je voulais vous convaincre, je vous dirais une histoire que j'ai contée déjà bien des fois : celle d'un homme qui rendait presque quotidiennement des flots de sang par la bouche et que tout le monde avait condamné. J'avais cru remarquer chez lui quelques stigmates

Bentejao. Th. doctorat, Paris, 1887-88.

hystériques. — (Recherchez-les souvent, sinon toujours. Ils vous aideront bien souvent à vous orienter en thérapeutique.) — Je tentai de l'hynoptiser et j'y réussis sans peine. Au bout de quelques séances, je provoquais, ou j'arrêtais ses vomissements comme il me plaisait. Aujourd'hui il est toujours hystérique, mais il ne vomit plus le sang, et je passe dans son entourage pour un grand médecin.

Dernièrement encore, on m'amenait dans mon cabinet une jeune névropathe très affaiblie, qui crachait et vomissait du sang. Les uns avaient diagnostiqué la tuberculose, les autres un ulcère d'estomac, et avaient déclaré que son état était presque désespéré. Je diagnostiquais l'hystérie et je proposais l'hypnotisme, qu'on accepta tout de suite. Aujourd'hui la guérison de ces symptômes est complète et je n'ai plus, entre les mains, qu'une hystérique anémiée ou souffreteuse.

Je pourrais à volonté multiplier les exemples. Je me contenterai de ces deux là. Ils prouvent suffisamment qu'avec l'hypnotisme on peut, chez les hystériques, faire des miracles ni plus ni moins qu'à Lourdes, où j'ai d'ailleurs envoyé deux mystiques poursuivies d'obsessions érotiques et qui me sont revenues guéries, par la toute-puissance de la foi et la suggestion.

L'hydrothérapie peut rendre de réels services contre l'hystérie. Pourtant je vous conseille peu de recourir aux douches que certains médecins prescrivent à tort et à travers, et indistinctement à tous les névrosés. C'est un abus contre lequel il est bon de réagir.

On peut en donner dans certains cas de surexcitation nerveuse ou bien dans les cas de dépression du système musculaire.

Je préfère de beaucoup les bains simples ou médicamenteux, suivis du massage sous ses différentes formes.

L'électrothérapie a une importance beaucoup plus grande à mes yeux. Contre l'élément douleur et surtout contre l'élément paralysie, elle agit d'une façon merveilleuse. La franklinisation et la faradisation sont les deux procédés les plus employés. Les indications de la galvanisation sont beaucoup plus rares.

Il est maintenant démontré que l'application sur la peau de quelques métaux, l'or, l'argent, le fer, le zinc, le cuivre, l'arsenic, l'aluminium, etc., produisent sur certains malades, surtout les hystériques, des phénomènes nerveux remarquables qui intéressent principalement la sensibilité et la force musculaire.

Il faut d'abord déterminer le métal auquel le malade est sensible. Le fer, le zinc, le cuivre et l'or, ces deux derniers surtout, sont ceux dont l'action se manifeste le plus fréquemment.

Quand on a fait choix du métal qui convient, on l'applique sous forme de plaques sur les surfaces paralysées ou anesthésiées. Avec des applications continues et répétées, on peut faire disparaître définitivement des troubles de la sensibilité et de la motilité, des anesthésies, des hyperesthésies, des parésies et même des contractures.

On peut en même temps, dans certains cas, administrer le métal à l'intérieur sous forme de potion ou de pilules. Ainsi on peut prescrire l'or de la façon suivante :

Or divisé.	60 centigrammes
Extrait de salsepareille.	2 grammes
Poudre de salsepareille	q. s.

pour 50 pilules.

En prendre de deux à cinq par jour.

Ou bien :

Chlorure d'or et de sodium.	20 centigrammes
Poudre de guimauve.	2 grammes
Extrait de chiendent.	q. s.

pour 50 pilules.

En prendre de deux à cinq par jour.

On peut se contenter de faire des frictions au point malade avec la pommade suivante :

Or précipité.	1 gramme
Lanoline	30 —

Ou bien avec cette autre :

Hydrochlorate d'or	60 centigrammes
Axonge	30 grammes

Pour les autres métaux, il est facile de choisir un sel qu'on administrera à petite dose ou avec lequel on composera une pommade non caustique. On a aussi conseillé les injections sous-cutanées de sels métalliques. Mais, dans la pratique journalière, c'est un moyen qui présente quelques inconvénients et même quelques dangers. Aussi je conseille peu d'y avoir recours.

On peut, avec des armatures aimantées, obtenir des phénomènes semblables à ceux produits par les plaques métalliques, souvent même, elles donnent des résultats, là où les plaques sont restées impuissantes.

C'est donc un procédé thérapeutique dont il sera toujours bon de se souvenir.

Enfin, Mortimer Granville vient d'essayer de mettre en vogue un procédé tout à fait nouveau contre les phénomènes douloureux et particulièrement les douleurs névralgiques. Il consiste à percuter très rapidement au moyen d'un appareil spécial, tel que le marteau percuteur de Brunetti, les nerfs douloureux. Ceux-ci entrent en vibration ou plutôt le rythme de leur vibration est modifié et la douleur disparaît.

M. Mortimer Granville recommande la percussion nerveuse contre l'insomnie des névropathes. On passe le percuteur par-dessus la chemise de nuit, de haut en bas, le long de l'épine dorsale, depuis la septième vertèbre cervicale jusqu'à la dernière lombaire. Si le sommeil ne survient pas au bout de cinq à dix minutes, on applique le disque du percuteur sur l'apophyse zygomatique gauche et on fait passer sur la base du crâne de légères vibrations.

J'ai exposé le plus simplement et le plus clairement que j'ai pu quels sont les moyens généraux dont nous disposons contre la grande névrose polymorphe.

Mais, contre ses syndromes si multiples et si variés, contre toutes ses manifestations protéiformes si déroutantes, que pouvons-nous faire ?

Contre les aberrations mentales et les obsessions, nous n'avons qu'un moyen : l'hypnotisme et surtout la suggestion.

Contre les troubles de la sensibilité, hyperesthésies, viscéralgies, arthralgies, rachialgies, c'est surtout aux médicaments hypnotiques qu'il faut avoir recours, sans toutefois, dans ce cas comme toujours, ne point négliger les moyens généraux. J'ai donné dans un précédent chapitre la liste des principaux hypnotiques avec la manière de les prescrire. Je n'y reviendrai pas.

Contre les troubles de la motilité, paralysies complètes ou incomplètes, contractures, etc., c'est surtout au massage, à l'électricité, à la métallothérapie qu'il faudra avoir recours.

Contre les troubles des voies digestives, contre les troubles de l'appareil cardio-pulmonaire, contre les troubles des voies sécrétoires et excrétoires, en un mot contre tous ces syndromes qui peuvent embrasser toute la pathologie, on fera de la médecine de symptômes.

Il me reste encore à vous dire comment il faut se comporter devant une attaque d'hystérie convulsive.

Pour en éviter le retour, vous vous adresserez, bien entendu, au traitement général et en particulier à la suggestion, avec laquelle vous ferez des merveilles.

Mais voici une femme qui se tord dans les convulsions, qui se roule à vos pieds. Qu'allez-vous faire ?

D'abord, gardez-vous bien de faire la compression des ovaires. Neuf fois sur dix vous ne réussirez qu'à la faire hurler sans arrêter la crise. Gardez-vous encore de tenter cette compression en passant votre main sous les jupons. Un jour, je fus appelé en même temps qu'un vieux médecin de quartier, auprès d'une jeune fille en pleine crise hystérique. Fidèle aux principes de son temps, le confrère glissa la main sous les vêtements et commença à faire de la compression ovarienne. J'entendis très distinctement une des assistantes murmurer : « Vieux saligot ! » Il ne faut pas qu'on puisse jamais appliquer pareille épithète à un médecin, même à tort.

Devant une hystérique en crise, ne faites rien. Faites éloigner les curieux, dites qu'on la place sur un matelas, qu'on la laisse seule, qu'on ne s'occupe pas d'elle et que la crise va cesser rapidement. Car, en agissant ainsi, vous faites de la suggestion sans vous en douter.

VORONOFF.

CHAPITRE III

HYPNOTISME

Historique. — Mesmer, avec sa théorie du fluide magnétique et du magnétisme animal qu'il publia en 1779, ouvre l'ère historique de l'hypnotisme. Mesmer eut des détracteurs et des disciples fervents, comme tous ceux qui émettent des idées nouvelles et surtout des idées qui touchent un peu au merveilleux. Sa doctrine eut une vogue immense. Le marquis de Puységur, l'abbé Faria, le général Noizet, le baron Dupotet reprirent ses expérienes et firent des cures nombreuses; ils obtinrent des guérisons qu'on qualifiait presque de merveilleuses. L'Académie de médecine s'émut. Un de ses membres, le Dr Husson, présenta à l'Assemblée, en 1825, un rapport favorable aux idées nouvelles, acceptant le magnétisme animal comme une chose réelle, et son action comme une vérité démontrée. En ce temps-là, comme de nos jours, l'Académie de médecine, comme toutes les académies, avait le nez creux. Husson souleva une vive opposition au sein de la docte assemblée. En 1837, Dubois (d'Amiens) fut chargé de présenter un nouveau rapport, défavorable cette fois. L'Académie excommunia le magnétisme et le déclara à tout jamais indigne d'occuper son auguste attention.

Mais si les académies n'ont jamais rien inventé, ni rien produit, leur veto n'a jamais non plus empêché une idée d'évoluer.

En 1843, Braid publiait sa *Neurhypnologie* ou *Traité du sommeil nerveux ou hypnotisme*. Il était arrivé à cette conclusion : que l'action produite sur le patient est purement subjective, qu'il n'y a nul besoin d'admettre aucune transmission de fluide vital, de force nerveuse ou de tout autre agent de la part de l'opérateur; que la fixation prolongée du regard sur un point brillant, plonge plus ou moins promptement un certain nombre de personnes dans un sommeil profond présentant tous les caractères habituels du magnétisme animal.

Vinrent ensuite les travaux de Durand de Gros qui complétèrent les vues théoriques de Braid, de Charpignon, la communication de Broca à l'Académie des sciences, communication dans laquelle il relatait un cas d'anesthésie obtenu par l'hypnotisme. Azam, de Bordeaux, a encore toutes les peines du monde à vaincre l'incrédulité de ses contemporains ; et le premier ouvrage de Liébault, de Nancy (*Du sommeil et des états analogues*), passe presque inaperçu. Pourtant, en 1881, Lasègue consacrait au braidisme un article très favorable dans la *Revue des Deux Mondes*.

Puis vint toute la pléiade contemporaine : Charcot, Despine, Dumontpallier, Ladame, Pitres, Beaunis, Bernheim (de Nancy), Liégeois, etc.

Actuellement il y a deux doctrines en présence représentées par deux écoles : l'école de la Salpêtrière, qui avait pour chef de file Charcot, et l'école de Nancy, représentée par Bernheim, Liébault, Liégeois, etc.

L'école de la Salpêtrière proclame l'existence d'un grand hypnotisme ou mieux d'une grande névrose hypnotique, apanage exclusif des hystériques, caractérisée par trois états dits classiques : léthargie, catalepsie et somnambulisme.

L'école de Nancy, ou école du petit hypnotisme, n'admet pas l'existence de cette névrose hypnotique. Il n'y a pas de grand hypnotisme, mais un simple état de sommeil pouvant être développé chez des sujets parfaitement sains.

Pathogénie et nature de l'hypnose. — Comme nous l'avons vu, pour l'école de la Salpêtrière, l'hypnotisme est une névrose et probablement une forme ou une manifestation de l'hystérie. Cette névrose hystérique se manifeste toujours et partout par la succession des trois états que nous avons déjà nommés : léthargie, catalepsie, somnambulisme. Ces états se retrouvent chez tous les sujets et dans le même ordre, quand on les provoque. Il s'agit en somme d'une véritable entité névrosique, présentant des caractères somatiques fixes : hyperexcitabilité neuro-musculaire, contracture somnambulique, etc.

Au contraire, dans la théorie du petit hypnotisme, défendue par Bernheim et l'école de Nancy, tout se réduirait à la simple suggestion, même l'existence des caractères somatiques fixes sur lesquels s'appuie la théorie précédente. L'hypnotisme serait donc surtout caractérisé par un état de suggestibilité, se manifestant à des degrés divers. Les malades s'endorment par suggestion ; pendant le sommeil la suggestion s'exerce au plus haut degré ; enfin, après l'hypnose, elle peut se poursuivre même à longue échéance, et commander l'exécution d'actes ou la mise en jeu de conceptions variées.

Voilà, dans une sorte de résumé schématique, les deux doctrines en présence. A Paris, hypnotisme veut dire hystérie, névrose, phénomène pathologique; à Nancy, hypnotisme veut dire suggestion, phénomène nullement pathologique.

In medio stat virtus, disait le vieil Ovide. Il me semble que la vérité est entre les deux doctrines ou mieux qu'elles en contiennent chacune une part.

Charcot est trop absolu, lorsqu'il veut enfermer l'hypnotisme dans ses trois phases classiques : léthargie, catalepsie, somnambulisme. J'avoue qu'il m'a été impossible de les produire, sur des sujets absolument vierges de toute expérimentation, sans avoir recours à la suggestion. J'ai eu beau multiplier les tentatives, j'ai toujours abouti au même insuccès. Avec le secours de la suggestion, au contraire, je voyais rapidement et sans peine se dérouler les trois phases décrites par Charcot.

Voici un sujet hypnotisable. Vous lui faites fixer un objet brillant : il entre d'abord en catalepsie; les yeux sont grands ouverts, la physionomie est impassible; les membres gardent indéfiniment les positions qu'on leur communique. On peut voir une femme tenir, sans trembler, son bras étendu pendant quinze à vingt minutes. De plus, la sensibilité générale est complètement abolie : on peut impunément piquer, frapper le sujet en expérience sans que ses traits, immobiles, indiquent la moindre trace de souffrance.

La léthargie peut succéder à la catalepsie ou au somnambulisme dont je vais parler. Les yeux sont fermés. Les membres soulevés retombent inertes, flasques, comme du plomb; la tête roule sur les épaules. On dirait un corps que la vie vient subitement d'abandonner.

Le somnambulisme peut succéder à l'état léthargique ou à l'état cataleptique. Le sujet vit alors une sorte de rêve, une seconde vie; sa force musculaire est exaltée, ses sens sont affinés : il est apte à recevoir toutes les hallucinations possibles.

Telles sont, selon M. Charcot, les différentes phases du sommeil hypnotique.

Je le répète, je n'ai jamais pu arriver à les produire spontanément chez des sujets qui n'avaient pas été endormis par d'autres avant moi. Je crois volontiers, avec M. Bernheim, que c'est l'expérimentateur qui, à son insu, par la parole ou par le geste, suggestionne le sujet et détermine la production de ces différents états.

Il suffit en effet d'annoncer au sujet hypnotisé que tel ou tel phénomène va se produire pour le voir immédiatement se réaliser.

Voilà un premier point de discordance entre les deux écoles. Ce n'est pas tout. M. Charcot affirme que les sujets hypnotisables sont rares, que ce sont tous des hystériques, et que par conséquent l'hypnotisme n'est qu'une forme de l'hystérie. M. Bernheim affirme au contraire que l'hypnotisme est la chose la plus naturelle du monde, et il se fait fort d'endormir au moins huit personnes sur dix. C'est ici qu'il faudrait s'entendre sur les mots et ne pas confondre l'hypnotisme avec la suggestion.

Je crois, avec l'école de la Salpêtrière, que les sujets vraiment hypnotisables sont rares. Je parle bien entendu des sujets chez qui on peut provoquer les trois états décrits par M. Charcot : catalepsie, léthargie, somnambulisme. Je n'en ai rencontré qu'un petit nombre et c'étaient tous des hystériques, des malades, et je crois encore que chez eux l'hypnotisme était une chose pathologique, un syndrome hystérique. Par contre, je crois, avec M. Bernheim et l'école de Nancy, que le nombre des sujets suggestibles ou suggestionnables est considérable. Nous le sommes tous plus ou moins. En quoi alors consiste la suggestion ? On pourrait, sous une formule peu scientifique et exacte pourtant au fond, définir la suggestion : l'art de monter le coup à ses semblables. En réalité, ce n'est pas autre chose. Tout est basé sur la crédulité, ou mieux, comme dit M. Bernheim, sur la crédivité humaine. Mais, direz-vous, cela a existé de tout temps ; ça s'appelait de la persuasion. On a changé le mot, voilà tout. C'est on ne peut plus juste et vous avez raison.

Chacun, dans sa sphère, a une action plus ou moins forte, plus ou moins efficace, selon son prestige, son autorité, son audace, sur ceux qui l'entourent, et de même, par contre-coup, le milieu dans lequel il vit réagit plus ou moins sur chaque individu pour l'impressionner et le diriger dans un sens ou dans l'autre.

Mais jusqu'à quel point un sujet peut-il en impressionner un autre ? C'est ici que nous nous écartons entièrement des doctrines de l'école de Nancy.

Pour M. Bernheim, on peut provoquer tous les degrés de l'hypnose. Il suffit d'y mettre de la patience et d'entraîner le sujet. Huit sur dix, d'après lui, ne résistent pas à ces épreuves répétées. J'ai vu M. Bernheim hypnotiser ; j'en ai vu bien d'autres. Je crois savoir comment il faut procéder ; il me semble même que je ne m'y prends pas autrement qu'eux. Pourtant j'avoue que jamais je n'ai pu obtenir la catalepsie et surtout le somnambulisme chez des sujets qui n'étaient pas des hystériques, partant des malades. J'ai bien pu obtenir l'occlusion des paupières, voire même un sommeil léger, tenant le milieu entre la veille et le sommeil, une sorte d'état de rêve, mais jamais les grands états caractéristiques.

J'irai plus loin et j'ajouterai que ceux qui prétendent, avec M. Bernheim, hypnotiser tous les sujets qu'on leur présente, n'en font pas plus. Voici comment généralement les choses se passent. On amène à la clinique ou dans le cabinet du spécialiste un malade résigné à se soumettre pour une raison ou pour une autre à un traitement par l'hypnotisme. On le fait asseoir; on endort devant lui d'autres personnes. Puis le médecin hypnotiseur le prie de le regarder fixement; il lui annonce que peu à peu ses paupières vont s'appesantir, qu'ensuite il ne pourra plus les ouvrir, qu'il va éprouver un irrésistible besoin de se livrer au sommeil. Alors il abaisse avec les doigts les paupières sur les globes oculaires en pressant légèrement. Il arrive assez fréquemment que le sujet à ce moment ne puisse plus ouvrir les yeux.

L'hypnotiseur continue ses suggestions; il le berce de paroles douces et lentes, procédant par em...miellement. L'hypnotisé, étonné que ce ne soit que cela, se laisse faire. Enfin on l'abandonne quelques instants à lui-même en lui faisant cette dernière injonction : Dormez! Dormez profondément!

Au bout de quelques minutes, l'hypnotiseur revient à son sujet, il lui souffle vivement sur les yeux en lui disant d'un ton impératif : Réveillez-vous!

L'hypnotisé ouvre lentement les yeux, et neuf fois sur dix il manifeste son étonnement par ces simples paroles :

— Mais, monsieur, je n'ai pas dormi.

— Si fait, vous avez dormi, riposte l'hypnotiseur; mais vous ne vous en êtes pas aperçu. On ne s'en souvient plus au réveil.

A la deuxième, à la troisième séance, même manège, et même affirmation au sujet qu'il a dormi sans s'en apercevoir. Celui-ci ne sait plus; il finit par se persuader lui-même qu'il a dormi sans en avoir conscience. Le tour est joué et le sujet est mûr pour recevoir les suggestions et les réaliser utilement.

Jamais, je le répète, je n'ai pu sortir de là, et les autres non plus, quand ils ont opéré devant moi sur des sujets non hystériques. Voilà en somme ce qu'on peut obtenir par la simple suggestion, chez des sujets normalement équilibrés au point de vue psychique et intellectuel.

Plus un sujet est crédule, plus son esprit est faible et timoré, plus

il sera facilement impressionné. Il faut cependant qu'il soit assez
intelligent pour comprendre ce qu'on veut de lui, et saisir le sens
des suggestions qu'on lui fait. C'est pourquoi les imbéciles ne sont
que fort peu suggestibles et les idiots pas du tout. Mais de là à pré-
tendre que les gens les plus intelligents sont les plus faciles à
impressionner par suggestion, il y a loin. Je crois au contraire
qu'un esprit débile, craintif, un peu niais, est une excellente proie
pour la suggestion.

J. Grasset cherche aussi un terme de conciliation entre les deux
écoles. « A l'école de Nancy, dit-il, qui ne voit que par la suggestion,
on peut opposer les constatations de nombreux cliniciens qui, dans
les régions les plus opposées, ont observé la grande hypnose avec la
complexité et la succession classique de ses divers stades; on ne
peut donc accuser la Salpêtrière de l'avoir enfantée et propagée par
inter-suggestion chez ses seuls pensionnaires. La suggestion, d'autre
part, ne saurait tout expliquer, puisqu'il est possible d'endormir par
fixation un sujet, tout en lui donnant verbalement l'ordre inverse.
De plus, la mise en jeu des zones hystérogènes peut avoir lieu
indépendamment de toute suggestion, et même malgré une suggestion contraire. Enfin, il faut avouer que, malgré toutes les tentatives,
l'hyperexcitabilité neuro-musculaire, le plus important parmi les
caractères somatiques fixes de la grande hypnose, n'a jamais pu être
obtenue par suggestion.

« En somme, il existe des sujets qui, dans l'hypnose, ne présentent pas de caractères somatiques fixes ; il en est d'autres chez lesquels la suggestion est impuissante à tout expliquer. Le grand et le
petit hypnotisme nous paraissent donc avoir tous les deux une existence indiscutable, rigoureusement démontrée. Comme nous l'avons
dit ailleurs, le grand hypnotisme a précédé le petit et lui a ouvert
la voie ; ce dernier, d'autre part, est le plus fréquemment observé
dans la pratique, de même que les manifestations de la petite hystérie sont d'observation plus courante que la grande attaque
classique. Dans tous les raisonnements que l'on a, ces dernières
années, opposés les uns aux autres, on a tablé sur des faits différents que l'on avait le tort d'envisager comme contradictoires, et le
dernier mot, ici comme dans la plupart des questions très discutées
et minutieusement approfondies de part et d'autre, nous paraît
appartenir à un éclectisme justifié. »

Procédés d'hypnose. — Tous les moyens d'hypnotisation ou mieux
de suggestion sont bons. Le médecin peut avoir recours à tous les

artifices que les personnes et les circonstances pourront faire naître dans son esprit.

Mais, avant tout, avec les hystériques comme avec les névropathes, il faut se rendre maître de son malade. C'est la condition *sine qua non* du succès. Si on ne sait pas prendre un certain empire sur son esprit et lui inspirer confiance, il se rira de toutes les suggestions. Le médecin risquera d'y perdre son temps et sa réputation.

Quand on vous amène un névropathe ou un hystérique dans votre cabinet, qu'ils se plaignent d'obsessions aussi étranges qu'irraisonnables, d'obsessions plus ou moins ridicules, prenez-les toujours au sérieux, ne plaisantez jamais et surtout gardez-vous bien de parler de douleurs imaginaires, d'hypocondrie, ce serait vous perdre et préparer un échec certain à tous vos traitements. Écoutez-les, au contraire, très sérieusement, plaignez-les, ayez l'air de vous intéresser à leurs souffrances, essayez de leur expliquer, scientifiquement ou non, la nature de leur mal. Dites-leur que vous avez déjà traité avec succès des cas semblables ; citez-leur des exemples, si c'est possible ; ajoutez que vous espérez les guérir ; laissez même entendre que vous en avez la certitude absolue.

Surtout n'allez pas croire que cette préparation morale soit puérile et inutile. Ce serait une faute grossière. Car c'est de ce premier début que dépendra en grande partie le succès ou l'insuccès de votre traitement. Si votre malade sort de votre cabinet disposé à guérir, c'est énorme et vous aurez fait le plus difficile.

Voilà votre sujet disposé à se laisser traiter par vous ; le voilà plein d'espérance en votre science et votre talent. C'est bien, mais ce n'est pas tout. Il faut maintenant le préparer à se laisser hypnotiser ou au moins suggestionner. N'imposez pas votre méthode tout d'abord, ne la vantez pas comme une panacée universelle. Dites-lui simplement que l'hypnotisme est un procédé qui vous a souvent réussi. Assurez-le que cela ne présente aucun danger. Ne vous posez pas en hypnotiseur de tréteaux; ne faites pas le Donato. Restez médecin. N'essayez point de lui faire croire que vous pouvez endormir tout le monde, que vous avez un pouvoir occulte sur lui et que vous pourriez l'endormir contre sa volonté. Vous ne réussiriez qu'à l'effrayer ou même quelquefois à l'amuser à vos dépens.

Dites-lui au contraire que vous n'endormez point les gens malgré eux, que vous ne guérissez que ceux qui veulent bien guérir. Dites-lui : « Dans ce traitement auquel je vais vous soumettre, je ne suis qu'un conseiller, un aide, car c'est en vous-même que gît la force curative. Il faut donc que vous y mettiez beaucoup de bonne volonté,

que vous me secouriez de toutes vos forces. Si vous n'avez point
confiance, si vous faites la moindre résistance, si vous avez peur, il
est inutile d'essayer. Je ne réussirai qu'autant que vous le voudrez
bien. » Presque toujours ce petit discours fait son effet. Le magné-
tiseur s'efface et le malade ne voit plus qu'un médecin comme bien
d'autres, un homme compatissant et doux en qui il espère et que
certainement il secondera.

Maintenant votre sujet est prêt. Vous pouvez proposer une première séance d'essai. Comment allez-vous vous y prendre ? Avant
tout, tâchez de n'être point ridicule, ce serait une faute irréparable.

Vous faites asseoir votre sujet sur un fauteuil confortable et vous
vous placez devant lui. Inutile de faire des yeux ronds et méchants,
de faire de grands gestes, de parler d'une voix dure et impérative,
vous risqueriez de l'effaroucher, ou, chose plus grave, de le faire rire.
Vous lui dites au contraire très doucement :

— Regardez-moi fixement dans les yeux.

Vous lui annoncez en même temps les phases par lesquelles il va
passer avant de tomber en hypnose. Vous lui dites que ses paupières vont s'alourdir, qu'il va éprouver le besoin de les fermer, et
qu'une fois fermées il ne pourra plus les ouvrir. Vous exercez une
pression douce sur les paupières que vous avez fermées, si elles ne
se sont pas fermées d'elles-mêmes, et vous dites :

— Maintenant vous ne dormez pas; mais vous ne pouvez plus
ouvrir les yeux.

Généralement, en effet, les paupières restent closes, malgré les
efforts du sujet pour les ouvrir. Il lui semble qu'elles sont accolées
fortement. S'il manifeste quelque inquiétude, vous le rassurez en lui
affirmant qu'il vous suffira de lui souffler sur les yeux pour qu'il
puisse les rouvrir. Ordinairement, pour le rassurer plus complètement, je lui fais ouvrir les yeux. Puis je propose de recommencer la
séance en annonçant que cette fois je chercherai à obtenir un état
d'hypnose plus profond. Avec les personnes très impressionnables,
il est préférable de remettre cette nouvelle tentative à un autre jour,
de préférence le lendemain ou le surlendemain.

On procède comme la première fois; puis, quand on a obtenu l'occlusion des paupières, on demande au malade de penser au sommeil, de le désirer. On lui répète que cela ne lui causera aucune
souffrance, aucune fatigue; qu'il se réveillera au contraire reposé et
rasséréné. On exerce quelques pressions légères sur les paupières et
on dit, sans élever la voix :

— Dormez !

On continue les pressions pendant un instant en disant toujours :
— Dormez; dormez profondément.

Au bout de deux ou trois séances, vous obtenez généralement un sommeil suffisant pour pouvoir commencer les suggestions.

Maintenant comment allez-vous faire les suggestions? Avant tout un conseil important : ne jouez jamais avec l'hypnotisme et la suggestion; ne faites jamais d'expériences sur vos malades; ne faites que des suggestions ayant un but thérapeutique.

En général vous pouvez dire à votre malade endormi : « Votre douleur s'est endormie comme vous. Quand vous allez vous réveiller, vous ne sentirez plus rien. » Bien souvent cela réussit. A son réveil, le malade se sent bien, est tout étonné de ne plus avoir de sensations douloureuses. Son mal s'est évanoui comme par enchantement. Mais il y a bien des chances pour que ces symptômes se reproduisent quand le malade aura quitté votre cabinet. Ou bien même il ne souffre pas au moment où vous l'avez endormi; ce sont des troubles qui se produisent à des heures indéterminées. Dans ce cas il faut avoir recours à des artifices. Vous pourrez dire à votre malade endormi : « Maintenant vous êtes guéri, vous ne souffrirez plus. » Votre suggestion se réalisera bien rarement. Il faut la renforcer par une pratique quelconque, par quelque chose qui parle à l'esprit et surtout aux sens. Voici, par exemple, une hystérique qui se plaint de troubles gastralgiques qui se produisent presque quotidiennement après les repas. Ne vous contentez pas de lui dire : « A partir d'aujourd'hui vous ne souffrirez plus de douleurs gastralgiques. » Pour que votre suggestion ait un effet durable, dites : « Vos douleurs ne se reproduiront plus de longtemps. Si elles reviennent, vous avez un moyen de les calmer immédiatement en faisant telle friction, en prenant telle pilule, en buvant une cuillerée de telle potion, etc. »

On m'amena un jour une jeune fille qui était aphone depuis près de deux mois. Il était impossible de comprendre ce qu'elle disait. En une seule séance, je lui rendis la parole, mais je me doutai bien qu'il y aurait des rechutes. Il fallait y parer. Je priai les parents de me la ramener au bout de quelques jours. Huit jours après, je la voyais rentrer chez moi aphone comme la première fois. Je la fis asseoir, je pris dans un tiroir un aimant de deux sous et je dis aux parents : « Quand votre fille redeviendra muette, vous n'aurez qu'à lui appliquer un aimant semblable sur le larynx et elle parlera tout de suite. » Immédiatement elle recouvra la parole. Puis je fus quatre mois sans avoir de ses nouvelles, quand un jour je la vis rentrer chez moi, aphone, avec ses parents très contrariés. Je la fis asseoir de

nouveau en souriant : « L'aimant n'agit plus. Essayons de la métallothérapie. » Je lui appliquai sur le côté droit du larynx une pièce
d'argent, et sur le côté gauche une pièce d'or. Au bout d'une ou deux
minutes, je lui dis : « Parlez! » Elle parla. Depuis huit mois, je ne
l'ai pas revue. Mais je sais que mon moyen réussit toujours. Quand
il sera usé, j'en inventerai un autre.

Dans les cas de paralysies et de douleurs que je veux enlever d'un
seul coup, je dis rarement : « *Surge et ambula.* » J'emploie bien
plus souvent et avec succès le subterfuge suivant. Je dis à la malade
endormie : « Je vais vous électriser et, à votre réveil, vous ne serez
plus paralysée, vous ne souffrirez plus, etc. » Puis je la place sur le
tabouret et je lui tire quelques étincelles avec la machine statique.
Alors je lui souffle sur les yeux en lui disant : « Réveillez-vous, vous
êtes guérie. » Généralement le procédé réussit. On peut d'ailleurs
obtenir le même résultat avec la faradisation. Pourtant si on a une
machine statique sous la main, il vaut mieux s'en servir. Les étincelles produisent plus d'effet sur l'esprit de la malade et par conséquent renforcent plus puissamment la suggestion.

Il y a aussi des précautions à prendre pour réveiller un sujet
endormi. Car j'ai vu des médecins ne pas réussir à tirer de l'hypnose
des malades qu'ils y avaient mis. Beaucoup de gens se figurent qu'il
suffit de souffler sur les yeux. Ça suffit souvent, mais il peut arriver
assez fréquemment que ça ne suffise pas. Pour ma part je ne me
suis jamais trouvé dans la situation, fort critique pour un médecin,
de ne pouvoir réveiller un malade que j'avais endormi.

Voici comment je procède. Je m'approche de mon sujet et je lui
dis : « Tout à l'heure, je vais vous réveiller. Vous vous sentirez très
bien. Vous n'éprouverez aucune douleur, aucun malaise; vous n'aurez
point la tête lourde, vous vous sentirez au contraire l'esprit gai et
dispos, comme au sortir d'un sommeil réparateur. » Je lui souffle
alors sur les yeux en disant : « Réveillez-vous! » Dix-neuf fois au
moins sur vingt, ce procédé réussit. Si le sujet semble encore un peu
troublé ou alourdi, je lui souffle vivement deux ou trois fois sur les
yeux. Si, par hasard, le sujet ne se réveillait pas à votre injonction
ainsi préparée, ne vous troublez pas, et surtout n'ayez pas l'air de
vous troubler et de perdre contenance. Il y a bien toujours là au
moins un ou deux spectateurs, des amis ou des parents qui ont
accompagné le malade. Tournez-vous vers eux en disant à haute voix
et presque en souriant : « C'est un excellent sujet, il dort profondément. Mais il va se réveiller quand je vais l'appeler de nouveau. »
Recommencez une, deux, trois fois l'expérience, si c'est nécessaire,

mais toujours avec calme et sans vous préoccuper outre mesure de ce petit accident.

J'ai quelquefois, dans ces cas délicats, recours à l'artifice suivant. Je mets ma main sur le front du sujet en lui disant : « Maintenant que je vous touche, vous êtes en communion magnétique avec moi. Vous êtes forcé de m'obéir. » Et j'ajoute impérativement : « Réveillez-vous! Je vous l'ordonne. » On peut aussi user d'une foule de subter-fuges. Un jour je fus appelé, dans le centre de Paris, auprès d'une jeune fille qui s'était endormie brusquement un soir après dîner. On avait essayé de tous les moyens quand on me fit quérir. Les deux confrères du quartier qui soignaient la famille m'attendaient en me débinant et par conséquent en m'enlevant, par ce procédé peu cor-rect, une bonne partie de mes moyens. J'arrivai et l'examinai grave-ment. « Pourrez-vous la réveiller? me demanda la mère éplorée. — Parfaitement. — Quand? — Tout de suite. — Si vous en étiez sûr, docteur! — J'en suis absolument sûr, madame. » Cette conversation se tenait au pied du lit de la malade, pendant que les bons con-frères, dans la pièce voisine, riaient à mes dépens. J'annonçai que j'allais lui mettre un point de feu au-dessus de chaque paupière et qu'elle se réveillerait en poussant un cri. Le procédé était un peu barbare et je jouais gros jeu. Je gagnai la partie, car la jeune fille se réveilla brusquement, au grand ahurissement de la famille et des deux médecins qui ne riaient plus.

Je viens d'indiquer comment on prépare un sujet à être endormi, comment on l'endort et comment on le réveille. J'ai décrit le procédé le plus commun, celui qui réussit le plus souvent. Mais il est une foule d'autres moyens auxquels on peut avoir recours.

On a beaucoup vanté les miroirs rotatifs. Sans doute, ils ont pu réussir dans bien des cas. Mais c'est déjà un outillage compliqué et qu'on n'a pas toujours sous la main. Un objet brillant quelconque, la cuvette d'une montre en or, par exemple, produit le même effet. Il suffit de faire fixer l'objet et de parler au malade comme on le fait dans l'hypnotisation par le regard.

On peut aussi se servir d'un gong. Un coup frappé brusquement peut faire tomber le sujet en hypnose. De même une lumière vive produite par une projection électrique ou par l'inflammation d'un mince fil de magnésium.

Quand on a affaire à des personnes très facilement hypnotisables ou ayant été déjà endormies un certain nombre de fois, il suffit de les faire asseoir sur un fauteuil, de leur fermer les paupières en leur disant : « Dormez! Dormez profondément. » D'autres fois, j'impose

les mains sur le front, je frictionne légèrement les tempes toujours
en disant : Dormez ! Dans les cas un peu plus difficiles, j'ai recours
à l'électricité ou statique ou faradique. J'annonce que quand l'étincelle se produira, quand le courant passera, le sujet tombera brusquement en état d'hypnose. Avec les enfants craintifs qui se rebellent,
je m'y prends encore autrement. Je fais asseoir l'enfant sur une
chaise à dossier bas et je lui renverse brusquement la tête en arrière
en le fixant durement. Je renouvelle cette manœuvre trois ou quatre
fois, jusqu'à ce que j'aie obtenu un premier degré d'hypnose. De
plus, comme les enfants ont fréquemment tendance à se réveiller
d'eux-mêmes, surtout pendant les premières séances, je leur fais de
temps en temps une pression très légère sur les globes oculaires, en
disant : « Continuez à dormir. »

Voilà brièvement exposés un certain nombre de procédés d'hypnotisation. Mais ils sont variés à l'infini. C'est l'ingéniosité du médecin
qui doit lui servir de guide, selon les sujets et selon les circonstances.

Ce n'est qu'en pratiquant la psychothérapie qu'on acquiert l'expérience nécessaire et qu'on sait prendre chaque sujet par son côté
faible. C'est en hypnotisant qu'on devient bon hypnotiseur et par
suite bon neurothérapeute.

Il n'est pas toujours besoin de l'hypnose pour faire de la suggestion aux nerveux et surtout aux hystériques. On peut très bien faire,
à l'état de veille, des suggestions qui se réaliseront, si elles sont
faites avec adresse. Du reste, nos ancêtres administraient des pilules
de *mica panis*. Tous les médicaments *ejusdem farinæ* n'étaient en
somme que de la psychothérapie. Dans la plupart des cas, on ne
peut guère essayer de ce procédé ; car, quand on nous amène un
malade, on a déjà essayé sur lui un grand nombre de médicaments
et il a à peu près perdu toute confiance en eux. Mais il est une foule
d'autres procédés qu'on peut mettre en jeu : franklinisation, faradisation, aimantation, cautérisation ponctuée, métallothérapie, etc. Il
est impossible de donner des indications, même générales, car la
méthode à employer sera différente presque pour chaque malade.
Cependant il est un point qu'on ne doit jamais oublier : c'est de raisonner son moyen, d'expliquer au malade pourquoi et comment on
l'emploie, quel résultat il va donner. Il faut aussi que ce moyen soit
physique et tangible, et à la portée de l'intelligence du sujet.

Chambard a donné un tableau général des actions hypnogéniques
que voici. Il distingue en premier lieu des procédés mixtes ou empiriques dits magnétiques, et en second lieu des procédés simples ou
analytiques. Ces derniers peuvent être :

1° Des actions psychiques :

a. D'ordre affectif.	{ Foi et attente. { Émotions et impressions morales. { Regard expressif.
b. D'ordre intellectuel.	{ Inertie intellectuelle. { Fatigue intellectuelle.

2° Des actions sensorielles :

a. Suppression des excitations sensorielles. { Obscurité.
{ Occlusion des yeux.

b. Excitations senso-rielles, monotones, faibles, répétées.

Vue. { Fixation d'un objet brillant.

Ouïe. { Son ou bruit.
{ Montre ou diapason.

Toucher. { Contact.
{ Pression.
{ Frottement.
{ Température.
{ Chocs.

Sens génésique. { Excitation légère des régions cuta-nées érogènes.
{ Attouchements.
{ Compression légère de la région ova-rienne.

3° Des actions mécaniques :

Modification de la pression intra-oculaire. { Compression des globes oculaires.
{ Convergence des axes optiques.

4° Des actions physiques :

{ Aimant.
{ Bain électro-statique.

5° Des actions toxiques :

a. Anesthésiques.	{ Ether. { Chloroforme.
b. Inébriants.	{ Alcool. { Haschisch.

Symptômes observés pendant l'hypnose :

1° DIFFÉRENTS DEGRÉS D'HYPNOSE. — Bernheim prétend qu'il n'y a que 2 à 3 p. 100 de sujets qui ne soient pas influencés par l'hypnotisme! Chez tous les autres sujets il aurait obtenu un état hypnotique plus ou moins prononcé. Avec Liébault, il admet cinq degrés de sommeil :

A. *Premier degré : somnolence* avec pesanteur, engourdissement (30 p. 100).

B. *Deuxième degré : sommeil léger;* les sujets entendent encore tout ce qui se dit autour d'eux (10 p. 100).

C. *Troisième degré : sommeil profond;* les sujets ne se souviennent plus de ce qu'ils ont fait, dit ou entendu pendant leur sommeil, mais ils sont encore en rapport avec les personnes présentes comme avec leur endormeur (45 p. 100).

D. *Quatrième degré : sommeil très profond;* l'isolement du sujet est complet et il n'est plus en rapport qu'avec celui qui l'a endormi (23 p. 100).

E. *Cinquième degré : somnambulisme* (16 p. 100).

2° ÉTAT DE LA MOTILITÉ. — Conformément à l'ordre suivi par Grasset, dont la description est très claire, je commencerai par étudier les trois états décrits par Charcot.

A. *Léthargie.* — Après quelques inspirations profondes, le sujet s'endort et présente toutes les apparences du sommeil naturel. C'est pendant cette phase d'inertie qu'on constate l'hyperexcitabilité neuro-musculaire. Quand on touche les nerfs avec l'extrémité mousse d'un crayon, on obtient les mêmes effets que par l'électrisation de ce même point. On peut même, par une excitation prolongée, provoquer des contractures qui disparaissent facilement. Les réflexes sont habituellement exagérés.

B. *Catalepsie.* — On fait passer le sujet de l'état de léthargie à l'état de catalepsie, en lui ouvrant les yeux devant une lumière.

« Dans ce nouvel état, dit Grasset, il est comme pétrifié, les yeux ouverts; les membres, en raison de la plasticité particulière des tissus, gardent la position qu'on leur donne; ils sont souples, légers, faciles à soulever. »

On peut, en ouvrant un œil seulement, provoquer un état d'hémi-catalepsie, l'autre côté du corps restant en léthargie.

Dans cet état, il y a exagération de la tonicité musculaire avec une diminution de l'excitabilité réflexe.

C. *Somnambulisme.* — Pour passer de la léthargie ou de la cata-lepsie au somnambulisme, il suffit d'exercer une pression légère sur le vertex. Il existe dans cet état une hyperexcitabilité cutanée qui peut facilement provoquer des contractures.

3° ÉTAT DE LA SENSIBILITÉ. — La sensibilité générale cutanée est abo-lie, pendant que les sens sont exaltés.

4° ÉTAT DE LA NUTRITION. — Selon Gilles de la Tourette, il y a, pendant les crises, diminution des éléments de l'urine et abaissement en taux de tous les déchets urinaires.

5° ÉTAT INTELLECTUEL. — L'hypnotisé est tout entier entre les mains de l'hypnotiseur. Son cerveau n'est plus qu'une cire molle et malléable que celui-ci peut pétrir à sa guise. La faculté directrice n'existe plus chez l'hypnotisé. C'est celle de l'hypnotiseur qui s'y substitue. On peut suggérer à un sujet en état de somnambulisme des idées rien qu'en lui faisant prendre certaines positions qui correspondent à ces idées (attitude de la prière, par exemple). On peut provoquer des hallucinations de tous les sens, des hallucinations unilatérales, et même des hallucinations négatives (par exemple, empêcher de voir une personne présente). On peut, par fascination, provoquer des suggestions motrices ou suggestions d'actes (automatisme), des suggestions par imitation. On peut suggérer l'amnésie au réveil ou mieux encore lui donner des ordres qu'il exécutera plus ou moins longtemps après son réveil (suggestions post-hypnotiques).

On peut enfin, chez certains sujets spéciaux, chez des hystériques, provoquer par suggestion de véritables troubles trophiques (vésication, stigmates, hémorragies, sueurs de sang, etc.).

6° ÉTAT DE LA VOLONTÉ. — « Les phénomènes de suggestion, dit le professeur Pitres, pourraient être exploités dans une intention coupable. Un malfaiteur habile pourrait faire commettre par des sujets hypnotisés des actes criminels, et cela simplement en suggérant au sujet des illusions sensorielles, des hallucinations ou des impulsions automatiques en rapport avec l'acte à exécuter. »

Non seulement on peut faire accomplir à certains sujets, pendant le somnambulisme, et cela contrairement à leur volonté, des actes délictueux ou criminels, mais encore on peut leur suggérer d'accomplir, après leur réveil, à date fixe, tel ou tel acte déraisonnable ou coupable. « L'endormeur peut tout développer dans l'esprit des somnambules, dit Liébault, et le faire mettre à exécution, non seulement dans leur état de sommeil, mais encore après qu'ils en sont sortis. » Cela est incontestable, et cela est admis par tous. Mais ces suggestions post-hypnotiques, ces suggestions à échéance, sont-elles absolument irrésistibles? Pour les partisans de l'école de Nancy, il n'y a pas de doute. Pour eux le somnambule obéit aveuglément à la suggestion. Selon Liébault, « il marche au but avec la fatalité de la pierre qui tombe ». Et Baunis dit également : « Au jour fixé, à l'heure dite, l'acte s'accomplit et le sujet exécute mot pour mot ce qui lui a été suggéré; il l'exécute convaincu qu'il est libre, qu'il agit ainsi parce qu'il l'a bien voulu et qu'il aurait pu agir autrement. » Et plus loin : « Même quand le sujet résiste, il est toujours possible, en insistant, en accentuant la suggestion, de lui faire accomplir l'acte voulu. Au fond, l'automatisme est absolu, et le sujet ne conserve de spontanéité et de volonté que ce que veut bien lui en laisser son hypnotiseur, il réalise dans le sens strict du mot l'idéal célèbre : il est comme le bâton dans la main du voyageur. »

L'école de la Salpêtrière, ici encore, s'écarte de l'école de Nancy; elle ne reconnaît pas aux suggestions post-hypnotiques ce caractère de fatale irrésistibilité qui entraîne le somnambule comme l'impulsion entraîne l'épileptique. « L'hypnotisé, dit Gilles de la Tourette, reste toujours quelqu'un, et il peut manifester sa volonté en résistant aux suggestions. » Ch. Féré soutient qu'un hypnotisé « peut résister à une suggestion déterminée qui se trouve en opposition, par exemple, avec un sentiment profond ». Pour Brouardel, « le somnambule ne réalise que les suggestions agréables ou indifférentes que lui fait un individu agréable ». Enfin, Delbœuf soutient que « l'hypnotisé sait qu'on lui demande de jouer une comédie ».

Telles sont les opinions en présence. Il ne m'appartient pas de trancher la question. Cependant je dois avouer que j'ai vu d'excellents somnambules résister victorieusement à toutes les suggestions post-hypnotiques, tandis que j'en ai vu d'autres accomplir, absolument malgré eux, des actes qui leur répugnaient manifestement et qu'ils n'auraient certainement pas accomplis dans d'autres conditions.

Indications de l'hypnotisme. — C'est surtout dans l'hystérie que l'hypnotisme donne des résultats. J'ai réussi plus d'une fois à arrêter par ce procédé de grandes attaques; notamment j'ai rapporté ailleurs l'histoire d'un individu chez qui j'ai arrêté des crises convulsives qui s'accompagnaient de vomissements de sang. Dans les manifestations monosymptomatiques, l'hypnotisme s'impose : mutisme hystérique, aphonie, toux nerveuse, hoquet, vomissements, arthralgies, monoplégies, contractures, blépharospasme, etc. On a même obtenu des résultats appréciables en employant l'hypnotisme dans le traitement d'autres symptômes hystériques plus difficiles pourtant à faire disparaître, comme les insomnies, les névralgies rebelles, les dyspepsies, les troubles viscéraux, et même à améliorer l'état mental.

Contre les autres névroses, la neurasthénie, la chorée, l'épilepsie, la paralysie agitante, l'hypnotisme est à peu près impuissant et il est préférable, dans la majorité des cas, de le laisser de côté.

A. Voisin affirme avoir amélioré plusieurs aliénés par ce procédé. On a pu guérir, momentanément au moins, des morphinomanes, des invertis sexuels ; j'ai moi-même réussi à supprimer l'habitude de fumer par ce moyen.

On a pu obtenir aussi quelques améliorations dans des affections *cum materia* du système nerveux. Dans ce cas, la suggestion ne pouvait avoir d'influence sur le substratum anatomique ; elle ne pouvait agir que sur les troubles névropathiques ou psychiques concomitants.

Les fonctions digestives et les fonctions menstruelles auraient été influencées par les suggestions hypnotiques chez certaines personnes nerveuses.

Enfin, chez les enfants, on a pu influencer favorablement les tics, le bégaiement, les habitudes vicieuses rebelles aux suggestions ordinaires, des troubles mentaux, des instincts pervers.

L'hypnotisme, comme on voit, présente bien des avantages et mérite d'être employé dans bien des cas. Pourtant cette méthode n'est pas sans présenter quelques inconvénients ; elle peut même devenir dangereuse entre des mains inhabiles. Il faut se garder de la fâcheuse tendance qu'ont certains médecins à hypnotiser tous leurs malades pour n'importe quelles maladies. C'est une façon d'agir pour le moins très ridicule et qui risque fort de compromettre une doctrine thérapeutique précieuse. Car si l'hypnotisme bien appliqué est un moyen curatif puissant, il n'a pas passé dans la pratique sans soulever de grosses critiques. La classe intelligente surtout a voulu y voir une atteinte portée au libre arbitre. Bien des gens du monde refusent de se soumettre à ce procédé qui les humilierait. Le docteur Van Eeden, d'Amsterdam, a répondu victorieusement à cette critique. Le médecin, dit-il, « doit s'appliquer, non pas à augmenter la suggestibilité, mais à exalter la faculté idéo-plastique et à la placer sous l'empire de la volonté consciente.

« Son idéal doit être : une réceptivité exiguë pour l'impulsion du dehors, une centralisation et une faculté idéo-plastique aussi grande que possible.

« Nous devons nous appliquer à suggérer sans autorité et à guérir par la suggestion sans exalter la suggestibilité, car la suggestibilité est basée sur une désagrégation, sur l'ataxie psychique, c'est-à-dire sur un relâchement de la connexion psychique. »

C'est ce qu'il faudra tâcher de faire comprendre aux gens intelligents.

« Vous leur parlerez, comme vous parleriez à vous-même, dit encore M. Van Eeden, vous leur expliquerez l'idée idéoplastie, l'idée suggestive, vous leur montrerez qu'il est possible de dominer et de guérir des états pathologiques par des fonctions psychiques, par des idées, des volitions. Vous leur direz que vous ne les contraindrez pas, mais que vous leur montrerez simplement le chemin. Vous leur annoncerez que les symptômes morbides disparaîtront, non par la prépondérance de votre volonté, mais grâce à un effort de leur volonté à eux. En un mot, vous expliquerez et vous dirigerez sans contrainte, sans autorité, sans commandement.

« La mise en pratique cependant présente des difficultés énormes. Les très intelligents sont rares. La majorité n'est cultivée qu'à demi. Elle n'est pas assez intelligente, et elle est présomptueuse. Elle ne peut pas vous comprendre et ne veut pas pourtant être traitée sans comprendre. Elle ne veut pas s'incliner devant votre savoir et elle n'a pas assez de savoir elle-même pour vous suivre. Ces gens-là sont les plus importants et les plus difficiles.

« Avec ceux-ci, il ne faut pas seulement guérir, mais il faut encore instruire. Il faut faire comprendre, donner une idée plausible de la chose, ménager leur sentiment d'indépendance, et cependant user de votre ascendant intellectuel.

« Néanmoins, dans ces cas aussi, il faut continuer à viser l'idéal, ménager la liberté individuelle, ne pas commander mais diriger, centraliser au lieu de désagréger, augmenter la force de volonté et celle de résistance. »

Ces sages et justes paroles, que le docteur Van Eeden prononçait à Londres, au dernier Congrès de psychologie expérimentale, valaient la peine d'être rapportées, et tous les médecins hypnotiseurs feront bien de les méditer et d'en faire leur profit.

Émile LAURENT, *de Paris*.

CHAPITRE IV

SOMNAMBULISME

Guinon a admis cinq variétés de somnambulisme. Nous suivrons dans cette étude sommaire la division qu'il a adoptée.

I

AUTOMATISME COMITIAL AMBULATOIRE

Cet état est une sorte de forme prolongée du *petit mal épileptique*. Le malade part à pied, en chemin de fer, dans n'importe quelle direction et sans aucun but raisonnable. Il ne délire pas, accomplit bien tous les autres actes de la vie. Il n'y a que son voyage qui soit illogique et déraisonnable. Le sujet est inconscient, c'est-à-dire qu'après la crise, il a perdu tout souvenir de ce qui s'est passé pendant la crise elle-même. Il est tout étonné de se trouver dans tel endroit inconnu, et il ignore absolument pourquoi et comment il y est venu.

Ces malheureux tombent fréquemment entre les mains des gens de justice desquelles on a toujours grand'peine à s'arracher, même et surtout quand on est innocent.

Pour éviter à ces malheureux des désagréments, Charcot recommande de les munir d'une sorte de certificat médical qu'ils porteront toujours sur eux et qui leur servira à se faire reconnaître comme malades dans leurs diverses fugues.

II

SOMNAMBULISME HYPNOTIQUE

Je ne reviendrai pas sur cette forme de somnambulisme provoqué que nous avons déjà étudiée à propos de l'hypnotisme.

Comme nous l'avons vu, c'est un état merveilleusement apte à recevoir toutes les suggestions. Mais, dit G. Guinon : « Que l'on se souvienne aussi que ces somnambules sont de véritables appareils enregistreurs, d'une grande sensibilité et que bien souvent, dans les expériences, des phénomènes plus ou moins merveilleux, prétendus spontanés, ne sont dus simplement qu'à des suggestions inconscientes fournies par l'opérateur à son malade, à l'aide d'une parole, d'un geste, qui lui auront échappé, et qui peuvent fournir au somnambule des indications suffisamment précises en rapport avec l'expérience en cours. »

III

SOMNAMBULISME HYSTÉRIQUE

Cette forme du somnambulisme a déjà été décrite au chapitre de l'*Hystérie*.

Le somnambulisme hystérique se manifeste dans la période des attitudes passionnelles. Il est presque toujours spontané ; on peut cependant le provoquer par l'excitation des zones hystérogènes. Il est le résultat non de manœuvres hypnogènes, mais de manœuvres convulsigènes. De plus, contrairement au somnambule hypnotique, le somnambule hystérique est un délirant très peu accessible aux suggestions d'autrui.

IV

VIGILAMBULISME

G. Guinon désigne par ce mot les dédoublements de la personnalité d'origine hystérique ; car cet état serait, d'après Charcot, une modalité anormale et assez rare de la phase des attitudes passionnelles.

Charcot et Azam (de Bordeaux), ont cité des faits vraiment curieux d'individus qui mènent une double vie, l'une à l'état normal et l'autre à l'état de vigilambulisme (quelques auteurs ont appelé ce dernier état *condition seconde*).

En général, le sujet passe spontanément d'une situation dans l'autre. À l'état normal il oublie ce qu'il a fait à l'état de vigilambulisme et de même à l'état de vigilambulisme il oublie le plus souvent ce qu'il a fait à l'état normal. Ce sont en somme, chez le même indi-

vidu, deux personnalités différentes, vivant chacune une vie distincte. Dans les cas moins prononcés, le sujet conserve à l'état
normal le souvenir de ce qu'il a fait à l'état de vigilambulisme,
mais, par contre, quand il entre en condition seconde, il oublie tous
les incidents de sa vie normale. L'une ou l'autre des deux vies peuvent l'emporter en durée ou bien se partager à peu près exactement
l'existence du sujet. La malade d'Azam était bien plus souvent en
condition seconde que dans l'état normal. Cette existence somnambulique peut quelquefois durer plusieurs semaines, plusieurs mois,
voire même plusieurs années, sans retour à l'existence normale.

Ces individus vivent de la vie ordinaire, peuvent remplir à peu
près toutes les conditions de la vie sociale. Il y a simplement, dans
l'un ou l'autre état, des lacunes dans leur mémoire.

V

NOCTAMBULISME

G. Guinon désigne sous ce nom ce qu'on est généralement convenu d'appeler somnambulisme naturel. Il s'agit dans ce cas d'individus qui se lèvent la nuit, pendant leur sommeil, et accomplissent
des actes quelconques.

Pour Guinon, il s'agit tantôt d'automatisme comitial ambulatoire,
tantôt de somnambulisme hystérique nocturne, tantôt de vigilambulisme hystérique.

Émile LAURENT, *de Paris*.

CHAPITRE V

CATALEPSIE

Définition. — « La catalepsie est une névrose fort curieuse encore très obscure, que les uns considèrent comme une maladie, d'autres comme un symptôme, dont certains nient l'existence en dehors de l'aliénation mentale. Elle est caractérisée cliniquement par la suspension des manifestations intellectuelles et volontaires, et surtout par l'aptitude qu'ont les muscles de la vie de relation à garder les attitudes qu'on leur imprime. » (Grasset.)

Étiologie. — On observe le plus fréquemment la catalepsie dans l'aliénation mentale, l'hystérie, dans l'extase, quelquefois aussi dans l'épilepsie, le tétanos. Mais on ignore absolument quelles sont les relations plus ou moins intimes qui existent entre la catalepsie et ces diverses affections.

L'hérédité semble jouer un certain rôle, ainsi que le sexe, car la femme est bien plus fréquemment atteinte que l'homme.

Le tempérament nerveux est une prédisposition, comme toutes les affections psychiques, du reste. Les excès de table, les vers intestinaux, les traumatismes, les influences atmosphériques, la foudre, les maladies générales peuvent agir comme causes occasionnelles. Il en est de même de la contagion ou de l'imitation, dont l'influence est incontestable.

Symptômes. — Les prodromes sont rares. La catalepsie se produit brusquement, d'un seul coup, ordinairement sous l'influence d'une émotion vive. Henry François a vu un militaire qui, au milieu d'une querelle avec un camarade, saisit une bouteille pour le frapper et reste tout d'un coup immobile, raide, sans mouvements, le bras en l'air. Fehr parle d'un magistrat qui, injurié au milieu de son réquisitoire, demeure muet, la bouche béante, les yeux ouverts et menaçants et le poing tendu vers l'insulteur.

Le sujet est immobile et raide comme une statue. Les muscles cependant se laissent plier et fléchir comme une cire molle (*flexibilitas cerea*). De plus il y a conservation presque indéfinie de la position dans laquelle l'accès a surpris le malade.

Toutes les sensibilités sont abolies, ainsi que l'intelligence, la conscience et la mémoire. Pourtant, dans certains cas frustes, certains sens, comme l'odorat, le goût, l'ouïe, persistent. L'intelligence peut également être conservée dans quelques cas.

La crise cataleptique se termine brusquement, comme elle a débuté. Lacassagne cite le cas d'un individu qui tomba en catalepsie au moment où il prononçait le mot : *charivari*. Il s'arrêta aux deux premières syllabes : *chari...* Deux heures après, quand il se réveilla, il termina le mot : *vari...*

La durée de l'attaque peut varier de quelques minutes jusqu'à six mois, car les fonctions digestives et respiratoires s'accomplissent bien dans cet état.

Les attaques peuvent se renouveler très souvent. Elles se terminent toujours par la guérison.

Anatomie pathologique. — La lésion anatomique de la catalepsie nous est inconnue. Ou bien on n'a trouvé aux autopsies aucune lésion cérébrale ou bien des lésions absolument dissemblables.

« L'état cataleptique est un état à part, dit Grasset ; c'est l'exagération de cette force de situation fixe que nous verrons tout à l'heure affaiblie, au contraire, dans une autre névrose, la paralysie agitante. Quant au siège et au point de départ de cette altération, l'état actuel de la science nous empêche de formuler même une hypothèse plausible. »

Traitement. — Contre la crise cataleptique, on aura recours à tous les excitants sensoriels (éther, vinaigre, ammoniaque, odeurs fortes, cheveux brûlés sous le nez), aux frictions, à l'électricité, au chloroforme.

Contre la diathèse elle-même, on aura recours aux différents moyens utilisés contre la névrose hystérique. L'hypnotisme pourra, dans certains cas déterminés, rendre des services.

Émile Laurent, *de Paris*.

CHAPITRE VI

NEURASTHÉNIE

Définition. — Selon Mathieu, la neurasthénie est un état de faiblesse irritable du système nerveux indépendant d'une lésion, d'un trouble de la nutrition, d'une auto-intoxication dont on puisse dès maintenant indiquer la nature. C'est, en somme, un ensemble de troubles résultant de l'épuisement de la cellule nerveuse.

Historique. — Les neurasthéniques, comme les épileptiques, semblent avoir existé de tout temps. Selon certains auteurs, cet excellent Hippocrate, à qui on a fait voir tant de choses, en aurait vu. Pendant longtemps la neurasthénie fut englobée dans ce qu'on appelait le nervosisme ou l'état névropathique.

Beard est le premier auteur dont les publications scientifiques frappent l'attention du monde savant, et son traité pratique sur l'épuisement nerveux peut être considéré, ainsi que le dit Mathieu, comme la bible de la neurasthénie. Huchard en France est le seul à en donner une description didactique. Weir Mitchell, en Amérique, Ziemssen en Allemagne, s'occupent de l'affection au point de vue du traitement et de la symptomatologie. Enfin, l'intervention de Charcot est décisive dans l'histoire de la neurasthénie. Il applique à l'étude du syndrome, vague et un peu diffus de Beard, la méthode rigoureuse et scientifique qui l'a guidé dans ses recherches sur l'hystérie. Il marque les caractères saillants, les traits distinctifs et spécifiques de la maladie; il en précise les signes pathognomoniques, les stigmates; il en décrit les formes et consacre, par l'autorité de son enseignement, l'existence de cette entité pathologique. Les ouvrages qui ont suivi ne sont que le reflet des doctrines du médecin de la Salpêtrière, par exemple celui de Levillain; citons encore les livres ou les travaux de P. Blocq, de Mathieu, de Bouveret de Lyon, etc.

Étiologie. — Parmi les causes de la neurasthénie, il faut d'abord ranger l'hérédité. « La neurasthénie, dit Levillain, est la seule de toutes les grandes névroses connues qui puisse se développer et s'acquérir de toutes pièces, accidentellement, en dehors de l'hérédité. Non pas que l'hérédité ne joue aucun rôle dans l'affaire : elle est là, comme dans toute la neuropathologie, un facteur très actif, quand elle intervient; elle prédispose d'abord les descendants de nerveux à devenir neurasthéniques beaucoup plus vite et beaucoup plus facilement sous l'influence des moindres causes; elle communique en outre assez souvent aux accidents neurasthéniques un cachet et une allure particulière, qui tantôt compliquent simplement la neurasthénie commune d'accidents surajoutés plus ou moins graves, tantôt déterminent une forme très spéciale dite neurasthénie héréditaire. » Tel est le rôle étiologique de l'hérédité dans le développement de cette névrose.

Il faut en outre citer les fatigues intellectuelles et particulièrement les fatigues intellectuelles précoces des premiers âges, ce qu'on est convenu d'appeler le surmenage scolaire. Les émotions morales vives et prolongées, et particulièrement les émotions dites dépressives (peur, chagrins); les excès de toute sorte, excès de table, excès de travail intellectuel ou musculaire, et surtout excès génitaux, les traumatismes; les maladies aiguës ou chroniques peuvent devenir des causes très actives de neurasthénie. Les excitants, comme le thé, l'alcool, le café, le tabac, la morphine, l'éther, méritent une mention particulière. Car, à mesure que les hommes se civilisent, leurs besoins augmentent; non seulement ils satisfont, souvent avec excès, leurs appétits naturels, mais encore ils s'en créent de nouveaux, qui, par l'habitude, deviennent plus impérieux, plus puissants que les besoins normaux. Je ne dirai pas à quelles aberrations, dans la sphère sexuelle, la luxure entraîne les peuples civilisés. L'alcoolisme, le nicotinisme, le caféisme, le théisme, le chloralisme, l'éthérisme et le morphinisme sont des maladies, ou mieux des psychoses que nous devons à notre recherche des excitations anormales et exagérées : ivresse, surexcitation psychique et nerveuse, économie de la douleur. Et ces moyens que nous employons pour ranimer nos sens épuisés, réveiller notre système cérébro-spinal fatigué, fouetter en quelque sorte nos sensations languissantes, cette recherche passionnée du suraigu, constituent certainement les facteurs les plus puissants de la dégénérescence qui anémie notre race et la tuera, comme les excès de toutes sortes ont tué les vieilles races latines. Ce sont en même temps des causes puissantes d'épuisement nerveux, et partant de neurasthénie.

La neurasthénie se montre surtout entre vingt et cinquante ans; elle frappe les deux sexes, mais principalement le sexe féminin. Elle frappe de préférence ceux qui se livrent aux travaux intellectuels, mais aucune profession n'en est à l'abri, et les ouvriers peuvent en être atteints comme les gens aisés. La race juive et la race slave offriraient une prédisposition particulière.

Le milieu et l'éducation aident puissamment au développement de la névrose. On exagère chez les enfants les passions affectives, la tendance au mysticisme, l'amour du merveilleux, au lieu de fortifier les deux facultés maîtresses : la volonté, le jugement. On crée une impressionnabilité excessive, une sensiblerie malsaine, au lieu de forger un tempérament robuste et bien équilibré. Ces sujets, dont l'éducation morale est viciée de bonne heure, dont les sens sont constamment en éveil à la recherche d'une excitation, dont la cellule nerveuse est en état de vibration permanente, sont des candidats à la neurasthénie, pour peu qu'il s'y joigne les difficultés de la lutte pour la vie et la prédisposition héréditaire arthritique ou nerveuse. Le milieu urbain favorise ce développement parce que dans les villes se trouvent accumulées toutes les causes de surmenage physique et cérébral.

Nature et pathogénie. — On a émis plusieurs théories; mais en somme nous ne savons rien de précis sur la nature de cette névrose.

Pour Bouchard, l'estomac se laisse dilater, en vertu d'une prédisposition originelle; alors des produits toxiques solubles, analogues aux ptomaïnes, se forment, qui, une fois absorbés, déterminent les différents symptômes de la maladie. C'est la théorie de l'auto-intoxication avec dilatation stomacale.

Pour d'autres auteurs (Broussais et Beau, Hayem et Winter), le mauvais fonctionnement du tube digestif et surtout de l'estomac amènerait un trouble permanent de la nutrition et engendrerait à la longue les phénomènes névropathiques. Leven admet une perturbation dans les actions réflexes abdominales.

Glénard, de Lyon, a eu le mérite de trouver une conception nouvelle, les ptoses viscérales. Cette vue vraiment originale repose sur un fait anatomique, la chute ou la descente de la plupart des organes de l'abdomen, intestins, estomac, rein, etc. En raison de l'amaigrissement, de la faiblesse des liens de suspension ou de la paroi abdominale, les viscères tiraillent sur leurs points d'attache, se déplacent et donnent lieu à un état névropathique particulier qui se rapproche tout à fait de la neurasthénie, s'il ne représente pas une forme spéciale de cette affection.

Quelques auteurs admettent l'origine génitale de l'épuisement nerveux. Le professeur Charcot, après avoir combattu ces diverses théories, en propose une autre qui tend à réunir la majorité des cliniciens. Pour lui, la neurasthénie est un trouble spécial du système nerveux, résultant de l'hérédité, mais pouvant exister sans prédisposition aucune et inaugurant la série morbide de la famille névropathique et de la dégénérescence mentale.

Symptomatologie. — I. *Symptômes essentiels ou stigmates.* — *a.* Un des symptômes les plus fréquents et les plus caractéristiques en même temps que des plus pénibles est la céphalée neurasthénique. Les malades éprouvent la sensation d'une sorte de casque lourd et étroit qui leur serre la tête, surtout en arrière (casque neurasthénique). Ils se plaignent d'un étau circulaire, d'un cercle de fer, d'un bandeau de métal, d'une bague énorme, d'une calotte de plomb qui leur enserre douloureusement la tête. C'est une sensation extrêmement pénible que nous avons tous éprouvée passagèrement aux heures de fatigue et de surmenage. Quelquefois la céphalée n'enserre plus comme un casque : elle peut former une plaque occipitale ou bien une plaque frontale douloureuse.

Enfin la céphalée des neurasthéniques peut se localiser à un seul côté de la tête (casques dimidés, hémicranie, hémineurasthénie). Cette céphalée est généralement diurne et cesse pendant la nuit. Le repos ou l'alimentation la calment, tandis que la moindre tentative de travail intellectuel l'exaspère. En somme, il est rare qu'elle soit continue. Elle se complique très fréquemment d'une sensibilité exagérée du cuir chevelu. C'est un mal aux cheveux permanent, tout à fait analogue au mal aux cheveux consécutif à une « cuite », qui a provoqué un épuisement nerveux momentané.

b. Le second symptôme neurasthénique important est l'insomnie, ou mieux les troubles du sommeil.

Ils s'observent dans les formes de la maladie causée par des excès de travail ou des chagrins profonds. Souvent le malade s'endort, mais le sommeil est rempli de visions pénibles, de cauchemars, de rêves fatigants ; parfois le sommeil persiste deux ou trois heures, puis le réveil se produit et il est impossible au malade de se rendormir. En somme, le repos de la nuit n'existe plus ; il est remplacé par une sorte de somnolence tantôt nocturne, tantôt diurne d'où le malade sort accablé.

c. La rachialgie ou hyperesthésie spinale est caractérisée par un endolorissement de la colonne vertébrale et des téguments qui la recouvrent. La pression est douloureuse au niveau des apophyses épineuses. Deux points surtout signalés par Charcot sont particulièrement fréquents : l'un, *plaque cervicale*, occupe la région supérieure de l'axe vertébral; l'autre, *plaque sacrée*, occupe la région sacrée. Beard a noté la *coccydinie*. D'autres fois, les malades se plaignent d'une sensation de brûlure, de picotement, de fourmillement, de courbature. La rachialgie est plus fréquente chez la femme; elle s'exagère au moment de la période menstruelle. Cette douleur rachialgique n'est autre que l'irritation spinale dont quelques pathologistes ont voulu faire une affection de la moelle ; l'irritation spinale est une manifestation de l'épuisement nerveux.

d. En dehors de ces troubles vraiment caractéristiques, il existe un anéantissement profond. Toute énergie musculaire a sombré (amyosthénie). La moindre fatigue, le moindre effort est suivi d'accablement. Dès le lendemain, au lever, se montre cette inaptitude à tout exercice physique. La marche est difficile, les malades redoutent tout mouvement, ne peuvent rester quelquefois debout que pendant quelques instants et regagnent rapidement leur lit ou s'étendent sur une chaise longue où ils restent allongés toute la journée. Ils se condamnent ainsi pendant des semaines et des mois à la réclusion pour le plus grand dommage de leur santé. Ils s'interdisent tout déplacement pour ne pas augmenter leur lassitude. Cet état de faiblesse, où l'imagination a une grande part, est en quelque sorte entretenu par la commisération de l'entourage, qui s'apitoie sur le malheureux sort du malade. Ce qui prouve l'influence psychique, c'est que souvent ces malades sont capables d'un grand effort et d'une réelle énergie en présence d'un accident, d'un danger imminent. Fait remarquable et presque constant dans cette affection : la fatigue musculaire ne disparaît pas par le repos de la nuit, les malades sont plus affaissés, plus alourdis le matin que le soir.

e. La dyspepsie neurasthénique n'est pas une entité spéciale. Toutes les formes de la dyspepsie se rencontrent dans la neurasthénie et aucune n'en dépend d'une façon exclusive.

Mathieu distingue trois formes de dyspepsie nerveuse.

La forme la plus fréquente est la dyspepsie nervo-motrice avec ou sans hypochlorhydrie. Elle peut aboutir en dernier terme à la dilatation de l'estomac avec stase et fermentation et, en conséquence, hyperacidité organique.

L'appétit est conservé dans les formes les plus légères, le repas paraît même réconforter le malade. Seulement, une demi-heure après, la douleur apparaît au creux épigastrique, s'accompagne de malaise général, de renvois, de ballonnement, d'aigreur, etc., et tout disparaît au bout de trois à quatre heures pour se reproduire après le repas suivant. Fait bien observé par Mathieu, c'est que l'estomac ainsi distendu s'élève dans le thorax et ne s'abaisse pas comme dans la dilatation. Il refoule le cœur et le poumon, d'où la dyspnée, les palpitations et même les irrégularités du pouls.

Malgré ces phénomènes, et tant que la maladie n'a pas dépassé la phase symptomatique tracée plus haut, l'examen chimique du contenu stomacal au moyen du repas d'épreuve ne permet pas de constater de troubles notables dans les fonctions de l'estomac. L'évacuation du contenu se fait dans les limites physiologiques, les acides, la pepsine sont produits en quantité normale ou à peu près.

L'intestin est intéressé dans la majorité des cas, il y a de la constipation avec selles glaireuses. De temps à autre, il survient des débâcles diarrhéiques.

Dans les formes plus graves, la langue est chargée, sale, l'haleine mauvaise, l'appétit est perdu. Il y a de la douleur au creux épigastrique, des brûlures, des régurgitations acides. L'amaigrissement se prononce de plus en plus. Trois à quatre heures après le repas surviennent des douleurs intestinales qui siègent sur le trajet du côlon et qui gênent, voire même empêchent le sommeil. Les malades refusent de s'alimenter à cause de ces douleurs, il y a une déchéance organique complète. Dans ce cas, l'abaissement du taux normal de l'acide chlorhydrique libre ou combiné est très évident. Et cependant Mathieu n'attribue pas à cette diminution la gravité plus ou moins grande de la dyspepsie. Pour lui, c'est l'élément nervo-moteur qui joue le rôle principal. Si l'atonie est totale, il y a stase, fermentations anormales : ces faits caractérisent pour Mathieu une catégorie de faits spéciaux de dyspepsie méritant une étude particulière et qui correspondent à la dilatation de l'estomac telle que l'a décrite Bouchard. Entre cette dernière variété et la première il y a une gradation ininterrompue.

L'hyperchlorhydrie peut exister dans la dyspepsie neurasthénique et Mathieu cite un fait de ce genre.

La stase permanente hypochlorhydrique avec ou sans hyperacidité organique est la dilatation de l'estomac telle que Bouchard l'a fait connaître. Bouchard la croit très fréquente. Mathieu, au contraire, la croit très rare. On trouve dans ces cas des douleurs d'estomac très marquées, une acidité supérieure à la normale due aux acides de fermentation, peu d'acide chlorhydrique libre ou combiné, peu de peptones et des vomissements de matières ayant séjourné longtemps dans l'estomac. En somme, à une extrême limite, ces cas se confondent avec les dilatations relevant d'un rétrécissement pylorique ou de la gastrite. Impossible, dit Mathieu, de faire à la neurasthénie la part qui lui appartient dans la genèse de cette grande dilatation stomacale.

f. Les troubles génitaux dans les deux sexes revêtent une importance considérable en raison de l'affaiblissement qu'ils produisent et des préoccupations morales qu'ils font naître. Au début, il peut exister une hyperexcitabilité accusée du sens génital, une sorte de priapisme permettant des rapports fréquents et répétés. Cette vigueur passagère et d'ailleurs inconstante n'est que le prélude de la diminution de la puissance génitale qu'elle prépare et accentue. En effet, au bout d'un temps variable, les érections deviennent rares, incomplètes, l'éjaculation se produit avec rapidité, presque au moment de l'intromission. D'autres fois, l'acte sexuel ne peut s'accomplir, l'érection est insuffisante et ne persiste pas le temps voulu. Enfin la nuit est marquée par des pollutions ; une véritable spermatorrhée peut s'établir, cause de fatigue pour l'organisme et de désespoir pour le malade.

L'impuissance sexuelle chez la femme ne se présente pas au même degré et pour des raisons différentes. Néanmoins, il existe chez beaucoup d'entre elles une répugnance véritable à subir toute approche; on observe plus fréquemment la dysménorrhée, des crises douloureuses du côté des annexes, des pertes blanches abondantes.

g. A ces troubles multiples de la sphère organique et de la vie de relation se joint un état mental particulier résultant lui-même de la déchéance fonctionnelle du système nerveux. Les facultés intellectuelles sont moins vives, amoindries, paresseuses. Ici encore ce sont les phénomènes de dépression qui dominent. La mémoire est diminuée et particulièrement la mémoire des faits récents.

Les malades sont abattus, désespérés, en proie à une tristesse morale profonde. Ils veulent et ne veulent pas, et recommencent cent fois la même chose, la volonté a disparu, il y a une sorte d'abou-lie complète.

Ils sont irrités, moroses, toujours dans l'inquiétude et l'agitation, le caractère est irascible. Les mille petits embarras de la vie ordinaire surexcitent leur impressionnabilité ; l'angoisse, l'anxiété semblent les tourmenter sans cesse. Veulent-ils se livrer à leurs travaux, leur intelligence est incapable d'application, leur attention ne peut se soutenir et leur céphalée augmente. Cette impuissance les décourage. C'est à peine si les exhortations du médecin peuvent pour quelques instants relever leur état moral ; ils retombent très vite dans leur désespérance première.

Beaucoup de personnes, les orateurs, les professeurs sont obligés de renoncer à leur carrière. L'esprit ne peut suivre un raisonnement ni s'appliquer à une démonstration ; un financier, un commerçant commettent des erreurs de chiffres, ne peuvent plus exercer aucune surveillance sur leurs affaires, sont incapables de prendre une décision. Quelques-uns demandent au tabac, à l'alcool et à la morphine le degré d'excitation, de stimulation cérébrale qui leur manque, comme le fait observer Ziemssen. En résumé, effondrement de l'énergie morale, perte de la volition, diminution de l'activité cérébrale dans tous ses modes, tels sont les signes principaux de la dépression mentale du neurasthénique.

h. Le *facies* et l'*habitus* des neurasthéniques ne sont pas moins caractéristiques.

On rencontre deux types de neurasthéniques, entre lesquels il existe une foule d'intermédiaires. Le premier type affecte la forme dépressive : le visage est pâle, l'œil alangui, le regard vague, les traits tirés ; tout lui paraît sombre et triste dans la vie ; il va seul, sourit rarement, parle peu et sa parole est lente, traînante. Il a toujours froid, est constamment fatigué, rompu, brisé. Si on l'interroge, il répond qu'il est faible, qu'il a mal partout et plus spécialement à la tête, à l'estomac, etc. (Bouveret.)

Le second type diffère sensiblement du premier. Le malade a de l'embonpoint, de la gaieté, de la vivacité, quelquefois il engraisse alors que ses symptômes nerveux s'aggravent. Au regard de ses amis et de ses parents, il passe pour un malade imaginaire. Les médecins eux-mêmes s'y trompent et Beard raconte qu'un médecin venu pour le voir lui fit cette remarque en traversant sa salle d'attente : tous vos malades sont des géants. Et cependant un homme peut être doué de la plus robuste constitution et présenter des signes d'épuisement nerveux très accentués.

Il nous reste à parler du neurasthénique ennuyeux, de l'homme aux petits papiers, comme disait Charcot. Celui-là écrit ce qu'il éprouve, le note de peur d'oublier le moindre détail ; il insiste avec une minutie mesquine sur ses plus légers malaises ; il délaye, dans de longs mémoires, toutes ses sensations. Cette façon d'agir témoigne d'un état mental particulier, le malade est un inquiet, il se défie de sa mémoire, il craint d'oublier un fait important dont puisse dépendre sa guérison. La plupart de ces longs récits sont diffus, incohérents et trahissent souvent un affaiblissement intellectuel véritable.

2° *Symptômes secondaires ou accessoires.* — a. Les vertiges sont fréquents dans la neurasthénie : tantôt c'est un simple étourdissement, tantôt c'est un véritable accès de vertige plus ou moins intense, tantôt un état vertigineux permanent.

b. Du côté des sens spéciaux, on note de l'asthénie palpébrale, de la dilatation ou de l'inégalité pupillaire, des alternatives de mydriase et de myosis, une sorte d'asthénopie neurasthénique ou mieux une sorte d'hyperesthésie de la rétine qui lui a fait donner le nom d'œil irritable, excitabilité anormale et souvent douloureuse de l'ouïe, bourdonnements d'oreilles, des troubles divers du goût et de l'odorat avec fausses sensations subjectives.

c. Du côté de la sensibilité générale, on note des hyperesthésies de la peau, des sensations de fourmillement, de picotement, de brûlure, de prurit, d'engourdissement, sensations de brûlure dans les pieds (podalgie), une sensibilité anormale très pénible des dents et des gencives, de l'hyperesthésie du sens thermique et du sens dit météorologique. Cette sensibilité spéciale aux variations météorologiques de l'atmosphère transforme ces malades en véritables baromètres. Beard dit : « Le ciel peut encore être clair, alors que l'état nerveux de ces malades est déjà troublé. »

Les troubles de la sensibilité profonde sont également fréquents: courbature musculaire, douleurs rhumatoïdes articulaires. De même les troubles de la sensibilité des troncs nerveux : douleurs à la pression, névralgies plus ou moins généralisées.

d. Parmi les troubles de la motilité, Beard a signalé, en dehors des troubles d'amyosthénie générale, la voix atone due à une sorte de paresse et de faiblesse de l'articulation des mots, des impotences fonctionnelles plus ou moins localisées, d'ordre parétique, et pouvant, dans certains cas, aller jusqu'à une paralysie temporaire, mais seulement apparente en réalité.

c. Les troubles de la circulation générale présentent quelques phénomènes intéressants que nous allons relater d'après l'ouvrage de Bouveret.

Les palpitations sont très fréquentes, se produisent à la suite de la moindre fatigue, de la plus légère émotion, de troubles digestifs ou génitaux, etc. Elles sont sans gravité et témoignent simplement soit d'une excitation anormale des nerfs accélérateurs, soit plutôt d'un état d'asthénie des centres modérateurs du cœur.

Bouveret, à l'encontre de Mathieu, fait rentrer dans le cadre des accidents neurasthéniques la tachycardie permanente. Le pouls atteint 120 pulsations par minute et davantage ; il est généralement faible et petit, tandis que l'impulsion précordiale est énergique et que les battements des carotides et des sous-clavières sont exagérés.

Bouveret admet deux formes de tachycardie, une bénigne et une grave qui se termine habituellement par la mort. Il peut exister, d'après lui, en dehors de toute altération organique, des troubles profonds de l'innervation cardiaque aboutissant au dénouement fatal. Mathieu n'admet pas cette théorie, comme nous l'avons dit plus haut, et croit à une association des deux maladies.

L'angine de poitrine est encore une des manifestations fréquentes de la maladie de Beard. Huchard et Landouzy, P. Marie ont reconnu la nature de ces angines de poitrine névropathiques, indépendantes de la sténose des coronaires. Tantôt l'angine consiste en une névralgie du plexus cardiaque, tantôt elle revêt la forme vaso-motrice et se caractérise par l'intensité des troubles vaso-moteurs.

En voici les symptômes principaux : prodromes assez longtemps avant la crise, marqués par un sentiment d'oppression, de l'engourdissement du côté gauche, de la douleur dans la région précordiale, de la toux, de l'irritabilité. L'accès éclate ensuite plusieurs heures ou même une journée entière après ce prélude : c'est alors la sensation de serrement, de mort imminente avec irradiation dans l'épaule gauche, le bras gauche et les deux derniers doigts de la main, la pâleur de la face, la petitesse du pouls et la faiblesse des contractions cardiaques. Les pupilles se resserrent, l'agitation est extrême, le malade croit qu'il va mourir. Tout se dissipe au bout de quelques minutes. Telle est l'attaque type. Le plus souvent on a affaire à des formes atténuées ou incomplètes. La fin de l'accès est marquée par un tremblement de tout le corps, un véritable frisson qui dure une demi-heure et qui est très pénible pour le malade. L'accès névropathique diffère de l'accès légitime d'angine de poitrine vraie par l'absence de cause occasionnelle, effort, marche, la durée des prodromes, l'agitation plus marquée du patient, la moindre intensité de l'angoisse précordiale, la présence constante de troubles vaso-moteurs, la répétition et la longue durée de l'attaque, la bénignité de l'affection.

Le pouls est également très impressionnable ; il augmente de fréquence à la suite de la moindre excitation. Il peut être ralenti, il peut y avoir de l'arythmie comme Ziemssen en a rapporté un exemple.

Les troubles vaso-moteurs périphériques sont aussi très accentués chez la plupart des neurasthéniques. Presque tous ont les extrémités froides. Presque tous sont sensibles à l'excès, au refroidissement de la température. Beaucoup se plaignent de sensations de chaleur ou de froid locales ou générales. Les perturbations vaso-motrices sont quelquefois poussées jusqu'à l'œdème et quelques femmes ont les mains et les pieds enflés. Ces phénomènes joints aux palpitations font croire aux malades qu'ils sont atteints d'une affection cardiaque grave. Ces modifications circulatoires ont certainement une répercussion dans les viscères et quelques auteurs attribuent le vertige à des congestions se produisant dans certaines régions de l'encéphale.

f. Les troubles secondaires que l'on note du côté du tube digestif seraient dus à la production des splanchnoptoses de Glénard par suite d'une parésie considérable de tout le système musculaire abdominal. Cette forme gastéro-entéroptosique de la neurasthésie est heureusement rare et ne se rencontre que dans les formes tout à fait graves et seulement aux dernières périodes.

g. Les troubles des sécrétions et de la nutrition générale consistent en sécheresse de la peau, particulièrement aux mains et aux oreilles, en sueurs exagérées ou hyperhydroses, dans la chute de la barbe et des cheveux qui deviennent secs et cassants, dans la carie des dents. Du côté des muqueuses, les troubles sécrétoires consistent en albuminurie, en glycosurie, en uraturie, tous phénomènes ordinairement transitoires.

h. Du côté de l'intelligence, Beard a noté des idiosyncrasies neurasthéniques consistant en une susceptibilité toute particulière pour certains médicaments, comme alcool, opium, thé, café, tabac. Le malade a pour les narcotiques et les stimulants un appétit d'autant plus vif et plus immodéré qu'il les supporte moins. Mais cette soif morbide des excitants ou mieux des poisons excitants, n'est pas spéciale aux neurasthéniques. Presque tous les nerveux, tous les névrosés, tous les vésaniques y sont plus ou moins sujets.

Quant à ces états d'anxiété qu'on a décrits sous le nom de phobies, ils sont plus particuliers aux neurasthéniques. Pourtant, comme l'a fort bien noté Gélineau, tous les angoissés, tous les anxieux, tous les phobiques ne sont pas des neurasthéniques. Il y a des phobies essentielles, indépendantes de la neurasthénie. Du reste, Levillain reconnaît que les phobies sont surtout des symptômes de complication dans la neurasthénie. « Les véritables phobies neurasthéniques, dit-il, consistent plutôt en une certaine indécision, en une sorte d'aboulie ; et cette indécision, ce manque de caractère et d'énergie morale résulte, comme tous les autres phénomènes neurasthéniques, de l'affaissement et de l'épuisement général du système nerveux. Il arrive alors que lorsqu'il s'agit de traverser une place, de faire une course un peu longue, de se trouver au milieu d'une réunion nombreuse, etc., les malades épuisés, fatigués, indécis, sont pris d'hésitation ou de crainte et n'ont plus le courage nécessaire pour exécuter l'acte en question. Mais, à moins que le neurasthénique ne soit un psychopathe héréditaire, ces phénomènes ne vont pas jusqu'à la crise angoissante de la véritable agoraphobie. »

La phobie neurasthénique vraie n'est donc qu'un phénomène d'aboulie plus ou moins prononcé. Contrairement à l'aboulie hystérique, elle manque totalement d'impulsivité.

Parmi les phobies qui se rencontrent le plus fréquemment chez les neurasthéniques, on peut citer l'agoraphobie ou topophobie (peur des grands espaces, peur de traverser une grande place) ; la claustrophobie (peur des espaces resserrés ou clos) ; l'anthropophobie, qui peut consister en une frayeur des foules ou bien en une simple timidité craintive en présence d'individus isolés ; la monophobie ou frayeur de la solitude ou de l'isolement ; l'astrophobie ou frayeur des éclairs ; la pathophobie ou peur exagérée et excessive des maladies ; la pantophobie et la phobophobie, ou peur ridicule et puérile de tout le monde ; la misophobie ou peur de la saleté ; la bacillophobie ou peur des microbes ; la zoophobie ou peur de certains animaux, etc., etc.

On peut encore noter comme symptômes de complication de la neurasthésie : les crampes professionnelles et la maladie des tics. (Ces deux affections se trouvant décrites chacune dans un chapitre à part, nous n'insistons pas.)

i. Les signes objectifs de la neurasthénie fournis par le sphygmographe, le dynamomètre et l'esthésiomètre, sont des plus variables et n'ont aucun caractère pathognomonique.

Évolution et marche. — La maladie de Beard ne présente pas dans son évolution de cycle défini : elle est soumise aux fluctuations les plus diverses. Le début peut être brusque à la suite d'un traumatisme par exemple ; d'ordinaire, il est lent et les symptômes s'établissent à la longue, par poussées successives. Il y a souvent une véritable période prodromique caractérisée par l'insomnie, la céphalée et les troubles digestifs ; la période d'état est marquée par l'éclosion de tous les signes que nous avons énumérés. La guérison peut survenir après des alternatives d'aggravation et d'amélioration; mais elle est toujours lente à se produire. Le malade guéri reste toujours vulnérable, et le médecin doit instituer pour lui un régime de vie très sévère. Quelques patients restent neurasthéniques toute leur existence : il ne faut pas trop s'en effrayer. Beard a constaté qu'ils arrivent presque tous à un âge fort avancé.

Formes et variétés. — Levillain distingue des variétés cliniques et des variétés étiologiques.

Parmi les variétés cliniques, il distingue :

1° L'*hémineurasthénie*, quand les principaux symptômes sont localisés plus ou moins dans un des côtés du corps;

2° La *cérébrasthénie*, quand les accidents cérébraux sont très développés et paraissent dominer la situation ;

3° La *myélasthénie*, quand ce sont les accidents spinaux qui prédominent;

4° La *névropathie cérébro-cardiaque;* à côté des symptômes céphaliques habituels se placent les symptômes cardiaques que nous avons décrits;

5° La *forme cérébro-gastrique* est très fréquente, pour ne pas dire la plus fréquente. On note alors, à côté des autres symptômes, les symptômes de la dilatation de l'estomac et des splanchnoptoses.

6° La *neurasthénie sexuelle* qui se traduit par une hyperexcitabilité génitale et même du priapisme, ou, au contraire, par une impuissance plus ou moins complète et plus ou moins durable.

Au point de vue étiologique, on peut distinguer :

1° La *neurasthénie traumatique*. Elle résulte d'un choc traumatique plus ou moins violent; elle n'offre, pour le reste, aucun caractère spécial. « La névrose de Beard, dit Charcot, se montre toujours la même quelle que soit la cause provocatrice; l'origine traumatique ne détermine par elle-même aucune particularité nosographique qui permette de la distinguer des neurasthénies développées sous l'influence de toute autre cause, du surmenage intellectuel, par exemple:

c'est la même neurasthésie que celle qui se développe chez les étudiants qui affrontent les concours, chez les savants et les gens de lettres au labeur acharné, chez les politiciens et les hommes d'affaires qu'écrasent de lourdes reponsabilités et qui vivent incessamment bourrelés d'inquiétudes. »

2° L'*hystéro-neurasthénie* n'est qu'une association des deux névroses ;

3° Les *neurasthénies héréditaires* qui empruntent à l'hérédité des caractères spéciaux de gravité.

Pronostic. — La plupart des neurasthéniques guérissent quand ils prennent la peine de se soigner. Toutefois, les neurasthénies héréditaires, l'hystéro-neurasthénie, la neurasthénie traumatique sont beaucoup plus tenaces et comportent un pronostic plus grave.

Enfin, il ne faut pas oublier que la neurasthénie ouvre la porte à d'autres affections nerveuses, aux psychoses et aux vésanies, particulièrement à la mélancolie et à l'hypocondrie.

Diagnostic. — Si on se rappelle les stigmates de la neurasthénie, si l'on s'attache à les dépister de parti pris, le diagnostic ne paraît pas présenter de difficultés. Et cependant, le médecin, au milieu de cette agglomération de symptômes, des doléances des malades qui lui exposent tout pêle-mêle et sans méthode, se trouve souvent embarrassé. Ce qui complique encore le diagnostic, c'est l'association des phénomènes neurasthéniques avec des maladies organiques du cerveau et de la moelle, et il est quelquefois difficile d'attribuer à chacune des deux affections la part qui lui revient dans le syndrome morbide présenté par le sujet. Les difficultés sont aussi très grandes dans les cas, rares il est vrai, de neurasthénie monosymptomatique. En thèse générale, pour reconnaître la neurasthénie, rechercher les stigmates, se baser sur la mobilité, la variabilité des symptômes. Voyons les affections qui peuvent le plus fréquemment prêter à la confusion.

La céphalée doit être distinguée de la *céphalalgie syphilitique*, qui est beaucoup plus violente, a son maximum d'intensité la nuit et s'accompagne d'accidents spécifiques ; de la *céphalée des adolescents* due à la croissance, ou à un surmenage passager, et qui disparaît par le repos : de la *névralgie faciale*, qui occupe le trajet des branches nerveuses ; de la *migraine*, qui est unilatérale, s'accompagne de vomissements et de phénomènes oculaires propres ; de la *céphalée hystérique* qui est généralement localisée au sommet de la tête ; de la *céphalée urémique*, à laquelle il faut toujours penser et dont on reconnaîtra la nature par l'analyse des urines qu'il ne faut jamais négliger.

Le diagnostic de la neurasthénie doit être encore établi avec certaines névroses et quelques maladies organiques.

Paralysie générale. — Au début, la différenciation des deux maladies n'est pas aisée à faire. Cependant, par un interrogatoire bien dirigé, on ne tarde pas à reconnaître chez le paralytique des conceptions délirantes, des idées de grandeur et de persécution, la perversion du sens moral, phénomènes qui ne s'observent pas chez les neurasthéniques. Enfin, l'inégalité permanente des pupilles, l'anosmie, les troubles de la parole, de l'écriture, de la mémoire lèvent tous les doutes.

Tumeur cérébrale. — Ici, comme chez les neurasthéniques, on observe du vertige, de la céphalalgie, mais il s'y joint bientôt des signes de compression cérébrale, névrite optique, paralysie des nerfs craniens, et l'hésitation ne peut durer longtemps.

Ataxie locomotrice. — L'erreur ne peut être guère commise avec un peu d'attention. Les neurasthéniques ne présentent pas d'abolition des réflexes, ni troubles oculo-pupillaires, ni le signe d'Argyll-Robertson. L'atonie gastro-intestinale diffère des crises gastriques de l'ataxie véritable ; la démarche du tabétique a son caractère particulier et l'asthénie musculaire des névropathes ne ressemble en rien aux troubles moteurs de la maladie de Duchenne.

Myélite chronique subaiguë. — Cette maladie est caractérisée par l'anesthésie, l'abolition des réflexes, l'atrophie musculaire, les troubles trophiques de la peau, les troubles de la vessie et du rectum qui font toujours défaut dans l'épuisement nerveux. Le diagnostic devient plus délicat, quand on a affaire à une myélite subaiguë envahissante compliquée de symptômes neurasthéniques.

La *mélancolie, l'hypocondrie, l'anémie et la chlorose, l'atrophie musculaire progressive, le goitre exophthalmique* ont été confondus avec la maladie de Beard. L'erreur dans ces cas-là paraît devoir être bien exceptionnelle si l'on se rappelle les symptômes propres à chacune de ces affections.

On pourrait peut-être encore confondre le neurasthénique avec le *phobique essentiel*, et cependant ce sont deux êtres essentiellement différents. « Le phobique, dit Gélineau, à part sa crainte angoissante, intermittente, qu'il considère même, en dehors de ses mauvais moments, comme ridicule, absurde, et dont il se moque un instant après, ne se plaint point. En l'état ordinaire, ce méticuleux, cet émotif ne redoute rien ! Placez-le au milieu de la mêlée, dans une dispute, dans les rangs de l'armée, sous le feu du canon, il ne sourcillera point et sera brave comme pas un. A l'exception de sa défaillance habituelle et inexplicable, il est homme de valeur et de tête. Hors cette paille, il est d'un acier bien trempé. Il sera avec ses camarades un bon et gai compagnon, ne reculant ni devant la chanson, ni devant le cotillon, ni devant le champagne versé à flots, tandis que le couplet envolé d'une coupe étincelante, la ritournelle de l'orchestre et l'éclat de rire d'une femme feront fuir jusqu'au bout du monde le neurasthénique, chez qui siège toujours l'*atra cura* des anciens. Demandez au phobique s'il souffre, s'il a mal à la tête, si ses idées tournent à la mélancolie, et il vous rira au nez, pendant que le neurasthénique, heureux de trouver un ami disposé à l'écouter, passera son bras sous le vôtre et vous assommera pendant deux heures et plus de l'interminable récit de ses souffrances incessantes. »

Traitement. — 1° TRAITEMENT HYGIÉNIQUE. — Il faut au neurasthénique une vie calme et à l'abri des agitations. S'il souffre de ses nerfs, c'est généralement parce qu'il les a surmenés par des excès : excès de travail, excès de fatigues, excès de table, excès de femmes. Défendez-lui donc les excès de toutes sortes. Vous lui rendrez service et vous serez d'accord avec la loi morale qui veut qu'on expie par où on a péché. Pour éviter le retour de ces excès, quelques médecins conseillent aux neurasthéniques de se marier. C'est au contraire une petite infamie que je leur déconseille généralement. J'aime mes malades, mais pas au point de vouloir lier des filles pleines de vie, de santé et de jeunesse, à des demi-gagas acariâtres et irritables. On peut trouver des gardes-malades des deux sexes en dehors du mariage.

Je leur défends de boire, de fumer et même d'aimer, avec excès, bien entendu. Je leur permets ce qu'on peut permettre à un homme raisonnable, qui serait un peu malade : un demi-litre de vin par jour, une tasse de café sans alcool, et Vénus une fois la semaine. Je proscris rigoureusement le tabac, un vice encombrant et malpropre.

Mais surtout je m'attache à distraire l'esprit de mes malades des

préoccupations et des tourments que la maladie peut leur causer.
Je leur conseille les travaux attrayants et faciles, la lecture d'ouvrages non passionnels, les arts d'agréments, la musique, le chant,
le dessin, les spectacles qui causent peu d'émotions, la comédie de
préférence au drame, les promenades au grand air, la chasse, la
pêche et quelquefois les voyages.

L'isolement, et j'entends l'isolement dans un établissement spécial, offre encore des avantages dans quelques cas déterminés. Pour
certains malades faibles de caractère, il met à l'abri des tentations
et, par suite, des rechutes. Il éloigne de la famille qui quelquefois
ne sait pas seconder le médecin, mais lui fait perdre au contraire le
terrain qu'il a gagné, et ainsi entretient ou aggrave l'état nerveux.
Enfin la solitude permet au malade de rentrer en lui-même. Les
prêtres, qui ont toujours fait bon ménage avec l'hygiène, connais-
sent parfaitement l'utilité de l'isolement momentané. A Paris, l'ar-
chevêque, avant de laisser partir les vicaires des différentes
paroisses en vacance, leur impose une retraite de trois jours dans
une maison religieuse. C'est très pratique et très hygiénique. En
même temps qu'ils secouent leur âme de toutes les poussières de
péchés dont elle s'est souillée au contact du monde, ils reposent leur
corps et leur esprit. Je le répète : c'est très sage et très pratique.

Où faut-il envoyer vivre les neurasthéniques? Il en est qu'il est
impossible d'éloigner des villes sans les plonger dans un ennui
presque douloureux. Il faut donc les laisser dans leur milieu, car en
agissant autrement, on irait à l'encontre du but à atteindre. Dans la
majorité des cas, le séjour à la campagne est préférable et je le
conseille presque toujours. Le silence et la solitude calment les plus
irritables. La douceur des aurores, la splendeur des soleils cou-
chants, l'aspect de la verdure, les senteurs des champs, prédisposent
au bien-être et endorment les systèmes nerveux les plus détraqués.

Les neurasthéniques devront porter des vêtements chauds, car il
est démontré que le froid humide a une influence manifeste sur l'apparition des accidents nerveux. Ils ne devront pas avoir une alimentation trop carnée. En surchargeant le sang du produit d'une oxydation insuffisante, elle augmente encore l'irritabilité du système
nerveux. Je conseille de préférence les viandes jeunes de veau et
d'agneau. Les volailles blanches sont également excellentes. Par
contre, je défends les viandes excitantes et faisandées, les sauces
trop acides ou trop pimentées, les crustacés. Les légumes et les fruits
sont aussi à recommander. Quant au lait, c'est l'aliment par excellence de tous les débilités et de tous les surexcités.

Weir Mitchell propose une méthode beaucoup plus complexe et qui constitue une véritable cure d'engraissement. Elle ne me paraît pas indiquée dans tous les cas et elle est souvent d'une application difficile.

Voici comment il procède.

Le traitement débute en mettant le malade au régime lacté absolu. On donne de 100 à 120 centimètres cubes de lait toutes les deux heures. Au bout de quelques jours, la dose de lait est portée à 2 litres, qu'on prescrit par doses toutes les trois heures. « Cette pratique, dit Weir Mitchell, a pour résultat de dissiper comme par magie tous les phénomènes dyspeptiques. »

Pour faciliter les fonctions de l'intestin, on donne au réveil une tasse de café sans sucre ou quelques centigrammes d'aloès le soir.

Au bout de quatre à six jours, on permet un léger déjeuner, puis, deux jours après, on prescrit une côtelette de mouton pour le déjeuner de midi et, après deux jours de ce dernier régime, du pain et du beurre trois fois par jour.

Au bout de dix jours, pendant lesquels ont duré ces préparatifs, on permet au malade trois repas complets par jour ainsi que 1 litre et demi à 2 litres de lait, donnés pendant ou après les repas au lieu d'eau et 60 à 120 centimètres cubes d'extrait de malt fluide avant chaque repas.

Weir Mitchell donne une formule de bouillon de bœuf qu'on prépare de la façon suivante : on hache 500 grammes de bœuf cru et on les met dans une bouteille avec 500 centimètres cubes d'eau et 5 gouttes d'acide chlorhydrique. On conserve cette préparation toute une nuit dans de la glace ou dans un endroit très frais; le matin, la bouteille est placée dans de l'eau maintenue à la température de 35° degrés; elle y reste deux heures environ. On jette ensuite son contenu sur une toile et on exprime.

A partir de la deuxième semaine, on donne le bouillon ainsi obtenu en trois fois dans la journée. Si le goût de cette préparation était désagréable, on grillerait rapidement la viande sur un seul côté avant de la faire macérer.

A la fin de la troisième semaine, il ajoute encore au régime 15 grammes d'huile de foie de morue à prendre une demi-heure après chaque repas. Dans le cas où l'huile diminue l'appétit ou cause des nausées, ou bien encore s'il existe une constipation intense, l'huile est administrée sous forme de lavement. L'huile est émulsionnée avec de la pancréatine.

Lorsqu'il y a intérêt à ne pas rompre brusquement avec des habitudes d'alcoolisme ou avec l'usage de boissons spiritueuses, on ajoute au lait chaque jour 30 grammes d'eau-de-vie ou bien on permet un verre de champagne ou de bourgogne. Une médication martiale est également instituée.

On peut prescrire également avant les repas quelques gouttes de teinture de noix vomique ou toute autre préparation à base de strychnine.

Quand le malade est en plein traitement, il faut surveiller les urines. S'il s'y forme un dépôt d'acide urique, c'est un signe que la nourriture est trop abondante, on la diminue ; s'il se produit quelque trouble gastro-intestinal, on réduit le régime de moitié ou bien on retourne au régime lacté pendant un ou deux jours.

2° TRAITEMENT PHYSIQUE. — L'hydrothérapie peut donner de bons résultats, sous forme de bains de courte durée ; mais je ne suis pas partisan des douches froides. Elles sont quelquefois dangereuses et souvent nuisibles, en ce sens qu'elles augmentent dans bien des cas l'état d'hyperexcitabilité du malade.

Le massage pratiqué par une main habile et douce donne les meilleurs résultats. Je conseille en même temps des frictions avec un liquide alcoolique, avec de l'alcoolature de romarin, par exemple, ou bien, en cas de douleurs musculaires, avec le mélange suivant :

> Baume de Fioravanti. . . . . 60 grammes
> Chloroforme. 10   —

L'électricité ne donne de bons résultats que sous la forme statique, par le procédé dit de la franklinisation.

Voici, d'après R. Vigouroux, les procédés que l'on peut employer :

a. Le *bain électrique*.—Le patient est placé sur un tabouret isolant, en communication avec le pôle négatif de la machine. Il se trouve donc chargé d'électricité négative à un très haut potentiel, en même temps qu'il offre la voie à une déperdition constante de l'électricité par toutes les saillies de son corps et de ses vêtements, déperdition qui est incessamment réparée par la production continue de la machine.

b. *Souffle ou vent électrique.* — On l'obtient en dirigeant vers le malade et à 10 ou 15 centimètres de distance, la pointe d'une tige métallique non isolée. On produit ainsi une sensation analogue, mais non identique, à celle produite par un courant d'air.

Vigouroux recommande très vivement ce moyen pour guérir presque instantanément les céphalées si douloureuses des neurasthéniques.

c. Étincelles.—On les obtient en approchant suffisamment du corps du patient une boule métallique non isolée.

Ce procédé est très utile pour provoquer soit la contraction musculaire en agissant sur les rameaux ou les troncs nerveux, soit l'excitation cutanée.

d. Aigrette.—En approchant une tige en bois à quelques centimètres du corps, on obtient un pinceau lumineux qui est une façon intermédiaire de décharge, et dont l'effet est tantôt sédatif, tantôt excitant.

e. Friction électrique. — On l'effectue en passant plus ou moins rapidement une tige métallique non isolée sur les vêtements du patient, en ayant soin d'appuyer. Il se produit ainsi une multitude de petites étincelles dont la longueur est mesurée par l'épaisseur des étoffes interposées. Ces étoffes doivent, de préférence, être en laine.

La faradisation (courants interrompus) et la galvanisation (courants continus) ont été employées aussi quelquefois. J'en ai essayé dans quelques cas, et je dois avouer que j'en ai rarement obtenu des résultats sérieux au point de vue de la guérison.

Je viens de dire que le massage pouvait rendre de réels services dans la neurasthénie, à condition qu'il soit bien fait. Il ne sera probablement pas superflu de dire, en deux mots, comment il faut s'y prendre.

Le masseur doit avoir la main agile et souple ; il doit agir avec une énergie progressive et suffisante, mais sans violence, car dans ce dernier cas, outre la douleur momentanée qu'il occasionnerait, il pourrait produire des ecchymoses, des déchirures sous-cutanées. Il faut plutôt pécher par excès de douceur que par excès de force. « On ne saurait trop se défier de la force dans le massage », dit Reibmayr.

En général, on ne doit pas dépasser dix minutes par séance.

Les manipulations qu'exercent les masseurs sont très nombreuses et très variées. Ce sont d'abord les frictions qui consistent en frottements plus ou moins rapides et variés, en effleurages, passes, frôlements, attouchements. Les pressions consistent à pétrir et à serrer

plus ou moins énergiquement les parties sur lesquelles on veut agir.
Si les pressions sont douces, on produit des agacements, des cha-
touillements, des titillations. On peut, dans certains cas, faire du
pétrissage, des malaxations, pincer plus ou moins profondément les
muscles, percuter, soit avec le bord, soit avec la paume de la
main.

Quelques masseurs appellent à leur secours un certain nombre
d'instruments plus ou moins compliqués : la raclette, la roulette, la
palette, le balai. Je ne me sers presque jamais de ces instruments.
On masse beaucoup plus sûrement et beaucoup plus commodément
avec la main simplement enduite d'un corps gras.

Un dernier mot sur cette question. Que les médecins ne croient
pas s'humilier en faisant du massage eux-mêmes. C'est un moyen
thérapeutique très utile et très puissant. Pour devenir un bon masseur, il faut avoir appris, et pour savoir l'appliquer à propos, il
faut être médecin.

3° TRAITEMENT MÉDICAMENTEUX. — J'arrive maintenant au traitement
médicamenteux, et je pose en principe qu'il ne faut jamais donner
de bromure aux neurasthéniques. C'est un médicament inutile et
très désagréable. Il n'a jamais guéri personne; mais, en compensa-
tion, il a occasionné beaucoup de gastrites.

C'est avant tout aux toniques qu'il faut avoir recours. Je me sers
souvent de la préparation suivante, qui m'a donné les meilleurs
résultats :

Vin de grenache.	840 grammes
Sirop d'écorces d'oranges	100 —
Teinture de coca	30 —
— de quinquina.	20 —
— de colombo.	10 —
— de noix vomique.	1 —

Deux verres à bordeaux par jour, environ dix minutes avant chaque repas.

Chez les personnes très anémiées, et en particulier chez les
femmes, je prescris quelquefois l'hémoglobine de la façon suivante :

Hémoglobine	5 grammes
Sirop de sucre.	300 —

Trois cuillerées à soupe par jour, de préférence avant les repas.

On peut encore essayer des préparations ferrugineuses, mais elles
donnent des résultats beaucoup moins certains.

Legroux prescrit :

> Tartrate de fer et de potasse. . . . . . .   15 grammes
> Rhubarbe.   5   —
> Sirop de gomme. . . . .   q. s.

pour 100 pilules.
Deux par jour.

On peut aussi conseiller le sirop d'iodure de fer à la dose de trois cuillerées à dessert par jour, avant les repas.

Enfin on peut associer l'arsenic au fer et donner, par exemple :

> Liqueur de Fowler. . . . . } àà 10 grammes
> Tartrate ferrico-potassique. . . . . . . }

Dix gouttes avant chaque repas.

Contre les manifestations douloureuses de la neurasthénie on peut avoir recours aux hypnotiques qui agissent toujours mieux que l'opium et ses alcaloïdes. Ces derniers médicaments alourdissent, assomment et ne font qu'augmenter les cauchemars.

Le médicament par excellence des neurasthéniques est le chloral. Je l'administre de préférence en lavement. Je fais prendre au malade, le soir, le quart de lavement suivant :

> Chloral . . . .   3 à 4 grammes
> Eau.   150   —

Autant que possible, il ne faut pas dépasser une dose de 5 grammes pour une nuit.

Quand le chloral ne réussit pas, il existe un grand nombre d'autres hypnogènes qu'on pourra essayer tour à tour.

On peut donner 3 ou 4 des cachets suivants par jour :

> Chloralamide . . . .   4 grammes

En 8 cachets.

Ou bien le lavement suivant en se couchant :

> Paraldéhyde. . . . .   2 grammes
> Jaune d'œuf. . . . .   N° 1
> Eau de quinquina . . . .   150 grammes

On peut aussi donner de temps en temps une perle d'hypnone de 5 à 10 centigrammes.

L'uréthane produit également un sommeil calme, sans rêves ni cauchemars. Je donne habituellement à prendre, en deux fois, avant de se coucher :

Hydrolat de tilleul.	50 grammes
Sirop de fleurs d'oranger.	20 —
Uréthane	5 —

2 grammes de sulfonal en deux cachets pris le soir, à un quart d'heure d'intervalle, peuvent encore procurer du sommeil.

Je serais bien étonné qu'on n'obtienne pas un résultat avec l'un ou l'autre de ces médicaments.

Contre la céphalée neurasthénique, on peut essayer du sulfate de quinine et de l'antipyrine à petites doses : 2 ou 3 cachets de 20 à 25 centigrammes d'antipyrine par jour, ou bien un seul cachet de sulfate de quinine de 20 à 25 centigrammes.

Quand cela ne réussit pas, je donne matin et soir un des cachets suivants :

Antipyrine	50 centigrammes
Valérianate de quinine	10 —

Ou bien je prescris des pilules ainsi composées :

Valérianate de zinc	5 centigrammes
Extrait thébaïque	2 —
— belladone	1 —
— jusquiame	1 —

pour une pilule.
Une le matin et une le soir.

Voici une autre formule empruntée à Monin :

Hydrolat de laurier-cerise.	
Elixir parégorique.	àà 10 grammes
Teinture de valériane	
— ciguë.	5 —

Sept gouttes au moment des douleurs, dans un peu de lait.

Enfin Ewald fait prendre dix à quinze gouttes par heure de ce mélange :

Chlorhydrate de morphine.	20 centigrammes
— de cocaïne.	25 —
Teinture de belladone . . . :	5 grammes
Eau d'amandes amères.	20 —

J'ai essayé de ces diverses préparations et, dans bien des cas, elles ont produit un effet sédatif très rapide et très remarquable.

Pourtant je leur préfère, en général, le mélange suivant, qui est beaucoup moins dangereux et qui amène une sédation non moins sûre et non moins rapide :

Hydrolat de menthe. . . . . ⎫
Aq. still. . . . . ⎬ āā 30 grammes
Eau chloroformée saturée . . . . ⎭

La formule suivante est également excellente :

Arséniate de strychnine . . . . 1 milligramme
Extrait de belladone. . . . . 1 centigramme
Valérianate de quinine. . . . . 5 —
        — de zinc . . . . 10 —
Extrait de gentiane . . . . q. s.
pour une pilule.
Trois à cinq par jour, en trois fois.

Contre les troubles gastriques on dispose de moyens variés. Voici quelques indications.

Au moment des crises gastralgiques, H. Molière conseille de prendre, de dix en dix minutes, jusqu'à sédation, une cuillerée à café de la mixture suivante :

Sirop de morphine. . . . . ⎫
    — d'éther . . . . ⎬ āā 30 grammes
    — de fleurs d'oranger. . . . . ⎭
Par cuillerée à café de dix en dix minutes, jusqu'à effet sédatif.

Contre les troubles dyspeptiques, les moyens ne sont pas moins nombreux. Lorsqu'il y a simplement gêne de la digestion, par suite d'insuffisance de sécrétion, on peut essayer de la pepsine qu'on donne, au milieu de chaque repas, à la dose de 20 à 25 centigrammes dans un cachet.

L'acide chlorhydrique peut également être utile. On prescrit, avant chaque repas, une cuillerée à soupe de la potion suivante :

Julep gommeux . . . . 150 grammes
Acide chlorhydrique. . . . . 1 —

S'il y a de la paresse de l'estomac, on a recours à la potion anti-dyspeptique de Bucquoy :

Liqueur de Fowler. . . . . 1 gramme
Teinture de noix vomique. . . . . 2 —
Sirop de goudron . . . . 300 —
Une cuillerée à soupe avant les deux repas.

Ou bien on emploie cette mixture :

Teinture de noix vomique. . . . . . . } àà   2 grammes
     —   de belladone. . . . . }
Laudanum de Sydenham.   1   —
Cinq à dix gouttes avant les deux principaux repas dans un peu d'eau sucrée.

Si les douleurs se font surtout sentir après le repas du soir, Grasset préconise le cordial suivant, dont on prend une cuillerée à soupe en se couchant :

Sirop de cannelle . . . .   150 grammes
Vin de Lunel.   100   —
Chloral   5   —
Vaniline.   1   —

Lorsqu'il y a flatulence et par conséquent dyspepsie intestinale, on peut prescrire la potion carminative de Paris :

Sirop de gingembre. . . . .   24 grammes
Alcoolat de carvi   20   —
Hydrolat de menthe poivree.   16   —
Magnésie calcinée.   4   —
Alcoolat de lavande composé.   4   —

Cette potion se prend en deux fois, après chaque repas.

Mais je prescris de préférence dans ces cas, le mélange suivant de A. Robin :

Teinture de rhubarbe . . . .   3 grammes
    —   de badiane.   3   —
    —   de *menispermum cocculus*. . . .   3   —
    —   d'ipéca.   1   —
    —   thébaïque   1   —

Il suffit d'en prendre six gouttes dans une cuillerée d'eau quelques minutes avant le repas.

Les palpitations cardiaques constituent un symptôme pénible qu'il faut essayer de calmer.

J'emploie ordinairement le sulfate de spartéine que j'associe de la manière suivante :

Sulfate de spartéine . . . .   2 centigrammes
Extrait thébaïque   1   —
pour une pilule.

Trois ou quatre par jour.

D'autres fois je fais prendre, toutes les deux ou trois heures, cinq gouttes de la mixture suivante dans un peu d'eau sucrée :

Teinture de digitale. . . . . } àà 5 grammes
    —   de convallaria maïalis . . . . }

Bouchut conseille de donner, au moment des crises, une ou deux cuillerées à soupe de la potion suivante :

Julep gommeux. . . . .   120 grammes
Liqueur d'Hoffmann. . . . .   XII gouttes
Castoréum . . . .   XX —
Extrait de valériane. . . . · . . . . .   75 centigrammes

On peut aussi essayer de la poudre de Bamberger :

Sulfate de quinine . . . .   50 centigrammes
Citrate de caféine   50   —
Sucre blanc. . . . .   5 grammes

M. s. a. et divisez en 10 paquets.
4 à 5 paquets par jour.

Contre la dysménorrhée, je conseille souvent, et avec assez de succès, deux capsules d'apiol matin et soir, au moment des règles et pendant les deux jours qui précèdent.

Quand l'apiol ne réussit pas, j'institue le traitement suivant :

1° Injections deux fois par jour avec une infusion chaude d'armoise ;

2° Tous les soirs, avant le diner, un bain de pieds sinapisé de dix minutes ;

3° Quand les règles apparaissent, toutes les deux heures une cuillerée à soupe de la potion suivante :

Sucre. . . . .   30 grammes
Huile essentielle de rue . . . . } àà VI gouttes
    —   —   de sabine. . . . . . . }
Triturez et ajoutez :
Infusion d'absinthe . . . .   30 grammes
Teinture de safran.   2   —
Hydrolat de fleurs d'oranger.   120   —

4° Si les douleurs sont trop vives, prendre en se couchant le lavement suivant qu'il faudra, autant que possible, garder toute la nuit :

Décoction de racine de valériane. . . . .   200 grammes
Chloral   3   —

Il est bien rare qu'on n'arrive pas, avec ce traitement, à calmer les douleurs les plus vives.

Contre la constipation, le meilleur des médicaments est encore le modeste lavement, le lavement de graine de lin ou de décoction de racine de guimauve additionné de deux cuillerées à soupe de gros miel, ou, dans les cas plus rebelles, d'une cuillerée à soupe de miel de mercuriale et même d'une cuillerée à soupe de sulfate de soude.

Il ne faut avoir recours que très rarement aux purgatifs, qui fatiguent. Je conseille quelquefois de prendre le matin à jeun deux cuillerées à café de sel de Seignette dans un demi-verre d'orangeade.

Ball prescrit des pilules purgatives ainsi composées :

Aloès socotrin.	1 gramme
Résine de scammonée	50 centigrammes
— de jalap.	50 —
Calomel	50 —
Extrait de belladone	25 —
— de jusquiame	25 —
Savon amygdalin.	2 grammes

Pour 50 pilules.

En prendre trois à cinq par jour.

Voici encore une autre formule à laquelle j'ai recours de temps en temps :

Evonymine.	1 gramme
Podophyllin.	30 centigrammes
Extrait de belladone.	30 —

Pour 30 pilules.

En prendre une à chacun des repas.

Les courants interrompus appliqués sur le ventre, le massage, consistant dans une malaxation profonde des parois abdominales et des viscères, donnent quelquefois des résultats absolument inattendus. Je ne manque jamais d'y avoir recours dans les cas difficiles.

Contre les démangeaisons généralisées, on prescrira les bains amidonnés. On recommandera également de saupoudrer fréquemment le corps de poudre d'amidon.

Voici quelques formules contre le prurit anal et le prurit vulvaire, si fréquents et si douloureux.

Pockard conseille contre le prurit anal la pommade suivante :

Vaseline blanche.	25 grammes
Camphre . . . . }	āā 1 —
Hydrate de chloral. . . . . }	

Biett recommande cette autre :

Axonge benzoïnée.	20 grammes
Iodure de soufre.	1 —

Je leur préfère de beaucoup la suivante, qui est plus active et partant plus efficace :

Vaseline.	20 grammes
Extrait de belladone.	5 centigrammes
Chlorhydrate de morphine.	15 —
— de cocaïne.	25 —

S'emploie en onctions trois ou quatre fois par jour.

Contre le prurit vulvaire, on peut essayer de faire des lotions avec une solution de chloral, comme celle-ci par exemple :

Aq. still. . . . . }	àà 75 grammes
Eau de roses. . . . . }	
Hydrate de chloral.	10 grammes
Laudanum.	5 —

Percy préconise la lotion suivante :

Acide phénique	1 gramme 50 centigr.
Teinture d'opium	15 —
Acide cyanhydrique	7 — 50 —
Glycérine	15 —
Aq. still.	120 —

Dans les cas très douloureux on peut se servir également de la pommade que je viens de conseiller contre le prurit anal.

Contre les névralgies, on emploiera les calmants ordinaires. On se souviendra de la formule toujours jeune et toujours excellente de Laënnec :

Valérianate de quinine. . . . .)	
Lactate de fer. . . . . }	àà 5 centigrammes
Iodoforme. . . . .)	

pour une pilule à enrober dans du tolu.
Quatre à six par jour.

La teinture de *gelsemium sempervirens* se prescrit à la dose de quinze à vingt gouttes par jour, à prendre en deux ou trois fois, dans un peu de lait ou d'eau sucrée.

Les révulsifs légers auront aussi leur utilité. Je fais faire des frictions généralisées avec de l'alcoolature de romarin ou bien des frictions locales avec :

Baume de Fioravanti.	60 grammes
Chloroforme.	10 —

Le mélange suivant est peut-être plus actif ; mais il est malpropre et nécessite l'usage fréquent des bains :

Baume de Fioravanti . . . . ⟨ àà 30 grammes
Huile de belladone. . . . . ⟨
Chloroforme.   10   —
Laudanum.   5   —

Je n'en finirais pas si je voulais énumérer tous les moyens médicamenteux qu'on peut opposer aux divers troubles neurasthéniques. Je m'en suis tenu aux cas les plus communs, les plus fréquents, ceux que le praticien sera appelé le plus souvent à combattre.

4. Traitement hypodermique. — On a essayé dans le traitement de la neurasthénie les injections hypodermiques de liquide de Brown-Séquard. J'en ai essayé moi-même et souvent avec un succès presque inespéré. J'employais au début du suc testiculaire de cobaye. Depuis le commencement de 1892, j'ai remplacé le suc testiculaire par du suc de substance grise, comme l'avait conseillé Constantin Paul, dans sa communication à l'Académie de médecine, au mois de février 1892.

Le liquide dont se sert C. Paul est une solution au dixième de substance grise de cerveau de mouton, stérilisée par l'acide carbonique dans l'appareil d'Arsonval. Cette solution est injectée dans le tissu cellulaire sous-cutané des flancs ou des lombes, à la dose de 5 centimètres cubes. Elle est parfaitement tolérée et ne provoque aucune réaction, ni locale ni générale. Ce n'est qu'exceptionnellement qu'il se produit un peu d'engorgement lymphatique, qui disparaît en général en trois ou quatre jours, sept au plus. Le premier effet ressenti par les malades est une sensation de force et de bien-être ; l'amyosthénie et l'impotence musculaire diminuent rapidement. Les douleurs vertébrales et l'hyperesthésie spinale disparaissent au bout de quelques injections. L'impotence du cerveau disparaît à son tour. Les malades recouvrent l'appétit, et s'ils sont préalablement dyspeptiques leur nutrition s'améliore, ainsi qu'en témoigne l'augmentation rapide de leur poids. Quant à l'impuissance sexuelle, elle s'améliore également.

Il résulte donc de ces considérations que les injections de substance grise cérébrale constituent un véritable tonique névropathique.

5° Traitement psychique. — L'hypnotisme et la suggestion donnent peu de résultats dans la neurasthénie. Au début j'ai traité nombre de malades par ce procédé dont on faisait une panacée universelle et presque infaillible. Les résultats ont été peu encourageants. J'ai bien réussi à guérir quelques individus de leurs obsessions, à affermir la volonté de quelques abouliques, mais je ne pus rien en général contre les autres symptômes. Les améliorations que j'obtins dans quelques cas particulièrement favorables, ne furent que tout à fait passagères et absolument localisées à un ou deux symptômes au plus. L'état général n'était pas modifié.

De plus, il ne faudrait pas croire que les neurasthéniques soient des gens faciles à hypnotiser. Ce serait une erreur grossière. Il est très difficile d'obtenir chez eux un état d'hypnose, même léger. On en est souvent réduit à faire de la suggestion vigile, à agir par persuasion morale. Aussi je conseille aux praticiens de ne pas essayer d'hypnotiser leurs malades neurasthéniques. Ils risqueraient de leur être plus nuisibles qu'utiles.

Émile LAURENT, de Paris.

CHAPITRE VII

PARALYSIE AGITANTE

Synonymie. — Maladie de Parkinson, tremblement paralytique progressif, trémulence paralytique, chorée progressive.

Historique. — Au médecin anglais Parkinson revient l'honneur d'avoir décrit le premier, en 1817, une maladie qu'il désigna du nom de *shaking palsy*, c'est-à-dire paralysie agitante, dénomination qui lui est conservée. En 1839, Elliotson attira l'attention du monde savant sur l'œuvre de son devancier ; les travaux de Marshal Hall, Basedow, Graves, Romberg, jetèrent de la lumière sur un grand nombre de points encore obscurs alors.

Germain Sée, dans son mémoire sur la chorée (1850), appela l'attention sur les publications faites à l'étranger, et en 1859, Trousseau consacra plusieurs cliniques à l'étude de cette maladie.

En 1861, Vulpian et Charcot firent de la paralysie agitante une étude didactique aussi complète qu'elle pouvait l'être à cette époque (*Gazette hebdomadaire*, 1861 et 1862).

Ordenstein, en 1867, sous la direction de Charcot, consacra sa thèse inaugurale à l'étude du diagnostic différentiel de la paralysie agitante et de la sclérose en plaques ; l'année suivante, le maître lui-même reprit cette étude et exposa sa doctrine dans la *Gazette des hôpitaux* (1868). Depuis, les travaux se sont multipliés en France comme à l'étranger ; les énumérer tous serait fastidieux ; il suffira de citer les pages nombreuses et immortelles consacrées par Charcot à cette étude dans ses *Leçons cliniques sur les maladies du système nerveux*.

Anatomie pathologique. — L'anatomie pathologique de la paralysie agitante est encore à faire.

Considérée par Charcot (1868) et par Jaccoud (1870), comme une névrose, la maladie de Parkinson offre, au point de vue anatomo-pathologique, un tableau dont la confusion ne présente peut-être aucun autre exemple dans l'histoire des maladies du système nerveux.

Il n'existe aucune lésion spécifique de la maladie de Parkinson.

Parmi les altérations variables trouvées à l'autopsie, nous relevons un kyste apoplectiforme dans la couche optique ; une sclérose de la zone motrice de la protubérance seule ou s'étendant à la moelle épinière ; une sclérose des cordons de Goll, soit isolément, soit concurremment avec celle des cordons de Burdach, etc.

Enfin, il existe des faits relativement nombreux dans lesquels des recherches minutieuses n'ont permis de découvrir *absolument aucune* lésion du système nerveux. Tels sont les cas de Joffroy, Ball, Ordenstein, Charcot, etc.

Étiologie. — *A*. Causes prédisposantes. — *Âge*. — La plus grande fréquence de la maladie de Parkinson se place entre quarante-cinq et soixante-dix ans.

Elle apparaît rarement avant l'âge de quarante ans ; il existe néanmoins des cas incontestables de paralysie agitante développée avant cet âge : telle est l'observation de Trousseau (un jeune homme de vingt-sept ans), celle de Duchenne (un jeune homme de vingt ans), celle de Huchard (une jeune fille de dix-huit ans qui, depuis l'âge de trois ans, présentait du tremblement).

Les influences prédisposantes résultant de l'hérédité, du tempérament, des habitudes, de l'alimentation ne sont pas démontrées.

B. Causes déterminantes. — On peut les rapporter à quatre principales influences :

1° Les influences morales ;
2° L'action prolongée du froid humide ;
3° Des excitations nerveuses périphériques ;
4° Des intoxications.

1° *Les influences morales.* — Les faits sont nombreux qui démontrent le rôle exercé par ce facteur. Tel est celui rapporté par Van Swieten : un homme brusquement éveillé par un coup de tonnerre présente de la paralysie agitante ; tels encore les faits cités par Kohst, qui a observé plusieurs cas de maladie de Parkinson survenus sous l'effroi déterminé par le siège de Strasbourg en 1870.

2° *Influence du froid humide.* — Sans en exagérer l'importance, son rôle est incontestable : la paralysie agitante est beaucoup plus fréquente dans les pays froids et humides, tels que l'Angleterre et l'Amérique du Nord, que dans le Midi.

3° *Excitations nerveuses périphériques à la suite de blessures.* — Charcot et Hammond relatent deux cas de ce genre et Demange en cite un.

4° *Intoxications.* — Hammond entre autres estime que la maladie de Parkinson peut résulter de maladies infectieuses telles que la dysenterie, la fièvre typhoïde, etc. : sur vingt-cinq cas qu'il a eu à traiter, cet auteur en compte quatre auquel il assigne cette origine.

Symptomatologie. — Début. — La maladie de Parkinson peut apparaître d'une manière soudaine ou d'une manière insensible.

I. *Début brusque.* — Il apparaît immédiatement après l'impression morale qui a saisi le sujet : il se caractérise par le tremblement occupant tantôt un seul membre, tantôt tous les membres simultanément. Après avoir persisté quelques jours il peut s'amender et même disparaître, sauf à reparaître peu après et à demeurer définitivement.

II. *Début lent.* — Dans la plupart des cas, la maladie débute de la manière suivante : le sujet accuse des *douleurs* rhumatismales ou névralgiques dans les membres ; d'autre part, les mouvements perdent de leur précision et de leur énergie. Ces deux symptômes se développent lentement et parallèlement.

Puis apparaît le tremblement dans ses formes pathognomoniques décrites plus loin (voir *Période d'état*). Toutefois le tremblement peut se manifester d'emblée et constituer l'unique symptôme.

Ces divers symptômes peuvent ne siéger que dans un seul membre, soit le membre supérieur, soit le membre inférieur, et s'y localiser (forme monoplégique); ou s'étendre au membre homologue du côté opposé (forme paraplégique); ou bien encore atteindre l'autre membre du côté correspondant (forme hémiplégique) ; ou enfin se présenter sous une forme croisée.

Les facultés intellectuelles ne subissent aucune modification.

A part une tendance à la constipation, les fonctions digestives, respiratoires et circulatoires ne présentent aucun trouble.

La durée de cette période varie de un à trois ans.

Période d'état. — Elle se caractérise essentiellement par le tremblement et les attitudes vicieuses.

Le *tremblement* atteint les membres dans l'ordre indiqué plus haut. L'envahissement et l'extension semblent soumis à certaines règles tracées par Charcot et qu'on trouvera dans ses *Leçons sur les maladies du système nerveux*.

Le tremblement de la maladie de Parkinson est uniforme, peu étendu et rythmique. Ce sont des mouvements tantôt simples, tantôt complexes. « Ainsi, dit Charcot, chez quelques malades, le pouce se meut sur les autres doigts comme cela a lieu dans l'acte de rouler un crayon, une boulette de papier ; chez d'autres, les mouvements des doigts sont plus complexes encore et rappellent l'acte d'émietter du pain. »

Les membres inférieurs ne demeurent pas indemnes du tremblement, qui se présente généralement sous forme d'un mouvement rythmique et rapide du pied qui se soulève et s'abaisse « comme pour faire mouvoir une pédale » (Gubler) ; ailleurs c'est un piétinement sur place.

Charcot insiste particulièrement sur ce point, à savoir, que dans la plupart des cas le tremblement de la tête résulte de la trémulation du tronc. Il existe cependant des cas exceptionnels, il est vrai, où le tremblement appartient en propre à la tête. (Villemin, Westphal.)

Pendant quelque temps le tremblement ne se produit qu'au repos ; un mouvement quelconque, un effort de volonté le fait alors disparaître. Il n'en sera plus ainsi ultérieurement : les émotions, les mouvements, l'usage de boissons alcooliques exagèrent le tremblement ; le sommeil naturel, le sommeil chloroformique l'atténuent et parfois même le suppriment.

Caractères de l'écriture. — Quand l'affection est au début l'écriture paraît encore normale ; mais qu'on l'examine à la loupe, et l'on constatera l'existence manifeste du tremblement alors qu'il n'est pas possible de le reconnaître directement sur le sujet.

Les signes de l'écriture diminuent souvent de grandeur.

Les troubles s'accentuent insensiblement et l'on trouvera dans l'ouvrage de Charcot des spécimens allant depuis une modification à peine sensible des caractères jusqu'au degré le plus extrême.

Lenteur des mouvements. — Ce signe apparaît souvent dès le début de l'affection ; il ne résulte donc pas, ainsi que le pensait

Benedickt, de la contraction des muscles, celle-ci n'apparaissant que plus tard.

Force musculaire. — Ainsi qu'il résulte des recherches dynamo-métriques, la force musculaire est tantôt affaiblie, tantôt demeurée normale aussi longtemps que la maladie n'est pas parvenue aux dernières limites.

La dénomination de *paralysie* agitante ne se justifie donc pas.

Attitude du malade. — Par suite d'une raideur progressive des muscles, la tête, les membres et le tronc prennent une attitude si caractéristique qu'elle peut suffire pour formuler le diagnostic.

« Quand ce symptôme s'annonce, dit Charcot, les malades accusent des crampes suivies de raideur plus ou moins durable... La tête est fortement inclinée en avant... Le tronc lui-même est presque toujours, dans la station debout, un peu penché en avant.

« Habituellement les coudes sont tenus faiblement écartés du thorax, les avant-bras étant légèrement fléchis sur les bras; les mains fléchies sur les avant-bras se reposent sur la ceinture... La plupart du temps, le pouce et l'index sont allongés et rapprochés l'un de l'autre, comme pour tenir une plume à écrire; les doigts, médiocrement inclinés vers la paume de la main, sont déviés en masse vers le bord cubital. Ils montrent en outre, dans leurs diverses articulations, une série de flexions et d'extensions alternatives, de manière à rappeler, jusqu'à s'y méprendre, certains types de déformations observés dans le rhumatisme chronique progressif...

« Les genoux sont rapprochés l'un de l'autre par un mouvement d'adduction; les pieds sont roides, étendus et dirigés en dedans, simulant la malformation désignée sous le nom de *pied bot varus équin;* les orteils sont relevés et recourbés de façon à figurer une griffe, à cause de l'extension des phalanges et de la flexion concomitante des phalangines. »

Il est des cas où la rigidité musculaire a constitué le premier symptôme pour demeurer unique : ainsi que nous l'avons dit, la dénomination de paralysie *agitante* constitue donc un abus de mot qu'il est facile de prévenir en désignant cette affection du nom de maladie de Parkinson.

Démarche. — L'on voit les « malades se lever avec lenteur et avec peine de leur siège, hésiter durant quelques secondes à se mettre en marche, puis, une fois lancés, prendre malgré eux l'allure d'une course rapide... Par opposition à ceux-ci, il en est qui, dans la marche, tendent à reculer ou à se renverser en arrière, bien qu'ils aient le corps manifestement penché en avant ».

Trousseau traduisait cette démarche en disant pittoresquement « que le malade semble courir après son centre de gravité ».

Il est à remarquer que la propulsion et la rétropulsion peuvent se présenter isolément ou simultanément chez un même sujet.

La *sensibilité* à la douleur, à la chaleur, et à la pression ne sont aucunement modifiées.

Les sujets accusent toutefois un sentiment de gêne continue dans le tronc et les membres, tel qu'ils ne peuvent demeurer quelque temps ni assis, ni debout, ni couchés : ils éprouvent un *besoin incessant de changer de position*.

Ils se plaignent en outre d'une *sensation de chaleur excessive* soit généralisée soit localisée à l'épigastre ou au dos. Elle s'accompagne parfois d'une abondante sécrétion de sueur. Si la température rectale n'est pas modifiée il n'en est pas de même de la température du bras et de l'avant-bras : tandis que chez des sujets sains la moyenne est de 37°,6, elle atteint 38°,6 chez des sujets atteints de paralysie agitante. (Grasset.)

ÉTAT GÉNÉRAL. — A part une constipation opiniâtre, toutes les fonctions de la vie organique s'accomplissent bien.

Les facultés intellectuelles demeurent longtemps intactes.

Période terminale. — Après être demeurés stationnaires pendant un temps variable pouvant aller jusqu'à plusieurs années, les divers symptômes s'accentuent et particulièrement le tremblement, qui prend une intensité telle que le sujet se trouve dans l'impossibilité de se livrer à un mouvement quelconque.

L'intelligence, jusqu'alors demeurée intacte, se trouve parfois elle-même frappée de paralysie : le sujet perd progressivement la mémoire et le jugement.

L'état général devient mauvais : un amaigrissement progressif, indice d'une nutrition défectueuse, se produit; des eschares apparaissent au sacrum, le sujet devient gâteux et il succombe soit par épuisement nerveux, soit par le fait d'une maladie intercurrente particulièrement la pneumonie, soit à la suite d'une attaque apoplectiforme.

Durée. — La maladie de Parkinson dure généralement plus de dix ans.

La moyenne est en effet d'une dizaine d'années ; mais elle peut durer jusqu'à trente années et davantage.

Terminaison. — La maladie de Parkinson est presque fatalement mortelle ; les cas de guérison sont excessivement rares.

Pronostic. — Il est très grave.

FORME FRUSTE OU INCOMPLÈTE. — Il existe des cas — rares il est vrai — dans lesquels le tremblement fait défaut ; la maladie se reconnaît alors à la difficulté des mouvements, aux attitudes vicieuses, et à la démarche du sujet.

Dans d'autres cas le tremblement existe seul.

Diagnostic. — Le tableau de la maladie de Parkinson est si caractéristique dans la plupart des cas, qu'il suffit de jeter un coup d'œil sur l'attitude du malade et sur sa démarche pour se convaincre de la nature de l'affection.

Il faut toutefois se rappeler, d'une part, la possibilité de l'absence du tremblement, d'autre part, l'existence d'un tremblement dans certaines maladies qui pourraient être confondues avec la maladie de Parkinson.

Nous renvoyons à l'article *Tremblement* pour l'étude détaillée de cette question.

Sclérose en plaques. — Tandis que le tremblement de la maladie de Parkinson est continu, celui de la sclérose en plaques ne se produit qu'à l'occasion des mouvements volontaires et devient plus étendu à mesure que le but est plus près d'être atteint. Notons ensuite les attaques épileptiformes, les troubles intellectuels, la diplopie, les troubles de la déglutition, l'embarras de la parole caractéristique de la sclérose multiloculaire, tous symptômes qui font défaut dans la période d'état de la maladie de Parkinson.

Tremblement sénile. — Celui-ci porte particulièrement son action sur la tête (mouvements de négation et d'affirmation), tandis que celui de la maladie de Parkinson n'atteint que rarement cette partie du corps. Les commémoratifs et les autres symptômes faciliteront le diagnostic, qui d'ailleurs est aisé dans la plupart des cas.

Chorée. — La chorée est une maladie de l'enfance ; la paralysie agitante est surtout une maladie de l'âge avancé. Dans la chorée, la direction générale du mouvement est abolie, elle est conservée dans la maladie de Parkinson. Dans la chorée, l'agitation est plus générale et atteint l'extrémité céphalique ; dans la maladie de Parkinson, le tremblement est parfois limité (voir plus haut les diverses formes) et n'atteint que rarement la tête.

Thérapeutique. — Excluons d'abord l'opium et le nitrate d'argent, dont l'action parait plus nuisible qu'utile.

La fève de Calabar, l'ergot de seigle, la belladone, l'hydrate de chloral n'ont pas donné les résultats avantageux qu'on attendait de leur emploi.

Elliotson a obtenu un succès sur sept cas par l'emploi du sous-carbonate de fer.

Brown-Séquard a constaté dans un cas une amélioration considérable par l'usage de chlorure de baryum.

L'usage de courants constants le long du rachis produit des améliorations considérables et même des guérisons (Reynolds, Benedickt, Remak, Chéron).

L'iodure de potassium à la dose de 2 à 3 grammes par jour a été employé avec succès par Villemin, Hardy, Vulpian, même chez des individus non syphilitiques.

L'hyosciamine cristallisée, en injections sous-cutanées à la dose de 1 à 5 milligrammes par jour, procure du soulagement (Charcot). Il est prudent d'interrompre parfois la médication et de la remplacer pendant quelque temps par le chlorure d'or et de sodium (5 à 20 centigrammes.

Hammond recommande l'électrisation par des courants continus sur le rachis et sur les muscles affectés, avec administration simultanée de la strychnine et du phosphore d'après la formule suivante :

Phosphure de zinc.	15 centigrammes
Extrait de noix vomique	30 —
Masse pilulaire	q. s.

F. s. a. 30 pilules.
Prendre trois pilules par jour.

Le borate de soude a été récemment préconisé par J. Sacaz.

Eulenburg a préconisé la liqueur de Fowler, diluée dans la moitié d'eau distillée, administrée sous forme d'injections sous-cutanées (5-15 gouttes) le long du rachis, pratiquées avec tous les soins d'asepsie que l'opération comporte.

L'on a également essayé avec succès le bromure de camphre

administré à la dose de 2 grammes par jour en pilules de 0^{gr},10 chacune.

Plus récemment enfin, Charcot, ayant observé que les malades exposés à des secousses prolongées — telles celles produites par un voyage en chemin de fer, ou par des promenades en voiture — accusaient un soulagement notable, mit à profit cette constatation et imagina un fauteuil, qui, grâce à un mécanisme spécial, est mis en vibration d'une manière continue : le malade accuse un bien-être immédiat, les raideurs disparaissent, et un sommeil doux et réparateur suit la séance.

La méthode est trop récente pour que l'on puisse dire quelle est la valeur curative de ce moyen.

Cette diversité de médications prouve qu'aucune n'est vraiment efficace ; aussi est-il permis de se demander si les améliorations constatées relèvent du traitement, ou si elles ne sont pas uniquement le fait d'un phénomène vital dominant l'histoire de chaque maladie, à savoir, la tendance naturelle à la guérison que possède tout processus morbide.

Paul MASOIN, *de Louvain.*

CHAPITRE VIII

CHORÉE

I

CHORÉE DE SYDENHAM

La chorée, ou danse de Saint-Guy, ou folie musculaire (Bouillaud) est pour Raymond une névrose simple constituée essentiellement par des troubles psychiques, sensitifs et moteurs. Pour nous c'est une *névrose d'origine infectieuse* se traduisant toujours par des phénomènes d'incoordination musculaire et entraînant souvent des lésions toxiques siégeant sur l'endocarde, les méninges et le système nerveux.

Étiologie. — Les lésions seules nous permettent d'affirmer qu'il s'agit d'une maladie infectieuse, car jusqu'à ce jour aucun auteur n'a découvert le microorganisme pathogène de la chorée.

Cette maladie ne s'observe pas indifféremment dans tous les pays. Il existe encore aujourd'hui certaines contrées tropicales (les Antilles, la Martinique, la Guadeloupe) où la danse de Saint-Guy est absolument inconnue. De même dans les pays froids et secs on a rarement observé des cas de cette maladie. Elle est, par contre, très répandue dans les pays tempérés et humides : le climat a donc l'air d'exercer une certaine influence sur son développement.

On a cité de véritables épidémies de chorée. Bien entendu, je ne veux rappeler que pour mémoire les épidémies décrites aux XIIIe, XIVe et XVe siècles, où la maladie incomplètement étudiée était confondue avec d'autres variétés de névrose. Ce n'est que depuis Sydenham et surtout par une monographie de Bouteille, un simple praticien de province, que la chorée fut réellement connue. Et depuis ces études précises, beaucoup d'auteurs ont pu observer, par suite de coïncidence ou de contagion, de véritables épidémies. Moi-même j'ai pu soigner plus d'une fois à la même époque des enfants appartenant à la même famille, à la même école, au même pensionnat.

Je me garderai cependant d'attacher la même importance au contage qu'à l'hérédité. Ici il n'y a point de doute. Fréquemment nous observons des accidents choréiques chez les enfants issus de parents aliénés, alcooliques, rhumatisants et surtout syphilitiques. Il y a là sinon une hérédité vraie, du moins une prédisposition incontestable.

L'âge joue également un rôle prépondérant. Rare avant un an, la chorée s'observe surtout de un à quatorze ans : elle est exceptionnelle après dix-huit ans. Elle est plus fréquente chez les petites filles que chez les enfants de sexe masculin.

Dans la plupart des cas les parents de l'enfant choréique accusent une émotion morale comme étant la cause directe de la maladie. Je n'attache qu'une valeur relative à ces impressions psychologiques ainsi qu'aux excitations génésiques, causes purement occasionnelles dont il faut tenir un compte très médiocre.

Symptomatologie. — La maladie s'annonce durant plusieurs jours ou plusieurs semaines par des troubles psychiques. L'enfant est énervé, agacé, se tient mal à table, renverse les verres, a de la peine à porter ses aliments à la bouche, se cogne aux meubles : il est très maladroit en un mot et pour ces faits reçoit souvent des corrections de la part des parents ignorants. Puis le caractère devient triste et inquiet, l'intelligence est altérée, la mémoire diminuée. Les nuits sont mauvaises : l'enfant a le sommeil agité et traversé par des cauchemars. Enfin la période d'état s'annonce par des contractures de la face ou des membres : la chorée est manifeste.

Cette maladie se traduit par une incoordination de mouvements, par des contractures spasmodiques qui peuvent atteindre tous les muscles, ceux de la face, ceux du cou, du tronc ou des membres.

« Chez le choréique, dit Dieulafoy, le système musculaire est agité de mouvements inégaux et étendus qui n'ont rien de commun avec le tremblement rythmé et cadencé de la paralysie agitante. Le choréique se lève tout à coup, il trébuche, fléchit et tombe quelquefois ; sa démarche est bizarre et sautillante, les jambes étant projetées sans mesure en sens différents ; il lui est difficile de saisir un objet, les membres supérieurs exécutant sans ordre et coup sur coup les mouvements les plus variés de flexion, d'extension, de rotation, etc.

Les muscles du visage s'agitent de mille manières, le front se plisse et se déplisse, les sourcils s'écartent et se rapprochent, les yeux tournent dans leur orbite, la langue s'agite hors de la bouche ou claque contre le palais, les lèvres sont tirées en tous sens, ce qui donne au sujet presque dans le même instant les expressions contradictoires de la joie, du chagrin ou de la colère. »

Cette incoordination de mouvements est remarquable en ce qu'elle existe aussi bien chez le malade à l'état de repos que lorsqu'il veut tenter un effort pendant le jour. Aussi voit-on des enfants s'excorier, se blesser dans leur lit et même lorsqu'on cherche par des artifices (camisole de force ou autres appareils) à maintenir les membres. Il vaut donc mieux laisser le malade complètement libre de se remuer, en prenant toutefois certaines précautions pour empêcher les meurtrissures. Il existe cependant des cas où la mobilité musculaire est si accentuée que ces mesures deviennent presque impuissantes. C'est ainsi qu'on a vu des dents être brisées, la langue mordue, des traumatismes cutanés se produire et même quelquefois des fractures.

« Les chorées graves, dit Raymond, offrent un tout autre aspect ; les contractions sont presque incessantes : l'alimentation est difficile et périlleuse, parce que les spasmes répétés des masticateurs rendent difficile l'introduction des aliments dans la bouche, parce que ceux des piliers du voile du palais et du pharynx impriment au bol alimentaire une direction telle qu'il peut pénétrer aisément par les voies aériennes ; on est obligé de surveiller le malade avec soin pour éviter les chutes que peut produire une contraction brusque des muscles du tronc, pour prévenir les excoriations et les exulcérations mécaniques. Gubler a vu dans le service de Trousseau une petite fille atteinte d'une de ces chorées auxquelles le sommeil n'apporte aucun répit : elle mourut au bout de quelques semaines, après avoir présenté au niveau des coudes et des talons une usure complète des parties molles. »

En dehors des secousses musculaires, de l'insomnie, des troubles de l'intelligence, le choréique souffre quelquefois de douleurs superficielles ou profondes, de migraines, de céphalalgie ou de rachialgie. Ces névralgies sont cependant très supportables et ne se traduisent à la surface cutanée par aucun signe manifeste.

On peut également observer des plaques d'anesthésie ou d'hyperesthésie limitées à une partie du corps ou généralisées.

La durée de la danse de Saint-Guy varie de un à quatre mois. Durant cette époque l'incoordination des secousses musculaires peut être continue ou bien il existe des rémissions. La maladie se termine fréquemment par la guérison, souvent en laissant derrière elle des lésions cardiaques ou vasculaires, et rarement par la mort.

Les complications de la chorée sont nombreuses et variables. Avec intention j'ai parlé peu dans le cours de ma description clinique du rhumatisme, précédant, coïncidant ou succédant à la danse de Saint-Guy. On a certes observé fréquemment ces deux maladies marchant de front ou se remplaçant. Néanmoins je considère le rhumatisme comme une simple coïncidence, fréquente sans doute, au même titre que d'autres affections fébriles, telles que la variole, la fièvre typhoïde, la pneumonie, l'érisypèle. Le rhumatisme ne peut être considéré comme la vraie pathogénie parce que trop souvent on n'en observe traces durant la chorée qui laisse cependant des lésions de l'endocarde, du cerveau ou des méninges. En outre on a vu des formes de chorée être compliquées une première fois de poussées rhumatismales chez des individus qui ont eu ultérieurement d'autres attaques de rhumatisme, avec absence complète de chorée. Il s'agit donc là de questions de terrain et non pas de pathogénie.

Les troubles mentaux ont été maintes fois observés dans le cours d'une chorée. Ces désordres peuvent être poussés à un degré très grave, jusqu'aux hallucinations, à la monomanie du suicide, au délire maniaque.

Contrairement à l'opinion d'Hippocrate qui disait : *febris solvit spasmos*, il n'existe aucune contrariété entre les maladies aiguës et la chorée. Cette dernière maladie n'est pas autrement influencée par les affections qui surviennent dans son cours.

Diagnostic. — On ne confondra jamais la chorée, dont les symptômes pathognomoniques sont les secousses musculaires spontanées et continues, avec les tremblements des vieillards ou des intoxiqués ou bien encore avec les mouvements incoordonnés des ataxiques. Il n'en est pas de même des secousses choréiformes rythmiques qu'on observe quelquefois chez les hystériques, dont la durée est quelquefois très longue, un ou plusieurs mois. Il existe cependant des nuances dans les formes mêmes des spasmes. « On peut avoir affaire à de petits spasmes systématisés ou à des contractures bizarres apparaissant à intervalles réguliers, puis cessant pour faire place à d'autres troubles. Le contraste est suffisamment marqué pour que le médecin ne puisse jamais se tromper. A l'hystérie appartiennent les phénomènes moteurs mal accentués qui tiennent du tremblement, des accidents du même ordre terrifiants, mais temporaires; à la chorée les spasmes énergiques persistants, à succession irrégulière et sans rythme. Dans le premier cas la marche du symptôme est classique et limitée, celle de la maladie capricieuse et presque indéfinie; dans le second, l'incertitude et l'imprévu sont dans la manifestation, tandis que l'évolution du processus tout entier est déterminée. »

On ne peut jamais confondre la danse de Saint-Guy avec les spasmes accidentels et passagers qui se produisent au moment d'une attaque d'épilepsie ou bien encore avec les tics partiels, les crampes ou les impulsions locomotrices systématiques. Dans toutes ces maladies les secousses musculaires sont passagères et souvent arrêtées par la volonté ; au contraire les mouvements spasmodiques de la chorée vraie sont continus et indépendants de la volonté.

Anatomie pathologique. — Aux nombreuses autopsies faites chez des individus morts à la suite de chorée, on a découvert les lésions les plus diverses dans la plupart des organes : hémorragies musculaires, congestion des reins, de la rate ou du foie. Mais les organes intéressés le plus fréquemment sont les vaisseaux, le cœur et le système nerveux.

Dans la plupart des cas on découvre des embolies dans le cerveau et particulièrement des lésions emboliques du corps opto-strié. Ces embolies sont-elles idiopathiques ou bien sont-elles le résultat de petits fragments se détachant des valvules ? Les deux opinions ont été soutenues. Quoi qu'il en soit, ces obstructions matérielles entraînent presque toujours l'anémie du cerveau et du ramollissement.

Les méninges et particulièrement la pie-mère sont, elle aussi, fréquemment congestionnées et des adhérences très intimes s'établissent entre le cerveau et le crâne.

L'examen microscopique révèle dans la plupart des cas, pour ne pas dire toujours, de l'endocardite valvulaire, des lésions du péricarde dans les chorées mortelles.

Traitement. — Il est toujours difficile de traiter une affection dont la pathogénie exacte est ignorée. Rien de surprenant donc si tant de doctrines si différentes de thérapeutiques ont été adoptées par les uns, combattues par les autres et finalement presque toujours abandonnées. Je ne parlerai pas de ces médicaments ayant eu une certaine vogue suivant les époques et les cliniciens qui les ont défendus, notre livre n'étant pas un répertoire historique et ne relatant que les faits utiles et pratiques.

Tout récemment, Jumon a ainsi résumé le traitement de cette maladie : 1° Dans la chorée vulgaire l'antipyrine et l'arsenic sont les médicaments qui donnent le meilleur effet ; 2° dans les chorées rhumatiques ou avec manifestations rhumatismales, c'est encore l'antipyrine qui sera indiquée, on pourra y joindre le salicylate de soude ; les bains sulfureux seront très utiles ; 3° s'il existe un fonds d'hystérie, c'est aux bromures, d'après Dujardin-Beaumetz et Ollivier, qu'il faudra demander la guérison (Germain Sée craint la débilitation résultant toujours des bromures) ; 4° enfin, dans les chorées cardiaques, on évitera les traitements nuisibles, et en première ligne le chloral et l'hydrothérapie, et on instituera les moyens cardiaques, tels que l'iodure de potassium et surtout de calcium ; 5° dans tous les cas simples les exercices gymnastiques, les moyens dits reconstituants seront indiqués et quelquefois employés avec succès.

Dans son guide pratique pour le traitement des névroses, Émile Laurent préconise la métallothérapie et l'électricité statique. Il a obtenu de bons succès avec des courants induits le long du rachis.

Il n'existe pas de médication spécifique ou plutôt nous n'en connaissons pas, pour une affection dont la pathogénie exacte est encore ignorée. Il faut surveiller, suivre et combattre les différents symptômes et complications que l'on rencontre dans le cours d'une chorée. Il y a même certaines formes longues où une hygiène appropriée suffit pour amener la guérison. Il faut dans ce cas éloigner le malade des grands centres, le placer à la campagne, bien l'alimenter, éviter toute cause d'émotion vive. On conseillera des marches quotidiennes, modérées d'abord et augmentées graduellement. La gymnastique bien dirigée, ou plutôt l'exercice du corps amèneront les meilleurs résultats. Enfin, la balnéation répétée sera extrêmement utile. La plupart des cliniciens recommandent des bains sulfureux répétés. Je leur préfère des bains additionnés d'un demi-kilo de fleur de tilleul répétés tous les trois jours, ou encore mieux une douche écossaise quotidienne ainsi comprise : eau très chaude pendant deux minutes ; eau froide pendant vingt-cinq secondes, le tout lancé à jet finement brisé sur tout le corps. Cette douche sera immédiatement précédée et suivie d'une promenade d'une bonne demi-heure.

J'associe, dans les formes plus graves, à cette hydrothérapie des médicaments sédatifs et je donne la préférence aux bromures et à l'antipyrine. J'alterne même volontiers ces deux médicaments et voici sous quelles formes :

a. Sirop de valériane. . . . . } àà 100 grammes
— d'éther . . . . }
Bromure de potassium. . . . . 20 —

A prendre une cuillerée à dessert ou une cuillerée à soupe (suivant l'âge),
matin et soir.

Souvent j'ordonne le sirop tétrabromuré du Dr Longchamps, qui
n'est qu'une association de quatre bromures, et qui est très bien
toléré par les petits malades.

b. Sirop d'écorces d'oranges amères. . . . . 300 grammes
Antipyrine . . . . 30 —

Une à quatre cuillerées à soupe par jour.

L'insomnie sera favorablement combattue par du sulfonal ou de
l'uréthane à la dose de 1 gramme en cachet chaque soir, ou mieux
encore par des lavements de chloral ainsi composés :

Lait. . . . . 100 grammes
Jaunes d'œufs. . . . . N° 2
Musc . . . . 10 centigrammes
Hydrate de chloral. . . . . 2 grammes

Ce lavement, précédé toujours d'un lavement évacuateur, sera
gardé par le malade.

Dans les formes plus graves encore où l'administration des médi-
ments par la voie stomacale n'est pas bien supportée, je pratique
des injections hypodermiques avec la solution suivante :

Eau de laurier-cerise. . . . . 20 grammes
Antipyrine . . . . 3 —

Une injection sous-cutanée d'un centimètre cube matin et soir.

Dans les cas où je constate une lésion valvulaire, complication
qu'il faut toujours soupçonner et surveiller chez tous les choréiques,
j'associe au bromure de l'iodure de potassium :

Sirop de citron . . . . } àà 150 grammes
— de quinquina . . . . }
Bromure de sodium . . . . 20 —
Iodure de potassium. . . . . 3 —

A prendre une à quatre cuillerées à soupe dans les vingt-quatre heures.

Lorsque le malade se plaint de douleurs articulaires ou musculaires, le salicylate de soude pris à la dose moyenne, en cachets ou
en potion, rendra les plus grands services. On remplacera alors les
douches par des bains sulfureux répétés deux fois par semaine.

Je viens d'énumérer les principales médications qu'on peut utiliser dans les différentes formes de chorée pour combattre les accidents qu'on rencontre. A dessein je n'ai parlé ni des pulvérisations d'éther projetées le long de la colonne vertébrale, ni des médications stibiée ou arsenicale, qui n'ont plus, suivant moi, leur raison d'être. Mais je ne voudrais pas clore ce chapitre sans insister sur l'importance de l'hygiène du malade, qui sera placé dans les meilleures conditions de vie matérielle et morale. Ces bonnes conditions d'hygiène calmeront son état psychique et avec les médications sédatives et toniques (quinine à haute dose, sirop de protoiodure de fer, vin généreux pris avec modération), on arrivera, sinon à enrayer la marche de l'affection, du moins à prévenir et à conjurer certains accidents très graves.

S. Bernheim, *de Paris.*

II

CHORÉE CHRONIQUE

Synonymie. — *Chorée héréditaire, chorée des adultes, maladie de Hungtington.*

Historique. — La première étude d'ensemble a été publiée en 1872 par Hungtington.

Définition. — C'est un type clinique caractérisé par des mouvements analogues à ceux de la chorée vulgaire, mais différant de celle-ci par sa courte évolution, les troubles mentaux qui l'accompagnent, son développement tardif chez des sujets en possession d'une tare héréditaire. (Grasset.)

Étiologie. — La maladie de Hungtington est héréditaire et familiale. Elle n'est pas due simplement à l'hérédité névropathique, mais à une hérédité similaire.

Elle ne frappe que des adultes et des vieillards. Exceptionnellement, elle succède à la chorée de Sydenham.

Les influences morales (peur, chagrin, colère) paraissent avoir une influence comme causes occasionnelles.

Pathogénie. — Quelques auteurs ont fait de la chorée chronique une entité morbide à part. Charcot la considère comme une forme

de la chorée de Sydenham avec un degré plus accentué de dégénérescence héréditaire.

Anatomie pathologique. — Grasset suppose que la chorée chronique
est due à un trouble anatomique ou fonctionnel de la zone psycho-
motrice des circonvolutions ; cette localisation corticale expliquerait
à la fois la production des mouvements anormaux et le développement des troubles psychiques ; mais, en réalité, cette théorie n'est
basée sur aucun fait précis, et nous ne connaissons pas le substratum
anatomique de cette maladie.

Symptômes. — Les mouvements anormaux sont très analogues à
ceux de la chorée ordinaire ; cependant ils sont moins fréquents
et plus moelleux. Le sommeil, le repos et même la volonté peuvent
les enrayer passagèrement. Lannois considère ce dernier caractère
comme pathognomonique.

La mémoire et l'intelligence s'affaiblissent progressivement jusqu'à la démence.

Pronostic. — L'affection est incurable. Elle peut durer de dix à
trente ans, et se termine par la mort dans la cachexie et le gâtisme.

Traitement. — On a essayé, avec peu de succès, de tous les moyens
thérapeutiques que l'on emploie contre la chorée ordinaire.

Émile LAURENT, *de Paris.*

CHAPITRE IX

ATHÉTOSE DOUBLE

Historique. — Décrite pour la première fois par Clay-Shaw en 1873; étudiée depuis par Audry, Charcot et Michaïlowsky.

Étiologie. — L'athétose est une maladie de l'enfance. Elle peut être le résultat d'affections cérébrales ou peut-être, dans certains cas, le résultat d'une hérédité nerveuse lourdement chargée.

Pathogénie. — Quelques auteurs ont prétendu que l'athétose double n'était qu'un syndrome, le plus souvent une forme de la chorée. En général on en fait aujourd'hui une entité morbide distincte.

Anatomie pathologique. — On a bien constaté des lésions cérébrales, mais très variables quant à leur siège et à leur nature. En somme, le substratum anatomique de la maladie n'est pas encore connu.

Symptômes. — Les mouvements affectent surtout les mains et les doigts.

Ces mouvements sont arythmiques et irréguliers, avec une allure spasmodique très prononcée. Ils s'exagèrent sous l'influence des émotions, et la volonté est impuissante à les arrêter. Tout mouvement intentionnel les augmente également d'une façon très appréciable.

« L'athétosique, un peu comme le choréique, mais sur un mode plus tranquille, avec moins de brusquerie dans les mouvements, semble prendre à tâche, ainsi qu'un baladin, de divertir le public par des grimaces variées et contradictoires. Sur sa physionomie mobile s'expriment tour à tour des sentiments divers : tantôt et très souvent la face s'épanouit comme en un large rire, tantôt c'est la douleur, le dédain, l'admiration qui se peignent sur ses traits.

« Les membres supérieurs exécutent des gestes singuliers : les mouvements sont localisés ou bien prédominent au niveau des mains et surtout des doigts : l'extension et la flexion, l'adduction et l'abduction, la rotation en dedans et la rotation en dehors se substituent l'une à l'autre, se combinent de diverses manières : ce sont des mouvements lents, onduleux ; la main semble pétrir l'espace, modeler les contours de quelque objet imaginaire ; la tête bouge aussi ; les épaules s'élèvent et s'abaissent ; c'est une mimique absurde, ridicule. Aux membres inférieurs, l'instabilité est beaucoup moindre et ne se manifeste que par de légers déplacements des orteils. Enfin les troubles moteurs prédominent habituellement dans une moitié du corps. » (L. Hallion.)

La parole est difficile, lente, pénible. La marche a une allure spasmodique.

Au point de vue intellectuel, le malade est généralement un arriéré, quelquefois un imbécile ou un idiot.

Formes. — La forme que nous venons de décrire est une forme prononcée. Mais plus souvent on observe des formes légères, ce que l'on pourrait appeler des formes frustes.

Complications. — On a constaté quelquefois : des lésions articulaires des doigts, des déformations des membres, des déformations craniennes, des déviations de la colonne vertébrale, des contractures avec rétractions musculaires, des attaques épileptiformes, de l'hypertrophie des muscles, etc.

Marche. — Les troubles moteurs apparaissent d'abord, puis les troubles intellectuels. Une fois la maladie constituée, elle reste stationnaire et fait de l'athétosique un malade à jamais ridicule, à jamais infirme.

Diagnostic. — L'athétose se distingue de la chorée chronique avec laquelle on pourrait à la rigueur la confondre, par son caractère spasmodique, ses mouvements limités surtout aux mains et aux doigts, par l'accentuation des troubles mentaux.

Traitement. — On a conseillé la gymnastique, le massage, l'orthopédie, voire même la trépanation. Pour la médication symptomatique, nous renvoyons au traitement de la chorée.

Émile LAURENT, *de Paris*.

CHAPITRE X

PARAMYOCLONUS MULTIPLEX

Étiologie. — Très obscure. On a invoqué comme causes : l'hérédité, les traumatismes et toutes les causes de débilitation.

Pathogénie. — « On s'accorde à l'heure actuelle à considérer le paramyoclonus multiplex comme une névrose fonctionnelle d'origine centrale (symétrie des manifestations), sans qu'il soit possible d'aller plus loin dans l'interprétation du siège de la névrose. » (Grasset.)

Symptomatologie. — Homen résume ainsi les symptômes de la maladie.

Elle est caractérisée, dit-il, par des secousses singulières, souvent symétriques, ordinairement non rythmiques, dans des muscles déterminés, symétriques des deux côtés, souvent très distants les uns des autres et qui ne sont pas toujours innervés par le même nerf, par conséquent tout à fait indépendants par la localisation et l'innervation. Ces secousses, qui s'étendent sur toute la surface du muscle, sont quelquefois isolées, quelquefois agglomérées, avec des intervalles irréguliers; elles se produisent tantôt dans un seul muscle, tantôt dans plusieurs à la fois ou alternativement; elles sont quelquefois accompagnées par un mouvement correspondant des membres, d'autres fois pas ; nous voyons encore ces secousses se produire en apparence tout à fait spontanément, mais jamais être provoquées artificiellement; enfin, dans la règle, elles paraissent cesser pendant le sommeil.

En même temps, l'intelligence, la sensibilité, la force musculaire, la nutrition, la coordination, l'excitabilité électique et mécanique, les fonctions digestives et urinaires restent intactes.

Marche. — Très lente, avec phases d'exacerbation et de rémission.

Traitement. — Jusqu'ici l'électricité seule semble avoir donné quelques résultats.   Émile LAURENT, *de Paris.*

CHAPITRE XI

MALADIE DES TICS

Définition. — Le tic est un mouvement convulsif habituel, résultant de la contraction involontaire d'un ou de plusieurs muscles du corps, et reproduisant le plus souvent, mais d'une façon intempestive, quelque geste réflexe ou automatique de la vie ordinaire. (G. Guinon.)

Historique. — La maladie est de date très ancienne, mais elle a été étudiée pour la première fois d'une façon complète par Gilles de la Tourette en 1885. Letulle et Guinon y ont consacré également plusieurs articles remarquables.

Étiologie. — La maladie est commune aux deux sexes et débute généralement entre six et douze ans.

On a invoqué, comme causes occasionnelles, la peur, les traumatismes, l'irritation ou contagion nerveuse.

Mais la prédisposition névropathique héréditaire ou acquise domine toute l'étiologie. La maladie des tics ne serait le plus souvent qu'une des multiples formes de la dégénérescence héréditaire.

Symptomatologie. — Nous suivrons ici de près la description clinique, très précise et très claire, donnée par Grasset, qui admet quatre phénomènes symptomatiques principaux.

1° *Mouvements anormaux* ou *tics convulsifs.*— Les tics dont nous venons de donner la définition sont caractérisés par des mouvements involontaires brusques, arythmiques, intenses, limités à un nombre déterminé de muscles et se reproduisant suivant une progression définie. Ces mouvements sont parfaitement conscients, bien que le malade ne puisse s'en rendre maître, mais sans entraver les mouvements voulus. Les actes les plus délicats s'exécutent sans entraves et sans troubles.

Ces tics convulsifs occupent de préférence la face et le cou : clignotement saccadé des paupières, rictus provoqué par le déplacement en divers sens des commissures labiales, alternatives d'ouverture et d'occlusion de la bouche, projection brusque de la langue, mouvements de mâchonnement, de crachotement, de reniflement, grincement des dents.

Au cou on constate le plus souvent des spasmes du sterno-clido-mastoïdien : flexion brusque de la tête en avant ou en arrière, quelquefois inclination latéralement.

Les tics des membres supérieurs consistent généralement en haussements d'épaules, en mouvements de grattage.

La localisation aux membres inférieurs est beaucoup plus rare : acte de frapper violemment du pied et d'étendre brusquement la jambe.

Une émotion, une contrariété, toute cause brutale de saisissement, un interrogatoire, un examen, la période menstruelle agravent ces mouvements anormaux. Le sommeil, une maladie fébrile intercurrente, une occupation cérébrale ou un violent effort de volonté peuvent faire cesser momentanément le tic.

2° *Anomalies du langage.* — Quelquefois il n'y a qu'une simple exclamation involontaire (ah! heu! ouah! etc.) qui accompagne le tic.

D'autres fois le malade répète incessamment des mots orduriers (nom de Dieu! cochon! couillon! merde!) qui contrastent singulièrement avec son éducation. C'est de la *coprolalie*. Ou bien il répète, un nombre de fois déterminé, les dernières syllabes que l'on vient d'émettre devant lui. C'est de l'*écholalie*.

Charcot a encore découvert, chez ces individus une *échokinésie* ou imitation des gestes et mouvements réalisés en présence du sujet.

3° *État mental.* — On constate généralement chez les tiqueurs une diminution de l'attention volontaire, un état d'instabilité physique qui les empêche de se livrer à toute occupation un peu prolongée.

Souvent aussi ils sont obsédés par des idées fixes que l'on a appelées tics psychiques (folie du pourquoi, folie du doute, délire du toucher, onomatomanie, arithmomanie, etc.)

A un degré plus avancé, ils deviennent la proie des phobies (agoraphobie, claustrophobie, topophobie, etc.)

Pronostic. — Grave, non pas parce que la maladie menace l'existence, mais parce qu'elle est incurable et qu'elle voue pour jamais au ridicule le sujet qui en est atteint.

Traitement. — Il est à peu près nul, car nous sommes en présence d'une affection qui jusqu'ici a résisté à tous les moyens thérapeutiques.

On a essayé de tous les calmants, de tous les hypnotiques, de la conicine, de l'atropine, etc.

L'hydrothérapie, le massage, l'électricité, l'hypnotisme n'ont pas non plus donné de résultats sérieux.

Émile Laurent, de Paris.

CHAPITRE XII

TÉTANIE

Cette affection, décrite pour la première fois par Dance, a également reçu les noms de *contracture essentielle des extrémités*, de *rétraction musculaire spasmodique* (Corvisart), de *tétanos intermittent*, etc... Elle a été étudiée par Trousseau, Rilliet et Barthez, J. Simon, Béhier, Hardy, Rabaud, Chwostek, et on l'a longtemps considérée comme un symptôme plutôt que comme une entité morbide; c'est Trousseau qui a fait prévaloir cette dernière opinion, admise depuis lors, par la communauté des auteurs.

Étiologie et pathogénie. — La tétanie s'observe dans un grand nombre de circonstances fort diverses, ce qui fait que l'on est encore fort embarrassé pour démêler sa véritable cause. On la voit se produire, de préférence, au sortir de l'hiver, pendant la saison humide, aussi l'a-t-on attribuée au froid et associée aux manifestations diverses du rhumatisme. D'autres observateurs la décrivent chez les nourrices, pendant l'allaitement (Trousseau), chez des femmes relevant de couches (Delpech), chez des jeunes filles quelque temps avant l'établissement de la menstruation (Rabaud), dans la convalescence de maladies infectieuses diverses (fièvre typhoïde, rougeole, grippe, bronchite, pleurésie, dysenterie (Tholozan), affections cholériformes (Chwostek), etc., on l'a vue revêtir la forme épidémique, notamment en Belgique (1846), à Paris (1855), à Gentilly (1876-77) : on l'a rencontrée chez des malades souffrant de l'estomac et auxquels on avait fait de nombreux lavages de cet organe (Gaillard), enfin des cas de tétanie ont été observés chez des enfants ayant des vers, chez des personnes victimes de traumatisme, chez des individus auxquels on avait extirpé le goitre (Weiss, Reverdin), chez des gens intoxiqués par certains médicaments ou aliments (par exemple, l'ergot de seigle).

Toutes ces causes étiologiques, fort diverses assurément, auxquelles on peut encore joindre l'influence de l'hérédité, de la peur et de l'imitation, semblent toutes agir en tant qu'elles produisent une irritation et une lésion nerveuse plus ou moins durable. Weis, Raymond, Vulpian et bien d'autres auteurs ont observé, à l'autopsie de malades ayant présenté des symptômes de tétanie, des altérations plus ou moins graves de la substance nerveuse, altérations se rapprochant de la sclérose. Ces lésions intéressent les cordons latéraux de la moelle cervicale, de préférence au niveau des 5e et 6e vertèbres, irritent les zones motrices situées dans la substance grise des cornes médullaires voisines, d'où les phénomènes de contracture qui se produisent dans les muscles des membres innervés par les filets nerveux provenant de ces régions.

Quant à la manière d'être de ces lésions de la moelle, on n'est pas encore absolument fixé sur leur pathogénie; il semble cependant que l'on doit tenir compte du rôle des poisons (microbiens ou toxines végétales) qui se répandent dans l'organisme à l'occasion de nombre de maladies infectieuses ou d'empoisonnements alimentaires; cette hypothèse semble ici se rapporter aux faits, puisque la tétanie se produit souvent, nous l'avons dit, après certaines de ces affections.

On doit, également, noter le rôle que semble jouer la déshydratation du sang pour provoquer certaines lésions de myélites (Vulpian); le sang auquel une cause quelconque soustrait des éléments liquides n'est plus aussi propice pour la nutrition des cellules nerveuses et celles-ci se ressentent de cet état de souffrance du liquide nourricier. Or, dans la maladie qui nous occupe, nous voyons parmi les causes étiologiques figurer plusieurs états de déshydratation du sang; c'est ce qui se produit par exemple dans les diarrhées profuses, le choléra, dans l'allaitement, dans les lavages d'estomac répétés (Gaillard). Rien ne semble donc dans cette hypothèse être contraire à la réalité des faits et quoique la lumière ne soit pas encore entièrement faite sur la pathogénie des cas de tétanie, il est permis de considérer comme plausibles ces explications de faits que la clinique nous fait constater.

Symptomatologie. — La contracture essentielle des extrémités débute d'emblée, sans prodromes, ou au contraire s'annonce par quelques symptômes vagues dont les principaux sont : une sensation de fourmillement et d'engourdissement de la main ou des doigts, quelques douleurs articulaires, de la roideur dans les mouvements.

Souvent elle s'accompagne d'un léger mouvement de fièvre, de douleurs de tête ; puis apparaissent les véritables contractures.

Celles-ci n'ont pas toujours la même intensité, la même durée, le même siège. Elles débutent habituellement et restent localisées dans le membre supérieur seul, ou à la fois dans les doigts et les pieds ; cependant on les observe également en d'autres parties du corps, notamment aux muscles droits de l'abdomen, aux muscles de la mâchoire, de l'œil, du larynx, des paupières, et de cette dissémination du mal résultent des symptômes dont la gravité dépend du groupe musculaire atteint et de l'importance de l'organe lésé dans son fonctionnement.

Au membre supérieur, le mal se localise fréquemment dans le groupe musculaire innervé par le nerf musculo-cutané (biceps, long supinateur, coraco-brachial) ; à la main, elle produit l'abduction du pouce, le resserrement des doigts qui se fléchissent en outre légèrement ; on peut alors comparer la main à un cône ; cette main est aussi quelquefois fléchie sur l'avant-bras.

Aux membres inférieurs, la pointe du pied est déviée en dehors, fléchie sur la jambe, les orteils fléchis et serrés, le talon tiré en haut, le pied cambré ; quand le mal atteint les cuisses, celles-ci sont dans l'abduction, ce qui produit l'entre-croisement des membres.

Par suite on observe chez des malades des attitudes insolites, de notables raccourcissements ; mais la rigidité tétanique présente la particularité de céder assez facilement aux efforts et de cesser pendant le sommeil, naturel ou artificiel.

La contracture de la tétanie se produit sous forme d'accès, durant de quelques minutes à quelques heures (en moyenne de cinq minutes à trois heures), disparaissant pour revenir le lendemain ou le même jour à des intervalles plus ou moins éloignés. Une attaque de tétanie se compose d'une série d'accès et dure ainsi une ou plusieurs semaines, jusqu'à un ou plusieurs mois. Sa gravité dépend de la longueur des accès et de la brièveté des intervalles qui les séparent ; elle dépend aussi du siège de la tétanie, par exemple lorsque les spasmes se produisent sur les muscles des yeux, du pharynx, du larynx ou de la respiration, il en résulte des accès de strabisme, de dyspnée, d'aphonie et d'asphyxie qui peuvent présenter le plus sérieux caractère.

Trousseau a remarqué qu'on peut rappeler un accès de tétanie en exerçant une compression sur le trajet des nerfs et des vaisseaux qui se rendent au territoire siège du spasme. Cette constatation peut être considérée comme un signe pathognomonique de cette affection.

Outre la contracture qui est le symptôme principal de la tétanie, l'on rencontre également des phénomènes d'anesthésie, de parésie, d'œdème, etc... Chwostek a constaté ainsi que Weiss de l'augmentation dans l'excitabilité mécanique des nerfs chez les tétaniques. Weiss a même établi qu'en comprimant la région de la face, voisine de l'angle externe de l'orbite, on produit une contracture fulgurante de toute la moitié du visage (signe de Weiss).

Au point de vue de la sensibilité, on a noté de la paresthésie, une certaine abolition ou diminution de la sensibilité tactile de la peau qui fait que les individus atteints de tétanie apprécient difficilement le volume et la dureté des corps qu'ils touchent. Kussmaul et Benedickt en recherchant l'excitabilité électrique des nerfs des muscles tétanisés l'ont trouvée augmentée, et cela aussi bien en employant le courant faradique que le courant galvanique.

Les malades présentent aussi, parfois, de l'*athermesthésie*, diminution de la sensibilité thermique, principalement dans le médius de la main, de l'*apellesthésie*, insensibilité au chatouillement. Manouvriez a rencontré également de l'analgésie de la cornée et de la conjonctive oculaire, des muqueuses linguale et staphylo-palatine, de l'anesthésie de ces mêmes muqueuses, de l'analgésie à la piqûre et à la brûlure à l'extrémité du membre inférieur gauche et au bord interne de la main de ce même côté, des fourmillements, des engourdissements et de l'hyperesthésie de la peau d'une moitié latérale du corps, principalement aux membres inférieurs et aux doigts internes de la main. Le sens du goût a été trouvé intact ou quelque peu émoussé.

Les œdèmes, les teintes violacées et rouges de la peau sont des symptômes qui tiennent à des troubles circulatoires et que l'on remarque également.

Trousseau avait distingué trois degrés dans la gravité de la tétanie, selon la persistance et la fréquence des symptômes de contracture; à la forme bénigne on n'observait aucun symptôme général tel que fièvre, œdème, etc., leur apparition indiquait la forme moyenne tandis que la forme grave s'accompagnait de dyspnée, de dysphagie et pouvait mettre en danger l'existence.

Anatomie pathologique. — On fut assez longtemps sans trouver de lésions nerveuses apparentes pour expliquer la tétanie, puis l'on rencontra des altérations assez diverses, congestion ou ramollissement, en divers points de l'axe cérébro-spinal. Weiss, un des premiers, a trouvé et décrit des lésions portant sur le cordon latéral gauche au niveau de la moelle cervicale et irritant la substance grise avoisinante. On a examiné les cellules nerveuses à cet endroit et on les a trouvées tuméfiées ou atrophiées, leurs noyaux aplatis et diminués, leurs prolongements protoplasmiques diminués.

Dans un cas de tétanie consécutif à une extirpation chirurgicale du corps thyroïde, on trouva une lésion du nerf récurrent.

Diagnostic et pronostic. — La tétanie se distingue de toutes les autres affections analogues par un caractère essentiel, c'est l'intermittence de la contracture ; comme autre signe différentiel nous rappellerons qu'il est possible de reproduire le spasme tétanique par la compression des troncs vasculaires et nerveux (Trousseau), enfin on recherchera l'existence du signe de Weiss.

Le pronostic est ordinairement bénin, la tétanie peut guérir seule et c'est ce qui se produit ordinairement; il existe cependant des cas graves de tétanie, alors que la contracture porte par exemple, sur les muscles respiratoires, ce qui peut provoquer une asphyxie mortelle.

Traitement. — D'après les données étiologiques établies, on peut de prime abord être certain que le traitement de la tétanie variera d'après les causes qui l'auront fait naître, c'est ainsi qu'on pourra donner un vermifuge aux enfants chez lesquels on soupçonnera les vers d'être l'origine du mal ; on cherchera à arrêter ou à remédier autant que possible aux phénomènes de déshydratation du sang; on défendra aux nourrices atteintes de tétanie de continuer à allaiter, on mettra terme aux diarrhées abondantes, on suspendra les lavages d'estomac chez les dilatés quand les accès de spasmes seront survenus consécutivement à ces pratiques thérapeutiques.

Quand la tétanie affectera les allures d'une épidémie, on se trouvera toujours bien d'empêcher l'imitation en séparant les malades; on n'oubliera pas enfin de réparer les pertes séreuses du sang quand l'indication s'en fera sentir.

Contre les manifestations symptomatiques de la tétanie, on pourra essayer de calmer la douleur et d'arrêter les contractures. Les sédatifs du système nerveux ont été employés en grand nombre pour obtenir ces résultats; le sulfate de quinine, les opiacés, les préparations de valériane et de zinc sont restés presque inefficaces. La belladone et le chloral semblent avoir une action plus réelle, de même les bains tièdes prolongés, les liniments calmants, les révulsifs sur la colonne vertébrale ont pu procurer quelque soulagement.

Quant à l'emploi de l'électricité, Erb a obtenu une amélioration constante et souvent durable, en utilisant les courants galvaniques, avec d'assez fortes intensités et prolongés assez longtemps, plaçant le cathode sur la nuque, l'anode sur les troncs nerveux qui innervent les membres où siège le mal.

On ne doit pas utiliser l'électricité faradique, qui donnerait des résultats tout opposés et augmenterait la contracture.

Paul BARLERIN, *de Paris.*

A cette forme se rattachent quelques cas rares rappelant les mouvements choréiques. (Duchenne.)

Enfin, quand la crampe des écrivains prend la forme paralytique, elle se manifeste par une lassitude exagérée, avec raideur, qui semble clouer la main à la table de travail ; ces symptômes disparaissent quand on cesse d'écrire pour se reproduire dès qu'on reprend la plume.

Poore a noté la production de mouvements fibrillaires, dans les groupes musculaires intéressés par la crampe, ce qui semblerait indiquer un début de dégénérescence.

A l'exploration électrique il y a, soit augmentation, soit diminution de l'excitabilité des muscles atteints. (Erb, Burckhardt, Poore, Eulenburg.)

Ordinairement l'affection musculaire ne se produit que lorsqu'il s'agit d'écrire avec une plume, car parfois l'écriture au crayon est encore possible, cependant on rencontre souvent de l'hésitation, une certaine impotence relative pour le dessin, pour tenir une cuiller à table, pour tenir une pièce de monnaie entre les doigts, enfin la crampe peut s'accompagner de phénomènes d'excitation générale du système nerveux qui indiquent bien l'importance que l'on doit attribuer à la fatigue des nerfs dans la pathologie de cette affection.

Les auteurs ont, en effet, noté chez des individus en proie à la mogigraphie, des névralgies, des céphalalgies, des spasmes laryngés ou pharyngiens, de la faiblesse génitale, de l'anesthésie cutanée, principalement aux doigts (Kopp, Langenbeck, Cazenave, Goldschmidt, Brück, etc.)

Les femmes y sont moins sujettes que les hommes, par le fait même qu'elles écrivent moins qu'eux. Les plumes dures, les porteplumes lourds, les pupitres incommodes, le papier trop rude, facilitent la production de la crampe des écrivains, en ce sens qu'ils accroissent la fatigue musculaire causée par l'écriture.

La crampe des écrivains est une maladie chronique dont la durée est très longue et même indéfinie, les guérisons sont excessivement rares et peuvent même être regardées comme exceptionnelles.

Autres crampes fonctionnelles. — Présentant de l'analogie étiologique et symptomatologique avec la crampe des écrivains, nous citerons plusieurs autres spasmes dits professionnels.

C'est ainsi qu'on a observé des crampes chez les pianistes, les violonistes, les employés qui manipulent le levier du télégraphe Morse, les compositeurs d'imprimerie, les laitières, les tailleurs, les femmes occupées à la confection des cigarettes dans les manufactures de tabac ; plus rarement on a rencontré des crampes chez un maître d'armes (adduction du bras quand il prenait une épée), chez un curé qui jouait du serpent (contracture des muscles inspirateurs), chez un paveur (raideur dans les muscles sterno-clido-mastoïdiens), chez un tourneur (dans les muscles fléchisseurs du pied), chez des danseuses (contractures dans les muscles des mollets).

Traitement. — Les spasmes fonctionnels sont la plupart du temps rebelles aux traitements. Le mieux est de cesser d'écrire ou d'abandonner l'occupation qui provoque la crampe ; avec du repos complet on peut espérer que la contracture ne se reproduira pas.

Localement on a utilisé les frictions alcooliques, les bains, la contraction des muscles antagonistes à ceux qui sont atteints par le spasme, la compression du creux poplité quand il s'agit de crampes du mollet.

Duchenne prétend avoir observé de notables améliorations grâce à l'usage des courants faradiques.

Paul Barlerin, *de Paris.*

CHAPITRE XIV

MIGRAINE (HÉMICRÂNIE)

Définition et pathogénie. — La migraine est une maladie *sui generis* qui, dans les cas purs et typiques, se caractérise par des accès de maux de tête, localisés dans l'une ou l'autre moitié du crâne, et accompagnés d'une part de phénomènes tenant à la lésion de la branche cervicale du nerf sympathique, et d'autre part de symptômes gastriques (nausées et vomissements).

Malgré les nombreuses recherches et hypothèses, la pathogénie de cette singulière affection est encore loin d'être élucidée.

Il n'est pas douteux que le sympathique cervical joue un certain rôle dans l'origine de cette maladie. Il suffit de se rappeler la célèbre expérience de Claude Bernard, qui a démontré que la section du nerf sympathique provoque l'hyperémie de la moitié correspondante du crâne avec élévation de la température et le rétrécissement de la pupille, symptômes absolument analogues à ceux qu'on observe dans les accès typiques de migraine. Nous avons déjà parlé plus haut de la théorie assez répandue d'Eulenbourg, d'après lequel la cause déterminante de la céphalée dans la migraine réside dans la distribution inégale et asymétrique de la masse sanguine dans les deux hémisphères cérébraux. Il n'est pas inutile, croyons-nous, de répéter ici que cette théorie est absolument insuffisante, car elle n'explique pas lequel des deux états, de l'hyperémie ou de l'anémie, doit être incriminé comme cause directe de la céphalée ; et il reste tout à fait incompréhensible pourquoi, étant donné une distribution asymétrique du sang dans les vaisseaux craniens, ou, en d'autres termes, étant donné l'existence de l'anémie dans une moitié du crâne et de l'hyperémie dans l'autre, la céphalée ne se localise que dans une seule moitié du crâne au lieu de l'envahir en totalité.

Voyons maintenant, si la théorie générale de la céphalée, que nous exposerons dans un autre chapitre, ne peut pas s'appliquer au cas particulier que nous traitons actuellement. Eh bien, sans entrer dans d'autres explications, on peut déjà répondre affirmativement à cette question pour tous les cas de migraine qui s'accompagnent de phénomènes d'hypérémie cranienne (rougeur de la face et rétrécissement de la pupille) et qui forment la variété la plus fréquente de l'affection. Quant à l'autre variété de migraine, celle qui se manifeste par des phénomènes inverses : pâleur de la face, dilatation de la pupille, spasme vasculaire, et qui tient *en apparence* à l'anémie de la moitié correspondante du crâne, il faut remarquer que ces cas purs sont en général très rares et qu'au contraire, beaucoup plus fréquentes sont les formes mixtes, avec alternative de spasme et de paralysie vasculaire durant le même accès de migraine, ou dans les accès différents chez le même sujet.

D'ailleurs nous ne savons encore rien de précis sur les rapports qui existent entre l'état des vaisseaux de la cavité cranienne et celui des vaisseaux périphériques. Quoi qu'il en soit, il est incontestable que la migraine est une *anginévrose* d'origine sympathique, dont la lésion détermine des troubles de la circulation dans la moitié correspondante du crâne. Quant à la question de savoir si le symptôme cardinal de l'affection, la céphalée, est dû à la distribution asymétrique de la masse sanguine dans les deux hémisphères, comme l'admet Eulenbourg, ou à l'accroissement de la tension intra-cranienne et à la compression de la dure-mère, comme nous sommes porté à le croire, ce n'est que l'expérimentation directe sur les animaux qui pourra la résoudre.

Étiologie. — Le rôle principal dans l'étiologie de la migraine appartient sans contredit aux *causes prédisposantes*, dont les plus importantes sont : le *sexe*, l'*âge*, l'*hérédité* et la *constitution névropathique*.

Il est de toute notoriété que les femmes sont beaucoup plus sujettes à la migraine que les hommes. Très fréquente dans l'adolescence et l'âge mûr, la migraine devient rare dans l'âge avancé (au-dessus de cinquante ans), et on voit très souvent la migraine disparaître chez des personnes qui en avaient souffert pendant des dizaines d'années, dès qu'elles ont atteint l'âge de vieillesse. La migraine typique est exceptionnelle dans l'enfance, quoique les maux de tête soient très fréquents dans l'âge scolaire (par suite de chlorose, d'anémie et de surmenage intellectuel). Mais, parmi tous les facteurs étiologiques de la migraine, c'est encore l'hérédité qui est le plus important. Il n'est pas rare d'observer la migraine chez plusieurs membres apparâtenant à la même famille, et en général on la rencontre dans des familles entachées d'une disposition particulière pour les différentes maladies nerveuses, telles que épilepsie, chorée, névralgies, etc.

Symptomatologie. — On admet actuellement deux formes de migraine, qui se distinguent foncièrement d'après leurs symptômes cardinaux : la forme *angioparàlytique* et la forme *angiospastique*. La forme angioparalytique s'accompagne de phénomènes absolument analogues à ceux de l'expérience de section du sympathique cervical (Claude Bernard) : dilatation des vaisseaux de la moitié correspondante de la tête, élévation de la température cutanée, transpiration anormale, rétrécissement de la pupille et douleur atroce à la tempe, tels sont les symptômes caractéristiques de cette forme de migraine. La forme angiospastique qui, selon toutes les probabilités, relève de l'excitation du sympathique cervical, présente des phénomènes tout à fait inverses : constriction des vaisseaux, abaissement de la température des téguments, pâleur de la peau et dilatation de la pupille. En règle générale, l'état de la pupille est inverse à celui des vaisseaux : elle est rétrécie quand les vaisseaux sont dilatés, et inversement.

Cela se comprend aisément, si l'on veut bien se rappeler que le nerf dilatateur de la pupille est innervé par une branche du nerf sympathique; par conséquent la paralysie de ce nerf, supprimant la fonction du muscle dilatateur, fait prévaloir l'action de son antagoniste, tandis qu'au contraire, l'excitation du sympathique exagère son activité.

Comme il a déjà été dit plus haut, les cas purs, typiques de l'une ou l'autre forme de migraine, sont relativement rares. Plus souvent les phénomènes de paralysie sympathique alternent avec ceux d'excitation, et parfois les phénomènes du côté du sympathique font entièrement défaut ou ne sont que très faiblement prononcés, de sorte qu'il ne reste comme symptôme de l'accès qu'*une céphalée* unilatérale très pénible.

Qu'elle appartienne à l'une ou à l'autre forme, la migraine se révèle toujours par accès, survenant à des intervalles plus ou moins prolongés de santé parfaite, pendant lesquels on ne peut constater autre chose qu'un fond général de « nervosisme, d'irritabilité », en un mot un état névropathique. La fréquence des accès, de même que leur durée, est très variable et dépend des habitudes et des conditions matérielles et morales dans lesquelles se trouve placé le malade.

Plus les conditions hygiéniques sont défavorables, et plus fréquents sont les accès. Plus le malade néglige de se soigner au début de l'accès, et plus l'accès lui-même est long et pénible.

Les causes déterminantes habituelles des accès sont les émotions morales, les veillées nocturnes, les troubles gastriques, le surmenage physique et intellectuel. Il existe ordinairement quelques prodromes qui annoncent au malade l'apparition de l'accès. Il se réveille de mauvaise humeur, la tête lourde, le corps brisé et courbaturé. Dans le cours de la journée le mal de tête s'accentue de plus en plus, le malade devient très sensible aux excitations extérieures et surtout à la lumière; surviennent des nausées et des vomissements; la moitié correspondante de la tête rougit ou pâlit, l'accès atteint son point culminant et force le malade à s'aliter. Les vomissements[1] se répètent plusieurs fois; la céphalée devient insupportable. C'est tantôt une douleur térébrante ou gravative, comme si la tête voulait éclater, tantôt une sensation de battement dans la tempe à grands coups de marteau. Le malade fuit la lumière et la société, et cherche le calme et la solitude. Cette période d'état peut durer plusieurs heures et même une journée entière, et ne s'apaise que graduellement. L'accès finit quand le malade réussit à s'endormir. Le lendemain le malade est déjà tout à fait bien portant, parfois cependant, il accuse encore une légère courbature qui d'ailleurs ne tarde pas à se dissiper.

La fréquence des accès, comme nous l'avons déjà dit plus haut, est très variable, et les malades traînent leur affection rebelle pendant de longues années, jusqu'à ce que l'âge avancé (chez les femmes la période climatérique) vienne les délivrer de leurs souffrances actuelles, du reste quelque peu exagérées par la vive imagination des hystériques.

Diagnostic. — Le diagnostic de la migraine ne présente aucune difficulté dans les cas typiques. L'affection est si bien connue du public que le malade se présente habituellement devant le médecin avec un diagnostic déjà fait et juste. Cependant il faut bien se garder de se fier à la légère aux appréciations du malade, surtout quand l'affection ne se manifeste pas sous la forme typique d'angionévrose. Tous les efforts du médecin doivent être dirigés pour différencier la migraine des diverses autres formes de céphalée.

---

[1] Les nausées et les vomissements s'expliquent à notre point de vue par la compression dans la dure-mère des branches sensitives du nerf pneumogastrique.

L'état des pupilles, l'unilatéralité typique des phénomènes, les nausées et les vomissements qui accompagnent l'accès, en rapport avec le sexe, l'âge et la constitution névropathique du malade, sont autant de points de repère qui dans chaque cas particulier permettront d'établir le diagnostic.

Pronostic. — Nous serons bref sur ce chapitre. La migraine est une affection qui ne menace jamais la vie du malade, mais son pronostic quant à la guérison complète est plutôt défavorable, tout comme celui du nervosisme (constitution névropathique), dont la migraine n'est habituellement qu'une manifestation, et qui généralement résiste à nos moyens thérapeutiques. Il ne reste au malade que la suprême consolation qu'avec l'âge les accès finiront par disparaître tout naturellement.

Traitement. — La thérapeutique de la migraine poursuit un double but : combattre l'accès une fois déclaré et prévenir la répétition des accès dans l'avenir. Pour arriver à un traitement prophylactique efficace il est indispensable de s'enquérir dans chaque cas particulier de la cause étiologique de l'affection. Or le principal facteur étiologique de la migraine réside dans la constitution névropathique générale du malade, d'où le précepte important que tous les efforts du médecin doivent être dirigés pour combattre le « nervosisme », l'irritabilité maladive de l'organisme. Tous les moyens aptes à fortifier le système nerveux du malade trouvent ici leur meilleure application. Parmi ces moyens les principaux sont : l'arsenic, le fer, l'hydrothérapie et l'électricité. L'arsenic, administré pendant longtemps (deux ou trois mois), exerce une influence salutaire réelle sur l'évolution de la migraine en modifiant la fréquence des accès. Il va sans dire que le fer est surtout efficace dans les cas où la migraine est associée à l'anémie ou à la chlorose. L'électrisation du nerf sympathique au cou, à l'aide de courants constants (le cathode au cou dans la forme angioparalytique, l'anode dans la forme angiospastique), donne souvent de très bons résultats. Parallèlement à ces médications toniques il faut tâcher d'écarter toutes les influences nocives, excès, etc. et prescrire une vie calme et régulière, conforme aux exigences de l'hygiène.

Le traitement de l'accès de migraine lui-même présente beaucoup de points de contact avec celui de la céphalée en général, de sorte que, dans l'exposé qui va suivre, nous avons également en vue tout accès de céphalée de n'importe quelle nature. Il va sans dire que tout au début de l'accès le repos absolu au lit et la soustraction du malade à toute excitation extérieure sont indispensables pour atténuer l'intensité et la durée de l'accès. Les malades le savent très bien par expérience, et beaucoup parmi eux ont hâte de se mettre au lit dès qu'ils sentent les premiers prodromes de l'accès.

Les moyens thérapeutiques dont nous disposons en vue de combattre l'accès peuvent être divisés en deux catégories : moyens externes et internes. Leur effet curatif tient à l'action qu'ils exercent tous sur la circulation de la cavité cranienne. Les moyens externes agissent par la voie réflexe, tandis que les moyens internes influencent directement les centres vaso-moteurs. Parmi les agents externes les plus usuels sont : l'application de compresses froides, ou imbibées de mélanges réfrigérants (eau de Cologne, solution de menthol, ou frictions à l'aide de crayons de menthol, « crayons antimigraineux »), ou de compresses chaudes (lotions avec de l'eau chaude, enveloppement de la tête dans des serviettes chaudes). Certains malades se trouvent bien des applications froides, certains autres, au contraire, sont soulagés par des applications chaudes. Si absurde que cela puisse paraître au premier abord, le phénomène s'explique parfaitement bien au point de vue théorique. Le froid et la chaleur, appliqués sur la peau, agissent de la même façon, provoquant une irritation réflexe du système vasculaire. La différence n'existe que dans l'intensité de cette action. C'est dans le même sens qu'agissent les agents mécaniques, tel que le bandage serré de la tête à l'aide d'un mouchoir, auquel les malades ont si souvent recours. Mentionnons ici un autre moyen mécanique, qui d'après nos observations personnelles, se montre très efficace dans les céphalées et consiste à frapper méthodiquement sur la tête à l'aide du marteau percuteur ou simplement avec les doigts. L'opération doit être faite très délicatement, sans provoquer de douleur, et pendant plusieurs minutes. C'est également ici qu'il faut placer les agents révulsifs : application de sinapismes à la nuque, frictions avec des liquides irritants et avec l'alcool.

Parmi les remèdes internes il faut mentionner tout d'abord la caféine et le guarana, dont la réputation universelle est déjà de longue date, et dont l'effet est sans doute dû à l'action régulatrice qu'ils exercent sur la circulation. Mais dans le cours des dernières années, la thérapie de la migraine (et de la céphalée en général) s'est enrichie de tout un arsenal de nouveaux remèdes, que les médecins, aussi bien que les malades, ont été unanimes à déclarer d'une très grande efficacité contre la migraine. Nous voulons parler du groupe de l'acide salicylique, auquel se rattachent : la quinine, le salicylate de soude, l'antipyrine, l'antifébrine, la phénacétine et l'exalgine. On sait que tous ces médicaments possèdent deux propriétés remarquables : celle d'abaisser la température chez les fébricitants et celle de calmer les douleurs d'origine nerveuse, d'où les noms d'antipyrétiques et d'antinévralgiques qui leur sont donnés à juste titre. Toutes les expériences et les recherches qui ont été faites à ce sujet n'ont pas encore abouti à nous donner la clef de cette mystérieuse et double action des médicaments précités. D'une part nous savons que sur l'organisme sain leur action est nulle, tandis qu'elle est très puissante sur l'organisme malade, dans le sens que nous venons d'indiquer. D'autre part, il est démontré que leur action antipyrétique se ramène au jeu du système vasculaire, à l'augmentation des déperditions de chaleur à l'aide de la dilatation des vaisseaux périphériques du corps. Peut-être est-ce à cette influence sur la circulation qu'est due leur efficacité dans la céphalée laquelle, à notre avis, résulte toujours d'un trouble circulatoire dans la cavité cranienne, et notamment de l'augmentation de la pression intracranienne. Par la dilatation des vaisseaux périphériques qu'ils provoquent et qui permet au sang de refluer vers la périphérie, ces agents doivent nécessairement modifier l'état de congestion intracranienne et, partant, calmer la céphalée. Aussi les emploie-t-on largement à l'heure actuelle dans tous les cas de migraine et de céphalée en général.

Quant aux narcotiques (morphine, cocaïne, bromure), leur usage dans les céphalées est irrationnel et doit être strictement limité aux besoins d'urgence.

On a voulu fonder de grandes espérances sur le nitrite d'amyle dans la migraine angiospastique et sur l'ergotine dans la migraine angioparalytique. Malheureusement l'observation clinique n'a pas donné les résultats auxquels on s'attendait, et l'effet de ces médicaments dans la migraine est très douteux.

S. VERMEL, *de Moscou.*

CHAPITRE XV

CÉPHALÉE

Définition. — La céphalée n'est à proprement parler qu'un symptôme, et comme tel, appartient au domaine de la pathologie générale. Mais il arrive que dans la pratique journalière le médecin se trouve très souvent en face de malades qui ne se plaignent que de maux de tête, et qui en apparence ne sont atteints que de céphalée. Nous disons en apparence, car en réalité il n'existe pas de cas où ce symptôme figure seul, au tableau clinique sans s'accompagner de différents autres troubles organiques ou fonctionnels.

Le mal de tête est toujours un symptôme, et, comme tel, il est toujours l'expression clinique d'une maladie quelconque.

Étiologie et pathogénie. — Il est incontestable que la céphalée est un des symptômes qu'on rencontre le plus souvent au lit du malade. Elle s'observe chez les sujets soi-disant pléthoriques, comme chez les anémiques, dans les maladies fébriles et apyrétiques. Elle accompagne presque toujours les affections des organes craniens, mais elle ne manque presque jamais dans les divers processus pathologiques des autres organes et dans les maladies du sang, dans les infections et intoxications. Malheureusement, nos connaissances relatives à l'étiologie de la céphalée, au mécanisme et à la pathogénie de ce phénomène, sont encore très défectueuses, et les détails de cette question, si intéressante, demeurent jusqu'à l'heure actuelle dans l'ombre. On distingue habituellement la céphalée hyperémique, anémique, rhumatismale et nerveuse (neurasthénique). Mais il est évident que cette classification non seulement ne peut élucider l'essence de la question, mais qu'elle ne tient pas debout devant la critique la plus indulgente. Comment en effet, avec nos idées modernes sur le rhumatisme comme maladie infectieuse aiguë, expliquer l'existence d'une « céphalée d'origine rhumatismale » ? Ensuite, il reste absolument incompréhensible comment l'hypérémie et l'anémie, deux facteurs diamétralement opposés au point de vue mécanique, peuvent provoquer le même symptôme, engendrer la même sensation, celle de mal de tête.

Ces préliminaires suffisent, croyons-nous, pour faire ressortir l'utilité de quelques considérations que nous allons développer maintenant, et qui sont appelées, à notre avis, à jeter quelque clarté sur cette question si obscure.

Tout d'abord nous devons faire cette restriction que nous ne traiterons que de la céphalée *idiopathique*, telle qu'elle se montre dans les maladies infectieuses aiguës, dans la neurasthénie, l'hystérie, etc. Il est bien naturel que dans les affections des muscles, des os et des nerfs périphériques du crâne, la céphalée figure aussi comme un des principaux symptômes du tableau clinique. Mais dans tous ces cas nous avons évidemment affaire à des myosites, ostéites, névrites ou névralgies, affections dont le diagnostic, bien que souvent très difficile, est toujours possible. C'est ainsi que dans les névrites et les névralgies on trouve toujours des points douloureux caractéristiques; dans les ostéites et les périostites l'examen attentif du crâne révèle encore des endroits douloureux à la pression et à la percussion; enfin les myosites se laissent bien diagnostiquer par ce signe que le maximum de la douleur coïncide avec les contractions des muscles et les mouvements de la calotte aponévrotique.

Deux questions s'imposent à quiconque s'attache à élucider la pathogénie de la céphalée : 1° Quelle est la localisation de la céphalée ? Dans quel tissu, os, méninges ou écorce cérébrale, se trouve l'origine de ce symptôme clinique ? 2° Quel est le mécanisme de l'origine de ce symptôme ? Une fois que ces deux questions auront trouvé leur solution exacte, la classification des céphalées ne présentera plus aucune difficulté.

Au sujet de localisation de la céphalée, les opinions des auteurs sont très discordantes. Strumpel et Eichhorst dans leurs traités de pathologie médicale s'expriment catégoriquement de la façon suivante : « Nous ne savons pas encore où se localise la céphalée, dans l'écorce cérébrale ou dans la dure-mère. » Cependant la question nous paraît pouvoir se résoudre d'après les données de la physiologie générale. Déjà *a priori* on pourrait affirmer que le siège de la céphalée se trouve ailleurs que dans l'écorce cérébrale. En effet, l'hypothèse de la localisation de la céphalée dans l'écorce serait en contradiction absolue avec nos conceptions les plus élémentaires sur les fonctions cérébrales. L'écorce n'est que l'endroit où les sensations perçues à la périphérie se projettent, se concentrent ; elle est donc un organe de projection, et non pas un organe de perception. D'autre part, la douleur, et particulièrement le mal de tête, n'est, dans sa dernière expression, qu'une excitation d'un point périphérique quelconque, excitation qui se transmet à l'écorce et est interprété par cette dernière comme douleur. L'écorce elle-même est donc incapable de créer la douleur de toutes pièces, sans cette excitation venant de la périphérie, tout à fait comme elle est incapable de créer des images visuelles sans l'excitation préalable de la rétine. La sensation d'une douleur indique qu'il existe quelque part à la périphérie de notre corps une irritation intense, anormale. L'excitation de l'écorce peut sans doute engendrer une hallucination de douleur, mais non une douleur réelle, nettement localisée dans un endroit bien déterminé de l'organisme. Cette démonstration *a priori* trouve sa pleine confirmation dans les expériences mémorables de Flourens d'après lesquelles l'écorce est dépourvue de toute sensibilité. Chaque expérimentateur sait qu'on peut couper, piquer et exciter de toute façon l'écorce cérébrale chez les animaux sans qu'ils manifestent par quoi que ce soit une sensation douloureuse. Les observations cliniques confirment également cette manière de voir. Les cas abondent où l'écorce se trouve dans un état d'excitation intense, sans qu'il en résulte la moindre sensation de mal de tête : telle l'épilepsie jacksonienne.

Par conséquent, si ce n'est pas dans l'écorce, c'est dans les méninges que doit être localisée la céphalée (les autres tissus, notamment les muscles, les fascia, les nerfs, les os et la peau, comme nous l'avons expliqué plus haut, doivent être exclus du champ de nos considérations). Parmi les méninges, la dure-mère est celle qui est douée de la plus grande sensibilité, comme l'a démontré Obersteiner ; elle est pourvue d'un réseau très riche de filets nerveux sensitifs, provenant des nerfs trijumeau et pneumogastrique ; c'est donc bien la dure-mère qu'il faut considérer comme le lieu d'origine de la céphalée.

Ce fait une fois établi, passons au mécanisme et à la pathogénie de la céphalée.

Quand on examine attentivement les maladies où la céphalée figure comme un symptôme constant et important, on ne tarde pas à constater que, dans l'immense majorité, elles s'accompagnent de congestions céphaliques, d'hyperémies intracraniennes. En effet, quelles sont les affections dont la céphalée est un des symptômes caractéristiques ? Ce sont d'abord les méningites (de toute nature), la congestion et l'hémorragie cérébrale (plusieurs jours avant l'attaque apoplectique), les encéphalites, les tumeurs, les abcès et la syphilis du cerveau. Ce sont ensuite, parmi les affections d'autres régions du corps, les maladies infectieuses aiguës qui s'accompagnent de fièvre intense, l'urémie et les intoxications par les gaz délétères (oxyde de carbone) et par les alcaloïdes. Enfin la céphalée est habituelle chez les constipés. Or, il est évident que dans tous ces cas nous avons affaire à des congestions intracraniennes, produites soit par des causes mécaniques directes, soit indirectement par une action sur le cœur. Dans une autre série de cas pathologiques, où l'origine des maux de tête est plus obscure, on peut encore découvrir quelques phénomènes concomittants qui indiquent l'existence de cette hypérémie intracranienne. C'est ainsi qu'il faut interpréter la rougeur de la face et des conjonctives. Les malades eux-mêmes se plaignent d'avoir la figure brûlante et des étincelles devant les yeux. Il n'est pas rare de voir survenir des épistaxis, qui contribuent habituellement à soulager la céphalée, voire même à la faire disparaître. En outre, dans des cas pareils, on voit souvent des poussées congestives parallèles dans d'autres régions du corps, comme l'urticaire, etc.; et dans le même ordre d'idées, des troubles trophiques, tels que chute des cheveux, etc., dus aux troubles de la circulation locale. Il n'est pas douteux que dans tous ces cas aussi, la cause déterminante de la céphalée réside dans les troubles circulatoires donnant lieu à des hypérémies locales.

Notons ici cette particularité caractéristique que le mal de tête se ressent habituellement ou dans toute la tête, ou dans la moitié de la tête, dans la direction frontale (tout le front, toute la nuque), ou seulement dans un quartier de la tête (l'une ou l'autre moitié du front ou de la nuque), mais il est tout à fait exceptionnel — (peut-être même ce cas ne se présente-t-il jamais) — d'observer une localisation de la céphalée dans la direction sagittale, c'est-à-dire dans une moitié du front et de la nuque simultanément. Cela s'explique facilement par la disposition des principaux vaisseaux craniens : les troubles circulatoires s'étendant au domaine des deux carotides, ou des deux vertébrales, ou d'une seule carotide, ou d'une seule vertébrale. Il serait beaucoup moins naturel que l'une des carotides et l'une des vertébrales se prennent simultanément.

Tous ces faits et ces considérations nous amènent à conclure que la céphalée doit son origine à un trouble de la circulation céphalique et à l'hypérémie qui en résulte dans la cavité cranienne. Il nous reste maintenant à élucider le mécanisme intime de ce symptôme : comment une hypérémie intracranienne provoque-t-elle la sensation de mal de tête ?

Parmi toutes les théories qui ont été formulées en vue d'expliquer ce phénomène, c'est celle d'Eulenbourg qui jouit de la plus grande notoriété. D'après cette théorie, la céphalée (dans la migraine) doit son origine principalement aux oscillations intenses et rapides que subit la masse sanguine contenue dans la cavité cranienne (réplétion et distension périodique des vaisseaux des méninges cérébrales et distribution asymétrique du sang), oscillations qui irritent les terminaisons sensitives du nerf trijumeau dans la dure-mère et la pie-mère et produisent la névralgie en question. En d'autres termes, en raison des changements quantitatifs que subit constamment le contenu des vaisseaux méningés (pendant l'accès de migraine), les deux moitiés du crâne se trouvent inégalement, asymétriquement arrosées par le sang, ce qui produirait la sensation de céphalée. Sans parler déjà que cette théorie ne peut être appliquée qu'à la céphalée migraineuse à vrai dire elle n'explique pas le mécanisme de l'origine de la céphalée. On ne saisit pas comment les oscillations dans la teneur des vaisseaux méningés irritent névralgiquement les terminaisons du nerf trijumeau, de même que reste incompréhensible le pourquoi de l'apparition de la céphalée dans une moitié de la tête plutôt que dans l'autre.

Il nous semble plus naturel de chercher la cause de la céphalée dans l'exagération de la pression intracranienne. Quand pour une raison quelconque il se fait une poussée de congestion dans la cavité céphalique, et que les vaisseaux de cette dernière sont dans un état d'hypérémie, il s'ensuit une augmentation du volume du cerveau et un accroissement de la pression intracranienne. La dure-mère éprouve à son tour une pression intense et se distend, les terminaisons nerveuses qu'elle abrite et qui proviennent des nerfs trijumeau et pneumogastrique se trouvent également distendues et comprimées. C'est cette compression des terminaisons nerveuses de la dure-mère qui est perçue comme sensation de céphalée.

Nous connaissons les phénomènes de la compression cérébrale (*Hirndruck* des Allemands), occasionnée par une exagération de la pression intracranienne. D'après les recherches de Naunyn, le tableau clinique de la compression cérébrale (coma, ralentissement du pouls vomissements, céphalées atroces, etc.) a lieu quand la pression intracranienne atteint la hauteur de la pression sanguine de la carotide. Un accroissement plus modéré de la pression intracranienne doit provoquer en premier lieu la compression de la dure-mère (qu'on pourrait appeler *Duradruck*), laquelle se traduit par la sensation de mal de tête. Cliniquement cette manière de voir est confirmée par ce fait que la céphalée apparaît non sous forme d'une douleur aiguë, mais plutôt comme une sensation de pesanteur, de compression et de distension venant du dedans. La tête est « lourde, pèse comme du plomb, est prête à éclater », disent les malades. Par le même ordre de faits s'explique facilement l'apparition des épistaxis qui soulagent le pénible accès de céphalée. Car aussitôt que les vaisseaux remplis au maximum, se déchirent et donnent lieu à une hémorragie, la cavité intracranienne se trouve débarrassée d'une certaine quantité de sang, la pression intracranienne diminue, la dure-mère sort de son état de distension, ses terminaisons nerveuses se trouvent délivrées de la compression exagérée à laquelle elles étaient soumises, et la céphalée disparaît instantanément.

C'est sans doute par le même fait de compression des branches terminales du nerf pneumogastrique (*rami recurrentes* d'Arnold) dans la dure-mère qu'il convient d'expliquer les nausées et les vomissements qui accompagnent si souvent les accès de céphalée.

Ainsi tous les cas de céphalée qui sont accompagnés de phénomènes congestifs trouvent leur explication rationnelle dans la théorie que nous venons d'émettre, d'après laquelle le principal facteur de la céphalée est l'accroissement de la tension artérielle intracranienne et, en dernier lieu, la compression de la dure-mère. Il reste encore à élucider le mécanisme de la céphalée dans l'anémie. Comment en effet comprendre l'origine du mal de tête dans l'anémie? Eh bien, le dilemme n'est pas si difficile à résoudre qu'il le paraît à première vue. Remarquons tout d'abord que les cas de céphalées d'origine anémique sont très rares comparativement avec ceux de céphalées d'origine hypérémique. La forme d'anémie qui donne le plus souvent lieu à la sensation de céphalée présente des altérations qualitatives et non quantitatives du sang, ce qui veut dire que cette forme d'anémie se caractérise par la diminution de la quantité des globules rouges et de l'hémoglobine (oligocythémie, oligochromhémie), tandis que la masse totale du sang liquide reste sans modification. Au contraire, dans l'anémie quantitative du cerveau, dans l'anémie aiguë, par suite des hémorragies mortelles, par exemple, ou dans les syncopes, la céphalée fait toujours défaut. Tous les auteurs et tous les cliniciens sont unanimes à reconnaître que dans les hémorragies mortelles les malades n'accusent aucune espèce de douleur et meurent tranquillement dans un état d'euphorie parfaite. De même dans le choléra. Dans le cours de la dernière épidémie de choléra en

Russie, notre attention a été particulièrement frappée par ce fait que, malgré l'intoxication terrible de l'organisme par le virus infectieux, les malades ne se plaignent jamais de maux de tête. Cela deviendra parfaitement clair, croyons-nous, si l'on veut bien se rappeler que, dans le choléra, l'organisme subit des pertes énormes des parties liquides du sang, que les vaisseaux périphériques et entre autres ceux de la cavité cranienne sont presque complètement vides et que, par conséquent, l'augmentation de la tension intracranienne devient physiquement impossible. Ces considérations nous amènent à la conclusion inévitable que la céphalée, dans la soi-disant anémie (chlorose, hystérie, neurasthénie), ne dépend nullement d'une diminution quantitative du sang. La masse totale du sang n'est pas diminuée dans ces états pathologiques ; ce qui est altéré, c'est la qualité du sang, condition qui est parfaitement compatible avec la dilatation des vaisseaux céphaliques et l'augmentation de la tension intracranienne. D'autre part nous pouvons accepter comme démontré que dans les anémies de ce genre il existe des conditions spéciales, particulièrement favorables à une pareille dilatation des vaisseaux céphaliques. Et voici pourquoi. L'état anémique n'est, à proprement parler, autre chose qu'un manque chronique d'oxygène. Le cerveau qui a besoin d'une nutrition forcée, tâche de compenser les défauts qualitatifs du sang par une attraction exagérée d'une plus grande quantité de sang (attraction nutritive de Meynert). Les expériences physiologiques (Ackermann et Donders) n'ont-elles pas démontré que la compression de la trachée chez les animaux est suivie d'une dilatation des vaisseaux de la pie-mère ? L'observation clinique montre également que les sujets chlorotiques, hystériques et neurasthéniques, c'est-à-dire ceux parmi les anémiques qui se plaignent le plus fréquemment de maux de tête, présentent une excitabilité particulière des centres vaso-moteurs : ils sont frileux, rougissent facilement, et en général sont très sujets à diverses fluxions locales. Il s'ensuit que, dans l'anémie tout comme dans l'hyperémie, le mécanisme de la céphalée reste le même et doit être expliqué par l'accroissement de la tension intracranienne, occasionnant la compression de la dure-mère et des terminaisons nerveuses de cette dernière.

Classification. — La conception de la pathogénie et du mécanisme de la céphalée, telle que nous venons de la développer, embrasse, comme on le voit, toutes les formes cliniques, tous les genres de la céphalée, établit l'ordre et l'unité des phénomènes, et simplifie singulièrement la classification.

En acceptant, comme principe de division, l'augmentation de la tension intracranienne, nous classerons toutes les formes de céphalée d'après les causes, qui, dans tel ou tel cas, provoquent cette augmentation de la tension intracranienne et la compression de la dure-mère.

A ce point de vue on peut diviser les céphalées en :

I. Céphalées nerveuses.	*a.* Angionévroses, chlorose, période menstruelle.
	b. Neurasthénie, hystérie.
II. Céphalées toxiques.	*a.* Maladies infectieuses ;
	b. Urémie ;
	c. Intoxications par l'alcool, l'oxyde de carbone, etc.
III. Céphalées mécaniques.	*a.* Maladies des méninges et du cerveau : méningites, tumeurs cérébrales, abcès, syphilis du cerveau, etc.
	b. Constipation habituelle et autres états analogues, faisant obstacle au reflux du sang dans la moitié inférieure du corps.
IV. Céphalées réflexes.	Maladies des yeux, du nez, des oreilles, etc.

Diagnostic. — Le diagnostic de la céphalée exige tout particulièrement un examen minutieux de tout l'organisme, une étude préalable et approfondie de toutes les fonctions organiques du corps. On arrive ainsi à déceler le facteur étiologique qui est en cause dans chaque cas individuel, et qui appartient à une des catégories que nous venons d'énumérer. L'attention doit spécialement porter sur l'examen du crâne (points névralgiques, périostites, etc.). Il ne faut jamais oublier la syphilis cérébrale, qui souvent ne se révèle que par des maux de tête bien caractéristiques, et l'urémie (chronique) qui parfois occasionne des céphalées atroces dont la raison sera donnée par l'analyse des urines.

S. VERMEL, *de Moscou*.

CINQUIÈME PARTIE

SÉMÉIOLOGIE NERVEUSE

CHAPITRE PREMIER

CONVULSIONS

Ce n'est pas pour imiter les autres traités de pathologie que nous décrivons ici dans un chapitre spécial les *convulsions*, qu'il ne faut considérer que comme un symptôme. Mais ce signe se rencontre si fréquemment et dans des maladies si variables qu'il est utile d'en préciser les caractères pour n'avoir plus à y revenir ultérieurement.

Les convulsions consistent en secousses spasmodiques exerçant leur action sur les muscles de la vie de nutrition et de la vie de relation. Elles sont toniques ou cloniques. La convulsion tonique est une contracture musculaire, un spasme rigide interrompu par quelques légères secousses. La convulsion clonique est, au contraire, une succession de mouvements désordonnés interrompus par des contractures rigides très courtes. Ces deux variétés se succèdent, alternent presque toujours. L'une comme l'autre éclate d'une façon subite. Quelquefois elles sont précédées par des phénomènes avertisseurs, sensations bien connues des malades que nous appelons *aura*. Ces aura se traduisent par un cri rauque, par un vertige, par une violente douleur de la face ou de la tête, par un relâchement des sphincters, etc., etc.

Dans les convulsions cloniques, les mouvements spasmodiques qui se succèdent sont très brusques. Ils peuvent se limiter à un seul membre, à une partie du tronc ou au corps tout entier. La durée et la force de ces convulsions est très variable et « c'est cette inégalité qui constitue une des conditions essentielles du clonisme » (R. Wurtz).

Les convulsions toniques, dont la caractéristique est la rigidité, peuvent être également partielles ou généralisées. « Quand elles sont généralisées, dit Wurtz, l'attitude fixe qui en résulte est la suivante : les membres sont étendus, ou bien dans une demi-flexion, les mains fermées, le pouce replié dans la paume. Tout mouvement communiqué à l'un des membres détermine un mouvement du corps tout entier. En même temps des secousses parcourent ces membres sans déterminer de changements dans leur attitude. On observe plus fréquemment que dans les formes cloniques du relâchement des sphincters vésicaux et anaux, se traduisant par des contractions involontaires. »

Ordinairement ces deux variétés de convulsions cloniques et toniques coïncident, alternent, se succèdent ou se remplacent. L'une comme l'autre survient par accès et leur marche n'est pas continue : on donne le nom d'*attaque* à la réunion de plusieurs accès. Ces attaques peuvent être compliquées d'élévation de température, de phénomènes d'asphyxie, de troubles cardiaques, complications qui entraînent quelquefois la mort.

Nous avons dit, au début de ce chapitre, que les convulsions n'étaient qu'un symptôme et qu'elles se rencontraient dans les maladies les plus diverses. Pour ce motif, il est impossible de fixer dans cette étude générale la pathogénie des convulsions cloniques ou toniques. Disons seulement qu'elles sont tributaires de deux grandes causes : 1° les affections du système nerveux sous toutes leurs formes; 2° les intoxications chimiques ou bactériennes.

S. BERNHEIM, *de Paris.*

CHAPITRE II

ÉCLAMPSIE INFANTILE

L'éclampsie infantile est une maladie des nouveau-nés et des jeunes enfants caractérisée par des convulsions partielles ou généralisées, mais toujours bilatérales. Ces mouvements convulsifs se produisent dans la plupart des cas, sans aucune lésion anatomopathologique, du moins visible. Il ne s'agit donc pas là d'une entité morbide, mais d'un syndrome, susceptible d'être réveillé par des causes très variées.

Étiologie. — Ignorant la pathogénie de l'éclampsie infantile, et même le point juste de l'organe qui préside à ces convulsions, il est difficile d'en déterminer la cause exacte. On en a cité néanmoins un certain nombre qui, suivant moi, sont plutôt occasionnelles qu'idiopathiques.

L'éclampsie infantile s'observe surtout chez les tout jeunes enfants au moment de la dentition, qui a l'air d'être fréquemment une cause déterminante de ces convulsions; elles se produisent surtout chez les enfants élevés au biberon, et qui se trouvent, par suite, dans de mauvaises conditions de développement. Aussi, dans les crèches, où sont réunis un grand nombre de ces enfants, observe-t-on particulièrement ces affections.

La plupart des enfants qui sont nés de parents chétifs, tuberculeux, syphilitiques, alcooliques, cancéreux, et qui par suite ont été conçus dans de mauvaises conditions ont une prédilection particulière pour l'éclampsie infantile. Cette tare héréditaire est encore plus fréquente chez les enfants issus de parents hystériques, névropathes ou aliénés.

Cette prédisposition héréditaire, qui ne peut être niée, n'est cependant pas fatale. Elle doit être facilitée, provoquée par une cause accidentelle quelconque. C'est ainsi qu'une simple grippe peut provoquer une attaque d'éclampsie chez un enfant prédisposé. Souvent même une frayeur, des vers intestinaux, une diarrhée suffisent pour causer l'accident. Mais ces convulsions sont observées surtout dans le cours d'une maladie chronique (rachitisme, tuberculose osseuse), ou dans le cours des nombreuses maladies infectieuses (rougeole, scarlatine, diphtérie, variole), qui éprouvent le jeune âge.

Description. — L'attaque convulsive peut survenir subitement, sans signe prodromique, ce qui est le cas le plus fréquent, ou bien elle est annoncée chez l'enfant par une certaine inquiétude, de l'agitation continue, de l'agacement, de l'insomnie, de l'inappétence. Elle n'est pas précédée par une aura mais se présente sous forme de convulsions toniques d'abord, puis cloniques. L'enfant prend un aspect contracturé, son corps est rigide, sa tête est portée en arrière en opisthotonos, les muscles des membres sont tendus, ses mâchoires sont contractées, sa figure est congestionnée, ses yeux fixes, hagards et brillants, la respiration est suspendue et difficile. Au bout d'un instant, les mouvements cloniques se réveillent. Les yeux sautent dans leur orbite, se retournent et ne laissent apercevoir que la partie blanche de la sclérotique, les muscles de la face sont tirés d'une façon spasmodique dans tous les sens, les lèvres sont animées et la bouche exprime les sensations les plus diverses : la peur, le rire, la colère, etc. On aperçoit des secousses dans les muscles du tronc et particulièrement du thorax : d'où une respiration difficile, haletante, courte. Les extrémités supérieures et inférieures se convulsent d'une façon peu symétrique. Les mains et les pieds sont fortement fléchis ou en extension, les bras ramènent les mains vers le tronc puis s'en éloignent d'une façon incoordonnée, les genoux se heurtent, les jambes se fléchissent et s'étendent immodérément d'une façon successive. Les sphincters de la vessie et du rectum, les muscles de la glotte sont également intéressés.

Durant toute cette attaque le jeune malade reste inconscient de lui-même et indifférent à ce qui se passe autour de lui. La sensibilité est fortement troublée et quelquefois il existe une anesthésie complète et généralisée.

La température augmente toujours un peu : on peut constater 37°,5 ou 38°; lorsque la fièvre est excessive elle atteint 39 ou 40°, ainsi qu'on le remarque quand l'attaque convulsive accompagne une maladie infectieuse quelconque, une pneumonie, une scarlatine ou une angine aiguë.

La durée est extrêmement variable et le pronostic d'une attaque dépend autant de cette durée que de l'intensité des convulsions. Tantôt ces spasmes disparaissent au bout de quelques instants, d'autres fois ils durent plusieurs heures, plusieurs jours. Mais, dans ces derniers cas, qui sont toujours accompagnés d'une fièvre accentuée et qui se terminent fréquemment par la mort, on peut soupçonner une compression des centres nerveux ou une altération des reins (urémie).

Traitement. — Il est de deux ordres : 1° il doit être prophylactique ; 2° il doit être curatif.

Nous avons dit, dans l'étiologie, que les mauvaises conditions d'hygiène et d'élevage de l'enfant sont des causes déterminantes de l'éclampsie infantile. Il faut donc avant tout combattre l'athrepsie par un allaitement raisonné et instituer dans les nombreuses crèches, où tant d'enfants malheureux sont élevés à notre époque, un régime propre et hygiénique si indispensable au bon développement de ces êtres si intéressants.

Aux enfants rachitiques, scrofuleux, issus de parents maladifs, on donnera des sels de chaux à hautes doses, des bains salins et même plus tard un peu d'arsenic et de quinquina.

Les enfants entachés de tuberculose seront élevés en pleine campagne et on administrera un peu d'iodure de potassium aux enfants nés de parents syphilitiques.

On prescrira des vermifuges aux enfants chez lesquels on soupçonnera la présence de vers.

Durant l'attaque on ne restera pas non plus désarmé. Dans la plupart des cas, il est impossible d'administrer *a bucco* des médicaments antispasmodiques, à cause de la contracture des mâchoires et des muscles du pharynx. On prescrira donc des lavements au bromure, au musc ou au chloral :

a. Bromure de potassium. . . . . 2 à 4 grammes
    Sirop d'éther 30   —
    Bouillon de veau   100   —

b. Hydrate de chloral. . . . .   2 grammes
    Musc . . . .   5 centigrammes
    Jaune d'œuf. . . . .   N° 1
    Lavement. . . . .   60 grammes

Ces lavements, qui seront renouvelés, suivant l'âge de l'enfant, plusieurs fois par jour, devront toujours être précédés d'un lavement évacuateur. On fera tout son possible pour en faciliter la conservation.

Un autre moyen, qui est rarement employé dans nos hôpitaux et qui m'a cependant donné les meilleurs résultats, c'est la balnéation prolongée. Je fais maintenir dans un bain de fleurs de tilleul pendant une, deux ou trois heures un enfant, chez lequel la résolution des spasmes est ainsi facilitée.

S. BERNHEIM, *de Paris.*

CHAPITRE III

CONTRACTURES

I

CONTRACTURES

Définition. — La contracture est un état pathologique du muscle caractérisé par de la rigidité involontaire et durable.

Pathogénie. — « On sait que, dans les conditions normales, les cellules motrices contenues dans les cornes antérieures de la moelle entretiennent dans les muscles une sorte de contraction très atténuée, qui constitue la tonicité musculaire qu'on suppose une activité exagérée des cellules de la corne antérieure, la tonicité va s'exagérer jusqu'à devenir une contraction véritable, permanente. La contracture n'est pas autre chose. Théoriquement cette exagération d'activité de la cellule motrice peut tenir à deux causes : modifications pathologiques de la cellule elle-même (par un toxique, par exemple), ou perversion des influences qui déterminent son état normal d'activité. Celles-ci sont de deux ordres : 1° inhibitoires, de provenance cérébrale ; 2° excitatrices, émanant du cerveau par les filets du faisceau pyramidal, ou provenant des cellules médullaires sensitives et, par leur intermédiaire, des organes de sensibilité périphériques. La sclérose du faisceau pyramidal paraît entraîner par un mécanisme inconnu l'irritation de la substance grise médullaire, et l'on explique ainsi la contracture que cette sclérose détermine. » (L. Hallion.)

Étiologie. — Presque toutes les affections du cerveau et de la moelle peuvent provoquer des contractures. De même l'hystérie, l'hypnose, certains toxiques, comme la strychnine, le tétanos, la rage, les arthrites.

Symptômes. — Une contracture se voit, mais ne se décrit que difficilement. Elle ressemble par beaucoup de points à une contraction musculaire volontaire. Le muscle contracturé a conservé son élasticité; et, quand on cherche à étendre le membre, on a la sensation d'une résistance élastique. Les groupes antagonistes participent en général à la contracture d'un groupe musculaire donné. Une contracture des extenseurs entraîne ordinairement une contracture des fléchisseurs. La contracture cède toujours à la narcose, si elle est suffisamment prolongée.

Il est rare que la contracture frappe un muscle isolé, sauf les sphincters (blépharospasme, vaginisme, etc.). La contracture frappe bien plus souvent tout un groupe de muscles. Alors elle est généralement due à une arthrite. Elle peut frapper un seul membre (forme monoplégique), comme cela se voit fréquemment dans l'hystérie, ou bien une moitié du corps (forme hémiplégique), ce qui s'observe encore dans l'hystérie, dans l'hémiplégie infantile, dans l'hémorragie cérébrale et les tumeurs cérébrales, ou bien la partie inférieure (forme paraplégique), ce qui indique généralement une affection médullaire; ou bien tous les muscles du corps (forme généralisée), comme cela se voit dans le tétanos, dans certains empoisonnements par la strychnine, dans la sclérose latérale amyotrophique.

II

PSEUDO-CONTRACTURES

Définition. — La pseudo-contracture est une rétraction musculaire avec altération profonde du muscle, altération très variable au point de vue anatomique comme au point de vue pathologique.

Étiologie. — On peut ranger parmi les causes des pseudo-contractures : les contusions et les plaies des muscles, les gommes, les tumeurs, les myosites aiguës et chroniques, les myopathies primitives, la paralysie agitante, la claudication intermittente.

Pathogénie. — Contrairement aux contractures qui sont myélogènes, avec altération univoque du muscle, les pseudo-contractures sont myogènes avec altérations anatomiques diverses du muscle. (P. Blocq.)

Symptômes. — Le muscle rétracté est dur et d'une consistance peu rénitente. Quand on veut l'étendre, la résistance est absolue. Le muscle est rigoureusement inextensible, inélastique ; en un mot, il a perdu ses attributs anatomiques et physiologiques. La narcose même est impuissante pour vaincre la rétraction.

En général les réflexes tendineux sont abolis ou diminués, tandis que les muscles synergiques sont habituellement respectés. C'est le contraire de ce qui se produit dans les contractures vraies.

Au bout d'un certain temps, les pseudo-contractures finissent par amener des déformations plus ou moins prononcées.

Émile Laurent, *de Paris.*

CHAPITRE IV

TREMBLEMENTS

Définition. — Le tremblement est une agitation involontaire du corps ou de quelques membres par petites oscillations rythmées compatibles avec l'exécution des mouvements volontaires, qui n'en continuent pas moins à se produire et qui ne font que perdre de leur précision.

Pathogénie. — On est encore fort mal renseigné sur ce sujet.

Spring l'attribue à une altération de la fibre musculaire. D'autres ont invoqué l'exagération de la tonicité musculaire due à l'excitation directe ou réflexe des centres moteurs médullaires.

Pour les uns c'est un phénomène d'ordre paralytique; pour les autres, c'est un phénomène d'ordre convulsif.

Etiologie. — Peuvent produire des tremblements :

1º Les intoxications : alcool, plomb, mercure, tabac, morphine;

2º Les maladies du système nerveux : sclérose en plaques, paralysie agitante, paralysie générale progressive ;

3º Les lésions en foyer, comme le tremblement post-hémiplégique et le tremblement épileptoïde ;

4º Les névroses : goitre exophtalmique, neurasthénie et hystérie;

5º On peut encore ajouter le tremblement sénile et le tremblement héréditaire.

Symptômes. — On ne peut guère décrire le tremblement en tant que syndrome ; car il varie dans son siège, son intensité, son rythme; il est en outre influencé par les contractions musculaires volontaires, par les émotions, etc.

Variétés. — Nous suivrons dans cette brève énumération la division adoptée par Charcot :

A. *Tremblement se produisant au repos ;*

1° *Tremblements de la paralysie agitante.* — Il est à rythme lent, occupe ordinairement tout le corps, sauf la tête et le cou. Il disparaît ou diminue pendant l'exécution des mouvements voulus.

2° Le *tremblement sénile* peut apparaître chez des sujets jeunes. Il est à rythme lent, atteint de préférence la tête ou le cou, s'exagère quand le sujet est debout ou entreprend un mouvement volontaire.

3° Le *tremblement de la maladie de Basedow* est un tremblement généralisé, une trépidation rapide de tout le corps.

4° Le *tremblement de la paralysie générale* est généralisé, à rythme rapide, et s'observe particulièrement aux lèvres et à la langue.

5° Le *tremblement neurasthénique* offre une physionomie analogue.

6° Le *tremblement alcoolique* est faible, à rythme rapide, souvent imperceptible au repos. On ne le perçoit que quand on fait étendre la main et les doigts au malade.

7° Le *tremblement mercuriel* est de rythme moyen, rémittent, intentionnel, c'est-à-dire qu'il existe au repos, mais qu'il s'exagère avec les mouvements et qu'il s'exagère de plus en plus à mesure que le mouvement s'accomplit.

B. *Tremblement ne se produisant pas au repos.* — Il ne se manifeste au contraire que pendant la production des mouvements voulus. Tel est le cas dans la sclérose latérale en plaques et dans la maladie de Friedreich.

C. La *trépidation épileptoïde* est un véritable tremblement produit par un état spasmodique des muscles et se rencontrant dans les hémiplégies avec dégénérescence secondaire du faisceau pyramidal.

D. Le *tremblement hystérique* n'a aucun caractère particulier. Il peut affecter toutes les formes, toutes les localisations, tous les rythmes.

E. Le *tremblement héréditaire* se manifeste dans l'enfance et se transmet à plusieurs membres d'une même famille. Il peut durer toute la vie. « C'est un tremblement à oscillations rapides, nul au repos complet, très net quand les sujets étendent la main ; il persiste sans s'exagérer dans les mouvements intentionnels. Il peut occuper les membres, les paupières, les lèvres, la langue ; il a pour siège de prédilection les membres inférieurs. » (Debove et Renault.)

Émile LAURENT, *de Paris*.

CHAPITRE V

VERTIGES

Le vertige ne constitue pas une maladie proprement dite, mais n'est qu'un syndrome observé dans des affections très variables et caractérisé par une crainte du vide et de l'instabilité.

Etiologie. — Toutes les maladies infectieuses peuvent entraîner ces vertiges, depuis l'embarras gastrique fébrile jusqu'à la fièvre typhoïde. Dans ces cas, les toxines répandues dans la circulation exercent une action très vive sur le système nerveux central et provoquent un manque d'équilibration au moindre mouvement du patient. Il en est de même des intoxications chimiques produites par le plomb, le tabac, l'alcool, certains médicaments mal éliminés, tels que le salicylate de soude, la digitale, le sulfate de quinine.

Les altérations qualitatives ou quantitatives du sang peuvent également causer le vertige, qu'on observe assez souvent dans les cas de chlorose, d'anémie ou de pléthore.

Toutes les maladies subjectives ou objectives du système nerveux sont susceptibles d'entraîner le vertige. C'est ainsi qu'on remarque des troubles de la stabilité chez les hystériques, les neurasthéniques, aussi bien que dans les cas de goitre exophtalmique et de paralysie générale progressive.

Les lésions du cœur et de tout le reste du système circulatoire sont assez souvent accompagnées de vertige, mais je crois que ces affections agissent surtout par anémie ou par pléthore, causes déjà signalées.

Les troubles des fonctions stomacales causent très souvent le vertige. Bouchard pense qu'il s'agit là d'une intoxication d'origine gastrique. Cette opinion peut être admise pour certaines formes de gastrite. Mais dans la plupart des cas il s'agit d'altérations mécaniques, sans fièvre et sans intoxication proprement dite (dilatation d'estomac, mal de mer, etc.).

Mais la cause la plus fréquente du vertige est sans contredit le vertige *ab aure lœsa*, forme spéciale décrite sous le nom de vertige de Ménière. Dans cette catégorie étiologique peuvent se ranger tous les troubles des organes sensitifs et particulièrement les affections des oreilles et des yeux.

La véritable pathogénie du vertige est encore entourée de nombreux points obscurs. Ce qui est certain, c'est que toutes les lésions du système nerveux central, de même que les altérations des canaux semi-circulaires de l'oreille interne, peuvent s'accompagner de vertige.

Description. — Le vertige est une sensation qui se traduit par une crainte de l'espace, une hésitation de l'équilibre, sans chute ni sans perte de connaissance. Cette sensation se manifeste aussi bien au repos que pendant la marche. Le patient éprouve un vide dans la tête, craint de tomber dans un précipice, voit les objets tourner en différents sens autour de lui. Ces oscillations sont difficiles à dépeindre, mais la plupart des gens qui ont fait un voyage sur mer, les ont ressenties : elles sont compliquées de nausées ou de vomissements. Ces troubles augmentent d'intensité lorsque le malade, pour les éviter, ferme les yeux. Ils sont passagers, durent quelques secondes, ou bien plusieurs heures et même quelquefois ils sont continus. Ils cessent pendant le sommeil qui n'est cependant pas calme et est traversé par des cauchemars.

Tels sont les grands traits du vertige. Ce syndrome peut être compliqué d'autres troubles tels que la rétraction de la peau, un sentiment de froid ou de chaleur, des fourmillements des extrémités, des spasmes musculaires de la face, des nuages devant les yeux, des bourdonnements d'oreilles. Ces accidents, inconstants, augmentent encore la titubation du vertigineux.

Traitement. — Le vertige est un syndrome qui dépend de causes si variables qu'il est impossible d'en formuler un traitement précis. Disons seulement qu'il faut toujours remonter à la cause du mal et combattre énergiquement cette cause. Quant au vertige lui-même, l'un des meilleurs moyens pour l'enrayer momentanément, c'est d'administrer l'antipyrine à la dose quotidienne de 2 à 3 grammes et de faire de l'hydrothérapie prolongée.

S. BERNHEIM, *de Paris*.

CHAPITRE VI

HÉMIPLÉGIE

L'hémiplégie n'étant pas une entité morbide, nous ne ferons dans ce chapitre que l'étude séméiologique de ce syndrome. Elle se traduit par une paralysie complète ou incomplète siégeant sur un seul côté du corps.

Etiologie. — L'origine de l'hémiplégie est d'ordre bien variable. Ce syndrome peut être causé par une affection des méninges, par une compression mécanique ou par une lésion du cerveau, du bulbe ou du cervelet, de la moelle, par une névrose pure, par une intoxication bactérienne ou chimique. Etudions les principales causes qui entrent dans ce cadre.

Les compressions mécaniques du cerveau, du cervelet ou de la moelle, qu'elles soient dues à une néoplasie des méninges (tuberculose, syphilis, kystes, sclérose), qu'elles soient dues à une altération ou à une fracture des parois craniennes, à une rupture de vaisseau suivie d'hémorragie abondante, qu'elles soient dues à un épanchement séreux du cerveau ou à un traumatisme, ou à une production scléreuse, peuvent causer l'hémiplégie, pourvu toutefois que cette compression soit assez violente pour abolir l'action excito-motrice du faisceau nerveux si important qui prend son origine dans les circonvolutions pariétale et frontale ascendante et dans le lobule paracentral : c'est ce faisceau qui commande aux mouvements volontaires de la face et des extrémités supérieures et inférieures. Toute lésion destructive (embolie, ramollissement) de ce faisceau entraine l'hémiplégie.

Ce syndrome peut encore s'observer sans aucune lésion matérielle du système nerveux. L'hystérie peut créer de toutes pièces l'hémiplégie chez l'homme comme chez la femme.

Les intoxications de toutes sortes (alcool, hydrargyre, plomb), qui sont compliquées, il est vrai, fréquemment d'altérations nerveuses, sont capables de produire l'hémiplégie. Il en est de même de certaines maladies infectieuses telles que la fièvre typhoïde, la pneumonie, la pleurésie.

L'hémiplégie peut se rencontrer à tout âge. Elle est cependant plus fréquente chez les vieillards que chez les adultes et elle est rare chez les enfants. Cela ne veut pas dire que l'âge exerce une influence sur ce syndrome, mais tout simplement que les causes énumérées ci-dessus se présentent plus fréquemment pendant la vieillesse que pendant les premières années de la vie.

Description. — L'hémiplégie peut s'établir lentement, insidieusement : c'est ce qui arrive le plus souvent dans les cas d'épanchement ou de tumeur cérébrale à développement lent. Mais, dans la plupart des cas, l'hémiplégie survient d'une façon subite, foudroyante. L'individu est surpris dans la journée ou pendant le sommeil par un ictus qui entraîne la paralysie d'une partie ou de la totalité d'un côté du corps (ictus apoplectique). Il perd souvent connaissance, n'a pas conscience de ce qui se passe autour de lui, puis lorsqu'il se ressouvient, il ne peut mouvoir le bras ni la jambe du côté atteint. Sa face est déviée, mais du côté opposé à celui qui est paralysé, et cela par le fait même de la flaccidité des muscles paralysés qui ne résistent plus et se laissent entraîner par le côté sain. Le malade en riant accentue encore cette déviation et fait une grimace : il ne peut ni siffler, ni souffler. Lorsqu'il sort la langue elle est également déviée du côté sain. La parole est difficile ou impossible, même quand le malade a conscience de ce qu'il désire. Les muscles sont flasques et lorsqu'on soulève le bras ou la jambe ils retombent comme une masse inerte.

A cette période de flaccidité succède une période de contracture. La plupart ou tous les muscles du côté malade intéressé sont contractés d'une façon continue et souvent douloureuse. A partir de ce moment la face est déviée du côté malade et la figure est plus hideusement déformée.

Les membres supérieurs sont fléchis sur eux-mêmes, le bras est ramené vers le tronc, l'avant-bras en angle droit avec le bras, la main est fortement fléchie et en pronation et les doigts sont recourbés, à ce point que les ongles s'enfoncent dans la chair et qu'on a de la peine à ouvrir la main. D'autres fois tout le membre supérieur est en extension forcée, sauf la main qui reste fermée.

La contracture remplace également la flaccidité du membre inférieur. La cuisse, la jambe et le pied sont en extension, mais cependant la contracture est souvent moins accusée que dans le membre supérieur, et alors le malade peut encore marcher un peu, mais sa démarche est raide, il lance son extrémité inférieure tout d'une pièce de dehors en dedans en ayant l'air de faucher (démarche hélicopode). Lorsque la contracture est plus accentuée la marche devient impossible et les orteils sont fortement fléchis, tandis que tout le reste du membre inférieur reste en extension.

A cette période de contracture tous les réflexes tendineux sont exagérés.

On constate également à cette période la trépidation épileptoïde du membre inférieur.

Chez la plupart des hémiplégiques les muscles à mouvements latéraux synergiques (muscles des yeux, du thorax, du larynx, de l'abdomen, du rectum, de la vessie) sont épargnés.

Les nombreux troubles trophiques qui surviennent dans le cours et surtout à la fin d'une hémiplégie sont des complications provenant de sa longue durée et sont indépendants de l'affection elle-même.

La marche, la durée et la gravité de l'hémiplégie varient suivant la cause de cette maladie et suivant l'importance de la lésion qui lui a donné naissance.

Traitement. — Il existe certaines formes d'hémiplégie qui guérissent assez facilement : telle l'hémiplégie due à une névrose pure sans lésion du système nerveux. Souvent une influence morale suffit pour faire disparaître une hémiplégie qui paraissait grave.

L'hémiplégie syphilitique réclame le traitement spécifique bien connu, médication mixte d'hydrargyre et d'iodure de potassium. Dans ce cas encore on obtient souvent des résultats excellents et inespérés.

Dans les nombreuses autres variétés d'hémiplégie survenues par suite d'intoxication chimique ou bactérienne, de compression ou d'altération du système nerveux central, les succès thérapeutiques sont moins fréquents, car dans la plupart des cas, des lésions sérieuses et inaltérables sont constituées. On aura recours cependant aux purges répétées, aux frictions, au massage et à l'électrisation des régions paralysées ; plus tard à l'hydrothérapie. Tous les nombreux accidents, spasmes douloureux, excitations, troubles psychiques, insomnie seront combattus par les médicaments appropriés à chacun d'eux.

S. Bernheim, *de Paris.*

CHAPITRE VII

PARAPLÉGIE

La paraplégie est un syndrome, caractérisé par l'abolition de la contractilité volontaire de la totalité ou d'une partie des muscles des membres inférieurs.

Étiologie. — Toutes les altérations de la moelle peuvent causer la paralysie des extrémités inférieures. Mais quand on songe à la topographie de cet organe, quand on se rappelle la subdivision clinique et schématique de ces multiples lésions, on peut se figurer les causes nombreuses et variables qui sont capables de provoquer cette paraplégie.

Très souvent les lésions cérébrales se propagent, gagnent la moelle (myélite descendante) et produisent alors la paralysie des extrémités. Il est vrai que dans ce cas il ne s'agit plus d'une paraplégie isolée, car d'autres muscles se ressentent de ces lésions.

Un grand nombre d'intoxications chimiques ou bactériennes sont susceptibles d'entraîner une paraplégie essentielle. La plupart des auteurs admettent que dans ces cas il s'agit d'une altération de la moelle, ce qui est aussi notre opinion.

Enfin la névrose pure (hystérie, neurasthénie, goitre exophtalmique), peut également être accompagnée de paraplégie. Dans ce cas il n'existe pas d'altération de la moelle, mais plutôt une paralysie d'ordre réflexe.

Pour plus de clarté, nous rangerons donc les différentes causes de paraplégie dans trois grandes catégories que nous allons exposer sous forme de tableau schématique. Bien entendu il ne s'agit là que d'un tableau synoptique et non pas d'une étude de fond : chacune de ces causes pathogéniques, étant étudiée dans des chapitres spéciaux.

I. — Paraplégies d'origine cérébro-spinale pure.

- a. Méningites.
- b. Traumatismes.
- c. Compressions accidentelles ou pathologiques.
- d. Différentes variétés de myélites. (Myélites diffuses, aiguës ou chroniques; paralysie infantile; sclérose en plaques; tabes d'Erb-Charcot; tabes spasmodique; tabes dorsal, etc., etc.)
- e. Lésion hémisphérique double, altérant le faisceau pyramidal.
- f. Mononévrites et polynévrites aiguës ou chroniques.

II. — Paraplégies par suite d'intoxications.

Chimiques.
- a. Alcool.
- b. Plomb.
- c. Mercure.
- d. Arsenic.
- e. Oxyde et sulfure de carbone.

Bactériennes.
- a. Diphtérie.
- b. Rage.
- c. Fièvre typhoïde.
- d. Variole.
- e. Malaria.
- f. Infections générales.
- g. Infections gastro-intestinales et urinaires.
- h. Syphilis.

III. — Paraplégies par suite de névroses.
- a. Hystérie.
- b. Neurasthénie.
- c. Goitre exophtalmique.

Description. — On n'a qu'à jeter un simple regard sur le tableau schématique ci-dessus pour se rendre compte de l'étiologie variable des paraplégies. Ces causes multiples entraînent fatalement des symptômes différents. La paraplégie ne se présentera pas sous le même aspect lorsqu'elle sera produite par une névrose, sans substratum anatomique, ou lorsqu'elle sera produite par une destruction complète des cordons postérieurs de la moelle. Mais comme chacune de ces altérations est décrite ailleurs dans un chapitre spécial, il nous semble inutile d'interpréter ici cette pathogénie : nous ne donnerons donc qu'une description du syndrome lui-même, en renvoyant le lecteur aux chapitres signalés dans notre tableau schématique.

On observe des cas de paraplégie à tous les âges, depuis la naissance jusqu'à l'âge le plus avancé. L'âge de prédilection est cependant l'adolescence, de vingt à quarante ans. Ce syndrome atteint plus fréquemment l'homme que la femme.

Nous avons dit dans notre définition que la paraplégie consistait dans l'abolition de la contractilité d'une partie ou de la totalité des muscles des membres inférieurs. Cette abolition ne survient qu'exceptionnellement d'une façon subite : le plus souvent elle est précédée, accompagnée ou suivie d'un ensemble de phénomènes qu'il est utile de connaître.

L'individu prédestiné à la paraplégie est rarement surpris par des phénomènes aigus : ce fait existe cependant dans certaines formes de myélites. Plus souvent le malade ressent de violents maux de tête et de l'insomnie, des troubles de la vue, une certaine pression autour de la ceinture comme s'il était enfermé dans un corset trop serré, il a des douleurs soit continues, soit lancinantes dans l'épigastre, les lombes et les extrémités inférieures. La marche sans être impossible, devient gênée. Le malade traîne péniblement les jambes ou bien les dirige difficilement (incoordination); il se tient péniblement debout. Puis surviennent certains troubles de la sensibilité : la surface cutanée des extrémités inférieures est hyperesthésiée, douloureuse au moindre contact surtout des objets froids; par contre le contact des objets chauds est à peine perçu. Le malade ne se rend pas bien compte du plancher : il se figure marcher constamment sur du coton. A l'état de repos il ressent des fourmillements sous la plante des pieds et des crampes souvent douloureuses dans les mollets.

Il est utile d'examiner à cette période l'état des réflexes tendineux et de la contractilité électro-musculaire. On entend par réflexe tendineux le mouvement qu'on provoque en frappant un coup sec sur le tendon rotulien ou sur les tendons situés au-dessus du poignet. A l'état normal le phénomène des réflexes tendineux est à peine indiqué. Il est au contraire exagéré à cette période initiale de la paraplégie : la contractilité électro-musculaire suit la même marche.

A cette période pénible de rachialgie, de douleurs irradiées dans l'abdomen et dans les membres inférieurs, d'hyperesthésie, de troubles de la vue (amblyopie, diplopie), de l'audition (bruissements et vertige) succèdent d'autres phénomènes : la parésie d'abord et ensuite l'abolition complète de la contractilité des muscles des membres inférieurs. Le malade ne peut plus se tenir debout. Il est condamné à rester assis ou même à rester étendu. Ses muscles sont flasques et n'obéissent plus, ou incomplètement à la volonté. La contractilité électrique diminue et disparaît. Les réflexes tendineux sont supprimés. Le malade est pris de rétention d'urine et des matières fécales parce que les muscles du rectum et de la vessie sont intéressés et plus tard d'incontinence parce qu'il y a paralysie des sphincters. La puissance génitale est détruite, puis les muscles s'atrophient et l'on peut provoquer la trépidation épileptiforme, ou bien encore ils sont pris d'une contracture continue.

Le décubitus prolongé entraîne fatalement des troubles trophiques et vaso-moteurs ; des eschares apparaissent au sacrum, aux malléoles, les pieds et les jambes sont œdématiés. Le malade ne mange plus ou vomit ses aliments. Des accidents congestifs et infectieux éclatent dans les poumons, les urines deviennent purulentes et le malade succombe dans le marasme.

Tel est le tableau général d'une paraplégie. Mais il existe de nombreuses nuances suivant la cause qui a provoqué ce syndrome, aussi est-il possible d'écrire autant de chapitres symptomatologiques qu'il existe de causes. Dans la poliomyélite de Duchenne c'est la paralysie motrice des deux extrémités inférieures qui ouvre la scène; dans les myélites diffuses chroniques il y a paraplégie spasmodique; dans la paralysie spinale aiguë de l'enfant il y a paraplégie totale et flasque; dans l'ataxie locomotrice la paraplégie ne vient qu'ultérieurement, et est précédée par l'incoordination des mouvements; dans les variétés cérébro-spinales, la paralysie des muscles de la langue et des bras précède celle des membres inférieurs. Mais l'aboutissant de toutes ces formes est toujours la paraplégie.

La marche, la durée de la paraplégie varient également avec la cause de la maladie. Tantôt la paralysie des membres inférieurs survient d'emblée et le patient meurt au bout de quelques jours ou de quelques semaines. D'autres fois la maladie dure trois, quatre ou dix années; mais dans la plupart des cas, sauf les formes neurasthéniques, la mort est la terminaison habituelle.

Traitement. — Il nous est impossible de formuler une thérapeutique pour un syndrome dont la pathogénie est si variable. Disons seulement qu'il faut toujours viser l'origine du mal et chercher à le combattre.

A l'élément douleur on oppose des injections hypodermiques de morphine ou d'analgésine. Les révulsifs sous forme de pulvérisations d'éther, de vésicatoires, de pointes de feu promenés le long de la colonne vertébrale trouvent également leur indication. Aux troubles gastriques, à l'agitation, à l'insomnie, on oppose les moyens habituels usités en ce cas.

Il y a quelques années, Charcot a introduit dans la thérapeutique française la pendaison des paraplégiques. Le succès n'a pas couronné cette nouvelle méthode qui se trouve à peu près abandonnée aujourd'hui.

L'hydrothérapie, sous toutes ses formes, paraît au contraire donner les meilleurs résultats, surtout dans les formes lentes de paraplégie.

S. Bernheim, *de Paris.*

CHAPITRE VIII

HYPERESTHÉSIE. ANESTHÉSIE

Ce ne sont pas des entités morbides mais des syndromes qui se traduisent par des altérations de la sensibilité superficielle ou profonde, des organes des sens ou des viscères. On constate l'existence de cette altération par les attouchements avec la main, une pointe mousse ou aiguisée, les barbes d'une plume, une éponge imprégnée d'eau chaude ou d'eau froide, le frôlement, la pression, certains mouvements du corps ou des membres, le chatouillement, le redressement des cheveux ou des poils, etc.

Hyperesthésie. — Il ne faut pas confondre l'hyperesthésie avec la névralgie : il s'agit là d'un état bien différent et même un peu opposé. La névralgie est une sensation douloureuse dépendant presque toujours d'une lésion nerveuse, douleur spontanée qui n'a pas besoin d'être provoquée. Au contraire, l'hyperesthésie est une simple exagération physiologique des divers modes de la sensibilité, sensation qui ne se réveille pas spontanément, mais qui est due au contact ou à la pression d'un corps étranger et qui est constatée seulement à ce moment. Cette exagération physiologique peut même constituer un simple perfectionnement de nos organes, le toucher peut devenir plus subtil, la vue plus claire, l'oreille plus fine. Plus souvent l'altération de la sensibilité est plus accusée et constitue un état morbide.

L'hyperesthésie est superficielle et dans ce cas intéresse la surface cutanée, les muqueuses accessibles, les yeux, les oreilles, les cheveux, les poils, les ongles ; ou bien elle est profonde et elle intéresse nos viscères, les organes génitaux, les muscles, les articulations. Elle est localisée d'une façon très capricieuse. Tantôt elle envahit une région très limitée, tantôt un ou plusieurs membres, tantôt une partie latérale du corps (hémi-hyperesthésie), tantôt la surface tout entière du corps.

Comme nous venons de le dire, l'hyperesthésie se manifeste à la suite d'un attouchement, d'une pression, d'un corps glacé ou chaud. Les yeux sont impressionnés désagréablement par une lueur vive et subite, par un rayon coloré. Un cri aigu et strident blesse le tympan. Certains mouvements réveillent l'hyperesthésie des articulations, et une pression fortuite ou intentionnelle révèle la sensibilité exagérée des viscères.

Plusieurs cliniciens ont établi une classification des différentes variétés d'hyperesthésies. Ces tableaux sont presque tous schématiques et ont une valeur pratique relative. Citons cependant la classification adoptée par Spring, Vanlair et Marrius, qui divisent les hyperesthésies en : 1° *neuropathiques*, c'est-à-dire provoquées par l'irritation permanente d'un nerf ou d'un ganglion ; 2° *irritatives*, se manifestant dans les tissus, dans les organes atteints d'inflammation, périoste, os, tendons, cartilages, aponévroses, viscères ; 3° *centrales*, c'est-à-dire symptomatiques d'une maladie des centres nerveux ; 4° *dysémiques*, pouvant accompagner tous les mouvements violents fébriles ; 5° *toxiques* ou symptomatiques des divers empoisonnements ; 6° *névrosiques*.

Les hyperesthésies se développent-elles sous l'influence d'une lésion anatomique ? On l'ignore absolument. Ce que nous savons c'est qu'elles se produisent fréquemment, sinon constamment dans la plupart des névroses : hystérie, neurasthénie. Elles sont leurs compagnons fidèles et très souvent même elles en sont l'avant-garde. À certains malades on peut prédire une invasion de névrose par le fait seul de l'examen des téguments et des viscères. Nous n'avons pas à décrire ici le début et la marche de ces hyperesthésies décrites et étudiées dans un autre chapitre.

La plupart des névrites, des myélites, des inflammations des méninges, des encéphalites, sont également précédées ou accompagnées d'hyperesthésie. Il en est de même de la migraine qui est accompagnée d'hyperesthésie des téguments de la face, de l'œil et de l'oreille. Dubois-Reymond attribue cette exaltation de la sensibilité à l'excitation des filets terminaux du trijumeau.

Quel que soit son siège, quelle que soit son origine, l'hyperesthésie est, dans la plupart des cas, un état morbide tolérable. On a observé cependant des variétés fort rebelles et extrêmement douloureuses : citons particulièrement certaines hyperesthésies des ovaires, des grandes lèvres, des mamelles où le contact des vêtements ou la

moindre pression réveillent des douleurs si vives qu'on a dû intervenir chirurgicalement.

Il est impossible d'instituer un traitement spécial contre l'hyperesthésie. Dans la plupart des cas on parvient à déterminer l'origine
clinique de ce syndrome : en attaquant la cause du mal, on fait disparaître en même temps l'effet nocif qu'il produit.

Anesthésie. — C'est l'abolition de la sensibilité, altération absolument opposée à l'hyperesthésie.

On connaît assez bien la pathogénie, ou du moins la physiologie
pathologique de ce syndrome. On sait en effet expérimentalement
que les sensations tactiles se transmettent par les cordons postérieurs de la moelle, que les sensations douloureuses et thermiques
se propagent par la substance grise, enfin que les sensations gus-
tatives et auditives dépendent du pédoncule cérébral. Une lésion
quelconque de ces régions produit une anesthésie plus ou moins
complète : ce syndrome peut cependant se produire en l'absence de
toute espèce de lésion anatomique.

On rencontre l'anesthésie dans les névrites ou polynévrites, dans
toutes les formes de myélites, dans les méningites cérébrales ou
spinales, dans les hémorragies, tumeurs ou corps étrangers de ces
organes, à la suite de traumatismes, dans certaines maladies infectieuses et par-dessus tout dans les névroses.

Presque toujours ce symptôme ne survient que tardivement avec
la parésie, précédé qu'il est par l'hyperesthésie. Même dans l'hystérie bien surveillée on observe d'abord une exagération de la sensibilité, et la diminution ou la suppression de cette sensibilité ne sont
que des phénomènes tardifs.

L'anesthésie peut être généralisée au corps tout entier, être limitée
à la moitié du corps (hémianesthésie), occuper un ou plusieurs membres ou bien encore se manifester sous forme de plaques (anesthésie
insulaire).

Comment doit-on constater ce syndrome? Il faut toujours éprouver la sensibilité, en commençant par des excitations faibles. Une
autre précaution non moins importante, c'est d'obliger le malade à
fermer les yeux pendant cet examen, pour qu'il n'y ait pas simu-
lacres, ni fausse révélation.

Dans ces conditions, on frôle légèrement les surfaces cutanées ou
muqueuses, on les perce, on y enfonce la pointe d'une aiguille, on
fait passer des corps glacés, chauds ou brûlants. Charcot a fait
construire de petits appareils (æsthésiomètres) surmontés d'un ther-

momètre enregistrant le degré de chaleur du corps qui est mis ainsi en contact avec la peau.

Les régions profondes, musculaires, articulaires ou viscérales sont éprouvées par la pression, le mouvement ou les piqûres profondes.

L'acuité auditive est contrôlée par un bruit régulier, de préférence le tic tac d'une montre. Le sens olfactif est éprouvé par l'aspiration alternative dans l'une et l'autre narine d'odeurs aromatiques, excitantes ou caustiques. On se rend compte de l'état du sens de la gustation, en badigeonnant la surface dorsale de la langue avec un pinceau imprégné d'un liquide sucré, amer ou épicé. Enfin le champ visuel est éprouvé par le campimètre, ou bien encore en faisant fixer par le malade, à des distances variées, un chiffre, un caractère, une couleur.

Nous ne voulons et nous ne pouvons donner la valeur séméiologique de chacune de ces altérations de la sensibilité. Elles ont été décrites dans les précédents chapitres avec la cause qui les engendre.

S. BERNHEIM, *de Paris.*

SIXIÈME PARTIE

VÉSANIES

CHAPITRE PREMIER

APERÇU GÉNÉRAL SUR LA PSYCHIATRIE

Les livres qui traitent de l'aliénation mentale sont nombreux ; tandis que les uns cherchent à établir tel ou tel détail de pathologie mentale, d'autres réunissent en faisceau les connaissances que nous avons déjà acquises et en font un exposé méthodique. Les problèmes psycho-physiologiques que soulève l'étude de l'aliénation devaient donner naissance à de nombreuses théories. Nous laisserons de côté ces discussions scientifiques, désireux seulement d'aider, dans la mesure que nous pourrons, le praticien à mettre une étiquette clinique sur le malade qu'il lui est donné d'observer ; nous nous attacherons surtout à formuler avec clarté les règles du pronostic et les moyens que doit employer le médecin en face d'un aliéné : le traiter à domicile ou le faire interner.

Ce n'est que pour mémoire que dans ce long sujet de l'aliénation mentale nous parlerons de son histoire et de son anatomie pathologique. Tous nos soins seront consacrés à la partie pratique de la question, c'est-à-dire à l'étude des symptômes, à l'examen du malade, différant quelque peu de la méthode ordinaire en pathologie, au pronostic et au traitement avec les moyens de l'appliquer ou de le faire appliquer.

Historique. — L'histoire des aliénations mentales est toujours divisée en trois ou quatre périodes. La première, omise par bien des auteurs, n'est en effet qu'une classe d'ignorance : on rapporte à l'action de la divinité toutes les formes de la folie et de la démence.

La deuxième période comprend toute l'époque scientifique des livres d'Hippocrate et des médecins grecs et latins. Avec les idées du temps on recherche surtout la pathogénie des accidents mentaux; mais dans les aphorismes, des idées cliniques exactes sur l'épilepsie, le délire alcoolique, etc., trouvent leur place à côté d'éléments thérapeutiques qui ne sont pas encore dédaignés à l'heure actuelle.

Arétée définit la mélancolie et indiqua nettement les hallucinations; et l'état mental des épileptiques. Après Jésus-Christ, Cœlius Aurelianus étudia les délires fébriles et décrivit avec exactitude les accès de manie. L'isolement des aliénés, leur hygiène sont traités avec compétence et il s'élève avec force contre l'emploi des violences corporelles. Celse (5 ans après J.-C.) ne donne à la question que peu d'idées nouvelles et ses meilleures pages sont écrites sur la thérapeutique de l'aliénation.

Les ouvrages encyclopédiques de Gallien (131 ans après J.-C.) ne donnent point à cette partie de l'art médical un élan égal à celui qui marque son époque pour les autres questions de pathologie. Il se perd en de nombreuses théories et conjectures, mais on n'y retrouve point d'idées nettes et précises.

Après cette période vraiment scientifique où l'aliénation mentale est un sujet d'étude, l'obscurité première reparaît et la troisième période est presque aussi inféconde que la première pour le sujet qui nous occupe. La grande foi religieuse qui a marqué de son empreinte les xve, xvie et xviie siècles, ne permettait pas de douter que les aliénés, les hystériques et les dégénérés ne fussent sous la dépendance de l'esprit démoniaque.

Quelques rares esprits s'élevèrent en vain contre les préjugés admis par les médecins les plus célèbres d'alors, Nider, Bodin, Boquet, Fernel, Ambroise Paré, etc., et leur opinion étouffa dans l'esprit public la voix du grand jurisconsulte Alcyat, celle de Leloyer, celle de Montaigne qui trouvait que c'était mettre ses conjectures à bien haut prix que d'en faire cuire un homme tout vif.

Au xviie siècle un peu de lumière apparut, et, si les travaux de Delancre et de Torreblanca sont consacrés à la sorcellerie, d'autres s'inspirent d'idées plus saines.

Le siècle de Bacon, Descartes, Pascal, Leibnitz, Newton devait faire un premier pas contre les anciens errements; mais c'était le siècle où, au point de vue scientifique, le *magister dixit* avait toute sa puissance, et les travaux vraiment médicaux de l'aliénation ne font guère que rééditer les idées des anciens : Hippocrate et Galien, toujours cités, sont l'âme des livres de Baillou (1538-1616); Félix Plater (1536-1614), Charles Lepoix (1563-1633), Sennert (1618-1637), Zacchias (1584-1659), Sylvius (1614-1672) ; Sydenham (1624-1689), Willis (1622-1675), Bonet (1700), etc.

Les progrès, dans l'étude de l'aliénation, semblent marcher de pair avec l'indépendance des esprits ; ainsi les travaux se font scientifiques au xviiie siècle, encore qu'assez infructueux. Vieussens ne met point dans cette étude la netteté si attrayante de ses travaux anatomiques; Boerhaave (1668-1738) et Van Swieten (1700-1772) qui le commente, ne quittent guère les pas des anciens, sauf pourtant dans une assez bonne étude clinique de la manie (Boerhaave).

Sauvages (1706-1767) essaye une classification où se trouvent rapprochées bien des choses disparates, mais encore s'agit-il là de faits et d'observations.

Morgagni n'étudia point la folie en particulier ; mais la rigueur de ses examens anatomiques jeta les premières bases de l'anatomie pathologique de la question.

Cullen (1712-1770) jette sur la question des maladies mentales des vues d'ensemble restées justes pour bien des points; mais là semblent se borner les acquisitions réelles que nous devons au xviiie siècle, les autres auteurs semblent plus préoccupés d'édifier des théories que de réunir des faits; aussi nous citerons en bloc Flemyng, Schalcht, Gaster, Perry, Klockol, Raulin, Pomme, Lorry, etc.

La voix de Pinel (1755-1826) se fit entendre au milieu des revendications de toutes sortes au moment de la Révolution française.

Si le progrès ne s'était pas accentué davantage dans l'étude des maladies mentales, c'est que chaque médecin observait bien peu de cas dans son existence.

A l'Hôtel-Dieu, 10 lits à 4 places et 2 petits lits pour les hommes, 6 lits à 4 places et 6 petits lits pour les femmes étaient consacrés aux aliénés.

Presque toujours liés dans leur lit, baignés, douchés et saignés, les aliénés qui ne guérissaient pas en quelques jours étaient déclarés incurables ; ils étaient alors dirigés suivant leur sexe sur Bicêtre ou la Salpêtrière. Là, couchés sur des paillasses jamais renouvelées, placés dans des cabanons souvent en contre-bas des égouts (Salpêtrière) dont les infiltrations ruisselaient sur eux, les aliénés étaient, moyennant rétribution, offerts en spectacle les jours de fête. Et si tel était l'état de ces malheureux à Paris, il n'était pas moins misérable dans les autres villes de France et chez les autres nations européennes.

Avant d'entreprendre une œuvre médicale, Pinel devait donc échafauder une œuvre de réforme. Ses généreuses protestations venues à leur heure (1792) n'eurent pas leur plein effet, mais l'immense réforme matérielle dont il fut l'auteur fit traiter les aliénés en malades et non en criminels. « Il eut, dit Marcé, le courage de faire tomber leurs chaînes, et, au milieu du mouvement social qui se prononçait de toutes parts, il invoqua en leur faveur les lois de l'humanité. Aux mauvais traitements, aux violences brutales il substitua des moyens de répression sagement combinés, vanta les effets de la fermeté unie à la douceur et à la patience et posa ainsi les premières bases du véritable traitement moral. »

Comme médecin, Pinel n'eut pas une gloire égale, ajoutant peu à ce qui avait été fait avant lui ; mais, réformateur là aussi, il indiqua dans quel sens devait être poussée l'étude de l'aliénation. « Si on se renferme, dit-il, dans de sages limites, qu'on s'en tienne à l'étude des caractères distinctifs, manifestés par des signes extérieurs et qu'on n'adopte pour principes du traitement que les résultats d'une expérience éclairée, *on rentre alors dans la marche qu'on suit en général dans toutes les parties de l'histoire naturelle, et, en procédant avec réserve dans les cas douteux, on n'a plus à craindre de s'égarer.* »

Pendant ce temps, en Allemagne, naissait l'école psychiatrique qui prenait ses inspirations dans la théorie spiritualiste de Stahl. Le péché devient cause première de la folie. Laugermann, Ideler, Heinroth surtout soutiennent ces idées.

La réaction s'établit avec l'école somatique et Nasse, Friedreich, Vering, Amelung, etc.

Esquirol (1772-1840), fut l'élève de Pinel et son continuateur. La Salpêtrière et Charenton furent améliorés et la province suivit l'exemple de la capitale. Il créa des divisions dans le chaos qui l'entourait, il sépara l'idiotie de la démence, isola le délire partiel, soupçonna la paralysie générale.

A son école se forment des maîtres. La paralysie générale se dégage des travaux de Bayle, Foville, Calmeil ; la folie lucide de ceux de Trélat ; Félix Voisin étudia l'idiotie, Morel les dégénérescences et les folies héréditaires ; il crée une classification étiologique et, suivant les idées émises en Angleterre par Gardner-Hill et Conolly, introduit en France le système du no-restraint. Lasègue expose magistralement le délire des persécutions ; Falret père, Falret fils,

Baillarger, Marcé et bien d'autres donnent à l'aliénation mentale un essort plus jamais atteint, et jamais chef d'Ecole n'eut plus qu'Esquirol une pléiade aussi brillante derrière lui.

De nos jours les progrès s'accentuent, et ceux qui travaillent encore n'ont point, pour célèbres qu'ils soient, donné la mesure entière de leurs efforts.

Anatomie pathologique. — Les altérations constitutionnelles comme l'imbécillité, l'idiotie, le crétinisme et la démence ont des lésions anatomiques manifestes. On a réuni bien des faits sur les lésions cérébrales trouvées dans l'idiotie; elles sont disparates et Bourneville les a rangées sous les huit chefs suivants :

1° Idiotie hydrocéphalique ;

2° Idiotie microcéphalique ;

3° Idiotie due à un arrêt de développement des circonvolutions ;

4° Idiotie due à une malformation congénitale du cerveau (porencéphalie, absence de corps calleux, etc.) ;

5° Idiotie due à la sclérose hypertrophique ;

6° Idiotie due à la sclérose atrophique :

    a. D'un hémisphère ou des deux ;

    b. D'un lobe ;

    c. D'une circonvolution ;

7° Idiotie méningitique (méningite et méningo-encéphalite chronique) ;

8° Idiotie myxœdémateuse.

Les organes autres que le cerveau sont aussi atteints : des arrêts de développement sur tous les points anatomiques existent, frappant surtout les organes génitaux, les oreilles, l'orifice buccal. La configuration extérieure du crâne est modifiée. Nous étudierons ces malformations comme signes de l'idiotie.

Dans les altérations fonctionnelles, la question a été controversée et des discussions ont surgi. Il nous répugne d'admettre des maladies sans lésion. Mieux vaut avouer l'impuissance de nos moyens d'investigation. Mais telles que nous les connaissons, les lésions trouvées dans la folie ne sont point caractéristiques. Laissons de côté celles de la paralysie générale, des tumeurs cérébrales, etc., pour ne nous occuper que des vraies folies.

Les *folies aiguës* ne présentent guère à l'autopsie que des lésions vasculaires, ischémie ou congestion : la congestion peut être à peine marquée ; si elle est très accentuée, on observe un état variqueux des vaisseaux ; si elle atteint un degré de plus, on rencontre des hémorragies ordinairement peu considérables.

Dans les *folies chroniques*, les lésions un peu plus complexes ne sont pas davantage caractéristiques.

D'une façon générale, à la dépression correspond l'ischémie, et à l'excitation la congestion, mais il y de nombreuses exceptions. Les méninges sont souvent touchées : la congestion de la pie-mère, l'arachnoïdite chronique, les adhérences dure-mériennes sont fréquentes. On peut dire que le cerveau d'un aliéné est ordinairement plus petit que celui d'un homme sain, le lobe droit l'emporte souvent sur le lobe gauche, il y a des points de sclérose et des points de ramollissement.

Les vaisseaux sont congestionnés ou anémiés comme dans la folie aiguë, mais plus fréquemment ils sont le siège de lésions d'athérome.

L'analyse chimique de la substance cérébrale a dénoté une augmentation de l'eau et une diminution des graisses. Le phosphore reste en quantité constante quoiqu'on ait voulu établir un rapport entre la quantité contenue dans le cerveau et le degré de l'intelligence.

Etiologie. — On a de tous temps recherché avec soin les causes de l'aliénation mentale et leur importance est telle que Morel et Ball ont proposé des classifications étiologiques. On cite généralement le tableau de Marcé, que nous reproduisons ici, car l'étiologie doit être bien connue du médecin qui veut diriger son anamnèse.

Si nous empiétons sur l'étude de la division des aliénations mentales que nous exposerons dans la suite, nous verrons que parmi les aliénés, les uns sont atteints constitutionnellement (idiots, crétins et déments), les autres fonctionnellement (fous).

Les aliénés constitutionnels sont des infirmes du cerveau, que cette infirmité soit survenue congénitalement (certains idiots et les crétins), soit dans le cours de leur existence, pendant leur jeune âge (d'autres idiots) ou pendant l'âge adulte (déments). Chez tous, l'hérédité est la cause la plus importante, mais il faut y joindre pour les idiots congénitaux la conception pendant l'alcoolisme, les traumatismes de la grossesse, la difficulté du travail (circulaires du cordon), les maladies intra-utérines, etc. ; pour les idiots non congénitaux, bien des maladies de l'enfance, pour les crétins l'endémie, pour les déments enfin beaucoup de maladies cérébrales et surtout les différentes formes de folie.

Mais ce sont surtout les causes de la folie qui ont été classées, elles sont nombreuses, fréquemment banales, et le tableau de Marcé nous en paraît le meilleur résumé.

Nous croyons que la cause de la folie réside dans un système nerveux congénitalement mal fait et que c'est l'hérédité qui est presque toujours la cause de cette infirmité latente. Toutes les causes prédisposantes (voir le tableau de Marcé), que l'on invoque, préparent et entretiennent ce terrain pour la cause occasionnelle, souvent banale, qui viendra déterminer la folie ; celui qui devient aliéné était appelé à le devenir ; sa prédisposition est entretenue par les mœurs de la civilisation, qui, d'ailleurs, crée plus de nerveux, donc plus de prédisposés, par l'éducation, par les idées religieuses, par les événements politiques, etc. Sur un semblable terrain, la cause occasionnelle viendra s'enter et déterminer la folie. Ces causes occasionnelles sont légion, elles ne sont qu'un prétexte à faire germer les vésanies sur un terrain préparé, ce sont celles-là seulement que la famille indiquera aux médecins et ce sont elles qui ont le moins d'importance.

Marcé, ainsi qu'on peut le voir dans le tableau que nous avons reproduit, les a rangées sous différents chefs. Nous verrons, quand nous étudierons le tableau symptomatique des folies, que beaucoup d'entre elles qui portent une étiquette spéciale, ne diffèrent guère que par leur étiologie même.

Mais sur le même terrain, des causes occasionnelles différentes créeront plus ou moins facilement l'aliénation.

Ainsi, la première place revient aux émotions morales de toute sorte, à la terreur, aux préoccupations de la misère, aux revers de fortune, etc. ; ces causes, frappant de plus près la sphère morale, retentissent plus ou moins directement sur elle.

Mais ce qu'il faut avant tout rechercher, c'est l'hérédité ; si parfois des cérébraux et des nerveux naissent de gens équilibrés et non tarés, le plus ordinairement un nerveux naîtra d'un nerveux.

Dans les maladies mentales l'hérédité prend toutes les formes :

1° Un fou naît d'un fou ; rien n'est plus direct, c'est l'*hérédité vésanique*.

2° Un fou ne se connaît pas de parents fous, mais cherchez bien, vous trouverez que le père était épileptique, qu'il avait une tumeur cérébrale, que la mère était hystérique, etc. ; voilà qui est plus fréquent que l'hérédité vésanique, c'est l'*hérédité névropathique*. C'est dans ce sens que l'on peut établir souvent un véritable arbre généalogique, sur le sommet duquel s'épanouit l'aliéné, produit de branches plus ou moins nombreuses de neurasthéniques, d'épileptiques, de syphilitiques cérébraux, d'hystériques, etc.

Des chaînons, peuvent être passés et le petit-fils d'un grand-père aliéné peut être atteint de folie sans que son père ni sa mère soient frappés. D'autres fois une longue série d'aliénés (*hérédité accumulée*) aboutit à des produits complètement dégénérés (*hérédité progressive*) ou bien au contraire, va s'atténuant pour arriver à disparaître (*hérédité régressive*).

TABLEAU ÉTIOLOGIQUE DE MARCÉ

Causes prédisposantes	générales	Civilisation. Idées religieuses. Evénements politiques.
	individuelles	Hérédité. Age. Sexe. Climat. Etat civil. Profession. Education.
Causes occasionnelles	de l'ordre moral	Emotions, passions, chagrins. Imitation. Emprisonnement cellulaire.
	de l'ordre physique	**Causes locales**: Agissant directement sur l'encéphale. Agissant à distance et sympathiquement.
		Causes générales: Anémie, cachexies. Pertes séminales. Onanisme. Diathèses, dartres. Rhumatismes. Fièvre typhoïde. — intermittente.
		Causes physiologiques: Menstruation. Grossesse. Accouchement. Lactation.
		Causes spécifiques: Intoxications (plomb, mercure, opium, belladone. solanées vireuses, haschich).

Classification des aliénations mentales. — Il est nécessaire pour l'étude de l'aliénation mentale, quand on n'a point une grande habitude, de posséder un guide schématique capable de diriger les recherches.

Parmi ceux qui ont été proposés, nous préférons celui que Régis emploie dans son excellent manuel de médecine mentale.

Son attrayante simplicité facilite singulièrement l'étude de ce classement, c'est donc le plan de cet auteur que nous emprunterons comme étant le plus pratique.

On nomme aliénation mentale toute aliénation de l'intelligence. Une division s'impose donc immédiatement que chacun, sans être initié, fait de lui-même, division en aliénation constitutionnelle et en aliénation fonctionnelle.

Elle comprend toute la différence qu'il y a entre un idiot (aliénation constitutionnelle) et un fou (aliénation fonctionnelle).

Les aliénations constitutionnelles comprennent les anomalies psychiques, chez l'un il y a véritable excès, c'est un génie; chez un autre, il y a défaut, c'est un idiot, un troisième présente un excès dans un sens et un défaut dans l'autre, c'est un génie partiel (Morel). Si le sujet est né avec cette anomalie psychique, congénitale ou acquise dans l'enfance, c'est d'idiotie, d'imbécillité ou de crétinisme qu'il s'agit, car dès à présent disons que, pour se rapprocher théoriquement des anomalies par défaut, les génies (anomalies par excès) ne nous occuperont point ici. Si au contraire le sujet subit dans le cours de son existence une sorte d'amputation psychique c'est la démence.

Supposons tous les degrés dans le défaut de développement, nous verrons se dérouler toute la gamme des faibles d'esprit, des imbéciles et des idiots, une perturbation si marquée de la sphère psychique ne va pas sans des troubles physiques et c'est chez ces infirmes que l'on a le plus d'arrêts de développement, dont les plus fréquents ont reçu le nom de stigmates de l'hérédité.

Les altérations fonctionnelles sont plus complexes, c'est qu'il s'agit là d'un individu ayant eu la vie normale, possédant au complet les éléments psychiques, intellectuels et moraux.

Ces altérations fonctionnelles peuvent s'accompagner ou non de réaction générale.

Dans le premier cas on a affaire à des folies généralisées. Dans le second, à des folies partielles.

Cette division clinique s'impose, elle est presque partout acceptée, et si elle n'a pas servi de base à un plus grand nombre de classifications, cela vient de ce que le mot partiel est mauvais.

Certains se sont attachés à démontrer bien à tort que dans ce cas la conception délirante était plus restreinte, cela ne se rapporte nullement à la division clinique, cela n'entre point en ligne pour faire une folie généralisée ou une folie partielle. Nous le répétons, la folie généralisée présente une réaction générale d'excitation ou de dépression. La folie partielle n'en présente pas. Là est la différence. Cette division est clinique : que l'on entre en effet dans un asile d'aliénés, les uns ont l'aspect d'individus normaux, rien ne trahit dans leur maintien ou leurs gestes le mal qui les atteint. Ils ne sont point excités, ils ne sont point déprimés, ce sont les fous partiels, les autres sont animés, ils s'agitent, ils courent, ils chantent, ils dansent, se livrent à mille contorsions, sont excités ; voilà des gens atteints de folie généralisée ; d'autres encore seuls, anxieux et tristes, inquiets et abattus, sont déprimés, ceux-là encore sont atteints de folie généralisée, mais les premiers réagissent avec excitation, les autres avec dépression, ce sont deux genres différents, mais la réaction n'en est pas moins générale dans les deux cas, nous ferons donc : 1° des folies généralisées avec excitation ou manies ; 2° des folies généralisées avec dépression ou mélancolies. Nous verrons en étudiant la marche des folies, comment l'une peut se transformer en l'autre, tout se lie et s'enchaîne dans cette grande voie pathologique, aussi ne serons-nous point surpris que tel aliéné ait sa réaction générale, tantôt maniaque et tantôt mélancolique ; celui-ci appartiendra encore aux folies généralisées mais présentant deux formes de réaction, il rentrera dans un cadre spécial, celui des folies à double forme.

Ainsi, pour nous résumer, nous voyons que les folies généralisées ont lieu :

1° Avec excitation, ce sont les manies ;

2° Avec dépression, ce sont les mélancolies ;

3° Avec excitation et dépression, ce sont les folies à double forme ou folies circulaires.

Quant aux folies partielles, elles ne présentent point de réaction générale ; voilà leur caractéristique, mais ce sont des folies raisonnantes, variant d'aspect par conséquent suivant la phase du raisonnement de l'aliéné suivant le genre d'idée qu'il suit, étiquetées diversement et cependant formant un tout morbide, dont le lien est la marche toujours semblable. Le fou partiel passe par trois stades : d'abord il perçoit des sensations sans objet, d'étranges symptômes, des malaises bizarres ; il cherche à se les expliquer, les étudie mais tout est encore vague dans son esprit, il n'a pas trouvé d'explication il la cherche, il s'analyse en un mot.

C'est la période analytique, la folie hypocondriaque de certains.

Voilà la première période, elle est la même pour tous les fous partiels qui vont se diviser en plusieurs catégories à leur deuxième période.

Après un temps plus ou moins long d'analyse subjective, le fou a trouvé son explication; l'un prétend que les hommes le persécutent, il a le *délire de la persécution;* l'autre ramène à l'intervention divine tous les phénomènes éprouvés, il a le *délire mystique*.

Donc les fous partiels, partis du même point d'analyse subjective, se divisent en deux grandes classes suivant les explications qu'ils ont trouvées : explication humaine, persécutés; explication divine, mystiques; et cette explication, ils la commentent, ils la travaillent, inventent des détails, les répètent, ont leur roman tout prêt; les voilà *cristallisés* dans leur système; c'est le stade d'explication délirante.

Le fou partiel a donc expliqué ses sensations anormales par la persécution ou l'intervention divine, il va plus loin et explique alors cette persécution ou cette intervention; ils l'expliquent toujours de la même façon par *transformation de leur personnalité;* ils en sont arrivés au troisième stade.

Les persécutés deviennent de grands personnages spoliés, privés de leurs états, volés, rançonnés; les mystiques des personnalités chargées d'une grande mission divine à accomplir sur la terre, ils sont la Vierge, Jeanne d'Arc, l'Antéchrist, ils sont Jésus-Christ, ils sont Dieu! C'est la *folie ambitieuse*.

Voilà donc classées les différentes aliénations d'une façon générale et nous pouvons maintenant jeter un coup d'œil sur le tableau de Régis que nous reproduisons ici; il nous servira de fil conducteur dans l'étude que nous allons faire maintenant de chaque état d'aliénation en particulier.

CLASSIFICATION DES ÉTATS PRIMITIFS D'ALIÉNATION MENTALE

I

ALIÉNATIONS CONSTITUTIONNELLES OU INFIRMITÉS CÉRÉBRALES

1° *Congénitales :*
Imbécillité. — Idiotie. — Crétinisme.

2° *Acquises :*
Démence.

II

ALIÉNATIONS FONCTIONNELLES OU FOLIES PROPREMENT DITES

1° *Folies généralisées ou avec réaction générale morbide.*
(Folies sympathiques.)

a. Avec excitation ou manies.

1° Excitation généralisée. } Manie aiguë. { M. subaiguë. (Agitation maniaque.)
M. aiguë.
M. suraiguë. (Délire aigu.)

2° Excitation prédominante dans la sphère. { Intellectuelle. (Excitation maniaque)
Morale. (Manie raisonnante.)

b. Avec dépression ou mélancolie.

1° Dépression généralisée. } Mélancolie aiguë. { M. subaiguë.
M. aiguë.
M. suraiguë.

2° Dépression prédominante dans la sphère. { Intellectuelle. (M. délirante.)
Morale. (M. raisonnante.)

c. Avec excitation et dépression ou folie à double forme.

2° *Folies partielles ou sans réaction générale morbide.*
(Folies essentielles.)

a. Stade d'analyse subjective.
(Folie hypocondriaque.)

b. Stade d'explication délirante.
(Folie de la persécution ou folie religieuse ou mystique.)

c. Stade de transformation individuelle.
(Folie ambitieuse.)

CHAPITRE II

ALTÉRATIONS CONSTITUTIONNELLES
OU INFIRMITÉS CÉRÉBRALES

I

IDIOTIE

Déjà nous avons fait entrevoir que les infirmités cérébrales présentent des degrés plus ou moins accentués, sont plus ou moins complètes ; aussi nous décrirons sous le nom général d'idiotie toutes les nuances intellectuelles de ces pauvres de l'esprit depuis la débilité mentale jusqu'à l'idiotie complète.

Nous ne donnerons point de définition de l'idiotie, nous n'en avons point trouvé réunissant l'exactitude, la brièveté et la clarté. Disons, si l'on veut, avec Esquirol que c'est un *état particulier de l'esprit dans lequel les fonctions intellectuelles ne se sont jamais développées*, mais faisons cette réserve que l'idiotie est loin d'être toujours congénitale.

Dubois (d'Amiens) reconnaît trois classes d'idiots :

1° Les idiots complets réduits à l'automatisme ;

2° Les idiots qui ne possèdent que des instincts ;

3° Les idiots qui possèdent des instincts et des déterminations raisonnées, c'est-à-dire les imbéciles.

A ces trois classes nous ajouterons les individus atteints de débilité mentale, traits d'union entre l'individu normal et l'imbécile.

A. — IDIOTS COMPLETS

Quand on pénètre dans un asile où sont hospitalisés les idiots, on montre au visiteur la salle où sont réunis les idiots complets.

Ils sont là, accroupis sur leur chaise percée, présentant tous les stigmates de l'hérédité que nous décrirons, se portant d'avant en arrière ou latéralement, avec la régularité d'un balancier, répétant constamment la même syllabe ou lançant à intervalles égaux un éclat de rire ou un cri sauvage; la salive coule de leur bouche édentée; leurs yeux morts regardent dans le vide; leur face est impassible ou grimaçante, et dans leur crâne tantôt diminué de volume et tantôt monstrueux, aucune idée ne germe, aucun sentiment n'éclate, il n'y a pas même chez eux l'instinct de la bête; ils ne savent pas manger seuls; les aliments mis dans leur bouche retombent sur le sol si on n'a pas soin de les pousser jusque dans l'arrière-gorge.

Beaucoup sont sourds et d'autres sont aveugles. Ils n'ont point d'âge, conservant à vingt ans la taille et l'aspect d'un enfant de quatre à cinq ans. D'ailleurs la vie dure peu chez eux; rarement ils dépassent la trentième année.

A cette profonde déchéance intellectuelle et morale correspond un semblable abaissement physique; c'est chez ces idiots que se trouvent réunis en plus grand nombre les stigmates de l'hérédité; dans leur figure stupide on note des irrégularités; des rides avant l'âge, des grimaces, des tics de toute nature augmentent leur laideur; le strabisme est fréquent; l'asymétrie, strabisme facial de Lasègue, se rencontre souvent. La face bestiale porte une bouche largement fendue, des lèvres épaisses, une mâchoire inférieure incomplètement développée.

Les dents qui s'implantent sur les maxillaires sont mal plantées, cariées, leur nombre est incomplet; souvent ce sont celles de la première dentition; la voûte palatine est fortement ogivale; 7 à 8 p. 100 sont aveugles, d'autres sont sourds-muets, moins fréquemment pourtant (7 sur 280, d'après Wilber); l'oreille est mal ourlée, adhérente jusqu'à l'extrémité inférieure, non lobulée. Sur leur thorax souvent rachitique, le chapelet costal fait saillie; la colonne vertébrale est déviée en scoliose; les membres sont incurvés; la main a un aspect spécial (main idiote). Des paralysies et des contractures déforment leurs membres; fréquemment on observe un type spécial d'hémiplégie, l'hémiplégie spasmodique infantile; la peau est terreuse, souvent couverte d'eczéma ou d'acné; les cheveux poussent mal et sont cassants; des anomalies de toute sorte atteignent les organes génitaux : épispadias, hypospadias, phimosis, cryptorchidie, etc., heureux stigmates qui les empêchent de se reproduire.

B. — IDIOTS SIMPLES

Les idiots simples appartiennent au deuxième degré de l'idiotie; chez eux l'étude psychologique si bien faite par Sollier, peut être plus complète. Chez les idiots du premier degré, il n'y a rien au point de vue intellectuel et moral; chez ceux du deuxième degré, il y a un affaiblissement considérable des facultés psychiques, mais il en reste des vestiges.

Ce qui est atteint surtout chez ces infirmes, c'est l'attention (Sollier). L'idiot ne peut la fixer et de là naît toute la difficulté de son éducation. Son intelligence est donc peu susceptible de perfectionnement; c'est à grand'peine que l'on peut dans les asiles spéciaux apprendre à quelques-uns un métier facile, mais une fois qu'ils le possèdent, ils gardent les connaissances acquises, différant en cela de l'imbécile, qui, apprenant plus facilement, oublie plus vite encore.

Les facultés morales, très émoussées, sont moins perverties que chez l'imbécile.

L'idiot ressent peu d'affection pour sa famille, toute sa sympathie quand ses parents viennent le voir à l'asile se porte sur le panier de provisions qu'on lui apporte. C'est un craintif et un timide, il n'aura pas les révoltes et l'indiscipline de l'imbécile; certains d'entre eux, les idiots crétinoïdes dont nous parlerons plus loin, ont une pudeur assez développée, plus marquée chez les filles.

Ordinairement les idiots n'ont pas de mémoire, exceptionnellement cependant ils retiennent assez bien, mais l'intelligence n'est pour rien là dedans, ils retiennent sans comprendre. Ce dont ils se souviennent le mieux, c'est de la musique; tel idiot, incapable de prononcer une phrase, retient les airs que l'on a une fois fredonnés devant lui; la musique est leur art de prédilection. A Bicêtre, c'est leur grande distraction; le rythme les frappe surtout, et, si la musique les impressionne, le rythme des vers bien déclamés, auxquels ils ne comprennent rien, les intéresse aussi. Leur art c'est la musique. Rarement ils offrent quelque disposition pour le dessin et la sculpture.

Les idiots présentent aussi des modifications de leurs différents instincts : celui de la conservation est presque aboli chez eux; les parents racontent que leur enfant circulant dans les rues se serait laissé écraser par les voitures; l'instinct sexuel est ordinairement retardé comme la puberté, mais cependant les idiots recherchent la compagnie des femmes et des jeunes filles ; telle idiote n'attend qu'un signe de l'homme pour se livrer. Chez eux nous rapprocherons de l'instinct sexuel la masturbation et la sodomie, encore cependant que chez les cryptorchides et chez ceux qui sont anesthésiques presque entièrement on ne peut penser à un instinct génital.

L'idiot se masturbe en public sans pudeur et sans avoir conscience de ce qu'il fait. Chez eux la sodomie est fréquente, mais ils sont souvent passifs ; c'est souvent avec un imbécile qu'ils forment un ménage à deux ; l'imbécile actif protège l'idiot passif comme le mâle protège la femelle.

Les sensibilités générale et spéciale sont aussi déviées de la normale. Certains sont véritablement anesthésiques, ils se font des mutilations, des blessures qui n'attirent point leur attention ; d'autres, et ce sont les plus nombreux, par impuissance de fixer leur attention, n'accusent point la douleur ; c'est ainsi que, lorsqu'ils sont malades, les idiots restent pelotonnés dans leur lit sans se plaindre et sans faire de mouvements.

En général, ils sont cependant très sensibles au froid ; l'hiver, on les voit se rapprocher du foyer, et il en est qui, à l'entrée de la saison froide, entrent dans un état de torpeur qui les a fait nommer idiots hivernants (Sollier).

Déjà nous avons indiqué l'état de la vue chez ces infirmes. Le goût et l'odorat sont presque entièrement abolis ; sans doute ce sont les idiots complets que l'on voit parfois avaler des cailloux, des morceaux de bois, etc., mais même chez des idiots simples on rencontre des perversions du goût, c'est ainsi que l'un d'eux à Bicêtre mangeait des chenilles, des souris crues (Sollier), un autre des araignées, beaucoup leurs excréments. En général ils sont gloutons, on les voit acheter de la chair d'âne ou de cheval parce qu'ils en ont un plus gros morceau pour la même somme.

Rien ne les touche de la nourriture que la quantité, différant en cela des imbéciles, qui sont gourmands.

L'activité musculaire est chez les idiots du deuxième degré peu active ; ils ont marché tard et marchent mal, ils font peu d'exercice, mais il en est quelques-uns chez lesquels elle est au contraire exagérée ; ainsi il y a des idiots coureurs, d'autres grimpent après les arbres, les becs de gaz, etc., ce sont les idiots grimpeurs. Une variété bizarre est celle des idiots tourneurs ; par moments ils tournent sur eux-mêmes en répétant la même syllabe, jusqu'à ce qu'ils tombent.

Comme les idiots complets, ceux qui nous occupent présentent les stigmates de l'hérédité plus ou moins marqués; ils ont en général une moins grande richesse d'anomalies que les premiers.

C. — IMBÉCILES

Comme chez les idiots, l'attention fait presque entièrement défaut chez les imbéciles. Ils sont au point de vue intellectuel un peu mieux partagés que les idiots, cependant ils n'apprennent à lire et à compter qu'avec difficulté.

Comme les idiots ils ont du goût pour la musique; s'ils veulent dessiner, l'indocilité dont nous parlerons se montre, ils copient un modèle sans soin, ajoutent ou retranchent, préférant se laisser guider par leurs conceptions toujours faibles et grotesques. Ils sont susceptibles d'une certaine éducation et d'une certaine instruction, mais toutes superficielles.

Cependant, parfois, leurs réparties sont assez vives et toujours méchantes, frappant quelquefois juste; c'est à cette catégorie d'aliénés qu'appartenaient les fous et les bouffons des rois. Dans la sphère morale, ils sont plus incomplets, ils sont enclins à tous les vices, on pourrait dire à tous les crimes, ils sont dangereux.

Incapables d'une affection vraie, ils sont vaniteux, menteurs, voleurs et gourmands; ils sont grossiers et recherchent la trivialité des mots et des gestes. Poltrons en général, l'orgueil immense qu'ils possèdent les pousse parfois à des actes de courage. Mais le caractère dominant dans la sphère morale de l'imbécile est l'insubordination et l'insolence.

Il ment, il calomnie pour s'excuser et n'accepte jamais les reproches, il se fait gloire des punitions qu'on lui inflige, et, sensible, trop sensible aux éloges, en prend un orgueil démesuré.

Physiquement, ils présentent peu de signes de dégénérescence; les imbéciles sont souvent beaux et bien faits; à peine si le crâne semble un peu plus petit que normalement.

Leurs organes génitaux sont bien développés, mais ils sont débauchés et se livrent à la masturbation et à la sodomie.

D. — DÉBILITÉ MENTALE

Si l'on franchit un nouveau degré pour s'élever au-dessus de l'imbécile, on rencontre alors le faible d'esprit, l'individu atteint de débilité mentale.

Les débiles sont fréquents dans le monde; ils sont rarement internés; leur intelligence toujours superficielle paraît parfois brillante; les réparties sont vives; il ont l'éclat du langage sinon celui de la pensée, mais sous cette brillante surface on ne retrouve rien que de superficiel.

Comme chez les imbéciles le sens moral fait ordinairement défaut : les débiles sont enclins à tous les vices, à la dissimulation, au mensonge. L'attention leur manque aussi et, ne pouvant suivre longtemps une idée, ils sont incapables d'une ligne de conduite sérieuse : chez les débiles l'intelligence est un instrument auquel il manque plusieurs cordes.

Diagnostic. — Rien de plus facile que le diagnostic de l'idiotie en elle-même. On ne pourrait la confondre qu'avec la démence; mais le dément, dit Esquirol, est un riche devenu pauvre, l'idiot a toujours connu la misère; l'idiotie est une affection congénitale ou de l'enfance, la démence dont la marche clinique diffère d'ailleurs appartient à l'âge adulte. Nous verrons plus loin la différence qui existe entre les crétins et les idiots.

La seule difficulté du diagnostic est de placer à sa hauteur réelle l'idiot sur l'échelle du classement afin de savoir si l'éducation pourra donner un résultat et comment cette éducation devra être dirigée, l'étude attentive des caractères que nous avons indiqués servira à établir le diagnostic; mais, si dans quelques cas il s'impose d'emblée, il faut savoir que ce n'est parfois que par un examen prolongé que l'on y arrive : tel idiot déclaré tout d'abord idiot complet non susceptible d'éducation est en réalité un idiot simple dont on peut tirer quelque chose : il a souvent à l'âge de la puberté une petite poussée intellectuelle, trop souvent éphémère, mais dont on peut profiter.

Là ne se borne pas la tâche du clinicien, il doit établir autant que possible la variété d'idiots à laquelle il a affaire. Mille causes anatomiques engendrent l'idiotie, et c'est rencontrer fréquemment l'erreur clinique que de vouloir chercher toujours la vérité anatomique.

Cependant il n'en reste pas moins acquis trois types d'idiots assez distincts pour qu'on puisse les décrire :

Ce sont : les microcéphales,
            les hydrocéphales;
            les idiots crétinoïdes.

Idiots microcéphales. — Ne confondons point les microcéphales avec les nains : les premiers sont proportionnés, les seconds ne le sont pas. La face l'emporte sur le crâne, les os sont soudés ou non soudés ; souvent ils sont forts et vigoureux, toujours ils ont un air de bestialité et on a voulu faire d'eux un retour à l'état atavique. Ils sont, dit Virchow, mobiles, irritables, aimant et haïssant sans motif, traduisant leurs impressions par une vive mimique, par-dessus tout imitateurs de ce qu'ils voient, privés de toutes les facultés d'abstraction propres à l'homme.

Idiots hydrocéphales. — Les hydrocéphales sont tout différents : d'un caractère triste et somnolent, ils sont craintifs et doux, inspirant la pitié, semblant porter avec difficulté leur crâne trop développé ; la face semble petite près de ce crâne élargi dont les sutures ne sont point ossifiées, mais distendues et écartées.

Idiots crétinoïdes. — Les idiots crétinoïdes, dégénérés myxœdémateux n'ont point de corps thyroïde ou en ont peu. Leur aspect est spécial : de petite taille, gros et bouffis, envahis par la graisse, ils présentent des pseudo-lipomes sus-claviculaires : la graisse gonfle leur visage, cache leurs yeux, leur fait de vrais bajoues, leur peau est séborrhéique, leur cuir chevelu eczémateux, les cheveux y sont rares et rudes ; leurs lèvres épaisses et violacées : dans cet organisme alourdi, la circulation se fait mal. Leurs mouvements sont d'une remarquable lenteur, empreints d'une sorte de majesté, l'un est le Pacha de Bicêtre, un autre était exhibé dans les foires comme roi des Esquimaux !

Au point de vue psychique ces idiots parlent peu ou pas, sont doux et timides ; ils recherchent la solitude, jouent à vingt ou trente ans comme des enfants de quatre ou cinq. Ils sont peu susceptibles d'éducation.

II

CRÉTINISME

Une autre dégénérescence touchant à l'idiotie myxœdémateuse, c'est-à-dire le crétinisme, a des caractères spéciaux. C'est *un arrêt de développement de l'organisme à caractères particuliers, portant surtout sur la constitution physique, d'origine endémique et s'accompagnant habituellement de goitre.*

Les crétins se rencontrent dans certaines vallées de la haute montagne ; la division topographique est un des caractères les plus importants du crétinisme ; on connaît cependant des cas de crétinisme sporadique.

La dégénérescence n'est pas toujours également accentuée, elle est plus ou moins profonde et suivant son intensité la commission sarde a classé en trois degrés l'ensemble des crétins, ce sont :

Les crétins ;

Les demi-crétins ;

Les crétineux.

A. — CRÉTINS

Les crétins ont un aspect particulier : d'une taille peu élevée, qui ne mesure guère plus d'un mètre, ils présentent dans l'enfance l'aspect de vieillards, et, plus âgés, à vingt ans, ils paraissent des enfants. Courts, trapus, ramassés sur eux-mêmes, ils semblent avoir une encolure de taureau supportant un crâne au front fuyant, à l'occipital ramené en avant. Leurs membres longs sont disproportionnés à leur corps et cet ensemble disgracieux est recouvert d'une peau ridée, au teint blafard et terreux, glabre, sauf sur le cuir chevelu, muni de poils châtains épais et courts qui ne blanchissent et ne tombent jamais. Leurs dents sont mal plantées, souvent cariées. Aucune lueur ne brille dans leurs yeux pour éclairer leur visage ; somnolents et apathiques, sans haine comme sans affection, privés de la parole et souvent de l'ouïe, ils sont *parfaits chrétiens*, c'est-à-dire incapables de pécher.

A cette torpeur intellectuelle, à cette déchéance physique correspondent des fonctions peu actives. La fonction génitale est abolie chez ces infirmes dont les organes ne se développent jamais ; la respiration est pénible, le pouls lent, la température abaissée, les extrémités froides et violacées. Cependant le tube digestif fonctionne bien. Rien n'est plus vorace qu'un crétin, il avale sans goûter, gloutonnement, une énorme quantité de nourriture qui semble pourtant sans profit pour son développement et sa force musculaire.

Voilà les principales caractéristiques de la dégénérescence qu'est le crétinisme, on voit que nous n'avons point parlé du goitre, c'est qu'en effet les crétins n'en ont pas ou en ont peu ; c'est l'apanage des demi-crétin et des crétineux.

B. — DEMI-CRÉTINS

Ils ressemblent physiquement aux crétins, mais ils sont ornés d'un goitre souvent volumineux et leurs organes génitaux sont ordinairement très développés; volontiers ils sont lascifs, mais là se bornent leurs défauts; ils sont doux et timides et susceptibles d'une certaine éducation. Quant aux goitreux qui ne présentent point les signes physiques du crétinisme, mais sont atteints seulement dans la sphère intellectuelle, il ne faut voir chez eux, avec Baillarger, que des imbéciles chez lesquels un goitre est survenu.

C. — CRÉTINEUX

Le crétineux présente aussi, mais souvent moins accentué, l'aspect physique du crétin; plus que lui, et comme le demi-crétin, il est porteur d'un goitre; dans le naufrage de leur intelligence, la mémoire souvent surnage, et, susceptibles d'une certaine éducation, ils sont apathiques et mous; ils ne sont point agressifs, mais dociles et disciplinés.

D. — CRÉTINS PHYSIQUES

A côté de ces trois types du crétinisme, il faut ranger quelques cas spéciaux où, sur un corps de crétin, s'épanouit une intelligence parfois puissante; l'endémie, souvent le goitre, l'aspect tout entier du crétin range ces cas peu fréquents à côté du crétinisme, mais l'état de l'intelligence, normal, les met dans un rang à part; c'est un crétinisme incomplet, le crétinisme physique.

CHAPITRE III

FOLIES GÉNÉRALISÉES

Nous ne reviendrons pas à nouveau sur ce que nous avons dit des folies en général, nous rappellerons seulement que la réaction qui est caractéristique des folies généralisées peut être de l'excitation ou de la dépression ou encore alternativement l'une et l'autre, d'où :

Les manies ;

Les mélancolies ;

Les folies à double forme.

Dans ces phénomènes d'excitation ou de dépression il y a toute une gamme d'intensité variable et aussi un choix électif de la réaction sur la sphère morale ou la sphère intellectuelle. Ainsi le tableau clinique varie ; d'autres divisions toutes naturelles s'imposent que nous étudierons en particulier. Alors se trouvera dressé un tableau symptomatique des états primitifs d'aliénation mentale suffisant, nous l'espérons, pour aider le praticien à classer le malade qu'il peut avoir à observer.

I

DES MANIES

L'excitation est le phénomène primordial des manies, mais elle peut dépasser en intensité à peine l'état normal, c'est un premier degré de manie, la *manie subaiguë (agitation maniaque)* ; le type le plus vulgaire et d'observation fréquente est la *manie aiguë proprement dite* élevée d'un rang au-dessus de l'agitation maniaque ; d'autres fois, l'excitation dépasse ce qu'on peut imaginer, c'est la *manie suraiguë, le délire aigu*, qui pourrait peut-être être distingué dès manies et dont bon nombre de cas doivent rentrer dans les délires fébriles, mais que nous conserverons ici, car il nous semble que cette entité morbide existe réellement avec son autonomie particulière.

Dans d'autres cas la sphère intellectuelle est plus particulièrement frappée et on a affaire à l'*excitation maniaque;* enfin il peut arriver que ce soit au contraire la sphère morale qui supporte le choc le plus rude, il s'agit alors de la *manie raisonnante.*

En résumé, comme nous l'avons dit, suivant l'intensité et suivant le choix que l'excitation fait dans l'esprit humain, nous distinguerons :

Suivant l'intensité
{ la manie subaiguë (agitation maniaque),
{ la manie aiguë proprement dite,
{ la manie suraiguë (délire aigu),

Suivant le choix
{ l'excitation maniaque,
{ la manie raisonnante.

Nous décrivons en premier lieu, comme type le plus clinique, la manie aiguë, moyenne d'intensité puis les états en deçà d'elle (agitation maniaque) et au delà (délire aigu), enfin nous étudierons les deux formes électives de la manie.

A. — MANIE AIGUË

Dans sa définition de la manie, Esquirol ne semble tenir aucun compte du délire, aussi nous préférons la définition de Ball, pour lequel la manie est constituée par un *délire généralisé avec une vive surexcitation de l'intelligence et un besoin tumultueux de mouvement.*

Les causes de la manie aiguë rentrent dans le cadre de celles que nous avons exposées pour la folie en général, mais il est d'observation courante qu'elle frappe plus volontiers les hommes de vingt à trente ans, pendant le printemps et l'été.

Rarement le début est brusque et dans ce cas la première période s'établit d'emblée ; tel est le cas de ce jeune homme cité par Pinel: grand amateur des travaux scientifiques, il s'enferme huit jours durant dans son laboratoire ; là il surmène son cerveau, se fatigue d'incessantes recherches et brutalement est atteint d'un accès aigu de manie.

Ce n'est pas ainsi que la manie aiguë envahit d'ordinaire l'organisme, elle semble avertir d'abord celui qu'elle va frapper : le malade est triste, plein de vagues appréhensions, souffrant, déprimé, il n'a plus ni appétit ni sommeil ; le futur maniaque est mélancolique dans cette phase de début, presque toujours observée et connue depuis bien longtemps, puisque la mélancolie était pour Arétée partie constituante de la manie.

Déjà cependant la manie perce le voile de mélancolie, car à cette dépression morale correspond une suractivité physique ; extérieurement le malade est déjà un agité. Ce ne sont là si l'on veut que des prodromes ; bientôt tous les phénomènes d'excitation vont s'accentuer, de nouveaux vont apparaître et à ces prodromes vont progressivement succéder les signes de la période d'état.

Période d'état. — On voit chaque jour, en pathologie interne, chaque malade faire sa maladie (pneumonie, fièvre typhoïde, etc.), suivant son état antérieur, sa diathèse, son hérédité, etc. ; de même chaque maniaque fait à sa façon son accès de manie ; il est donc difficile de décrire un schéma véridique et complet, aussi croyons-nous devoir cataloguer les faits dans les différentes sphères intellectuelle, morale et physique.

SPHÈRE INTELLECTUELLE. — Du côté de l'intelligence proprement dite, quatre phénomènes prédominent :

1° La suractivité des idées ;
2° Le défaut d'attention (Esquirol) ;
3° Le délire ;
4° Les illusions.

Suractivité des idées. — C'est, dit Ball, un déluge d'idées ; un torrent d'images et de souvenirs qui envahissent le champ de la pensée ; parfois de cette excitation naissent des idées heureuses et des inventions de mérite ; tel malade d'intelligence ordinaire jusqu'alors devient orateur au moment de son accès, plein d'expressions heureuses, une idée en appelle une autre ; l'association des idées prend une singulière puissance et elles se précipitent avec tant de rapidité, que dans l'impossibilité où il est de les exprimer toutes, l'aliéné parle par ellipses (Falret).

Défaut d'attention. — Réuni à cette suractivité, le défaut d'attention détermine des sauts brusques de l'esprit ; les idées les plus disparates se succèdent sans que l'aliéné en approfondisse une ; elles sont appelées par une assonance, par une rime, un détail moindre encore, ayant toujours un motif pour s'enchaîner les unes aux autres, mais il faut souvent une grande attention pour saisir le fil qui les réunit toutes, et une fausse incohérence en résulte souvent, prise pour de l'incohérence vraie ; cependant le syllogisme est conservé.

L'imagination des maniaques devient par la surexcitation vive et colorée ; les images se succèdent pleines de relief et d'originalité, des inventions surgissent, folles le plus souvent, mais utiles quelquefois.

Délire. — Si l'on suit avec soin la conversation du maniaque, on peut découvrir le point autour duquel elle rayonne ; point délirant de folie religieuse, de délire ambitieux, de délire érotique ; mais il faut observer quelque temps avec soin, car les écarts sont nombreux appelés sans cesse par quelque souvenir du malade.

Illusions. — Les maniaques ont des hallucinations, mais exceptionnellement ; ce sont plutôt des illusions qui les trompent. Ce sont des illusions de la vue portant sur les personnes : dans un inconnu l'aliéné voit son père, son ami, etc., et lui parle des choses passées qu'il a connues avec lui, les objets peuvent aussi lui faire illusion ; c'est ainsi que l'on voit les maniaques se précipiter d'un cinquième étage en croyant sortir par la porte. Ils se croient sous le moindre prétexte dans un palais, dans une prison, dans un hôpital, etc.

Si telle est l'action et telle la parole du maniaque, ses écrits reflètent une semblable exaltation : il traduit par eux la même exagération et le même délire.

Sphère morale. — Les sentiments et les instincts sont exagérés comme les fonctions intellectuelles ; comme elles, ils sont variables : la haine succède à l'affection la plus tendre brusquement et sans transition ; la joie, le rire font suite aux pleurs et à la tristesse. La colère survient tantôt spontanément et tantôt provoquée par les mauvais traitements ou la risée des spectateurs. Elle était donc plus fréquente autrefois : elle est terrible, et c'est cet état qui constitue la *fureur.*

Marcé l'a bien décrite : « La fureur est, dit-il, plutôt un épisode qu'une complication de la manie, c'est la colère du maniaque. » Elle éclate brusquement, mais cependant les personnes habituées à vivre avec certains aliénés la reconnaissent à quelques signes prodromiques. Tel malade, dit Calmeil, accélère tout à coup sa marche, profère subitement un mot, une phrase qu'il ne prononce jamais dans un autre moment ; tel autre fronce les sourcils, roule ses yeux dans les orbites, éprouve un violent tremblement des bras, une rougeur subite de la face, des battements insolites dans les artères et aussitôt la fureur se déclare : alors le furieux pousse des cris terribles, se brise le crâne contre les murs, broie tout ce qu'il rencontre, mord ceux qui l'approchent, se déchire et se blesse, mais bientôt, succédant à cet horrible accès, l'abattement survient et la période qui la suit est plus calme pour l'aliéné.

Les *instincts* sont plus impérieux que d'habitude, l'instinct génital surexcité incite l'aliéné à la masturbation ou à des coïts trop fréquents.

SPHÈRE PHYSIQUE. — Ce qui frappe tout d'abord l'observateur qui voit un maniaque, c'est l'agitation des actes : le malade s'agite sans trève et sans repos ; sur son facies vultueux brillent des yeux étincelants, il court, bondit, s'élance sans un arrêt et au milieu de cette énorme dépense de force musculaire, la température reste souvent normale. La sensibilité peut être atteinte : on observe de l'anesthésie ou de l'hyperesthésie : l'anesthésie cutanée semble être la règle et c'est là sans doute le secret de la force prodigieuse des maniaques ; ne sentant pas la douleur, n'étant pas arrêtés par elle, ils précipitent sans mesure pieds et poings sur ce qu'ils rencontrent, mais ils ne peuvent donner que la force qu'ils ont.

Le froid les atteint peu et l'exemple de Théroigne de Mericourt que rapporte Esquirol est caractéristique : durant dix années, elle inondait par tous les temps, avant de se coucher, son lit d'eau froide et s'endormait alors dans cette mare glacée. Au contraire, la sensibilité spéciale est hyperesthésiée, l'acuité de la vue, de l'odorat, est extrême, mais il y a souvent de la micropsie, de la fausse projection, de la diplopie. Les fonctions organiques subissent la même excitation générale ; le pouls est rapide, la température normale ou surélevée, la respiration fréquente, l'appétit exagéré ; cependant le malade maigrit malgré une gloutonnerie parfois révoltante. La sécrétion sudorale exagérée peut exhaler une odeur de souris : cette odeur qu'on a voulu donner autrefois comme spéciale à la manie ne semble due qu'aux souillures de toute espèce au milieu desquelles vivait l'aliéné.

La salivation, plus abondante que de coutume, détermine une sputation fréquente, un crachotement plus ou moins continu.

Durée. — C'est par mois qu'il faut compter avec la manie aiguë, et l'accès se termine ordinairement dans un laps de temps variant de deux ans à six mois tantôt par la mort, tantôt par la guérison, tantôt par la chronicité.

Terminaison. — Par elle-même la manie aiguë ne tue pas souvent, on peut presque dire qu'elle ne tue pas, mais le délire aigu peut se greffer sur elle, des complications d'origine pulmonaire surviennent et c'est par là que meurent les maniaques quand ils meurent.

Les malades atteints de manie peuvent guérir par trois processus différents :

Par guérison brusque. — Un aliéné agité le soir est lucide le lendemain matin; c'est un processus rare; devant un pareil fait, le médecin ne doit pas partager les espérances de l'entourage et songer plutôt qu'il a devant lui une forme rémittente ou intermittente, signe de chronicité.

Par oscillations progressives. — Après une période d'excitation, l'agitation subit une atténuation marquée; une deuxième période d'excitation survient ensuite suivie d'un calme plus profond que la première fois, et après un certain nombre de ces oscillations, la guérison définitive s'établit.

Par diminution progressive. — Peu à peu tout se calme; l'excitation s'atténue, l'insomnie disparaît, les fonctions organiques se régularisent, l'embonpoint revient, heureux phénomène quand il s'accompagne des autres que nous venons d'indiquer, mais signe de mauvais augure quand il est seul, car il annonce alors la chronicité.

Guéri, le malade a conservé le souvenir de sa période de folie, il se rappelle ce qui s'est passé, ce qu'il a dit et reconnaît qu'il était en état d'aliénation.

Chronicité. — Quelquefois la manie est chronique d'emblée; ordinairement, c'est après un temps très variable de deux mois à deux ans que la manie peut passer de l'état aigu à l'état chronique; alors l'excitation s'amende un peu, s'atténue légèrement, puis ayant ainsi descendu un degré demeure au même niveau en même temps que se régularisent les fonctions physiques et que renaît l'embonpoint. Les malades sont alors sur la pente de la démence, ils y tombent après un temps variable, et, ayant conservé leur agitation et leur délire, font de la démence maniaque.

Formes. — C'est pendant la chronicité que la manie peut revêtir des formes spéciales qui sont la rémittente et l'intermittente.

Manie rémittente. — Sur un fond assez modéré de manie s'élèvent des exacerbations plus ou moins marquées qui surviennent presque périodiquement ; le délire se fixe davantage et prend ordinairement la forme ambitieuse.

Manie intermittente. — Elle est constituée par des accès de manie séparés par un intervalle lucide.

Diagnostic. — Après une période d'observation de quelques semaines ou même de quelques jours, le médecin ne confondra point l'accès maniaque avec d'autres formes d'aliénation mentale ; mais au début, quand la manie s'est déclarée brusquement, on l'a vue confondre avec les délires fébriles de la fièvre typhoïde et de la pneumonie ; l'erreur a été commise surtout pour le délire aigu dont nous allons parler.

La méningite revêt quelquefois une forme trompeuse, mais bientôt des vomissements surviennent, du strabisme, des soubresauts tendineux, des contractures. Le delirium tremens a pour lui son étiologie, son tremblement et ses hallucinations spéciales. Le délire consécutif à l'empoisonnement par la jusquiame, la mandragore et la belladone débute subitement, dilate la pupille, présente une plus grande multiplicité des hallucinations et des illusions ainsi que des vomissements, de la dysurie et des convulsions.

Mais si l'on reconnaît facilement qu'il s'agit d'un maniaque, la difficulté commence quand il faut établir si l'accès de manie est simple ou s'il est symptomatique :

De l'alcoolisme ;
De l'épilepsie ;
De la fièvre puerpérale ;
De la paralysie générale ;
De la folie à double forme.

Les trois premiers états, causes fréquentes d'accès de manie, constituent des variétés étiologiques simplement.

La paralysie générale dans certaines formes peut, au début, simuler la manie simple. Au médecin de rechercher avec soin les signes qui peuvent la dévoiler.

Si l'accès maniaque est le premier acte d'une folie circulaire, rien ne dénoncera d'abord la nature de cet accès. La marche que prendra consécutivement la maladie pourra seule éclairer l'observateur.

Traitement. — Il est tout entier symptomatique. L'isolement s'impose, la colère du maniaque (fureur) étant dangereuse comme aussi ses illusions de choses ou de personnes. Pendant l'accès, calmez le malade par des bains prolongés de plusieurs heures pendant le jour. Donnez-lui du sommeil par le bromure et le chloral, et parfois employez la camisole de force, et l'alimentation forcée.

B. — MANIE SURAIGUË (DÉLIRE AIGU)

Si nous chargeons encore le tableau clinique de l'accès aigu de manie, si nous y ajoutons un état infectieux marqué et que nous en diminuions la durée, on aura devant soi le tableau de la manie suraiguë, du délire aigu.

La manie que nous venons de décrire est un état primitif d'aliénation mentale et nous avons vu qu'elle peut être simple ou symptomatique : comme elle le délire aigu est simple (délire aigu vésanique) ou symptomatique (délire aigu paralytique); c'est alors une véritable paralysie générale aiguë.

Voici comment il évolue : il débute par une période prémonitoire de mélancolie, mais bientôt l'agitation entre en scène, s'accroît rapidement, est incessante, dépasse tout ce qu'on peut imaginer, s'accompagne de refus des aliments, d'hydrophobie en même temps que la température s'élève, que le pouls s'accélère et que la sueur inonde le malade. Puis, du cinquième au dixième jour, tous les phénomènes subissent une poussée nouvelle, et, au milieu d'une température qui s'élève encore, des symptômes typhoïdes font leur apparition : la langue est sèche et fuligineuse, il y a de la diarrhée, des soubresauts des tendons et du coma au milieu duquel la mort survient par syncope ou par épuisement nerveux.

C. — MANIE SUBAIGUË (AGITATION MANIAQUE)

En diminuant d'un degré le tableau de la manie aiguë que nous avons essayé de tracer et en le plaçant chez un malade atteint d'infirmité cérébrale (idiotie, imbécillité, démence), nous nous ferons une idée de la manie subaiguë (agitation maniaque). L'état antérieur des malades qu'elle atteint ne permet pas une agitation bien grande dans la sphère intellectuelle, et la réaction prédomine en effet principalement dans la sphère des actes.

D. — MANIE INTELLECTUELLE (EXCITATION MANIAQUE)

La manie intellectuelle est, d'après la définition de Falret, caractérisée par l'*excitation de toutes les facultés et le désordre des actes sans trouble manifeste de l'intelligence*. Comme toutes les formes de manie que nous avons vues jusqu'à présent, la manie intellectuelle débute par un stade de mélancolie; puis on voit survenir cet état particulier qui constitue en réalité l'excitation maniaque.

Toutes les facultés de l'intelligence sont exaltées, mais en réalité plutôt dans la superficie que dans la profondeur. Rarement l'excité maniaque est plus intelligent pendant son accès qu'à l'état normal, mais il manifeste plus bruyamment son intelligence : il est grand causeur, parfois éloquent, mais trop souvent ennuyeux et rabâcheur; cependant son imagination a subi une poussée, il invente, il crée, il révolutionne l'industrie, ou le croit tout au moins, il est poète, non pas des meilleurs, mais il a une déplorable facilité de versification qui, d'ailleurs, n'a pas un absolu respect de la mesure, du rythme et de la césure. La mémoire subit presque toujours une poussée favorable; ce que les malades ont appris autrefois et ensuite oublié, revient à leur esprit avec une vigueur nouvelle; tous les détails de leur vie passée se précisent. L'excité maniaque est mobile dans ses idées, mobile et violent dans ses sentiments, il aime une petite portion du genre humain et déteste le reste. Il calomnie, la femme surtout; dans ces cas elle présente de l'excitation génitale, accuse les personnes qui l'entourent de l'avoir violée, de lui avoir tenu des propos inconvenants; elle accumule preuve sur preuve, précise et détaille les faits, en sorte que des jugements juridiques s'édifient parfois sur ses dires.

Tous les défauts s'exaltent chez ces malades : l'orgueil, la prodigalité, l'obscénité surtout sont poussés à un haut degré. L'homme se vante de prouesses génitales souvent imaginaires, car le plus souvent il se livre à la masturbation ou à la sodomie; la femme va plus directement à l'acte génital, devient plus coquette et provocante, court après l'homme.

Ordinairement, quoique plus ou moins cohérents, les propos des excités maniaques ne portent point la marque d'un vrai délire; mais parfois il existe comme dans la manie aiguë un point central où converge l'excitation des pensées et des souvenirs; aussi a-t-on décrit des variétés d'excitation maniaque : variété ambitieuse, variété des inventeurs, variété érotique, la plus fréquente surtout chez les femmes.

Sans doute, la suractivité physique est de règle chez ces malades, mais elle n'a point l'incohérence que l'on observe chez les maniaques aigus; elle est modérée, elle a toujours son but, encore que ce but soit parfois inutile; c'est chez l'un un désir continuel de voyages, chez l'autre une habitude de perpétuelles visites qu'il fait subir à ses parents et à ses amis.

Par sa marche et par sa durée, l'excitation maniaque se rapproche de la manie aiguë; mais plus fréquemment qu'elle, elle se termine par la guérison, c'est la règle; parfois cependant elle passe à l'état chronique, et d'autres fois aussi, se haussant d'un degré, elle se transforme en accès aigu de manie dont elle prend alors la marche et le pronostic.

Diagnostic. — En soi-même l'excitation maniaque se reconnaît facilement, mais, comme dans les formes plus aiguës de la manie, on doit rechercher si elle est simple ou symptomatique. Elle peut être la première étape d'une paralysie générale qui, déjà, se révélera à l'examen attentif par des signes oculaires, de l'hésitation de la parole, etc., ou bien encore elle peut commencer une folie circulaire.

Traitement. — Il est très fréquent que les malades de la catégorie qui nous occupe ne soient point traités : les excités maniaques courent le monde et guérissent sans avoir jamais reçu de soins médicaux, on met sur le compte de l'activité, des affaires, d'un énervement passager leur état d'excitation; mais si nous nous rappelons quel est leur sens moral, nous verrons qu'ils doivent souvent être isolés, et que les moyens calmants dirigés contre la manie aiguë trouvent là aussi leur application.

E. — MANIE RAISONNANTE

C'est la manie raisonnante que l'on dénomme parfois manie sans délire. Elle est héréditaire plus que tout autre; elle atteint surtout des dégénérés et des hystériques. L'intelligence de ces malades est peu atteinte; elle est souvent brillante, et la mobilité de tous les maniaques se retrouve chez eux marquée surtout dans la ligne de conduite. C'est le sens moral qui est le plus frappé chez eux; ils semblent, dit Régis, avoir le génie du mal : haine ouvertement professée pour leurs proches, vol, tromperies et mensonges, telle est leur vie. Cette insuffisance morale est parfois aiguë, le plus souvent chronique. Sur le fond d'immoralité qui est le leur, s'élèvent des impulsions toujours mauvaises : dipsomanie (impulsion à boire), érotomanie (impulsion aux actes érotiques), kleptomanie (impulsion au vol), pyromanie (impulsion à l'incendie), monomanie homicide, monomanie du suicide beaucoup plus rare.

Les individus atteints de manie raisonnante sont, nous l'avons dit, des héréditaires et des dégénérés. Ils ne guérissent point, mais ordinairement, vivant de la vie de tous, ils ont des rémissions, puis un jour une impulsion leur fait commettre un acte criminel, on les enferme, de longs mois de calme leur valent un exeat. On le regrette, car un nouveau crime les ramène bientôt à l'asile qu'ils n'auraient pas dû quitter.

Ce sont parfois des maniaques simples, ordinairement ce sont des symptomatiques d'hystérie, d'épilepsie, de circulaire et quelquefois de paralysie générale. On ne les interne pas en général, sauf quand une impulsion mauvaise les a conduits de la prison à l'asile; on devrait les interner, car pour n'être pas dangereux à tous moments, à tous moments ils peuvent l'être.

II

DES MÉLANCOLIES

Ainsi que nous l'avons indiqué dans les manies, la réaction générale peut varier d'intensité pour créer les types différents de manie que nous avons étudiés. Quand la réaction générale est dépressive et qu'il s'agit par conséquent de mélancolie, on observe les mêmes nuances créant des types variés de la maladie : mélancolie subaiguë ou dépression mélancolique, mélancolie aiguë, mélancolie suraiguë ou mélancolie avec stupeur.

Si la réaction dépressive a une action élective sur la sphère intellectuelle ou la sphère morale, de nouvelles variétés s'établissent : mélancolie intellectuelle ou lypémanie délirante, mélancolie morale ou mélancolie raisonnante.

Comme pour les manies, nous pouvons donc dresser un tableau qui comprendra les types principaux et des variétés un peu plus nombreuses :

Suivant l'intensité de la réaction.	Mélancolie subaiguë; — aiguë; — suraiguë.
Suivant son choix.	Mélancolie intellectuelle (lypémanie délirante); Mélancolie morale (mélancolie raisonnante).

A. — MÉLANCOLIE AIGUË

La mélancolie aiguë est *une affection mentale caractérisée par des idées délirantes de nature triste et par de la dépression portée parfois jusqu'à la stupeur.*

Dès l'étude des causes on retrouve dans la mélancolie la dépression qui en sera la caractéristique; ce sont les causes débilitantes et dépressives qui vont la faire naître telles que les chagrins prolongés, les fatigues corporelles, les affections viscérales, etc.

Parfois c'est brusquement que débute l'accès mélancolique suivant une vive impression douloureuse, mais ordinairement le malade prépare son accès. L'idée fixe délirante s'implante d'abord et finissant par envahir le champ de la pensée ne laisse de place que pour la tristesse et l'abattement; en même temps des phénomènes fébriles surviennent, de la céphalalgie, un pouls rapide, un enduit saburral de la langue, de l'agitation des actes qui va cesser bientôt, car tout cet appareil d'excitation va laisser place aux symptômes dépressifs qui s'accusent de plus en plus et que nous allons décrire.

Période d'état. — Comme pour l'étude de la manie nous allons scinder suivant les sphères intellectuelle, morale et physique, les symptômes observés, dans l'impossibilité où nous sommes de décrire la mélancolie en décrivant un mélancolique.

Sphère intellectuelle. — Les phénomènes mélancoliques sont dans cette sphère.

La dépression;

Le délire;

Les hallucinations.

Les idées se coordonnent avec lenteur, toutes les opérations intellectuelles ne se font qu'avec paresse; la mémoire amoindrie ne rappelle plus les faits; la volonté chancelante reste sans force; les malades indifférents à tout ne peuvent choisir. Et sur ce fond intellectuel affaissé, se greffe le délire mélancolique qui pousse des racines de plus en plus profondes. Les malades se croient ruinés, déshonorés, indignes de tout, ils sont une honte pour leur famille et indignes de manger un pain qu'ils ne peuvent ni gagner, ni payer. D'ailleurs leur nourriture est empoisonnée, ils la sentent avec un goût de chair humaine, ou décomposée par la pourriture : ils sont eux-mêmes pourris, ils exhalent une odeur nauséabonde ; ils sont pour tous un objet de dégoût.

Autour d'eux s'élèvent jour et nuit des voix qui leur reprochent des crimes qu'ils n'ont pas commis, les menacent de supplices et de châtiments. Les idées hypocondriaques les plus folles hantent leur cerveau ; ils sont persuadés qu'on leur a changé la tête ; d'autres fois ils sont à l'agonie ou même disent qu'ils sont morts, restent dans l'immobilité la plus complète, disant seulement à de longs intervalles que la vie s'est retirée d'eux et qu'ils sont morts.

Le langage de ces aliénés est caractéristique ; il est toujours empreint de tristesse : leurs paroles sont rares, il faut leur arracher les réponses ; souvent ils se taisent entièrement et se renferment dans un mutisme complet. Ces mélancoliques écrivent peu, souvent pas du tout et chez eux comme chez les maniaques leurs écrits sont le reflet de leur langage.

SPHÈRE MORALE. — Le sentiment est atteint chez ces malades qui, tantôt apathiques et complètement indifférents au bonheur ou au malheur de leurs proches, sont quelquefois saisis d'une inquiétude maladive pour tout ce qui touche leurs parents et leurs amis.

Leurs instincts sont émoussés, sans énergie et sans réaction.

Deux sortes d'actes morbides caractérisent les mélancoliques : le refus d'alimentation et la tendance au suicide. Ces malades refusent de manger ou bien parce qu'ils n'ont pas une volonté assez énergique pour se donner la peine de se nourrir, ou bien parce qu'ils croient être indignes de la nourriture qu'on leur présente, ou bien encore parce qu'ils croient que tout ce qu'on leur offre est empoisonné et doit causer leur mort.

Cependant les mélancoliques ne redoutent pas la mort. Il semble que le peu de volonté qui leur reste soit employé à la chercher.

Pourtant ils ne déploient pas grande énergie dans leurs tentatives de suicide, ils souhaitent la mort, ils l'attendent, mais ne font pour l'obtenir que des tentatives incomplètes et inoffensives. Cependant ils rappellent parfois toute la force de leur volonté et réussissent dans un dernier effort à sortir de la vie.

Sphère physique. — L'aspect général du mélancolique est spécial. « Le facies grippé exprime l'anxiété et la souffrance, les sourcils sont froncés, le regard abaissé vers la terre, la figure immobile et insensible indique une profonde concentration de la pensée. Les mouvements sont lents et indécis, la marche se fait à petits pas, les pieds se soulèvent à peine de terre et il faut incessamment exciter les malades pour les déterminer à s'habiller. » (Marcé.) Souvent ils refusent absolument de se lever, c'est la « *manie lectuaire* ».

Leur voix est lente et monotone, reflétant dans sa lenteur la lenteur de la pensée.

La sensibilité cutanée est presque abolie ou bien elle est retardée ; la sensibilité spéciale atteinte aussi est troublée dans la vision, l'ouïe et l'odorat.

L'insomnie est de règle chez ces malades, ou bien leur sommeil, quand il existe, est léger et agité par des rêves.

Les mouvements respiratoires des mélancoliques sont incomplets, leur sang s'oxygène mal, on observe de la bouffissure, des œdèmes, de la cyanose, un état incomplet d'asphyxie.

La calorification diminuée amène un abaissement de la température parfois très accentué.

Les troubles digestifs sont la règle du début à la fin. Anorexie et constipation, voilà ce que l'on observe ; elles ne manquent jamais ; la constipation est due à l'insuffisance de nourriture, à la parésie des tuniques intestinales, à la diminution des sécrétions. L'acte sécrétoire des mélancoliques est diminué dans sa généralité ; ces malades font peu de sueur, peu de salive, peu d'urine, leur peau est sèche, leur salive visqueuse, leurs urines, sans albumine ni sucre, sédimenteuses et foncées.

Avec un tel état physique les forces vont diminuant chaque jour ; au manque d'énergie s'ajoute le manque de vigueur et l'amaigrissement.

Terminaison. — Pendant des mois un état semblable persiste, et si le malade ne meurt pas d'une complication viscérale ou de débilité, s'il ne se suicide pas, une détente se produit dans les phénomènes, et, progressivement, se rappelant son accès mélancolique, il revient à la santé, ayant toujours la perspective cependant d'une rechute qui pourra dans la suite prendre ou la même forme ou une de celles que nous allons maintenant exposer.

B. — MÉLANCOLIE SURAIGUË (MÉLANCOLIE AVEC STUPEUR)

Quand la dépression atteint chez le mélancolique son plus haut degré, elle masque son délire, si bien que longtemps cette forme suraiguë de mélancolie avec stupeur a été confondue avec la démence (Esquirol) et l'idiotie (Pinel).

Georget la sépara le premier de ces états d'aliénation sous le nom de stupidité; Etoc en a repris l'étude, mais tous deux admettent comme principal symptôme l'absence des manifestations de la pensée, peut-être de la pensée elle-même.

Baillarger, en 1843, démontre qu'il ne s'agit là que d'une forme de mélancolie avec une dépression exagérée et que sous ce voile se cache un délire triste d'une extrême intensité.

Ce sont ces malades qui débutent avec l'aspect de typhiques : « L'immobilité des traits devient complète, un masque semble placé sur leur visage, la bouche est entr'ouverte, la lèvre inférieure pendante et fuligineuse; les narines sont pulvérulentes, le regard est terne, étonné et hébété : c'est à s'y méprendre le visage des individus frappés de fièvre typhoïde. » (Marcé.)

Tous les phénomènes de dépression de l'accès aigu de mélancolie ont subi une poussée, l'inertie est telle qu'elle fait songer à la catalepsie; l'anesthésie est complète, et leur hébétude profonde n'est troublée que par des accès subits de violence et d'agitation après lesquels tout s'éteint de nouveau dans la stupeur. La sitiophobie est invincible, la cachexie survient et emporte souvent les malades.

Cependant derrière cette impassibilité et cette torpeur d'épouvantables drames, des idées terrifiantes passent tour à tour dans le cerveau des malheureux et, quand la guérison survient, conscients de leur ancien état, ils racontent les horribles cauchemars qui les ont assaillis et tourmentés. On a cependant recueilli des faits suffisamment nombreux où les malades guéris affirment qu'ils ne pensaient à rien, ne se préoccupaient de rien, atteints ainsi, comme Etoc le disait, de stupeur de la pensée.

Un semblable état trompe le médecin quand il l'observe au début; il se croit alors devant une fièvre typhoïde; mais survient alors la marche naturelle des accidents et bientôt le doute ne sera plus possible.

C. — MÉLANCOLIE SUBAIGUË (DÉPRESSION MÉLANCOLIQUE)

C'est le plus souvent une forme chronique de la mélancolie; elle n'offre que peu de délire; une tristesse insensée, un affaissement général des facultés intellectuelles, du sentiment et du mouvement, tels sont les caractères de la dépression mélancolique. Elle est fréquente non pas dans les asiles mais dans le monde.

Sont atteints de dépression mélancolique tous ces hypocondriaques si fréquents dans la société, tous ceux qu'oppresse le tœdium vitæ, tous ceux qui, comblés des biens de la fortune, de la famille et de la santé, sont la proie d'un spleen que rien ne peut chasser; ils n'ont pas la force de chercher dans une suractivité un remède à leurs maux parce que c'est précisément l'activité qui leur manque; inertes, ils s'ennuient sans savoir pourquoi, persuadés d'avance de l'inanité de toute distraction et de tout remède.

Ces malades sont pris par accès et les accès se renouvellent; la maladie est chronique.

D. — MÉLANCOLIE INTELLECTUELLE (LYPÉMANIE DÉLIRANTE)

Les trois éléments constitutifs de la mélancolie, le délire triste, la dépression générale, la tendance au suicide peuvent être plus ou moins accentués et, si la maladie prédomine plutôt sur le délire triste que sur la dépression, elle constitue la forme spéciale de la mélancolie intellectuelle. C'est, plus que la mélancolie typique, une affection héréditaire; parfois aiguë, elle est le plus généralement chronique. Les malades ne sont point internés; leur état est à peu près compatible avec la vie normale; ils sont déprimés, mais non stupides, ils ne sont guère que demi-fous à ne prendre que la dépression générale : mais, quoique voilée, cette dépression existe, moins accentuée que le délire qui prend des formes variées, ayant constitué dans bien des descriptions autant de formes de la mélancolie; toutes peuvent se ramener à la forme intellectuelle de la lypémanie : le *délire hypocondriaque* porte sur l'état de la santé et du fonctionnement des organes; la *mélancolie avec idées de persécutions* est une forme très importante à connaître : elle simule souvent le délire des persécutions, folie partielle, type non guérissable; mais chez elle on observe avec un peu d'attention le fond de tristesse et de dépression qui n'appartient qu'à la mélancolie et permet de formuler un pronostic plus favorable. La *mélancolie religieuse* n'a de spécial que le point central du délire; c'est l'éducation antérieure qui fait souvent que le délire est religieux plutôt que d'être autrement; les malades se croient damnés, ont des scrupules de conscience, etc.

Toutes ces formes de lypémanie délirante souvent intermittentes ou rémittentes évoluent chroniquement dans la majorité des cas et

les malades tombent peu à peu dans la démence; cependant la guérison peut s'observer. Les formes variables du délire doivent être
distinguées avec soin des folies partielles qui y ressemblent; en
interrogeant les trois caractéristiques de la mélancolie on ne s'exposera point à l'erreur.

Le diagnostic de ces états primitifs une fois posé, comporte toujours la question de savoir si les phénomènes observés sont seuls en
cause ou s'ils ne sont que symptomatiques, par exemple d'une circulaire.

E. — MÉLANCOLIE MORALE (MÉLANCOLIE RAISONNANTE)

Dans la mélancolie raisonnante, il n'y a pas de délire proprement
dit, mais l'élément morbide prédomine surtout dans la sphère
morale. Sa cause est très nettement l'hérédité.

La pierre de touche de l'état mélancolique, la dépression, existe,
mais c'est une des formes où elle est le moins accentuée et le plus
souvent tardive.

Le délire ne revêt plus la forme ordinaire, il semble laisser les
idées pour atteindre dans la sensibilité, les sentiments d'affection
ou de crainte.

Ainsi se crée la forme de *mélancolie affective;* ainsi mille autres
variétés que la netteté du délire fait désigner par des noms caractéristiques.

C'est cette variété d'aliénés que Morel a décrit sous le nom d'émotifs. Ces malades se rendent compte de l'absurdité de leurs craintes,
mais ne peuvent cependant les chasser; ils craignent les espaces
étendus (agoraphobie) ou resserrés (claustrophobie), le feu (pyrophobie), les animaux (zoophobie), les orages (astrophobie), les maladies (pathophobie), ils ont peur de voler (kleptophobie), ils ont peur
des femmes (gynophobie), ils ont peur de tout (panophobie), ils ont
peur d'avoir peur (phobophobie).

Parmi ces émotifs, Morel rangeait les aliénés atteints de *folie du
doute*. Ils rentrent dans notre cadre de mélancolie mais avec des
traits spéciaux qui méritent une description à part; les travaux de
Trélat, de Baillarger, de Falret, etc., ont été condensés par Legrand
du Saulle qui a décrit la maladie qui nous occupe, sous le nom de
folie du doute avec délire du toucher.

Le délire du toucher est le compagnon fréquent de cette sorte de
vésanie, mais il ne coïncide point fatalement avec elle. Les malades
atteints de la folie du doute ne peuvent acquérir la conviction quelles

que soient les preuves accumulées; les axiomes ne pouvant être prouvés, les laissent aussi incrédules; mais le sens de leur délire variant avec eux a fait cataloguer par Ball les différents types de maladie du doute.

Les *métaphysiciens* de Ball s'attaquent aux grands problèmes de psychologie et de métaphysique : l'immortalité de l'âme, l'existence de Dieu, etc.

Les *réalistes* de Ball sont hantés par des questions moins idéales; Griesinger rapporte l'exemple d'un prince de Russie qui se demandait pourquoi les hommes n'étaient pas aussi grands que les maisons; tel autre malade recherche pourquoi la lumière éclaire ou pourquoi la terre n'a qu'une seule lune comme satellite.

Les *scrupuleux* de Ball s'adressent constamment et pour toutes choses d'amers reproches; telle était cette malade d'Esquirol hantée par l'inquiétude de tromper les clients dont elle recevait l'argent, craignant d'atténuer la valeur des monnaies en les touchant, etc.

Les *timorés* (Ball) craignent tous les accidents possibles ou tremblent de se compromettre.

A ces quatre classe de malades il faut joindre celle des *compteurs*.

Napoléon en offrait un exemple célèbre; il comptait par deux les fenêtres des maisons qu'il rencontrait dans la rue.

A cet état s'ajoute souvent le délire du toucher dont nous avons parlé ou bien des obsessions telles que l'onomatomanie (impulsion angoissante à rechercher un mot ou impulsion à le répéter), l'arithmomanie, etc. Cette folie du doute laisse de longues rémissions, mais elle revient ensuite obséder le malade et la guérison définitive est rare.

A côté de ces formes du délire des sentiments existent deux variétés de mélancolie morale portant plus particulièrement sur les actes et les instincts; l'une est bien représentée par la dipsomanie, l'autre par la monomanie suicide.

Avec Magnan nous faisons de la dipsomanie, type clinique distinct, une variété de mélancolie, on y retrouve toujours la réaction dépressive et souvent la tendance au suicide.

Les dipsomanes sous la menace d'une crise, s'inquiètent, sont sujets à des terreurs irraisonnées; la tristesse et les idées de suicide les poursuivent; ils deviennent incapables de tout travail, trahis par leur force musculaire qui s'affaisse, par une tendance aux syncopes; alors les actes délirants entrent en scène; le malade sent une impulsion irrésistible qui le porte à boire, il quitte sa famille, délaisse ses affaires et court les cabarets buvant tous les liquides alcooliques, se laissant dépouiller, ou bien, inconscient, livrant d'importantes valeurs pour une consommation d'un prix infime; d'autres vont chercher un réduit ignoré, s'y enivrent et la crise passée reviennent prendre le cours normal de la vie. Quant à ceux qui vont chercher au hasard la satisfaction de leur besoin, on les retrouve dépouillés de tout, loin de leur domicile, sans souvenir du passé. La crise terminée, ils deviennent sobres, regrettent leurs erreurs et recommencent si l'impulsion survient de nouveau. Dans l'intervalle, il en est qui n'ont aucun goût pour les liquides alcooliques; d'autres sont au contraire d'anciens alcooliques chez lesquels l'impulsion s'est développée, de là la séparation des dipsomanes en héréditaires et acquis (Ball).

La monomanie du suicide est une autre variété clinique bien connue de la mélancolie; il peut arriver que ce grand signe de mélancolie, le suicide existe seul, mais ordinairement la dépression est bien marquée; il est remarquable de voir cette forme vésanique reconnaître souvent comme cause une hérédité similaire, c'est ainsi que l'on observe des familles de suicidés; souvent le fils se tue à l'âge ou s'est tué le père; souvent aussi il emploie les mêmes moyens : la précipitation ou la pendaison.

CHAPITRE IV

FOLIE A DOUBLE FORME OU CIRCULAIRE

Définition et étiologie. — Définir la folie à double forme après l'étude de la manie et de la mélancolie, c'est la décrire.

La folie à double forme est une folie généralisée, caractérisée par la succession régulière d'accès mélancolico-maniaques, c'est-à-dire constitués par une période de mélancolie et une période de manie ou vice versa.

Dès lors la folie circulaire nous apparaît comme une succession des deux formes de folie généralisée que nous avons déjà étudiées. Comme chacune de ces formes, elle est héréditaire et reconnaît des causes occasionnelles plus ou moins variables; cliniquement c'est le groupement des syndromes qui crée son autonomie, et formée de la manie de la mélancolie et guérissables, elle-même est cependant le plus souvent incurable.

Symptômes. — Pour décrire la folie à double forme il nous faudrait donc, sachant qu'elle est constituée d'accès mélancolico-maniaques, décrire les accès et décrire les façons dont ils s'enchaînent. Mais dans l'accès à double forme, les phénomènes ne diffèrent en rien de ce qu'ils sont dans la manie et la mélancolie simple. Chacune des formes primitives que nous avons étudiées, peut se retrouver dans le double accès; il n'y a point corrélation forcée entre l'intensité de la manie et celle de la mélancolie, à l'excitation maniaque peut succéder la mélancolie avec stupeur par exemple. Ce qui frappe c'est l'opposition, c'est de voir tel malade aujourd'hui exubérant et agité, orgueilleux, vantard, succombant sous le flux des idées et de l'imagination, devenir demain anxieux et triste, humble et morne, se renfermant dans un obstiné silence.

Une fois que le médecin a observé un double accès chez un

malade, il les connaît tous, les accès mélancolico-maniaques d'un malade sont tous semblables entre eux.

Le passage de la mélancolie à la manie ou réciproquement, n'a pas lieu toujours de la même façon; la transition est tantôt brusque et instantanée, le malade qui s'est endormi maniaque se réveille mélancolique. Tantôt, et c'est le plus ordinaire, des dégradations insensibles amènent le malade de l'excitation à la dépression, il arrive donc un moment où l'équilibre est établi et où l'individu atteint, qui n'est plus maniaque et qui n'est pas encore mélancolique, semble normal, mais ce n'est là qu'un instant fugitif qu'il faut saisir; à peine descendu de son excitation, le malade s'abaisse à la dépression. Néanmoins Falret, le père, constituait en trois états l'accès à double forme : manie, intermittence, mélancolie.

Entre la manie franche et la dépression nette, entre la crise rose et la crise noire (Baillarger), le passage peut s'effectuer d'une troisième manière et la période intermédiaire être constituée elle-même de petits accès mélancolico-maniaques de très courte durée. C'est le mode d'oscillations successives.

En résumé l'accès double est constitué foncièrement par un accès de manie et un accès de mélancolie, et le passage de l'un à l'autre s'effectuent :

1° Sans transition;

2° Par décroissance progressive et point intermittent;

3° Par oscillation progressive, c'est-à-dire par un état dans lequel se succèdent courts et rapprochés de petits accès mélancolico-maniaques.

Ces accès ainsi constitués se succèdent l'un l'autre, étant subintrants et formant ainsi un cercle morbide jamais brisé : c'est la folie circulaire de Marcé.

Dans d'autres cas comparables, dit Ball, aux battements du cœur, il y a après les deux bruits, c'est-à-dire après les deux crises un grand silence, une intermittence, un retour à l'état normal, c'est la folie à double forme de Marcé.

Une variété se rapproche de la première sous le nom de *folie alternante* (J. Falret), les crises morbides sont très courtes; un malade par exemple (Brierre de Boismont), présente alternativement trois jours bons (excitation maniaque) et trois jours mauvais (dépression mélancolique).

Marche et terminaisons. — La marche des accès est chronique dans presque tous les cas et leur durée est longue; elle se chiffre par mois et par années. La période de manie est plus courte que celle de mélancolie, le malade cité par Ball présentait une période de manie qui durait dix mois pour une phase mélancolique qui persistait deux ans. Nous avons déjà dit que les accès sont semblables entre eux, ils le sont comme forme et comme durée.

L'intermittence quand elle existe offre tous les degrés, de quelques jours à quelques années.

Mais la maladie elle-même ne cesse habituellement qu'avec le malade, toujours semblable à elle-même presque jusqu'à la fin. La démence la termine mais après de longues années, et l'on voit souvent des malades qui, durant un quart de siècle ont côtoyé sans y tomber les limites de la démence.

Cependant la folie circulaire peut exceptionnellement guérir.

Observée durant longtemps la folie à double forme ne peut prêter à confusion, mais au début on peut la confondre avec de la manie ou de la mélancolie simple. Aussi le médecin doit-il prendre pour règle, en face d'un accès maniaque ou mélancolique, de rechercher si derrière cet accès il ne s'agit pas d'une folie circulaire, d'hystérie, de paralysie générale au début.

Quand la folie circulaire est bien établie, le diagnostic n'est pas encore complètement posé. Sans doute il est fréquent de voir des folies circulaires, qui ne sont que des folies circulaires, mais il existe des formes de paralysie générale (paralysie générale à double forme) qui en prennent les allures, et derrière le syndrome mélancolico-maniaque on trouve parfois associées et en cause l'épilepsie ou l'hystérie.

Traitement. — Formée de doubles accès, la folie circulaire doit être traitée, tantôt comme la manie et tantôt comme la mélancolie.

La périodicité des accès a fait préconiser, contre la maladie elle-même, le sulfate de quinine à dose croissante sans qu'on en ait retiré jamais pourtant un grand résultat.

CHAPITRE V

FOLIES PARTIELLES

Nous avons plus haut déjà suffisamment insisté sur la différence entre les folies généralisées et les folies partielles pour ne pas en parler ici davantage; nous avons aussi expliqué comment trois stades marquaient l'étape des folies partielles sans distinction de la forme qu'elle pouvait revêtir : au début, folie hypocondriaque; à la période d'état, délire des persécutions ou folie mystique; le troisième stade couronne le monument pathologique par le délire ambitieux avec transformation de la personnalité. Aussi disons-nous avec Régis que *la folie partielle est une folie chronique, essentielle, sans réaction générale, caractérisée par des hallucinations surtout de l'ouïe, par un délire tendant à la systématisation et aboutissant à la transformation de la personnalité.*

I

PREMIÈRE PÉRIODE : FOLIE HYPOCONDRIAQUE
(ANALYSE SUBJECTIVE)

Au début des sensations pathologiques bizarres s'emparent du malade qui souffre dans tout son corps ou localise ses douleurs à la région du cœur, à celle des organes génitaux, etc. Son état physique décline, il digère mal, il s'affaiblit et, déjà, peuvent survenir des hallucinations de l'ouïe, phénomène capital de la deuxième période; c'est alors que l'idée délirante fait son apparition : tous ces phénomènes sont pour le malade dus à la malveillance, idée délirante qui est la première ébauche du délire des persécutions qui viendra dans la suite ; dans d'autres, cas les souffrances que le malade endure ont, d'après lui, une origine divine; c'est alors le délire mystique qui va se développer et tourmenter l'aliéné.

II

DEUXIÈME PÉRIODE : DÉLIRE DES PERSÉCUTIONS OU DÉLIRE MYSTIQUE

(INTERPRÉTATION DÉLIRANTE)

Délire des persécutions. — A ce moment le vague de la première période disparaît et l'aliéné choisit ses persécutions et ses persécuteurs, il organise son délire. Les sensations subjectives qu'il subissait déjà s'accentuent et se précisent; ce ne sont plus de vagues malaises que le malade éprouve, mais bien des douleurs nettes et caractérisées : c'est le règne des hallucinations qui s'établit pour lui, hallucinations de l'ouïe et du tact le plus ordinairement, et aussi hallucinations de la vue. A cette période donc les persécutés savent ce qu'on leur fait : les uns reçoivent des décharges électriques; on lacère les organes des autres; tous entendent des voix qui leur disent des choses désagréables ou menaçantes, et pour les tourmenter on emploie les moyens les plus variés; les murs sont perforés, les armoires récèlent des cachettes secrètes et les plus terribles machines y sont disposées.

Mais quel est l'ennemi? L'aliéné l'a bientôt trouvé; que son esprit ait été précédemment frappé des agissements maçonniques ou policiers, le choix est fait; ce sont les francs-maçons, c'est la police qui le tourmente. Alors il épuise, pour fuir la persécution, tous les moyens de douceur; il change de logement à chaque moment sans pouvoir être délivré de ses hallucinations; il adresse aux autorités de longs mémoires détaillés où tous les supplices qu'il endure sont expliqués, où sont relatés tous les moyens mis en œuvre par ses ennemis imaginaires, où ces ennemis sont nommés eux-mêmes. Non content d'écrire, il sollicite des audiences et fatigue tout le monde de ses incessantes réclamations. Peine perdue ! ses tourments augmentent, ses hallucinations deviennent plus fixes encore : on le faisait souffrir, on le volait, voici maintenant qu'on lui vole sa pensée; les voix qu'il entend s'en font l'écho et la répètent avant qu'il l'ait exprimée, et le malheureux s'imagine que chacun connaît le plus secret et le plus profond de lui-même. Alors, désespérant de la justice, le persécuté se venge lui-même et devient persécuteur. Il frappe et frappe à mort, tantôt son bourreau imaginaire et tantôt un passant inoffensif qu'une impulsion subite vient de désigner à sa vengeance. On conçoit facilement que le caractère des persécutés soit mauvais; ils sont défiants et ombrageux, toujours renfermés en eux-mêmes, réticents et silencieux. Les hallucinations de l'ouïe qui les obsèdent sont, pensent-ils, entendues de tous; aussi ne les interrogez pas sur ce qu'ils ressentent, sur qui les opprime, ils répondront : « Vous le savez bien; pourquoi me demandez-vous cela? c'est vous qui pourriez me le dire, etc. »

Voilà donc le stade d'explications délirantes, il comprend dans son évolution les hallucinations, l'explication des persécutions et la découverte des persécuteurs. Dans le troisième nous verrons expliquer cet ensemble pathologique par la transformation de la personnalité.

Délire mystique. — Le délire mystique n'est point la folie religieuse tout entière. Sous ce nom l'on décrit aussi des formes de manie et de mélancolie avec idées mystiques qui ne sont pas plus un délire partiel que la mélancolie avec idées de persécution.

Le délire mystique est une forme que revêt le deuxième stade du délire partiel; celui qui en est atteint a passé par une période de folie hypocondriaque, et si les tendances de son éducation ou de son milieu l'ont porté vers les choses religieuses, il n'attribuera point aux hommes les sensations qu'il éprouve, mais les rapportera à l'action de la divinité. Comme le délire des persécutions, le délire mystique est formé d'hallucinations, de l'explication des phénomènes perçus et de la découverte de l'auteur de ces phénomènes; seulement comme ce sont des personnages mystiques qui sont ces auteurs, les raisonnements du malade varient et la transformation de la personnalité variera aussi plus tard. Toutes les voix qu'ils entendent, parfois unilatérales, sont celles de la Vierge, du Christ et de Dieu; parfois c'est Satan lui-même qui parle et les tourmente. Souvent il y a un moment d'accalmie dans ces hallucinations de l'ouïe et, se croyant indigne d'entendre alors les voix célestes, le malade se livre à toutes les mortifications, à toutes les pénitences, et, sous l'influence de son régime ascétique, bientôt les hallucinations apparaissent. Souvent l'aliéné a des visions, aux hallucinations de l'ouïe se joignent celles de la vue et c'est toujours un ange, les saints, la Vierge ou Dieu qui lui apparaissent. Les illusions existent dans le délire mystique et frappent surtout la sphère génitale. C'est la règle qu'un mystique ait des illusions génitales, surtout quand il s'agit d'une femme. Alors les tourments qu'elles endurent dans leurs organes génitaux sont bientôt expliqués, car elles ont pour amant un personnage satanique ou céleste, dont le rôle n''est pas d'ailleurs aussi détaché ni aussi spirituel qu'on pourrait le croire.

Ces aliénés obéissent aux voix d'en haut et défendent leurs idées par la parole, par l'action et quelquefois par le meurtre; ils croient que les pénitences et les mortifications leur sont imposées, et c'est ainsi que l'on peut les voir se faire d'horribles mutilations. Rappelons ce cas d'un paysan de Bretagne qui, fou mystique, laisse sa famille et ses champs pour courir le monde, endurer toutes les privations et convertir les âmes. Un jour il pénètre dans une assemblée, émeut les assistants par sa rude éloquence, et s'écrie : « Jésus-Christ m'est apparu, il m'a dit : Comme j'ai sacrifié pour toi mon corps tout entier, je t'ordonne de me sacrifier ta main gauche, et je l'ai fait. » Alors, devant les yeux épouvantés des assistants, il dégage de ses vêtements un moignon sanglant et, s'il n'avait pas reçu les soins nécessaires, il serait mort d'hémorragie. Le délire mystique, quand il sévit d'une façon contagieuse, crée des sectes bien connues; dans les unes les adhérents se mutilent (Skopzy), dans les autres des rapports sexuels ont lieu avec les morts et les disparus (incubes, succubes).

Cette préoccupation de la divinité à leur égard n'est pas, croient-ils bientôt, venue sans raison; ces souffrances qu'ils endurent, ces dignités qui les attendent, ces voix qui les conseillent, tout prouve à ces aliénés l'authenticité de leur divine mission, aussi la transformation de la personnalité s'opère-t-elle dans ce sens et bientôt le malade devient l'Antechrist ou le Christ, un ange, la Vierge ou Dieu.

III

TROISIÈME PÉRIODE : DÉLIRE AMBITIEUX

(TRANSFORMATION DE LA PERSONNALITÉ)

C'est ce délire ambitieux qui est l'aboutissant des deux formes que nous venons de décrire en quelques mots; le persécuté comme le mystique commence à sentir quelque orgueil, le premier d'avoir tant d'ennemis qui s'occupent de lui, le second d'être dans les secrets du ciel; aussi peu à peu les idées de grandeur s'affermissent ou même, tout d'un coup, comme à la suite d'une révélation soudaine, l'aliéné se réveille fils de roi, empereur ou pape, riche à millions, mais dépossédé, ou bien, ainsi que nous l'avons dit, il devient un personnage céleste. Depuis longtemps déjà tout espoir de guérison est perdu, mais l'aliéné est plus que jamais enfoui dans son délire; il garde dans ses allures la majesté qui convient à sa nouvelle situation : roi, il porte un diadème de papier; évêque, une croix sur la poitrine et promet à ses compagnons sa protection et la richesse. C'est ainsi que se terminent les folies partielles, s'enfonçant peu à peu dans la démence, dernière étape d'une maladie essentiellement longue et chronique.

Marche. — Une fois qu'elle a atteint un malade, la folie partielle ne l'abandonne plus; exceptionnellement au début la guérison ou une amélioration passagère peuvent survenir; mais si la durée de la maladie est celle du malade, l'étendue des étapes varie suivant les individus; chaque stade peut être très long ou très court; certains de ces aliénés ne deviennent jamais des ambitieux, ils meurent avant; on voit donc combien est défavorable le pronostic de la folie partielle.

Diagnostic. — Aussi faut-il s'appliquer à la reconnaître et à la différencier nettement dès le début. Si l'on ne met pas le doigt sur la plaie pour ainsi dire, si l'on n'excite pas les manifestations du délire, il peut passer inaperçu, car en dehors de lui l'aliéné n'a rien d'anormal; d'ailleurs il raisonnne bien, tout le mal est qu'il raisonne sur une idée fausse; aussi l'entourage du malade ne voit point tout d'abord en lui les signes de l'aliénation. Le fou partiel est, nous l'avons dit, un silencieux et un réticent, il cache tout d'abord ce qu'il éprouve, ce n'est qu'un interrogatoire habile et un examen approfondi qui permettront de faire le diagnostic. On pourrait confondre avec un mélancolique un fou partiel au début. A la période d'état, la systématisation du délire et l'absence de réaction générale ne permettront point de faire la confusion avec un mélancolique à idées de persécution. L'anamnèse suffirait sans autre caractère pour différencier le fou ambitieux d'un maniaque. D'ailleurs jamais le délire ambitieux n'est primitif, il relève toujours de la paralysie générale, de l'alcoolisme, de la manie ou de la folie partielle. Parfois du délire alcoolique s'associe à la folie partielle, et guérit, mais la folie partielle, elle, ne guérit point, elle demeure avec ses idées de persécution et ses hallucinations de la vue et de l'ouïe.

Une variété de folie partielle qu'il faut connaître est la folie à deux de Lasègue. Pour Régis, il en existe deux variétés : le délire communiqué dans lequel un faible d'esprit en connexion avec un aliéné reflète le moins invraisemblable de ses conceptions, et la folie simultanée où deux individus font parallèlement une forme pareille d'aliénation mentale.

Traitement. — L'histoire des aliénés qui nous occupent nous a montré, chemin faisant, et l'inanité de tout espoir de guérison et le traitement palliatif à leur opposer. Tout fou partiel est ou peut être dangereux et l'isolement s'impose.

CHAPITRE VI

DIAGNOSTIC ET PRONOSTIC EN GÉNÉRAL

I

DIAGNOSTIC

On trouve dans le diagnostic des affections mentales des difficultés un peu différentes de celles que l'on rencontre dans celui des autres parties de la pathologie. Les questions qui se posent pour le médecin sont évidemment les mêmes, la façon de les résoudre varie seulement un peu. En face d'un aliéné ou soi-disant tel, on demande au praticien :

Est-ce un aliéné ?

Quelle sorte d'aliénation a le malade ?

Le malade guérira-t-il ?

Quel traitement faut-il lui appliquer ?

Nous ne traiterons dans ce chapitre que des moyens de résoudre les deux premières questions.

Pour arriver au diagnostic, nous possédons deux moyens qui sont l'étude des commémoratifs et l'examen direct.

Mais tandis qu'en face d'un malade ordinaire la famille, le malade lui-même accumulent volontiers les renseignements jusqu'aux plus insignifiants ; tandis que l'abord du malade est facile, que le médecin est attendu et espéré par ceux qui ont une affection ressortant de la pathologie ordinaire, l'approche des aliénés est hérissée de difficultés et le médecin n'est attendu qu'avec défiance même par la famille qui craint son interrogatoire et lui voile comme une honte les tares nerveuses qu'il lui est si important de connaître.

De là découlent certaines règles pour l'anamnèse et pour l'examen direct.

Anamnèse. — C'est la famille qui fournira les renseignements : interrogez-la avec réserve, discrétion et délicatesse, et cependant

tâchez de tout savoir, car on vous cachera bien des choses et on vous
en atténuera d'autres ; aussi, vos renseignements pris, considérez
que vous êtes au-dessous de la vérité. Ce n'est pas seulement l'aliénation mentale qu'il faut rechercher dans la famille ; il faut fouiller
tous les antécédents pathologiques et appuyer sur la recherche des
maladies nerveuses (cérébrales, médullaires, névroses). Il faut connaître les diathèses (tuberculose, cancer, syphilis), ne pas ignorer
les vices de conformation physique, l'étude du caractère, les excentriques, les cérébraux, les émotifs.

On vit vieux dans les familles d'aliénés et les enfants y sont ordinairement nombreux.

De cette anamnèse familiale peuvent déjà découler des probabilités.

Un malade sans antécédents vésaniques mais avec des hémiplégiques et des apoplectiques dans sa famille est le plus ordinairement
un paralytique général (Ball) ; d'autres affections, la mélancolie raisonnante, par exemple, ont pour cause fréquente l'hérédité similaire.

Quand on voudra passer aux antécédents personnels, c'est encore
la famille qui renseignera et souvent ce sera incomplètement, on
scindera en deux parties l'anamnèse du malade pour s'enquérir
d'abord des phénomènes qui ont précédé l'affection dont il est atteint
et connaître ensuite les symptômes qui ont marqué l'invasion et la
marche de la maladie. Les questions que posera le médecin porteront alors successivement sur les sphères physique, intellectuelle et
morale.

Examen direct. — Quand on se trouve en face du malade lui-
même, il n'y a plus guère de plan à suivre et l'examen est le plus
souvent décousu et sans ordre. C'est qu'en effet il faut tout d'abord
se préoccuper de la manière d'aborder l'aliéné. Si le malade est
inconscient, rien n'est plus simple ; mais il n'en est point ordinairement ainsi, il n'est inconscient que de son mal ; alors le médecin est
mal vu ; pourquoi vient-il? L'aliéné le regarde avec défiance.

Aussi certains auteurs ont-ils proposé de s'introduire près du
malade sous le couvert d'un rôle de circonstance répondant à ses
idées délirantes ; avec Mac-Donald et bien d'autres nous croyons ces
comédies indignes du médecin : c'est comme médecin que l'on est
appelé, c'est comme médecin que l'on doit se présenter.

Subissez patiemment la colère du malade ; n'oubliez pas que les
qualités indispensables à l'aliéniste sont la douceur, la persévérance

et la circonspection : que déjà la colère ou l'apathie de l'aliéné à votre vue soit un renseignement. Laissez-le parler et pendant qu'il se calme, notez son habitus extérieur, son facies, les signes de dégénérescence ; notez ce qui l'entoure et vous aurez parfois du premier coup d'œil vu percer la mégalomanie ou le délire des persécutions. Faites parler le malade sans jamais lui adresser de questions médicales et notez en passant comment il parle. Prolongez l'entretien, souvent le malade cache avec soin sa folie (mélancoliques, délirants partiels au début), et, lassé par une longue conversation, il se démasque, ou bien l'occasion n'était pas venue pour lui de parler de son délire et un mot l'y amène. Dans tous les cas, laissez parler l'aliéné, approuvez sans vous compromettre et écoutez-le.

Une fois lancé dans la voie des confidences, ne l'arrêtez plus, il faudrait recommencer le lendemain le même début difficile et la conversation ne peut pas avec lui se reprendre où on l'avait laissée.

Ensuite l'examen psychologique terminé, on aborde l'examen physiologique que l'on pratique organe par organe et appareil par appareil, comme chez tout autre malade qui ne serait pas atteint d'aliénation mentale. Voilà tout l'ordre que l'on peut donner à l'examen direct ; il faut renoncer à s'enquérir avec méthode de l'état de l'esprit ; ce n'est que plus tard que l'on classe systématiquement les données cliniques que l'on vient d'acquérir.

Après avoir recherché, comme nous l'avons indiqué, les antécédents du malade et les phénomènes qu'il présente, le médecin doit grouper ses acquisitions et avec ce qu'il a pu réunir chercher à formuler un diagnostic.

Quand on a pu réunir suffisamment de notions étiologiques, on peut d'emblée penser qu'on est en présence d'une des affections suivantes :

    Délire fébrile ;
-   Alcoolisme ;
    Délire toxique ;
    Névrose.

Elles ne rentrent point dans le cadre de notre étude ; elles sont traitées avec compétence à une autre place où le lecteur trouvera tous les renseignements qui les concernent.

Dans d'autres cas, les vésanies paraissent liées à différents états physiologiques, aux maladies des organes, ou aux maladies diathésiques.

I. — L'anamnèse montre alors à l'observateur dans les folies liées aux états physiologiques, d'évidentes relations entre l'affection mentale et

La puberté;

La menstruation;

La puerpéralité;

La ménopause.

Dans presque tous ces cas, c'est de mélancolie qu'il s'agit; la forme variant un peu avec la cause; les impulsions, la kleptomanie surtout sont bien connues comme phénomènes de la grossesse, de la menstruation et de la ménopause. Les folies puerpérales présentent souvent avec leur réaction générale mélancolique des idées délirantes d'érotisme ou de mysticisme.

II. — Quand une maladie des organes semble la cause de la vésanie, il s'agit encore ordinairement de mélancolie et cette cause donne fréquemment son nom à la folie; c'est ainsi que sont nées les

Folie cardiaque;

Folie vermineuse (mélancolique ou maniaque);

Folie hépatique (mélancolie);

Folie gastro-intestinale (mélancolie);

Folie utérine (mélancolie avec idées érotiques et idées mystiques).

III. — Derrière la réaction mentale on peut trouver une *diathèse* qui l'a engendrée; là aussi la mélancolie prend la première place; là aussi l'origine étiologique sert à nommer et à classer l'affection: on a les

Folie de la fièvre intermittente;

Folie rhumatismale;

Folie goutteuse;

Folie de la phtisie;

Folie pellagreuse;

Folie cancéreuse.

Les deux dernières, la pellagreuse et la cancéreuse, prennent la forme mélancolique; la folie de la fièvre intermittente est pendant l'accès même, la manie ou la mélancolie à titre égal; dans la convalescence, surtout quand il y a cachexie paludéenne, c'est la mélancolie; la folie rhumatismale, quand elle semble une métastase des fluxions articulaires, est une variété du rhumatisme cérébral sous forme de manie; en dehors de ce cas, c'est de la mélancolie subaiguë que l'on observe. La folie goutteuse produit surtout des excités. La folie liée à la phtisie revêt des formes variables ; c'est souvent au début de l'excitation avec euphorie et prédominance bien connue sur la sphère génitale ; plus tard c'est de la mélancolie, et la démence finale n'est pas rare. D'ailleurs si nous avons dû indiquer les folies liées à la phtisie, on pourrait plus fréquemment encore noter la phtisie liée aux vésanies. On voit donc que, lorsque l'étiologie de la vésanie est nette, il s'agit très souvent de mélancolie, parfois de manie, c'est-à-dire de folies généralisées guérissables. De là ces formes prennent une importance que nous mettrons en lumière quand nous parlerons du pronostic et du traitement.

Mais les cas sont bien nombreux qui ne reconnaissent qu'une étiologie banale et sans importance diagnostique ; il faut ajouter ceux dans lesquels les causes sont inconnues plus ou moins complètement. Alors ce sont les éléments de l'examen direct qu'il va falloir grouper pour formuler un classement et un diagnostic de l'affection.

De l'examen direct que vous avez pratiqué avec les précautions indiquéees plus haut vous aurez presque immédiatement dégagé que vous avez affaire à

Un excité ;

Un déprimé ;

Un individu ni excité ni déprimé.

Dans le premier cas dirigez vos investigations surtout dans le sens des manies et dans le deuxième dans le sens des mélancolies ; dans le troisième, enfin, du côté des délires partiels, des dégénérescences, des épilepsies.

Un examen attentif vous aura déjà fait connaître les lésions existantes du côté de

L'intelligence ;

La volonté ;

La sensibilité ;

Les actes.

Nous allons indiquer les principaux symptômes que l'on peut observer et passer en revue les affections auxquelles ils se rapportent le plus communément, mais il ne faut pas oublier que les phénomènes vésaniques se multiplient pour une même affection et que des affections différentes présentent un certain nombre de phénomènes semblables : il n'est donc pas plus possible d'établir des équations pathologiques entre tel symptôme vésanique et telle maladie mentale qu'entre un signe de pathologie générale et une maladie spéciale.

Lésions de l'intelligence. — L'examen direct et l'anamnèse du début de la maladie montreront s'il existe chez le malade des lésions de ce sens psychologique telles que

Les illusions ;

Les hallucinations ;

Les obsessions ;

Les idées délirantes ;

Le trouble de l'expression des idées.

Illusions. — *De la vue.* Les illusions vraies de la vue sont surtout l'apanage de la *manie* et de l'*excitation maniaque* et les interprétations délirantes appartiennent plutôt aux *mélancoliques* et aux *persécutés.* — *De l'ouïe.* C'est le *délire des persécutions* et la *mélancolie* qui en comportent le plus grand nombre ; il en est de même pour les *illusions du goût et de l'odorat* et celles de la *sensibilité générale* revêtant la forme viscérale.

Hallucinations. — Les *hallucinations de la vue* appartiennent surtout aux *mystiques ;* les exemples historiques n'en sont pas rares ; celles de l'*ouïe* sont les plus fréquentes des hallucinations, elles sont un des phénomènes les plus fréquemment observés en pathologie mentale ; il faut connaître l'aspect des hallucinés de l'ouïe : l'oreille tendue, attentifs, ils écoutent avec anxiété les mots ou les discours qu'ils entendent ; ne s'occupant pas du monde extérieur, ils sont entièrement à leur monde idéal : c'est dans l'immense majorité des cas un signe de *délire de persécution* ou de *mélancolie.*

Il en va de même pour les *hallucinations du goût et de l'odorat* ou de la *sensibilité générale ;* les hallucinations combinées indiquent presque toujours une affection aiguë.

Les obsessions. — Les obsessions correspondent ordinairement à la *mélancolie*, mais à des formes spéciales que nous avons décrites ; il en est de caractéristiques formant à elles seules presque toute la maladie, le fond mélancolique ne se montrant que tardivement ou par instants. A la *mélancolie* plus ou moins marquée et surtout à celle que l'on a décrite sous le nom de *folie du doute* appartiennent donc et l'*onomatomanie* et l'*arithmomanie* et le *délire du toucher* et la *zoophobie* et toutes les *phobies.*

Idées délirantes. — Les idées délirantes qui frappent tant l'imagination du public ne sont pas toujours faciles à dévoiler pour le médecin : beaucoup d'aliénés les cachent longtemps ; un examen approfondi et renouvelé peut seul les démasquer dans certains cas. Leur variété est infinie ; les idées les plus étranges peuvent germer dans le cerveau d'un fou, mais on peut suivant leur nature les ranger sous quelques chefs qui les comprennent toutes : les *idées hypocondriaques* se rencontrent dans la *mélancolie*, le *délire de la persécution* au début ou la *démence sénile ;* celles de *négation* dans la *mélancolie* ou la *démence*. Les *idées de persécution* prédominent dans la période d'état de cette forme de folie partielle bien connue sous le nom de *délire de la persécution ;* là elles sont systématisées et nous avons étudié plus haut comment elles se comportent, mais on les trouve aussi surajoutées chez les *mélancoliques* et certains *déments*. On conçoit dès lors quel soin le médecin doit apporter à l'examen d'un malade ayant des idées de persécution, car il peut être un fou partiel incurable ou un mélancolique à idées de persécution guérissable.

Nous pourrions répéter à peu près au sujet des *idées mystiques* ce que nous venons d'écrire sur les idées de persécution : systématisées, elles sont presque toujours signe de *folie partielle (délire mystique)*, mais peuvent être surajoutées à la *manie* ou à la *mélancolie*, déterminant alors des difficultés semblables à celles que nous avons indiquées plus haut pour les idées de persécution.

Les idées de grandeur peu accentuées, simple *mégalomanie*, se rencontrent dans certaines *mélancolies* et dans certaines *folies circulaires ;* plus systématisées, vrai *délire ambitieux*, elles sont le principal symptôme de la troisième période des *folies partielles*, qu'elles aient revêtu dans leur deuxième période le masque de la persécution ou celui du mysticisme.

Les *idées érotiques* existent souvent chez les *dégénérés*, on les retrouve souvent dans les états d'excitation tels que l'*excitation maniaque* et la *manie puerpérale ;* d'autres fois, produits des hallucinations, elles accompagnent le *délire partiel à forme mystique* ou la *démence*.

Expression des idées.— La parole, l'écriture et le dessin reflètent chez les aliénés ou la réaction générale, ou les idées délirantes, ou bien elles sont caractéristiques. Laissons de côté le tremblement si particulier à la paralysie générale qui ne nous occupe point ici, mais notons que chez les mélancoliques, chez certains persécutés, chez les déments, la voix est affaiblie ; elle est élevée chez les maniaques. Les mégalomanes et les excités sont emphatiques dans leur diction, les persécutés prétentieux et corrects; des néologismes sans aucun sens sont créés par les maniaques; ceux des persécutés sont destinés à expliquer la bizarrerie de leurs sensations, mais le mutisme est plus caractéristique que la parole; tantôt *le malade se refuse à parler*, il faut alors songer au *délire des persécutions*, aux *débiles maniaques*, aux *débiles avec idées mystiques*, aux *mélancoliques* et aux *simulateurs;* c'est dans la mélancolie et le délire des persécutions que le phénomène est le plus fréquent. D'autres fois *le malade ne comprend pas ce qu'on lui demande*, plongé qu'il est dans la *démence* ou dans la *stupeur*. Enfin *l'aliéné ne peut pas parler;* c'est un aphasique; ou un aliéné aphasique, un paralytique général le plus ordinairement ou un aphasique aliéné, c'est-à-dire un malade atteint de ramollissement cérébral.

Lésions de la volonté. — C'est dans la *mélancolie*, surtout dans sa forme de *folie du doute*, que la volonté est le plus frappée : à elle appartiennent ces abouliques, ces malades qui ne peuvent vouloir, ces indécis et ces anxieux. Les impulsifs présentent à un haut degré des lésions de la volonté; nous en reparlerons en étudiant les actes.

Lésions de la sensibilité. — Nous grouperons sous ce nom toutes les anomalies de la sphère morale. Le changement du caractère est un des signes qui doit faire prendre en garde au médecin l'éclosion de l'aliénation; il a comme tel une valeur diagnostique, mais ne précise point dans quel sens va se diriger la vésanie.

Les *sentiments* et les *affections* de la *manie* sont *mobile*s et *incohérents*, *affaissés* dans la *mélancolie*, *portés vers la haine* chez les *persécutés*. Les *instincts* sont *pervertis* ou *annulés* chez les *idiots* et les *déments*.

Les *actes* sont fréquemment le premier signe perçu de l'aliénation mentale; c'est souvent à propos d'un acte criminel que l'on s'avise que l'on peut avoir affaire à un aliéné; les uns sont caractéristiques par leur nature même ou par la façon dont ils ont été commis; d'autres ne diffèrent pas des actes criminels ordinaires, c'est le sujet qui est dissemblable. Les actes des vésanies sont *inconscients, ou conscients avec ou sans hallucinations :* inconscients dans l'épilepsie; avec hallucinations dans la mélancolie, la mélancolie avec stupeur, la folie religieuse, le délire des persécutions, la manie; conscients enfin chez les dégénérés qui commettent le suicide ou l'homicide, qui présentent la kleptomanie ou la pyromanie.

Parmi tous ces actes ceux qui attirent l'attention le plus ordinairement sont :

Les fugues ;

Les homicides ;

Les suicides ;

Les vols ;

Les attentats à la pudeur.

Les *fugues* sont observées chez les *épileptiques*, les *mélancoliques* (souvent dipsomanie), les *dégénérés*, les *états seconds hystériques*.

Les *homicides* forment une classe d'aliénés d'une grande importance et par les dangers qu'ils présentent et par les problèmes de médecine mentale qu'ils soulèvent : l'homicide peut être inconscient, c'est alors :

Un épileptique ;

Un homme en état d'ivresse ;

Un maniaque ;

Un alcoolique.

Le meurtre des épileptiques a ses signes particuliers ; il est accompli sans préméditation mais sans hésitation et brutalement, et, l'homme étant mort, le meurtrier s'acharne longtemps encore sur sa victime. Le meurtre du maniaque a lieu au milieu d'une telle exaltation physique et morale que chacun, sans être versé dans l'art médical, le reconnaît comme œuvre d'aliéné.

L'homicide peut être *conscient*, mais *irrésistible*, c'est :

Un dégénéré avec monomanie homicide ;

Un mélancolique ;

Un persécuté halluciné.

Ce sont les aliénés de cette classe qui sont difficilement acceptés comme tels par l'accusation et par les jurés ; la défense cherche souvent à y faire entrer des individus responsables.

D'autres aliénés homicides le sont *volontairement, sans impulsions ;* ils méditent leur coup, le combinent et l'accomplissent sciemment, ce sont les *persécutés persécuteurs ;* d'autres sont également des meurtriers volontaires ; ils n'ont cependant pas une aussi longue préméditation ; ce sont aussi des persécutés, mais qui tuent sous l'influence d'une hallucination, ce sont les *persécutés hallucinés ;* parallèlement au meurtre de ces derniers on peut établir le meurtre des *persécutés mystiques* qui tuent pour obéir aux voix d'en haut, faire monter au ciel de suite ceux qu'ils croient en état de grâce ou renouveler le sacrifice d'Abraham. Enfin les *débiles*, les *idiots* et les *imbéciles* peuvent tuer volontairement avec conscience et sans raison, pour le plaisir de détruire et de tuer.

Les *suicides* sont essentiellement des actes de mélancoliques, l'hérédité y est singulière et fréquemment le fils se tue à l'âge où s'est tué son père, n'ayant guère donné que ce seul signe de mélancolie, c'est la monomanie suicide.

Les *vols à l'étalage* compliquent souvent l'état mental des femmes enceintes sans qu'il y ait à proprement parler de folie de la grossesse, on les observe dans les folies de la puberté (hébéphrénie) et de la ménopause, chez les déments, les dégénérés, chez les excités maniaques surtout, et c'est pourquoi l'hystérie et la folie circulaire en présentent des exemples si fréquents.

Les *attentats à la pudeur*, exhibitions ou viols, reconnaissent des causes à peu près semblables. Les *exhibitionnistes* paraissent souvent devant la justice, on s'aperçoit que ce sont des épileptiques, des déments, des alcooliques, des dégénérés, des idiots ou des imbéciles ; les *viols* sont commis par la même classe d'aliénés. On observe souvent dans les asiles des masturbateurs : la *masturbation* est un signe fréquent dans l'aliénation mentale ; elle s'observe dans les *états d'excitation*, dans les épilepsies, dans la *débilité mentale*, chez les *mystiques*, les *dégénérés*, les *idiots* et les *imbéciles*.

Dans cet essai rapide de séméiologie, nous avons omis à dessein la paralysie générale : les phénomènes que présente la méningo-encéphalite sont si variés dans leur nature qu'il n'est presque pas d'actes vésaniques qui ne puissent s'y rapporter ; l'alcoolisme aussi a des formes changeantes et multipliées.

II

PRONOSTIC

En aliénation mentale, comme dans le reste de la pathologie, il y a des malades qui guérissent et des maladies qui guérissent, c'est-à-dire que, si certaines affections sont incurables par leur nature et quel que, soit l'individu qu'elles atteignent, certaines autres sont curables chez l'un et deviennent chroniques chez un autre.

Aussi allons-nous étudier :

1º Le pronostic d'après les conditions du malade ;

2º Le pronostic d'après les conditions de la maladie.

Pronostic d'après les conditions du malade.

Les principales de ces conditions sont :

Les antécédents et les considérations étiologiques.

Plus l'hérédité vésanique est chargée et plus l'affection mentale tend à l'incurabilité; plus aussi les dégénérescences (héréditaires ou acquises) sont marquées et plus le pronostic est sévère.

L'âge, le sexe, les saisons ne sont point indifférents : c'est de vingt à trente ans que la folie guérit le mieux; les femmes guérissent plus que les hommes et c'est probablement à cause de la rareté de la paralysie générale dans le sexe féminin; c'est en été que se trouve la vraie saison de la folie, en automne celle de la guérison.

Parmi les vésanies celles qui reconnaissent une cause étiologique bien nette sont plus facilement guérissables : ainsi sont ordinairement curables les folies

De la puberté ;

De la ménopause ;

Puerpérale, surtout celle de l'accouchement (manie); celles de la grossesse et de la lactation (mélancolie) comportent un pronostic un peu plus sévère.

Des névroses ;

De l'impaludisme aigu ; l'impaludisme chronique peut mener à une incurable démence ;

De la fièvre typhoïde ;

Du rhumatisme ;

Sympathiques : ce sont les folies décrites sous le nom de folie hépatique, cardiaque, gastro-intestinale, etc. ; leur élément étiologique est une lésion des organes; une fois la guérison obtenue, la vésanie disparaît le plus souvent. Cependant les folies liées à la période terminale de la phtisie sont graves et la démence des syphilitiques a le même pronostic que les autres démences.

Chez les alcooliques les phénomènes aigus disparaissent facilement dans certains cas, mais on voit aussi fréquemment des accidents chroniques leur succéder.

Pronostic d'après les conditions de la maladie. — Le mode d'invasion de la maladie et sa marche sont de bons éléments de pronostic; d'une façon générale on peut dire qu'une invasion aiguë et une marche rapide sont favorables : faisons exception cependant pour la marche rapide de la manie suraiguë dont le pronostic est si sévère et pour certains cas de paralysie générale que la brusquerie de l'invasion ne protège pas contre une marche fatale.

La nature des idées délirantes comporte de précieux renseignements. Sont graves :

Les idées de suicide ;

Les impulsions homicides ;

Les obsessions.

D'autres sont graves quand elles se rapportent à un délire partiel et de moindre importance, lorsqu'elles sont surajoutées à une folie généralisée, ce sont :

Les idées de persécution ;

Les idées mystiques ;

Les idées de grandeur ;

Les idées hypochondriaques.

L'aliéniste qui observe chaque soir son malade, guette pour ainsi dire et saisit dès leur apparition des symptômes qui vont bientôt se confirmer comme signes de convalescence ou comme signes de chronicité.

Signes de convalescence. — Pour être valables les signes de convalescence doivent marcher de pair dans les sphères physique et morale ; c'est par la sphère morale qu'ils débutent ordinairement ; le malade écoute plus volontiers ce qu'on lui dit, semble moins convaincu de son délire en même temps que ses affections anciennes réapparaissent et qu'il renoue ses habitudes ; cependant les hallucinations deviennent moins fréquentes, les idées délirantes moins intenses, mais le champ du délire n'est point restreint : ce serait un signe de chronicité. Des intervalles lucides apparaissent au milieu de cet affaissement général de la vésanie ; ils se renouvellent plus fréquemment et leur durée est plus longue ; l'état physique marche parallèlement vers l'amélioration, le sommeil, signe capital, revient, l'appétit renaît, l'embonpoint s'accuse ; mais tous ces phénomènes procèdent avec lenteur et progression ; une guérison rapide du jour au lendemain peut s'observer, mais doit laisser des doutes au médecin qui ne peut souvent y voir qu'une rémittence ou une intermittence et par conséquent un signe de chronicité.

Signes de chronicité. — Le seul signe de chronicité, c'est la durée ; au delà de deux ans, un aliéné guérit rarement. Quand la maladie doit devenir chronique, les signes mentaux perdent un peu en intensité et les fonctions organiques se régularisent, il se produit donc des symptômes ressemblant à ceux de la guérison, mais après un léger abaissement on observe un état stationnaire et le délire se circonscrit. Plus tard apparaissent des signes de démence, tels que le crachotement, l'hésitation de la parole et le gâtisme.

CHAPITRE VII

CONSÉQUENCES DE L'ALIÉNATION MENTALE

La vie de l'aliéné malade encore ou même guéri est entourée de difficultés pour l'accomplissement des actes ordinaires de la vie. Par plus d'un point, ce sujet touche à la médecine légale ; nous le traitons ici à part, ayant réuni les principaux cas que l'on pourra soumettre au médecin qui bien souvent est consulté par les familles au sujet des intérêts qui peuvent être lésés par le fait de l'aliénation d'un de ses membres.

Les faits que nous examinerons ici auront trait aux :

Rapports conjugaux ;
Hérédité ;
Mariage ;
Séparation ;
Divorce ;
Interdiction ;
Puissance paternelle ;
Testament ;
Témoignage ;
Assurances sur la vie.

RAPPORTS CONJUGAUX. — Pendant la période d'aliénation, l'hésitation n'est pas permise. Les rapports conjugaux doivent être absolument proscrits : l'aliéné y trouverait un élément d'excitation défavorable et la conception dans ces cas est pleine de périls pour l'avenir cérébral de l'enfant qui naîtrait. Une fois l'aliéné guéri, il est impossible de lui défendre les rapports conjugaux, on en connaît tous les inconvénients, mais ne connaît-on pas aussi ceux qui existent chez les phtisiques ; on ne peut pas plus les interdire chez les uns que chez les autres.

HÉRÉDITÉ. — C'est un des points sur lesquels le médecin est le plus souvent consulté. Deux cas se présentent : ou bien c'est un parent du vésanique qui interroge pour lui, désireux de connaître les dangers qu'il court, ou bien c'est une tierce personne qui interroge pour une autre. Dans le premier cas le médecin ne saurait être assez prudent, et s'il voit l'avenir gros de nuages, il doit le faire comprendre avec tous les ménagements possibles et surtout chercher à rassurer son client. Dans la seconde hypothèse le médecin ne doit pas toujours répondre, il est de son devoir de se souvenir du secret médical, mais si, pourtant, sans dévoiler de nom, au sujet d'un malade inconnu, on vient lui demander, par exemple, quels risques court au point de vue mental le fils d'un aliéné, il doit dévoiler la vérité entière. Mais la forme différente de l'aliénation amène une réponse différente. Les paralytiques généraux ne donnent point naissance à des vésaniques (Ball), mais à des apoplectiques, à des hémiplégiques, etc., tandis que certaines formes, comme la mélancolie suicide, sont fréquemment la cause d'une hérédité similaire.

MARIAGE. — Dans le cours même de la maladie, le mariage n'est ordinairement pas projeté ; dans les cas de mariage *in extremis*, le médecin n'est pas consulté et leur cause est toujours l'intérêt. La loi considère l'aliénation.

1° Comme un cas d'opposition au mariage.

ART. 174. — Lorsque l'*opposition* au mariage est fondée sur l'état de démence du futur époux, cette opposition dont le tribunal pourra prononcer mainlevée pure et simple, ne sera jamais reçue qu'à la charge par l'opposant de *provoquer l'interdiction* et d'y faire statuer dans le délai qui sera fixé par le jugement.

2° Comme un cas de nullité. Le mariage est en effet un contrat civil valable seulement quand il y a consentement libre et exempt d'erreur des parties contractantes ; aussi le mariage d'un aliéné peut-il être déclaré nul d'après l'article 146.

ART. 146. — Il n'y a point de mariage lorsqu'il n'y a pas consentement.

SÉPARATION. — Par elle-même l'aliénation n'est pas une cause de séparation de corps ou de biens, mais indirectement elle peut être l'origine « d'excès, de sévices et d'injures graves » pour lesquels la séparation peut être prononcée.

DIVORCE. — La question, discutée avec acharnement, n'a pas été tranchée et le Code est muet sur ce cas.

INTERDICTION. — Le Code admet l'interdiction des individus en état *habituel* d'aliénation, même s'ils ont des intervalles lucides. Le rôle du médecin est de délivrer un certificat où sont relatés les signes de folie ; l'époux ou l'épouse ou le parent de l'aliéné qui provoquent l'interdiction portent leur demande au tribunal civil et articulent les faits constitutifs de la folie par écrit. On voit donc quelle circonspection le médecin doit apporter à la délivrance de ces certificats.

Nous citons le passage du Code civil qui regarde l'interdiction.

INTERDICTION. — Législation : CODE CIVIL. — ART. 489. — Le majeur qui est dans un état habituel d'imbécillité, de démence ou de fureur, doit être interdit même lorsque cet état présente des intervalles lucides.

ART. 490. — Tout parent est recevable à provoquer l'interdiction de son parent. Il en est de même pour l'un des époux à l'égard de l'autre.

ART. 491. — Dans le cas de fureur, si l'interdiction n'est provoquée ni par l'époux ni par les parents, elle doit l'être par le procureur du roi, qui, dans les cas d'imbécillité ou de démence, peut aussi la provoquer contre un individu qui n'a ni époux, ni épouse, ni parents connus.

ART. 492. — Toute demande en interdiction sera portée devant le tribunal de première instance.

ART. 493. — Les faits d'imbécillité, de démence ou de fureur seront articulés par écrit. Ceux qui poursuivront l'interdiction présenteront les témoins et les pièces.

ART. 497. — Après le premier interrogatoire, le tribunal commettra, s'il y a lieu, un administrateur provisoire, pour prendre soin de la personne et des biens du défendeur.

ART. 498. — Le jugement sur une demande en interdiction ne pourra être rendu qu'à l'audience publique, les parties entendues ou appelées.

ART. 499. — En rejetant la demande en interdiction, le tribunal pourra néanmoins, si les circonstances l'exigent, ordonner que le défendeur ne pourra désormais plaider, transiger, emprunter, recevoir un capital mobilier, ni en donner décharge, aliéner ni grever ses biens d'hypothèques, sans l'assistance d'un conseil nommé par le même jugement.

Art. 503. — Les actes antérieurs à l'interdiction pourront être annulés si la cause de l'interdiction existait notoirement à l'époque desdits actes.

Art. 504. — Après la mort d'un individu, les actes par lui faits ne pourront être attaqués pour cause de démence, qu'autant que son interdiction aura été prononcée ou provoquée avant son décès, à moins que la preuve de la démence ne résulte de l'acte même qui est attaqué.

Art. 505. — S'il n'y a pas d'appel du jugement d'interdiction rendu en première instance, ou s'il est confirmé sur l'appel, il sera pourvu à la nomination d'un tuteur ou d'un subrogé-tuteur à l'interdit, suivant les règles prescrites au titre : *De la minorité de la tutelle et de l'émancipation.* L'administrateur provisoire cessera ses fonctions et rendra compte au tuteur s'il ne l'est pas lui-même.

Art. 506. — Le mari est de droit tuteur de sa femme interdite.

Art. 507. — La femme pourra être nommée tutrice de son mari. En ce cas, le conseil de famille règlera la forme et les conditions de l'administration, sauf le recours devant les tribunaux de la part de la femme qui se croirait lésée par l'arrêté de sa famille.

Art. 508. — Nul, à l'exception des époux, des ascendants ou des descendants, ne sera tenu de conserver la tutelle d'un interdit au delà de dix ans. A l'expiration de ce délai le tuteur pourra demander et devra obtenir son remplacement.

Art. 509. — L'interdit est assimilé au mineur, pour sa personne et pour ses biens; les lois sur la tutelle des mineurs s'appliqueront à la tutelle des interdits.

Art. 510. — Les revenus d'un interdit doivent être essentiellement employés à adoucir son sort et à accélérer sa guérison.

Selon les caractères de sa maladie et l'état de sa fortune, le conseil de famille pourra arrêter qu'il sera traité dans son domicile ou qu'il sera placé dans une maison de santé ou même dans un hospice.

Art. 511. — Lorsqu'il sera question du mariage de l'enfant d'un interdit, la dot, ou l'avancement d'hoirie, et les autres conventions matrimoniales seront réglés par un avis du conseil de famille, homologué par le tribunal sur les conclusions du procureur du roi.

Art. 512. — L'interdiction cesse avec les causes qui l'ont déterminée; néanmoins, la mainlevée ne sera prononcée qu'en observant les formalités prescrites pour parvenir à l'interdiction, èt l'interdit ne pourra reprendre l'exercice de ses droits qu'après le jugement de mainlevée.

PUISSANCE PATERNELLE. — L'état habituel d'aliénation prive l'individu qui en est atteint de la puissance paternelle pour le mariage de ses enfants (art. 419) et lui enlève le droit d'être tuteur ou de faire partie du conseil de famille (art. 442).

TESTAMENTS ET DONATIONS. — Les testaments et les donations des aliénés ou soi-disant tels sont une source interminable de procès, la loi dit :

ART. 901. — ... Pour faire une donation entre vifs ou un testament, il faut être sain d'esprit.

Dans les cas en litige, ou bien le testament est l'œuvre d'un interdit, ou il a été formulé par un aliéné non interdit.

Si l'interdiction a été prononcée, le testament *peut* être attaqué, mais il ne sera annulé que s'il est démontré qu'il n'a pas été fait pendant un intervalle lucide.

S'il n'y a pas eu interdiction, il faut pour l'annulation du testament « établir la démonstration posthume de l'état mental du sujet « *au moment* de la confection de l'acte » (Linas).

On voit toutes les difficultés que ce sujet soulève.

TÉMOIGNAGE. — Le Code ne parle pas du témoignage des aliénés, mais ils ne sont ordinairement entendus qu'à titre de simple renseignement.

ASSURANCES SUR LA VIE. — L'aliénation est une contre-indication à l'assurance ; aussi est-ce là une source de procès entre les compagnies et les intéressés, soit que les signes aient été volontairement cachés, soit qu'ils aient passé inaperçus au moment où le malade a contracté l'assurance.

Quand la vésanie s'est déclarée après le contrat d'assurances, il peut arriver que les compagnies contestent la santé du contractant au moment où celui-ci s'est assuré.

CHAPITRE VIII

TRAITEMENT DES VÉSANIES

Nous scinderons l'étude du traitement en deux parties : dans la première, nous passerons en revue la thérapeutique des symptômes propres aux aliénés, dans la seconde nous aborderons le traitement curatif ou palliatif de l'aliénation ; c'est là qu'après avoir indiqué les indications de l'isolement des aliénés, nous ferons connaître comment il faut s'y prendre pour faire enfermer dans un asile un malade atteint de folie.

Traitement des symptômes. — Les symptômes de l'aliénation qui répondent à des indications particulières sont :

L'agitation ;
La sitiophobie ;
Le gâtisme.

A l'agitation il faut opposer les moyens de contention, l'alimentation forcée à la sitiophobie ; enfin les gâteux réclament des soins spéciaux.

Moyens de contention. — Depuis la réforme de Pinel, les médecins aliénistes sont unanimes à réserver les moyens de contrainte aux cas où l'aliéné est dangereux pour lui-même et pour les autres. Les partisans à outrance du no-restraint proscrivent toute espèce d'entrave et font maintenir les agités par des aides. Mais dans l'immense majorité des cas on emploie la camisole de force ou des appareils analogues tels que des manchons, la chemise de Magnan, etc.

Sous aucun prétexte on ne doit garrotter l'aliéné, ni employer des entraves métalliques.

C'est ordinairement dans les asiles que des infirmiers habitués mettent la camisole de force d'après les ordres du médecin, mais le praticien peut dans certains cas avoir l'occasion de l'utiliser ; aussi ne croyons-nous pas inutile d'indiquer comment on doit s'en servir: il faut être au moins deux pour appliquer la camisole de force; la difficulté est de faire passer les bras de l'aliéné dans les manches de la camisole; le meilleur moyen est de passer les mains soi-même à rebours dans les manches et d'aller saisir ainsi les mains de l'aliéné, à mesure que l'opérateur dégage ses bras, ceux de l'aliéné pénètrent dans les manches et ce temps de l'opération est facilité, si un aide placé derrière le malade tire à lui le corps de l'appareil; il ne reste plus alors qu'à lacer la camisole derrière le dos sans la serrer; sauf dans des cas exceptionnels, on peut laisser l'aliéné plus ou moins libre de ses mouvements : ordinairement on attache les extrémités des manches de l'appareil, ce qui laisse une certaine amplitude de mouvements au malade, on peut aussi fixer les membres inférieurs au lit avec des entraves rembourrées, fabriquées spécialement.

Alimentation forcée. — Dans les cas de sitiophobie où l'on doit pratiquer l'alimentation forcée le malade doit être assis ou couché la tête élevée par des oreillers; l'opérateur se place devant lui pour faire pénétrer par les narines une sonde *très longue* de *petit calibre.*

On choisira une sonde de gomme, c'est-à-dire lisse, élastique et semi-rigide, on en courbera l'extrémité inférieure et après l'avoir graissée d'huile ou de vaseline on l'introduira dans une narine en suivant le plan inférieur des fosses nasales; bientôt la sonde butera sur le pharynx, c'est le premier temps du cathétérisme; la courbe que l'on a donnée à la sonde la mènera bientôt jusqu'à la base de la langue, c'est le deuxième temps.

Pour terminer par le troisième temps il faut porter l'instrument jusque dans l'œsophage, un mouvement de déglutition aspire alors la sonde; quand le malade s'y prête, ce temps s'opère sans difficulté, mais souvent il résiste : on doit alors, à l'exemple de Sizaret, injecter brusquement un liquide dans la narine, le mouvement de déglutition s'opère instinctivement; c'est à l'opérateur de saisir ce moment très court afin de pousser la sonde dans l'œsophage en évitant les voies aériennes. C'est l'écueil du cathétérisme que l'introduction de l'instrument dans le larynx et la trachée; on est averti que l'on a fait fausse route par la difficulté de la respiration et la toux du malade, par les symptômes d'asphyxie qu'il présente, par une sorte de souffle canulaire qui passe par le pavillon de la sonde et enfin par la sensation perceptible au doigt du frottement de l'instrument sur les anneaux de la trachée. Une fois la sonde introduite jusque dans l'estomac, on peut pratiquer le lavage de l'estomac presque toujours indiqué chez les sitiophobes.

Si l'on est obligé de renouveler l'opération, on peut se servir d'une sonde d'un calibre supérieur et les difficultés que présente le malade vont s'amoindrissant avec l'habitude.

Soins à donner aux gâteux. — On doit chercher chez les gâteux :

1° A régulariser la défécation ;

2° A leur procurer un lit sec et sain ;

3° A prévenir les érythèmes et les eschares.

1° Le seul moyen dont on dispose est la provocation des selles à heure fixe ; on peut ainsi diminuer un peu les inconvénients du gâtisme.

2° Le lit des gâteux doit être de fer ; le fond en forme d'entonnoir très évasé pour faciliter l'écoulement des liquides ; et le matelas facilement renouvelable ; on peut y arriver soit en formant un lit de varech dont on enlève chaque jour les parties souillées, soit en plaçant côte à côte trois petits matelas et en changeant celui du milieu, soit enfin en employant le matelas d'air ou d'eau.

3° La propreté la plus minutieuse et les lavages fréquents empêcheront la production des érythèmes et des eschares, surtout si on fait suivre les lavages d'applications de poudres absorbantes, poudre d'amidon, poudre de quinquina, etc.

Traitement curatif et palliatif. — Le traitement des infirmités cérébrales n'offre pas la même ressource que celui des vésanies ; les arriérés, les débiles, les imbéciles et les idiots peuvent être améliorés par une éducation de tous les instants ; nous avons vu qu'on peut obtenir de quelques-uns qu'ils apprennent et pratiquent un métier ; mais c'est le traitement de la folie qui va nous occuper ici.

Quand il s'agit d'une folie sympathique, le premier acte thérapeutique doit être de faire disparaître la cause et une fois ce résultat obtenu l'effet disparaîtra souvent de lui-même. Mais en traitant le cœur dans la folie cardiaque, le foie dans la folie hépatique, il ne faut pas oublier de traiter la vésanie elle-même.

On range sous trois chefs différents les moyens thérapeutiques dont nous disposons contre la folie :

Le traitement moral ;
Le traitement hygiénique ;
Le traitement médical proprement dit.

Traitement moral. — Le traitement moral est celui dont l'importance est le plus considérable.

La direction morale de l'aliéné est dévolue au médecin : suivant la période de la maladie et suivant l'état du malade, celui-ci doit chercher à déraciner les conceptions délirantes ; il faut une grande expérience et beaucoup de tact pour donner, suivant les cas, la mesure nécessaire ; c'est surtout dans la mélancolie que la direction morale importe.

Les occupations et les distractions sont de précieux auxiliaires ; c'est aussi au médecin à les régler suivant les indications.

Mais le moyen le plus important de tous, celui qui doit être inscrit en tête du traitement des aliénés, c'est l'isolement. Il faut isoler les aliénés curables, car c'est là leur vraie méthode de traitement ; il faut aussi isoler la plupart des incurables sinon pour eux, du moins pour les autres et se rappeler qu'à proprement parler tous les aliénés sont dangereux ou susceptibles de l'être.

Cet isolement ne peut être réalisé que par trois méthodes :

1° Par les voyages ;

2° Dans une maison spécialement affectée à cette destination ;

3° Dans un établissement destiné à traiter en commun un plus ou moins grand nombre d'aliénés.

Les deux premières méthodes constituent le traitement des aliénés en liberté, la seconde l'internement.

Traitement des aliénés en liberté. — Avant toute chose, ce traitement suppose chez le malade de grandes ressources pécuniaires, sauf dans le cas où le malade est confié à des nourriciers, mais ce système n'a pas donné de bons résultats dans notre pays.

1° *Les voyages.* — Les voyages ne peuvent être appliqués comme traitement de l'aliénation mentale que dans des cas définis : il faut les proscrire chez tous les aliénés excités et chez tous les aliénés dangereux ; c'est dans la mélancolie surtout que ce moyen peut servir, les distractions qu'il procure ont une heureuse influence ; mais il ne doit être employé que sous la surveillance continue d'un homme expérimenté ; pour que l'efficacité soit réelle, il est nécessaire que les parents n'accompagnent pas le malade, au moins les parents les plus rapprochés avec lesquels il a l'habitude de vivre.

2° *Maison spécialement affectée au traitement d'un aliéné.* — Les différents endroits qui sont proposés à cet effet ne doivent pas être acceptés indistinctement par le médecin ; la première maison que la famille propose est la sienne ; il est nécessaire de s'y opposer énergiquement ; c'est la négative même du traitement par l'isolement ; sans doute certains déments, idiots et imbéciles peuvent être conservés dans les familles ; mais il est rare que les sentiments affectueux de celle-ci ne s'émoussent pas avec le temps en face d'un être dont l'intelligence est morte et l'aliéné ne reçoit plus dès lors tous les soins auxquels il a droit.

Parmi les systèmes qui peuvent être adoptés nous citerons :

La maison de campagne ;

L'établissement hydrothérapique ;

Les nourriciers.

La maison de campagne aménagée sur le plan de l'asile, avec un personnel *ad hoc*, n'a contre elle que les frais considérables qu'elle nécessite.

L'établissement hydrothérapique souvent mis en avant par les familles, ne doit son choix qu'à l'idée fausse si répandue dans le monde qu'il faut toujours doucher les fous ; dans les cas de mélancolie la douche est un bon moyen thérapeutique, mais elle doit être écartée chaque fois qu'il y a de l'hyperhémie cérébrale et notamment dans la paralysie générale à toutes ses périodes.

Le système des nourriciers n'a donné en France que des résultats déplorables. Le nom même indique en quoi il consiste : l'aliéné est comme l'enfant mis en nourrice dans une famille.

En Ecosse, cette méthode semble avoir donné de bons résultats : il ne faut en tous cas l'appliquer que chez les aliénés non excités et non dangereux, car la grande liberté qu'il suppose empêche de l'employer chez tous les aliénés sans distinction.

Traitement par l'internement. — L'importance de ce traitement avec ses indications et les moyens de l'appliquer nous oblige à en faire l'objet d'un chapitre spécial.

CHAPITRE IX

MÉDECINE LÉGALE DES ALIÉNÉS

I

INTERNEMENT

Indications de l'internement. — « L'asile d'aliénés, a dit Esquirol, est un mode de traitement, » aussi les indications de ce moyen thérapeutique sont-elles du ressort médical ; mais en même temps qu'un mode curatif l'asile aussi est un refuge qui met hors de danger et l'aliéné lui-même et ceux qui l'entourent ; on voit donc que dans les cas très fréquents où les ressources pécuniaires ne peuvent suffire aux dépenses d'un traitement à domicile, on doit enfermer l'aliéné pour lui et pour les autres.

Nous avons déjà dit plus haut que tous les aliénés curables doivent être isolés, nous ajouterons qu'ils doivent l'être dans le plus bref délai ; c'est, en effet, un élément important du pronostic que la précocité du traitement. L'aliéné doit donc être enfermé pour lui le plus tôt possible, s'il est curable, et aussi pour les autres si, de plus, il est dangereux.

Les aliénés incurables doivent être internés pour les autres quand ils sont dangereux, c'est là pour eux la principale indication de l'internement ; elle est fréquente, car nous avons vu qu'il n'y a pas d'aliéné vraiment inoffensif ; mais dans la catégorie des aliénations, il en est qui poussent plus que les autres aux actes criminels ou dangereux.

En première ligne se placent les folies partielles, surtout le délire des persécutions et la folie épileptique ; immédiatement derrière elles viennent l'excitation maniaque et la manie raisonnante trop rarement internées et si fréquentes dans les folies hystérique et circulaire, puis la folie alcoolique aiguë et subaiguë. D'une façon générale les fous dangereux sont des hallucinés.

Formalités de l'internement. — Quand le médecin a posé le diagnostic de l'aliénation mentale, et qu'il a conclu à l'internement comme moyen de traitement, il doit indiquer aux parents du malade la façon légale de procéder; il s'agit alors d'un *placement volontaire ;* dans les cas où la folie et le danger qu'elle fait courir sont de notoriété publique et exigent des moyens de sécurité immédiats, c'est l'autorité administrative qui fait interner l'aliéné par un *placement d'office.*

L'internement a donc lieu de deux façons :

Par placement volontaire ;

Par placement d'office.

PLACEMENT VOLONTAIRE. — Quand on veut faire un placement volontaire, il est nécessaire de produire trois pièces seulement :

A. *Une demande de placement* qui peut être faite par un parent, un ami, ou toute autre personne ayant avec l'aliéné quelque relation; si la demande est formée par le tuteur d'un interdit, il doit y joindre un extrait du jugement d'interdiction, il n'y a pas de formule spéciale pour la demande, il n'est pas nécessaire qu'elle soit faite sur papier timbré, mais il faut :

1° Qu'elle soit écrite et signée par la personne qui fait la demande ; si cette personne ne sait pas écrire, il faut qu'elle soit reçue par le maire ou le commissaire de police qui en donnera acte ;

2° Qu'elle contienne les nom, prénoms, profession, âge, domicile et indication de la parenté ou de la nature des relations de l'aliéné avec la personne qui forme la demande ;

3° Qu'elle contienne les nom, prénoms, profession, âge et domicile de l'aliéné.

B. *Une pièce constatant l'identité du malade,* passeport, acte de naissance, livret militaire, etc.

C. *Un certificat médical.* Le certificat d'un seul médecin suffit; il n'est pas astreint à une formule spéciale, mais il doit remplir les conditions suivantes :

1° Etre établi sur papier timbré de 60 centimes, excepté dans le cas où il est accordé gratuitement à un indigent : il suffit alors de mentionner cette indication sur le certificat;

2° La signature du médecin doit être légalisée ;

3° Le certificat ne doit pas remonter à plus de quinze jours ;

4° Le certificat *doit être détaillé*, il doit :

Constater l'état mental de la personne à placer, c'est-à-dire contenir le diagnostic du médecin si c'est possible.

Relater les particularités de la maladie, c'est-à-dire l'observation du malade ; le but est de donner immédiatement le plus de renseignements possible au médecin traitant ; c'est-à-dire qu'il ne laissera passer sous silence ni la date du début de la maladie, ni surtout les impulsions, les idées délirantes et les hallucinations.

Indiquer enfin la nécessité de placer le malade dans un établissement d'aliénés et de l'y tenir enfermé.

Nous donnons un modèle de certificat fréquemment employé, copié dans le *Guide pratique* de Sollier :

Je soussigné, docteur en médecine, demeurant à.... rue.... n°...., certifie que M (nom, prénom, état civil, profession, domicile), est atteint d'aliénation mentale (ou, si le diagnostic est certain, de manie, mélancolie, délire des persécutions, etc...). dont le début paraît remonter environ à... (s'il y a une cause accidentelle ou morbide évidente, la signaler) et qui est actuellement caractérisée par les symptômes suivants (indiquer l'état d'excitation ou de dépression, le caractère des idées délirantes, les illusions et hallucinations, les impulsions et actes anormaux, les troubles des sentiments affectifs et sociaux et leurs conséquences). Cet état nécessite le placement et le maintien de M... dans un établissement spécial d'aliénés tant au point de vue du traitement de sa maladie que des conséquences qui pourraient en résulter ou pour lui-même ou pour son entourage. En foi de quoi j'ai délivré le présent certificat.

A....... le.......

(Signature légalisée.)

Munie de ces trois pièces, la personne qui veut placer un aliéné le conduit à l'asile public départemental si c'est dans les départements, à Sainte-Anne si c'est à Paris. L'asile de Sainte-Anne n'est un asile que pour les malades qui payent ; pour un placement non payant, il n'est qu'une sorte de bureau central ; l'aliéné est ensuite dirigé sur un des asiles de la Seine ; ce n'est pas là une méthode très régulière, mais l'usage administratif à défaut de la loi le veut ainsi.

Placement d'office. — Ces placements ont lieu quand il y a eu intervention de la justice pour un acte délictueux commis par un individu en état évident d'aliénation mentale ou quand le malade trouble le repos de la maison et que la famille ne peut elle-même le conduire à l'asile.

Dans le premier cas, le malade qui a été conduit au dépôt est examiné par le médecin du dépôt qui donne un ordre de conduite pour Sainte-Anne ; dans le second, la famille se rend au commissariat de police munie d'un certificat médical sur papier libre ; le commissaire fait une enquête sommaire et envoie deux agents conduire le malade.

Dans les communes éloignées d'un asile, on s'adresse au maire de la localité.

Transport des aliénés. — Dans les placements d'office, le médecin ni la famille n'ont à intervenir dans la question ; mais dans les placements volontaires, ils doivent s'en occuper. Si l'aliéné est calme, un prétexte quelconque, tel qu'une promenade, suffit pour engager le malade à partir ; mais s'il s'agit d'un excité ou d'un fou défiant, comme d'un persécuté, il y a souvent de réelles difficultés. Le meilleur moyen à prendre en ces cas est de s'adresser directement à l'asile qui enverra un personnel exercé.

Situation des aliénés internés. — Une fois le malade placé dans l'asile, la famille s'inquiète du sort qui lui est réservé ; elle cherche à multiplier ses visites ; elle craint les mauvais traitements et les séquestrations arbitraires.

En France, l'aliéné qui est en traitement est sous la dépendance médicale, il ne sort de l'asile avant son exeat qu'à titre d'essai et afin de tâter pour ainsi dire sa guérison.

Mais les médecins d'Ecosse, enchérissant encore sur le système de Conolly (no-restraint), ont mis en pratique la méthode des asiles à portes ouvertes ; ils présentent les défauts que présentent toujours l'application des théories absolues.

La défiance des familles qui les porte à multiplier les visites est contraire au sens du traitement par l'isolement. C'est le médecin de l'asile qui doit permettre ou défendre les visites familiales. Les visites du médecin qui soignait l'aliéné avant son internement ne présentent pas de danger pour le malade, elles ne le touchent pas d'assez près ; elles sont pour la famille une garantie contre ses craintes chimériques de mauvais traitements.

Le personnel infirmier des asiles est d'ailleurs très surveillé par le service médical et le service administratif au point de vue de sa conduite envers les aliénés.

Les accusations de séquestration arbitraire lancées parfois ne semblent guère possibles. Nous ne donnerons pas comme un argu-

ment qui serait suffisant, à notre avis, l'honorabilité des personnalités médicales qu'il faudrait suspecter, mais simplement l'exposé
des précautions prescrites par la loi du 30 juin 1838.

Les cas où pourraient s'effectuer des séquestrations arbitraires
seraient ceux qui ont rapport à des placements volontaires dans les
asiles privés. Or quand un malade arrive dans un de ces asiles :

1° *Dans les vingt-quatre heures* il est nécessaire d'envoyer à l'administration (préfet de police, préfet, sous-préfet ou maire) un *bulletin d'entrée* comprenant : *a*) la copie du certificat d'admission;
b) un certificat du médecin de l'établissement; *c*) la mention des
pièces produites à l'entrée du malade;

2° *Dans les trois jours*, il se fait un contrôle médical et judiciaire,
car le préfet : *a*) fait contrôler le diagnostic médical par un ou plusieurs médecins qu'il a désignés, ainsi que par toute autre personne qu'il jugera devoir leur adjoindre; *b*) informe le procureur de
la République du domicile de la personne placée et celui de l'arrondissement de l'établissement. Le maire de la commune de l'aliéné
est aussi informé.

3° *Tous les quinze jours*, le médecin de l'établissement produit
un certificat dit *certificat de quinzaine* où sont consignées les phases
de la maladie.

Pour les placements d'office ces certificats sont semestriels.

4° *Tous les mois* les modifications de l'état du malade sont notées
sur un registre spécial qui est communiqué aux personnes qui ont le
droit légal de visiter l'établissement.

5° *Tous les trois mois* au moins, la visite du procureur de la République est obligatoire dans les asiles privés de son ressort.

Ce point de la loi a subi de nombreuses fluctuations dans son
application. Pour la Seine, Haussmann a organisé les inspecteurs
départementaux qui fonctionnent régulièrement.

6° *Les commissions de surveillance* se réunissent tous les mois
et ont un droit de surveillance générale sur les asiles publics.

Sortie des aliénés. — Quand la sortie des aliénés a lieu, le préfet
en avertit :

Le procureur de la République du domicile de l'aliéné;

Le procureur de la République de l'arrondissement de l'asile;

Le maire de la commune où réside l'aliéné.

La sortie peut avoir lieu :

1° Après déclaration médicale. Quand le médecin a inscrit la guérison sur le registre, la sortie a lieu, à moins que le préfet ne s'y oppose ;

2° Par ordre préfectoral en toute occasion ;

3° Sur la demande de différentes personnes qui sont : le curateur, l'époux ou l'épouse, les ascendants (pour les célibataires ou les veufs), les personnes qui ont signé la demande d'internement (à moins d'opposition d'un parent), et enfin toute personne autorisée par le conseil de famille ;

4° Par action judiciaire. Le conseil du tribunal de l'arrondissement où est situé l'asile peut provoquer la sortie immédiate *par simple décision non motivée, rendue sans délai sur simple requête*. La demande peut être faite par *l'aliéné lui-même*, par son tuteur si il est mineur, par son curateur, par tout parent ou ami. (Loi du 30 juin 1838, art. 29.)

Deux seules personnes peuvent s'opposer à la sortie, ce sont :

1° Le médecin de l'établissement, qui s'oppose à la demande des personnes ayant qualité pour la faire, mais son opposition *n'entraîne qu'un sursis* de quinze jours à moins qu'elle ne soit corroborée par un ordre préfectoral ;

2° Le préfet qui peut empêcher la sortie comme il peut l'ordonner.

On voit donc qu'en réalité les asiles privés *surveillés* par l'autorité publique offrent autant de sécurité que les asiles publics *dirigés* par elle et que les séquestrations arbitraires ne sont guère possibles.

II

EXPERTISE MÉDICO-LÉGALE

Avant de traiter ce qui a rapport à l'expertise médico-légale, il convient d'exposer l'opinion du Code et celle de l'art sur la responsabilité des aliénés.

Le Code dit (art. 64) : *Il n'y a ni crime ni délit lorsque le prévenu était en état de démence au temps de l'action, ou lorsqu'il a été contraint par une force à laquelle il n'a pu résister.*

Imbécillité, démence et fureur sont les trois états d'aliénation mentale reconnus par le Code ; ils ne correspondent point à des états

cliniques du même nom et renferment tous les troubles de la raison.
Suivant le Code, l'aliéné est irresponsable. L'art médical ne juge
pas d'une façon aussi absolue ; entre le persécuté irresponsable et
l'homme sain, il existe des aliénations moins bien frappées, une sorte
de zone mitoyenne qui semble ne faire qu'empiéter sur la folie. Les
individus qui restent dans une semblable catégorie sont-ils ou non
responsables? Ceux des aliénés qui ont des intermissions ou des
intervalles lucides le sont-ils si le crime a été commis à ce moment?
La Société médico-psychologique de Paris a discuté, en 1863, la
question de la *responsabilité atténuée;* les demi-fous sont-ils demi-
responsables? On l'admet ordinairement. J. Falret n'accepte que le
principe de l'irresponsabilité entière, il ne pense pas qu'on puisse
établir une phrénométrie médico-légale. Cependant lui aussi admet
des cas où la responsabilité, tout en existant, ne pèse pas tout
entière sur le criminel, il cite :

1° Les premières périodes des maladies mentales, période d'incu-
bation et période prodromique ;

2° Les états d'intervalle lucide, d'intermittence et de rémission ;

3° Les périodes de prédisposition à la folie ;

4° La démence apoplectique et l'aphasie ;

5° L'hystérie ;

6° L'épilepsie ;

7° L'alcoolisme ;

8° Les états d'imbécillité ou de faiblesse d'esprit native.

Les états de rémission ne sont point des guérisons temporaires ;
ils sont seulement l'atténuation des symptômes ; avec eux reviendrait
peut-être une part de responsabilité : la question est difficile à
trancher.

Tous les états d'intermission sont de véritables états normaux
entre deux périodes de folie, il est vrai; mais tous les médecins
français admettent la responsabilité à ce moment.

Les intervalles lucides ne sont autres que de courtes intermissions;
certains auteurs citent leur existence ainsi comprise, et le Code, qui
ne fait pas de ces intervalles lucides un empêchement à l'interdiction, semble accorder aux malades qui le présentent le bénéfice de
l'irresponsabilité.

On demande ordinairement à l'expert cette seule question : *L'in-
culpé était-il en état de démence ou sain d'esprit, au moment où il*

a accompli l'acte qui lui est reproché ? L'expert doit donc établir un diagnostic ; il se fondera sur l'enquête, l'interrogatoire qu'il ne pratiquera ordinairement qu'après l'enquête et l'observation directe et suivie. Nous ne rappellerons pas ce que nous avons déjà indiqué au diagnostic ; et nous indiquerons seulement les principaux écueils, ce sont :

La folie dissimulée. — Nous savons déjà qu'on la rencontre surtout dans les délires partiels et la mélancolie.

La folie simulée. — Elle est assez fréquente chez les criminels. Tardieu examine les formes de la folie simulée, les procédés de simulation et les moyens de la découvrir.

Les formes de folie simulée sont surtout la folie alcoolique et la folie épileptique, puis la manie, la démence, la mélancolie surtout avec stupeur et les folies partielles.

Les procédés de simulation présentent deux défauts qui manquent rarement :

1° L'exagération du rôle : au lieu de raisonner sur une idée délirante comme le véritable aliéné, le simulateur charge son rôle, fait d'obscures réponses aux questions qui lui sont posées, accomplit le contraire des actes qui lui sont demandés ;

2° L'inexactitude du tableau clinique est ordinairement frappant dans la simulation de la folie ; ce ne sont que modifications journalières, n'empruntant rien de vrai à la marche naturelle et connue de la maladie.

La méthode pour découvrir la simulation n'a rien d'absolu, elle emprunte ses règles spéciales aux cas particuliers ; mais il est un certain nombre de principes dont il ne faut pas se départir :

1° L'observation prolongée qui permet de saisir les modifications que le faux aliéné apporte de lui-même à son délire ;

2° Les moyens de rigueur abandonnés de nos jours et réduits à l'isolement dans le quartier des aliénés gâteux ou agités ;

3° L'examen des fonctions physiques dont les modifications non connues du simulateur ne peuvent pas d'ailleurs être simulées ;

4° L'état du regard (A. Laurent). L'expression excitée du maniaque, l'abattement du mélancolique, la fierté du mégalomane se différencient bien de l'aspect sournois et hypocrite du faux malade.

La folie alléguée. — Il est fréquent que les criminels allèguent comme excuse de leurs actes une impulsion irrésistible unique dans leur vie. Il faut considérer ces faits comme absolument exceptionnels en tant que survenant chez un individu sain; mais le devoir de l'expert est de rechercher et de mettre en lumière des signes fugaces, mais répétés d'aliénation mentale, car il s'agit presque toujours alors d'un malade qui commence une forme de vésanie dont l'épanouissement complet ne se fera que plus tard.

III

RAPPORTS MÉDICO-LÉGAUX

Les résultats de l'expertise sont consignés dans une *consultation* si elle a été demandée par les parties et non par la justice. Quand l'ordre émane de la justice, le résultat écrit prend le nom de *rapport*.

Le rapport comprend trois parties essentielles :

Le préambule ou protocole ;

L'exposition ;

Les conclusions.

Le *préambule* doit exposer : 1° les nom, prénoms, qualité, titres, domicile de l'expert; 2° l'indication de l'autorité requérante; 3° la date de la réquisition; 4° l'indication du serment prêté; 5° les jour, heure et lieu de l'expertise avec mention des personnes présentes; 6° la nature de l'expertise.

Voici une formule fréquemment employée :

Je soussigné (nom et prénoms), *docteur en médecine, demeurant à....., commis par M. X...* (juge d'instruction ou procureur de la République), *près le tribunal de première instance de......., en vertu d'une ordonnance en date du....., ainsi conçue* (reproduire l'ordonnance), *serment préalablement prêté, me suis rendu le....., à... heure, à....., où j'ai procédé à l'examen de.....*

L'*exposition* doit comprendre les renseignements qu'ont donnés l'enquête, l'interrogatoire et l'examen direct; les faits qui serviront à conclure sont particulièrement mis en lumière.

Les *conclusions* répondent aux questions du tribunal et ne répondent qu'à elles.

On trouvera facilement dans les ouvrages spéciaux, particulièrement dans le recueil des *Annales médico-psychologiques*, des exemples de rapports médico-légaux.

BRUNET, *de Paris.*

CHAPITRES ADDITIONNELS

CHAPITRE PREMIER

ÉLECTROTHÉRAPIE

L'électricité depuis quelques années a transformé non seulement l'industrie et les arts, mais encore la médecine tout entière.

L'électrothérapie ou traitement par l'électricité prend chaque jour une place prépondérante.

A la suite des découvertes de Galvani, de Faraday, après les travaux de Duchenne de Boulogne, de Remak, de Reynolds, de Béclard, de Tripier, d'Arthuis, de Charcot, sans parler des contemporains, l'électrothérapie avait fait ses preuves. On savait tirer une égale part de l'électricité des courants continus ou galvaniques, des courants induits ou *faradiques*, de l'électricité statique ou franklinienne. On connaissait les maladies que l'électricité améliorait, celles qu'elle guérissait à l'exclusion de toute autre médication, et enfin on pouvait choisir pour une maladie donnée la modalité électrique la meilleure.

Mais, depuis le congrès d'électricité de 1881 et l'adoption d'unités de mesure [1] pour le dosage de l'énergie électrique, les observations

---

[1] UNITÉS ÉLECTRIQUES. — A la suite du Congrès international des électriciens en 1881, des unités pratiques d'électricité ont été adoptées. En électrothérapie on emploie les suivantes :

L'*unité de résistance* est l'OHM (résistance d'une colonne de mercure de 1 millimètre carré de section et de $1^m,05$ de longueur).

L'*unité de force électromotrice* est le VOLT. Elle est à peu près celle d'une pile de Daniell.

L'*unité d'intensité de courant* est l'AMPÈRE, ou courant obtenu avec un volt dans médicales d'électrothérapie ont acquis une méthode et une rigueur scientifiques.

Actuellement, chaque médecin, surtout dans les grandes villes, emploie ce puissant moyen de traitement; aussi croyons-nous faire œuvre utile en vulgarisant l'étude de cette branche de l'art médical.

Le cadre restreint de cet ouvrage ne nous permettant pas d'amples développements, nous renverrons pour la description détaillée des machines et appareils aux traités classiques et aux journaux spéciaux; nous nous attacherons surtout à bien déterminer les applications pratiques des différentes formes électriques au traitement des divers groupes de maladies, et à passer en revue les affections incontestablement justiciables de l'électrothérapie.

I

MACHINES ET APPAREILS

Disons de suite que le cabinet du spécialiste ou même celui du praticien doit posséder une machine électro-statique, des courants continus et des courants induits, des courants alternatifs ou sinusoïdaux du professeur d'Arsonval, enfin des appareils d'électrolyse et d'inhalation d'ozone.

Ajoutons rapidement quelques détails utiles; pour la marche des machines statiques un moteur à gaz, à eau, ou électrique est indispensable, le malade restant de quinze à trente et même quarante-cinq minutes sur le tabouret et les étincelles devant être suffisamment rapides et fortes. Une bonne installation dans une cage en verre, un isolement parfait et des soins particuliers sont nécessaires, si l'on veut avoir un fonctionnement journalier et normal, éviter des insuccès et des découragements.

L'appareil à courants continus sera muni d'un bon galvanomètre gradué de 0 à 350 milliampères ou mieux de 2 galvanomètres, l'un de 0 à 50 milliampères pour la galvanisation des parties délicates comme les centres nerveux, l'autre de 50 à 350 milliampères pour les organes moins impressionnables, comme l'utérus. Il possédera

un circuit de 1 ohm. En médecine on se sert du *milliampère* ou millième partie de l'ampère.

L'unité de quantité d'électricité est le COULOMB, ou quantité qui passe en une seconde dans un conducteur avec un courant de 1 ampère.

un collecteur double pouvant faire introduire dans le circuit, sans choc, successivement tous les éléments de la pile, un commutateur inverseur et un rhéostat ou une boîte de résistance.

L'appareil à courants induits aura un trembleur disposé pour des intermittences plus ou moins rapides à volonté, et deux bobines inductrices avec fil fin et fil gros agissant la première sur la sensibilité, la dernière sur la motricité.

Quant aux machines à courants sinusoïdaux on s'en rapportera pour l'installation aux intéressantes communications faites en 1891 et 1892 par le professeur d'Arsonval à la *Société Internationale des électriciens et à l'Académie des Sciences.*

Les tubes à ozone seront disposés pour obtenir le gaz en inhalations et à dose thérapeutique d'après la grandeur de la salle [1].

II

ACTION PHYSIOLOGIQUE DE L'ÉLECTRICITÉ ET SES APPLICATIONS A LA THÉRAPEUTIQUE

L'identité de la nature de l'électricité, qu'elle soit produite par les piles, par les appareils d'induction ou les machines statiques, est aujourd'hui indiscutablement prouvée; mais, au point de vue physiologique et thérapeutique, chaque modalité électrique a des effets différents sur le corps humain.

Sans entrer dans les détails de toutes les expériences de physiologie, nous allons résumer les principaux résultats acquis et utiles au traitement des maladies.

Nous nous efforcerons de donner une méthode, des lois, et des règles générales, nous réservant plus loin, à propos de chaque affection, d'indiquer les procédés particuliers.

L'électricité statique (haute tension), employée à doses thérapeutiques, agit principalement et d'une façon remarquable sur l'ensemble du système nerveux. Sur le tabouret isolant et sous l'influence du souffle et des effluves, les fonctions de la peau sont activées, le sang y afflue et la tension vasculaire se trouve diminuée. Ce bain électrique de courte durée amène le calme et diminue l'impressionnabilité chez les sujets nerveux ; en prolongeant son action on obtient

---

[1] Nous parlerons dans un chapitre spécial, à la fin de cet article, des nouveaux courants alternatifs et de l'ozone. Ce qui va suivre se rapporte principalement à l'électricité statique, aux courants continus et induits.

une stimulation générale et une vibration moléculaire, qui influence d'une façon très favorable les troubles nerveux de l'hystérie, de la neurasthénie et les maladies par ralentissement de la nutrition. L'augmentation de la quantité d'urines et des matières extractives est à peu près constante; elle est d'un bon pronostic. Les étincelles statiques permettent en outre de provoquer des contractions musculaires énergiques, qui, dans quelques maladies, ne sont obtenues par aucun autre moyen électrique.

Les courants continus et induits agissent d'une façon purement locale.

Les courants continus (électricité de quantité), appliqués sur les nerfs sains, ne déterminent aucun phénomène physiologique appréciable pendant leur passage. A l'ouverture et principalement à la fermeture, il se produit une contraction musculaire. La direction du courant ne semble pas avoir d'importance. Au point de vue thérapeutique, ils activent la nutrition au lieu d'application ; ils déterminent une hypersécrétion des glandes et font contracter principalement les muscles à fibres lisses. Ils donnent enfin des phénomènes physiques et des phénomènes chimiques, sur lesquels sont basées la cautérisation thermique et l'électrolyse.

Avec les courants induits on s'adresse soit aux muscles, soit aux nerfs, suivant que l'on emploie la bobine à gros fil donnant une grande quantité d'électricité à faible tension ou suivant que l'on emploie la bobine à fil long et fin donnant une petite quantité d'électricité à très haute tension. Dans le premier cas, on agit sur la contractilité des muscles, dans le second cas sur la sensibilité des nerfs. Lorsqu'ils sont faibles, ces courants resserrent les capillaires, enlèvent le mouvement fluxionnaire; puis, s'ils sont intenses et prolongés, ils provoquent une réaction et activent la circulation du sang.

Ajoutons que l'électricité, sous toutes ses formes, est un des agents qui influence avec le plus de sûreté le grand sympathique dont on connaît les importantes fonctions.

III

EMPLOI DES DIVERSES FORMES DE L'ÉLECTRICITÉ
DANS LES DIVERSES MALADIES

L'électricité a été employée dans un grand nombre de maladies; nous allons nous occuper des principales, de celles où les résultats sont incontestés.

1° **Système nerveux**. — Dans la *neurasthénie*, les bains statiques quotidiens de vingt à trente-cinq minutes avec étincelles pour augmenter la contractilité de tous les muscles qui sont parésiés, donnent d'excellents résultats. Le souffle fait disparaître les névralgies et les douleurs. La forme cérébrale en retire principalement un grand avantage.

L'*hystérie* avec tous ses accidents (anémie, névralgies, paralysies, contractures, anesthésies, troubles vaso-moteurs) est rapidement améliorée par les mêmes moyens, qui procurent dans certains cas de réels succès. Ajoutons en passant que le hoquet et le vomissement nerveux peuvent disparaître par des applications de courants continus sur le trajet du nerf phrénique.

L'électricité statique, sous forme d'étincelles, possède une efficacité très grande dans la *chorée franche et générale;* c'est la seule électricité qui ait fait ses preuves jusqu'à présent.

Elle peut, avec la galvanisation, rendre aussi quelques services dans l'*épilepsie*, dans le *goitre exophtalmique*.

L'*angine de poitrine*, la *paralysie agitante*, la *sclérose en plaques*, les *polynévrites alcooliques* seront traitées par l'électricité statique combinée aux courants continus.

La *congestion* et l'*anémie cérébrales* sont justiciables des courants continus très faibles (5 à 10 milliampères).

L'*insomnie*, le *surmenage intellectuel*, la *morphinomanie* et les *affections mentales au début* peuvent être traités par les mêmes moyens, bains statiques et courants continus.

A la suite d'une *hémorragie cérébrale*, les accidents consécutifs doivent être soumis à un traitement électrique. Au moment opportun on combattra les paralysies, on préviendra l'atrophie, par la galvanisation lentement interrompue ou la faradisation avec le gros fil ; les muscles contracturés seront soumis au souffle statique, on pourra se servir également des étincelles et des courants faradiques sur les muscles antagonistes. Contre les anesthésies, on emploiera avec succès la faradisation.

L'*ataxie locomotrice* peut être arrêtée dans sa marche par le bain statique avec étincelles contre les douleurs fulgurantes et les paralysies; le pinceau galvanique rend de réels services contre les douleurs et l'incontinence d'urine.

Dans l'*atrophie musculaire progressive*, les muscles ne se contractent bien qu'avec les courants induits à gros fil, et intermittences lentes, et surtout avec les courants galvaniques interrompus; on doit procéder avec prudence pour éviter des désordres quand les fibres striées sont en partie détruites.

On traitera de même la *paralysie infantile* et la *paralysie spinale*.

Quant aux *paralysies périphériques*, notons que la section d'un nerf ou le froid peut amener au bout de quelques semaines la perte absolue de la contractibilité musculaire aux courants faradiques, tandis que les courants continus agissent encore et même plus énergiquement qu'à l'état normal. Cette réaction différente aux courants induits et aux courants continus caractérise l'atrophie musculaire et porte le nom de réaction de dégénérescence; on voit là un moyen de diagnostic par l'électricité que nous décrirons plus loin.

Les maladies infectieuses, la diphtérie et la fièvre typhoïde par exemple, comme l'intoxication par le plomb, causent fréquemment des *paralysies toxiques*. Dans ces cas, on stimulera tout l'organisme par l'emploi de l'électricité statique avec étincelles le long de la colonne vertébrale, puis on se servira de la galvanisation continue et interrompue de préférence à la faradisation qui viendra tardivement.

Les *névralgies* sont traitées par des applications électriques au point d'élection. L'électricité, qui agit incontestablement contre la douleur, est choisie sous forme de faradisation énergique avec la bobine à fil fin (haute tension) et intermittences rapides. Le balai métallique est promené sur les points douloureux de la peau préalablement séchée. On retire aussi de très grands avantages de l'étincelle statique et des courants alternatifs du professeur d'Arsonval à grande fréquence et haute tension. En dehors des crises aiguës, on se sert des courants continus.

2° Système musculaire et tendineux. — Le *rhumatisme musculaire* est traité comme les névralgies.

Contre le *lumbago*, le coup de fouet et les lésions dues à l'effort, la faradisation énergique à fil fin donne d'excellents résultats par son action révulsive.

Les courants faradiques rapidement interrompus agissent très favorablement dans l'*entorse*, dans la *contusion* et l'*inflammation*.

Les *contractures* et *crampes* sont combattues par la faradisation des muscles antagonistes ou mieux par la galvanisation positive du muscle contracturé avec 15 milliampères environ ou bien encore par le souffle statique.

La *tuméfaction des articulations* dans le rhumatisme chronique, les *épanchements synoviaux*, les *déformations de la goutte* cèdent encore à la faradisation.

Les *atrophies musculaires suites de rhumatismes ou d'immobilité* sont des atrophies simples sans lésions des centres nerveux. Elles ne présentent pas la réaction de dégénérescence (la contractibilité faradique est conservée, la contractibilité galvanique n'est pas augmentée). Elles disparaîtront rapidement avec la faradisation à gros fil.

Les *atrophies consécutives avec traumatismes ou inflammations* des articulations, siègent principalement dans les muscles extenseurs; elles ont une réaction très particulière; elles ne répondent ni à l'excitation faradique, ni à l'excitation galvanique; l'étincelle statique seule amène des contractions et devra être le traitement de choix; ce fait est à retenir; plus tard, on emploiera la galvanisation et la faradisation.

Dans *quelques déformations de la colonne vertébrale*, on pourra lutter contre la contracture de certains muscles ou contre la parésie des antagonistes par les moyens ordinaires.

Après les *opérations de pieds bots*, l'électrisation sera utile contre l'atrophie.

3° **Système vasculaire.** — Signalons l'*asphyxie* et la *syncope* qui pourront céder à la faradisation du nerf phrénique.

4° **Système digestif.** — Contre les *gastralgies*, l'électrisation statique, galvanique ou faradique est efficacement employée; les *vomissements nerveux* sont combattus par les courants continus au moyen d'un conducteur renfermé dans une sonde œsophagienne plongeant dans un liquide.

Pour la *dilatation de l'estomac*, la faradisation ou plutôt la galvanisation directe des muscles lisses de la tunique stomacale amène la guérison, lorsqu'elle est prolongée.

La *constipation* céde à l'électrisation statique avec grandes étincelles ou encore à la galvanisation du rectum au moyen d'une canule conductrice plongée dans le liquide d'un lavement. Ce dernier moyen a réussi même dans l'*occlusion intestinale*.

La *chute du rectum* est traitée par la faradisation à gros fil avec l'électrode double.

5° **Maladies par ralentissement de la nutrition.** — Ces maladies causées le plus souvent par un mauvais fonctionnement de l'estomac et de l'intestin et par une prédisposition particulière du système nerveux sont justiciables des moyens ci-dessus indiqués, mais principalement des bains statiques dont on connaît l'action éminemment favorable sur la nutrition et le système nerveux.

L'usage de ces bains journaliers diminue rapidement le taux du sucre dans l'urine des *diabétiques* et modifie sûrement les tempéraments *arthritiques* et *goutteux.*

Signalons aussi l'*obésité* et le *rhumatisme noueux déformant* qui sont particulièrement influencés par l'électrisation statique.

Les *courants alternatifs* donnent d'excellents résultats dans ce groupe important de maladies.

6° **Système génito-urinaire.** — La *paralysie de la vessie* est combattue par les courants faradiques de quantité (gros fil) ou mieux encore par la galvanisation au moyen d'une sonde en gomme et d'un fil conducteur plongeant dans le liquide de la vessie dont on excitera ainsi les fibres lisses.

Contre l'*incontinence d'urine*, les étincelles statiques ou la faradisation du sphincter par l'électrode double de Tripier sont indiqués.

Contre l'*orchite*, on emploiera la galvanisation; contre la *spermatorrhée* ou *pertes séminales insensibles* et les *pollutions nocturnes*, la faradisation ou la galvanisation du périnée.

Contre l'*impuissance*, la galvanisation négative intense de la moelle épinière, ou la faradisation avec une électrode dans le rectum et le balai métallique sur la verge.

Dans les cas d'*inertie utérine*, pendant l'accouchement, la faradisation ou encore la galvanisation de la matrice avec des interruptions toutes les deux secondes provoquent des contractions très efficaces.

Les mêmes moyens rendent de grands services dans les *hémorragies* après l'accouchement.

La *lactation suspendue* est rappelée par la faradisation.

Contre l'*aménorrhée*, l'électricité statique et la faradisation modérée de l'utérus sont souveraines.

Les *ménorrhagies* cèdent à des séances de faradisation d'intensité croissante.

Enfin la faradisation fait disparaître promptement les *congestions de l'utérus.*

Si on les localise sur un côté de l'utérus, les contractions pourront redresser l'*organe déplacé;* il est bon d'essayer auparavant la sensibilité par la bobine à fil fin.

Contre les *fibromes*, on emploie la galvanisation négative portée à une haute intensité, le pôle positif étant représenté par une large plaque de terre glaise sur l'abdomen.

7° **Système des sens.** — Dans les maladies de l'*oreille* principalement contre la *surdité nerveuse* ou la surdité produite par le mauvais fonctionnement de la chaîne des osselets, on choisira les étincelles statiques à l'aide d'un excitateur spécial ou la faradisation.

Dans les *affections oculaires*, l'électrisation est fréquemment employée contre les *phénomènes paralytiques des muscles*. La galvanisation donnera des résultats positifs pour activer la circulation rétinienne, pour combattre les *atrophies du nerf optique* et les *troubles profonds de l'œil*.

8° **Quelques maladies de la peau**, comme l'*eczéma sec*, le *psoriasis*, la *pelade*, la *sclérodermie* sont rapidement améliorées et guéries par des étincelles statiques ou mieux par les étincelles des appareils à courants alternatifs de haute tension et grande fréquence.

9° **Applications chirurgicales.** — Citons le traitement des *kystes tendineux*, des *tumeurs érectiles*, des *anévrismes*, du *lupus*, l'opération du *rétrécissement de l'urèthre* par l'électro-puncture et l'électrolyse.

IV

COURANTS ALTERNATIFS

Dans une communication récente sur les effets physiologiques de l'état variable en général et des courants alternatifs en particulier, M. le professeur d'Arsonval a démontré d'une part que les courants continus ne semblent pas posséder des effets trophiques immédiats sur l'organisme. D'autre part, que les courants statiques ou frankliniens, donnent constamment une augmentation des combustions respiratoires, de la quantité de l'urine et de ses matières extractives; qu'enfin les courants faradiques généralisés, et surtout les courants alternatifs de forme sinusoïdale à très grande fréquence agissent puissamment sur les phénomènes nutritifs.

Un appareil spécial, composé d'une bobine de Rumkorft et de bouteilles de Leyde se déchargeant périodiquement dans des solénoïdes, peut donner des oscillations électriques dont le nombre varie de 6 à 700,000 par seconde.

Ces courants alternatifs sont d'autant moins dangereux et plus efficaces que leur fréquence est plus grande.

Des expériences de physiologie ont démontré que le passage de ces courants à travers la peau produit des actions vaso-dilatatrices ou vaso-constrictives à volonté, d'après leur mode ou leur durée d'application.

Des expériences de thérapeutique actuellement en cours ont déjà établi les services immenses que peut en retirer la médecine et principalement les *maladies dues à une nutrition ralentie.*

Enfin Leduc est arrivé, tout dernièrement, en modifiant les machines électro-statiques, à créer des courants alternatifs de haute tension et grande fréquence, formés de grandes et de petites ondes sinusoïdales susceptibles de produire des effets physiologiques et thérapeutiques très variés et très intéressants. Le champ magnétique oscillant et les étincelles ainsi obtenues donnent des effets généraux et locaux.

Les effets généraux possèdent une action extrêmement puissante sur les centres nerveux et l'organisme tout entier; les effets locaux amènent à volonté, d'après la longueur des étincelles entre les excitateurs de la machine, soit des contractions musculaires, soit des modifications dans un nerf ou une portion de nerf.

On voit tous les avantages que l'on peut en retirer pour l'électrisation musculaire, dans le cas d'atrophie, par exemple, et pour l'électrisation des nerfs périphériques, dans le cas de névralgie.

Notons aussi une stimulation très énergique de la peau, qui peut améliorer et guérir rapidement quelques affections cutanées.

V

OZONE

Pour terminer, nous ne pouvons passer sous silence un corps nouvellement étudié et qui est peut-être appelé un jour à prendre une place en thérapeutique. Nous voulons parler de l'ozone, ou oxygène électrisé.

Comme il se produit en certaine proportion autour d'une machine électro-statique en marche, on lui a attribué une part dans les bons résultats obtenus sur le tabouret statique.

MM. Desnos et Hérard l'ont essayé en *inhalations* contre la tuberculose. Mais cet agent doit être employé à doses très faibles et rigoureusement thérapeutiques, sous peine de voir survenir des accidents très graves.

Jusqu'à présent l'efficacité de l'ozone contre la tuberculose, le diabète, l'anémie, la goutte et les maladies par ralentissement de la nutrition est douteuse; son pouvoir antiseptique ou désinfectant est également très contesté.

De nouvelles expériences sur l'ozone, en inhalations principalement, doivent cependant être tentées; quant à l'ozone en solutions plus ou moins concentrées dans un liquide, il est absolument dénué de toute valeur scientifique; sa dissolution et sa conservation sont hypothétiques.

Introduit par ce moyen dans les voies digestives, il se trouverait d'ailleurs en contact avec des substances qui le décomposeraient et, s'il pouvait arriver pur dans le sang, il y détruirait les hématies et agirait comme un toxique.

VI

ÉLECTRO-DIAGNOSTIC

Les maladies occasionnent dans les tissus vivants des troubles passagers ou permanents, qui donnent au passage des courants électriques des réactions anormales.

Ainsi la conductibilité électrique est accrue dans les fièvres et dans les affections où la circulation générale ou locale est augmentée; elle est diminuée au contraire dans l'hystérie, la mélancolie, lorsque, la circulation étant ralentie, les tissus reçoivent une quantité moindre de liquide sanguin.

Enfin et surtout, les chocs galvaniques et faradiques se comportent d'une façon différente dans diverses maladies du système musculaire principalement, et sont un élément précieux de diagnostic et de pronostic.

Pour explorer une région malade, avec les courants faradiques, on placera des tampons ou électrodes au point d'élection et on comparera avec la partie saine symétrique les contractions musculaires obtenues avec de faibles courants.

La contractilité musculaire faradique est rapidement épuisée, diminuée, ou abolie, dans les atrophies musculaires dues aux lésions articulaires, dans les atrophies dites progressives, dans la paralysie infantile, la paralysie faciale *a frigore*, dans les sections nerveuses complètes. Elle est augmentée dans les affections où il y a irritation de la moelle épinière, ataxie au début, paralysie par hémorragie cérébrale au début également, paralysie spasmodique et dans les contractures.

Pour l'exploration galvanique, on ne se contentera pas de constater des différences dans l'énergie des contractions ; on notera encore les différences polaires, c'est-à-dire la manière dont réagit le muscle sous le pôle positif ou le pôle négatif : le courant ayant passé une minute environ, sous l'influence d'une interruption. Le nombre des milliampères étant alors noté, on examinera le côté sain dans des conditions identiques. Puis on observera la différence de contraction aux deux pôles, en se souvenant que la contraction la plus forte se produit normalement au pôle négatif et à la fermeture.

La contractilité galvanique correspond assez souvent à la contractilité faradique.

Elle est, comme la deuxième, diminuée dans certaines atrophies musculaires et les paralysies, exagérée dans les lésions irritatives de la moelle. Mais, dans quelques états, la contractilité galvanique peut être exagérée avec ou sans inversion polaire, tandis que la contractilité faradique est abolie ; cette réaction divergente porte le nom de réaction de dégénérescence ; elle a, au point de vue du pronostic, une gravité réelle et permet quelquefois de reconnaître l'incurabilité. Elle existe à peu près constamment, par exemple, dans la paralysie faciale et dans la paralysie infantile graves.

VII

RÉSUMÉ ET CONCLUSIONS

Le traitement des maladies par l'électricité a fait aujourd'hui ses preuves.

Les progrès de la physique et de l'industrie ont mis entre les mains des praticiens des appareils et des instruments, qui permettent à tous d'améliorer et de guérir de nombreuses affections.

Une étude rapide de quelques notions élémentaires et de quelques méthodes générales est suffisante pour guider le médecin dans le choix de la modalité électrique la meilleure pour un cas donné.

Les machines électro-statiques, les courants alternatifs de haute tension seront employés pour traiter d'une manière générale les troubles du système nerveux et les maladies diasthésiques ou de nutrition.

Les courants galvaniques et les courants faradiques serviront pour déterminer, d'une façon locale, soit une modification nutritive, soit un réveil de la contractilité musculaire, soit une révulsion efficace, soit enfin des phénomènes utiles sur les vaso-moteurs. On se souviendra des différences essentielles que nous avons indiquées entre les propriétés des courants galvaniques absolument continus ou lentement interrompus, entre les courants faradiques produits par la bobine à fil fin avec intermittences rapides et les courants faradiques donnés par la bobine à gros fil avec intermittences lentes.

L'électricité enfin ne sera pas seulement une médication utile et souvent indispensable; elle servira encore maintes fois à établir le diagnostic et à assurer le pronostic d'une affection.

Léon Bonnet, *de Paris,*
Chef du service électrothérapique de l'Hôpital International.

CHAPITRE II

HYDROTHÉRAPIE

Définition. — Hydrothérapie (gr. *hudor*, eau; *thérapéia*, traitement thérapeutique par l'eau). Bon nombre de définitions ont été employées pour exprimer le traitement par l'eau, soit en médecine, en chirurgie ou en hygiène : hydrosudopathie, hydropathie, hydrothérapeutique, hydriatrie, hydrosudothérapie.

L'emploi de l'hydrothérapie date d'une époque que nous considérons comme trop éloignée ou trop obscure pour être sérieusement étudiée au point de vue scientifique; le traitement par l'eau a toujours joué un rôle important dans l'évolution des peuples primitifs et fut souvent appliqué à diverses affections par des Esculapes célèbres de l'époque; mais, en raison de l'insuffisance des connaissances physiques et physiologiques de ce temps, toute base manquait pour l'emploi méthodique de l'hydrothérapie.

Quand on pense que l'organisme humain contient 58 p. 100 d'eau dans ses tissus, et que constamment l'eau, soit par l'urine et les matières fécales, soit par la peau et les voies respiratoires, est éliminée et que, pour la digestion et la résorption, toutes les substances se dissolvent dans l'eau, on comprendra la grande valeur de l'eau dans l'économie.

Agents. Appareils. — Les basses températures jouent le rôle le plus important en hydrothérapie, néanmoins les températures élevées et celles intermédiaires rendent de grands services.

Comme les mots chaleur et froid, n'ont toujours qu'un sens relatif, il est bon, au moyen d'une échelle thermique, de se rendre compte, par un point de départ, de la valeur des mots employés couramment.

$$\text{Froid excessif.} \quad \ldots \ldots \quad \text{de } 0 \text{ à } -6°$$
$$\text{Très froid.} \quad \ldots \ldots \ldots \quad \text{de } 7 \text{ à } 10°$$

Froid . . . .   de 11 à 15°
Frais. . . . .   de 16 à 20°
Dégourdi. . . . . . .   de 21 à 25°
Tiède. . . . .   de 26 à 30°
Chaud . . . .   de 31 à 35°
Très chaud. . . . . . .   de 36 à 40°
Excessivement chaud. . .   de 41 à 50 et 70°

Un grand nombre d'appareils sont employés pour la médication hydrothérapique, et il nous faudrait plus de place qu'il nous en est accordé pour décrire les nombreux appareils en usage. Nous nous contenterons de mentionner les principaux.

Applications de la chaleur. — Le mode d'emploi le plus fréquent de la chaleur est certainement l'eau chaude employée soit en bain, soit en piscine. Après il faut citer la douche qui est un des fondements de la méthode hydrothérapique, la douche de vapeur, celle d'eau chaude, la douche écossaise (douche chaude suivie brusquement d'une douche à température opposée).

Les appareils à sudation ont reçu plusieurs noms : étuves, caisses, bains turcs, bains russes, etc., autant d'expressions pour désigner l'emploi du calorique sec ou humide.

Applications du froid — Priessnitz recommandait beaucoup le demi-bain froid ; la douche a remplacé avec avantage ce procédé.

Il y a la douche générale en pluie, en cloche, en jet, en cercle, en lance, en colonne.

On applique beaucoup l'eau froide au moyen d'immersions partielles ou générales : bain piscine, bain d'affusions, bain de siège, lotions, etc.

Il faut signaler aussi l'enveloppement du corps à l'aide du drap mouillé et de la ceinture abdominale.

Physiologie. — La plus haute température que puisse supporter l'homme en état de santé, sans en être incommodé, varie selon le milieu dans lequel il est placé ; c'est dans l'air sec qu'il peut supporter la plus haute température.

Dobson séjourna vingt minutes sans grande incommodité dans une étuve sèche, dont la température était de 98°,88 cent. ; Berger supporta pendant sept minutes une chaleur sèche de 109°,48 cent. et Blayden, une température de 115°,15 à 127° cent. pendant huit minutes. La vapeur d'eau communique beaucoup plus de chaleur au contact, son pouvoir échauffant étant plus grand que celui de l'air sec; il en résulte que le corps ne saurait résister dans un milieu de vapeur aqueuse à une aussi grande température que dans un milieu d'air sec.

En outre, dans un air humide, l'évaporation cutanée qui maintient l'équilibre dans la chaleur animale, est notablement diminuée ou même supprimée; cette moindre résistance du corps, que le raisonnement seul explique, a été vérifiée par les expériences de Delaroche et Berger. Delaroche ne put supporter plus de dix minutes et demie un bain de vapeur, qui d'abord à 37°,5 cent., s'éleva dans l'espace de huit minutes à 51°,25 cent. Berger fut obligé de sortir, au bout de douze minutes et demie, d'un bain de vapeur dont la température s'était élevée de 41°,25 à 53°,75 cent., il était faible, vacillait sur ses jambes et avait des vertiges.

D'après ces deux observateurs, la chaleur éprouvée dans le bain de vapeur est beaucoup plus vive que dans l'air sec, et l'on ressent un sentiment de brûlure très pénible.

Quant au froid, il est, de même que la chaleur, mieux supporté quand il est sec, cela tient à ce qu'à volume égal, la capacité de l'eau pour la chaleur est de 2,500 fois environ plus grande que celle de l'air; ce qui explique pourquoi elle doit enlever par contact une bien plus grande quantité de calorique.

A un degré voisin de la congélation, l'eau peut bien être supportée pendant un temps court par l'organisme; mais à condition qu'elle soit sous un volume peu important.

Il y a cependant des exemples consignés dans les annales de la médecine d'hommes qui, les uns par habitude, les autres par fanfaronnade, se sont baignés impunément dans l'eau à la température de la glace; il n'y a pour ainsi dire pas de froid extrême que l'organisme ne puisse supporter, la tolérance dépend avant tout du temps pendant lequel dure l'impression du froid, et surtout de la grandeur de la surface cutanée soumise au refroidissement. Les observations sur l'homme manquent pour indiquer le degré de froid qui peut amener la mort, mais les expériences faites à l'aide du refroidissement artificiel sur les animaux à sang chaud, dont la température est voisine de celle de l'homme, indiquent que la mort survient inévitablement lorsque l'animal a perdu un peu plus du tiers de sa chaleur propre; quant à la température nécessaire pour arriver à produire ce résultat, et, au temps pendant lequel il faut la laisser agir, ils varient selon les moyens que possède l'animal pour résister à la chaleur qu'il perd par le rayonnement.

C'est ainsi que Ross, Parry, Franklin, etc., qui, dans leurs voyages au pôle Nord, avaient de bons vêtements, du feu et une bonne nourriture, purent résister à des températures de — 49° et — 56°, tandis que les soldats, dans la retraite de Russie, succombaient à une température de 25°, parce qu'ils étaient mal vêtus, mal nourris, mal abrités.

En résumé nous voyons que le froid et la chaleur sont mieux supportés par le corps sain, lorsqu'ils sont dépourvus d'humidité.

Thérapeutique. — L'hydrothérapie convient à tous les âges et à tous les sexes, mais il faut pour cela qu'elle soit bien administrée. La durée de l'immersion ou de la douche doit être courte et toujours suivie de frictions, massages ou exercices corporels. Jusqu'à huit ou neuf ans les lotions froides et les frictions à l'eau alcoolisée sont préférables aux douches; plus tard, les douches peuvent être employées avec avantages suivant les indications que donnent la constitution et le tempérament; chez les individus à tempérament sanguin, à constitution forte, les bains, les sudations, les affusions et les lotions sont préférables aux douches froides; celles-ci conviennent aux lymphatiques, aux rhumatisants, aux goutteux. Encore faut-il procéder avec de grands ménagements pour peu que les malades soient névropathes.

L'hydrothérapie chaude, convient aux femmes, surtout aux femmes nerveuses; les douches froides ne doivent chez elles être prescrites que dans des cas bien déterminés, et administrées avec des précautions extrêmes; mais, dès que l'organisme y a été accoutumé, elles arrivent à rendre de grands services; l'apparition des règles ne les contre-indique pas, lorsque les femmes sont bien habituées à ce traitement.

L'hydrothérapie peut être dangereuse dans les maladies de cœur, dans les maladies de poitrine, dans certaines affections cutanées; il en est de même chez les individus sujets aux congestions, aux hémorragies; il faut donc ne prescrire à ces malades les pratiques hydrothérapiques que lorsqu'elles sont bien indiquées, et ne les entreprendre que si l'on est parfaitement certain qu'elles seront bien dirigées.

Il est préférable de commencer le traitement au printemps ou en automne; mais il est bon de le continuer pendant l'hiver, afin que, sous l'influence du froid extérieur et de l'excitation produite par l'hydrothérapie, on arrive plus rapidement et plus sûrement à réparer les forces et à activer les fonctions.

Médications hydrothérapiques. — L'eau froide produit toujours la même action thérapeutique dans ses différents modes d'application;

ses divers effets curatifs varient seulement dans de légères limites pour la même température suivant que le contact de l'eau avec les téguments est plus ou moins étendu et plus ou moins parfait, suivant que le contact est employé brusquement ou au contraire lentement et progressivement.

L'eau froide et le calorique, appliqués localement, généralement possèdent ces deux propriétés opposées : d'exagérer ou de diminuer la circulation capillaire, et ces actions sont d'autant plus puissantes qu'elles se rapprochent de la fonction physiologique normale.

Ces deux effets thérapeutiques primitifs, dont l'un est provoqué par le calorique et l'autre par l'eau, ont reçu les noms d'action déprimante et d'action excitante.

Dans leurs applications, elles donnent lieu à une série de méthodes distinctes.

L'action déprimante, autrement dite réfrigérante de l'eau froide, donne lieu à trois médications : la médication hémostatique, la médication antiphlogistique, la médication sédative hyposthénisante.

On comprend alors parfaitement le mécanisme en vertu duquel ces trois médications agissent par ce mode d'action de l'eau froide.

L'eau froide, appliquée sur une plaie béante, excite les filets nerveux du grand sympathique ; celui-ci contracte les parois des vaisseaux donnant passage au sang (globules rouges), l'écoulement diminue ou s'arrête (action hémostatique) ; ce même effet diminuant la quantité de sang de la partie, la calorification est amoindrie, le développement des phénomènes complémentaires, dont l'ensemble a reçu le nom d'inflammation, est arrêté (action antiphlogistique).

L'action excitante de l'eau froide donne lieu à beaucoup de médications sur lesquelles deux n'empruntent le calorique que pour développer complètement leurs effets.

Ces médications peuvent être excitatrices, révulsives, résolutives, reconstituantes et toniques, sudorifiques, altérantes, dépuratives, antipériodiques, prophylactiques ou hygiéniques.

Toutes ces médications reposent sur ce fait commun : après une application d'eau à basse température faite convenablement, il s'établit une réaction locale ou générale se traduisant par une circulation plus active. Cette action prend des noms divers suivant les éléments organiques et fonctionnels sur lesquels on la fait agir.

Ainsi, par exemple, un purgatif devient tour à tour un révulsif, un congestif, un décongestif, un antiphlogistique, suivant son action limitée au petit ou au gros intestin, les variations de la dose et la fréquence de son emploi.

Un révulsif cutané peut devenir un dérivatif, un résolutif, agissant pour résoudre une tuméfaction, un engorgement ou provoquer sur un point éloigné une inflammation locale, de même que quelques médications spéciales comme la belladone, l'ergotine, le mercure, etc., développent, selon les circonstances et le mode d'emploi, une action révulsive, altérante, antiphlogistique, hémostatique, etc.

Clinique. — L'étude clinique de l'hydrothérapie peut se diviser en deux parties bien distinctes : son emploi dans les affections aiguës et ses applications dans les maladies chroniques.

Il est peu de maladies dans lesquelles cette méthode n'ait été essayée. On a préconisé l'emploi de bains très chauds dans le tétanos *a frigore*, en provoquant une diaphorèse intense, une fluxion sanguine et séreuse énergique sur toute la surface cutanée.

Dionis des Carrières a présenté à la Société médicale des hôpitaux l'observation d'un homme atteint de tétanos rhumatismal et celle d'un blessé tétanique guéris l'un et l'autre par des bains chauds prolongés.

Dans le même recueil, tome XXI, 1883, p. 280, se trouvent relatés sommairement deux cas d'alcoolisme avec délire aigu traités efficacement par le bromure de potassium à haute dose et la méthode réfrigérante.

En Allemagne, depuis longtemps déjà, les médecins ont signalé l'heureuse influence des bains chauds sur l'hydropisie et l'albuminurie.

Care Brens a vu le même traitement appliqué avec succès dans l'éclampsie puerpérale, et Braun de Vienne plonge ses malades dans un bain jusqu'au cou ; la température du bain est portée successivement de 38 à 45° ; sa durée est de trente minutes.

Rehrer a employé avec succès les douches froides dans la méningite franche et dans les accidents cérébraux aigus.

Behier, dans une de ses leçons cliniques de l'Hôtel-Dieu, à propos du rhumatisme cérébral, par les bains froids, disait avec raison : « Certes, il faut avoir de l'audace pour avoir recours à un semblable moyen, et c'est précisément pour cela que je vous fais cette leçon et que je n'hésite pas à vous couvrir de ma responsabilité, à me mettre en avant, à vous défendre au besoin. »

Vilson Tost, dont le travail sur le même sujet a été publié en 1871, semble être le premier praticien ayant fait du traitement de l'encéphalopathie rhumatismale, par les bains froids, une étude méthodique et complète.

En France, la première observation de rhumatisme cérébral traité par les bains froids est due à Maurice Reynaud [1]; elle date de 1874 et fut présentée à la Société médicale des hôpitaux.

Depuis lors, Blatez [2], Dujardin-Baumetz [3], Colrat [4], Féréol, Valin, ont tour à tour signalé leurs tentatives heureuses pour combattre le rhumatisme par la méthode réfrigérante. Woillez a fait un relevé des guérisons connues. Trier, de Copenhague, sur 11 cas, a obtenu 8 guérisons. Ducastel a compté 10 guérisons sur 14 cas traités par les bains froids, et 19 morts sur 23 cas traités par les moyens ordinaires.

Les médecins allemands n'ont pas reculé devant l'emploi même exclusif de l'hydrothérapie dans la pneumonie franche ou symptomatique, aussi bien chez l'enfant que chez l'adulte. Fismer a traité à l'hôpital de Bâle, dans une période de cinq ans, 152 cas de pneumonie, d'après la formule générale suivante : dès que la température axillaire dépasse 39°, bains à 16° pendant dix minutes, réduits à sept et même cinq minutes chez les sujets âgés et très faibles ou bien lorsque la dyspnée est intense, le collapsus violent et frisson trop prolongé; les seules contre-indications sont : l'extension de la phlegmasie aux deux poumons, fréquence extrême de la respiration, alcoolisme chronique et âge très avancé; le nombre des bains administrés en moyenne est de 13 à 14, au maximum 30.

Clément, de Lyon, a expérimenté dans son service l'emploi des bains tempérés dans la variole grave. Il a employé des bains tempérés ou frais 25 à 28° C. de quinze minutes en moyenne et répétés deux ou trois fois par vingt-quatre heures, dans 7 cas très graves, dont 2 de variole hémorragique; il a eu 5 succès; il déconseille cette méthode pendant l'évolution et préfère l'employer au moment de la fièvre suppurative.

La pensée d'employer la réfrigération par l'eau froide dans les fièvres continues est venue à l'esprit des médecins dès la plus haute antiquité. Hippocrate, Galien y avaient recours; mais c'est Currée qui, à Liverpool, en 1790, par une suite d'observations rigoureuses, prouva que l'eau froide était un des moyens les plus sûrs et les plus rapides d'abaisser la température pathologique. Il avait parfaitement observé que l'eau froide agissait sur le système nerveux et sur la chaleur organique.

[1] *Gaz. des Hôpitaux*, p. 498, 1890.
[2] *Gaz. des Hôpitaux*, 1875.
[3] *Lyon Médical*, 1875.
[4] *Gaz. des Hôpitaux*, 1877.

Plus tard, Gionnini, en Italie, démontra la valeur de l'eau froide pour le traitement du typhus, des fièvres aiguës.

En France, Récamier, Chomel, Briquet, Trousseau eurent recours à l'emploi de l'eau froide dans les cas de fièvre typhoïde. En 1846, M. Jacquez, de Lure, publia un mémoire dans lequel il démontra, par une suite d'observations recueillies avec soin, l'efficacité des lotions et des compresses froides dans la fièvre typhoïde.

En 1849, Wanner présentait à l'Académie un travail analogue et, en 1851, Leroy, de Béthune, faisait connaître ses succès, dans l'*Union médicale*, par l'emploi de l'eau froide *intus et extra*.

Mais malgré ces exemples encourageants, l'hydrothérapie appliquée aux maladies aiguës avait trouvé peu de partisans en France. En 1861, Brand formulait des demi-bains tièdes avec affusion froide. Plus tard, il adoptait les bains froids. Abaisser la température par l'eau, mesurer et suivre les phases de cet abaissement par le thermomètre rectal, alimenter convenablement le malade, voilà les principes de la méthode de Brand ; voici les résultats qu'il annonce :

« Toute fièvre typhoïde traitée régulièrement dès le début par l'eau froide sera exempte de complications, et guérie ; toute fièvre typhoïde dégénérée ou traitée tardivement (après la première période, présentera plus de chances de guérison avec l'eau froide régulièrement administrée qu'avec tout autre mode de traitement. »

Les maladies chroniques contre lesquelles l'hydrothérapie a été employée sont très nombreuses. Il nous paraît inutile de rappeler ici l'opinion bien connue d'un grand et émérite thérapeutiste comme Bouchardat pour confirmer cette assertion.

En 1859, Charles Robin découvre que tous les capillaires de l'encéphale, de la moelle et de la pie-mère possèdent une tunique supplémentaire à laquelle il donne le nom de tunique lymphatique.

Des expériences nombreuses ont démontré l'action directe du grand sympathique sur la circulation intra-cranienne.

Par conséquent, toute excitation directe ou réflexe impressionnant le système nerveux ganglionnaire a pour conséquence primitive ou secondaire des modifications dans la circulation capillaire encéphalique, cette incitation est due aux diverses modalités du mouvement : froid, chaleur, lumière, électricité.

La médication hydrothérapique doit être longue et reconstituante avant tout ; douches à pression moyenne, courtes, générales et froides ; toutefois, les malades sont craintifs et offrent peu de résistance organique ; on doit donc procéder avec ménagement, débuter par de l'eau à 28 à 30°, suivant la saison, et abaisser peu à peu cette température. Dans le cours du traitement, une révulsion énergique peut être nécessaire, on l'obtient à l'aide de douches en pluie ; de même l'action tonique est accentuée à l'aide de la piscine, s'il n'existe aucune contre-indication à son emploi, tels que : accidents pulmonaires, névralgies, diathèse rhumatismale.

Aucune autre médication ne peut convenir comme la médication hydrothérapique aux troubles circulatoires menaçants et les atteindre par action directe ou réflexe, soit par ses effets révulsifs et dérivatifs généraux sur toute l'enveloppe cutanée, soit par son action tonique et sédative relevant la tension artérielle, modérant le cœur, ranimant les forces générales et réveillant les fonctions digestives.

Michel Kohos, *de Paris*.

Docteur en Médecine des Facultés de Paris et de Wurtzbourg.

CHAPITRE III

MASSOTHÉRAPIE

Historique. — Dans l'Inde et dans .a Chine, 2,700 ans avant notre ère, on employait une sorte de gymnastique que l'on pourrait appeler médicale, comme le massage, dans le but religieux de se renouveler chaque jour et de se perfectionner sans cesse.

Le massage était également en usage chez les Grecs et chez les Romains. C'était pour eux le complément nécessaire des bains. Un certain Phénicien, du nom d'Elis, acquit avec le massage une immense réputation et une fortune égale.

Les Egyptiens en faisaient et en font encore un fréquent usage. Pour en donner une idée, je citerai textuellement un passage de Savary sur les bains du Grand Caire :

« Les personnes qui prennent le bain ne sont point emprisonnées, comme en France, dans une espèce de cuvier où l'on n'est jamais à son aise. Couchées sur un drap étendu, la tête appuyée sur un petit coussin, elles prennent librement toutes les postures qui leur conviennent. Cependant un nuage de vapeur les enveloppe et pénètre dans tous les pores.

« Lorsque l'on est reposé quelque temps, qu'une douce moiteur s'est répandue dans tout le corps, un serviteur vient, vous presse mollement, vous retourne, et, quand les membres sont devenus souples et flexibles, il fait craquer les jointures sans effort. Il masse et semble pétrir les chairs sans que l'on éprouve la plus légère douleur.

« Cette opération finie, il s'arme d'un gant d'étoffe et vous frotte longtemps. Pendant ce travail il détache du corps du patient tout en nage, et enlève jusqu'aux saletés imperceptibles qui bouchent les pores. La peau devient douce et unie comme le satin. Il vous conduit ensuite dans un cabinet, vous verse sur la tête de l'écume de savon parfumé et se retire.

« Les anciens faisaient plus d'honneur à leurs hôtes et les trai-
taient d'une manière plus voluptueuse. En effet, pendant que Télémaque était à la cour de Nestor, la belle Polycaste, la plus jeune
des filles du roi de Pylos, conduisit le fils d'Ulysse au bain, le lava
de ses propres mains, et, après avoir répandu sur son corps des
essences précieuses, le couvrit de riches habits et d'un manteau
éclatant. Pisistrate et Télémaque ne furent pas moins bien traités
dans le palais de Ménélas. Lorsqu'ils en eurent admiré les beautés,
on les conduisit à des bassins de marbre où le bain était préparé.
De belles esclaves les y lavèrent, et après avoir répandu sur eux de
l'huile parfumée, les revêtirent de fines tuniques et de superbes
pelisses. »

Mais revenons aux bains égyptiens :

« Le cabinet où l'on a été conduit offre un bassin avec deux robi-
nets, l'un pour l'eau froide, l'autre pour l'eau chaude. On s'y lave
soi-même. Bientôt, le serviteur revient avec une pommade épilatoire,
qui en un instant fait tomber les poils aux endroits où on l'applique.
Les hommes et les femmes en font un usage général en Egypte.

« Quand on est bien lavé, bien purifié, on s'enveloppe de linges
chauds et l'on suit le guide à travers les détours qui conduisent à
l'appartement extérieur. Ce passage insensible du chaud au froid
empêche qu'on en soit incommodé. Arrivé sur l'estrade, on trouve
un lit préparé. A peine y est-on couché, qu'un enfant vient presser
de ses doigts délicats, toutes les parties du corps afin de les sécher
parfaitement. On change une seconde fois de linge et l'enfant râpe
légèrement avec la pierre ponce les calus des pieds. Il apporte
ensuite la pipe et le café moka.

« Sorti d'une étuve où l'on était enveloppé d'un brouillard chaud
et humide, et où la sueur ruisselait de tous les membres, transporté
dans un appartement spacieux et ouvert à l'air extérieur, la poitrine
se dilate et l'on respire avec volupté. Parfaitement massé et comme
régénéré, on sent un bien-aise universel. Le sang circule avec facilité et l'on se trouve dégagé d'un poids énorme. On éprouve une
souplesse, une légèreté jusqu'alors inconnues. Il semble que l'on
vient de naître et que l'on vit pour la première fois. Un sentiment
vif de l'existence se répand jusqu'aux extrémités du corps, tandis
qu'il est livré aux plus flatteuses sensations; l'âme, qui en a conscience, jouit des plus agréables pensées; l'imagination se promenant sur l'univers qu'elle embellit, voit partout de riants tableaux,
partout l'image du bonheur. Si la vie n'est que la succession de nos
idées, la rapidité avec laquelle l'esprit en parcourt la chaîne étendue

ferait croire que dans les deux heures du calme délicieux qui suit ces bains, on vit un grand nombre d'années.

« Tels sont les bains dont les anciens recommandaient si fort l'usage, et dont les Egyptiens font encore leurs délices. »

Hippocrate employait aussi le massage, car on lit, dans son livre sur les maladies des articulations, que le médecin doit posséder, avec son expérience, la science du massage. Proxagoras l'employa dans les hernies.

Cœlius Aurelianus n'était pas partisan de la méthode de Proxagoras, Asclépiade vantait l'emploi de cette méthode pour le traitement des maladies chroniques et le prohibait pour les maladies aiguës.

Nous arrivons au moyen âge, époque à laquelle on négligea complètement les soins hygiéniques ; les bains mêmes étaient regardés comme des soins inutiles et presque indécents.

Au xvᵉ siècle, Ambroise Paré remit cette méthode en usage, mais vers la fin du xviiᵉ siècle comme pendant le xviiiᵉ, on ne trouve, sur le massage, que les écrits de Meibomius et de Tissot.

L'ouvrage de Meibomius sur l'*Utilité de la flagellation dans les plaisirs du mariage* est assez curieux. Un passage de ce livre que l'on pourra lire à la fin de ce chapitre, édifiera suffisamment le lecteur sur la valeur de cet ouvrage, le plus intéressant de l'époque, sur le massage et sur ses diverses applications, dans une quantité de maladies et d'infirmités.

A partir de ce moment, le massage fut abandonné aux rebouteurs, aux dames blanches et aux souffleurs d'entorse, jusqu'en 1837. En cette année, le docteur Martin, de Lyon, adressait un mémoire à la Société de médecine, lequel mémoire renfermait une quantité de cas de guérison du lumbago, par ce procédé.

Il fut alors employé avec grand succès par Richet, Maisonneuve et Bonnet, de Lyon, dans l'ankylose et surtout dans l'entorse.

En 1863, parut une thèse remarquable du Dʳ Estradère, laquelle, comme le dit Nostrom, est un plaidoyer consciencieux et rempli d'érudition. C'est à Nostrom, de Stockholm, que nous devons de bien connaître le mode opératoire et l'action physiologique de cette pratique thérapeutique ; mais, avant lui, Metzger a donné la plus grande impulsion à ce mode de traitement, puisque le médecin suédois, dans son savant ouvrage sur le massage, cite ces lignes extraites de la thèse de Metzger (Amsterdam) :

« J'ai commencé en 1853 à traiter, à Amsterdam, les entorses par ce moyen (sa méthode de massage), je l'ai amélioré peu à peu et, depuis, je l'ai toujours employé »

Depuis lors, l'humble savant Metzger, si dévoué pour son art, a fait de brillants élèves, et grâce à eux, le massage joue un grand rôle en thérapeutique, en médecine et la chirurgie elle-même en retire des avantages considérables dans le traitement d'un grand nombre de maladies.

Un médecin de Stockholm, Brandt, pratique le massage, et comme Metzger, quoique moins connu, il remporte de brillants succès.

Maintenant le massage est sorti des mains des empiriques pour entrer dans le domaine de la science. Des hommes d'une valeur scientifique incontestable ont reconnu que cette méthode thérapeutique pouvait rendre de grands services dans nombre de circonstances, là surtout où les autres moyens restaient impuissants.

On n'a pas tardé à comprendre que le massage, qui n'est, en somme, qu'une heureuse application de l'hygiène, pouvait, dans bien des cas, suppléer et aider la nature, rétablir l'équilibre fonctionnel troublé et ramener à la vie par ses excitations des organes languissants, des fonctions à l'agonie.

Dès lors, les indications du massage se sont multipliées. Il est sorti du domaine de l'hygiène pure pour entrer en chirurgie et rendre les services que l'on sait dans les entorses et les fractures. Maintenant il entre de plain-pied dans le traitement des affections organiques. Il relève de la pathologie interne.

Je vais essayer d'indiquer les principaux avantages que les médecins pourront retirer du massage dans la pratique journalière de l'art de guérir.

INDICATIONS THÉRAPEUTIQUES

I. — Dans les maladies diathésiques et constitutionnelles, le massage, comme le fait remarquer justement Estradère, « ne peut rien contre l'élément morbide déterminant. Ce mode de traitement vient augmenter le nombre des agents thérapeutiques qui, en excitant toutes les fonctions en général, mettent l'économie à même de résister au mal, de l'éliminer en quelque sorte, ou bien de pallier à la consomption qui s'empare du malade. Dans toutes ces affections, l'hygiène joue un grand rôle ; l'exercice a été proposé comme un des principaux agents à leur opposer; et le massage, comme lui, en favorisant et en excitant toutes les fonctions, atteindra le même but. L'indication est donc de s'adresser à l'économie tout entière et ce sera un massage général qu'on devra pratiquer toutes les fois qu'on voudra employer cet agent thérapeutique contre ces affections ».

Par conséquent, le massage général pourra rendre des services dans la goutte, l'albuminurie et le diabète, en favorisant les fonctions internes. Il agira alors surtout par son action diurétique qui ne fait plus de doute pour personne,

Dans la cachexie syphilitique, dans la scrofule, il agira comme excitant général; de même dans le scorbut, qui est manifestement dû à un abaissement du chiffre des actions nutritives.

Dans les engorgements scrofuleux, il pourra même avoir une action directe et donner des résultats très appréciables.

Dans le rachitisme, le massage a une double action curative : il agit comme reconstituant; de plus, par des manipulations des muscles les plus faibles, il peut éviter les déviations.

II. — Dans les anémies, le massage associé à l'hydrothérapie constitue un moyen hygiénique des plus puissants.

Dans les formes languissantes de la chlorose où la malade est dans l'impossibilité de faire aucun service actif, il trouvera une indication formelle.

Dans la leucocythémie même, il peut donner une amélioration momentanée, faire diminuer le volume des ganglions engorgés, atténuer l'hypertrophie du foie et de la rate et amender l'état général.

III. — Le massage a été essayé dans les névroses, ces maladies décevantes contre lesquelles viennent si souvent échouer tous les traitements.

L'épilepsie, la plus rebelle sans contredit des névroses, résiste au massage comme à tous les autres procédés thérapeutiques. Tout a été essayé contre cette maladie et, avouons-le, le médecin reste absolument impuissant et désarmé contre elle.

Dans l'hystérie, le massage, comme toutes les autres méthodes, du reste, comme l'électricité, comme la suggestion, a produit des guérisons miraculeuses. Il sera donc utile d'en essayer, le cas échéant, surtout si les autres moyens sont restés inefficaces..

Dès 1855, Blache signalait les heureux effets produits par le massage sur la chorée. Depuis, cette méthode a été employée par Millis, Goodhart, John Phillips, Busch, Estradère. On peut dire que les succès ont dépassé les espérances et qu'on a obtenu rapidement des guérisons presque inespérées.

Dans la paralysie agitante, les observations ne sont pas encore assez nombreuses pour qu'on puisse se prononcer sur la valeur de la méthode. Mais elle est à essayer.

IV.—Dujardin-Beaumetz et Estradère conseillent le massage général dans l'ataxie, et Vigouroux dans la sclérose amyotrophique. Mais c'est là un procédé thérapeutique qui n'a point encore fait ses preuves et qui est à l'essai. Dans tous les cas, on ne pourrait qu'amender certains symptômes et n'obtenir qu'une amélioration passagère.

V. — Charcot en France, Van Lair à Bruxelles, Craith en Angleterre, Scheiber et Beutser en Allemagne ont préconisé le massage dans les diverses affections nerveuses périphériques.

Il n'y a contre-indication au massage que dans les cas de névralgies d'origine centrale ou bien dans les cas de névralgies déterminées par la compression d'un néoplasme.

Le massage peut être employé avec succès dans les névralgies :

> cervico-brachiales ;
> cervico-occipitales ;
> sciatiques ;
> du trijumeau ;
> hyperesthésies générales ou partielles ;
> arthralgies.

Pour diminuer la surexcitation nerveuse et amener l'engourdissement, il faut avoir recours à des excitants violents : tapotement, pétrissage énergique, effleurage rapide sur tout le trajet du nerf.

VI. — Le docteur G. Norström soutient que beaucoup de céphalalgies réunies d'habitude sous un même nom générique, sont des névralgies secondaires, partant de foyers d'inflammations chroniques des muscles du cou et siégeant, le plus souvent, au milieu de leur insertion, mais parfois aussi dans le corps. Le massage des insertions craniennes ou du corps charnu du trapèze, du sterno-clido-mastoïdien, poursuivi pendant un temps suffisant, peut faire disparaître ces foyers indurés et les migraines très douloureuses et très rebelles qui les accompagnent.

La céphalalgie et la migraine sont donc bien plus souvent des symptômes que des maladies essentielles, et ces symptômes sont bien souvent tributaires du massage au point de vue thérapeutique.

VII. —Dans le rhumatisme articulaire aigu, dans l'attaque franche, le massage ne trouve que peu d'indications, mais il peut rendre des services au déclin de l'attaque, quand elle n'est plus que subaiguë. Il calme les douleurs et prévient les raideurs musculaires consécutives.

Il agit de la même façon dans le rhumatisme chronique.

Mais c'est contre les douleurs musculaires que le massage donne les plus heureux résultats. Aussi ne saurait-on trop conseiller son emploi dans le torticolis musculaire, dans le tour de reins et surtout dans le lumbago.

Lieutaud, Bonnet et Martin de Lyon, Nélaton ont noté bien souvent la disparition presque subite du lumbago sous l'influence du massage.

VIII. — Dans les paralysies consécutives à des hémorragies cérébrales, le massage peut, en excitant les nerfs périphériques, faciliter le retour des mouvements dans les membres paralysés.

Dans les paralysies myogéniques, paralysies musculaires partielles incomplètes, indépendantes de toute lésion du système nerveux, le massage donne les meilleurs résultats, surtout s'il est combiné à l'électricité : il empêche l'atrophie des muscles et leur raccourcissement.

Dans les paralysies essentielles qu'on observe à la suite des affections aiguës, il se montre d'une efficacité vraiment remarquable.

IX. — Le massage seul, ou combiné à l'électricité, peut encore rendre de grands services dans la dilatation de l'estomac, surtout lorsque cette dilatation est, comme cela arrive fréquemment, une manifestation de la neurasthénie.

Le docteur Carron de la Carrière conseille de pratiquer le massage chaque jour, le plus loin possible du principal repas, pendant quarante-cinq minutes chaque fois : massage local de l'abdomen, et massage général des membres et de la partie postérieure du tronc.

Il faut, pour atteindre le but, faire un véritable pétrissage de l'estomac et exercer des frictions énergiques en suivant la direction du gros intestin et en décrivant un cercle autour de l'ombilic.

Le docteur Cseri conseille au contraire de masser l'estomac quand il est encore plein, c'est-à-dire deux ou trois heures après le principal repas. Le malade étant couché sur le dos, la bouche tenue ouverte, le médecin hongrois masse l'estomac à partir du fond et jusqu'au pylore, en faisant alternativement des frictions et du pétrissage. Ces manipulations sont d'abord douces et superficielles, puis de plus en plus énergiques et profondes.

A la fin de la séance, qui dure de dix à quinze minutes, on pratique le massage de l'intestin. L'action favorable du massage de l'estomac à l'état de plénitude est due, suivant M. Cseri, à plusieurs facteurs : à l'évacuation des gaz accumulés, à l'excitation de la fonction sécrétoire de l'estomac pendant que la digestion se poursuit encore, à l'augmentation du péristaltisme et enfin à l'évacuation dans l'intestin d'une partie du contenu stomacal.

X. — Ewald a employé le massage avec avantage dans l'atonie des voies digestives avec constipation ordinaire, sans lésion de l'estomac. Il a rapidement réussi par ce moyen à régulariser les fonctions de l'intestin.

Zabludowski conseille de pratiquer un pétrissage énergique des anses intestinales, le malade étant placé dans la position génu-pectorale. A l'aide de son procédé, il a réussi à triompher, en quelques séances, de constipations chroniques datant de plusieurs années et ayant résisté à tous les moyens employés antérieurement.

XI. — Malgré les tentatives quelquefois heureuses de Kellgren, on ne peut pas compter sur le massage pour traiter les inflammations pulmonaires.

Mais dans l'emphysème, dans l'asthme, dans la bronchite chronique et même dans l'angine de poitrine, il peut rendre des services.

Garnault, de Paris, a obtenu de nombreux cas de guérisons dans les rhinites et les pharyngites chroniques, par le massage vibratoire.

Le massage ordinaire, dans ce cas, consiste en un effleurage de toute la cage thoracique qui produit une révulsion puissante et s'accompagne souvent d'une rougeur intense. La fluxion cutanée agit alors favorablement sur l'hyperhémie des organes internes.

XII. — Georgïï prétend agir directement par le massage sur les contractions du cœur et ses autres fonctions.

Œrtel conseille également de pratiquer l'effleurage de la région cardiaque dans les cas de surcharge graisseuse, d'hypertrophie, de stases veineuses, en un mot toutes les fois que le muscle cardiaque faiblit.

Je crois en réalité qu'on ne peut guère compter sur une pareille méthode thérapeutique.

XIII. — Le massage du cou peut donner les meilleurs résultats dans le spasme de la glotte, car il agit dans ce cas de deux façons différentes : et comme révulsif et comme agent de déplétion.

« Il n'y a pas d'astringent, même administré rapidement, dit Reibmayr, qui vaille un massage du cou habilement pratiqué. »

On a encore essayé le massage avec succès dans certains cas de contracture spasmodique du vagin, dans les contractures du col vésical et la rétention d'urine qui en est souvent la conséquence.

Dans les coliques hépatiques et néphrétiques, le massage local peut favoriser l'acheminement du calcul et amener un soulagement presque immédiat du malade.

Enfin, nombre d'auteurs conseillent de l'employer dans le tic de la face, surtout chez les enfants.

XIV. — Dans l'incontinence nocturne des enfants, dans l'incontinence dite essentielle, le massage, combiné avec l'électricité et l'hydrothérapie, donne souvent les plus brillants résultats.

Le malade étant dans le décubitus dorsal, les manœuvres consistent en frictions, pétrissage et percussion de la région hypogastrique.

XV. — Dans l'obésité, le massage, associé à l'hydrothérapie, est d'une efficacité incontestable.

Dans ce cas, le massage doit être général et il faut recourir à des manipulations vigoureuses : frictions, pétrissage, foulage, claquements.

Percy et Laurent recommandent vivement l'usage de la palette.

XVI. — Le docteur Douglas Graham, de Boston, vante le massage dans le traitement de la neurasthénie. Et W. Murrel prétend en avoir retiré d'excellents résultats chez nombre de sujets dont il rapporte les observations.

Quel genre de traitement, en effet, pourrait-on adopter avec plus de confiance chez ces épuisés du système nerveux ?

XVII. — Estradère affirme avoir obtenu des guérisons de spermatorrhée et d'impuissance par le massage, que ces affections soient le résultat d'une continence exagérée ou d'excès ayant amené l'épuisement.

D'ailleurs, cela n'est point nouveau. Dans les lupanars, des prostituées expertes flagellent les impuissants et les séniles ou bien leur massent les fesses avec des omelettes chaudes.

Les anciens eux-mêmes avaient recours à la flagellation dans ces circonstances. Je renvoie ceux que la question intéresse à Ovide, à Horace, à Pétrone et au fameux traité de Meibomius.

XVIII. — Si le moral agit puissamment sur le physique, pourquoi le physique, à son tour, ne réagirait-il pas sur le moral et d'une façon aussi puissante ?

Si on ranimait les fonctions du mélancolique ou de l'hypocondriaque, ne pourrait-on lui rendre, en même temps que la santé physique, la santé morale ?

Et quels moyens thérapeutiques employer pour ramener la vie dans ces organes languissants, sinon l'hydrothérapie, l'électricité et surtout le massage?

Cette méthode est peut-être appelée à rendre de grands services dans certaines formes de la mélancolie et de la stupeur.

XIX. — Murrel recommande l'emploi du massage dans les cas d'empoisonnements chroniques et même aigus par le chloral. On peut, avec ce moyen, lutter avantageusement contre les troubles circulatoires et maintenir la température du corps.

Dans le saturnisme chronique, en même temps qu'il favorise l'élimination du poison par son action diurétique, il calme les coliques et combat la paralysie musculaire.

Dans le morphinisme chronique, le massage éteint le besoin et permet au malade de se passer de son stimulant habituel.

XX. — Telles sont les principales indications du massage en pathologie interne. Elles sont nombreuses, comme on voit. Mais dans bien des cas, les observations manquent et l'expérience n'est pas suffisamment faite. C'est une voie ouverte où il y a encore beaucoup à faire avant de poser des bases définitives.

Émile LAURENT, *de Paris*.

ERRATUM

HYSTÉRIE[1] *(Suite.)*

Description des attaques. — Il est très difficile de donner une description bien précise de l'attaque hystérique. Presque chaque malade présente un aspect spécial, un ensemble de phénomènes différents.

Les auteurs n'ont pas moins tracé, tous, un tableau didactique de ces phénomènes capricieux. Nous suivrons en partie les classiques, tout en prévenant les cliniciens qu'ils ne devront retenir de ce chapitre que certains points et que les phénomènes sont très variables.

Et d'abord que faut-il entendre par « attaque hystérique » ? « Les hystériques, dit Buquet, sont sujets à être saisis, de temps en temps, d'un ensemble d'accidents spéciaux et graves qui apparaissant d'une manière soudaine et, après une durée très courte, disparaissant aussi brusquement qu'ils sont apparus. Cet ensemble d'accidents est ce que l'on nomme une attaque d'hystérie. »

Ces accidents sont provoqués par des causes diverses, le plus souvent morales, quelquefois aussi traumatiques. Une douleur psychique ou physique est capable de provoquer une crise. Il en est de même d'un grand chagrin, d'une frayeur, d'une surprise, d'une colère, d'une mort à sensation, d'une perte d'argent, d'un accident, d'une haine, d'un amour ou d'une simple contrariété. Le simple souvenir de ces phénomènes moraux ou physiques suffit presque toujours pour causer une attaque et, durant la crise, l'hystérique revoit presque toujours tous les événements qui l'ont si vivement frappé lors de la première attaque. Les troubles physiologiques tels que la menstrua-

---

[1] La description du paragraphe suivant a été omise par suite d'une erreur typographique.

tion, la ménopause, doivent être classés parmi les causes provocatrices. Certaines affections constitutionnelles, chlorose ou anémie, certaines intoxications chimiques ou bactériennes sont également de puissants facteurs de l'hystérie. Enfin, d'après la plupart des auteurs, l'hérédité joue un très grand rôle dans la genèse de cette névrose. En vérité, nous nous expliquons peu l'importance de cette cause héréditaire; nous croyons plutôt que les familles se transmettent l'hystérie par le contact et l'esprit d'imitation et non pas par la voie placentaire.

En raison même des divers aspects de l'attaque hystérique, les auteurs ont voulu établir des classifications. C'est ainsi qu'on a décrit la crise *aiguë* et la crise *chronique;* ou bien encore l'attaque *momentanée*, l'attaque *intermittente* et l'attaque *périodique*. Nous préférons adopter une autre division de ce tableau complexe et décrire la petite attaque et la grande attaque, non pas que nous espérions nous approcher de la vérité absolue, mais pour simplifier ce chapitre.

Avant de reproduire ce tableau si magistralement décrit par Charcot, Bernheim (de Nancy) et leurs élèves, nous tenons à dire que l'attaque *vraie* éclate rarement d'une façon subite. Presque toujours il existe des symptômes précurseurs peu importants et qui échappent au clinicien, parce que ce dernier n'a pas été consulté pour ces phénomènes de peu d'importance. L'hystérique change d'humeur. Elle a des joies excessives ou des chagrins immodérés; elle devient irritable, s'excite pour une futilité, entreprend mille choses différentes, a la digestion lente, le sommeil agité. Elle ne maigrit pas ou peu et cependant a l'apparence fatiguée. Les forces ne répondent pas à l'ardeur et le moindre travail devient insupportable. La mémoire devient infidèle et les facultés intellectuelles diminuent de puissance. A tous ces phénomènes s'ajoute une passion du mensonge dont on ne s'explique pas la raison. Puis, un beau jour, sous l'influence de l'une des causes exposées qui impressionne vivement l'esprit de la malade, l'attaque se produit.

1° *Petite attaque*. — La malade sent une boule lui remonter de l'estomac à la gorge; elle éprouve une compression du thorax, a de la difficulté à respirer, puis, après cet aura avertisseur, elle tombe à terre, perd connaissance, se raidit, renverse la tête, courbe le dos et soulève le ventre ; « elle fait le pont, » suivant l'expression consacrée. Puis, après quelques mouvements réguliers du bassin, les membres s'agitent dans tous les sens, la figure grimace, les yeux s'ouvrent et se referment, ils dansent dans l'orbite, les dents sont serrées sans morsure de la langue ; la malade se débat, se heurte aux meubles ; la respiration est haletante, la figure est rouge, les battements du cœur sont accélérés ; puis, au bout d'un certain temps, tout rentre dans l'ordre. « Ce calme, dit Pitres, se rétablit d'ordinaire assez brusquement ; les malades restent quelques secondes comme étourdis ; ils se frottent les paupières, regardent avec étonnement les personnes qui les entourent et demandent ce qui vient de se passer. Quand l'attaque a été de courte durée, ils réparent tout de suite le désordre de leurs vêtements et reprennent sans plus tarder leurs occupations habituelles. Quand au contraire les convulsions ont été violentes et prolongées, ils éprouvent un grand sentiment de lassitude qui les oblige à se reposer quelques heures ; ils ne tombent cependant pas dans l'état de sommeil stertoreux qui succède habituellement aux accès épileptiques. »

Durant cette attaque, la conscience de l'individu est complètement supprimée et il y a une obnubilation de la volonté. Malgré cela, on peut observer chez certains malades des mouvements réglés, ordonnés, souvent même de l'adresse. On a décrit cette variété d'attaque sous le nom de « clownisme ». Cette forme existe surtout chez les enfants et a été fort bien décrite par Jolly. Les malades peuvent ainsi reproduire certaines postures vues sur des tableaux de musée ; ils sont aptes aussi à grimper le long des arbres, à exécuter adroitement des danses, à faire des sauts périlleux. Il est vrai que, durant cette attaque, le malade ne perd pas complètement connaissance. « Les enfants, dit Jolly, se meuvent comme dans un rêve, comme s'ils jouaient un rôle ; mais ils ont conservé une certaine perception de la réalité, et ils savent reconnaître et repousser les personnes qui s'approchent. »

Enfin, chez d'autres malades, on observe, immédiatement après la perte de connaissance, une immobilité absolue : le malade a l'air d'être *en extase*. « Il n'est pas rare, dit Paul Janet, de rencontrer des hystériques immobiles, les yeux fixes, le plus souvent ouverts ou demi-clos, quelquefois fermés, sans que l'on puisse obtenir d'elles une réponse. Quelquefois elles semblent se réveiller brusquement quand on les secoue ; dans d'autres cas, elles ne peuvent être réveillées, et ne sortent de cet état que spontanément, au bout d'un temps plus ou moins long. Chez quelques-unes, ces sortes de sommeil se combinent avec les attaques convulsives, les précèdent, les suivent, ou se produisent dans l'intervalle des attaques émotionnelles et en quelque sorte indépendamment. Chez d'autres, ces états d'immobilité sont les seules attaques que l'on constate, et constituent le principal accident hystérique. » Ces genres de malades sont presque toujours muets et, comme nous l'avons dit, semblent être en *extase* devant une idole. Mais ils peuvent aussi, dans leur immobilité, proférer des paroles, exprimer l'idée provocatrice de l'attaque, réciter pour ainsi dire un rêve. Cette hallucination est constamment identique et se renouvelle, à peu de chose près, la même à chaque crise.

2º *Grande attaque*. — En citant tout'à l'heure les différentes causes susceptibles de provoquer une attaque, nous avons omis de dire qu'une tierce personne était capable d'inventer de toutes pièces cette cause, de suggestionner le malade et de créer une attaque. Il s'est même créé à ce sujet une véritable école de dressage, et Charcot et Richer, qui les premiers ont décrit la grande attaque d'hystérie, ont été accusés d'avoir formé des sujets capables de traverser toutes les notes de la gamme hystérique, depuis la simple boule remontant au larynx jusqu'à la période d'extase et de somnambulisme. Comme peu d'observateurs ont remarqué cette évolution, on a même contesté la réelle existence de cette attaque qui est considérée par de nombreux psychiâtres comme un phénomène d'éducation morbide. Nous allons voir dans un instant ce qu'il faut penser de cette réserve ou de cette négation.

Auparavant, voyons ce qu'il faut entendre par *grande attaque*. C'est la combinaison, l'association, la succession de tous les troubles que nous venons de décrire dans les différentes phases de la petite attaque .d'hystérie. Après un aura plus ou moins prolongé, caractérisé par une dyspnée et une grande frayeur de la malade, surviennent la perte de connaissance, les mouvements irréguliers du bassin et des membres, les mouvements rythmés du clownisme et enfin la période d'extase et des rêves parlés. Il est très rare sans doute d'observer ces malades types. Pierre Janet cite cependant deux observations qui sont d'autant plus caractéristiques que les malades n'ont pas séjourné dans des hôpitaux et, pour ce motif, ne peuvent pas être soupçonnés d'*éducation médicale*. Nous sommes heureux de reproduire les observations de notre distingué confrère.

OBSERVATION I. — Is... a eu, il y a quelques années, une triste aventure ; elle a été violée et a accouché clandestinement. Depuis, comme on le devine, tout son équilibre mental a été bouleversé par ce souvenir. Elle a eu des rêves nocturnes et même diurnes, dans lesquels elle voit l'enfer, entend sa mère lui faire des reproches du haut du ciel, prend la résolution de mourir, etc. ; c'est l'attaque d'extase. Mais dernièrement elle a été épouvantée en voyant tomber un épileptique et la terreur a provoqué chez elle des suffocations, des tremblements, des spasmes convulsifs : c'est la crise émo-

tionnelle. Ces deux crises se sont soudées l'une à l'autre. Aujourd'hui Is...
se sent terrifiée et tremble en pensant, malgré elle, au spectacle qu'elle a
vu, puis elle tombe en convulsions. Après quelques minutes, elle reste immobile, les yeux clos et paraît dormir; en l'examinant bien, on voit quelques
larmes qui coulent sur ses joues, on constate que ses lèvres remuent et on
entend quelques mots comme «maman, maman» ; c'est le rêve de remords,
comme on peut le constater en endormant la malade, ou simplement en
étudiant les idées fixes subconscientes qui persistent après cette attaque.
Voilà donc dans ce cas deux attaques indépendantes, l'une émotionnelle,
l'autre extatique, qui se juxtaposent.

OBSERVATION II. — Pa... est une jeune fille qui pense à un garçon boucher
nommé Alexandre, rien de plus naturel. Mais comme elle n'a pas une grande
puissance d'attention, ni un champ de conscience assez large, elle ne peut
rêver à Alexandre, sans rester les yeux mi-clos dans un état d'immobilité et
d'insensibilité absolue ; c'est l'attaque d'extase qui se prolonge pendant une
demi-heure. La fin du rêve est mauvaise. Alexandre a jeté son amoureuse
à la porte et ce souvenir cruel revient à l'esprit de l'extatique qui gémit, se
lamente et termine son rêve par quelques convulsions.

On voit par ce court exposé et par ces deux observations, qu'il
s'agit là d'une juxtaposition de phénomènes hystériques qui se succèdent d'une façon régulière ou irrégulière, qui se présentent rarement d'une façon spontanée mais qui existent en réalité. Ni Charcot
ni Richer n'ont inventé ces cas types qu'on rencontre en clinique.

« Ces descriptions remarquables, dit Pierre Janet, faites autrefois sans aucune préoccupation psychologique, sont extrêmement
importantes, même à ce nouveau point de vue. La première phase
de la grande attaque, la période épileptoïde, nous paraît correspondre au moins en partie à l'attaque émotionnelle. L'immixtion
de phénomènes d'apparence épileptique dans la manifestation des
émotions violentes ne doit pas surprendre. Des phénomènes de ce
genre ont été souvent signalés ; ils appartiennent à cette vaste catégorie de troubles organiques qui accompagnent l'émotion et qui
sont loin d'être encore nettement étudiés. La seconde phase, la
période de clownisme, avec ses grands mouvements, régulièrement
rythmés, rappelle les tics, les contorsions étranges si fréquentes
chez les hystériques qui répètent indéfiniment un mouvement
absurde dès qu'elles l'ont commencé. La troisième et la quatrième
phase, les périodes des attitudes passionnelles et du délire ne sont,
comme M. Paul Richer le remarque souvent, que des variétés de
l'extase, des rêves joués ou parlés. Nous ne reproduirons pas ici les
exemples décrits par M. Paul Richer, car ils sont connus de tous ; il
suffit de rappeler qu'il s'agit d'un mélange, d'une juxtaposition
des phénomènes que nous avons étudiés à l'état d'isolement. »

Chez certaines malades, les crises revêtent une apparence de régularité surprenante. Elles surviennent à la même époque, presque à la même heure, sous l'influence de la même cause. Ces malades sont possédés, poursuivis par une idée qui ne les quitte plus. Quelquefois une série d'idées sont l'objet de cette obsession et se succèdent par leurs résultats et par leurs effets. Il y a pour ainsi dire un automatisme absolu dans l'ensemble de l'attaque et dans la succession des idées fixes. Ces cas sont cependant rares.

C'est dans cette grande attaque qu'on observe le mieux certains troubles physiologiques de la circulation, de la respiration, des organes de la digestion, des sens ou du système nerveux. La description de ces stigmates est étudiée, au point de vue clinique, dans le courant de cet ouvrage.

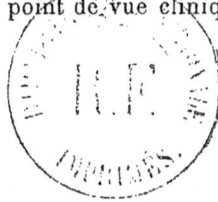

TABLE DES MATIÈRES

PREMIÈRE PARTIE

MALADIES DE L'ENCÉPHALE

(A. Rémond, *de Metz*.)

DEUXIÈME PARTIE

MALADIES DE LA MOELLE ÉPINIÈRE

QUATRIÈME PARTIE

NÉVROSES

CINQUIÈME PARTIE

SÉMÉIOLOGIE NERVEUSE

SIXIÈME PARTIE

VÉSANIES

CHAPITRES ADDITIONNELS

ERRATUM

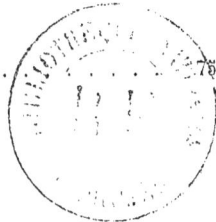

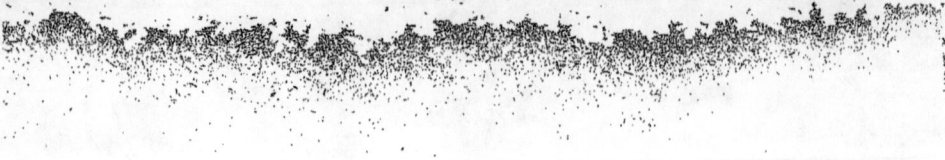

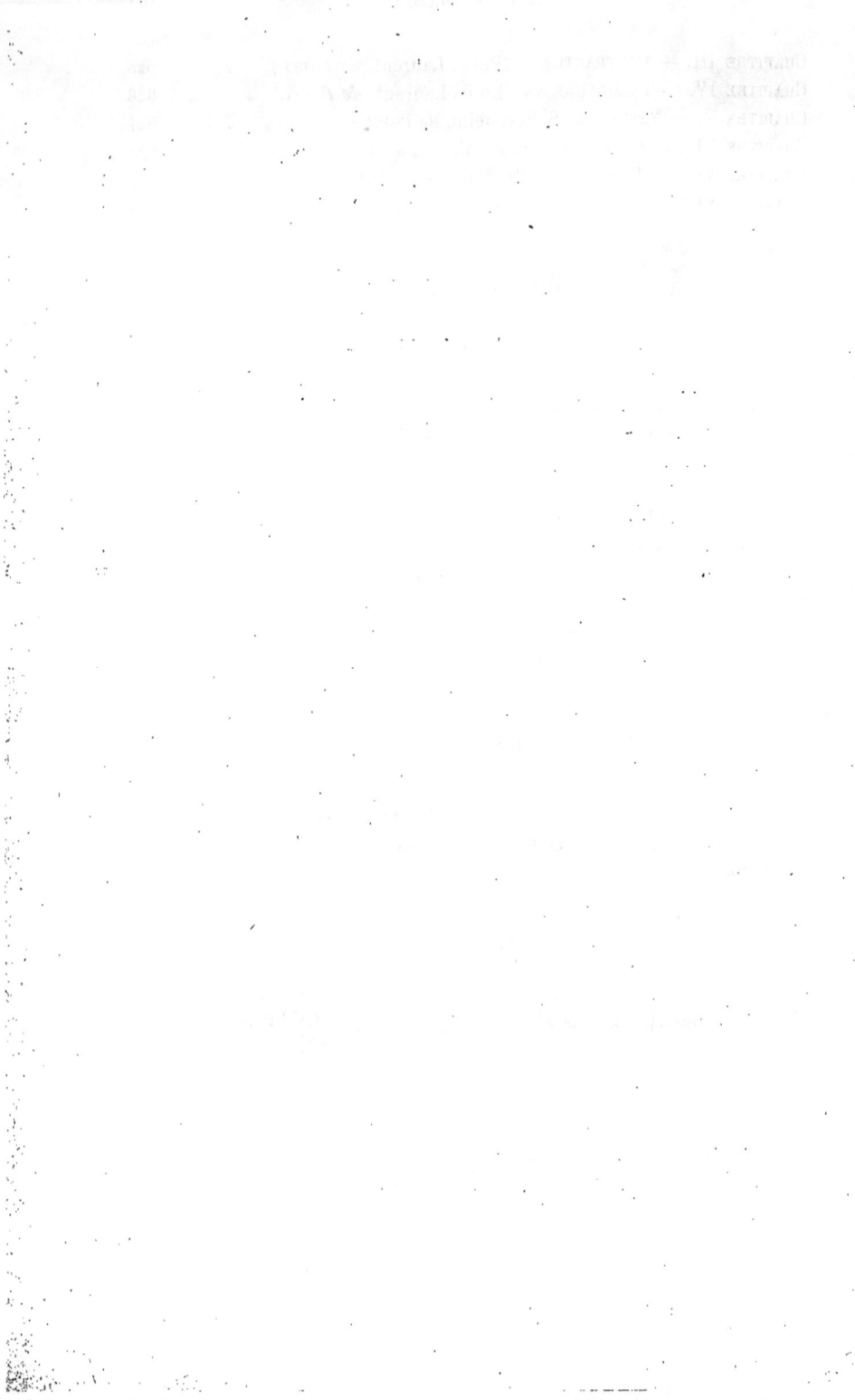

LISTE ALPHABÉTIQUE DES COLLABORATEURS

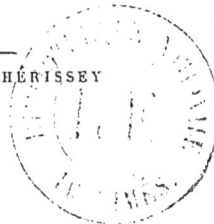

ÉVREUX, IMPRIMERIE DE CHARLES HÉRISSEY

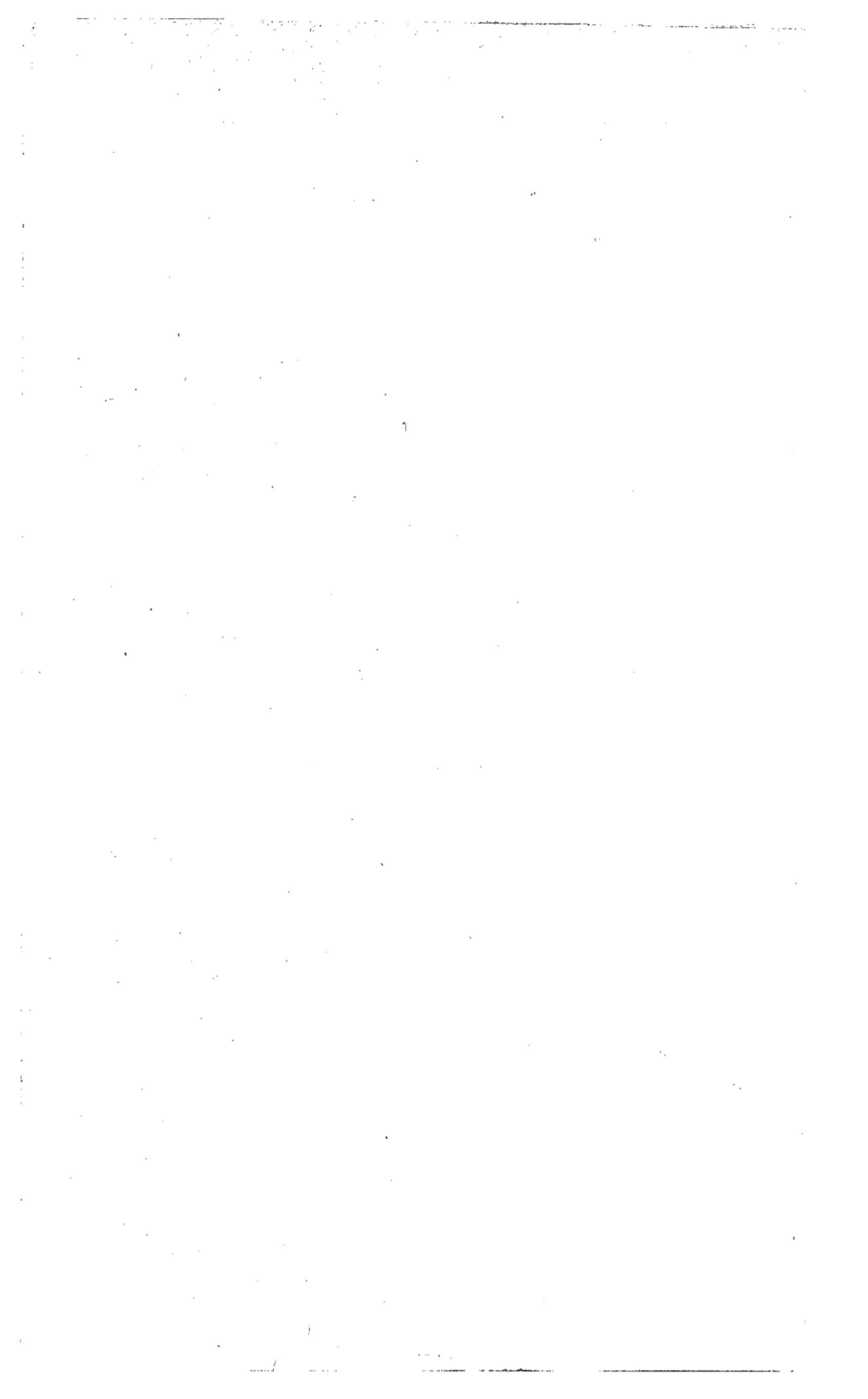

COMPENDIUM MODERNE DE MÉDECINE PRATIQUE

PUBLIÉ SOUS LA DIRECTION DU

Docteur de MAURANS, rédacteur en chef de la *Semaine Médicale*.

Un fort volume in-8° de 720 pages. — Prix . . . . 12 fr.

EXTRAIT DE LA TABLE DES MATIÈRES

Maladies infectieuses. Tuberculose. Diphtérie. Grippe. Fièvre typhoïde. Fièvres éruptives. Impaludisme. Érysipèle. Rhumatisme articulaire aigu. Cancer. — **Maladies de la nutrition**. Diabète. Chlorose. Anémie. — **Maladies de l'appareil respiratoire**. Maladies des fosses nasales et du larynx. Maladies des bronches. Maladies du poumon. Maladies de la plèvre. — **Maladies de l'appareil circulatoire**. Maladies du cœur et des vaisseaux. Maladies des reins. — **Maladies de l'appareil digestif**. Maladies de la bouche et du pharynx. Maladies de l'estomac. Maladies du foie. Maladies de l'intestin. — **Maladies du système nerveux**. Nouveaux modes de traitement. — **Maladies de l'appareil de la vision**. Œil et annexes. — **Maladies de l'appareil auditif**. Nouvelles méthodes de traitement. — **Gynécologie et Obstétrique**. Maladies de l'utérus obstétrique. — **Maladies vénériennes et cutanées**. Blennorrhagie. Chancre mou. Syphilis. Anomalies et troubles de sécrétion de la peau. Ulcères. Furoncle et Anthrax. Acné. Eczéma. Psoriasis. Gale. Affections parasitaires du cuir chevelu. Maladies de la barbe, etc., etc.

Docteur **R. HAGEN**, Professeur à l'Université de Leipzig

MANUEL PRATIQUE

DE

DIAGNOSTIC ET DE PROPÉDEUTIQUE

Édition française profondément modifiée et considérablement augmentée

AVEC 78 FIGURES ET UNE PLANCHE HORS TEXTE

Par le Docteur J. TOISON

Professeur suppléant à la Faculté libre de médecine de Lille, chargé du cours d'histologie
Médecin du dispensaire Saint-Camille
Membre de la Société des Sciences médicales, de la Société anatomo-clinique, etc.

1 vol. in-8° de 450 pages, avec 78 fig. et une planche, 1890. — Prix . . . . 6 fr.

PRÉCIS THÉORIQUE ET PRATIQUE

DE

NEURO-HYPNOLOGIE

ÉTUDES SUR L'HYPNOTISME

ET

LES DIFFÉRENTS PHÉNOMÈNES QUI S'Y RATTACHENT

Physiologie, Pathologie, Thérapeutique, Médecine légale

Par le Docteur Paul JOIRE

Ancien interne des hôpitaux, ancien médecin-major.

1 volume in-18. 1890. — Prix . . . . 4 fr.

ÉVREUX, IMPRIMERIE DE CHARLES HÉRISSEY